Fourth Edition｜原书第 4 版

CURRENT Diagnosis & Treatment
Rheumatology

现代风湿病学
诊断与治疗

原　著　[美] John H. Stone

主　译　林　进　曹　恒　徐丹怡

中国科学技术出版社
·北 京·

图书在版编目（CIP）数据

现代风湿病学：诊断与治疗：原书第 4 版 /（美）约翰·H. 斯通 (John H. Stone) 原著；林进，曹恒，徐丹怡主译 . — 北京：中国科学技术出版社，2024. 8. ISBN 978-7-5236-0813-5

Ⅰ . R593.2

中国国家版本馆 CIP 数据核字第 2024HU1317 号

著作权合同登记号：01-2024-0729

策划编辑	刘　阳　黄维佳
责任编辑	刘　阳
文字编辑	陈　雪
装帧设计	佳木水轩
责任印制	徐　飞

出　　版	中国科学技术出版社
发　　行	中国科学技术出版社有限公司
地　　址	北京市海淀区中关村南大街 16 号
邮　　编	100081
发行电话	010-62173865
传　　真	010-62179148
网　　址	http://www.cspbooks.com.cn

开　　本	889mm×1194mm　1/16
字　　数	881 千字
印　　张	30.75
版　　次	2024 年 8 月第 1 版
印　　次	2024 年 8 月第 1 次印刷
印　　刷	北京博海升彩色印刷有限公司
书　　号	ISBN 978-7-5236-0813-5/R·3295
定　　价	248.00 元

版权声明

译者名单

主　　译　林　进　浙江大学医学院附属第一医院
　　　　　曹　恒　浙江大学医学院附属第一医院
　　　　　徐丹怡　浙江大学医学院附属第一医院
译　　者　（以姓氏笔画为序）
　　　　　万里妍　浙江大学医学院附属第一医院　　　　马心蕾　浙江大学医学院
　　　　　王　沁　金华市中心医院　　　　　　　　　　方惠雅　浙江大学医学院
　　　　　厉双双　浙江大学医学院附属第一医院　　　　史　怡　浙江大学医学院
　　　　　刘　剑　浙江大学医学院附属第一医院　　　　许　蓓　浙江大学医学院附属第一医院
　　　　　许冠华　浙江大学医学院附属第一医院　　　　孙传银　浙江大学医学院附属第一医院
　　　　　孙伊多　浙江大学医学院附属第一医院　　　　肖兰兰　浙江大学医学院附属第一医院
　　　　　吴金枝　浙江大学医学院　　　　　　　　　　何　烨　浙江省肿瘤医院
　　　　　余　叶　浙江大学医学院附属第一医院　　　　张涵茵　浙江大学医学院附属第一医院
　　　　　陈　明　浙江大学医学院　　　　　　　　　　陈伟钱　浙江大学医学院附属第一医院
　　　　　邵雅茹　浙江大学医学院附属第一医院　　　　林　进　浙江大学医学院附属第一医院
　　　　　岳利环　浙江大学医学院附属第一医院　　　　柯旖旎　浙江大学医学院附属第一医院
　　　　　姜梦迪　浙江大学医学院附属第一医院　　　　袁青青　宁波大学附属第一医院
　　　　　徐丹怡　浙江大学医学院附属第一医院　　　　徐立勤　浙江大学医学院附属第一医院
　　　　　郭漂漂　温岭市第一人民医院　　　　　　　　曹　恒　浙江大学医学院附属第一医院
　　　　　梁钧昱　浙江大学医学院附属第一医院　　　　蒋　淼　浙江大学医学院
　　　　　戴小娜　浙江医院
学术秘书　邵雅茹　浙江大学医学院附属第一医院

内容提要

本书引进自麦格劳－希尔教育集团，是一部专注于风湿病诊断与治疗的经典著作。著者系统梳理了肌肉骨骼疼痛的临床特征、体格检查、实验室及影像学检查、诊断要点、药物治疗和手术治疗时机，可为临床医师提供风湿免疫性疾病的病史采集、体格检查、辅助检查选择与解读、诊治方案制订及风湿免疫专科转诊时机的系统指导。全书共九篇55章，各章均列有"诊断要点"，可为医学生和青年医师提供准确、重要的信息。本书内容全面，重点突出，包含丰富的插图和简明图表，方便读者快速查阅和理解，非常适合广大风湿免疫专科临床医师及相关研究人员阅读参考。

中文版序一

    风湿免疫学科，作为我国的新兴学科之一，正经历着迅猛的发展阶段。回顾2015年，全国风湿病患者的数量约为风湿科医师数量的28 000倍，专科医师的供需矛盾尤为突出，存在巨大的缺口。近年来，得益于我国风湿病学研究的深入和临床实践的广泛开展，各大医院纷纷设立风湿免疫专科，风湿专科医师队伍正逐年扩大，因此风湿免疫疾病诊疗水平的提升刻不容缓。

    风湿免疫病是一种可累及多系统的全身性疾病，病程漫长且病情错综复杂。风湿专科医师不仅需具备深厚的理论知识储备，更需要对肌肉骨骼系统的解剖结构了如指掌，深入掌握其发病机制，精准识别临床特征，并熟练运用诊断要点，以应对风湿免疫病复杂多变的临床挑战，确保为患者提供精准有效的治疗。

    本书为临床医师提供了全面系统的指导，涵盖了风湿免疫性疾病的病史采集、体格检查、辅助检查的选择与解读技巧，以及诊治方案的制订和风湿免疫专科转诊的合适时机，可帮助读者更全面地了解风湿免疫病的诊疗流程。书中包含大量精美的插图和简明易懂的图表，可为读者提供快速查阅和理解的便利，使其能够迅速掌握关键信息。本书的出版，将为风湿免疫专科临床医师及相关研究人员提供宝贵的临床指导和参考，有助于他们深化对疾病的认识，提升专业水平，是一部极具价值的工具书。

中国医师协会风湿免疫科医师分会会长
中华医学会风湿病学分会第九、第十届主任委员
北京协和医院

中文版序二

风湿免疫科是内科学中较为年轻的学科，有其独特的自身免疫发病机制和复杂的多系统表现，是内科学发展的必然产物，相当一部分的疑难复杂疾病经鉴别诊断后确认为风湿免疫病或与自身免疫相关疾病。风湿免疫病的治疗，离不开非甾体抗炎药、糖皮质激素、免疫抑制药和新近不断涌现的生物制剂，这些药物在迅速缓解症状、控制疾病进展的同时，也伴随着一些不良反应和感染风险的增加。因此，作为一名优秀的内科医生，深入了解风湿免疫病的临床特点、发病机制及最新的诊疗进展至关重要，这将对临床实践有极大的促进作用。

本书侧重于风湿性疾病的诊断与治疗，开篇"风湿性疾病患者的诊疗"中，先从肌肉骨骼、关节和神经的解剖结构入手，详细介绍了各个关节及其周围附属结构的特点、可能相关的致病机制、临床表现、体格检查及诊断和鉴别诊断；后续篇章中则重点介绍了类风湿关节炎、脊柱关节炎、系统性红斑狼疮、血管炎、退行性关节炎、晶体性关节炎、感染性关节炎、骨病及其他风湿性疾病；最后还介绍了影像学技术中的超声和磁共振检查在风湿病中的应用，以及基因检测技术的应用。每章均列有"诊断要点"，对该章涉及的疾病进行了归纳与总结，有助于临床医生迅速查阅和参考，从错综复杂的病例中提取出风湿免疫病相关的蛛丝马迹。

"一门风湿免疫科，半部临床内科学。"本书的出版有助于广大内科专业的临床医生、医学生和基层医生、全科医生学习掌握更多的风湿免疫病知识，培养更好的临床思维能力，是一部不可多得的工具书。

中华医学会内科学分会第十三届主任委员
浙江大学医学院附属第一医院

译者前言

风湿免疫学科在我国是一个新兴学科，也是一个高速发展的学科。2015年，全国只有7000多名风湿科医师，相比近2亿的风湿性疫病患者，医师数量仍存在巨大缺口。近几年，我国的风湿病学发展迅速，各省市三级医院也相继建立风湿免疫专科，风湿专科医师队伍正在逐年壮大。第四次全国风湿免疫科专科医师及学科调查结果显示，截至2018年9月30日，通过审核的从业人员为12 189人，分属于2017家医院的3372个科室。在壮大风湿科医师队伍的同时，提升风湿病的诊疗水平同样迫切。

风湿免疫病作为可累及多系统的全身性疾病，病程迁延且病情复杂，需要专科医师具有扎实的临床基本功，对肌肉骨骼解剖、发病机制、临床特征和诊断要点熟练掌握。

Current Diagnosis & Treatment：Rheumatology 从1998年第1版到现在的第4版，经历了风湿病学基础研究和治疗药物的突飞猛进，第4版中新增了基因检测在风湿病学中的应用和纤维肌痛综合征相关内容，可帮助大家拓宽视野，更好解析基因在风湿病发病机制中的作用和地位。

本书将风湿病学的核心知识与骨科知识有机地结合在一起，详细介绍了风湿性疾病的评估和管理，涵盖从滑囊炎等软组织疾病，到多器官、多系统累及的抗中性粒细胞胞质抗体相关血管炎，同时更新了疾病治疗和管理指南，包括最新的生物制剂治疗方案，可指导读者进行有效的病史采集、患者体格检查、各种常规辅助检查的选择及解读，可为风湿免疫科医生、骨科医生、内科医生、全科医生、基层医生和医学生提供专业指导。书中内容涉及肌肉骨骼解剖、鉴别诊断思路、并发症和治疗进展等，且章内设有"诊断要点"，可为临床医师确定治疗方案提供可靠的临床判断依据。

本书可为风湿免疫专科医师提供有效辅助，同时也是资深风湿科医师不可多得的工具书。相信本书的出版可以帮助青年风湿科医师和医学实习生快速、通透地理解风湿病核心知识，拓宽他们的知识面。尽管译者竭尽全力希望能够准确转达原著本义，但由于中外术语规范及语言表述习惯有所差异，中文翻译版中可能存在一些欠妥之处，诚请广大读者批评指正。

原书前言

风湿病学比任何一门医学学科更为广博和引人入胜。这门学科反映了免疫学的体内表达。无论是何种病因，风湿病学是所有症状的总和，是所有体格检查的积累，是所有实验室异常的完整表现，是所有放射学表现的图库，也是免疫系统异常时可能发生的所有病理特征的全系列。风湿病也是对关节、肌肉、骨骼和肌腱的一系列局部损伤，这些损伤要么是急性的，要么是磨损、撕裂、过度使用、衰老和其他生活事件的结果。此外，风湿病学也涵盖了这些疾病对人类情感的影响。

风湿病学比任何一门医学学科更需要对患者进行"实际操作"以做出正确诊断。花时间仔细研究病史，深入体检，这对患者来说是极大的安慰，让患者感觉到"有人在倾听""有人知道这是什么"。如果确实需要更多的时间，与患者在一起的时间将指导评估其他方面，并决定治疗。

自 21 世纪初以来，风湿病学的治疗方法进展比任何一门医学学科更为显著。我们治疗风湿性疾病和改善患者生活的能力不断提升，这是给患者的礼物，也是那些热爱这一学科同道的荣幸。

John H. Stone, MD, MPH

献　词

怀着爱和感激之情，缅怀"Yiayia"：Bessie D. Nikitas（1926—2019）。

她在我家扮演了一个传奇的角色。她为我们的生活增光添彩，鼓舞人心。她的双手美化了本书的封面。

目 录

第一篇 风湿性疾病患者的诊疗

第 1 章 肌肉骨骼系统的体格检查……………… 002
第 2 章 关节穿刺与注射…………………………… 007
第 3 章 实验室检查………………………………… 018
第 4 章 手与手腕疼痛的系统诊疗………………… 036
第 5 章 足踝疼痛的诊疗…………………………… 049
第 6 章 肩痛患者的诊疗…………………………… 064
第 7 章 颈部疼痛患者的诊疗……………………… 074

第 8 章 腰痛患者的诊疗…………………………… 080
第 9 章 髋部疼痛患者的诊疗……………………… 096
第 10 章 膝关节疼痛患者的诊疗………………… 104
第 11 章 纤维肌痛………………………………… 115
第 12 章 复杂性区域疼痛综合征（反射性交感
　　　　神经营养不良）与创伤后神经痛……… 120

第二篇 类风湿关节炎和脊柱关节炎

第 13 章 类风湿关节炎…………………………… 126
第 14 章 成人 Still 病…………………………… 141
第 15 章 中轴型脊柱关节炎和肠病性关节炎…… 145

第 16 章 反应性关节炎…………………………… 156
第 17 章 银屑病关节炎…………………………… 161
第 18 章 幼年特发性关节炎……………………… 167

第三篇 狼疮及其相关自身免疫病

第 19 章 系统性红斑狼疮………………………… 184
第 20 章 系统性红斑狼疮的治疗………………… 195
第 21 章 抗磷脂综合征…………………………… 202
第 22 章 雷诺现象………………………………… 208

第 23 章 硬皮病（系统性硬化症）……………… 214
第 24 章 原发性干燥综合征……………………… 226
第 25 章 自身免疫性肌病、免疫介导坏死性
　　　　肌病及其鉴别…………………………… 237

第四篇 血管炎

第 26 章 巨细胞动脉炎与风湿性多肌痛………… 250
第 27 章 大动脉炎………………………………… 261
第 28 章 肉芽肿性多血管炎……………………… 269
第 29 章 显微镜下多血管炎……………………… 277

第 30 章 嗜酸性肉芽肿性多血管炎（Churg-Strauss
　　　　综合征）………………………………… 284
第 31 章 结节性多动脉炎………………………… 289
第 32 章 冷球蛋白血症…………………………… 295

第 33 章　过敏性血管炎 ·················· 300　　第 36 章　原发性中枢神经系统血管炎 ········· 312

第 34 章　白塞综合征 ··················· 302　　第 37 章　血栓闭塞性脉管炎（Buerger 病）········ 318

第 35 章　IgA 血管炎（过敏性紫癜）········ 308　　第 38 章　其他类型血管炎 ················ 322

第五篇　退行性关节炎和晶体诱导性关节炎

第 39 章　骨关节炎 ····················· 332　　第 41 章　焦磷酸钙沉积病 ················ 345

第 40 章　痛风 ························· 337

第六篇　感染性关节炎

第 42 章　化脓性关节炎 ················· 352　　第 44 章　急慢性感染的风湿病表现 ········· 370

第 43 章　莱姆病 ······················ 358

第七篇　其他单器官或多器官炎症性疾病

第 45 章　Whipple 病 ··················· 380　　第 49 章　风湿科相关眼部炎症 ············· 403

第 46 章　结节病 ······················ 383　　第 50 章　感音神经性听力丧失（免疫介导性

第 47 章　复发性多软骨炎 ··············· 392　　　　　　内耳病）····················· 409

第 48 章　IgG4 相关性疾病 ·············· 396

第八篇　骨　病

第 51 章　骨质疏松症和糖皮质激素性　　　　　　　第 52 章　Paget 骨病 ···················· 434

　　　　　骨质疏松症 ·················· 416

第九篇　影像检查与遗传学

第 53 章　肌肉骨骼 MRI ················· 440　　第 55 章　遗传学与基因检测在风湿病学中的

第 54 章　肌骨超声在风湿病学中的应用····· 453　　　　　　应用························· 469

第一篇　风湿性疾病患者的诊疗
Approach to the Patient with Rheumatic Disease

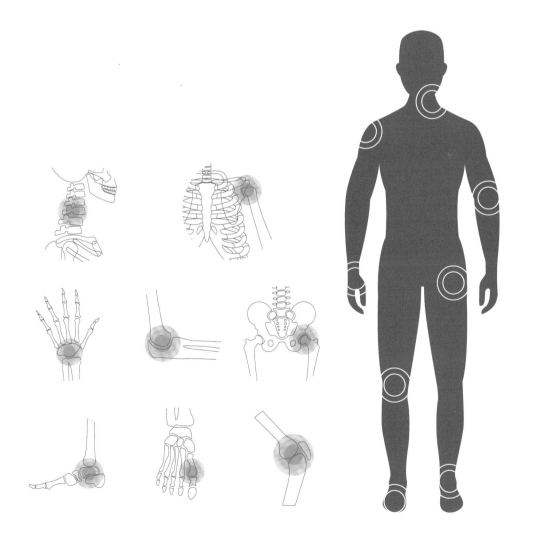

第1章 肌肉骨骼系统的体格检查
Physical Examination of the Musculoskeletal System

John A. Mills, MD 著

肌肉骨骼系统的体格检查需要较高的知识储备和花费较多的时间。体格检查中最重要的是熟练的检查者通过详细的病史采集判断患者情况，基于对肌肉骨骼解剖学的透彻理解而进行更准确的查体。可以通过手边解剖工具书（或电脑上快速检索）作为参考。

一、病史采集

临床医生可以从以下两个问题开始病史采集：①患者的症状是起源于关节吗？②这些症状是从肌肉、肌腱开始吗？如果这两个问题任何一个的答案是肯定的，那么检查者就可以开始把查体重点放在患者在病史中提及的具体解剖部位上，同时注意以下两点。

- 对牵涉痛和解剖结构的不完全理解可能会影响患者对主诉定位。例如，晚上在床上翻身时感觉到的"髋部外侧疼痛"更有可能是股骨大转子滑囊炎而不是真正的髋关节病变。
- 肌肉骨骼症状有时是可累及关节、肌肉、骨骼和肌腱的全身性疾病的症状之一。

休息时出现的疼痛通常提示有急性炎症、神经系统或肿瘤性病变。除了确定患者症状来源于哪些肌肉骨骼结构外，还应该牢记体格检查的总体目标。表 1-1 中罗列了这些目标。

二、查体
（一）观察

检查者应该在患者第一次进入检查室时，观察患者的姿势和活动能力。如果患者已经在检查室或检查台上，检查者应该在评估中要求患者站起来，走几步路，然后再坐下。步态分析（针对跛行）有助于区分原发性关节病和潜在疾病（如虚弱）的关节外表现。这种练习也有助于识别某些畸形。例如，膝内翻或扁平足在负重行走时症状更加明显。

（二）触诊

双侧触诊有助于评估肿胀的部位。通过触诊确认肿胀的解剖范围，同时牢记该部位的解剖结构。通过对肿胀部位的对侧交替触诊，可以确定是否有游离液体。关节积液常见于伸肌表面，因为此处没有被屈肌支持带、神经和血管覆盖。通常可以在伸肌表面触到正常关节的骨缘。不能触到关节边缘是滑膜肿胀或关节积液的证据。用这种方式检查掌指（metacarpophalangeal，MCP）关节或跖趾（metatarsophalangeal，MTP）关节对于对类风湿关节炎（rheumatoid arthritis，RA）较为敏感。

应注意局部皮温升高或皮肤发红是炎症的标志。膝、踝和腕关节都应该比其相邻长骨上的皮温低。最有效的测量方法是检查者的手背触诊关节邻近的长骨皮肤表面，再触诊症状关节表面，如皮温升高，

表 1-1 体格检查的总体目标

A. 明确症状对应的解剖部位
- 单关节受累
- 多关节受累? 对称性还是非对称性
- 单侧肢体受累
- 中轴受累
- 是否复杂

B. 是否存在炎症相关的局部定位体征

C. 是否存在解剖结构的破坏，如关节不稳定、肌腱断裂、骨折或畸形

D. 区分肌无力、疲劳或失用性萎缩

E. 是否合并全身症状，如发热或体重减轻，或者合并其他脏器受累的相关症状

强烈提示有炎症存在。

（三）运动痛

包括 RA 在内的几乎所有关节痛，都存在相对无痛的被动活动范围。轻微的运动痛提示有化脓性关节炎、痛风、风湿热、关节内出血、肿瘤或关节骨折可能。被动和主动运动的范围都应进行测试。由主动运动而非被动运动引起的疼痛往往提示关节外来源，如腱鞘炎。例如，对风湿性多肌痛（polymyalgia rheumatica，PMR）患者的肩部疼痛进行评估时，由于主动运动引起的剧烈疼痛，PMR 患者往往不能自行将手臂举过头顶。然而，在被动运动中，他们一般能够将手臂完全举过头顶，并且疼痛相较于主动运动大大减轻。

（四）运动范围

测量关节的活动范围有助于记录关节炎的病程和残疾程度，目前正在应用的有几个测量系统。一个简单的方法是在测量前使用正号来表示屈曲、外展、内旋或旋前的度数，用负号表示相反的运动，并且都是从"解剖位置"测量的。例如，肩关节屈曲 $-45°\sim+160°$，外展 $-30°\sim+90°$。提前准备好表格或模板可以节省时间。

三、体格检查

（一）手

观察手指关节是否完全伸展，手掌和手指的掌面放在一起时应完全接触，握拳时，每个指尖都应接触到 MCP 皱褶。近端指间（proximal interphalangeal，PIP）关节和 MCP 关节的滑膜肿胀可以通过触诊背侧软组织肿胀而轻易发现。检查者用双手支撑患者手掌，用双手拇指或一只手的拇指和示指触诊关节边缘。当存在滑膜液肿胀时，与对侧手的同一关节相比，关节边缘不太明显。远端指间（distal interphalangeal，DIP）关节的炎症需要和骨关节炎（典型的特征是 Heberden 结节）、痛风（痛风石常发生在 Heberden 结节的部位）和银屑病关节炎鉴别。化脓性关节炎、外伤、结节病和梅毒也需鉴别。典型的 RA 很少单独累及 PIP 关节。累及 PIP 关节的银屑病关节炎通常会刺激关节周围的骨膜，使其呈现梭形肿胀，并且被覆红斑而被称为腊肠指。侧面压迫 MCP 关节引起的疼痛是筛查小关节多关节炎很好的方法之一。

RA 患者的手部固有肌肉的继发性挛缩可导致天鹅颈畸形，其特点是 PIP 关节过伸和 DIP 关节屈曲。尺侧偏斜和无法伸展 MCP 关节是 RA 破坏软组织系带的结果。这些侵蚀性改变使指长伸肌腱从掌骨头滑脱。无法完全伸展 PIP 关节是由长伸肌腱的滑脱分离和关节两侧半脱位导致，这导致了所谓的"纽扣花畸形"。系统性红斑狼疮患者的手指关节囊和韧带的广泛炎症可导致关节松弛和各种没有骨侵蚀的关节畸形。

DIP 关节的骨性膨大（Heberden 结节）是遗传性骨关节病的一个特征，并且常伴随着 PIP 关节的类似变化（Bouchard 结节）。这一过程通常也影响到拇指腕掌关节，使关节底部呈方形，无法完全伸展。MCP 关节很少受到骨关节炎的影响，但第二和第三 MCP 关节的类似表现也可见于血色素沉着病患者。仔细触诊手掌远端掌褶附近，也可以确定患者不适的主要局部来源为扳机指等。当手指弯曲或伸展时，通过触诊远端掌褶处的肌腱，可感觉到局部的肌腱肿胀和肌腱活动受限。患者通常能够指出症状最明显的部位，往往也是适合局部注射糖皮质激素的部位。

（二）手腕

腕关节炎通常是由炎症过程引起的。而腕关节脱位或骨折相关的腕部疼痛则例外，这种疼痛只能通过放射学检查来明确。桡腕关节或腕骨间关节的滑膜炎在风湿病患者中很常见。前臂旋前或旋后时腕部无疼痛提示病变仅限于腕关节。当关节背侧或掌侧肿胀明显时，应分别怀疑伸肌腱或屈肌腱的腱鞘炎。这可通过观察手指移动时肿胀的轴向运动来证实。尺骨茎突的肿胀和触痛常见于 RA 中，并可伴有尺骨头背侧半脱位。

桡骨茎突的疼痛和触痛往往是由拇长伸肌腱穿过桡骨小头的刺激引起，这种疾病被称为桡骨茎突狭窄性腱鞘炎，是由手掌垂直方向的反复提拉引起的。桡骨茎突狭窄性腱鞘炎的诊断可以通过 Finkelstein 试验来证实，这将在第 4 章进一步讨论。

（三）肘

引起肘关节炎症的原因包括 RA、血清阴性关节炎、脓毒性关节炎和痛风。桡骨小头外侧的肱桡关节肿胀和积液时，前臂的旋前和旋后常有疼痛和受限。鹰嘴窝的滑膜肿胀限制鹰嘴突的进入，阻碍关节的完全伸展。肘尖鹰嘴滑囊的急性炎症通常由痛风或感染引起，但常见的慢性良性肿胀也可能由直接创伤引起。尺骨鹰嘴正下方的伸肌表面是类风湿结节的好发部位。

肱骨上髁炎是一种腕屈肌在内上髁（高尔夫球肘）或外上髁（网球肘）的肌腱端病变。压痛可见于肱骨上髁上方或正下方，分别由腕部抵抗屈曲或伸展引起。肘部内侧触痛也是纤维肌痛患者最常见的压痛点。

（四）肩

肩部的运动是所有关节中最复杂的。因此，往往很难确定肩痛的确切原因。在大多数活动中，盂肱关节同时在几个平面上运动，肩胸移位可误导性地增加其疼痛范围。检查关节时应观察肩胛骨的运动情况，或者将手放在肩部斜方肌脊上加以限制。盂肱关节的运动范围排除了韧带的稳定，取而代之的是四个肩袖肌肉的协同作用所提供的动态控制。肩部的疼痛收缩往往会诱发肩袖肌肉的失调，这本身就是一种疼痛，可以掩盖问题的主要原因。尽量减少肩袖功能的被动或主动运动，包括旋转肱骨，同时手臂垂直悬挂在矢状面上进行屈曲和伸展。如果这些运动产生疼痛，则说明存在真正的盂肱关节疾病。

肩关节疼痛是在三角肌部位感觉到的，靠近肩胛骨的疼痛更多是源于颈椎或胸椎顶点。盂肱关节的关节囊向内侧延伸至喙突，该部位的压痛是唯一可以确定为盂肱关节的地方，因为该区域的其他部分被肩袖所覆盖。盂肱关节肿胀在肩峰下方的三角肌前缘最容易被发现，如果存在积液，可以进行抽吸。

肩下垂征是判断肩袖病变的良好指标。肩部应被动地在矢状面屈曲至 90°，同时屈曲肘部以减少杠杆作用。肱骨被支撑，同时被旋转到冠状面，前臂伸展并旋前。然后，在指导患者将手臂保持在这个外展位置的同时，轻轻地收回对手臂的支撑。疼痛发生和手臂下垂是阳性体征。肩峰正下方的肩外侧端触痛常归因于肩峰下滑囊炎，但事实上这几乎总是由冈上肌腱的病变引起。肱二头肌长头与肱骨相交处的炎症可能导致广泛的肩部疼痛。除了肱二头肌间沟的压痛外，还可通过 Yergason 征来确诊。患者屈肘坐位，前臂旋前，靠在大腿上，检查者抓住

患者的手腕，要求患者克服阻力使前臂旋后，这将引起肱二头肌间沟的疼痛。

肩部各方向的主动或被动运动受限和疼痛，可见于全身性关节囊炎和"冻结肩"。这通常是特发性的，但也可能由外伤引起的。患者只能通过肩胛骨 – 胸廓运动来移动手臂。肩锁关节或胸锁关节的炎症可见于 RA 或化脓性关节炎，后者在注射毒品者中尤为常见。在这个部位容易发现肿胀和触痛。患者患侧卧位时，耸动肩部会有疼痛感。

（五）髋

步态分析有助于确定髋关节疾病的性质。与对侧髋关节相比，患侧髋关节的停留时间有限。每走一步，腿都会向前倾斜，这表明髋关节固定屈曲，或者因髋关节囊肿胀或发炎而引起疼痛。躯干上部超过负重髋部的运动提示内收肌（臀大肌）无力或受到抑制。关节负荷，通过增加关节内压力，加重了许多不同原因的髋部疼痛。Trendelenburg 征阳性的表现是检查者将手放在两侧髂嵴上，要求患者交替抬腿，疼痛侧肢体的负重导致对侧髂嵴下降。

髋关节活动受限可被骨盆的代偿性运动所掩盖。例如，腰椎非常灵活的儿童，几乎可以完全掩盖髋关节融合的情况。为了在检查中限制骨盆运动，患者应保持对侧髋部完全屈曲，任何骨盆运动都会通过屈膝运动显示出来。由髋关节疾病引起的运动丧失首先限制了完全伸展，接着是内翻、外翻，然后是外展。不能在桌面保持腿部伸直，而完全屈曲则表明由于髋关节疾病或关节周围的疾患，如髂腰肌腱炎，造成了完全伸展受限。当患者仰卧时，对伸直的腿进行被动滚动，可以发现早期保护和运动受限。进行 FABER 动作（屈曲、外展和外旋）是对疼痛及运动受限的测试。由于髋关节由股神经支配，从真正的髋关节发出的疼痛在腹股沟、大腿前内侧及膝关节感觉到。在某些情况下，髋部疼痛只在膝关节感觉到，臀部的疼痛往往是由坐骨神经问题引起的。

当髋部主动屈曲或被动伸展时，腹股沟或大腿前部疼痛可能是由髂腰肌腱炎或滑囊炎引起，通常会有局部触痛。髂腰肌病变必须与股疝和大腿内收肌腱端病相鉴别。在后一种情况下，压痛位于耻骨结节内。在臀部被动内旋和内收时（如打高尔夫球挥杆）的疼痛，是梨状肌腱炎或滑囊炎的症状。当在骨

盆深处感觉到时，可能是闭孔滑囊炎的症状，这可以通过触诊直肠坐骨小孔边缘来确认。

视觉上的腿长和实际不一致可能提示固定的髋关节内收、外展或腰椎侧弯的情况。通过测量每一侧从髂前 / 髂上棘到胫骨内侧平台或内踝，可以将其与真正的下肢短缩区别开来。真正的下肢短缩发生在髋关节半脱位或关节的严重破坏性疾病。

大转子上的疼痛提示大转子滑囊炎，或者同样常见的是臀部肌腱端病（通常是臀中肌）或臀肌撕裂。由于臀肌肌腱插入到股骨大转子，所以通过触诊很难区分这些问题。在床上翻身时感到的疼痛最可能是由滑囊炎引起。相反，长时间站立或爬楼梯时加重的臀部疼痛通常提示臀中肌肌腱炎。

（六）膝

膝关节是最常见的疼痛关节，因为它几乎受到所有关节病变的影响。当患者站立时，应观察膝关节的外观。外翻或内翻畸形可能是先天性的，也可能是后天性的。胫股骨间室内侧或外侧的关节软骨的侵蚀是常见原因，外翻对位导致髌股关节外侧对立面的异常受压。对于有症状的患者来说，在伸膝时用手触动髌骨会产生不适感。这被称为"恐惧征"。伸膝时的外侧角，即锐角，是沿股骨轴线和通过髌骨中点到胫骨结节测量的。年轻女性的外翻角<20°可忽略不计，并随着骨骼的成熟而得到纠正。在部分屈曲的膝盖上过度负重的活动会导致髌骨下表面的软骨软化症。这种情况与手放在髌骨上的捻发音有关，当膝关节在重力作用下伸展时，会有吱吱作响的感觉。严重时可导致疼痛，捻发音也表明关节内存在游离体。

大多数膝关节疾病都伴有滑膜积液，最好是通过激发 Bulge 征来检测。膝关节必须尽可能地完全伸展，首先通过在内侧髌股关节上向上滑动，引导液体进入髌上滑膜隐窝，然后手指立即从外侧髌骨沟上方往下拉，同时仔细观察髌骨和内侧髁之间的空隙是否有隆起，即可证明关节积液。慢性和相对无痛的积液也可向后突出到腘窝处，形成腘窝囊肿。尽管这种囊肿可以是相当大的，并在腓肠肌下触摸到，但常在腘窝处触及一个坚实的肿块。膝关节必须完全伸展，因为即使是轻微的屈曲也会增加关节的容量，积液减少。慢性滑膜肿胀，如 RA 患者，会在髌骨上方产生领状增厚，髌上隐窝在此处形成双

层关节衬里，触诊时常有触痛。

由于胫骨平台几乎是平的，所以在屈伸过程中，形成浅杯形的半月板和交叉韧带阻止股骨髁的移位（在检查台上滚动）。膝关节在负重时屈曲或僵硬，表明关节结构受损或关节内软组织碎片松动。沿着胫骨平台的边缘可以触及移位的半月板，但通过 McMurray 试验可以更可靠地证实。McMurray 试验是通过尽可能屈曲膝关节，用一只手握住足和大腿，内旋或外旋胫骨，同时施加外翻或内翻的拉力。在伸膝过程中，撕裂的半月板碎片可能卡在关节腔，产生疼痛和运动停止。通常，撕裂的半月板与胫骨旋转的方向相反。受损的髌下滑膜褶皱与髁内切迹相连，可导致与半月板撕裂相似的症状，尤其在年轻运动员中。

交叉韧带的创伤性伸长或断裂使股骨髁向胫骨平台的前后移位。前交叉韧带限制髁状突的后移（即防止胫骨向前滑动），后交叉韧带限制股骨的前移。抽屉试验表明，试图在股骨髁上前后移动胫骨近端会增加关节的前后不稳定性。因为前交叉韧带通常通过屈膝而松弛，因此该结构的任何异常松弛都应在膝关节内进行测试，并且屈膝不超过 20°～30°。当后交叉韧带受损时，腘绳肌痉挛可能将胫骨向后拉。在测试后交叉韧带的完整性时，必须将膝关节屈曲到 90°，以尽量避免这种情况。由内侧或副韧带损伤或功能不全引起的疼痛可以通过完全伸展的位置支撑膝关节并突然向胫骨施加外翻或内翻拉伤来诱发。在年轻或关节松动的患者中通常会观察到一些韧带轻微的松弛，故与对侧的对比十分必要。

膝关节周围有几个滑囊，这些滑囊的炎症可引起负重时的疼痛。髌前滑囊可因长期跪坐而损伤，髌腱下的另外一个滑囊受到直接压力和股四头肌过度紧张。鹅足滑囊位于胫骨内侧平台下方、胫骨和股二头肌肌腱之间，在超重和膝关节外翻的情况下变得疼痛和肿胀。

（七）踝

需要仔细检查以区分真正的胫距关节和距下关节病变，以及这些关节的复杂支持韧带的损伤。此外，足部肌腱在急剧转弯处可能会受伤。通过连续的主动、被动和抗阻等长运动的检查，通常可以区分可能的疼痛来源。胫距关节的滑膜肿胀和渗出在前关节线上、胫骨前肌腱的两侧和距骨颈部屈肌支

持带下方的滑膜皱襞处最容易被观察到。与踝关节相关的肿胀通常也会出现，但很难与该区域的韧带或肌腱损伤引起的肿胀相区分。

通过抓住足后跟并握住胫骨的同时施加外翻或内翻的拉力来检测与胫骨关节有关的疼痛和运动限制。正常的运动范围是可变的，还应在患者站立时检查踝关节和足部，以检测后足外翻，表现为跟骨和跟腱外翻偏斜。这可能反映三角韧带功能不全或胫骨后肌无力。扁平足最容易在站立时看到。内踝下方的关节或腱鞘的炎症可以压迫胫后神经，引起足部和踝部的慢性疼痛。

（八）足

足跟周围疼痛有多种原因。足跟痛是反应性关节炎的一种常见表现。跟腱肌腱附着点周围的触痛反映了位于跟骨上角和肌腱附着点上方的肌腱病变或滑囊炎。足底表面的疼痛和压痛通常是由足底筋膜炎引起，包括足底韧带或趾短屈肌的附着点病变。如果长期站在没有足够鞋跟缓冲的硬地面上，足跟可能会变得很痛。侧面压迫足跟引起的疼痛可将距骨痛与足底肌腱端病变区分开来。

跗骨间关节和跗跖关节的炎症往往难以定位。在足中部的滑膜腔内有不同的连接性，该区域可能会出现弥漫性肿胀。在 RA 或血清阴性关节炎的患者中，常累及跖趾关节和跖骨间关节，应以同样的方式查体。跖骨横韧带损伤引起的慢性炎症会导致足趾畸形和跖骨头的脱垂。跖骨弓扁平，跖骨头可触及鹅卵石样结构。

跖骨横向受压是跖趾关节炎的阳性体征。该操作也可以鉴别来自骨内神经的莫顿神经瘤的疼痛。第一跖趾关节的僵硬或足趾外翻可能与跖骨位移有关，可引起慢性足痛。

（九）脊柱

为了检测脊柱侧凸或后凸畸形，应观察患者是否直立，最好是赤足。正常腰椎前凸的范围是相当大的，但超过 30° 的屈曲或完全没有曲度通常是不正常的。让患者尽可能地向前弯腰，通过扭动胸腔会发现旋转性畸形。Schober 指数是对腰椎活动度的一种测量方法，对强直性脊柱炎患者脊柱活动度评估很有用。Schober 指数的测量方法是在腰骶交界处（在骶骨中线上方的第一个"谷"）做标记，向上测量 10~15cm 的距离，然后做第二个标记。要求患者尽可能地向前屈曲，曲度应该比标记距离多出 50% 左右。该指数对于跟踪疾病的进展比用于初步诊断更有用。测量完全屈曲时指尖与地面之间的距离也是有用的，但是它可能会受到髋关节屈曲减少的限制。

观察颈部的旋转、弯曲和伸展。颈部屈伸正常的患者可以将下颌尖触及胸骨，并将颈部伸直，从胸骨表面到下颌骨的水平棱线形成一条直线。在冠状面内弯曲颈部（即倾斜头部）的能力是可变的，但往往是椎间盘内疾病或存在神经根压迫时最痛苦的动作。当患者站立时，用足跟抵住墙壁，测量枕部与墙壁之间的距离，是记录上身躯干和颈部屈曲畸形的一个好方法。在患者站立的情况下评估胸腰椎的侧弯。脊柱从下腰椎到中胸椎应该形成一个平滑的曲线。直线段表示该水平的异常或脊柱旁肌肉痉挛，这可能是强直性脊柱炎的早期表现。

脊柱关节病常常影响到肋骨关节，从而限制了胸部的扩张。测量胸部扩张度有助于识别和跟踪这些疾病。骶髂关节的炎症是脊柱关节病的早期表现。在银屑病或反应性关节炎中，它常常是不对称的，在关节的腰窝处可以发现局部压痛。对骶髂关节炎敏感的测试是 McConnell 试验，其方法是让患者躺在疼痛较轻侧，抓住并保持同侧腿完全屈曲，而检查者用一只手支撑并伸展对侧腿。检查者将另一只手放在髂嵴上，限制腿部伸展时的骨盆运动。McConnell 试验会引起关节的扭转劳损，应该轻柔地进行，因为在骶髂关节炎的情况下可能会相当疼痛。

第 2 章　关节穿刺与注射
Joint Aspiration & Injection

David W. Wu　Rajiv K. Dixit　著

诊断要点

- 滑液分析主要包括液体透明度和颜色、细胞计数、显微镜寻找结晶和病原学培养。
- 当怀疑化脓性关节炎时，应立即进行关节穿刺，因为滑液细胞计数、革兰染色和培养对于确定或排除关节腔感染是必要的。
- 滑液分析可用于诊断晶体性关节炎。
- 滑液白细胞计数是区分非炎症性关节炎（<2000/mm³）和炎症性关节炎（>2000/mm³）最可靠的方法。
- 关节腔注射糖皮质激素通常是缓解患者关节炎症状最快的方法。

关节穿刺术是一种简单而重要的诊断和治疗方法，可在风湿病专科医生的诊室进行。关节穿刺滑液分析是许多风湿病诊断中不可或缺的环节。关节腔注射治疗在各种风湿病中既安全又有效。熟悉肌肉骨骼的解剖学知识并在有经验医生的指导下操作，对于提高成功率和减少并发症非常重要。

一、关节穿刺的适应证

关节穿刺最重要的指征是从肿胀、发炎的关节中抽液进行滑液分析。当怀疑化脓性关节炎，如出现原因不明的急性单关节炎时，应立即进行关节穿刺。滑液细胞计数、革兰染色和培养对于确定或排除关节腔感染是必要的，而存在结晶则可以诊断晶体性关节炎。

从肿胀、发炎的关节中抽出关节液有很大的治疗裨益，通常疼痛会立即得到缓解，受累的关节恢复负重能力和运动能力。从感染关节中抽取关节液可降低关节内压力，减少活化的炎症细胞数量，降低损害关节及其周围结构的破坏性酶和细胞因子的浓度。虽然化脓性关节可以每天抽取积液以防止炎性滑液的积聚，但目前的实践更倾向于关节镜灌洗、清创和引流管置入，而不是反复关节穿刺。为了减少关节内压力和防止关节粘连的进展，清除关节腔积血可能是有益的。未经治疗的复发性关节腔积血可能会导致关节损伤。

二、滑液分析

所有的关节中均存在少量滑液。例如，即使在膝关节等大关节中，预估滑液量也<5ml。滑液是血浆的超滤液，成纤维细胞样滑膜细胞的分泌作用为其增加了蛋白质和蛋白多糖。这层滑液在关节软骨表面之间形成薄层介质，实现无摩擦运动。在滑液中发现的主要蛋白多糖是高分子量分子透明质酸，后者赋予滑液特征性的黏度，而糖蛋白润滑素赋予滑液润滑能力。滑液增多积聚可见于非炎性关节炎、炎性关节炎和脓毒性关节炎。滑液分析主要是评估液体透明度和颜色，确定细胞计数，寻找结晶，以及进行革兰染色和培养。

滑液葡萄糖和蛋白测定的诊断价值不大，不推荐检测。滑液的黏度可以通过"黏丝试验"来粗略地评估。正常滑液由于含有透明质酸而高度黏稠。当一滴滑液从针头末端挤出时，正常情况下将形成一条长线。炎症水平的增加会造成透明质酸分解，滑液黏稠度降低，形成的"线"变短。

（一）透明度和颜色

滑液分析的第一步是对滑液进行肉眼观察，目测其透明度和颜色。透明度和颜色的主要决定因素是细胞数量。非炎性滑液（如骨关节炎滑液）中的细胞计数较低，因此是透明的。炎症性关节炎〔如系统性红斑狼疮（systemic lupus erythematosus，SLE）或类风湿关节炎〕的滑液具有较高的细胞计数，呈半透明的黄色。高度炎症状态下，如脓毒性关节炎或晶体性关节炎，滑液的细胞计数非常高，外观不透明，可呈白色到黄色。关节积血是由关节内出血引起的，其特征是不透明的红色滑液。滑液的大体检查也可以检测出米粒样小体。这些组织成分颗粒可由纤维蛋白和胶原核心组成，并与 RA、SLE 和脓毒性关节炎有关。还可以粗略地观察到富含尿酸盐的乳白色或苍白色滑液，与大量的尿酸盐结晶有关，见于急性痛风。

（二）细胞计数

滑液白细胞计数分析可为明确炎性关节炎的病因提供重要而有诊断意义的信息。正常滑液的白细胞<200/mm^3，其中大部分为单个核细胞。在病理性积液中，非炎症性关节炎的滑液白细胞计数通常<2000/mm^3，而炎症性关节炎的滑液白细胞计数通常>2000/mm^3。白细胞计数>50 000/mm^3（以多形核白细胞为主）时，在排除结晶性关节病（特别是痛风和假性痛风）的情况下，应提示临床医生寻找脓毒性关节炎的证据并进行经验性治疗，直到能排除感染。通常，炎症性关节炎的滑液细胞中以多形核白细胞为主，而病毒性关节炎、SLE 和其他结缔组织疾病患者的关节滑液则可能以单核细胞和淋巴细胞为主。

（三）晶体检查

在滑液湿涂片上进行晶体分析。将一滴滑液滴在透明载玻片上，然后盖以盖玻片即可制备玻片。晶体分析最好在偏振光下进行。使用一阶红光补偿器，样品中的双折射物质显示为黄色或蓝色。带红光补偿器的显微镜具有晶体检查专用轴，用"S""Z"或类似标志表示"慢"轴。当平行于红色补偿器的慢轴时，晶体是黄色的，当垂直于红色补偿器的慢轴时，晶体是蓝色的，按照惯例称为"负双折射"。相反，平行于红色补偿器的慢轴时为蓝色，垂直于红色补偿器的慢轴时为黄色的晶体，称为"正双折射"。晶体的双折射强度、颜色和形状有助于区分特征（表 2-1）。

尿酸（monosodium urate，MSU）结晶呈针状，具有强烈的负双折射，常因被滑液白细胞吞噬而出现在胞内。正因它们具有很强的双折射，并且在痛风急性发作期晶体负荷特别高，因此最容易用偏振光显微镜辨认。急性痛风患者尿酸盐结晶检查的灵敏度>90%。二水焦磷酸钙（calcium pyrophosphate

dihydrate，CPPD）晶体呈菱形，具有正双折射特性。CPPD 晶体是弱双折射的，因此即使用偏振光显微镜也很难检测到。在不同实验室之间鉴定 CPPD 晶体的一致性低于 MSU 晶体。

羟基磷灰石或碱性磷酸钙（basic calcium phosphate，BCP）晶体与骨关节炎有关，可存在于关节内和关节周围。这些晶体也与"Milwaukee 肩"有关，这是一种破坏性关节炎综合征，其特征是大量非炎性渗出液、关节疼痛和功能丧失。羟基磷灰石晶体是非双折射的，形成能被茜素红 S 染成红色的无定形团块。在光学显微镜下，它们可能看起来像"闪亮的硬币"。

草酸钙结晶可见于原发性草酸中毒患者或肾衰竭患者。这些晶体为棒状或四面体形，呈正双折射或不确定双折射。

滑液脂质异常可见于多种情况。胆固醇晶体是多角凹凸的大片扁平盘状结构，呈强双折射。这些晶体与慢性炎症有关，如未控制的 RA、慢性痛风、CPPD 及慢性感染。在这些情况下观察到的慢性炎症与细胞膜胆固醇积聚导致细胞分解有关。在炎性关节疾病、关节积血和滑膜下脂肪损伤中，进入滑膜液的脂质可形成马耳他十字形（Maltese cross）的双折射小球。平行于红色补偿器的慢轴的十字臂是蓝色的，因此小球是正双折射的。脂质小球在临床上与创伤和胰腺炎有关。肉眼或显微镜下可见的脂滴通常与严重的关节内损伤（如骨折）有关。与脂质小球的情况类似，脂滴也被认为与出血性关节积液和非创伤性炎性积液有关。

既往关节腔注射的糖皮质激素、手套中的滑石粉和碎屑可以形成双折射晶体，类似于结晶性关节炎。

滑液炎症细胞中胞内晶体的存在是晶体诱导的关节病的诊断依据。但是，这种诊断并不能排除感染，所以即使在急性单关节炎的滑液中发现了晶体存在，也推荐进行病原学培养。此外，患者可能患有一种以上的晶体性关节炎。

（四）病原学培养和革兰染色

革兰染色和培养应在任何疑似感染性关节炎的滑液中进行。虽然多种病原体可引起脓毒性关节炎，但与最常见的细菌是革兰阳性球菌，如金黄色葡萄球菌、化脓性链球菌和肺炎链球菌。与脓毒性关节炎相关的其他细菌包括革兰阴性球菌，如淋病奈瑟

	形 状	双折射	其 他	关联疾病	
尿酸盐	针状	强、负性		痛风	
二水焦磷酸钙	菱形	弱、正性		假性痛风	
碱性磷酸钙	光学显微镜下折射的"闪亮硬币"	无	茜素红 S 染色为红色	骨性关节炎、Milwaukee 肩	
草酸钙	棒状或四面体	正性或不确定	茜素红 S 染色为红色	草酸盐沉着症、肾衰竭	
胆固醇	边缘带缺口的多边形板	弱、无轴		慢性炎症（如类风湿关节炎、慢性痛风、慢性感染）	
脂质小球	马耳他十字	正性		炎性关节病、关节积血、外伤、胰腺炎	
脂滴	折光性小球	无	苏丹染色	骨折	
糖皮质激素		有，正性或负性		糖皮质激素注射史	

表 2-1　晶体性关节炎

009

球菌，以及革兰阴性杆菌，如铜绿假单胞菌和大肠埃希菌。滑液培养对非淋菌性脓毒性关节炎的敏感性约为 90%。关节液的革兰染色灵敏度较低，为 50%～75%，但特异度较高。通常对无菌管中收集的液体进行微生物学分析。然而，如果穿刺困难，也可挤出针头内的物质到无菌拭子上，并送去进行培养和各种敏感性实验。在淋球菌性关节炎的早期，滑液培养通常是阴性的。约半数化脓性淋球菌性关节炎患者滑液培养阳性。在淋球菌性关节炎患者中，核酸扩增检测比滑液培养更敏感。在分枝杆菌感染的情况下，可能需要几周的培养才能分离病原体。聚合酶链反应（polymerase chain reaction，PCR）对于检测微生物（包括滑液和组织中的分枝杆菌）具有高灵敏度和特异度，能够早期鉴定分枝杆菌。由于脓毒性关节炎关节破坏迅速，发病率和死亡率高，快速和特异性的诊断至关重要，必要时应开始使用经验性抗生素，直到确诊或排除脓毒性关节炎（见第42章）。

（五）滑液的分类

目前将滑液分为四类，可指导鉴别诊断（表2-2）。然而必须要认识到，与特定诊断相关的滑液并不局限于该类别疾病。

Ⅰ类（非炎性）滑液定义为滑液白细胞计数<2000/mm³。Ⅰ类液体是透明的，颜色从清亮到黄色不等。骨关节炎是Ⅰ类滑液最常见的原因。其他原因包括创伤后、髌骨软骨软化症、骨坏死、甲状腺功能减退（通常伴有特别黏稠的液体）、夏科关节病、淀粉样变性、结节病（也可引起炎性滑液）。

Ⅱ类（炎性）滑液的白细胞计数为2000～50 000/mm³，多形核白细胞占优势。Ⅱ类滑液的外观从半透明到不透明，呈黄色或白色；它是非感染性炎症性关节炎的特征。在SLE中，白细胞计数通常为2000～30 000/mm³。RA和脊柱关节病的细胞计数通常为5000～50 000/mm³。但这些疾病的假性脓毒症表现也可产生更高的白细胞计数（但很少>100 000/mm³）。在晶体诱导的关节病中，30 000～50 000/mm³的细胞计数是典型的，但有时也能观察到>100 000/mm³的细胞计数。其他较少见的病因包括系统性风湿性疾病，如皮肌炎和混合性结缔组织病、Still病、复发性多软骨炎、感染后关节炎和系统性血管炎。

Ⅲ类（化脓性）滑液的白细胞计数>50 000/mm³，

通常>100 000/mm³，以多形核白细胞为主，外观不透明，呈黄色（有时呈白色）。Ⅲ类滑液是典型的化脓性关节炎，由金黄色葡萄球菌、链球菌和革兰阴性菌感染引起。尽管典型情况下，这些感染常引起高度炎性的滑液（>100 000/mm³），但在感染早期、感染部分控制，或者在严重败血症的情况下，滑液细胞计数可能相当低。白细胞计数<50 000/mm³常见于淋球菌性关节炎和慢性感染，如由分枝杆菌或真菌引起的感染。

Ⅳ类（出血性）滑液为红色且不透明。与穿刺引起的出血相反，Ⅳ类液体是"去纤维蛋白"的，不会在体外凝结。Ⅳ类滑液通常见于创伤、结核、色素沉着绒毛结节性滑膜炎、肿瘤、凝血病和夏科关节病。

三、治疗性关节穿刺和注射

（一）器械

穿刺方式和关节大小决定了穿刺注射器的尺寸。3ml或更小的注射器通常足以将利多卡因和糖皮质激素注射到外周关节。小关节的穿刺最好使用3～10ml的注射器，而10～20ml的注射器最好用于中大关节，如肘关节、踝关节、盂肱关节或膝关节。对于大关节的大量滑液积液的穿刺，60ml的注射器更合适。为了便于穿刺，当使用大注射器穿刺时，抽取少许空气以减少负压再进行穿刺很重要。为了从炎性关节中抽取超过100ml关节液，可以使用几个大注射器或注射器末端旋塞阀。如果使用多个注射器，或者如果穿刺后要进行注射，则在

特 征	正常	非炎性	炎 性	化脓性	出血性
WBC 计数	<200/mm³	<2000/mm³	2000～50 000/mm³	>50 000/mm³	可变
PMN 白细胞百分比	<25%	<25%	>50%	>75%	50%～75%
透明度	透明	透明	透明到浑浊	浑浊	血性
颜色	清澈到黄色	清澈到黄色	黄色或白色	黄色或白色	红色
临床关联（举例）		骨关节炎，外伤性骨坏死	RA，SLE，晶体性关节炎	化脓性关节炎	创伤，TB，凝血功能障碍性肿瘤，PVNS

表 2-2 滑液的分类

PMN. 多形核；PVNS. 色素沉着绒毛结节性滑膜炎；TB. 结核；WBC. 白细胞；RA. 类风湿关节炎；SLE. 系统性红斑狼疮

更换注射器时，可以用蚊式钳（保持在原位）稳定针头。

针头的大小取决于具体穿刺方式。小至 25G 或 30G 的针头最适合在穿刺前将利多卡因注入关节或关节周围结构，或者将糖皮质激素注入小关节。25G 针头也可用于从小的、急性发炎的关节（如急性痛风的第一跖趾关节）穿刺滑液或关节周围间质液。长 3.81cm 的 22G 针头可用于注射大关节（如膝关节）或深层结构（如转子囊）。这些 22G 针头也可用于穿刺小关节，但 19G 或 20G 针头适用于穿刺大关节、含有大量滑液的关节或含有浓缩滑液的关节或囊肿。

所需的其他物品包括聚维酮碘棉签、酒精棉签、胶布绷带（"创可贴"）和普通手套。

（二）药物

一些临床医生在关节注射前使用 10～15s 的氯乙烷来麻醉皮肤，而另一些医生则选择不使用局部麻醉，而是使用尽可能小的针头进行快速、可靠的穿刺。利多卡因（1%～2%，不含肾上腺素）是一种安全有效的局部麻醉药，可在皮下注射皮丘后尝试继续穿刺并将药物注射进关节囊内和关节周围，因为在没有麻醉的情况下穿刺可能造成剧烈疼痛。对于治疗性注射，利多卡因通常与糖皮质激素一起使用，以减少注射后关节炎发作，尤其是关节外注射。利多卡因也能在一定程度上立即缓解症状，这可以帮助准确识别注射的位置，并且还有助于提供诊断线索。当注射小关节时，存在容量限制，因此，可以从糖皮质激素注射中省略利多卡因。单剂量小瓶利多卡因虽然价格较高，但受污染的可能性较小。

许多局部注射药剂已用于治疗风湿病。局部糖皮质激素联合利多卡因在风湿病中具有治疗价值。关节、腱鞘、滑囊，甚至硬膜外腔都可以注射，并且可达到预期疗效。虽然大多数无须影像学引导即可注射，但髋部和硬膜外腔注射应在影像引导下进行。局部注射能有效将高浓度糖皮质激素直接注入目标组织，使药物的抗炎作用最大化，并使相关不良反应最小化，后者常见于全身应用糖皮质激素。应该告知患者，注射局部糖皮质激素虽然往往能缓解症状，但通常只是暂时的。关节腔穿刺和注射长期疗效在很大程度上取决于基础疾病的性质。

目前常用的几种糖皮质激素制剂特性各不相同。注射用糖皮质激素的长效结晶混悬剂已经使用了几十年，并且仍然是主流药物。这些较难溶的化合物更有效且作用时间更长，因此在治疗慢性炎症过程中也许更有效。然而，在治疗肱骨外上髁炎时，肱骨外上髁等浅表结构注射激素后，更容易导致皮下脂肪萎缩和皮肤色素改变。在成人中最常用的晶体糖皮质激素是曲安奈德（丙酮和己西奈德）和甲泼尼龙。地塞米松和氢化可的松更易溶解，作用时间更短，效果可能更差，然而却不太可能引起皮下萎缩和色素变化。在 2019 年美国风湿病学会（American College of Rheumatology，ACR）/ 关节炎基金会（Arthritis Foundation，AF）青少年特发性关节炎治疗指南中，强烈推荐曲安奈德注射液而不是曲安奈德关节腔注射治疗，该建议是基于在儿童中观察到更全面和持续的临床反应而不增加不良反应。

应谨慎使用糖皮质激素注射。重复注射可能导致关节周围支持结构松弛和软组织萎缩。没有可靠的数据为最终的建议提供指导。然而，在大多数情况下，单个关节或软组织每年注射不应超过 3 次。

（三）一般注意事项、禁忌证和潜在并发症

糖皮质激素注射可以通过局部抗炎，辅助治疗各种关节炎性疾病的持续性滑膜炎和复发性的关节积液，如 RA、血清阴性脊柱关节病、痛风及骨关节炎、滑囊炎和肌腱炎等。局部关节腔注射可以在没有全身治疗指征或治疗失败的情况下使用，也可以作为全身治疗的辅助手段。糖皮质激素注射有助于减轻疼痛、僵硬和炎症，改善运动范围和功能。关节和软组织注射的禁忌证很少。在全身感染，或者同侧肢体存在蜂窝织炎或溃疡，或者注射部位存在湿疹、感染或银屑病时，应避免关节注射。华法林或出血性疾病导致的国际标准化比值（international normalized ratio，INR）＞2.5 也是禁忌证。假体关节的注射应由整形外科医生进行。激素注射的不良反应包括局部出血、注射后疾病发作、皮肤萎缩和色素变化、脂肪萎缩、潮红和（或）心悸、短暂性高血糖。化脓性关节炎很少见，通过坚持严格的无菌技术可以将风险降至最低。

四、步骤详解

关于上肢和下肢关节和软组织的联合注射的最佳方法，在后文中以从远端到近端的系统顺序进行描述和图解。临床医生应使用安全且合理的技术操

011

作标准进行关节穿刺和注射，以达到进针定位准确，同时最小化并发症的风险。如果存在关节液较多，应在注射前抽出过多的关节液。应该缓慢进行抽吸，以避免产生明显的负压，可能会将滑膜组织吸入针头的开口，导致妨碍关节液抽吸。滑膜液抽吸困难也可能是由黏度大、存在的类似米粒小体的异物和局部积液囊肿所致。此时，熟练操作和重定向针头位置通常有一定作用。向关节或软组织注射前，习惯性地回抽注射器可以保证安全。避免肌腱内遇到阻力时仍进行注射，可以将肌腱断裂的风险降至最低。在抽取或注射后，关节感染极为罕见，但必须始终将并发症的可能性降至最低。首先要仔细确定注射或抽取的目标。然后，在皮肤上使用记号笔或碘伏棉签标记成圆形印记。接着在确定的关节穿刺部位涂抹碘伏，待其干燥。随后使用酒精棉球将碘伏擦拭干净，以防止刺激皮肤。可以用乙醇氯化物喷剂麻醉注射部位。如果要进行关节抽吸，通常会使用利多卡因注射，因为这通常需要使用较大的针头。建议使用非无菌手套以保护临床医生免受患者的体液影响。

操作技巧、方法和糖皮质激素的准备可能因不同临床医生而异。尽管这些描述在一定程度上反映了作者自己的实践和偏好，但选择和阐述这些方法旨在为临床医生实施安全、有效程序提供通用性的指南。

（一）上肢关节注射

1. 近端指间关节注射（图 2-1）

材料：25G 针头或胰岛素注射器，5～10mg 曲安奈德或甲泼尼龙。

步骤：①在手指轻微弯曲的姿势下，触诊并标记手指背侧伸肌腱内侧或外侧 PIP 关节间隙；②以约 45° 进针，使针尖穿过伸肌腱下方；③目标是将针尖置于关节囊内，而不一定是在骨头之间的关节空间内。

2. 掌指关节注射（图 2-1 和图 2-2）

材料：25G 针头或胰岛素注射器，10mg 曲安奈德或甲泼尼龙。

步骤：①在手指轻微弯曲的姿势下，触诊并标记手指背侧伸肌腱内侧或外侧的 MCP 关节间隙，对于第二次 MCP 联合注射，首选桡侧注射；②以约 45° 进针，使针尖穿过伸肌腱下方。

3. 第一腕掌关节注射（图 2-3）

材料：25G 针头或胰岛素注射器，10～20mg 曲安奈德或甲泼尼龙。

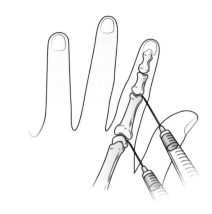

▲ 图 2-1　近端指间关节注射和掌指关节注射

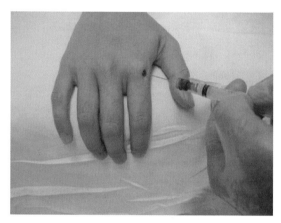

▲ 图 2-2　掌指关节注射

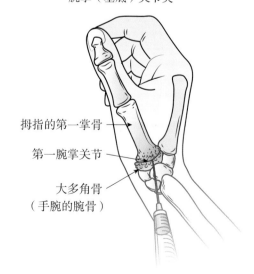

▲ 图 2-3　第一腕掌关节注射

步骤：①在拇指向手掌弯曲的姿势下，触诊解剖鼻烟窝处并标记第一腕掌（carpometacarpal，CMC）关节近端；②将针斜着插入，在穿过解剖鼻烟窝时避开桡动脉。

4. 腕关节注射（图 2-4）

材料：25G 针头，20～30mg 曲安奈德或甲泼尼龙。穿刺时，使用 21G 针头或更大规格的针头。

步骤：①通过弯曲和伸展手腕，触诊并标记桡腕关节。可在 Lister 结节（桡骨远端背侧的骨性突起）远端触及关节间隙；②在关节线处垂直于皮肤进针。

5. 肘关节注射（图 2-5）

材料：23G 针头，20～40mg 曲安奈德或甲泼尼龙。穿刺时，使用 21G 或更大的针头。

步骤：①建议采用外侧入路，以避开尺神经；②肘关节屈曲 90°，识别外上髁、桡骨头和尺骨鹰嘴，这些骨性标志形成一个三角形；③在三角形中心可触及缝隙的地方标记穿刺点；④将针垂直于皮肤插入，对准关节中心。

6. 肩关节注射（图 2-6）

材料：21G 针头，40mg 曲安奈德或甲泼尼龙。

步骤：①建议采用后侧入路，以避开神经血管结构；②嘱患者坐位，触诊并标记肩峰后尖下方 1cm 和内侧 1cm 的进入点；③向前进针，瞄准喙突，直到在关节间隙触及骨面。

7. 肩锁关节注射（图 2-7）

材料：25G 针头，10mg 曲安奈德或甲泼尼龙。

步骤：①触诊并标记肩锁关节；②将针垂直于皮肤向下和向后插入，瞄准关节间隙的中心。

（二）上肢软组织注射

1. 扳机指注射（图 2-8）

材料：25G 针头或胰岛素注射器，5～10mg 曲安奈德或甲泼尼龙。

步骤：①患者手掌朝上；②标记进入点（对于示指，就在近端指褶线的远端；对于中指，在近端和远端指褶线之间；对于环指和小指，就在远端指褶线的远端；对于拇指，就在拇指的指褶线和籽骨的

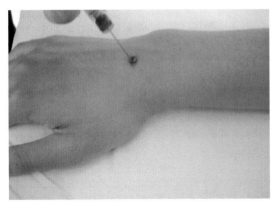

▲ 图 2-4　腕关节注射

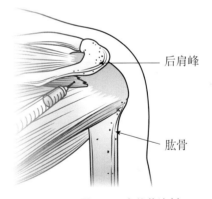

后肩峰

肱骨

▲ 图 2-6　肩关节注射

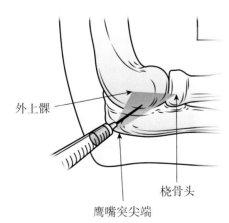

外上髁

桡骨头

鹰嘴突尖端

▲ 图 2-5　肘关节注射

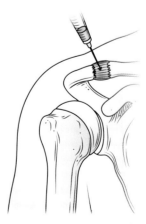

▲ 图 2-7　肩锁关节注射

近端；常可触及增厚的腱鞘）；③向远端倾斜 30° 进针，注入腱鞘。

2. 腕管注射（图 2-9）

材料：25G 针头，20mg 曲安奈德或甲泼尼龙。

步骤：①患者手掌朝上；②触诊掌长肌腱，要求患者弯曲腕部，同时与拇指和小指相对；③在近端腕横纹的掌长肌腱的尺侧标记注射点；④向示指倾斜 45° 进针。

3. 桡骨茎突狭窄性腱鞘炎注射（图 2-10）

材料：25G 针头，20mg 曲安奈德或甲泼尼龙。

步骤：①患者的手腕应处于中立位，并转动手腕使桡骨侧朝上；②通过让患者伸展拇指来识别拇长展肌（abductor pollicis longus，APL）和拇短伸肌（extensor pollicis brevis，EPB）肌腱；③在桡骨茎突远端标记 APL 和 EPB 肌腱之间的进入点；④将针以 45° 向近端插入，瞄准桡骨茎突。

4. 肱骨外上髁炎（网球肘）注射（图 2-11）

材料：23G 针头，20～30mg 曲安奈德或甲泼尼龙。

步骤：①患者的肘关节应屈曲至 90°；②确定并标记伸肌总腱和外上髁交界处的最强压痛点；③将针头插入，直至到达骨膜，略微撤回些许，然后注射。

5. 肱骨内上髁炎（高尔夫球肘）注射

材料：23G 针头，20～30mg 曲安奈德或甲泼尼龙。

步骤：①确定并标记屈肌总腱和内上髁交界处的最强压痛点；②将针头插入，直至到达骨膜，略微撤回些许，然后注射；③避开内上髁后面，以避开尺神经。

6. 鹰嘴滑囊注射

材料：23G 针头，20mg 曲安奈德或甲泼尼龙。

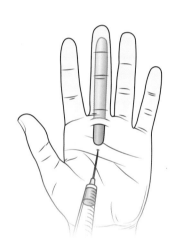

▲ 图 2-8　扳机指注射

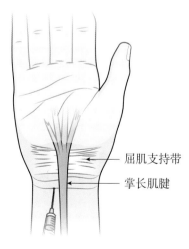

▲ 图 2-9　腕管注射

屈肌支持带
掌长肌腱

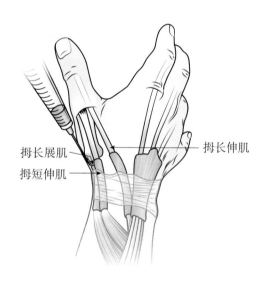

▲ 图 2-10　桡骨茎突狭窄性腱鞘炎注射

拇长展肌
拇短伸肌
拇长伸肌

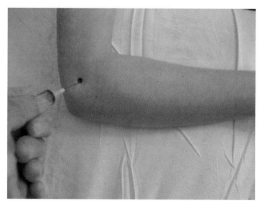

▲ 图 2-11　肱骨外上髁炎注射

014

步骤：①注射前穿刺滑囊；②从滑囊的外侧进入，瞄准滑囊的中心；③从滑囊顶端进入可能会导致慢性渗漏。也要避免从滑囊的内侧进入，以免碰到尺神经。

7. 肩峰下滑囊注射（图 2-12）

材料：23G 针头，20～40mg 曲安奈德或甲泼尼龙。

步骤：①这种注射不仅适用于肩峰下滑囊炎，也适用于撞击综合征、肩袖肌腱炎、粘连性关节囊炎和钙化性肌腱炎；②患者坐位，手臂内旋，触诊并标记肩峰后外侧下方的凹陷；③向喙突前内侧进针。

（三）下肢关节注射

1. 跖趾关节注射

材料：25G 针头，10～20mg 曲安奈德或甲泼尼龙。

步骤：①在手指轻微弯曲的情况下，触诊并标记手指背侧伸肌腱内侧或外侧的 MTP 关节间隙，对于第一次 MTP 注射，首选内侧入路；②以约 45° 进针，使针尖穿过伸肌腱下方。

2. 踝关节注射

(1) 胫距关节（图 2-13）

材料：23G 针头，20～40mg 曲安奈德或甲泼尼龙。穿刺时，使用 21G 或更大的针头。

步骤：①患者应取仰卧位，踝关节轻度跖屈；②找到内踝前缘和胫骨前肌腱内缘之间的间隙，通过触诊该间隙可找到距骨和胫骨的关节间隙；③在胫骨前肌腱内侧标记注射部位。向后外侧方向进针；④在胫骨前肌腱内侧进针，避开足背动脉和腓深神经。

(2) 距下关节（图 2-14）

材料：23G 针头，20～30mg 曲安奈德或甲泼尼龙。

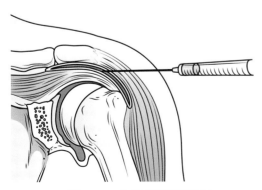

▲ 图 2-12　肩峰下滑囊炎注射

步骤：①患者应取仰卧位，踝关节内翻；②通过触诊距骨和跟骨之间的缝隙，同时轻轻旋转和外翻足部，以识别距下关节；③标记注射部位，就在外踝的前下方；④将针垂直刺向内踝。

3. 膝关节注射（图 2-15）

材料：21G 针头，40～80mg 曲安奈德或甲泼尼龙。穿刺时，使用 21G 或更大的针头。

步骤：①患者应取仰卧位，膝关节微屈；②触诊并标记髌骨外侧或内侧边缘的进入点，就在髌骨下方近端 1/3 与远端 2/3 相交的地方；③将针插入髌骨下，略微朝向髌上囊的头侧。

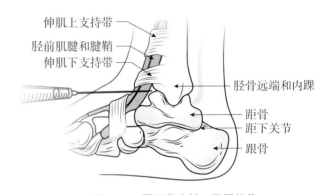

▲ 图 2-13　踝关节注射，胫距关节

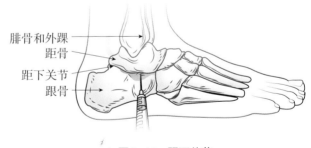

▲ 图 2-14　距下关节

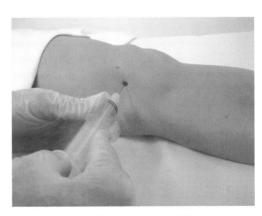

▲ 图 2-15　膝关节注射

4. 髋关节注射

由于关节的深度和邻近神经血管束，髋关节只能在影像引导下进行穿刺和注射。

（四）下肢软组织注射

1. 莫顿神经瘤注射

材料：25G 针头，10mg 曲安奈德或甲泼尼龙。

步骤：①触诊并标记进入点，MTP3 和 MTP4 头部中点，指蹼背侧的近端 1.27cm 处；②将针垂直于皮肤插入。

2. 足底筋膜注射

材料：23G 针头，20～30mg 曲安奈德或甲泼尼龙。

步骤：①患者应取患腿朝下侧卧位；②在跟骨结节内侧突处触诊并标记最大压痛点；③使用内侧入路，将针垂直插入内侧跟骨结节稍远端的皮肤，并进针到骨面；④避免重复注射，因存在足底筋膜破裂和脂肪垫萎缩的风险。

3. 跟骨后囊注射

材料：23G 针头，20mg 曲安奈德或甲泼尼龙。

步骤：①触诊并标记跟腱前方和跟骨近端的进入点；②从内侧或外侧，垂直于皮肤进针；③关键是避免腱内跟腱注射，遇到阻力则不要注射；④如有条件，优选超声引导下注射；⑤避免重复注射，从而降低跟腱断裂的风险。

4. 胫骨后肌腱鞘注射

材料：25G 针头，10～20mg 曲安奈德或甲泼尼龙。

步骤：①识别内踝后方的胫后动脉，标记胫后动脉以避开它；②在内踝远端正后方以 45° 进针，内踝后方的第一个结构是胫骨后肌腱；③如有条件，优选超声引导下注射，以避免腱内注射增加肌腱断裂，导致纵向足弓消失引起扁平足的风险。

5. 跗管注射

材料：25G 针头，10～20mg 曲安奈德或甲泼尼龙。

步骤：①适用于继发于胫后神经卡压的跗管综合征；②识别内踝后方的胫后动脉，标记胫后动脉以避开它；③标记内踝后方和胫后动脉前方的进入点；④将针以 45° 插入。

6. 鹅足滑囊注射

材料：23G 针头，20～40mg 曲安奈德或甲泼尼龙。

步骤：①患者应采取仰卧位；②触诊并标记鹅足滑囊，该滑囊位于膝关节内侧关节线下方约 5cm 处，胫骨与缝匠肌、股薄肌和半腱肌止点之间；③推进针头，在骨膜附近注射。

7. 转子囊注射（图 2-16）

材料：23G 针头，40mg 曲安奈德或甲泼尼龙。

步骤：①患者应侧卧，患腿朝上；②触诊并标记大转子上的最压痛点，即股骨近端外侧的骨性隆起；③将针垂直于皮肤插入，直到到达大转子的骨面，稍回退，然后注射。

五、长效缓释糖皮质激素注射

缓释型（extended-release，ER）曲安奈德注射用混悬剂最近获得了美国食品药品管理局（Food and Drug Administration，FDA）的批准，用于治疗骨关节炎膝关节疼痛。它由含有曲安奈德的聚（乳酸-羟基乙酸）[poly（lactic-co-glycolic acid），PLGA]微球组成。一项药代动力学研究表明，与标准曲安奈德相比，雌激素受体制剂延长了关节内滞留时间，而雌激素受体制剂的峰值血浆浓度要低得多。批准是基于一项随机、双盲试验，该试验显示，与安慰剂相比，在第 12 周时，每天活动疼痛强度评分显著降低，但没有与价格明显较低的标准结晶混悬剂曲安奈德进行。最近的一项研究表明，与标准曲安奈德相比，注射 ER 曲安奈德后，糖尿病患者的血糖水平升高幅度更小。

六、黏性补给

骨关节炎中滑液的黏性降低，与透明质酸的分子量和浓度降低有一定关联。市场上有许多透

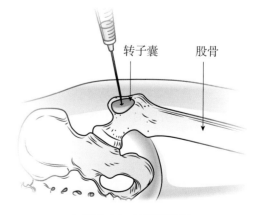

▲ 图 2-16 转子囊注射

明质酸制剂可用于膝关节内注射，并声称可增加滑液的黏性并缓解症状。然而，基于对照试验数据，缺乏令人信服的证据表明这种昂贵的产品比关节内注射安慰剂具有临床意义的益处。不建议常规使用。

七、富血小板血浆注射

富血小板血浆（platelet-rich plasma，PRP）是一种通过离心全血产生的自体血液产品，其产生的血小板浓度高于基线值。PRP的作用机制还不是很清楚。它被认为提供了高浓度的生长因子，包括转化生长因子（transforming growth factor，TGF）和血小板衍生生长因子（platele derived growth factor，PDGF），可以介导间充质干细胞的增殖并增加基质合成和胶原形成。它还可能具有抗炎特性。

八、干细胞治疗

美国有越来越多的整形外科诊所采用关节内"干细胞"疗法治疗骨关节炎。"间充质干细胞"（mesenchymal stem cell，MSC）这个术语是一种误导，因为它指的是来自不同组织的异质性细胞群，具有不同水平的多能性。其使用的生物学合理性是基于它们的自我更新特性、多谱系分化潜能和免疫调节能力。许多人体组织，包括骨髓、脂肪组织、脐带血和滑膜，都是 MSC 的来源。这些细胞，无论是自体的还是异体的，都可以直接注射或在关节镜引导下注射，可以进行或不进行培养扩增。有时，使用PRP 注射或透明质酸注射等联合治疗。

迄今为止，关于 MSC 注射的临床结果和软骨修复的初步数据非常有限。目前，不推荐在临床实践中使用。

九、超声引导穿刺

按照惯例，关节和软组织穿刺和注射通常在足够了解解剖学和重要骨性标志的基础下进行，并且没有影像学指导。然而，随着肌肉骨骼超声可用性的增加，超声引导的穿刺和注射也在增加。在操作之前，超声可以提供诊断信息，如炎症、积液

和滑膜肥大的存在。此外，超声允许可视下进行精准地进针和药物注射，同时能避免伤害到重要解剖结构，如神经和血管。虽然有几项研究表明，与骨性标志引导注射相比，超声引导注射进针的准确性有所提高，但其有效性和安全性有所提高的证据有限。

间接超声引导是超声可以更好地确定要穿刺或注射的解剖区域，并制作标记来指示针插入的位置。直接超声引导是指实时超声显像下引导进针穿刺或注射。直接方法允许持续监控每一步，但需要更多的经验和手眼协调。可能限制超声使用的其他一般因素包括培训的时间和成本、设备的成本、使用超声所需的额外时间及患者的成本。超声引导在某些情况下是非常需要的，如深层关节（如髋关节和骶髂关节）的穿刺和注射，或者存在无意中损伤邻近解剖结构（如神经和血管）的高风险。肿胀关节穿刺不成功（干抽）或常规糖皮质激素注射无效后，超声引导下的操作也是有帮助的。然而，在大多数情况下，在没有超声引导的情况下进行穿刺和注射是合理的。

十、滑膜活检

有时，关节病理不能通过滑液分析来确定。滑膜组织的取样可能有助于确定病理过程，特别是在未确诊的单关节炎的评估中。活检材料可以经皮穿刺（有或没有超声引导）或关节镜获得。关节镜活检的视觉引导允许对病理最严重的受累区域进行取样。

惰性感染（如结核和非结核性肉芽肿性感染）或非感染性肉芽肿性关节炎（如结节病）的诊断可能需要滑膜活检。虽然滑液细胞学研究有时可以揭示恶性细胞的存在，但肿瘤性关节炎通常需要通过滑膜活检的组织学分析才能诊断。色素沉着绒毛结节性滑膜炎应考虑到慢性单关节炎，尤其是膝关节或髋关节。它具有与滑膜中含铁血黄素沉积相关的特征性MRI 表现，并伴有骨中的大囊性病变，但通常需要组织病理学证实。最后，几种罕见的浸润性或代谢性疾病，如淀粉样变性、褐黄病、血色素沉着病和 Wilson 病，可累及关节，具有特征性的活检特征。

第 3 章 实验室检查
Laboratory Testing

Mark H. Wener　著

风湿性疾病实验室检查的目的：明确诊断，判断是否是炎症性病变，建立预后，监测疾病活动，评估器官受累的程度或严重性，预测治疗的疗效和毒性，以及监测治疗不良反应。此外，实验室检查还可以作为考核指标，例如，评估特定药物的资格，患者是否能够参加临床试验，患者的疾病情况是否满足疾病分类标准，以及评估患者是否符合数据登记和存储库的纳入标准。病史及体格检查数据结合实验室检查对于临床诊断是最有效。自身免疫性风湿性疾病的实验室检查大多数缺乏足够的敏感性和特异性来独立确定诊断，因此应该被视为"概率性"检查，而不是诊断性检查。表 3-1 总结了辅助诊断具有典型表现风湿病患者的常用实验室和其他检查，这些检查通常用于阐明风湿性疾病患者典型表现的诊断。

一、实验室检查概率及统计学

由于许多依靠血清学检查以诊断的风湿病在普通人群中相对罕见，因此，从未经筛选的人群中获得的阳性检查结果更可能是假阳性而不是真实结果。由于阳性预测值（检查结果为阳性后患上疾病的概率）受检查前的影响很大，所以不应对普通人群或患病可能性低的患者进行检查。如表 3-2 所示，有多种用于描述实验室检查的统计学术语。阳性似然比（likelihood ratio，LR）超过 10 的检查［如 RA 的抗瓜氨酸肽抗体 / 抗瓜氨酸化蛋白抗体（antibodies to citrullinated peptide/protenin antigen，ACPA）检查，LR$^+$=12.5］被认为是临床确诊的极好依据。然而，即使是现行最好的检查在患病可能性极小的个体中也可能会产生误导性结果。

大多数风湿病的实验室检查是定量的。关于某项检查的敏感性和特异性数据通常表述为单个截点或阈值，即参考范围或正常范围的上限。临床归因

和诊断也要考虑到检验结果的异常程度。与几乎正常的结果相比，高度异常的结果可能更具临床价值。

对于许多自身免疫性实验室检查而言，检查异常可能出现在多种不同的情况下。图 3-1 说明了 SLE 诊断中抗核抗体（antinuclear antibody，ANA）数量检查的一些重要原则。不同颜色的曲线（实线为正常人，虚线为 SLE 患者，点线为 RA 等疾病对照组）显示了在给定滴度下，各人群中 ANA 阳性的相对比例（X 轴）。正常人的 ANA 结果分布要比 SLE 患者低得多。SLE 的曲线右移，意味着高 ANA 滴度。而另一个患者群的曲线位于正常人和 SLE 人群之间。如图所示，滴度为 1 : 640 的 ANA 在 SLE 人群中出现的可能性很大，在正常人群中很少见，而且可能发生在其他疾病中。任何给定 ANA 滴度（X 轴）下的曲线高度之比说明了该点的 ANA 滴度阳性似然比。滴度为 1 : 40 的 ANA 无助于鉴别诊断，而滴度为 1 : 640 的 ANA 很大可能是 SLE 或其他风湿性疾病。

图 3-1 还显示了实验室检查特异性计算的一些挑战，因为特异性取决于对照和参考人群。一个对于健康人群特异性为 95% 的检查，对其他风湿性疾病患者人群的特异性可能只有 70%。

二、基础免疫学应用于临床免疫学检查的原则

自身抗体的假阳性减弱了其临床效用。一些基本的免疫学因素与假阳性结果有关。

导致自身抗体检查假阳性的因素

抗体由免疫球蛋白基因编码，包含了重链恒定区基因与重链可变区基因剪切，轻链恒定区基因与轻链可变区基因剪切。随后在 B 细胞和浆细胞内进行重链和轻链的转录和组装。重链和轻链可变区基因编码的氨基酸序列负责与目标抗原表位（结合位

表　现	首选实验室检查	次选实验室检查
急性单关节炎	滑液检查：白细胞计数和分类，晶体检查，革兰染色，培养	血清尿酸，考虑 CRP 或 ESR，考虑衣原体 / 淋球菌核酸试验或培养，分类 CBC，PT/PTT
慢性单关节炎	滑液检查：白细胞计数和分类，晶体检查，革兰染色，AFB 和真菌培养，关节成像	HLA-B27，莱姆血清学（根据居留史），考虑滑膜活检，考虑衣原体 / 淋球菌核酸试验，考虑炎症性肠病检查，考虑 HIV
慢性多关节炎	ESR 和（或）CRP，RF，ACPA（anti-CCP），ANA	检查 ANA 亚群（如果合适），CK（如果有肌病），考虑肝炎病毒抗体，CBC，代谢组，尿液分析
炎症性背痛、关节炎	HLA-B27	CRP 和（或）ESR，考虑 HIV
弥漫性关节痛或肌痛	ESR，CRP，TSH，CBC	如果有指示性发现：ANA，CK，代谢组、肝炎病毒抗体，考虑 HIV
血管炎综合征	尿液分析，CBC，代谢检查（肌酐、肝功能），ESR，CRP，ANCA 检查，冷球蛋白，肝炎病毒血清学，ANA（如果有 SLE 的特征），C3 和（或）C4 补体	可能抗肾小球基底膜（肺 – 肾综合征），可能抗磷脂抗体，血培养，按需活检，按需造影 / 血管造影
血栓综合征、复发性流产	抗磷脂抗体，狼疮抗凝物，ANA，CBC 及外周血涂片	血栓试验，血清蛋白，电泳（针对高黏性），冷集素、冷球蛋白
不明原因发热，发热伴皮疹	分类 CBC 与外周血涂片，代谢检查，铁蛋白，CRP，血培养和其他培养，Tb IFN-γ 释放试验，HIV，病毒学检查	骨髓活检，流式细胞学，考虑真菌血清学，考虑梅毒血清学，厚 / 薄层涂片，超声心动图，按需影像学检查，按需皮肤活检，血清蛋白电泳

表 3-1　针对典型临床表现经常要求的实验室检查

ACPA. 抗瓜氨酸肽抗体 / 抗瓜氨酸化蛋白抗体；AFB. 酸性快速细菌；ANA. 抗核抗体；ANCA. 抗中性粒细胞胞质抗体；CBC. 全血细胞计数；CCP. 环瓜氨酸肽；CK. 肌酸激酶；CRP. C 反应蛋白；ESR. 红细胞沉降率；GC. 胃肠道疾病；PT. 凝血酶原时间；PTT. 部分凝血活酶时间；SLE. 系统性红斑狼疮；HIV. 人类免疫缺陷病毒；IFN-γ. γ 干扰素；Tb. 结核病；TSH. 促甲状腺激素

点）结合。相反，恒定区，特别是重链的 Fc 区则影响免疫球蛋白的功能。Fc 区的差异将免疫球蛋白分为 IgG 亚类、IgM、IgA、IgE 和 IgD。

表达免疫球蛋白样细胞表面受体的 B 细胞可能经历阴性选择（即 B 细胞被淘汰或沉默），以避免与自身抗原结合，从而实现自我耐受。它们也经历了与某些抗原结合的正向选择。当在适当的条件下接触到抗原时，如用佐剂免疫后，B 细胞的数量会增加，并进一步进行免疫球蛋白基因突变以选择与目标结合更紧密或更亲和的免疫球蛋白。这一过程被称为亲和力成熟。B 细胞成熟后会识别特定抗原上更广泛的表位，这种现象被称为表位扩散。

这种选择过程部分基于 B 细胞表达未变异的遗传性种系基因。然而，为了使亲和力成熟成为成熟免疫反应的一部分，B 细胞中的免疫球蛋白基因 DNA 会发生重组和体细胞突变，即遗传性 DNA 序列发生改变。辅助 T 细胞、调节 T 细胞及各种细胞因子显著影响了基因重组和体细胞突变过程。这些过程发生在淋巴结的生发中心或结外生发中心，在那里成熟的 B 细胞与相关 T 细胞相互作用。

自身抗体的产生是因为自我耐受性的缺失，导致免疫球蛋白攻击自身抗原。耐受性缺失的机制和自身抗体产生原因尚未得到完全理解，但特定的自身抗体靶点是不同自身免疫性风湿病的特征，有助于诊断。自身免疫性疾病患者的自身抗体反应通常反映了亲和力成熟和 B 细胞扩增，导致患者血清中能检测到高滴度自身抗体。有时，低亲和力种系编码的免疫球蛋白在没有疾病的情况下具有自身抗体反应性。携带这些良性自身抗体的人永远不会发展为疾病。然而，在几乎所有已知自身免疫性疾病中，

表 3-2 常用的实验室统计学术语

敏感性 = 检查结果为阳性的患者群的百分比 =（患病者中的阳性结果）/（患病者总数）

理想状态是 100%

特异性 = 检查结果为阴性的无病（参考或正常）人群的百分比 =（无病者的阴性结果）/（无病者总数）

理想状态是 100%

阳性似然比（LR⁺）= 敏感性 /（100%- 特异性）= 患病者中的阳性比例与无病者中的阳性比例之比，即（真阳性比例）/（假阳性比例）

理想值为无穷大。优秀检查 >10，中等检查在 5～10

阴性似然比（LR⁻）=（100%- 敏感性）/ 特异性 = 患病者中阴性检查结果的比例与无病者中阴性检查结果的比例之比，即（假阴性比例 / 真阴性比例）

理想值为 0，优秀检查 <0.1，中等检查在 0.1～0.2

请注意，似然比不取决于检查前的概率。检查后患病的概率可以通过将检查前的概率乘以似然比来计算。患病概率乘以似然比，根据检查结果选择 LR⁺ 与 LR⁻

阳性预测值（检查后患此病的可能性）

受试者在检查结果为阳性后患此病的概率

理想值是 100%

阴性预测值（检查后不患此病的可能性）

检查结果为阴性后受试者没有患病的概率

理想值是 100%

阳性和阴性预测值在很大程度上取决于检查前的概率（被测人群中的疾病流行率）以及检查的敏感性和特异性

自身抗体的存在早于自身免疫性疾病的诊断，有时可早十年。在出现足以确定诊断的症状之前的数月至数年里，表位扩散发生，自身抗体水平上升，这可能是免疫球蛋白分子的亲和力和浓度增加的结果。

良性自身免疫现象仍未被完全理解，但在临床上很重要，因为它可以在健康受试者中造成自身抗体假阳性结果。在任何个体的单一时间点上，可能很难确定自身抗体的存在是否预示着自身免疫性疾病的发展。随着时间的推移，自身抗体的滴度上升，以及与同一诊断相关的其他自身抗体的出现，表明该自身免疫性疾病的进展。

三、炎症标志物

在系统性炎症期间，血浆蛋白浓度的某些变化

以一种固有的方式发生。这些变化被称为急性期反应，主要反映了促炎细胞因子的作用，如白细胞介素（interleukin, IL）-1、IL-6 和肿瘤坏死因子 α（tumor necrosis factor-α，TNF-α）对肝和其他器官的影响。在急性炎症中，纤维蛋白原、触珠蛋白、铁蛋白和 C 反应蛋白（C-reactive protein，CRP）等蛋白质的合成增加。相反，其他蛋白质如白蛋白和转铁蛋白的合成则减少了。在慢性炎症中，随着免疫球蛋白和补体蛋白水平的上升，红细胞的生成下降。

参考文献

Daniels LM, Tosh PK, Fiala JA, et al. Extremely elevated erythrocyte sedimentation rates: associations with patients' diagnoses, demographic characteristics, and comorbidities. *Mayo Clin Proc.* 2017;92:1636–1643. [PMID: 29101933].

Kermani TA, Schmidt J, Crowson CS, et al. Utility of erythrocyte sedimentation rate and C-reactive protein for the diagnosis of giant cell arteritis. *Semin Arthritis Rheum.* 2012;41:866–871. [PMID: 22119103].

Schaffner M, Rosenstein L, Ballas Z, Suneja M. Significance of hyperferritinemia in hospitalized adults. *Am J Med Sci.* 2017;354:152–158. [PMID: 28864373].

Smolen JS, Aletaha D. Interleukin-6 receptor inhibition with tocilizumab and attainment of disease remission in rheumatoid arthritis: the role of acute-phase reactants. *Arthritis Rheum.* 2011;63(1):43–52. [PMID: 21204103].

Wener MH, Daum PR, McQuillan GM. The influence of age, sex, and race on the upper reference limit of serum C-reactive protein concentration. *J Rheumatol.* 2000;27:2351–2359. [PMID: 11036829].

（一）红细胞沉降率

用传统的 Westergren 法进行的红细胞沉降率（erythrocyte sedimentation rate，ESR）检查是指在标准化条件下将稀释的全血放入有刻度的试管中，让红细胞在重力作用下沉降。沉降的速度被报告为 ESR，单位是 mm/h。该速度部分取决于红细胞膜上的电荷，电荷在细胞间产生微弱的排斥力，导致 ESR 降低。大多数的贫血都会使 ESR 增加，因为可用于相互排斥的红细胞较少。炎症期间血浆中不对称蛋白（如纤维蛋白原和免疫球蛋白）浓度较高，这种情况下红细胞膜的排斥力会被抵消，从而导致 ESR 升高。因此，ESR 反映了急性和慢性炎症状态，并且在大多数炎症状态下有不同程度增加，特别是那些与高丙种球蛋白血症有关的状态（如 SLE）。然而，ESR 的升高在炎症中并不普遍，如在血清阴性脊柱关节病中，尽管有明显和高度的关节炎，但 ESR 常较低甚至正常。

ESR 检查会受到标本处理的影响，例如，把标本放在室温下超过几小时时。ESR 受到红细胞形状和

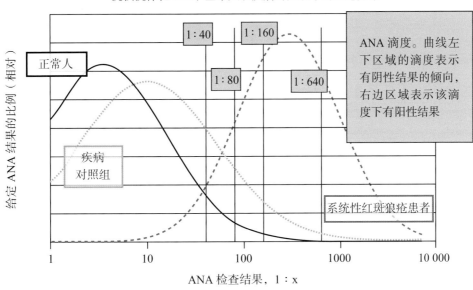

▲ 图 3-1　抗核抗体（ANA）检查结果的理论分布

免疫荧光 ANA 结果在正常人（实线）、系统性红斑狼疮（SLE）患者（虚线）和风湿性疾病对照组（点线）的理论分布。ANA 滴度显示在 X 轴上，以对数为单位。约有 5% 的正常人的 ANA 阳性，即达到或超过 1：80 的滴度，而约 80% 的 SLE 患者和 20% 的疾病对照组 ANA 阳性。曲线沿 X 轴的相对高度提供了一个可能性比率，即一个给定的 ANA 值将与该疾病有关。ANA 检查可以被认为是一种概率性检查，而不是一种诊断结果。临床医生在评估定量检查结果时非正式地使用这种概率推理

大小异常的影响。例如，镰状细胞贫血往往会降低 ESR，因为镰状细胞沉降得更慢。即使在没有炎症的情况下，单克隆免疫球蛋白的存在和低白蛋白血症也能导致 ESR 增加，因为相对于对称性白蛋白而言，不对称性蛋白能致 ESR 增加。ESR 极端升高超过 100mm/h（Westergren 法）可能是由于感染、恶性肿瘤或自身免疫性风湿病。巨细胞动脉炎（giant cell arteritis，GCA）是与 ESR 极度升高有关的疾病之一。因此，在适合的临床环境下，不明原因的 ESR 极度升高可以成为该诊断的线索。

几乎所有的实验室都使用男女不同的 ESR 参考（正常）范围，然而没有随年龄变化的参考范围。第 95 百分位数的值通常被认为是某一参考人群的正常上限。随着人口老龄化，各种轻度炎症的发展，即使在明显健康的流动人口中第 95 百分位数的值也会增加，因此，"正常"的 ESR 值往往会随着年龄的增长而增加。计算年龄和性别调整后的 ESR 参考范围上限值的方便公式是十分必要的（表 3-3）。

（二）C 反应蛋白

CRP 是肝在面对炎症细胞因子反应时迅速产生

的。CRP 具有清除病原微生物、核酸和其他物质，激活补体的生物作用。一般来说，它是 RA 和大多数其他风湿性疾病的一个可靠的炎症标志物。然而，它作为 SLE 患者的炎症指标不太可靠；事实上，当 SLE 患者的 CRP 浓度非常高时（＞100mg/L），表明存在感染，而不是活动性 SLE。在 IgG4 相关疾病中也观察到类似的 ESR、CRP 分离的情况，由于高丙种球蛋白血症，ESR 常明显升高，但 CRP 浓度相对较低或正常。

由于实验室报告 CRP 的方式不同，在解释 CRP 结果时可能出现混乱。有些实验室以 mg/L 为单位，而其他实验室则以 mg/dl 为单位，数值上相差 10 倍。此外，实验室界定异常结果使用的临界浓度也不同。CRP 结果有时用于评估轻微的炎症程度作为冠脉病变的风险因素，提醒风险增加的临界值设定为 23mg/L 或 3mg/L，高于这些阈值的值可能会被标记出来。此外，CRP 结果有时被用来评估活动性炎症疾病，用人群中的第 95 百分位数的值来标记，通常在 8～12mg/L。在解读报告结果上的单位和标记时必须谨慎。

女性和肥胖者的 CRP 浓度平均较高，非裔美国人的 CRP 浓度略高于白种人，CRP 浓度也随着年龄的增长而增加。可以用一个"床边"公式来估计年龄

和性别调整的上限（表 3-3）。

表 3-3 "床边"估计 ESR 和 CRP 的参考值上限		
	ESR（mm/h）（Westergren）	CRP（mg/L）
女性	（年龄 + 10）/ 2	（年龄 + 30）/ 5
男性	年龄 / 2	年龄 / 5

红细胞沉降率（ESR）和 C 反应蛋白（CRP）参考范围上限（正常上限）的估计，并根据年龄和性别进行调整。高于常规正常上限（未经年龄调整）的增加可能是由于具有低度炎症的退行性过程，如骨关节炎、动脉粥样硬化等

（三）铁蛋白

血清铁蛋白最常用于评估潜在的铁缺乏（与铁蛋白浓度低有关）或铁过载（如遗传性血色病）。遗传性血色病与铁蛋白浓度升高有关，通常在 1000ng/ml 的范围内（大多数实验室的正常参考范围的上限是女性约 200ng/ml，男性 300ng/ml）。血清铁蛋白也

可能是因为肝损伤、肝坏死或肾疾病而升高。此外，铁蛋白是一种阳性的急性期反应物，在炎症期间由肝和单核吞噬细胞释放。铁蛋白的升高是全身型幼年特发性关节炎（systemic-onset juvenile idiopathic arthritis，SoJIA）的特征，也就是 Still 病。铁蛋白极端升高（＞5000ng/ml）是巨噬细胞活化综合征（macrophage activation syndrome，MAS）的标志，特别是作为 Still 病或成人 Still 病的并发症，也可以在其他原因导致的巨噬细胞极度活化的患者中观察到，如嗜血细胞综合征或嗜血细胞淋巴组织细胞增多症。然而，MAS 的诊断并不需要铁蛋白水平的急剧升高。在患有 SoJIA 的儿童中，铁蛋白浓度超过 684ng/ml 是 MAS 的分类标准之一。

极少数情况下，血清中的铁蛋白浓度超过了临床实验室仪器准确测量的限度，这可能导致报告中的铁蛋白浓度比实际浓度低得多。这个时候临床医生应该与临床实验室联系，讨论不一致的或意外的结果。

浊度测定法、沉淀物曲线和高剂量钩子效应

浊度计，即量化光散射的仪器，是临床实验室中常见的免疫测定仪器。针对分析物（被测量或分析的物质）的试剂抗体与分析物结合，它们一起形成免疫复合物聚集体，随着更多分析物的加入，免疫复合物聚集会散射更多的光。

当这些聚集物足够大时，它们会形成可见的沉淀物。免疫沉淀反应可以由沉淀物曲线描述（图 3-2）。在图 3-2 中，每个椭圆指一个抗原分子，每个 Y 代表一个 IgG 抗体分子。在曲线的左侧，即抗体过剩区，添加更多的抗原会导致更多的沉淀。沉淀在等价区达到顶峰，在那里抗原和抗体的结合点是等价的，并且形成一个扩展的晶格或大型免疫复合物的网络。在曲线右侧，即抗原过剩区，由于抗体结合位点被单个抗原分子上的表位所饱和，阻止了晶格的形成，因此抗原增加导致了免疫复合物减少和沉淀下降。在极高的抗原添加量下，没有沉淀物。术语 "prozone" 被用来描述当抗原极度过量时的假阴性或正常免疫沉淀结果。

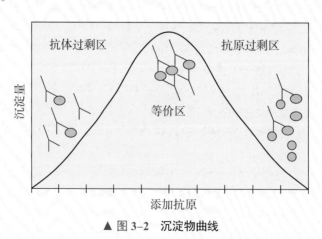

▲ 图 3-2 沉淀物曲线

浊度计的工作原理相同，反应曲线相似（图 3-3）。在曲线的左侧（浅橙色虚线），分析物（抗原）的增加导致光散射的增加，该曲线范围内存在的分析物被正确量化（如分析物浓度"a"所示）。自动浊度计通常标记为具有过度光散射的"超出范围"值（分析物浓度"b"处的深橙色虚线）。曲线的右侧显示，在极端升高的情况下，更多的分析物会导致更少的光散射（灰色虚线）。由于曲线的形状在预期的增加后发生逆转并呈向下趋势，这种现象被临床化学家称为"高剂量钩状效应"，其依据是反应曲线的反向"钩子"形状。非常高浓度的分析物（描述为"c"添加的分析物）产生与"x"添加的分析物相同的光散射，尽管浓度很高，但会被错误地报告为低值。浊度测定法在合适的分析物浓度范围内进行，通常非常准确。然而，如果一种分析物极度升高（例如，参考范围上限的 100 倍，如血清铁蛋白可能出现的情况），该检查方法可能报告不正确的数值。

用浊度测定法进行检查对风湿病学很重要的有铁蛋白，IgG 亚类，类风湿因子（rheumatoid factor，RF），补体蛋白 C3 和 C4，以及免疫球蛋白 IgG、IgA 和 IgM。据报道，铁蛋白和 IgG4 的高剂量钩状效应导致了错误的结果，因为在极端的病理条件下，这些分析物的浓度可能远远超过预期的浓度，因此，检查可能在反应曲线的抗原过剩区（右侧）上运行。如果怀疑是这种情况，可以对标本进行预稀释并重新测定。如果结果没有像预期的那样稀释，可以用高剂量钩状效应来解释。

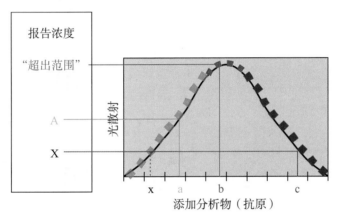

报告浓度

"超出范围"

光散射

A

X

x　a　　b　　　　c

添加分析物（抗原）

▲ 图 3-3　浊度计结果曲线（高剂量钩状效应）

（四）炎症标志物的临床应用：辅助分类、诊断和监测

ESR 和 CRP 是诊断 RA 的辅助手段，炎症标志物也经常被用来监测 RA 病情变化。在 RA 患者中，CRP 正常化评估的炎症控制与患者无影像学进展及其他炎症检测方法相关。对于其他风湿性疾病来说，这些检查在疾病监测方面的作用不太明确。许多临床医生同时检测 ESR 和 CRP，但在 RA 患者中两者通常有很好的相关性，检测其中任何一种都足以评估患者的情况。

一般来说，CRP 是首选的炎症标志物，因为它受炎症以外的其他因素影响较小。在评估急性感染时，CRP 的优点是在感染开始时快速上升，并随着患者的改善而迅速下降。此外，CRP 是一种在血清中稳定的蛋白质，而 ESR 会因标本处理而发生变化。然而，ESR 和 CRP 均对任何炎症原因都没有特异性，它们可能在炎症性关节炎、血管炎、急性或慢性感染、恶性肿瘤、手术或创伤后，或者其他会造成炎症或组织破坏的原因中升高。ESR 或 CRP 有时可以在没有任何明确原因的情况下轻度至中度升高，因此，两者都不能明确提示炎症或其他需要关注的原因。对急性期反应物的关注程度在某种程度上取决于指标升高的高度，同时也取决于对发现实验室异常时的临床基础的理解。由于对诊断或疾病活动的临床评估往往不需要实验室检查的证实，因此应该个性化选择这些检查。

ESR 和 CRP 是用于诊断评估 GCA 和风湿性多肌痛的主要实验室检查。绝大多数此类患者都有急性期反应物的升高。此外，这些疾病的 ESR 和 CRP 数值的升高程度往往非常高。然而，多达 5% 活检证实的 GCA 患者没有 ESR 或 CRP 的升高，即使是在开始激素治疗前。ESR 或 CRP 可作为 GCA 和 PMR 监测策略的一部分，但完全根据这些检查结果做出治疗决定是不合适的。由于急性期反应物检查的结果无论是升高还是正常都可能有误导性，所以需要仔细分析临床和实验室的相关性。

四、类风湿关节炎的检查（表 3-4）

（一）类风湿因子：具有诊断和预后价值，但特异性不高

RF 是一种针对 IgG 的 Fc 部分的自身抗体，IgG 是正常血清中的主要免疫球蛋白（图 3-4）。"类风湿因子"一词反映了这样一个历史事实，即 RF 最初是在 RA 患者中发现的，并且与该疾病的诊断有最紧密的联系。但 RF 的存在对 RA 并无特异性。临床实验室通常检查血清中 IgM 型 RF，也就是针对 IgG 的 Fc 部分的 IgM 抗体（图 3-4）。

抗原 = 正常 IgG

抗体 =IgM 型类风湿因子

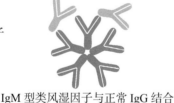

IgM 型类风湿因子与正常 IgG 结合

▲ 图 3-4　类风湿因子

正常 IgG 和 IgM 型类风湿因子，以及 IgM 型类风湿因子与两个 IgG 分子的 Fc 区结合

尽管 IgA 型 RF 和 IgG 型 RF 也存在，但在美国很少检查这些抗体。RF 试验可以通过检查由 RF 诱导的 IgG 包被乳胶颗粒或红细胞的凝集（结块）来进行。通过凝集试验检查 RF 的实验室通常通过连续的血清稀释来量化 RF 数量，以找到凝集作用可见的最高稀释度（滴度）。稀释通常为倍比稀释（如 1 : 80、1 : 160、1 : 320，以此类推，最终报告产生阳性结果的最高血清稀释度）。人工方法的检查结果可能会有很大差异，这取决于试剂和其他技术问题。在大型临床实验室中，RF 的检查是在自动分析仪上进行的，结果以国际单位报告，基于国际校准标准。

50%～60% 的 RA 患者在初次就诊时出现 IgM 型 RF 阳性，三级转诊的慢性 RA 患者中有 70%～80% 出现 IgM 型 RF 阳性。在正常人群中，RF 阳性率约为 5%，RF 阳性率在健康老年人中更高一些（约 10%）。在健康人群中女性 RF 阳性率比男性高。其他风湿性疾病患者或慢性感染患者的血清中也可能存在 RF 阳性（表 3-5）。因此，RF 的存在不具有诊断性，但大大增加了多关节炎患者患 RA 的可能性。RF 的存在也有重要的预后价值，在 RA 患者中发现高水平的 RF（一般＞50U），预示着患者将有更严重的关节疾病，如果不适当的治疗，有可能发展为关节外疾病。因此，高滴度 RF 的存在关系到临床治疗的选择，与预后不良的风险因素有关的疾病应考虑进行更积极的治疗。

（二）抗瓜氨酸肽抗体 / 抗瓜氨酸化蛋白抗体 / 抗环瓜氨酸肽抗体：具有诊断和预后价值，比 RF 更有特异性

抗瓜氨酸肽抗体 / 抗瓜氨酸化蛋白抗体（antibodies to citrullinated peptide/protein antigen, ACPA）检查用于明确 RA 的诊断，并帮助了解预后

测　　试	敏感性	特异性	阳性似然比	阴性似然比
IgM RF	69%	85%	4.9（CI 4.0～6.0）	0.38（CI 0.31～0.42）
抗 CCP 抗体	67%	95%	12.5（CI 9.7～16.0）	0.36（CI 0.33～0.44）

表 3-4　类风湿关节炎 IgM RF 和 ACPA 检测的敏感性、特异性和似然比

ACPA. 抗瓜氨酸肽抗体 / 抗瓜氨酸化蛋白抗体；CCP. 环瓜氨酸肽；CI. 置信区间；IgM. 免疫球蛋白 M；RF. 类风湿因子
引自 Nishimura K, Sugiyama D, Kogata Y, et al. Meta-analysis: diagnostic accuracy of anti-cyclic citrullinated peptide antibody and rheumatoid factor for rheumatoid arthritis. Ann Intern Med. 2007;146(11):797 - 808.

表 3-5　类风湿因子检查呈阳性的原因

与类风湿因子相关的临床疾病

- RA
- 其他风湿性疾病
  - 干燥综合征（约 90%）
  - SLE（15%～20%）
  - 混合性冷球蛋白血症综合征（95%）
  - 结节病（约 15%）
  - 细小病毒性关节病（约 15%，暂时性）
- 慢性感染
  - 慢性丙型肝炎感染（约 50%）
  - 慢性骨髓炎
  - 细菌性心内膜炎
- IgM 单克隆免疫球蛋白病（华氏巨球蛋白血症，淋巴瘤）
- 正常衰老（RF 低滴度存在）

RA. 类风湿关节炎；SLE. 系统性红斑狼疮；IgM. 免疫球蛋白 M；RF. 类风湿因子

情况。瓜氨酸是一种由精氨酸翻译后修饰，将一个氨基转化为羧基产生的氨基酸。ACPA 通常使用一种含有瓜氨酸的环状肽试剂进行检查，因此，ACPA 的检查经常被称为"抗环瓜氨酸肽抗体"（antibodies to cyclic citrullinated peptide，anti-CCP）。ACPA 可使用其他瓜氨酸抗原进行检查，包括瓜氨酸波形蛋白、不同形式的环瓜氨酸肽等。用于测量 ACPA 的临床试验的差异相对较小，就实际情况而言，现有的 ACPA 试验在临床表现上几乎等同。

　　ACPA 对 RA 的敏感性与 RF 对这种疾病的敏感性相似。也就是说，75%～80% RA 患者在其病程中会出现 ACPA。ACPA 的特异性明显高于 RF，因为 ACPA 在自身免疫性疾病（如干燥综合征）和慢性感染（如丙型肝炎）中很罕见。大部分有血清 RF 阳性的 RA 患者也有 ACPA。因此，RF 阳性但 ACPA 阴性的患者提示 RF 阳性可能是另一种疾病的结果，如慢性病毒性肝炎、肉瘤病、抗中性粒细胞胞质抗体（antineutrophil cytoplasmic antibodies，ANCA）相关血管炎，或者其他免疫介导的自身免疫性疾病。

　　与 ANCA 阴性的患者相比，ACPA 的中度至高度滴度阳性具有预后性，因为它们与严重疾病的风险有关。ACPA 的边缘水平和低水平不具有与高滴度相同的诊断和预后意义，在解释它们时应小心。举例来说，一些银屑病关节炎患者 ACPA 滴度显著升高，而在其他各种情况下偶尔也会发现 ACPA 阳性。

　　检测 RF 和 ACPA 的指征是相似的，即诊断和判断预后。它们被用来确认炎症性关节炎患者患有 RA，并帮助确定这些患者的预后。根据 ACR/欧洲抗风湿病联盟（European Union League AR，EULAR）的类风湿关节分类标准，低滴度阳性是指检查结果在正常上限和正常上限的 3 倍之间。高滴度阳性指超过正常上限 3 倍。高滴度的 RF 和 ACPA 表明 RA 预后更差。ACPA 检查的阳性预测值比 RF 高；如果这两种检查中只能选择一种，则首选 ACPA，因其特异性和阳性似然比更高，因此阳性预测值更高。然而，一旦确诊为 RA，通常没有必要再次进行这些检查，因为它们不是可靠的疾病活动性标志物。

参考文献

Aggarwal R, Liao K, Nair R, Ringold S, Costenbader KH. Anti-citrullinated peptide antibody assays and their role in the diagnosis of rheumatoid arthritis. *Arthritis Rheum.* 2009;15:1472–1483. [PMID: 19877103].

Bossuyt X. Anticitrullinated protein antibodies: taking into account antibody levels improves interpretation. *Ann Rheum Dis.* 2017;76:e33. [PMID: 28119288].

Nishimura K, Sugiyama D, Kogata Y, et al. Meta-analysis: diagnostic accuracy of anti-cyclic citrullinated peptide antibody and rheumatoid factor for rheumatoid arthritis. *Ann Intern Med.* 2007;146:797–808. [PMID: 17548411].

Wener MH, Hutchinson K, Morishima C, Gretch DR. Absence of antibodies to cyclic citrullinated peptide in sera of patients with hepatitis C virus infection and cryoglobulinemia. *Arthritis Rheum.* 2004;50:2305–2308. [PMID: 15248231].

五、系统性红斑狼疮

　　几乎所有的 SLE 患者在患病期间都会产生自身抗体。大多数患者都会产生一种以上的自身抗体，这些抗体可以通过临床实验室检查来确定。

抗核抗体：SLE 的标志

　　95% 以上的 SLE 患者在病程中某个阶段都有 ANA，并且大多数患者的 ANA 持续阳性。尽管 ANA 阴性的 SLE 确实存在，但持续缺乏 ANA 且缺乏至少一种 SLE 相关自身抗体应引起对诊断的质疑。ANA 阳性且滴度有临床意义，是对 SLE 患者进行流行病学分类的关键标准。ANA 阳性和密切相关抗原的抗体也常在其他自身免疫性风湿病中检测到，如系统性硬化症（包括弥漫性和局限性皮肤病）、干燥综合征、皮肌炎和重叠综合征（表 3-6）。

表 3-6　各种风湿性疾病的抗核抗体检查的阳性率（敏感性）

抗　体	NI	SLE	Drug LE	MCTD	干燥综合征	系统性硬化症	CREST/lc Systemic Sclerosis	DM/PM	RA
ANA	1～20	95～99	100	95	70～90	90	95	80	30
dsDNA	0.5	60～80			30				
组蛋白		60	70						
Sm/RNP		40		90		10	10	15	
Sm		30							
Ro（SSA）		40			50～90				5
La（SSB）	0.5	15			60				
Scl-70		—				25	10		
RNA 聚合酶Ⅲ						10			
着丝点						50	85		
Jo-1（细胞质）								30	
核糖体 P（细胞质）	1	20							
RF（不是 ANA）	<5	10			80				60

不同自身免疫性风湿性疾病中各种自身抗体实验室检查的敏感性（%）
CREST/lc Systemic Sclerosis. 包括钙化综合征、雷诺现象、食管运动障碍、硬化指征、毛细血管扩张或局限性皮肤系统性硬化症；DM/PM. 皮肌炎 / 多发性肌炎（包括合成酶综合征）；MCTD. 混合性结缔组织疾病；NI. 正常参考群体；SLE. 系统性红斑狼疮；Drug LE. 药物性狼疮；RA. 类风湿关节炎；RF. 类风湿因子；RNP. 核糖核蛋白

1. 免疫荧光法

ANA 的传统检查方法涉及免疫荧光显微镜，其中荧光标记的人 IgG 抗体用于检查患者血清中与细胞内结构结合的 IgG 的存在、数量（滴度）和核型。将患者的血清和荧光标记的 IgG 抗体施加到 HEp2 细胞系（在玻璃显微镜载玻片上生长的鳞状细胞癌细胞系）底物上。通过荧光显微镜检查与患者血清抗体结合的标记抗体。

常见的 ANA 免疫荧光染色核型包括斑点型、均质型、核仁型和着丝点型（图 3-5）。这些不同核型是由抗体与特定抗原反应引起的，反映抗原在细胞核内的分布。针对特定抗原的抗体往往与特定的自身免疫性风湿性疾病有关。例如，着丝点型与抗着丝点 B 蛋白抗体密切相关，后者则与局限性皮肤系统性硬化症（CREST 综合征）密切相关。针对 DNA、组蛋白或 DNA- 组蛋白复合物的抗体通常呈均质型。相比之下，针对各种 RNA- 蛋白质复合物的抗体通常呈斑点型。

核型和特定抗原抗体之间的对应关系是不完美的。因此，用免疫荧光法测得 ANA 阳性后，应再检查特定核抗原（"ANA 亚群"）的抗体，以提供支持特定临床诊断的证据。表 3-7 显示了常见的 ANA 核型和与这些核型相关的特定抗体。

并非所有与 SLE 或其他自身免疫性风湿病有关的自身抗原都位于细胞核内。这意味着患者可能通过免疫荧光法测得 ANA 阴性，但体内仍存在具有诊断意义的自身抗体。这种情况的第一个例子是 SSA/Ro 抗原。抗 SSA/Ro 抗体可能存在于免疫荧光测得 ANA 阴性的情况下。另外一个例子是抗核糖体抗体，它在免疫荧光下呈细胞质染色，而非核染色。此外，部分肌炎相关自身抗体（myositis-associated autoantibodies，MAA），包括抗合成酶抗体（不稳定的 ANA 阳性）、抗黑素瘤分化相关基因 5（antimelanoma differentiation-associated 5，MDA5）和抗信号识别肽（anti-signal recognition peptide，SRP），都与核染色无关。

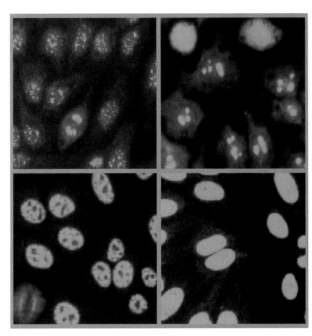

▲ 图 3-5　免疫荧光显微镜下的抗核抗体（ANA）核型

（此图彩色版本见书末）

免疫荧光显微镜下 HEp2 细胞 ANA 检查的典型表现。左上角：着丝点型；右上角：核仁型；左下角：斑点型；右下角：均质型（经许可转载，引自 Kathleen Hutchinson）

表 3-7　免疫荧光 IFA-ANA 模式通常与风湿性疾病自身抗体相关

核　型	识别抗原
着丝点型	着丝点抗原（着丝点蛋白 A 和 B）
均质型	均质 DNA、染色质、组蛋白等
斑点型	• 可提取的核抗原（Sm、RNP、SS-A、SS-B）、Scl70、RNA 聚合酶Ⅲ等 • 罕见抗体：Ku、Mi-2、TIF1γ、NXP2
核仁型	硬皮病相关抗原（原纤维蛋白、Th/To、PM/Scl、Scl70），其他
细胞质型	• 核糖体 P、Jo-1 和其他抗合成酶抗体 • 不常见抗体：信号识别肽，MDA5（也可能在免疫荧光显微镜检查中呈阴性）

MDA5. 抗黑素瘤分化相关基因 5；NXP2. 核基质蛋白 2；TIF1γ. 转录中介因子 1γ；RNP. 核糖核蛋白

然而，免疫荧光检查结果在不同的实验室之间往往不一致。这部分取决于实验室或试剂商是如何生成作为检查底物 HEp2 细胞的。实验过程中所用试剂、所用显微镜及光线，以及实验人员培训等因素也会对特定实验室的解释产生重大影响。提高 ANA 免疫荧光检查的自动化和标准化的方法正在进行中。

2. ANA 免疫荧光法的替代方法

ANA 免疫荧光检查存在替代方法。一种方法是酶联免疫吸附试验（enzyme-linked immunosorbent assays，ELISA），塑料孔内备含各种抗原的核提取物。患者血清中的 IgG 可以与抗原反应，通过酶联抗人 IgG 抗体检测结合 IgG，然后用一种酶底物进行定量显色。这种方法可以通过自动比色法进行可重复定量，但不能像免疫荧光法那样报告 ANA 核型。然而，如果用单个自身抗原包备塑料孔，则可通过 ELISA 检测单个特定抗原的抗体。这种方法通常用于检测和量化单个抗体，包括 ANA 亚型抗原的自身抗体。

另一种方法是同时检测几种（通常 6~12 种）不同的自身抗体。这种多重微珠免疫分析（multiplex bead immunoassay，MBIA）方法通常使用带有不同颜色（波长）的抗原包被荧光微珠，每种颜色用于检测不同抗原的抗体。如果至少有一种抗体检测呈阳性，则认为该检测方法是阳性的。MBIA 相当于同时进行几个 ELISA 试验。在许多实验室中 ANA 免疫荧光法已被 MBIA 所取代，尽管 MBIA 不能检测所有核抗原。MBIA 检测是在自动化平台上进行的，不像 ANA 免疫荧光那样专业性强、耗时长，因此被视为一种经济高效的方法。但该方法的一个主要缺点是，不能检测没有被包含在检测板块中的抗原的自身抗体。

六、与 SLE 相关的特征性自身抗体

（一）抗 dsDNA 抗体：诊断和监测

dsDNA 是与 SLE 有关的特征性自身抗原。高滴度抗 dsDNA（anti-double-stranded DNA，anti-dsDNA）抗体对诊断 SLE 具有高度特异性。抗 dsDNA 抗体水平通常是波动的，与疾病活动度相关，特别是在弥漫增生性狼疮肾炎患者中。测定抗 dsDNA 抗体不仅有助于 SLE 的诊断，还有助于评估 SLE 的疾病活动度。大量证据表明，抗 dsDNA 抗体不仅是生物标志性抗体，还参与 SLE 发病，与 DNA 抗原结合形成与组织损伤相关的免疫复合物。此外，这种核酸 - 抗体复合物还会激活免疫细胞，加强自身免疫反应。

抗 dsDNA 抗体阳性有时可见于非 SLE 患者。例

如，用 TNF-α 拮抗药治疗的 RA 患者、银屑病关节炎患者、克罗恩病患者等，可能会出现药物诱导的抗 dsDNA 抗体和 ANA 阳性，但其中很少有人发展为药物性狼疮。在那些发生药物性狼疮的患者中，自身抗体和症状通常在停药后改善。在一些 ANA 阳性的自身免疫性肝炎患者中也可检测到抗 dsDNA 抗体。

（二）可提取性核抗原：Sm 和核糖核蛋白

SLE 患者也会产生 RNA- 蛋白复合物的抗体。与这种抗体形成有关的两种常见抗原是 Sm 和核糖核蛋白（ribonucleoprotein，RNP）抗原，都是核抗原。与其他部分核抗原不同，Sm 和 RNP 抗原可溶于特定的盐水溶液，因此可以从细胞核中被溶解或提取出来。由于这个原因，它们有时被称为"可提取性核抗原"（extractable nuclear antigens，ENA）。Sm 抗原的抗体最早在一个名叫 Smith 的 SLE 患者身上发现，因此被称为 Sm。抗 RNP 抗体也被称为抗 U1-RNP 抗体。

抗 Sm 抗体对 SLE 有很高的特异性，相反抗 U1-RNP 的抗体可发生在 SLE 以外的其他疾病中。一些患者还会对 Sm 和 U1-RNP 抗原复合物的大分子颗粒产生抗体。在没有抗 Sm 抗体的情况下，这种抗 Sm/RNP 复合物抗体的高滴度阳性是混合性结缔组织病（mixed connective tissue syndrome，MCTD）这一重叠综合征的特征。这样的患者会被报告为有抗 RNP 抗体。这些患者的临床特征通常表现为 SLE 和系统性硬化症患者症状的重叠。

（三）抗核糖体 P 抗体

SLE 患者的血清也可能含有针对位于细胞质而不是细胞核内的各种抗原的抗体。这些抗体中最突出的、最具临床价值的是针对核糖体抗原，特别是其中被称为核糖体 P 蛋白的抗体。抗核糖体抗体在 HEp2 细胞上显示出弥漫性的细胞质荧光染色，可通过特定检查检测到。抗核糖体 P 抗体对 SLE 有很高的特异性，往往可以在神经精神性狼疮患者中发现。

（四）抗 SSA/Ro 抗体和抗 SSB/La 抗体

抗 SSA 抗体和抗 SSB 抗体发现于原发性干燥综合征患者，因此被命名为"SS"抗体。这些抗体也常见于 SLE 患者，偶尔也见于其他自身免疫性风湿病，如系统性硬化症和炎症性肌病。它们也分别被称为抗 Ro 抗体和抗 La 抗体。

抗 Ro 抗体和抗 La 抗体与亚急性皮肤狼疮特别相关，后者的突出表现是慢性非瘢痕性皮疹。此外，抗 Ro 抗体与新生儿狼疮综合征密切相关，血清中含有这种抗体的母亲所生婴儿在新生儿期容易出现短暂的光敏性狼疮样皮疹，在宫内容易出现心脏传导阻滞和心肌病。Ro 抗原包括两种形式，分子量分别为 52kDa 和 60kDa。针对 52kDa 抗原的抗体与多种疾病有关，如伴有肺部疾病的肌炎等。

（五）抗组蛋白抗体和抗 DNA– 蛋白复合物抗体

组蛋白的自身抗体可见于某些形式的药物诱导性狼疮和药物诱导性 ANA 阳性患者。一个与诱导自身免疫有关的药物是抗心律失常药物普鲁卡因胺，它常导致患者血清中出现药物诱导的 ANA 阳性，该部分患者可出现狼疮的临床表现。然而，抗组蛋白抗体阳性并不能用于诊断药物诱导性狼疮综合征，因为抗组蛋白抗体也可见于 SLE 患者。自发性 SLE 患者在产生抗组蛋白抗体的同时还产生其他自身抗体，如抗 dsDNA 抗体；而药物诱导性 SLE 患者的特点是只出现抗组蛋白抗体，没有其他阳性的 ANA 亚型。检测抗组蛋白抗体有助于证实临床可疑的药物性狼疮，但无助于诊断已知会产生其他狼疮相关 ANA 亚型的患者。

DNA– 组蛋白复合物和其他 DNA– 蛋白复合物的抗体（抗 DNP 抗体）可见于 SLE 患者，但也可见于其他情况。因此，在患者的血清中发现抗 DNP 抗体对临床诊断的价值不大，没有被广泛使用。

（六）参与凝血系统的抗体

众所周知，ADAMTS13 功能缺陷是导致血栓性血小板减少性紫癜（thrombotic thrombocytopenic purpura，TTP）的原因。部分 SLE 患者之所以罹患 TTP，是因为产生了 ADAMTS13 蛋白抗体。在少数 SLE 病例中，TTP 的生理学特性可能可以解释 SLE 活动的相关症状，因为这两种疾病都能表现为明显的血小板减少、肾病、中枢神经系统受累、溶血性贫血和发热。如果这类患者出现突出的微血管病性溶血现象，并伴有显著的破碎红细胞，则可能需要检测 ADAMTS13 及其抑制性抗体，以引导 TTP 的恰当治疗。

（七）抗红细胞抗体

SLE 患者会出现自身免疫性溶血性贫血，可通过直接抗人球蛋白试验（direct antiglobulin test，DAT，又称直接 Coombs 试验）检测到抗红细胞抗体。SLE 患者的 DAT 试验可以检测红细胞上的 IgG 和补体 C3 蛋白。这些检查甚至在一些没有明显溶血性贫血表现的 SLE 患者中也可能是阳性的。SLE 患者可能产生针对血小板、中性粒细胞和淋巴细胞的抗体，但针对这些细胞类型的抗体检测并不常见。

（八）其他自身抗体

多种其他自身抗体也可见于 SLE 患者，尽管大部分尚未推广于临床。针对神经细胞抗原的抗体，特别是针对 N– 甲基 –D– 天冬氨酸（N-methyl-D-aspartate，NMDA）谷氨酸受体的抗体，可见于部分 SLE 患者，尤其是具有弥漫性神经认知改变和精神症状的患者。针对 C1q（补体的第一个成分）的抗体与弥漫性狼疮肾炎有关。多种其他核抗原能被某些狼疮 IgG 所识别。

七、抗磷脂综合征和抗磷脂抗体

抗磷脂综合征（antiphospholipid syndrome，APS）可以继发于 SLE 或其他自身免疫性结缔组织病，也可以是原发性的。针对心磷脂和磷脂结合蛋白 β_2GP1 的抗体（IgG 和 IgM）常见于 SLE 患者，尤其是与 APS 相关的患者。这些抗体是导致梅毒血清学试验假阳性（biologic false-positive tests for syphilis，BFPTS）的一个常见原因。BFPTS 即假阳性的非梅毒螺旋体试验，如快速血浆反应素（rapid plasma regain，RPR）试验和性病研究实验室（Venereal Disease Research Laboratory，VDRL）试验。狼疮抗凝物也是抗磷脂抗体系列检查的一部分。

APS 的国际共识标准规定，诊断 APS 需要至少 2 次间隔 12 周以上的阳性结果，包括抗心磷脂抗体 IgG 或 IgM 检测阳性、抗磷脂结合蛋白 β_2GP1 抗体检测阳性，或者通过公认的功能性测试检测到狼疮抗凝物。

狼疮抗凝物检查可以通过稀释的罗氏蝰蛇毒液时间和类似的磷脂限制性凝血试验进行筛选。这类检查包括检测对狼疮抗凝物敏感的部分凝血酶原时间。在出现异常延长的情况下，进一步用正常血浆进行混合试验，以证明抗凝物的存在。额外添加磷脂源（如六角相磷脂）能纠正延长的时间，则可以额外证实这一结论。狼疮抗凝物的存在是 APS 继发临床事件的最佳预测因素。狼疮抗凝物检测是功能性检测，抗凝药物使用和急性血栓形成会影响检测结果。相反，抗心磷脂抗体和抗 β_2GP1 抗体检测可以在患者抗凝期间进行。

抗磷脂抗体个数的增加与更高的不良反应风险有关。例如，抗心磷脂抗体、抗 β_2GP1 抗体及狼疮抗凝物阳性的女性比只有其中一种抗体阳性的女性更容易出现不良妊娠结局。然而，单个抗磷脂抗体的低滴度阳性较为常见，无特异性。这种发现通常是一过性的，特别是在住院患者中，因此在临床决策时必须谨慎解释这种现象。

部分实验室能进行标准外抗磷脂抗体检测。这些抗体包括心磷脂、β_2GP1 的 IgA 抗体，以及磷脂酰丝氨酸、磷脂酰乙醇胺等其他磷脂的抗体。这些标准外自身抗体在疾病诊断和管理中的作用存在争议。

参考文献

Chan EKL, Damoiseaux J, Carballo OG, et al. Report of the First International Consensus on Standardized Nomenclature of Antinuclear Antibody HEp-2 Cell Patterns (ICAP) 2014–2015. *Front Immunol*. 2015, Aug 20;6:412. International Consensus on ANA Patterns (ICAP). https://www.anapatterns.org/index.php.

Ippolito A, Wallace DJ, Gladman D, et al. Autoantibodies in systemic lupus erythematosus: comparison of historical and current assessment of seropositivity. *Lupus*. 2011;20:250–255. [PMID: 21362750].

Leuchten N, Annika Hoyer A, Brinks R, et al. Performance of Antinuclear Antibodies for Classifying Systemic Lupus Erythematosus: A Systematic Literature Review and Meta- Regression of Diagnostic Data. Arthritis Care Res 2018;70: 428–438. PMID: 28544593.

Pengo V, Tripodi A, Reber G, et al. Update of the guidelines for lupus anticoagulant testing. *J Thomb Haemost*. 2009;7: 1737–1740. [PMID: 19624461].

Pisetsky DS. Antinuclear antibody testing—misunderstood or misbegotten? Perspective. *Nature Rev Rheum*. 2017;13:495–502. [PMID: 28541299].

Saccone G, Berghella V, Maruotti GM, et al. PREGNANTS (PREGNancy in women with ANTiphospholipid Syndrome) working group. Antiphospholipid antibody profile-based obstetric outcomes of primary antiphospholipid syndrome: the PREGNANTS study. *Am J Obstet Gynecol*. 2017;216:525.e1–525. e12. [PMID: 28153662].

Sebastiani GD, Galeazzi M, Tincani A, et al. Anticardiolipin and anti-beta2GPI antibodies in a large series of European patients with systemic lupus erythematosus. Prevalence and clinical associations. European Concerted Action on the Immunogenetics of SLE. *Scand J Rheumatol*. 1999;28:344–351. [PMID: 10665739].

八、补体检测

补体系统是一个由至少 20 种蛋白质组成的复杂网络，作为酶和调节蛋白、病原体相关模式识别和结合蛋白，以及细胞结合和激活肽发挥作用。补体系统的主要功能是通过增强炎症途径来抵御病原体，并促进血液中致病因子的清除。补体蛋白是急性期反应物，其血清浓度在大多数情况下会增加。相反，在一些自身免疫性风湿病发作时，补体激活导致补体蛋白的消耗，血清浓度低于正常水平。例如，以免疫复合物沉积作为主要组织损伤机制的疾病，患者经常出现低补体血症。这类疾病包括 SLE、混合性冷球蛋白血症等。

补体激活有三种途径：经典途径、替代途径和凝集素途径。经典途径是由免疫复合物（即抗原 – 抗体复合物）与 C1q（一种免疫球蛋白 Fc 结合蛋白）结合而启动。替代途径是由补体因子 B 与病原体或暴露的负电荷结合而启动。最后，凝集素途径是通过将病原体相关的糖和糖肽与补体蛋白的甘露聚糖结合蛋白（也被称为甘露聚糖结合凝集素）结合而启动。

这三种激活途径都有一个共同的终端途径，即通过 C3 的激活促进免疫复合物清除（调理素功能）和白细胞激活。补体激活的终端途径还通过 C5 激活和 C5 蛋白片段产生来募集中性粒细胞，并将 C5~9 补体成分组装成膜攻击复合物（membrane attack complex，MAC）。MAC 通过在细胞膜上形成孔洞，介导目标细胞的死亡（图 3-6）。

补体检测在风湿疾病中的主要临床作用是协助诊断和管理疾病，如 SLE、混合性冷球蛋白血症及其他与组织中免疫复合物沉积有关的疾病。免疫复合物通过经典途径激活补体。因此，在 SLE 发作期间，所有参与经典途径的蛋白质浓度都会下降。临床实验室通常检测补体蛋白 C3 和 C4 的浓度。

实验室补体检查还包括总补体活性检测，这是一种对 C1q 到 MAC 的整个补体级联反应的功能性检测。总补体活性检查常以红细胞作为检测试剂。该检测方法定量计算溶解 50% 的红细胞所需补体数量，因此被称为 CH50（CH 表示"补体溶血"）试验。在狼疮活动期间，预计 C3、C4 和总补体活性 CH50 都会低于正常浓度。只要患者没有一种或多种补体蛋白的遗传性缺乏，这些指标通常会随着病情控制而恢复正常。

狼疮风险的遗传因素之一是遗传性补体 C4 部分或完全缺乏，由 C4 的四个基因位点中一个或多个无效基因导致。C4 部分缺乏症在北欧人中比较常见，并且 C4 部分缺乏症患者的血清 C4 浓度通常比拥有四个活性基因的受试者低。在合并患有狼疮和 C4 部分缺乏症患者中，即使处于疾病稳定期，C4 浓度可能仍然很低。直接测量血浆中或与细胞结合的补体激活产物（酶解产生的补体蛋白片段）的血清浓度

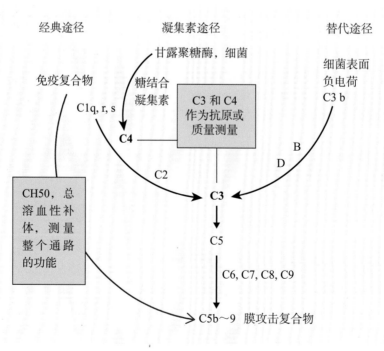

▲ 图 3-6　补体级联反应

补体级联反应示意，展示了三种激活途径（经典途径、替代途径和凝集素途径）通往一个共同的终端途径。补体的常规临床检查测定 C3、C4 蛋白浓度，并通过溶血性补体活性（CH50 检查）评估整个经典途径的功能

可能有助于识别补体的低浓度是否是由于激活增加，而不是产生减少。只有当消耗增加时，补体片段的浓度才会增加。但是临床上并不常规进行补体片段浓度检测。

CH50 浓度通常与 C3 和 C4 的浓度相关，所以通常没有必要对其进行常规检测。非常低或没有 CH50 不仅可能是由于活动性疾病引起的体内补体消耗，也可能是体外标本处理造成的人为现象。如果血清标本处于室温及以上环境中，补体蛋白的功能可能会因热降解而丧失。在正确保存和处理的标本中，如果出现 CH50 非常低，而 C3 或 C4 正常或轻度下降，则表明可能存在 C3 或 C4 以外的一种补体成分的先天性缺乏。例如，经典激活途径中蛋白 C1q 和 C2 的缺乏与狼疮有关。C2 缺乏使患者容易发生致命性的肺炎球菌感染。其他补体蛋白的缺乏也可能与其他类型的复发性感染有关。C5~9 蛋白的缺乏尤其与播散性淋球菌血症和脑膜炎球菌血症有关。

补体激活替代途径的激活和失调与溶血尿毒综合征和血栓性微血管病有关。检测替代途径补体蛋白的浓度和功能及鉴定补体相关基因的 DNA 序列在极少数情况下可能有意义，但不是 SLE 或其他自身免疫性风湿病患者常规评估的一部分。

参考文献

Gandino IJ, Scolnik M, Bertiller E, Scaglioni V, Catoggio LJ, Soriano ER. Complement levels and risk of organ involvement in patients with systemic lupus erythematosus. *Lupus Sci Med*. 2017;4(1):e000209. [PMID: 29259790].

Ramsey-Goldman R, Li J, Dervieux T, Alexander RV. Cell-bound complement activation products in SLE. *Lupus Sci Med*. 2017; 4:e000236. [PMID: 29214038].

九、血管炎相关检查

（一）抗中性粒细胞胞质抗体

某些形式的血管炎患者会对嗜中性多形核白细胞（polymorphonuclear leukocyte，PMN）和单核细胞细胞质颗粒中的抗原产生自身抗体。这些抗体可以在临床实验室中用免疫荧光法和 ELISA 等固相免疫法检测出来。与血管炎关系最紧密的自身抗原是蛋白酶 3（proteinase-3，PR3）和髓过氧化物酶（myeloperoxidase，MPO）。在临床实验室中，可以对这两种抗体进行常规检测。这些抗体被称为"抗中性粒细胞胞质抗体"，在诊断 ANCA 相关血管炎中起着

重要作用，后者包括坏死性肉芽肿性多血管炎（以前称为韦格纳肉芽肿病）、显微镜下多血管炎和嗜酸性肉芽肿性多血管炎（以前称为 Churg-Strauss 综合征）。

用于免疫荧光的底物通常是 PMN，后者由外周血提取而来，涂在载玻片上，并用实验室固定剂固定。当使用强固定剂（如甲醛）时，MPO 和 PR3 抗原都会留在细胞质颗粒中。这两种抗原的抗体都呈细胞质颗粒染色。而当使用相对较弱的固定剂（如乙醇）时，MPO（携带强静电）离开颗粒并被细胞核吸引，最终分布在核周。抗 MPO 抗体处理的细胞呈核周模式（P-ANCA 染色）。相反，即使用乙醇固定，PR3 抗原仍留在中性粒细胞颗粒内，抗 PR3 抗体对中性粒细胞的染色为细胞质颗粒模式（C-ANCA 染色）。临床实验室使用弱乙醇固定的细胞来区分与抗 MPO 抗体相关的 P-ANCA 染色模式和与抗 PR3 抗体相关的 C-ANCA 染色模式（图 3-7）。抗 MPO 抗体常被称为 MPO-ANCA，而抗 PR3 抗体常被称为 PR3-ANCA。

P-ANCA 免疫荧光染色模式和 MPO-ANCA 的组合最可能与显微镜下多血管炎有关。相反，C-ANCA 免疫荧光和 PR3-ANCA 的组合对坏死性肉芽肿性多血管炎有很高的特异性。但是，偶尔也会出现重

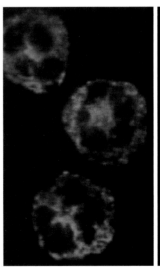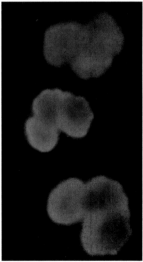

▲ 图 3-7　通过免疫荧光分析显微镜检查抗中性粒细胞胞质抗体（ANCA）（此图彩色版本见书末）

对乙醇固定的中性粒细胞进行 ANCA 检查。左侧的细胞质 C-ANCA 模式显示整个细胞质的颗粒染色，避开了细胞核。右侧的 P-ANCA 模式显示细胞核被染色覆盖。在临床实验室中，这种检查会使用福尔马林固定细胞进行确认，福尔马林固定细胞中 C-ANCA 和 P-ANCA 都呈现弥漫性细胞质染色模式

叠的情况。例如，约 10% 的坏死性肉芽肿性多血管炎病例有 MPO-ANCA 而不是 PR3-ANCA。ANCA 检测在诊断 ANCA 相关血管炎中的作用，在疾病各章和各种类型的血管炎相关章节中有更详细的讨论。

参考文献

Chehroudi C, Booth RA, Milman N. Diagnostic outcome and indications for testing in patients with positive ANCA at a Canadian tertiary care centre. *Rheumatol Int*. 2018;38(4):641– 647. [PMID: 29243051].

Radice A, Bianchi L, Sinico RA. Anti-neutrophil cytoplasmic autoantibodies: methodological aspects and clinical significance in systemic vasculitis. *Autoimmunity Rev*. 2013;13:487–495. [PMID: 22921790].

Rao JK, Weinberger M, Oddone EZ, Allen NB, Landsman P, Feussner JR. The role of antineutrophil cytoplasmic antibody (c-ANCA) testing in the diagnosis of Wegener granulomatosis. A literature review and meta-analysis. *Ann Intern Med*. 1995;123:925–932. [PMID: 7486487].

（二）冷球蛋白

冷球蛋白是在寒冷中可逆性沉淀的免疫球蛋白（"cryo"来自希腊语"kruos"，意为霜冻）。应该注意的是，"冷"是指蛋白质在实验室中的温度（如 4℃），远低于患者的临床环境或是在严冬能达到的温度。尽管冷球蛋白通常是人类的致病蛋白，存在功能异常并导致组织损伤，但其致病性与实验室环境中显示的特性并无直接联系。

冷球蛋白的检查包括将血清放入冰箱并评估沉淀物的形成。沉淀物可以根据离心后沉淀物所占的体积百分比，以"冷沉比容"的形式进行量化。另外一种定量方法是将洗涤后的冷沉淀物重新溶解，并测定沉淀物中免疫球蛋白的浓度。当加热到 37℃ 时，冷球蛋白重新溶解，表明沉淀是可逆的。

有些冷球蛋白在室温下很快就会沉淀，这样一来，冷沉淀物就会在标本常规处理过程中丢失。因此，待测的冷球蛋白标本在抽血后应立即置于 37℃。实验室工作人员还必须在离心过程中对标本进行保温。

冷球蛋白在免疫化学上被分为三种类型：1 型完全由单克隆免疫球蛋白组成，它经历了温度和浓度依赖的自我联合或自我聚集。1 型冷球蛋白通常与产生大量单克隆蛋白的淋巴瘤或骨髓瘤有关。与 1 型冷球蛋白的单克隆性质不同，2 型和 3 型由不止一类的免疫球蛋白组成，被称为"混合型"冷球蛋白。2 型混合型冷球蛋白在冷沉淀中包括单克隆成分和多克隆成分。通常，单克隆成分是具有 RF 活性的 IgM，

而多克隆成分是 IgG。3 型均由多克隆免疫球蛋白组成，通常是含有 RF 活性的多克隆 IgM 和多克隆 IgG。由于混合型冷球蛋白血症的 IgM 成分具有 RF 活性，所以混合型冷球蛋白血症患者的 RF 检查通常为阳性（请记住，RF 活性的定义仅仅是指免疫球蛋白与 IgG 的 Fc 部分的结合能力）。

混合型冷球蛋白通常与慢性丙型肝炎病毒感染有关，但也可能出现在干燥综合征、RA 和其他一些慢性感染的患者身上。健康人中也可能出现极低水平的冷球蛋白血症。混合型冷球蛋白血症综合征和冷球蛋白血症性血管炎涉及免疫复合物在组织中的沉积。冷球蛋白是这些综合征中致病性免疫复合物的一部分。由于免疫复合物的水平很高，几乎所有活动性混合型冷球蛋白血症综合征和血管炎患者都存在 C4 补体水平减低。C4 低补体血症，尤其在与 C3 不成比例时，可以作为冷球蛋白存在的一个重要线索。

十、系统性硬化症 / 硬皮病

用 HEp2 细胞进行免疫荧光检测时，几乎所有系统性硬化症（硬皮病）患者都存在 ANA 阳性。ANA 染色模式可以为患者血清中的特定抗体提供线索，着丝点型与局限性硬皮病密切相关，而核仁型是与弥漫性硬皮病相关的自身抗体的特征。

（一）抗着丝点抗体

着丝点是染色体上的区域，在有丝分裂和减数分裂期间附着在纺锤体上。虽然有多种着丝点蛋白，但系统性硬化症患者对着丝点蛋白 A 和 B 产生自身抗体。这些特定蛋白的抗体可以通过 ELISA 或多重 ANA 检测平台进行检测，但由于抗着丝点免疫荧光模式非常有特点，通常不需要再用另外一种方法来证实。绝大多数抗着丝点抗体阳性的患者有 CREST（钙质沉着、雷诺现象、食管运动障碍、肢端硬化、毛细血管扩张）综合征，即局限性硬皮病的特殊类型，但也有少数人出现弥漫性皮肤病变。抗着丝点抗体常出现在疾病早期，系统性硬化症患者此时可仅表现为雷诺现象。具有雷诺现象患者的血清中出现抗着丝点抗体，同时出现甲襞毛细血管异常，是系统性硬化症的预测因素。

（二）抗拓扑异构酶 1/Scl-70 抗体

DNA 盘绕 / 解旋酶拓扑异构酶 1 的抗体与系

性硬化症密切相关。它们预示着预后更差，出现间质性肺病（interstitial lung disease，ILD）的风险更大，皮肤病变更严重，死亡率更高。少数系统性硬化症患者会出现抗 Scl-70 抗体阳性（敏感性低），为严重系统性硬化症的诊断提供了强有力的支持。

（三）RNA 聚合酶Ⅲ抗体

RNA 聚合酶Ⅲ抗体（抗 RNAP3 抗体）与系统性硬化症的 ILD 预后更差、疾病进展有关，与更高的硬皮病肾危象风险有关，还与更高的癌症风险有关，特别是在确诊系统性硬化症前后几年间发生的乳腺癌。一些权威机构建议，对近期发病的系统性硬化症和存在抗 RNAP3 抗体的患者进行适龄癌症筛查。

（四）其他自身抗体

其他多种自身抗体也与硬皮病有关，但大多数存在于一小部分患者中，在相对较少的患者中进行过研究，在临床实验室中并不常规检测。表 3-8 概述了硬皮病相关自身抗体。

表 3-8　硬皮病相关自身抗体

自身抗体	临床特征
拓扑异构酶（Scl-70）	弥漫性硬皮病，间质性肺病风险
着丝点（着丝点蛋白 B）	局限性硬皮病，肺动脉高压
RNA 聚合酶Ⅲ	弥漫性硬皮病，肾受累和硬皮病肾危象风险增加，恶性肿瘤的风险增加，尤其是乳腺癌
纤维蛋白（U3RNP）	弥漫性硬皮病，核仁型抗核抗体
Th/To	局限性硬皮病，肺纤维化
PM/Scl	硬皮病和肌炎的重叠
Ku	硬皮病和肌炎的重叠
SSA/Ro	硬皮病和干燥综合征的重叠

十一、肌炎和坏死性肌病

活动性炎症性肌病患者，包括皮肌炎、多发性肌炎和坏死性肌病，通常发现受损肌细胞释放的蛋白浓度升高，许多患者还发现有自身抗体。炎症性肌病的最新分类标准包括肌肉损伤检测：肌酸激酶（creatine kinase，CK）、乳酸脱氢酶（lactate dehydrogenase，LDH）、天冬氨酸氨基转移酶 / 谷草转氨酶（aspartate aminotransferase，AST）和丙氨酸氨基转移酶 / 谷丙转氨酶（alanine aminotransferase，ALT）。尽管人们对肌炎特异性自身抗体有很大兴趣，但唯一被纳入标准的自身抗体检测是抗 Jo-1 抗体。

（一）肌损伤标志物

1. 肌细胞特异性损伤标志物

血清 CK 和肌红蛋白水平升高对肌细胞损伤或渗漏具有特异性。骨骼肌和心肌损伤时它们都会升高。由于 CK 异构体 CK-MB 在心肌细胞中的存在比例较高，所以以测定 CK-MB 有助于区分 CK 总水平的升高是否是由于心肌而不是骨骼肌损伤，检测心肌肌钙蛋白也有类似作用。血清 CK 和肌红蛋白的轻度至中度升高也可能与肌肉质量增加、近期运动量大和遗传因素有关。

2. 肌细胞相关损伤标志物

许多从受损肌细胞中释放出来的蛋白质也会从其他受损细胞中释放。这些蛋白质包括醛缩酶、转氨酶 ALT 和 AST，以及 LDH。由于醛缩酶在肌肉中的浓度相对较高，所以经常被作为衡量肌肉损伤的指标，但在没有肌肉损伤的情况下，肝病患者的醛缩酶也可能会升高。相反，转氨酶通常作为肝病的检测指标，但即使没有肝病，肌肉疾病患者的转氨酶也会升高。LDH 升高可由多种不同细胞损伤所致，包括红细胞、肝细胞、肌细胞等。

（二）肌炎自身抗体

肌炎特异性自身抗体是那些仅在多发性肌炎、皮肌炎、坏死性肌病和抗合成酶综合征中发现的抗体（表 3-9）。除在炎症性肌病患者中发现外，还见于其他自身免疫性风湿病的抗体被称为肌炎相关自身抗体。

1. 肌炎特异性自身抗体

一半以上的成年特发性炎症性肌病患者有可识别的肌炎特异性自身抗体（myositis-specific autoantibody，MSA），目前唯一可以通过标准化临床检查进行检测的是抗 Jo-1 抗体。在约 20% 的炎症性肌病患者中发现抗 Jo-1 抗体。抗 Jo-1 抗体所识别的抗原是组氨酸转移 RNA 合成酶，该酶负责向 tRNA 中添加高能磷酸盐，从而在核糖体中添加肽组氨酸。其他多种 RNA 合成酶也可以成为自身抗体的

033

表 3-9 肌炎特异性自身抗体			
抗 体	抗 原	临床表现	成人肌炎比例
Jo-1	His-tRNA 合成酶	抗合成酶综合征：肌炎，技工手，高频 ILD Gottron 征，关节炎，雷诺现象	20
PL-7，PL-12，EJ，OJ，KS，Zo，Ha	各种 RNA 合成酶		各抗体 1~4
Mi-2	核小体脱乙酰酶 ATP 酶	• 皮肌炎皮损 • 肌炎治疗效果良好	10
p155/140，TIF1γ	转录中介因子 TIF1γ	成人恶性肿瘤相关皮肌炎，严重皮肤病，青少年皮肌炎	10~15
NXP-2（MJ）	核基质蛋白 -2	皮肌炎的钙质沉着，与恶性肿瘤有关，青少年皮肌炎	1~5
MDA5（CADM-140）	MDA5，一种 RNA 解旋酶	皮肌炎和快速进展的肺病，通常没有明显的肌肉疾病 = "无肌病性皮肌炎"	15
SAE	小型泛素样修饰激活酶	皮肌炎，吞咽困难，可能与恶性肿瘤相关	1
SRP	信号识别肽	坏死性肌病，通常治疗效果不佳，心肌炎	5
HMG-CoA 还原酶	3- 羟基 -3- 甲基戊二酰 -CoA 还原酶（他汀类药物治疗的靶点）	坏死性肌病，通常与他汀类药物的使用有关，对免疫抑制药有反应	5~10

TIF1γ. 转录中介因子 1γ；SRP. 抗信号识别肽

目标，包括 PL-7、PL-12、EJ、KS 和 OJ 抗原。抗合成酶自身抗体阳性的患者可出现肌炎、特征性皮疹、多关节炎和间质性肺病，统称为"抗合成酶综合征"。

MDA5 抗体值得注意，因为其与皮肌炎突出的皮肤表现、间质性肺病及肺炎的快速进展有关，有时几乎没有明显的肌肉炎症或乏力表现。针对 HMG-CoA 还原酶（可以被他汀类药物抑制的酶）的抗体与他汀类药物治疗后可能出现的坏死性肌病有关。相反，与使用他汀类药物有关的良性病程的肌病患者不会产生这些自身抗体。TIF1γ 和 NXP-2 的自身抗体与恶性肿瘤有关。其他 MSA 包括抗 SRP 抗体，通常与相对难治的坏死性肌病有关。

2. 肌炎相关自身抗体

在炎症性肌病患者中出现的一些自身抗体也可以在其他自身免疫性风湿病患者中检测到。这些抗体包括抗 SSA/Ro 抗体（也存在于 SLE、干燥综合征、系统性硬化症和 RA），抗 U1-RNP 抗体（也存在于 SLE、混合性结缔组织病和系统性硬化症），抗 PM/Scl 抗体（在硬皮病 / 肌炎重叠症中检测到），以及抗 Ku 抗体（见于系统性硬化症和 SLE）。约 1/3 的包涵体肌炎患者有针对细胞膜 5'- 核苷酸酶 1A 的抗体，但这种自身抗体也见于其他各种风湿病。

参考文献

Lundberg IE, Tjärnlund A, Bottai M, et al. 2017 European League Against Rheumatism/American College of Rheumatology Classification Criteria for Adult and Juvenile Idiopathic Inflammatory Myopathies and Their Major Subgroups. Arthritis Rheumatol. 2017;69:2271–2282. [PMID: 29106061].

Nathwani RA, Pais S, Reynolds TB, Kaplowitz N. Serum alanine aminotransferase in skeletal muscle diseases. Hepatology. 2005;41:380–382. [PMID: 15660433].

Pisetsky DS. Antinuclear antibody testing—misunderstood or misbegotten? Perspective. Nature Rev Rheum. 2017;13:495–502. [PMID: 28541299].

Satoh M, Tanaka S, Ceribelli A, et al. A comprehensive overview on myositis-specific antibodies: new and old biomarkers in idiopathic inflammatory myopathy. Clin Rev Allergy Immunol. 2017;52:1–19. [PMID: 26424665].

十二、基因检测

HLA 分型

炎症性风湿病的发病机制和病因与多种遗传因素有关。对于大多数炎症性风湿病来说，最主要的遗传风险因素是主要组织相容性复合体（major histocompatibility complex，MHC），而在 MHC 中，最重要的基因是人类白细胞抗原（human leukocyte antigen，HLA）位点。对于具有突出的自身抗体的风湿病，HLA-Ⅱ类分子（HLA-DR、HLA-DQ 和 HLA-DP）风险最高。自身抗体反应往往和 HLA 密切相关。这是因为 HLA-Ⅱ类分子赋予抗原呈递细胞向 T 细胞呈递肽类抗原、在 T 细胞的帮助下促进强有力的免疫反应、产生高水平高亲和力抗体的能力，这对 RA 具有重要意义。尽管 HLA-DR*0401 和其他共享表位的 HLA 类型密切相关，并为 RA 提供了重要的预后信息，共享表位的存在与 ACPA/抗 CCP 抗体的产生密切相关。在有症状的炎症性关节炎患者中，自身抗体检测比检测 HLA 类型更方便、更经济、更有临床预测价值。因此，即便 HLA 区域内的共享表位与 RA 的诊断之间有很强的关联性，在生物学上也很重要，但 HLA 分型在研究环境之外并不适用于 RA 患者。

伴有中轴关节受累的血清阴性脊柱关节病与 HLA-B27（HLA-Ⅰ类抗原）密切相关。高达 90% 的强直性脊柱炎患者 HLA-B27 阳性。尽管与普通人群相比，遗传 HLA-B27 的人患脊柱关节病的相对风险很高，但只有少数 HLA-B27 阳性的人发展为脊柱关节病（约 8% 的白种人 HLA-B27 阳性）。同样重要的是，即使 HLA-B27 阴性的人也可以发展为强直性脊柱炎。

尽管大多数 HLA-B27 阳性的人不会发展成脊柱关节病，但 HLA-B27 的检测在明确诊断方面确实有作用。国际脊柱关节炎评估协会（Assessment of Spondylo Arthritis International Society，ASAS）关于脊柱关节病的标准中包含 HLA-B27 阳性。在没有影像学诊断依据的情况下，HLA-B27 的检测对可能有炎症性背痛的患者具有参考价值。

有一种与 HLA-Ⅰ类基因有关的风湿病是白塞综合征，这是一种与 HLA-B51 有关的血管炎。根据研究对象不同，1/3～2/3 的白塞综合征患者携带 HLA-B51 等位基因，但只有少数携带该等位基因的患者会发病。由于缺乏敏感性和特异性，检测是否携带该等位基因的作用有限，但 HLA-B51 的分型可能对边缘或不明确的病例有用。

参考文献

Jutkowitz E, Dubreuil M, Lu N, Kuntz KM, Choi HK. The cost-effectiveness of HLA-B*5801 screening to guide initial urate-lowering therapy for gout in the United States. *Semin Arthritis Rheum*. 2017;46:594–600. [PMID: 27916277].

Lim CSE, Sengupta R, Gaffney K. The clinical utility of human leucocyte antigen B27 in axial spondyloarthritis. *Rheumatology (Oxford)*. 2018;57(6):959–968. [PMID: 29029331].

药物的代谢、免疫及炎症反应受基因控制。HLA 分型可以帮助预测某些药物的毒性，如别嘌醇。别嘌醇的皮肤和全身反应的风险可以是严重甚至致命的，与 HLA-B*5801 密切相关。该亚型的频率有很大的地域差异，在东亚和非洲部分地区的流行率高于欧洲。ACR 痛风治疗指南指出，有条件地建议东南亚后裔（如华裔、韩裔或泰裔）和非裔美国人进行 HLA-B*5801 检测。

十三、诊断和临床实用性

为了避免不必要的医疗费用，需要考虑实验室检查对于特定患者是否必要或是否具有成本效益。一般来说，病史、体格检查和常规实验室检查（包括血液和化学检查，以及尿液分析）可以为诊断性自身抗体实验室检查提供指导。根据此前评估结果考虑临床可疑时，实验室检查通常有助于确诊。当检查前概率（临床可疑）在 20%～90% 时，实验室检查尤其实用。当检查有助于明确未知或不确定的诊断，或者会影响疾病治疗或管理模式时，应进行这些诊断性或预后性实验室检查。

第 4 章　手与手腕疼痛的系统诊疗
Hand & Wrist Pain: A Systematic Approach

Janice He　Neal Chen　著

当患者出现手部、腕部或肘部疼痛时，医生会做出大量可能的诊断。然而，临床医生通常会进一步对病史和检查采取系统的方法进行评估，将广泛的鉴别诊断简化为最可能的一种或几种诊断。结合病因学、解剖位置和流行病学进行交互分析，可以大大缩小诊断的范围。

本章首先回顾手部和腕部解剖结构。

一、手部和腕部解剖

（一）骨骼和关节

- 前臂的两块骨，即桡骨和尺骨，在远端桡尺关节处相连接。这些骨使得前臂可以旋转（旋前和旋后）。
- 八块腕骨排列成两排，称为"近排"（舟骨、月骨、三角骨、豌豆骨）和"远排"（大多角骨、小多角骨、头状骨、钩骨）。
- 五块掌骨，拇指一块，其他手指各一块。
- 拇指有两节指骨，其余每个手指都有三节指骨。
- 腕骨和掌骨之间的关节称为腕掌关节。
- 掌骨和近端指骨之间的关节称为掌指关节。
- 指骨之间的关节构成近端指间关节和远端指间关节。

（二）外源性指伸肌

- 手指的伸展是由前臂背侧的肌肉控制的，这些肌肉以肌腱插入末节指骨背侧末端而终止。
- 指总伸肌（extensor digitalis communis，EDC）是主要的指伸肌，为拇指外的每个手指分出一条肌腱。
- 此外，示指和小指都有自己的伸肌（分别是指固有伸肌和小指伸肌）。这些肌肉给予这两个手指独立的伸展运动。
- 拇指有自己的伸肌，即拇长伸肌（extensor pollicis longus，EPL）。
- 矢状带是掌指（MCP）关节上结缔组织的扩张，使伸肌腱集中在 MCP 关节上。典型的是桡侧矢状带断裂可导致伸肌腱向尺侧脱位，最终导致手指尺侧移位。

（三）外源性指屈肌和滑车系统

- 手指屈曲由前臂掌侧的肌肉控制。这些肌肉以肌腱插入中节指骨和末节指骨而终止。
- 除拇指外，其他手指均有两个屈肌腱。指浅屈肌（flexor digitorum superficialis，FDS）在 PIP 关节处屈曲手指，指深屈肌（flexor digitorum profundus，FDP）在 DIP 关节处屈曲手指。为了测试肌腱的完整性，必须分别测试 PIP 和 DIP 的运动。
- 拇指有自己的屈肌，即拇长屈肌（flexor pollicis longus，FPL）。
- 屈肌腱被称为滑车的结缔组织带束缚在骨头上，这些结构使肌腱在最大限度内进行移动。滑车断裂可能会导致弓弦现象：肌腱远离骨骼后，限制了移动并增加了肌腱在关节上的力臂，使屈肌相对于伸肌具有机械上的优势。这导致手指不能完全伸展或完全弯曲。

（四）内在肌肉

- 内在肌肉是起源于手部的肌肉，而外在肌肉是起源于前臂的肌肉。
- 内在肌包括鱼际肌（拇短展肌、拇对掌肌、拇短屈肌）、小鱼际肌（小指展肌、小指对掌肌、小指短屈肌）、骨间肌（背侧4个，掌侧3个）和蚓状肌（4个）。
- 鱼际肌负责拇指的复杂运动，小鱼际肌负责小指的复杂运动。两者一起可以使拇指与小指相对。

- 背侧骨间肌使手指外展，掌侧骨间肌使其内收。
- 蚓状肌在 PIP 和 DIP 关节处伸展手指，并在 MCP 关节处使手指屈曲。

（五）神经

- 正中神经支配鱼际肌和另外两个桡侧蚓状肌。正中神经及其分支前骨间神经也支配手指和拇指的外源性屈肌。它为手掌、拇指、示指、中指和桡侧环指提供感觉。
- 尺神经支配所有不受正中神经支配的内在肌。它为尺侧环指和小指提供包括掌侧和背侧的感觉。
- 桡神经支配手指的外源性伸肌。它为手背的桡侧提供感觉，包括拇指和第一指缝。
- 正中神经、尺神经和桡神经终止于指神经。每个手指都有桡侧指神经和尺侧指神经，分别覆盖手指的一半。这些指神经可以被单独测试。

（六）血管

- 桡动脉和尺动脉供应手和腕部。
- 这两条动脉形成掌浅弓和掌深弓，为每个手指发出两条指动脉。
- 具有完整掌弓的患者只需要桡动脉或尺动脉中的一条，而不是两条都要通畅来供应手部。掌弓不全的患者如果有动脉血栓形成或受伤，可能会出现缺血。
- 每个手指只需要一根通畅的指动脉。

二、手部、腕部和肘部疼痛的处理

当遇到手部、腕部和肘部疼痛时，一个有效的诊断方法是：建立常见的组织框架，并经初步评估后诊断仍不明确时仍保持系统的方法进行进一步鉴别诊断。我们有时可根据解剖结构进行诊断分组。

骨和关节：与骨和关节有关的疼痛通常是骨折、退行性关节病或炎性关节炎。较少见的是，疼痛可能与骨肿瘤、创伤后缺血性坏死或特发性骨坏死相关。关节的病理状况可能表现为被动活动范围（passive range of motion，PROM）的丧失。

软组织：软组织相关的疼痛最常继发于肌腱病、腱鞘炎或肌腱 / 韧带劳损或断裂。在这种情况下，疼痛通常局限于所涉及的结构，但如果所涉及的结构跨越多个关节，则也可能表现为受影响肌腱上方或下方的关节疼痛。肌腱断裂导致特定功能的丧失，

如特定关节屈曲或伸展的能力。而韧带松弛或断裂会导致关节稳定性丧失。感染通常表现为肿胀、红斑和疼痛。

血管性：疼痛可能与缺血有关。这可能是血栓栓塞事件、损伤或血管痉挛的结果。在这些情况下，重要的是要考虑近端血管解剖。缺血性疼痛表现为血液循环和肢体颜色的改变。

神经性：压迫性神经病变和神经损伤也可能是手和手腕疼痛的原因。压迫性神经病很常见，通常表现为麻木或感觉异常，但也可表现为肢体疼痛。这在神经压迫急性发作的情况下尤其明显，如创伤引起的急性疼痛。患者可能既有受损神经所分布区域的感觉缺陷，也有相应神经撕裂处的局灶性疼痛。

牵涉痛：手部疼痛也可能涉及身体的其他部位。例如，颈椎病变经常导致手和前臂的症状。

（一）病史

有时候仅凭病史就可以诊断许多影响手、腕和肘的疾病。根据病史强烈怀疑的诊断可以通过体检结果或其他基于病史选择的检查来确认。

1. 现病史

重要的病史因素如下。

(1) 特定的解剖位置。

(2) 发病时间：慢性疾病和急性疾病之间存在着极其重要的区别。例如，症状的时间进程可以区分第一掌骨基部骨折、第一掌骨基部骨折不愈合和第一掌骨基部骨折畸形愈合后的晚期关节病。按照时间的发展来描述问题也是有用的，如是否有急性事件叠加在慢性病程之上。

(3) 加重和缓解因素：关节使用后疼痛加重是症状性骨关节炎患者的常见主诉。拇指根部（第一个 CMC 关节）的骨关节炎患者在进行特定活动（如捏或重复使用拇指）时通常会疼痛加剧。伴随特定运动出现的症状可迅速聚焦诊断。例如，患有尺侧腕伸肌（extensor carpi ulnaris，ECU）肌腱半脱位的患者通常会出现腕部旋转疼痛。压迫性神经病变常因特定体位而加重，如肘管综合征患者用手拿起手机，并将手机放在耳边，这个动作会加剧小指和环指刺痛的症状。

(4) 相关症状：将全身症状以及肌肉骨骼系统其他部位的症状纳入评估，对于推导在手和腕部出现

症状的复杂诊断至关重要。例如，伴有神经根症状的轴性颈痛有助于鉴别颈椎椎间孔狭窄。

2. 人口统计学

某些疾病的发生对年龄和性别有特定偏好。例如，de Quervain 腱鞘炎通常引起手腕桡侧疼痛，并且多与妊娠或产后女性的职业暴露有关。

3. 既往病史和手术史

炎症性关节病和全身性疾病有时也会出现手部和腕部的症状，从而引起诊疗上的关注。例如，糖尿病患者容易罹患肌肉骨骼疾病，如正中神经卡压（腕管综合征）和扳机指，但它也是一种可能影响治疗考量的合并症。控制不佳的糖尿病患者在注射糖皮质激素后可能会出现血糖波动。

4. 社会史

患者的优势手、职业和娱乐偏好可能会导致相关症状。吸烟和注射毒品史可能在血管疾病或感染中起作用。

（二）体格检查

系统的手部检查方法是必不可少的，但重点会根据病史中获得的信息而变化。

1. 视诊

每次手部检查都从检查手部的皮肤质地、手部畸形、静止位置及肌肉组织的轮廓外形开始。手部表现可能包括皮肤变薄、溃疡、色素沉着或发红。斑块或皮疹提示更广泛的系统性疾病。在周围神经病变患者中，受累部位的皮肤可能表现出明显的干燥。手部瘀斑可能常伴有骨折的发生。银屑病关节炎患者的指甲可出现凹痕。指甲上深色条纹（黑甲症）可能是黑色素瘤的一种表现。杵状指可反映肺部病变。

骨和软组织肿瘤、骨折和关节炎在检查时可能发现有明显的畸形。腱鞘囊肿通常发生在手部腕背侧、掌 – 桡侧、掌侧 MCP 关节和背侧 DIP 关节（黏液囊肿）。我们可以通过了解不同肿物分布的一般模式来预测患者的诊断。拇指根部的关节炎可能表现为该部位的畸形，但也有些患者会出现拇指 MCP 关节的代偿性过伸。

患者手部的静息姿势也可以提供线索。患有屈肌腱鞘炎的患者会将受影响的手指保持在半屈位。长期患有尺神经病变的患者可能会出现爪形，以及环指和小指的轻微弯曲位。RA 或 SLE 患者可出现

手指天鹅颈或纽扣花畸形、尺骨偏斜或 MCP 关节半脱位。

长期患有周围神经病变或颈神经根病变的患者，可能会出现肌肉萎缩和轮廓改变。尺神经病变或 C_8 神经根病变可导致骨间萎缩，即掌骨之间的肌肉凹陷。严重的正中神经病变导致拇指大鱼际肌肉组织萎缩。

2. 触诊

触诊可发现触痛区域，有助于病变定位。当遇到肿块时，需要考虑肿块是否固定、硬度，以及是否有近端淋巴结病。舟骨骨折在"解剖鼻烟壶"或舟骨结节处有明显的压痛。重要的压痛部位如图 4–1 所示。

3. 活动范围

活动范围的丧失可由关节的内在限制或外在限制（如肌肉或其他软组织的挛缩）引起。对活动范围的评估分两部分。主动活动范围（active range of motion，AROM）是患者自主产生的运动。相反，被动活动范围（PROM）是检查者通过移动关节所能达到的活动范围。如果 AROM 小于 PROM，则可能是关节完好，但肌肉或肌腱有问题。然而，PROM 的减少可能是由内在或外在限制造成的。

许多疾病可导致进行性运动障碍，如骨关节炎和掌筋膜挛缩。

肿块或外伤可能导致运动障碍，如骨折畸形愈合限制了关节的屈曲或伸展。要测试的重要关节如下。

(1) 腕关节：屈、伸、旋前、旋后、桡偏、尺偏。

(2) 手指：MCP、PIP 和 DIP 关节的屈伸。

(3) 拇指：指间关节的屈伸、桡侧外展、掌侧外展和拇指与小指的复合对掌。

4. 感觉

在手周围神经分布区域检查感觉，包括正中神经、尺神经和桡神经。全面的感觉测试包括轻触两点辨别力、振动觉和压力觉的评估。

5. 运动

中枢损伤、外周神经功能障碍、肌肉疾病和关节机械性受限可导致运动功能丧失。

运动障碍的模式识别非常重要。患有颈神经根压迫、臂丛神经病变或周围神经压迫的患者会出现特定类型的虚弱。神经损伤表现为不同运动和感觉缺陷的模式。患有类风湿关节炎且无法伸展手指的患者可能会存在手指伸肌腱半脱位、肌腱断裂或肘

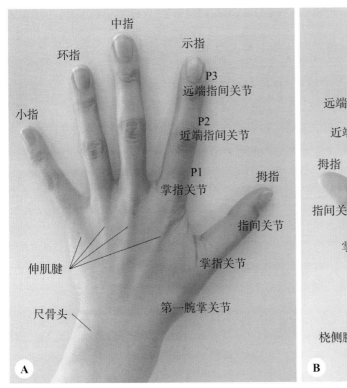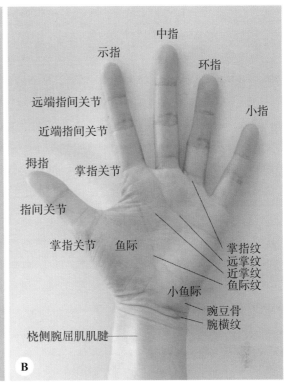

▲ 图 4-1 **A.** 手部背侧；**B.** 手部掌侧

部桡神经麻痹。特定的肌肉测试用于区分这些不同的可能性（表 4-1）。

在压迫性神经病中，感觉缺陷通常首先出现，随着压迫性神经病的进展逐渐出现运动缺陷。例如，在腕管综合征中，桡侧三指麻木通常是最初主诉。随着压迫性神经病变的恶化，此后会出现鱼际无力和肌肉萎缩。

6. 力量测试

力量测试在量化手部功能和随访患者的进展和恢复方面非常有效。可通过检查者直接对抗肌肉群来测试手部肌肉力量。

7. 血管评估

桡动脉和尺动脉等大血管应可触及。搏动性肿块可能代表动脉瘤。震颤也是可以触及的。Allen 试验用于评估尺动脉和桡动脉是否在手的远端相连或是独立的系统。如果尺动脉和桡动脉是分开的，则对任一血管进行任何操作都应谨慎。

Allen 试验开始时，检查者用手指按压桡动脉和尺动脉，使其闭塞。然后患者反复握紧手，直到手掌和手指变白；释放桡动脉并测量毛细血管再充盈恢复的时间。对尺动脉重复此操作。如果再充盈时间超过 7s，则桡骨和尺骨系统可能是独立的。

毛细血管再充盈是评估血管流入的另外一种方法。这是通过在远端手指（如远端指骨的皮肤）上施加压力，短暂压缩以使皮肤变白，并评估手指恢复粉红色所需的时间来评估的。正常的毛细血管再充盈时间 <2s。

8. 特殊测试

还有多种特殊检查方法，以帮助区分不同的情况（表 4-2）。例如，对于拇指根部疼痛的患者，Finkelstein 手法和研磨试验有助于区分 de Quervain 腱鞘炎和基底关节炎。

（三）影像学检查

1. 放射学检查

部分软组织、神经或血管疾病来源的疼痛可以通过体格检查明确，因此许多情况下不需要进行影像学检查。然而，对于怀疑骨受累或诊断不明确的病例，则需要进行进一步的 X 线检查。它们不仅可以用于排查骨折，还可明确肿瘤、关节炎、骨坏死和软组织损伤引起的骨质破坏。

2. 超声检查

超声检查有助于评估手部软组织肿块，对评估肿块的囊性或实性及动脉瘤的排查很有价值。

表 4-1 上肢的肌肉和神经			
动 作	肌 肉	周围神经	神经根
肩外展	三角肌	腋神经	C_5
肩内旋	肩胛下肌	肩胛下神经	C_5
肩外旋	冈下肌	肩胛上神经	C_5
前臂旋后屈肘	肱二头肌和肱肌	肌皮神经	C_5
前臂旋前屈肘	肱桡肌	桡神经	C_5
手腕伸展	桡侧腕长伸肌	桡神经	C_6
手腕旋后	旋后肌	桡神经	C_6
肘部伸直	三头肌	桡神经	C_7
屈腕	桡侧腕屈肌	正中神经	C_7
手腕旋前	旋前圆肌和旋前方肌	正中神经	C_7
掌指关节和近端指间关节的手指屈曲	指浅屈肌	正中神经	C_8
远端指间关节屈指	指深屈肌	骨间前神经（第 一 和 第二），尺神经（第三和第四）	C_8
拇指伸展	拇长伸肌	骨间背神经	C_8
指外展	骨间背侧肌	尺神经	T_1

3. CT

CT 可用于描绘复杂的骨骼解剖结构。在复杂骨折的情况下，CT 可提供三维视图，以全方位表现骨折，例如，CT 对评估舟骨骨折和关节内指间关节骨折的移位很有价值。

4. MRI

MRI 可在分辨率范围内有效地用于评估软组织。微小结构的评估，如腕骨间韧带和三角骨纤维软骨复合体，取决于 MRI 磁体和线圈的质量。这些片子的解读高度依赖于放射科医师。MRI 对于评估隐匿性舟状骨骨折和其他在 X 线上不明显的骨折很有价值。MRI 有评估关节内损伤的作用。根据不同的结构，关节造影可用于研究关节内病理，如舟月韧带损伤和三角纤维软骨复合体（triangular fibrocartilage complex，TFCC）撕裂。

（四）其他测试

肌电图 / 神经传导速度（electromyography/nerve conduction velocity，EMG/NCV）的神经诊断测试通常用于评估压迫性神经病变。EMG/NCV 可为我们提供神经传导速度、电信号幅度和肌肉生理变化相关的信息，分别用以评估神经的脱髓鞘病变、轴突丧失和肌肉的萎缩或再生等改变。肌电图也可用于鉴别压迫性周围神经病变与臂丛神经病变或颈神经根病变，但肌电图 / 神经传导速度对后两种病变的敏感性有限。

三、鉴别诊断

我们一般通过解剖区域来构建鉴别诊断的框架。

（一）肘部

肘部疼痛可能是由关节炎引起的，但通常是由腕伸肌、腕屈肌和远端二头肌的病变引起。需要关注既往的肘部损伤、运动、职业危险因素和炎性关节炎病史。肘关节炎多见于炎性关节炎或创伤后关节炎，其特征是渐进性疼痛和活动范围减少。肌腱炎通常与特定的职业或运动下的过度使用损伤有关。肌腱炎可以通过体格检查来进一步明确，当患者调用相关肌群对抗阻力时，会引起疼痛。影响肘部的常见肌肉骨骼疾病如表 4-3 所示。

（二）拇指根 / 腕桡侧

大多数情况下，腕部桡侧疼痛可归因于三个主要问题：①拇指掌关节关节炎（也称为基底关节关节炎或大多角掌骨关节炎）；② de Quervain 腱鞘炎；③舟骨骨折。两种体格检查方法可用于评估桡腕区域的疼痛。第一，Finkelstein 试验可以将四个手指绕拇指旋转，然后手腕向尺骨方向偏转（图 4-2）。这对于诊断 de Quervain 腱鞘炎非常有用。第二，触诊"解剖鼻烟壶"，即由第一背伸肌间室、第三背伸肌间室和桡骨茎突构成的解剖区域，在舟骨骨折的情况下，触诊会引起压痛（表 4-4）。

（三）拇指掌指关节

拇指 MCP 关节疼痛的两个最常见的原因是扳机拇指和尺侧副韧带损伤。扳机拇指是一种典型的过度使用损伤导致关节掌侧 A1 滑车增厚和狭窄。

测 试	条 件	激发动作
腕掌关节研磨	基底关节炎	握紧第一掌骨并旋转，同时轴向施压。阳性测试会引起疼痛
Finkelstein 试验	de Quervain 腱鞘炎	患者将手指在拇指上方合拢，并在腕部向尺侧偏转。阳性测试会引起疼痛
Watson 试验 / 舟骨移位	舟月韧带断裂	将拇指放在舟骨远端的掌面上。在远端极点上施加恒定压力，将腕部从伸展 / 尺骨偏斜移动到屈曲 / 桡骨偏斜。当动作引起手腕背痛和异响，测试呈阳性
Tinel 试验	神经压迫或损伤	轻拍压迫神经或神经压迫的部位。阳性试验在神经分布中引起电击感觉
Phalen 试验	腕管综合征	患者被要求最大限度地弯曲手腕，掌骨背侧在胸前相互接触。当保持这个姿势 30s 时，阳性测试再现腕管症状
Durkan 试验	腕管综合征	将拇指放在手掌侧的腕管上。当压迫 30s 时，阳性测试再现腕管症状
Wartenberg 试验	尺神经病变	由于小指伸肌的无对抗作用和内在肌的无力，而使小指倾向于外展
Jeanne 试验	尺神经病变	要求患者用拇指触摸示指，做出"OK"的手势。阳性试验引起不自主拇指间关节屈曲和腕掌关节过度伸展
Spurling 试验	神经根型颈椎病	将患者头部转向患侧，颈部稍伸。阳性体征为再现根性症状
肌腱固定术	肌腱断裂	患者被要求放松。检查者握住前臂，手腕被动屈曲和伸展。当手腕伸展时，手指应该屈曲。当手腕屈曲时，手指应该伸展。手指的异常运动或连动提示肌腱损伤

表 4-2 激发试验

041

Skiier 拇指是尺侧副韧带的急性损伤。Gamekeeper 拇指是一种慢性损伤。

扳机拇指和尺侧副韧带损伤通常可以根据病史进行区分，怀疑的诊断很容易在体格检查中得到证实。区分这两者的特殊操作包括：①当患者屈曲拇指的指间关节时，可触及 A1 滑车上的咔嗒声；②拇指 MCP 关节在径向应力下不稳定（表 4-5）。

（四）手腕背侧

腕背侧疼痛最常见的原因是骨折、伸肌肌腱炎、隐性背侧腱鞘囊肿、掌骨隆起或舟月韧带损伤。

触诊特定的解剖结构，如桡腕关节、桡舟关节间隙和远端桡尺关节（distal radial-ulnar joint, DRUJ），也有助于分析腕背疼痛的病因（表 4-6）。

（五）腕关节尺侧

腕关节尺侧疼痛的原因包括三角豆状关节炎、钩骨钩骨折、ECU 或 TFCC 的病变。腕部 MRI 有助于尺侧腕部疼痛的鉴别，特别是 ECU 和 TFCC 相关的疼痛，因为这些病变在 X 线上无法区分。有用的

检查包括旋前、旋后、桡骨和尺骨偏斜来评估患者的腕部活动度。不稳定的 ECU 肌腱会发生半脱位，并伴有旋前和旋后。桡骨和尺骨偏斜会加剧 TFCC 病变引起的疼痛（表 4-7）。

（六）全手腕疼痛

全腕疼痛可能由骨关节炎、炎症性关节炎或 Kienböck 病（月骨骨坏死）引起。全腕部疼痛通常会出现腕部活动范围受限（表 4-8）。

（七）手指

多种疾病可导致手指疼痛。由于在部分病例中，放射学检查在很多病例中并不显著，因此仔细的体格检查对于鉴别诊断至关重要（表 4-9）。

（八）骨及软组织肿瘤

肿瘤可因占位效应或快速增大而引起症状。主要的判断点是肿瘤是良性还是恶性。临床医师可以通过肿块的临床特征判断，包括位置、硬度和活动度。常见的良性肿瘤（如腱鞘囊肿）可以被观察到，

	表 4-3　肘部疾病
退行性 关节炎	• 现病史：在使用关节时疼痛进行性加剧，最终出现活动范围丧失，使用时机械锁定或咔嗒声，通常由于前驱骨折后的创伤或 RA。很少由原发性骨关节炎引起 • 体格检查：活动范围减少，伴随着首先是末端屈伸功能的丧失，随后是晚期疾病中的旋前、旋后功能丧失 • 影像学检查：X 线显示关节间隙消失，囊性改变，骨赘形成，游离体 • 非手术治疗：活动调整，NSAID，糖皮质激素注射 • 手术：肘关节镜检查及游离体取出。很少采用肘关节成形术
肱骨外 上髁炎	• 现病史：通常为非创伤性，亚急性发作。因紧握而加重 • 体格检查：腕关节抵抗及手指伸展后疼痛。握力减弱。外上髁总伸肌起点压痛 • 影像学检查：X 线通常无阳性表现，或者显示钙化 • 非手术治疗：活动调整，物理治疗，NSAID，糖皮质激素注射 • 手术：很少有手术指征
肱骨内 上髁炎	• 现病史：通常为非创伤性，亚急性起病，常被视为投掷运动员的过度使用损伤，与肘管和外翻不稳定有关 • 体格检查：腕关节旋前和屈腕运动受阻时疼痛。内上髁有压痛 • 影像学检查：X 线通常无阳性表现，或者显示钙化 • 非手术治疗：活动调整，物理治疗，NSAID，糖皮质激素注射 • 手术：清创，肌腱复位。很少有指征
肱二头 肌远端 腱病	• 现病史：肘前疼痛。亚急性发作 • 体格检查：疼痛伴肘关节屈曲和旋后受阻 • 影像学检查：X 线正常 • 非手术治疗：活动调整，物理治疗，NSAID • 手术：清创，肌腱复位。很少有指征
肱二头 肌远端 断裂	• 现病史：当患者手持重物从屈曲到伸展时，出现急性肘前疼痛 • 体格检查：当患者肘部屈曲 90° 且前臂完全旋后时，检查者通常能够将示指钩在患者远端二头肌腱下。无法感觉到肌腱构成阳性测试 • 影像学检查：X 线检查正常。MRI 可用于区分全层撕裂和部分撕裂，以及测量回缩量 • 非手术治疗：部分撕裂患者或老年低需求患者的物理治疗 • 手术：对非手术治疗无效的全层撕裂或部分撕裂进行手术修复

MRI. 磁共振成像；NSAID. 非甾体抗炎药；RA. 类风湿关节炎

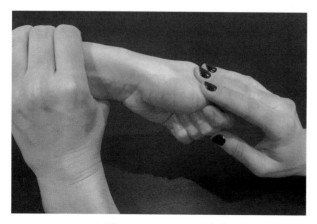

▲ 图 4-2　Finkelstein 试验

但不典型的肿块或可疑为恶性肿瘤时需要进一步影像学检查和活检进行评估。手部和上肢最常见的良性软组织肿瘤包括腱鞘囊肿、腱鞘巨细胞瘤和表皮包涵体囊肿。

腱鞘囊肿是相对较薄的非细胞性肿块。背侧腱鞘囊肿主要起源于舟月关节。相反，掌侧腱鞘囊肿通常起源于桡舟关节。囊肿较小的时候可能无法通过体格检查发现，但是囊肿的占位效应可能会引发末端屈曲或伸展时疼痛。对于无手部功能障碍的腱鞘囊肿主要为观察。在有症状的病例中，通常进行抽吸和手术切除。

表 4-4	手腕桡侧疾病
基底关节关节炎	• 现病史：无创伤，亚急性发作；活动后加重 • 体格检查:CMC 关节研磨试验（图 4-3），与对侧手相比，捏力减弱 • 影像学检查：X 线显示 CMC 关节退行性改变 • 非手术治疗：糖皮质激素注射，夹板固定（尤其是夜间） • 手术：大多角骨切除术，手术可变性较大
STT 关节炎	• 现病史：无创伤，亚急性发作；使用后加重 • 体格检查：拇指掌骨负荷疼痛，与对侧相比，捏力减弱 • 影像学检查：STT 关节退行性改变的 X 线表现 • 非手术治疗：糖皮质激素注射，夹板固定 • 手术：多种选择，包括融合或部分切除
de Quervain 腱鞘炎	• 现病史：无创伤，亚急性发作；使用后加重；多见于年轻女性。常见于孕妇 / 产后女性和糖尿病患者 • 体格检查：第一背侧伸肌间室压痛，+ Finkelstein 试验 • 影像学检查：不必要 • 非手术治疗：注射糖皮质激素 • 手术：如果注射后复发，手术松解第一伸肌间室 • 病理生理学：第一伸肌间室的伸肌腱（APL+EPB）炎症和水肿
舟骨骨折	• 现病史：跌倒后手腕过度伸展引起急性发作。多见于年轻男性 • 体格检查：解剖鼻烟壶压痛，可能出现肿胀 • 影像学检查：标准腕部 X 线可能无阳性表现。舟骨视图具有较高的敏感性。CT 用以评估移位和手术的指征 • 非手术治疗：移位<1mm 的骨折的拇指人字型石膏固定 • 手术：ORIF（如果移位>1mm）

ORIF. 切开复位内固定；APL. 拇长展肌；CMC. 腕掌；CT. 计算机断层扫描；EPB. 拇短伸肌；STT. 舟 - 小 - 大多角骨

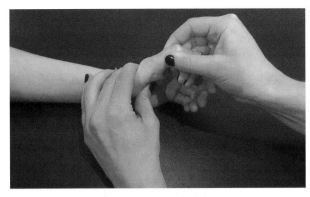

▲ 图 4-3　研磨试验

表 4-5	第一腕掌关节疾病
扳机拇指	• 现病史：非创伤性，亚急性发作。A1 滑车疼痛。拇指 IP 关节弯曲时发出咔嗒声或绞锁。因拇指绞锁而觉醒 • 体格检查：A1 滑车有压痛。当患者弯曲或伸展 IP 关节时，A1 上触及可再现的咔嗒声 • 影像学检查：不必要 • 非手术治疗：糖皮质激素注射，对向夹板固定 • 手术：如果注射和夹板固定不能缓解症状，可手术松解 A1 滑车 • 病理生理：A1 滑车狭窄
尺侧副韧带损伤	• 现病史：拇指损伤或扭伤病史 • 体格检查：局部肿胀。MCP 关节处径向应力的不稳定性 • 影像学检查：有助于排除拇指骨折，特别是撕脱性骨折 • 非手术治疗：拇指人字型石膏或夹板固定 • 手术：在高需求患者中，可以进行韧带修复。当存在狭窄病变时（当内收肌腱膜插入尺侧副韧带及其附着点之间时），需要进行急性修复术

IP. 指间；MCP. 掌指

　　腱鞘巨细胞瘤是在腱鞘内生长的坚硬、可移动的橡胶状肿块。该良性肿瘤在组织学上与色素沉着绒毛结节性滑膜炎相似（见第 10 章）。体格检查时很容易触诊，可以通过手术切除，但易复发。

　　表皮包涵囊肿通常发生在创伤事件后，表皮插入真皮层形成充满角蛋白的囊肿。这通常是无痛的，某些患者主诉囊肿附着在皮肤上导致皮肤紧绷，活动受限。

	表 4-6 手腕背侧疾病
桡骨远端骨折	• 现病史：外伤史，通常是摔倒在支撑手上 • 体格检查：肿胀，瘀斑，有时有明显的腕部畸形 • 影像学检查：采用 X 线进行诊断，偶尔会用到 CT • 非手术治疗：连续 X 线下进行闭合复位和夹板固定以确保完全复位，老年人和低需求患者可采用非手术治疗，即便已发生了移位 • 手术：如果无法对齐，可采用 ORIF 术
伸肌腱鞘炎	• 现病史：隐袭发作的手指伸展后疼痛，过度使用或在全身性炎症的情况可能发生 • 体格检查：腕部伸肌腱有压痛；手指运动时捻发音 • 影像学检查：MRI（较少做）显示伸肌腱鞘炎 • 非手术治疗：夹板固定，针对炎症的药物治疗，关节内注射 • 手术：腱鞘切除术
隐匿性背侧腱鞘囊肿	• 现病史：手腕伸展时疼痛，尤其是做俯卧撑时 • 体格检查：局灶性腕背压痛 • 影像学检查：X 线通常为阴性，偶尔与舟月骨分离有关 • 非手术治疗：夹板固定，观察，超声引导下抽吸 • 手术：切除
掌骨隆突	• 现病史：负重活动后疼痛，疼痛可能易变 • 体格检查：CMC 关节肥大，局部触诊有疼痛 • 影像学检查：CMC 关节变窄 • 非手术治疗：夹板固定，糖皮质激素注射 • 手术：掌骨切除
舟月韧带损伤	• 现病史：既往手腕扭伤病史（可能是陈旧性的）。患者可能会描述手腕运动时的"咔嗒声" • 体格检查：舟月骨间隙有压痛。Watson 试验阳性 • 影像学检查：PA 或抓握下视图显示舟月骨间隔变宽 • 非手术治疗：夹板固定，职业疗法 • 手术：对非僵硬的腕关节错位或关节炎的创伤性骨折进行手术修复或重建。对慢性不可复性腕骨畸形或关节病施行关节融合术

CMC. 腕掌；MRI. 磁共振成像；ORIF. 切开复位内固定；PA. 后前位

手部良性骨肿瘤可表现为疼痛、畸形或病理性骨折。最常见的良性骨肿瘤是内生软骨瘤。这些通常是无症状的，偶然发现，但可能表现为病理性骨折或夜间疼痛。在 X 线表现为溶骨性病变，有时伴有点状钙化。

骨巨细胞瘤最常见于桡骨远端，主要发生于干骺端和骨干。骨巨细胞瘤通常是良性的，但部分具有侵袭性，并可转化为恶性肿瘤。骨巨细胞瘤是一种扩张性病变，可引起明显的疼痛，肿瘤增大的占位效应会导致手部活动范围减少。治疗主要为肿瘤刮除术。

手部和上肢的软组织和骨肉瘤并不常见，但应引起警惕。软组织肉瘤中，以未分化多形性肉瘤、上皮样肉瘤和滑膜细胞肉瘤最为多见。在骨肿瘤中，骨肉瘤较为常见。

（九）神经 / 牵涉痛

大多数患者的神经症状为麻木或感觉异常。其中，大部分病例是压迫性神经病或神经根型颈椎病。然而，仍需要对乏力的原因进行鉴别诊断，包括脑卒中或多发性硬化症。上肢无力还有可能是肌腱断裂（如肩袖撕裂）或 Parsonage-Turner 综合征导致的。

当怀疑有神经病变时，检查颈椎和相应的肌节和皮节很重要。激发手法有助于区分不同类型的压迫性神经病变，其中腕管综合征测试包括 Durkan 和 Phalen 测试（图 4-4 和图 4-5），肘关节屈曲测试有助于识别肘管综合征（表 4-10）。

（十）血管病变

血管损伤引起的疼痛是由组织缺血引起的，并且局限于受累血管分布部位。病史有助于明确血管功能不全的原因，包括穿透性创伤或既往手术引起的撕裂伤、继发于自身免疫病的血管痉挛或血栓栓塞性疾病。多普勒超声有助于识别腕部大血管中的血栓，CTA、MRI 和常规血管造影有助于血管受损部位的定位。

四、全身性疾病在上肢的常见表现形式

（一）类风湿关节炎

RA 在手、腕和肘有多种疾病表现形式（见第 13 章）。我们将描述一些一般的表现和模式。

1. 尺骨头综合征：尺骨头综合征也被称为"尺骨头"或"尺骨顶部"综合征。尺骨头是指腕部受累的一种模式，在这其中腕部滑膜炎导致腕骨的旋前畸

	表 4-7　尺侧腕关节疾病
ECU 肌腱病	• 现病史：办公室工作人员、高尔夫球手、赛艇运动员手腕重复运动引起的疼痛。非创伤性发作 • 体格检查：腕关节抗伸和尺偏的疼痛。握力下降。因与肌腱病有关，必须评估半脱位 • 影像学检查：X 线阴性。在肌腱炎的病例中，MRI 可以显示肌腱周围的液体和肌腱内的信号，也可以识别肌腱断裂 • 非手术治疗：注射糖皮质激素，休息，夹板固定 • 手术：肌腱清创或修复
ECU 半脱位	• 现病史：急性发作，尺腕弹响，常见于网球运动员和高尔夫球运动员。普通人群中有相当一部分是无症状的半脱位 • 体格检查：ECU 半脱位伴旋前和旋后 • 影像学检查：X 线阴性，超声和 MRI 均可显示半脱位 • 非手术治疗：休息，夹板固定 • 手术：ECU 鞘膜下修复或重建
豆-三角关节炎	• 现病史：慢性尺侧腕关节疼痛 • 体格检查：豌豆骨有压痛。可引起尺神经症状 • 影像学检查：X 线显示退行性改变，最好在手部斜位片上观察 • 非手术治疗：休息，注射糖皮质激素 • 手术：豌豆骨切除术
钩骨钩部骨折	• 现病史：可能与跌倒或运动（棒球）史有关 • 体格检查：钩骨钩部有压痛 • 影像学检查：腕管切面的钩状骨折。CT 或 MRI 对诊断非常必要 • 非手术治疗：急性基底骨折的夹板或石膏固定 • 手术：切除断裂的钩部
TFCC 撕裂	• 现病史：跌倒后创伤性发作。常见于桡骨远端骨折后。尺骨嵌塞可能与退行性撕裂有关 • 体格检查：中心凹有压痛。桡、尺偏移伴疼痛 • 影像学检查：在 X 线中通常无明显阳性表现，但可以观察到尺骨比桡骨长。MRI 显示 TFCC 信号增强 • 非手术治疗：休息，夹板固定 • 手术：关节镜下清理术或修复术
DRUJ 不稳定和关节炎	• 现病史：急性脱位不稳定可与创伤一起发生，这种关节不稳定在前臂骨折中更加明显。关节病可能长期存在 • 体格检查：DRUJ 部位压痛。疼痛和活动受限（包括旋前/旋后受限） • 影像学检查：X 线显示 DRUJ 退行性改变。腕关节旋前、旋后动态 CT 可显示移位 • 非手术治疗：休息，夹板固定，糖皮质激素注射 • 手术：重建可能包括尺骨远端切除或 DRUJ 融合

CT. 计算机断层扫描；DRUJ. 远端桡尺关节；ECU. 尺侧腕伸肌；MRI. 磁共振成像；TFCC. 三角纤维软骨复合体

形。掌指关节滑膜炎和关节上矢状带的放射状侵蚀所致的伸指肌群牵拉可使手指发生尺偏。伸肌腱会出现半脱位。伸肌腱腱鞘炎导致尺骨头磨损和撕裂。尺指伸肌可在尺骨茎突处断裂。

2. Mannerfelt 综合征是指继发于腕管磨损的 FPL 断裂。

3. RA 患者手部远端指间关节通常不受累。

4. 可在部分患者中观察到皮下类风湿结节，常出现在指间关节、鹰嘴和前臂尺侧缘。

5. PIP 关节的滑膜炎可导致伸肌帽状骨矢状带的掌侧半脱位，进一步导致手指纽扣花样畸形。这种掌侧半脱位导致 DIP 关节过伸和 PIP 关节屈曲。

表 4-8 全腕疼痛的原因	
骨关节炎	• 现病史：全腕疼痛，伴有僵硬和无力，腕部负荷后疼痛加重 • 体格检查：活动范围受限，握力下降 • 影像学检查：X 线显示腕骨间隙变窄 • 在舟月韧带损伤或舟状骨骨折不愈合的情况下，关节病将以以下方式发展 　– 放射状茎突喙突；桡舟关节退行性改变 　– 头月关节退行性改变，头状骨向近端迁移 　– 全腕关节炎 • 非手术治疗：休息，轻度疾病使用夹板固定 • 手术：近排腕骨切除术，部分腕骨融合术，全腕关节融合术 • 病理生理学：推测可能是舟月韧带慢性功能不全导致腕关节不稳定，从而形成关节炎
Kienbock 病（月骨骨坏死）	• 现病史：非创伤性发作，有些病例可能无症状 • 体格检查：桡腕关节有压痛。屈伸活动范围减少。握力下降 • 影像学检查：X 线显示月骨硬化。晚期病例可表现为月骨塌陷或腕关节病。MRI 可用于观察 X 线无法显示的早期疾病 • 非手术治疗：休息，夹板固定 • 外科：各种关节矫平手术。在晚期关节病的病例中，可以考虑包括切除舟骨、月骨和三角骨（近排腕骨切除术）或腕关节融合在内的挽救性手术 • 病理生理学：尚不完全清楚。可能与重复性微创伤或尺骨负向变异相关的生物力学因素有关
腕部炎性关节炎	• 现病史：关节或手部疼痛，早晨加重 • 体格检查：活动范围受限。握力和捏力下降。压痛和滑膜炎 • 影像学检查：X 线可显示侵蚀和关节间隙丧失 • 非手术治疗：在其他章节中介绍 • 手术：手术选择包括腕关节成形术或融合术

MRI. 磁共振成像

6. PIP 关节滑膜炎会导致掌板松弛，引起 PIP 关节的过度伸展和背侧带半脱位，从而导致天鹅颈畸形。

（二）系统性红斑狼疮

SLE（见第 19 章）可能引起手部韧带松弛，进而导致关节过度活动，特别是拇指 CMC 关节和 MP 关节。常可见天鹅颈畸形，该畸形是继发于韧带松弛而不是滑膜炎。

（三）银屑病关节炎

银屑病关节炎是一种血清阴性脊柱关节病，通常表现为伸肌表面的皮疹和斑块。X 线可见 DIP 关节炎，表现为特征性的"笔帽样"畸形。患者还可能出现指炎，以及特征性指甲凹陷。一小部分患者可能会发展为残毁性关节炎，表现为严重骨破坏和手指收缩，被称为"望远镜手指"。

五、不明疾病的诊断

病史、体格检查和影像学检查可帮助大多数手、腕和肘疾病患者得到明确诊断。但对于疼痛原因不明的特殊病例，仍可以考虑以下几种方法。

- 如已经排除骨折和其他急性损伤，可以建议患者适当休息、调整活动（包括职业治疗），联合使用 NSAID。在此期间，夹板固定是另一种治疗选择。保守治疗数周后再来门诊复查。
- 对于 X 线正常、体格检查无特殊的患者，疼痛和功能受限在休息后仍无改善，可考虑行 MRI、CT 或骨扫描等高级影像学检查。
- 诊断性注射可能有助于区分不同的疼痛来源，例如，关节内注射可能有助于区分 CMC 关节炎和 de Quervain 腱鞘炎。
- 第二种意见：总体而言，诊断不明确的病例，如在几次就诊后仍找不到答案，则建议在同一专业内或专业外获得第二种意见。

	表 4-9　手指疼痛的原因
扳机指	• 现病史：非创伤性亚急性发作。A1 滑车疼痛。手指的 IP 关节屈曲时发出咔嗒声或绞锁，因手指绞锁而觉醒 • 体格检查：A1 滑车上有压痛，当患者弯曲或伸展手指的 IP 关节时，A1 滑车上可重复触及咔嗒声 • 影像学检查：X 线正常 • 非手术治疗：注射糖皮质激素 • 手术：如果注射失败，手术松解
矢状带断裂	• 定义：矢状带是指背侧 MCP 上的结缔组织，将伸肌固定在对应 MCP 上 • 现病史：手指用力屈伸或直接打击 MCP 关节造成的急性创伤。常见于拳击手。矢状带断裂在炎症性关节炎中可以是无创伤性发作 • 体格检查：肌腱弹响和半脱位，MCP 伸展时的疼痛类似扳机指 • 影像学检查：X 线用于评估其他损伤和评估炎性关节炎中是否存在侵蚀。MRI 将用于确诊断裂 • 非手术治疗：延长夹板用于急性损伤 • 手术：直接矢状带修复
MCP 关节侧副韧带断裂	• 现病史：创伤性事件，通常由"手指卡住"引起 • 体格检查：受累关节疼痛、肿胀；屈曲到最大程度时受累关节的尺骨或桡骨应力不稳定，可在示指的桡侧观察到夹伤的不稳定 • 影像学检查：应力性 X 线可能有助于诊断，有时可识别撕脱性骨折 • 非手术治疗：和相邻手指"并指包扎" • 手术：示指桡侧损伤有修复术指征
滑车破裂	• 现病史：手指用力屈曲时疼痛急性发作；攀岩者中常见 • 体格检查：相关滑轮疼痛和肿胀；在严重的情况下，相关肌腱的弓弦现象明显 • 检查：X 线正常，但需要排除其他损伤 • 非手术治疗：在受损滑车的水平上缠绕手指 • 手术：修复术，通常需要使用移植物
槌状指	• 现病史：DIP 关节突然出现伸肌滞后，通常与创伤有关 • 体格检查：DIP 关节疼痛和肿胀；无活动的 DIP 伸展 • 影像学检查：手指 X 线需要用于评估关节的一致性。可能显示一种带有撕脱骨碎片的骨锤 • 非手术治疗：如果关节面受影响的面积小于 50%，并且没有 DIP 半脱位，则使用延长夹板 • 手术：如果超过 50% 的关节面受损，或者存在 DIP 半脱位，与 ORIF 相比，通常需要闭合复位和固定术。以前未处理的慢性损伤也可能需要手术修复
骨折	• 现病史：创伤伴骨折部位急性肿胀和疼痛 ± 瘀斑 • 体格检查：骨折部位有压痛和肿胀，可有明显畸形，需检查是否有手指旋转不良 • 影像学检查：X 线可有骨折表现。在关节内骨折中，CT 可以更好地确定骨折类型并评估骨折移位 • 非手术治疗：因骨折类型 / 位置而异 • 手术：骨折钉固定，钢板螺钉固定，骨移植

CT. 计算机断层扫描；DIP. 远端指间；IP. 指间；MCP. 掌指；MRI. 磁共振成像；ORIF. 切开复位内固定

047

	表 4-10 上肢神经卡压综合征
腕管综合征	• 现病史：正中神经分布区域麻木和感觉异常，常呈隐匿发作，正中神经分布部位包括拇指、示指、中指和环指的桡侧，由于体液转移会增加腕管内压力，因此腕管综合征的症状通常在夜间更严重；晚期病例中，患者可出现鱼际肌萎缩，导致拇指无力
	• 检查：正中神经分布区域感觉缺失，鱼际萎缩，拇指掌侧外展无力。Durkan、Tinel 和 Phalen 征阳性
	• 影像学检查：神经传导检查可以确诊可疑病例
	• 非手术治疗：轻症病例中可在夜间行腕部夹板固定；通常不建议进行腕管内注射；如果夹板固定效果不佳，可考虑手术治疗
	• 手术：腕管松解术
肘管综合征	• 现病史：尺神经分布区域麻木和感觉异常，包括环指的尺侧半和小指，症状常呈隐匿发作；肘管综合征可能因屈肘动作而加重，如接打手机或其他动作；严重时出现手内在肌萎缩
	• 检查：尺神经分布区域的感觉缺失；内在肌萎缩和无力；肘管上方 Froment 征阳性（图 4-6），Jeanne、Wartenberg 和 Tinel 征阳性。尺爪手。可伴有肘部尺神经不稳定，内上髁半脱位
	• 检查：神经传导检查可明确诊断
	• 非手术治疗：肘部延长夹板；工作空间人体工学评估
	• 手术：肘部肘管松解术
神经根型颈椎病	• 现病史：通常隐匿病，但可由急性创伤诱发
	• 检查：周围神经分布中的感觉和（或）运动缺陷
	• 影像学检查：颈椎 MRI
	• 非手术治疗：物理治疗可能是有益的
	• 手术：神经根减压融合术

MRI. 磁共振成像

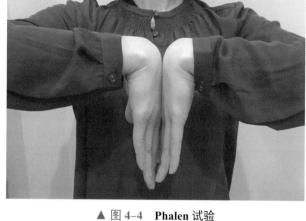

▲ 图 4-4 Phalen 试验

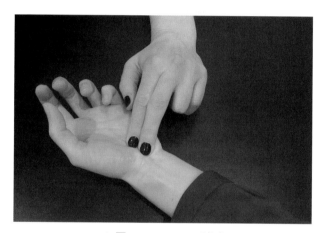

▲ 图 4-5 Durkan 试验

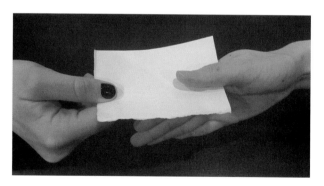

▲ 图 4-6 Froment 试验

第 5 章　足踝疼痛的诊疗
Approach to the Patient with Foot & Ankle Pain

Mark Yakavonis　Craig Lareau　Daniel Guss　著

足踝的形成是人类从主要用足抓取物体进化为用双足行走的解剖学结果。由 26 块独立足骨相互连接形成的网络结构传递了直立行走所需的生理力量。这些骨骼通过一系列关节、稳定韧带和肌腱连接在一起。许多因素可以破坏这些相互连接，包括突然破坏正常结构的外伤和逐渐侵蚀、破坏连接关系的风湿性疾病。由于受损关节持续承受巨大的生理负荷，此类患者常出现关节疼痛、畸形。理解并诊断足踝的这种病变需要对其基本解剖结构有深入了解，并认识到正常解剖结构的某处受损也可能导致其他部位的病变。

一、解剖

足部骨骼包括 7 块跗骨、5 块跖骨和 14 块趾骨。另有两个籽骨位于姆短屈肌腱内，许多部位还可能存在附加骨。足的骨骼通常分为后足（跟骨和距骨）、中足（舟骨、三块楔状骨和骰骨）和前足（跖骨、趾骨和籽骨）。

（一）踝

踝关节（胫距关节）允许背屈和跖屈运动。与距骨接触的"榫眼"由胫骨穹隆部（胫骨远端的水平承重部分）、内踝和外踝组成。连接内踝和距骨的三角韧带是站立时踝关节的主要稳定韧带，能够抵抗踝关节的外翻和外旋应力。三条踝关节外侧韧带则抵抗内翻应力。

踝关节是一种"榫卯关节"，这是一个木工术语，指在一块木头上切一个凹槽以将其与插入榫眼的另一块木材稳定连接。踝关节的榫眼部分由腓骨和胫骨组成，两者又将距骨固定在它们之间。为此，腓骨和胫骨通过多条韧带连接在一起，这些韧带环绕下胫腓关节，形成名为"联合韧带"的复合体。联合韧带包括四条韧带，其中最坚韧的是后下胫腓韧带。

（二）后足

后足关节包括距下关节和跗横关节（Chopart 关节），其中跗横关节由跟骰关节和距跟舟关节联合构成。与踝关节允许足的背屈和跖屈不同，距下关节是一个斜轴关节，允许后足内翻 20° 和外翻 10°。弹簧韧带（足底跟舟骨韧带）横跨跟骨和舟骨，对维持足弓至关重要，该韧带力量减弱可致扁平足畸形。

（三）中足

足中部关节包括楔舟、楔骨间和跗跖（Lisfranc）关节。Lisfranc 韧带起于内侧楔骨外侧，止于第二跖骨基底跖内侧，第一跖骨和第二跖骨底部没有韧带连接。Lisfranc 韧带的外伤性撕裂可使小跖骨从相应的跗骨向外侧半脱位。

（四）前足

跖趾（MTP）关节允许足趾背屈和跖屈。外侧副韧带抵抗内翻应力，内侧副韧带抵抗外翻应力。跖板是 MTP 关节的主要稳定器，可防止足趾背侧半脱位或脱位。小趾跖板断裂可导致其背侧脱位和交叉趾畸形。"草地趾"损伤是姆趾损伤，通常由运动员在人造草皮上姆趾被迫背屈引起。籽骨与第一跖骨头的跖面相连。类似于髌骨，籽骨为增加第一 MTP 屈曲的力量提供了一个支点。

（五）肌肉

足部肌肉可分为外在肌和内在肌。穿过踝关节进入足部的主要肌腱是外在肌。前内在肌是胫骨前肌、姆长伸肌、趾长伸肌和第三腓骨肌。外侧外在肌是腓骨长肌和腓骨短肌。腓骨长肌肌腱更容易脱位，腓骨短肌肌腱更容易撕裂，这可能与腓骨短肌肌腱紧邻腓骨后侧有关。后侧外在肌是跟腱，它是腓肠肌和比目鱼肌的汇合处。跟腱是人体最强壮、最大的肌腱。后内侧外在肌是胫骨后肌、趾长屈肌和姆长屈肌（flexor hallucis longus，FHL），它们构成小腿的深屈肌，即使在跟腱断裂的情况下也能使足跖屈。胫骨后肌腱也能启动后足内翻，这对于在步态周期中有效使用足部作为杠杆臂至关重要。

（六）神经

在支配足部的 5 条周围神经中，3 条神经（腓浅神经、腓肠神经和隐神经）在胫距关节水平走行于筋膜浅层，2 条神经（腓深神经和胫神经）走行于筋膜深层。如前所述，腓浅神经（superficial peroneal nerve，SPN）提供除背侧第一蹼间隙以外的足背感觉，后者由腓深神经提供。腓深神经支配小腿前侧部肌肉（胫骨前肌、趾长伸肌和姆长伸肌），SPN 支配小腿外侧部的肌肉（腓骨长肌和腓骨短肌）。前跗管综合征可发生于腓深神经在足背侧下伸肌支持带下方受压时，而 SPN 的卡压可发生于 SPN 穿过腓骨肌及其筋膜过渡成为浅神经时。

胫神经在屈肌支持带下方的跗管内走行至踝关节后内侧，然后分为足底内侧神经、足底外侧神经和跟骨感觉神经。它支配除趾短伸肌以外所有的足部内在肌，趾短伸肌由腓深神经支配。足底外侧神经的第一支支配小趾展肌，当该神经向外侧穿出时，有时会受到姆外展肌筋膜的压迫。隐神经支配足内侧感觉，腓肠神经支配足外侧感觉。莫顿神经瘤发生于趾间神经，后者从足底延伸至跖间韧带。

二、体格检查

足踝状况的有效评估在很大程度上依赖于体格检查。绝大多数的足部和踝关节解剖结构位于皮下，易于视诊和触诊内部结构。X 线可作为体格检查的补充，理想情况下可拍摄负重片，以便在生理负荷下显示解剖结构。CT 和 MRI 等横断面成像方式对特定患者有着重要作用，但通常只用于观察某些可能影响治疗决策的特定解剖学情况。鉴于超声在诊疗点的可及性强，它也变得越来越重要。然而，临床医生必须牢记，这些影像学检查所见异常也可能与患者的主诉无直接关联。因此，仔细分析影像学表现与病史和体格检查之间的关系至关重要。

在患者进入检查室之前，足部和踝关节的体格检查就已经开始于对患者步态的观察。患者为缓解疼痛采取的被动体位通常提示其病情严重程度。在站立位评估足部和踝关节的对位关系也至关

重要。正常的后足力线在外翻 5° 左右，即足踝应轻微相碰。然而，过度外翻会拉伤踝关节的内侧结构，如三角韧带和胫后肌腱，并可能会引起内侧疼痛（图 5-1）。如果足够严重，当足向外摆动时，腓骨外侧可能会撞击跟骨，产生外侧症状。相反，当踝关节处于内翻位置时，踝关节相互远离，病变位于足和踝关节的外侧。外侧结构的应力变化可能包括习惯性扭伤、腓骨肌腱病变，甚至由于第五跖骨受力不均导致的足外侧超负荷。

让患者的足悬空以便自由活动，对后续的体格检查很有用。如果患者的症状是单侧的，应先检查对侧健康肢体，以备与患肢对比。足部和踝部的关节传统上被分为"关键"关节和"非关键"关节。关键关节是指其运动对正常功能至关重要的关节，包括胫距关节、距下关节、跗横关节（距舟关节和跟骰关节）和 MTP 关节。第四和第五跖跗关节（tarsometatarsal，TMT）对于适应不平坦的地面也很重要。然而其他关节，如楔舟关节和第一至第三个 TMT 关节，即使进行关节融合等手术也几乎没有功能影响。它们的主要特征是刚度，这是双足步态所必需的。

关节主动活动度检查主要集中在踝关节和后足区域。特定肌腱的解剖走行决定了它的运动走向。胫骨前肌、姆长伸肌和趾长伸肌在踝关节前方交叉（图 5-1）。胫骨前肌在内侧楔骨和第一跖骨基底部附着于中足背内侧，从而抬高踝关节并使后足内翻。该肌腱缺失会导致足下垂。腓骨短肌和腓骨长肌肌腱位于踝关节外侧，分别从第五跖骨基底部和第一跖骨的足底斜向其腓骨后侧的附着点。因此，腓骨短肌使足跖屈并使后足外翻，而腓骨长肌使足外翻，同时使第一跖骨跖屈。因此，检查这些肌腱需要在

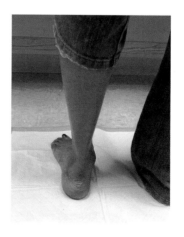

◀ 图 5-1 过度外翻的对位会拉伤踝关节的内侧结构，如三角韧带和胫后肌腱，并可能会引起内侧疼痛

保持踝关节背屈的同时抵抗外翻。

踝后内侧有胫后肌腱、趾长屈肌腱和踇长屈肌腱。胫后肌腱通过其在舟骨和中足的多个足底内侧附着点，作用于踝关节和后足的跖屈和内翻，并在维持足弓方面发挥重要作用。因此，检查该肌腱需要在足完全跖屈时抵抗内翻。跟腱位于踝关节的正后方，由腓肠肌和比目鱼肌共同组成，是人体最大的肌腱，也是踝关节最强壮的跖屈肌。该肌腱的缺失导致 Thompson 试验阳性，即挤压小腿不会带动足部的相关运动。然而，值得注意的是，跟腱断裂的患者通常仍然能够通过完整的深屈肌（如胫骨后肌）进行跖屈活动。

足部的感觉检查主要依赖于五条神经：① SPN；②腓深神经；③胫神经；④腓肠神经；⑤隐神经。其中隐神经由股神经感觉支发出，其余四条都是坐骨神经的分支。SPN 支配除第一蹼间区域外的足背感觉，第一蹼间区域由腓深神经支配。胫神经支配足跖区域，腓肠神经和隐神经分别支配踝关节外侧和内侧及后足。在神经病变的情况下，早期表现为踇趾上方孤立区域感觉丧失，随着神经病变的进展，也可能出现踇趾本体感觉（即足趾对所处空间位置的感知）丧失。

足部血管检查包括足背动脉搏动，在踝水平的中足足背处可感觉到。胫后动脉搏动则在内踝后的踝关节后内侧可以感觉到。

对解剖结构的直接触诊对于确定疼痛的病理来源至关重要，所涉及的解剖关键知识也至关重要，这在后续讨论各种病变时也会有所强调。

三、前足疼痛

（一）趾痛症

诊断要点

- 小跖骨头跖面下疼痛。

1. 临床表现

(1) 症状与体征：趾痛症是一种与足底小跖骨头异常负重相关的应力综合征。踇外翻之类的明显畸形往往会导致负重异常。踇外翻令较大的第一跖骨延线外翻，留下较小的第二跖骨来承受更多的步态固有的前足受力。如果第二跖骨比第一跖骨长，也会

造成类似的情况。随着时间推移，跖骨头部负荷增加，其下方软组织可能会出现疼痛，并且通常表现为受累跖骨下足底胼胝形成。此外也可能继发相关的 MTP 滑膜炎，导致关节内疼痛。此病的主要症状是足底疼痛，负重时明显，赤足踩在硬地面上时尤其严重。由于趾神经周围炎症，患者也可能出现趾蹼疼痛，但大部分压痛位于跖骨头下方。

(2) 影像学和特殊检查：一般在查体中经直接触诊诊断。应完善足部的负重正位、斜位和侧位 X 线。

2. 治疗

非手术治疗手段主要包括改变穿鞋习惯、使用非甾体抗炎药（non-steroidal anti-inflammatory drug，NSAID）和穿戴矫形器。跖骨垫是一种放置在跖骨头近端的柔软毡状突起物，可放到鞋或矫形器里以减轻前足负荷。摇椅底鞋也可以减轻走路时的前足压力。如果经过整个疗程的保守治疗后症状仍持续存在，并且存在相关畸形，如踇趾外翻或第二跖骨过长，患者可以考虑通过手术矫正畸形。但绝大多数跖痛症都采取保守治疗。

（二）跖板断裂（草地趾和小 MTP 不稳定）

诊断要点

- 踇趾过伸性损伤导致足底第一 MTP 关节疼痛，即草地趾。

- 背侧牵引试验时跖骨头部震荡造成近端趾骨不稳定。

1. 临床表现

(1) 症状与体征：跖板损伤或跖板不稳定可发生在任何足趾的 MTP 关节，其中发生在踇趾的通常被称为草地趾。草地趾尤其常见于在硬地面上进行的对抗性运动。其损伤的主要机制是第一 MTP 关节在被动承受轴向负荷时发生过度伸展，导致跖板或趾骨 - 籽骨韧带断裂。患者会主诉第一 MTP 关节急性疼痛和僵硬，伴有力量减弱和足趾蹬出时疼痛。

小 MTP 关节不稳定往往没有明确诱因。相反，它是由慢性应力作用于足底板和侧副韧带，导致稳定韧带松弛或紧绷所致。

在草地趾中，视诊通常会发现足底肿胀和瘀斑；在小 MTP 不稳定时，则可发现胼胝。踇趾 MTP 关节的主动和被动运动都能诱发疼痛。

(2) 影像学和特殊检查：跖板断裂的初步评估包括足的负重正位、侧位和斜位 X 线。在评估草地趾时，可以考虑增加其他视图，包括籽骨轴向视图和被动背屈视图，后者可以了解籽骨是否在跖趾背屈时跟随跖趾运动，或者籽骨是否被破坏。通过影像学评估籽骨相对于 MTP 关节的位移是很重要的。如果怀疑有损伤，但 X 线无法明确，可以进行 MRI 检查。小足趾的跖板退行性改变可能表现为受累 MTP 关节的半脱位或脱位。

2. 治疗

跖板断裂的初始治疗大多是保守的，包括休息和用硬底鞋或助行靴制动，而对于更严重的草地趾病例，则采用石膏固定使跖趾屈曲。如果怀疑草地趾，重要的是早期固定，以促进相关结构的稳定和骨痂形成。如果草地趾患者不能耐受硬底鞋，则在第一跖骨上带有莫顿延伸结构的矫形器也能帮助固定跖趾。绑带固定也可用于制动。在保守治疗失败或关节不稳定的情况下，应将患者转至足踝专科，考虑手术干预。早期治疗通常需要进行跖板修复，MTP 慢性不稳定也可能需要手术治疗。

（三）跖骨应力性骨折

诊断要点

* 跖骨干触痛。
* 与活动相关的疼痛。

1. 临床表现

(1) 症状与体征：由于与严格的军事基础训练有关，跖骨应力性骨折也被称为"行军性骨折"（March Fractures）。它是一种过度使用的表现，足部反复承受应力和微创伤，并且在下一次创伤发生之前不能充分修复或再生。该骨折可发生于任一跖骨，并且除第五跖骨外，通常发生在远端骨干，在第五跖骨则常发生在干骺端。跖骨应力性骨折患者会出现跖骨干疼痛和肿胀，通常与活动或负重有关。患者常表示调整了新的运动方案或近期新增了高强度锻炼。

(2) 影像学和特殊检查：初步影像学检查包括足部 X 线。应力性骨折的特征性表现是跖骨干周围骨膜反应。值得注意的是，这一发现在受伤后一段时间才会出现，因此如果急性期拍摄，X 线可能是正常的。如果临床上存在高度怀疑，患者可能会在几周后复查 X 线。另外，MRI 在识别早期应力性骨折方

面具有很高的灵敏度，但可能不会改变严格制动这一早期治疗方案。

2. 治疗

治疗包括通过术后鞋或骨折靴制动 4～6 周。应允许患者在耐受范围内负重，但只要患者出现疼痛就建议休息。评估能否恢复活动主要依靠影像学检查判断愈合情况，但患者症状消失同样重要。建议避免危险因素，包括使用糖皮质激素和吸烟。

（四）锤状趾

诊断要点

* 穿鞋时足趾背侧疼痛。
* 远端趾间关节伸展和近端趾间关节屈曲。

1. 临床表现

(1) 症状与体征：锤状趾是最常见的小趾畸形，在女性中发病率较高。特征性表现是远端趾间关节伸展和近端趾间关节屈曲，MTP 关节可以正常或者伸展。锤状趾疼痛与鞋面向下的压力或地面向上的压力有关。视诊中受压部位的胼胝并不罕见。

通过局部加压的查体动作可以判断锤状趾是柔韧性和僵硬性屈曲畸形。在跖骨的跖面背侧施加向下的压力，柔韧性锤状趾可被矫正为直趾，而僵硬性锤状趾则不能。在该检查过程中，临床医生还可以了解近节趾骨是否从跖骨头上脱位。

(2) 影像学和特殊检查：锤状趾的影像学检查包括足部负重的正位、侧位和斜位 X 线。要着重评估 MTP 关节，以确保近节趾骨在跖骨头上复位，而不是在背侧脱位。

2. 治疗

锤状趾主要是对症治疗，通过减少足趾背侧或足底的压力。这包括穿着深鞋头的鞋子、使用足趾垫和泡沫或硅胶材质的足趾套。易变性锤状趾畸形可以用 Budin 夹板治疗，它可以向下拉足趾，减少近端趾间关节压力。足趾下应用 Crest 垫可以抬高足尖，以减轻趾尖压力。保守治疗通常可以缓解症状，但顽固性疼痛或反复损伤，特别是僵硬性畸形，可能需要手术治疗。如果第二个锤状趾与交叉畸形相关，其中跚趾外翻将跚趾置于第二个足趾之下，则必须同时处理跚趾外翻。如果是第二锤状趾合并交叉畸形，其中跚外翻将跚趾置于第二趾下方，则必须同时处理跚外翻。

（五）爪形趾

诊断要点

- MTP 关节疼痛。
- 远端和近端趾间关节屈曲，MTP 关节伸展。

1. 临床表现

(1) 症状与体征：爪形趾是足部内在肌和外在肌间不平衡造成的。由于其具有神经肌肉的病因，通常双侧受累。然而，还存在其他病因，包括创伤或滑膜炎。经典表现是近端趾骨在 MTP 关节处伸展，中、远节趾骨屈曲，这导致跖骨头触地疼痛。通常，患者在跖骨头和趾间关节背侧都有胼胝形成。畸形可以是僵硬性或是易变性的。

(2) 影像学和特殊检查：足部负重正位、侧位和斜位 X 线，可用于评估锤状趾的外伤原因。

2. 治疗

保守治疗包括改变穿鞋习惯，如深鞋头的鞋子、足趾垫和保护跖骨头的足趾套。对于活动性畸形，可采用 Crest 垫和 Budin 夹板矫正畸形。保守治疗失败的患者与锤状趾畸形的治疗方法类似，易变性畸形可以通过屈肌腱松解来治疗，而僵硬性畸形通常需要远端趾间关节切除或融合术来治疗。

（六）槌状趾

诊断要点

- 行走时足背或足尖疼痛。
- 单纯远端趾骨屈曲。

1. 临床表现

(1) 症状与体征：槌状趾可由远端趾间关节或伸肌的创伤所致，也可由退行性变或穿着不合适的鞋引起。槌状趾定义为 MTP 和近端趾间关节居中或倾斜，远端趾间关节屈曲。查体时可以看到患者趾尖处形成胼胝，这可能导致行走时疼痛。畸形可以是僵硬性或易变性。

(2) 影像学和特殊检查：足部负重 X 线，包括正位片、侧位片和斜位片，可用于评估锤状趾的创伤原因。

2. 治疗

初始通常采取保守治疗，包括穿深鞋头的鞋子，或者带有足趾帽或足趾套的鞋，以防止胼胝生成。

而持续疼痛的患者可能需要手术治疗。易变性畸形可以通过屈肌腱松解来治疗，而僵硬性畸形通常通过远端趾间关节切除术或融合术来治疗。

（七）莫顿神经瘤

诊断要点

- 跖间区域疼痛。
- 负重和穿紧的鞋子加重。Mulder 弹响征阳性，典型特征即手握前足挤压时跖骨间出现咔嗒声。

1. 临床表现

(1) 症状与体征：莫顿神经瘤是一种趾间神经的压迫性神经病。其发生原因目前尚有争议，主要病因是跖骨深横韧带对趾间神经的压迫，跖骨深横韧带横跨于跖骨头之间，位于趾间神经背侧。它最常见于第三、第四趾间区域，女性更常见。疼痛通常位于所累及的前足趾间区域，并且穿窄鞋时加剧，导致远端趾间的烧灼感。通过查体时挤压趾间区域，可能会引发疼痛。此外，"Mulder 弹响征"可以理解为当跖骨被挤压在一起时，将膨大的神经推向足底方向时，跖间区域出现的咔嗒声。

(2) 影像学和特殊检查：应完善足部负重的正位、侧位和斜位 X 线。这些影像学通常不典型，但可鉴别骨性结构引起的疼痛。MRI 和超声的诊断作用有限。利多卡因和糖皮质激素注射到神经间隙可减轻疼痛，并有助于神经瘤的诊断，尽管注射液外渗也可能减轻其他疼痛。神经电图检查在评估该症状方面没有作用。

2. 治疗

初始治疗包括改变穿鞋习惯、NSAID 药物治疗和矫形器。穿着柔软系带、宽松低跟、舒适的橡胶底鞋。跖骨垫也有助于缓解趾间神经受压。如果这些措施无效，可以考虑糖皮质激素注射，但需注意重复使用激素可能会导致韧带和关节囊松弛。顽固性病例可考虑神经松解或手术切除。

（八）跚趾僵硬

诊断要点

- 第一 MTP 关节活动时疼痛，特别是背屈时。
- 第一 MTP 关节背屈受限。

1. 临床表现

(1) 症状与体征：踇趾僵硬由第一 MTP 关节的退行性关节炎引起。与大多数退行性关节炎一样，尽管可能存在创伤性原因，但通常是特发性的。早期踇趾僵直的特征是踇趾背侧骨赘形成，导致背侧撞击，随着病程进展，踇趾活动度降低。患者表现为第一 MTP 关节疼痛，尤其是步行过程中的蹬地痛。他们也可能抱怨穿着窄鞋时背侧骨赘的刺激痛。当赤足行走时，由于 MTP 关节承受的压力过大，患者也可能会主诉症状加重。查体发现踇趾活动受限，特别是背屈，并且随着退行性病变的进展，MTP 关节的研磨测试会引起疼痛。

(2) 影像学和特殊检查：踇趾僵硬影像学检查包括足部负重的正位、侧位和斜位 X 线。检查结果与疾病程度相关。在早期病例中，唯一的发现是跖骨头背侧骨赘，关节间隙保留，跖骨头边缘常有轻微方形变；而在关节炎晚期，出现关节间隙变窄伴软骨下硬化和囊肿。

2. 治疗

初始治疗包括矫形器和 NSAID 治疗。可以指导患者避免需要踇趾背屈的活动。使用的主要矫形器包括带有坚硬足板的莫顿伸展器，该硬板可最大限度地减少踇趾的背屈力。如果患者不想使用矫形器，通常鞋底坚硬的鞋子会限制关节的活动，从而缓解疼痛。如果保守治疗失败，可以考虑手术治疗。疾病早期可通过关节唇切除术暂时改善背侧撞击相关的症状。传统的最终手术治疗一般是第一 MTP 关节融合术。关节置换术及植入物填充术可减少骨切除，进而应用逐渐增多，但第一 MTP 关节融合术仍然是治疗终末期第一 MTP 关节炎的金标准。

（九）踇外翻

> **诊断要点**

- 第一 MTP 关节内侧隆起处疼痛。

1. 临床表现

(1) 症状与体征：踇外翻不是简单的内侧骨过度生长，而是涉及多个结构相对不平衡的第一趾的复杂畸形。踇外翻是指构成第一趾关节的踇趾。随着时间的推移，籽骨可能侵蚀分隔它们的嵴，导致侧

向脱位和畸形恶化。当屈肌腱和伸肌腱与踇趾一起向机械轴外侧移动时，畸形可能会进一步恶化。有显著遗传倾向，患者亲属通常有踇外翻史。其他因素包括女性、韧带松弛和穿着窄鞋。患者主诉穿鞋时疼痛，这是由于骨突的内侧刺激所致。然而，有些人也会描述继发于背内侧皮肤感觉神经压迫的踇趾感觉异常。查体发现第一 MTP 关节处外翻畸形，可被动矫正。检查第二个足趾的其他畸形也很重要，如锤状趾或跖骨痛，这些畸形可能是由足部力学改变而导致。

(2) 影像学和特殊检查：影像学评估足部负重的正位、侧位和斜位 X 线。表现包括内侧隆起伴 MTP 关节下方籽骨外侧半脱位。第一和第二跖骨之间的角度可能增加，并且在 MTP 关节处可以发现外翻角度。

2. 治疗

保守治疗的目的是缓解症状。值得注意的是，随着时间的推移，任何支架或隔片都无法改善踇囊炎的进展。初始治疗方法包括穿露趾鞋或具有宽而高的鞋头的鞋。足趾带、垫片和夹板可以缓解症状。矫形器可能有助于缓解继发性跖骨痛，但在踇外翻的治疗中作用有限，因为它们会挤压鞋子并加重内侧隆起的刺激。当保守措施失败，患者因剧烈疼痛而需要更有效的治疗时，可能需要手术治疗，通常需要对第一跖骨或近端趾骨进行截骨，第一 MTP 或第一 TMT 关节进行关节融合术。

（十）小趾内翻

> **诊断要点**

- 第五跖骨头外侧突出和疼痛。

1. 临床表现

(1) 症状与体征：小趾内翻是第五跖骨头的痛性外侧骨性突出，也被称为"裁缝踇囊炎"，因其历史上常发生于这一职业。根据跖间关节和 MTP 关节角度对畸形的程度分级。女性患病率较高，与穿着窄鞋相关。查体时，患者第五跖骨头向外侧突起，常伴有第五趾内侧偏斜伴足底或外侧角化过度伴红斑。通常，疼痛与活动范围无关，而与鞋的直接压力有关。

(2) 影像学和特殊检查：主要通过足部负重 X 线，

包括正位、侧位和斜位片，有助于确定第五跖骨头的宽度，以及跖骨间和 MTP 关节角度。

2. 治疗

非手术治疗包括鞋靴改良，角化填充和胼胝剔除。保守治疗失败的患者，根据跖间角的分类或水平指导治疗。没有跖骨间角增大的患者可以进行第五跖骨外侧髁切除术，而跖骨角增大的患者则需要进行第五跖骨截骨术来矫正该角度。

四、中足疼痛

（一）中足关节炎

诊断要点

• 步态中蹬离地面时中足和足弓疼痛。

• 足背可触及骨赘。

1. 临床表现

(1) 症状与体征：许多患有中足关节炎的患者都有创伤或自身免疫性疾病的病史，无明显诱因情况下，特发性骨关节炎也很常见。当考虑关节炎诊断时，最常见的主诉通常是中足疼痛，由于穿鞋压迫突出的背部骨赘及由退行性变引起的跖骨排列畸形的压迫会加重疼痛。体格检查通常显示涵盖 TMT 关节的足背触痛，伴有不同程度的骨赘形成。负重检查对于确定畸形的程度和范围也是必不可少的。在这种情况下，患者将出现扁平足，伴有内侧柱的旋前、背屈和外展。

(2) 影像学和特殊检查：应完善足部负重的正位、侧位和斜位 X 线。典型的影像学表现是受累的 TMT 关节变窄，最常见的是第二 TMT 关节。对于畸形严重病例，可以看到纵行骨塌陷。

2. 治疗

初始治疗包括 NSAID 治疗、较硬的鞋和支撑足弓的矫形器。如果骨赘是主要诱因，患者可通过拉伸鞋面或穿着具有柔软的网状鞋面的鞋来缓解。选择性糖皮质激素注射可用于诊断和治疗中足关节炎，可考虑使用介入或超声引导下注射，以避免糖皮质激素渗入周围组织，在极少数情况下，这可能导致溃疡或伸肌腱断裂。如果这些方法在缓解疼痛无效，患者可转至足踝外科，以考虑对受累关节进行足中关节融合术。

（二）Lisfranc 中足脱位

诊断要点

• 中足触诊有压痛。

• 与活动范围相关的疼痛。

• 负重 X 线显示 TMT 关节断裂或脱位。

1. 临床表现

(1) 症状与体征：Lisfranc 损伤通常继发于高能量冲击，如机动车事故或从高处坠落。然而，低能量的扭曲损伤也会导致这种损伤。据估计，20% 的此类损伤可能在最初的检查中被遗漏，特别是纯粹的韧带损伤，并且在非负重 X 线上无法发现，因此临床医生必须谨慎排查。查体发现，损伤初期有不同程度的肿胀和畸形，患者几乎普遍存在中足疼痛。一个特征性的表现是足弓中部的瘀斑。

(2) 影像学和特殊检查：中足不稳定的影像学评估包括患足的负重正位、斜位和侧位 X 线，对侧健肢的比较阈值较低。不稳定通常表现为跖骨与相应的中足骨轻微错位。在正位上，第二跖骨的内侧缘应与中楔骨的内侧缘形成一条连续的线，第一和第二跖骨之间的跖骨间隙应与对侧的跖骨间隙大致相当。在斜位上，第四跖骨的内侧缘与骰骨的内侧缘连成一条直线，第三跖骨的外侧缘与外侧楔骨的外侧缘连成一条直线。在侧位 X 线上，可能存在跖骨相对于跗骨的不常见足底移位。

2. 治疗

所有 Lisfranc 损伤患者均应转诊至足踝外科。非手术治疗对中足不稳定的作用非常有限。手术治疗需要早期固定损伤或中足融合。

（三）腓深神经压迫

诊断要点

• 第一蹼间隙疼痛和感觉异常。

• 叩诊 Tinel 征阳性。

1. 临床表现

(1) 症状与体征：累及腓深神经压迫性神经病变称为前跗管综合征。压迫可能因内在的占位病变发生，如骨赘或囊肿，将神经推到足部的下伸肌支持带上。或者，足外部的压力，如系紧鞋带的鞋子，也可能产生同样的症状。

合并腓深神经卡压的患者会出现第一蹞间隙背侧感觉异常或感觉迟钝。疼痛会在休息时出现，但可能会在足部跖屈时加重，因为跖屈会拉伸神经。根据压迫部位的不同，可能导致蹞短伸肌和蹞长伸肌无力，并对近端指骨产生阻力。应通过叩击腓深神经进行 Tinel 试验，出现疼痛症状即为 Tinel 征阳性。

(2) 影像学和特殊检查：影像学评估足部负重的正位、侧位和斜位 X 线。它们可能提示压迫的病因，如骨赘形成或其他骨畸形。MRI 可能是评估腱鞘囊肿或其他可能引起压迫的肿块的有效辅助手段。

2. 治疗

初始治疗包括 NSAID 治疗、休息和换鞋。衬垫良好的鞋舌或替代系带可以帮助减轻腓深神经的压迫。可以使用针对神经性疼痛的药物，但可能出现嗜睡等全身性不良反应。在严重的急性病例中，可以考虑制动和局部神经阻滞。如果保守治疗失败，推荐外科进行减压和神经松解。

五、后足疼痛

（一）距下关节炎

诊断要点

- 跗骨窦区域疼痛和在不平坦的地面上行走困难。
- 距下关节注射糖皮质激素可用于治疗和诊断。

1. 临床表现

(1) 症状与体征：后足退行性疾病主要是创伤或炎症的后遗症。距下关节炎通常引起跗骨窦区域的疼痛，但疼痛并不是唯一的症状。患者还会经常主诉肿胀、僵硬及在不平坦的路面上行走困难。偶尔会出现进行性后足外翻畸形。距下关节运动将会受限并反复发作。记住足部和踝关节运动的复杂性及负责轴向和矢状面运动的不同关节都很重要。

(2) 影像学和特殊检查：影像学评估从足部和踝关节常规负重时的正位、斜位和侧位 X 线开始。对距下关节进行的独特成像包括 Broden 视图，该视图通过在正位视图中过度内旋踝关节来突出距下关节的后关节面。影像学表现为关节间隙狭窄、骨赘形成和软骨下硬化。CT 通常有助于观察距下关节，因为关节面的独特方向通常使其难以在 X 线上观察。有时，MRI 也可以帮助区分关节或其他跗骨窦软组织病变。

2. 治疗

距下关节炎的非手术治疗从 NSAID、支具、对鞋的改良和限制活动开始。踝足矫形器（ankle-foot orthosis，AFO）（如亚利桑那支具）可以很好地控制后足畸形。糖皮质激素注射也可作为治疗选择。当非手术治疗未能控制症状时，关节融合术是治疗的金标准，止痛效果极佳。

（二）扁平足外翻伴腓骨下撞击

诊断要点

- 负重状态下检查扁平足。
- 外踝末端的疼痛。

1. 临床表现

(1) 症状与体征：虽然踝关节水平进行性扁平足畸形的患者最初常主诉胫骨后腱内侧疼痛，但随着时间的推移和畸形的恶化，疼痛实际上可能局限于后足外侧。在这种情况下，疼痛归因于关节外后足外侧撞击，包括距跟和腓骨下撞击。这种疼痛通常始于已知长期患有后足外翻畸形的老年人。疼痛通常在负重时更严重，并且集中在外踝末端。在体检中，患者会有明显的后足外翻，这种外翻可能是僵硬的，也可能是柔韧的。在常规检查中评估腓骨肌腱可能的半脱位或脱位很重要，因为来自跟骨的侧向压力可能会使它们从跟骨沟中脱位。

(2) 影像学和特殊检查：X 线评估首选足部和踝部普通负重时的正位、斜位和侧位 X 线，可显示平足畸形。MRI 等横断面成像可以提示腓骨和跟骨的皮质下骨髓水肿，以及胫骨后肌腱和腓骨肌腱的变化。CT 常显示同一部位的皮质下硬化和囊性改变。

2. 治疗

腓骨下撞击的保守治疗很大程度上取决于畸形是仍为柔韧的还是已经为僵硬的。对于一些易变性扁平足畸形的病例，可首先考虑支具、矫形器和物理治疗，其思路是为后足建立一个内侧支撑点，使跟骨远离腓骨远端。僵硬性畸形可能会从支撑尝试中受益。对于难治性病例，手术治疗是必不可少的。对于易变性畸形，根据扁平足的起源，可以考虑在跟骨和足内其他部位进行关节保留截骨术，以缓解后足外翻，消除撞击源。对于僵硬性畸形，治疗一般需要双（距下和距舟骨）或三（距下、距舟骨和跟骰骨）后足关节融合术。

（三）跗骨联合

- 僵硬性扁平足，足弓在足跟抬起时不会恢复。
- 反复发作踝关节扭伤史。
- 通常在童年晚期或青少年时期出现疼痛，很少在青壮年时期出现。

1. 临床表现

(1) 症状与体征：跗骨联合最常见于跟舟骨和跟距骨两个部位，但也可发生在其他关节。它们的起源是在发育过程中骨骼分割的失败。这可能导致后足运动改变，典型的足部畸形包括因前足外展和后足外翻导致的纵向足弓变平。大多数患者无症状，这些联合是偶然发现的。然而，当患者出现疼痛时，如果是跟骨和舟骨联合，疼痛源往往会被定位到跗骨窦，在跟距联合的情况下，通常疼痛源会被定位到距下关节而不是内踝远端，后者经常会累及距下关节的中间关节面。疼痛通常与活动相关。在体格检查中，后足活动受限，并且足跟抬高时内侧足纵弓不会重建。患者可能有多次踝关节扭伤病史。

(2) 影像学和特殊检查：放射学评估最初包括足部负重正位、斜位和侧位 X 线。斜位是评价跟舟联合的最佳方法。侧位片将显示"食蚁兽征"（跟骨前突伸长）伴跟舟骨联合，或者"C 征"（距骨穹窿内侧轮廓和距骨支撑后下侧面形成的 C 形弧）伴跟距联合。CT 可用于确定联合的大小、位置和范围。并不是所有的联合都是骨性的，也可以是纤维性或软骨性的。

2. 治疗

大多数情况下，偶然发现单个联合不需要干预。在出现联合疼痛的情况下，初始治疗包括用行走石膏或靴子固定 6 周，然后逐渐恢复活动。如果患者症状持续，应考虑转至足踝外科进行手术重建。手术治疗通常需要切除联合关节，并联合或不联合截骨术来纠正相关的足部畸形，而在更严重的畸形或更广泛的关节联合受累的情况下，则需要进行融合手术。

六、足跟疼痛

一系列疾病的表现为足跟痛（表 5-1）。准确的诊断从确定疼痛源的位置开始。大多数足跟疼痛发生在足底、负重面或后侧。

表 5-1　足跟痛的病因

跟骨下疼痛
- 足底筋膜炎
- 跟下神经卡压
- 脂肪垫萎缩
- 跟下滑囊炎
- 跟骨应力性骨折
- 跗管综合征
- 神经根病
- 脊柱关节病
- 感染
- 肿瘤
- 骨折性足跟骨刺

跟骨后疼痛
- 跟腱炎
- Haglund 畸形
- 跟腱前滑囊炎
- 跟骨后滑囊炎
- 跟骨后外侧外生骨疣
- 跟骨外侧不定滑囊炎

压痛伴有足跟外侧受压
- 跟骨应力性骨折
- 骨髓炎（尤其是儿童）
- 跟骨骨突炎（严重疾病，尤其是 8—15 岁的男孩）

（一）足底筋膜炎

诊断要点

- 早上迈出第一步时的疼痛（启动疼痛）。
- 深触诊足底筋膜起点处引起的疼痛。

1. 临床表现

(1) 症状与体征：足底筋膜炎是一种良性且通常是自限性的附着点病变，发生于足底筋膜起点处的跟骨内侧结节（图 5-2）。足底筋膜是支撑足弓的一条组织带。尽管确切的病因尚不清楚，但筋膜炎被认为是一种过度使用引起筋膜微创伤导致的退行性病变。危险因素包括体重增加、腓肠肌或马蹄肌挛

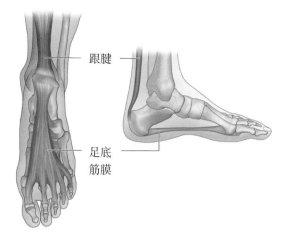

▲ 图 5-2　足底筋膜是覆盖足底骨骼的一条厚组织带

缩、需要长时间站立的工作和扁平足。患者将特征性地描述跟骨筋膜附着处出现的无创伤性精确针尖状压痛。疼痛也可能位于足底筋膜的内侧，因为它沿着足部走行。疼痛通常在最初下床或长时间坐着起床后加重，并在迈出第一步后有所缓解。足底筋膜炎通常发生在紧绷的跟腱处，因此注意踝关节活动度很重要。

(2) 影像学和特殊检查：足底筋膜炎一般是临床诊断。受累足部的 X 线可能显示足跟骨骨赘或骨刺。这些不是引起疼痛的原因，并且在无症状的成年人中发现的比例很高，因此不必相应去除。

2. 治疗

大多数足底筋膜炎的病例随着时间的推移而消退，因为它往往是一种自限性疾病。重要的是要教育患者，疼痛不会随着治疗而迅速消失，但通常会在几个月内缓慢减轻。初始治疗重点是腓肠肌和足底筋膜拉伸、NSAID 治疗和使用足跟垫来缓解症状。应首先尝试非侵入性的定期的小腿和腘绳肌拉伸，通常可以显著缓解症状。夜间夹板对早晨疼痛特别困扰的患者有效。预制鞋垫在缓解疼痛方面与定制矫形器一样有效，尽管两者都没有明确证实能加快康复。许多患者会询问糖皮质激素注射，必须告知他们使用糖皮质激素会导致脂肪垫萎缩或非创伤性足底筋膜破裂的风险。如果患者出现跛行，可以考虑用石膏或支具固定一段时间。

在难治性病例中，体外冲击波疗法（extracorporeal shock wave therapy，ESWT）是一种安全且通常有效的选择，但最初对患者来说可能是一种痛苦的治疗，并且通常不在医保覆盖范围。

只有在最难治疗的病例中才考虑手术松解足底筋膜，因为它可能伴有不良后遗症，如足内侧纵弓的丧失和疼痛性瘢痕。很少有手术必要。

（二）Baxter 神经综合征（足底外侧神经第一支压迫）

诊断要点

- 直接触诊 Baxter 神经区域的疼痛。
- 压迫点近端或远端的灼痛。

1. 临床表现

足跟痛罕见的病因包括足底外侧神经第一分支（即 Baxter 神经）的压迫。在这种情况下，压迫发生在第一个分支穿过踇展肌深筋膜和跖方肌的内侧缘之间。该位置更接近足底筋膜的起点，并位于踇展肌的肌肉起点之上。这种情况在 30 多岁的跑步运动员中更为常见，但也可能发生在非运动员身上。患者会主诉慢性足跟痛，可向近端或远端放射至足部或踝关节。与足底筋膜炎类似，疼痛可能在早上最严重，但伸展，NSAID 治疗或矫形器几乎没有缓解作用。病理性体征表现为足底外侧神经第一支触诊有压痛，深达外展神经。同一区域的持续压力会导致症状反复。

2. 治疗

确诊后，治疗可以从软弓矫形器开始尝试，以减轻压力。应告诫患者，矫形器可能会因挤压鞋子而加重症状，并产生与预期相反的效果。神经性疼痛药物也是有帮助的。当症状持续时，可考虑手术松解踇展肌筋膜，但结果可能无法预测。

（三）脂肪垫萎缩

诊断要点

- 弥漫性、中枢性足跟疼痛，并因冲击负荷活动加重。
- 足跟明显萎缩。

1. 临床表现

足跟的脂肪垫由不可替代的、专门的、独立的液压脂肪室组成，吸收冲击并向跟骨传递机械力。随着年龄的增长、某些风湿病、血管疾病、多次糖皮质激素注射和创伤,可能会发生脂肪垫变性。萎缩发生时,由此产生的足跟疼痛是中枢性和弥漫性的。严重时可以触及骨头。

2. 治疗

这种情况没有办法通过手术解决。治疗包括鞋的改良和提供外部缓冲和吸收冲击的柔性足跟杯。应避免注射糖皮质激素,这可能加剧脂肪垫萎缩。

(四)跗管综合征

诊断要点

- 胫后神经在跗管的卡压通常会产生单侧疼痛、感觉异常或沿着足底和足趾的感觉障碍。
- 叩诊(Tinel 征)或沿足跟后内侧压迫胫后神经可引起症状。

1. 临床表现

(1) 症状与体征:跗管综合征是胫神经在通过足跟后内侧、内踝后远端的纤维骨管时受到压迫。该管道由屈肌支持带、内侧距骨和跟骨形成。跗管内容物包括胫神经、胫后动脉、姆长屈肌腱、趾长屈肌腱和胫骨后肌腱。胫后神经在跗管内的压迫可能是由占位病变、骨畸形或创伤引起的,也可能是特发性的。患者表现为足部模糊的放射痛和灼痛,随活动加剧。根据压迫部位和胫神经分叉水平的不同,足底可能会出现不同分布的感觉异常。

检查时,患者会出现重复性疼痛和感觉异常,并伴有胫神经在跗骨隧道的冲击(Tinel 征)。直接压迫神经会重现症状,背屈 - 外翻试验也有助于诊断。神经学检查改变通常不显著。考虑到跗管综合征可能与扁平足相关,对足部进行站立位检查以评估足部畸形非常重要。

(2) 影像学和特殊检查:影像学检查从足部负重 X 线开始,以评估是否有明显的骨病理或导致神经受压的畸形。可以考虑行 MRI 进一步评估跗管内是否存在占位性病变。电诊断测试在检测跗管综合征方面的作用不确切,尽管它们可以将这种诊断与腰椎神经根病区分开来。然而,它们不应取代病史和体格检查,即使是阳性结果也不能自动预测手术治疗的阳性结果。

2. 治疗

一线治疗包括改良活动、冰敷、NSAID 治疗和固定。在继发于足部畸形的病例中,矫形器可用于矫正畸形并消除胫骨神经的张力。糖皮质激素注射可能是有帮助,但必须意识到继发于退行性变的肌腱断裂的风险。治疗神经性疼痛的药物及局部麻醉药也可能有效。

难治性病例可以考虑手术松解胫神经。当有明确占位性病变时,这种方法通常更能成功地消除症状,但在没有明显压迫病因的情况下则不太成功。一些研究表明,超过 40% 没有明显压迫病因的患者在松解术后可能效果很差。无占位性病变患者的松解术应慎重考虑。

(五)非附着点和附着点跟腱病

诊断要点

- 跟腱直接触诊疼痛。
- 肌腱梭形肿胀。

1. 临床表现

(1) 症状与体征:有一系列与跟腱有关的情况会导致足跟后部疼痛。疼痛可能源于跟腱本身,跟骨后部的突起(Haglund 畸形),跟腱止点处形成的后突或跟腱与跟骨后部之间的囊腔。

跟腱病可能在以下两个位置之一影响跟腱:跟腱在跟骨上的附着点或其附着点近端 2～6cm 处。因此,有附着点和非附着点跟腱病这两个术语。当疼痛起源于跟腱附着点时,常伴有跟骨后滑囊炎和跟骨 Haglund 畸形。突出的骨刺也可能在其附着点处形成。近端跟腱病患者常表现为受累肌腱梭状肿胀。跟腱病可能是由于过度使用,通常与跟腱过度紧绷有关。该疾病可发生在活动和久坐的人身上,肌腱断裂也可能发生,但不常见。

患者会主诉后足跟疼痛缓慢发作,这种疼痛可能会因穿着鞋帮突出的鞋而加重。当长时间坐着或休息后起身时,疼痛可能特别剧烈。

在检查时,可通过直接触诊肌腱的病变部分来再现疼痛。很多时候,人们会发现受影响的肌腱区域肿胀或凹陷。跟腱病伴发跟骨后滑囊炎时,可表现为紧邻跟腱的内侧和外侧区域肿胀。跟腱病的鉴别诊断见表 5-2。

(2) 影像学和特殊检查:影像学检查从足部负重 X 线开始。在侧位 X 线上,可以观察到跟骨上存在

表 5-2　跟腱病的鉴别诊断
• 类风湿关节炎
• 痛风
• 血清阴性关节病
• 弥漫性特发性骨肥厚（diffuse idiopathic skeletal hyperostosis，DISH）
• 氟喹诺酮类抗生素治疗
• 全身性糖皮质激素

大的 Haglund 畸形或附着点骨刺。可以观察到代表跟腱的增厚的软组织阴影。MRI 通常不是诊断必需。

2. 治疗

主要的初始治疗是物理治疗，侧重于离心运动和伸展腓肠肌复合体。通常建议抬高足跟和拉伸。可以改变穿鞋习惯以避免来自鞋带的直接压力，并且患者经常可以在鞋子中增大半码或一码时获益。NSAID 治疗可有效缓解急性期疼痛。对于出现急性跛行和剧烈疼痛的患者，可以考虑穿着助行靴固定一段时间。患者可能会询问是否使用糖皮质激素注射，但考虑到肌腱断裂的显著相关风险，应避免使用。

当保守治疗不能有效缓解跟腱附着点病变时，以及出现明显的骨性突起（如附着点骨刺或 Haglund 畸形）时，可以考虑手术治疗。手术干预包括病变肌腱的清创，以及相关骨刺和 Haglund 畸形的切除。后者需要将跟腱从其骨附着处分离再附着，因此患者必须意识到与之相关的重要恢复期。手术在非附着点跟腱病的治疗中作用较小，尽管最近的研究表明，令紧绷的腓肠肌松解可能起到一定作用。

（六）跟腱断裂

诊断要点

• 主诉运动过程中足跟后方爆裂感。

• Thompson 试验：小腿受挤压时踝关节不能跖屈。

1. 临床表现

(1) 症状与体征：跟腱断裂是踝关节后部疼痛患者需要考虑的重要损伤。易被误诊为踝关节扭伤，高 BMI、增龄和非运动相关损伤的患者被误诊的风险更高。其典型表现是体育活动时，踝关节用力跖屈过程中出现爆裂感，随后诉踝关节后方无力和疼痛。患者在肌腱断裂部位通常会有一个可触及的缺

损，尽管这是最不可靠的临床表现之一。Thompson 试验是最敏感的体格检查方法，需要膝盖伸直的同时将足悬垂在床缘外并挤压患者小腿，评估由此产生的足部运动。如果跟腱断裂，与对侧相比，患者在该试验中将跖屈不足，然而，由于腿的深屈肌完整，足部主动跖屈的能力可能得以部分保留。

(2) 影像学和特殊检查：影像学检查包括踝关节的正位、斜位和侧位 X 线。重点关注侧位片，以确保跟腱没有骨性撕脱。

2. 治疗

诊断为急性跟腱断裂后，应立即将足踝跖屈位夹板固定，并转诊至足踝关节外科。与患者讨论后，可选择手术或非手术治疗。非手术治疗包括短期夹板固定和功能性支具，而手术治疗包括断端缝合修复。传统上认为，非手术治疗导致肌腱再断裂的风险相对增加，尽管更现代的功能康复方案已经减轻了这些风险。

七、踝关节疼痛

（一）踝关节炎

诊断要点

• 踝关节前侧疼痛及僵硬症状。

• 引起疼痛的踝关节活动范围缩小。

1. 临床表现

(1) 症状与体征：病史和体格检查是踝关节炎最重要的诊断要点。大多数踝关节炎是创伤后引起的，患者会表现出踝关节疼痛和僵硬的机械症状。疼痛随着负重加剧，休息后减轻。僵硬通常会在晨起或久坐后更明显。体格检查应全面，包括步态分析、对齐评估、视诊、触诊、神经血管检查、活动范围、力量测试和稳定性测试。踝关节炎患者的步态通常表现为速度和步幅下降，终末期关节炎患者的活动范围严重受到限制。

(2) 影像学和特殊检查：踝关节退行性疾病的影像学检查最好使用标准负重踝关节 X 线，包括正位片、关节片和侧位片。表现包括关节间隙狭窄、软骨下硬化、囊性改变和骨赘形成。有时，X 线可以提示关节炎的炎症原因。类风湿关节炎的 X 线可显示关节周围骨质减少和边缘侵蚀。结晶性关节病，如痛风，可以在关节面下出现穿凿性侵蚀；假性痛风

可导致关节内的软骨钙质沉着。

2. 治疗

踝关节炎的保守治疗有多种选择。与其他部位的关节炎类似，NSAID 治疗、助行器和支具可缓解疼痛。踝关节局部注射糖皮质激素联合局部麻醉药可有助于这类患者的诊断和治疗。定制的踝足矫形器是治疗踝关节炎的金标准，但部分患者可能更耐受灵活的系带矫形器。治疗应与患者的偏好和依从性一致。也可以考虑对鞋进行修改。矫形鞋垫已被证实可改善踝关节炎患者的步态和疼痛。

如非手术治疗失败，可考虑手术治疗。金标准的治疗方法是胫距关节融合术，通常能明显减轻疼痛。然而，邻近关节退变和关节力学改变可能是这种融合术的相关并发症。踝关节置换术在美国越来越受欢迎，随着现代假体的发展，其效果也明显改善，但其适应证在年轻人和需求较高的患者中更为有限。如何在胫距关节融合术和踝关节置换术之间进行选择，可能是一个复杂的决定，应该对患者进行相关风险教育，患者选择是手术成功关键因素。

（二）距骨骨软骨病变（剥脱性骨软骨炎）

诊断要点

- 负重活动时踝关节疼痛加剧。
- 无特异性临床检查结果。
- 进一步 MRI 或 CT 检查通常是诊断所必需的。

1. 临床表现

(1) 症状与体征：距骨骨软骨病变为一段软骨及其相应的软骨下骨从关节表面撕脱的局部情况。尽管很多病例是特发性的，但最常见病因仍是创伤。病变位置可提供关于损伤性质的信息，内侧病变更常见，可以是非创伤性的或先天性原因，并且往往比外侧病变更深并更靠后。侧方损伤几乎总是继发于已知创伤，并且倾向于更靠前和更浅表。不幸的是，侧方病变也更常见伴发移位。在急性距骨骨软骨病变病例中，症状与体征与踝关节扭伤相似，如瘀斑、韧带疼痛、踝关节肿胀和活动范围受限。机械性锁闭可以发生，但并不常见。在慢性病例中，僵硬、活动相关疼痛和间歇性肿胀是典型主诉。距骨骨软骨损伤基本上没有特征性临床体征。

(2) 影像学和特殊检查：最初的影像学检查包括

踝关节正位、斜位和侧位。如果这些检查结果都是阴性的，但又临床上高度怀疑，建议行 MRI 或 CT，因为许多病变在 X 线上无法观察到。MRI 有助于检测病变存在，而 CT 有助于确定骨受累的程度，包括潜在的囊肿形成。

2. 治疗

当距骨骨软骨病变无症状且在影像学检查中偶然发现时，无须治疗。对于有症状的病变，治疗取决于缺损的持续时间、分期和大小。对于非移位性病变，建议使用石膏或助行靴固定，并避免撞击和负荷活动。有开放性骨骺的年轻患者在这种治疗中往往愈合得更好。对于不稳定的病变，通常需要手术来缓解症状。手术治疗包括在关节镜下评估病变，根据病变大小和范围，对进行碎片稳定或清创后软骨修复术。

（三）慢性踝关节撞击

诊断要点

- 踝关节前部疼痛。
- 踝关节背屈受限并伴有疼痛。

1. 临床表现

(1) 症状与体征：前胫距撞击是由创伤或退变引起的前骨赘或软组织异常所致。典型表现是踝关节前部疼痛，用力背屈时疼痛加重。当机械性阻滞，患者可能背屈受限。

(2) 影像学和特殊检查：影像学检查包括踝关节负重正位、斜位和侧位 X 线，可显示胫骨远端前部或距骨背侧骨赘。CT 可更好地描述骨赘位置。MRI 可用于确定软组织撞击，以及相关关节内病变，如骨软骨缺损。

2. 治疗

初始治疗包括 NSAID 治疗、物理治疗和支具或改变穿鞋习惯。局部糖皮质激素联合局部麻醉药注射，既可用于诊断，又可用于治疗。如果疼痛顽固，可外科治疗，通过关节镜清创和切除相关的骨刺或软组织病变。

八、踝关节疼痛的关节外原因

踝关节疼痛的关节外原因往往倾向于定位到踝关节的后内侧、后外侧或前外侧，并根据累及的结构产生特征性表现（表 5-3）。

061

表 5-3 踝关节疼痛的关节外原因
踝关节后内侧疼痛
· 长屈肌功能不全
· 胫后肌腱功能不全
· 跗管综合征
踝关节后外侧疼痛
· 距骨后撞击综合征
· 腓骨肌腱病
· 距下关节后关节面的跗骨联合
· 腓肠神经病变
踝关节前外侧疼痛
· 跗骨窦综合征
· 腓浅神经病变
· 踝关节外侧韧带病变
· 距跟关节或跟舟关节联合

（一）胫后肌腱炎

诊断要点

· 早期胫后肌腱疼痛。

· 进行性扁平足畸形，表现为足跟外翻、内侧足弓塌陷、前足外展。

1. 临床表现

(1) 症状与体征：胫后肌腱功能不全或肌腱炎是一种退行性病变，最常出现在 50—60 岁，女性发病率较高。从跗管到环绕内踝的肌腱容易发生退变。扁平足患者的胫骨后肌腱可能会受到更大拉伸，从而加剧已有磨损。尽管扁平足并不一定是病理性的，但足部进行性扁平化是病理性的，可导致扁平足畸形的塌陷和恶化。诸多复杂因素相互作用，胫后肌腱炎患者根据后足畸形程度进行分期。Ⅰ期肌腱炎的特征是胫后肌腱局部疼痛、肿胀，足部无畸形，单肢提踵试验提示肌腱功能正常。Ⅱ期表现为肌腱细长，功能降低，患者无法充分单足提踵。导致足部进行性畸形，包括扁平足弓、外翻畸形和外展畸形。尽管畸形持续性进展，但后足仍保持柔软性并被动地恢复内翻，前足很容易旋转。随着症状慢性化，患者可能会有矛盾的主诉：由于肌腱最终失能，内侧疼痛得到缓解；但跟骨向外撞击腓骨，可能会出现外侧疼痛。Ⅲ期表现与僵直畸形相关。Ⅳ期表现为

三角韧带功能不全导致踝关节外翻畸形。因马蹄足挛缩经常存在，应及时记录患者的双侧踝关节活动度。

(2) 影像学和特殊检查：影像学检查从足和踝关节的正位、斜位和侧位负重 X 线开始。这些影像有助于评估足外翻畸形的严重程度及相关后足关节炎。如胫骨后肌腱炎初步诊断不明确，可考虑行 MRI 或超声检查。

2. 治疗

保守治疗以循序渐进的方式开始。急性疼痛伴有疼痛步态的患者可能需要在助行靴中固定。随后是规范的物理治疗过程，同时使用后足内侧矫形器来减轻内侧肌腱压力。如单独使用矫形器不足以矫正畸形，可考虑使用支具。手术适用于顽固性疼痛，手术治疗取决于疾病分期。柔韧性畸形的手术旨在解决和纠正变形力，包括清创或切除病变的胫后肌腱，将趾长屈肌腱转移至舟骨、跟骨内侧截骨术、选择性中足融合术和截骨术。对于僵硬性畸形，只能通过后足融合来矫正。

（二）腓骨肌腱炎

诊断要点

· 后足后外侧疼痛。

· 踝关节抗外翻疼痛。

1. 临床表现

(1) 症状与体征：腓骨肌腱炎可发生于腓骨肌腱走行的多个层面，常继发于创伤、过度使用或炎性疾病。患者通常会抱怨后足后外侧有疼痛，活动时加重，休息时减轻。沿着腓骨肌腱、紧邻腓骨远端后方或外踝远端腓骨结节处触诊有触痛，伴局部增厚。踝关节主动外翻时也可出现疼痛。鉴于患者可能有后足内翻，致腓骨肌腱异常应力，因此评估后足对位非常重要。

(2) 影像学和特殊检查：踝关节 X 线可用于排除其他病理情况或诊断后足畸形。为了更清晰地显示腓骨肌腱，应考虑行 MRI 检查。超声不仅可用于评估撕裂和肌腱不稳定等动态情况。

2. 治疗

腓骨肌腱炎的非手术治疗包括矫形、物理治疗，甚至是在助行靴或支架中进行支持性固定。即便存在腓骨肌腱非创伤性断裂的风险，部分学者主张局

部注射糖皮质激素联合局部麻醉药。如果出现持续性疼痛和肿胀，应转诊足踝外科，考虑腓骨腱鞘切除术、清创术和可能的修复。

（三）后踝撞击症（三角区撞击症）

诊断要点

- 后外侧或正后方后踝关节疼痛。
- 踝关节用力跖屈时，疼痛复现。

1. 临床表现

(1) 症状与体征：踝关节后方撞击发生在跟骨背侧接近胫骨穹隆的后侧，踝关节跖屈时卡住局部骨或软组织，表现为踝关节后外侧疼痛，或者较少见为踝关节后部跟腱深处疼痛。当足部极度跖屈时，疼痛明显加重。病因可能与跖屈位重复性活动，或者与单一创伤性跖屈损伤有关。三角籽骨易导致后部撞击，但无症状更多见。体格检查可发现足部用力跖屈时疼痛再现。踝关节后部也可有轻微肿胀。

在对近期有外伤史的患者进行评估时，必须意识到距骨后突骨折可能类似于后撞击，要进行鉴别诊断。

(2) 影像学和特殊检查：影像学检查从踝关节的正位、侧位和斜位 X 线开始。侧位图像可以识别三角骨。如果 X 线不确定，CT 有助于排除距骨骨折。MRI 可提示骨髓水肿和后囊增厚。

2. 治疗

初始保守治疗为 NSAID 治疗、夹板固定和活动调整。急性病例可以用助行靴或石膏固定，避免损伤活动。糖皮质激素注射可缓解患者顽固症状疼痛。当非手术措施失败时，可考虑后踝及距下关节镜手术干预，切除受累组织或三角籽骨。

（四）踇长屈肌肌腱病

诊断要点

- 踇长屈肌肌腱触诊疼痛。
- 踇趾主动跖屈对抗阻力时疼痛。

1. 临床表现

(1) 症状与体征：FHL 肌腱病是由重复动作导致。危险因素包括需要踇趾过度跖屈活动，如芭蕾舞演员。肌腱病最常发生在距骨后方纤维骨管内，偶尔也发生在足部远端 Henry 结处。

患有近端肌腱病的患者会抱怨踝关节后内侧疼痛。查体时，踇趾主动跖屈对抗阻力可出现疼痛。在踝关节后内侧可有捻发音。慢性患者可在肌腱中形成结节，尤其在踇趾运动时结节通过纤维 – 骨隧道时，症状明显加重。

(2) 影像学和特殊检查：影像学检查为踝关节负重 X 线，以排除其他疼痛原因。MRI 可用于明确诊断，并显示肌腱周围积液，以及可能存在的肌腱撕裂。值得注意的是，无症状个体的 MRI，很常见 FHL 周围积液，应该用一致的查体结果解释。

2. 治疗

初始治疗包括休息、NSAID 和活动调整。急性疼痛的患者可在使用一段时间的助行靴或石膏固定后受益，然后进行一个疗程的物理治疗。若保守治疗无效，可考虑采用腱鞘切除术对 FHL 肌腱进行手术减压，并对肌腱进行清创或修复。

（五）伸肌腱病

诊断要点

- 踝关节前部和足部疼痛。
- 踝关节主动背屈对抗阻力时疼痛。

1. 临床表现

(1) 症状与体征：伸肌腱病是一种典型的过度使用现象，最常影响胫骨前肌腱。症状包括足背和踝关节疼痛，活动时加重，休息时好转。患者有时会主诉最近开始了一项新的重复性活动后出现症状，足背周围弥漫性水肿。足和（或）踇趾背屈抵抗时，疼痛最严重。然而，也可以通过足趾的被动屈曲来感觉。而足部被动背屈时无疼痛，这是伸肌腱病与其他疾病的区别。

(2) 影像学和特殊检查：体格检查后可明确诊断，但足部或踝关节的 X 线可能有助于排除其他疾病。如果在检查中发现严重无力，应考虑伸肌腱断裂，MRI 有助于评估损伤的程度。

2. 治疗

休息和调整活动是治疗伸肌腱病的主要方法。如果疼痛严重致跛行，一段时间的助行靴支持性固定可能有益。正规的物理治疗也可以使患者获益。如果发现患者伸肌腱断裂，应转诊足踝外科进行手术修复。

063

第6章 肩痛患者的诊疗
Approach to the Patient with Shoulder Pain

John H. Wilckens   Michael T. Freehill   Scott Weiner   Umasuthan Srikumaran   Johnathan A. Bernard   著

关节复合体由四个关节［盂肱关节、肩锁（acromioclavicular, AC）关节、胸锁（sternoclavicular, SC）关节和肩胛胸椎关节］及其包绕的韧带和肌肉组成（图 6–1）。它是躯体活动度最大的关节，主要作用是在空间范围内定位手的功能。详细的病史采集和体格检查及适当的影像学检查有助于缩小鉴别诊断范围并指导治疗。大多数情况可以通过药物、糖皮质激素注射和物理治疗进行初步处理。顽固性肩痛应转诊至骨科。

一、病史

与其他部位的疼痛一样，肩痛最初可以根据症状发作的时间、疼痛的性质、缓解和加重疼痛的活动或方法进行分类。

疼痛发作可能在近期损伤（≤4 周）或远期损伤（>4 周）之后。近期损伤通常是急性发作的疼痛，而远期损伤可能是发作性或隐匿性的。因为肩关节参与了许多重复性的动作，而过度使用会导致疼痛。

疼痛的性质、位置、持续时间和有无放射痛也有助于鉴别。剧痛或刺痛通常提示结构性损伤。清晨出现和与天气变化有关的钝痛和酸痛，通常提示关节炎。烧灼痛和放射痛提示神经系统原因。定位于上臂外侧的疼痛是典型的肩袖疼痛。放射到肘部以下或肩胛骨内侧缘的疼痛提示颈椎或神经源性疼痛。夜间疼痛也是肩袖疾病的典型表现，但在转移性骨病中也可出现。上举头顶的活动性疼痛是一种常见症状，通常可归类为"撞击"疼痛，最常见的原因是肩袖功能障碍或疾病。如合并全身症状，如发热和体重减轻，临床医生需警惕感染性、代谢性或肿瘤性病因。

与肩部疼痛相关的其他症状包括僵硬、乏力和稳定性差。判断肩部疼痛程度的有效方法之一是明确疼痛导致的活动受限程度，如举手至头顶、提举、穿衣、梳头或洗头及个人卫生自理的能力。还应评估从事娱乐活动和职业活动受限的程度。

二、体格检查

为了进行准确的检查，需要充分暴露肩关节。对于女性患者，可以穿着检查服或让患者穿着运动胸罩、泳装上衣或无肩带上衣来尊重和保护患者隐私。

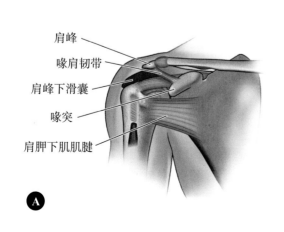
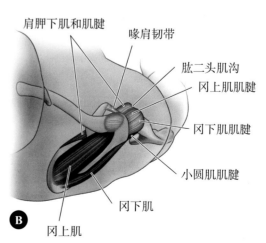

A 肩峰
喙肩韧带
肩峰下滑囊
喙突
肩胛下肌肌腱

B 肩胛下肌和肌腱
喙肩韧带
肱二头肌沟
冈上肌肌腱
冈下肌肌腱
小圆肌肌腱
冈下肌
冈上肌

▲ 图 6–1 肩和肩袖肌肉解剖，正面（A）和上部（B）视图

需要从前面、后面和侧面对双肩进行体检。应注意双肩的对称性，以便于临床医生了解有无合并细微的肌肉萎缩。肌肉萎缩提示神经损伤或潜在病变的慢性化。

体检的下一步是触诊肩部并评估其活动范围（range of motion，ROM）。

（一）触诊

触诊从 SC 关节开始，沿锁骨上向外侧移动至 AC 关节。临床医生应关注有无关节畸形、疼痛和捻发感。SC 和 AC 关节疼痛或畸形提示关节损伤、关节炎或两者兼有。肩峰疼痛可能意味着肩峰小骨。接着应触诊大结节和小结节。这些分别是冈上肌和肩胛下肌的肌腱附着点。如果这些部位出现压痛，应考虑肩袖异常可能。在结节之间，可触及肱二头肌长头腱通过的结节间沟。该部位的压痛提示肱二头肌肌腱炎，可单独出现，也可伴发肩袖异常或盂唇撕裂。

（二）活动范围

由于肩部的活动性，应在多个平面、上举头顶、内旋和外旋中检查其 ROM。此外，应对肩关节的 ROM 进行主动和被动评估。应从患者的前面和后面观察上举头顶的运动。从背部开始，应评估肩胛骨偏移的不对称性。前锯肌、斜方肌和冈下肌无力时可观察到摆动。肩袖薄弱或不稳定导致肩胛骨疼痛时，通常会出现更轻微的内侧缘抬高，这会导致喙肩弓闭合和肩部撞击综合征。

关节内旋范围可以通过让患者将拇指中线尽可能高放在脊柱上来测量。应记录所触碰椎体的水平（图 6-2 和图 6-3）。此外，可以在手臂外展 90° 和肘关节屈曲 90° 的情况下测量关节的内旋和外旋。患侧肩关节活动度应与健侧对比。当主动型 ROM 比被动型 ROM 测量更加疼痛和受限时，提示疼痛与肩袖有关。疼痛限制性被动活动，特别是末端痛常见于在粘连性关节囊炎或"冻结肩"。还应注意观察疼痛状态下的运动弧线。

颈部活动受限或疼痛可导致肩部疼痛。因此，颈椎的 ROM 也应在前屈、后伸、侧弯和旋转时进行检查。

三、神经系统检查

接下来应进行肌肉，特别是肩袖力量的评估。

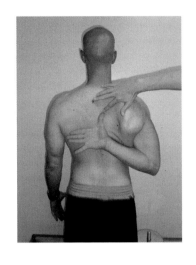

◀ 图 6-2　通过记录右手和左手到达的椎体水平来测量内旋

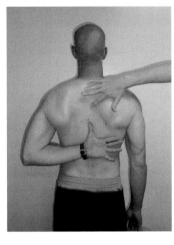

◀ 图 6-3　通过记录右手和左手到达的椎体水平来测量内旋

外展对抗阻力测试冈上肌。外旋与阻力测试后肩袖肌肉，即冈下肌和小圆肌。"压腹"试验和"推离"试验评估前肩袖肌肉，即肩胛下肌（图 6-4 和图 6-5）。

如果考虑颈部异常，应进行更正式的神经系统体格检查，包括评估患者的感觉、远端运动功能和反射。

四、特殊检查

除了肩部的基本检查外，许多特异性试验有助于确定肩部疼痛或功能障碍的原因。在进行这些检查之前，应对邻近解剖结构（手臂、肘部、前臂、手和颈椎）进行检查。然而，这些试验中有许多会引起疼痛和恐惧，因此应靠后进行。患侧肩部的体检应与健侧进行比较。特殊检查，包括沟征试验、负荷和移位试验、恐惧和再定位试验、Neer 试验、Hawkins 试验、Yergason 试验、Speed 试验和 O'Brien 试验，可用于评估肩关节不稳定、肩袖撞击、盂唇和肱二头肌腱疾病，以及 AC 关节疾病。

（一）不稳定性

肩关节天生是松弛的，使其具有很大程度的灵活性。异常松弛度可能提示从疼痛性半脱位到创伤性脱位的一组疾病。由于肩关节正常松弛度的范围较大，因此确定松弛度异常时，需综合考虑个人病史、比较基线检查或健侧检查情况。还应考虑导致几个关节普遍松弛的常见疾病，包括马方综合征、Ehlers Danlos 综合征和其他基因遗传疾病。以下是评估肩关节不稳定的具体试验。

1. 沟征试验

该试验的目的是评估肩下松弛度。患者坐位，当向下的力施加于中立位旋转的远端手臂上时，注意肩峰外侧边缘和肱骨头之间的平移程度（图 6-6）。在肩峰和肱骨头之间的皮肤上可见"沟"或凹陷。部分专家建议进行半定量评级［0 级，无平移；一级（≤1cm），轻度平移；二级（1～2cm），中度平移；三级（>2cm），严重平移］，部分专家建议结果可简单地报告为阳性或阴性。双肩的沟征阳性或严重平移可能提示多向不稳定，而单侧沟征试验阳性可能提示肩胛下角不稳定，特别是伴有疼痛或肩关节不稳定症状时。

2. 负荷和移位试验

负荷和移位试验可测量肩胛盂前后方向的肱骨平移。患者坐位，检查者位于患者身后，一手固定肩部，另一手抓住上臂，控制肱骨头的位置和旋转（中立位）。该操作的第一部分包括通过手臂施加轴向压力来对关节加载负荷，使肱骨头位于肩胛盂的中心。从这个位置，可以施加向前或向后的负荷（图 6-7 和图 6-8）。然后，检查者根据肱骨头在关节盂表面滑动时的平移或关节半脱位的程度进行分级。

改良的 Hawkins 分类法将肱骨头移位分为三个等级：一级，肱骨头可上移至肩胛盂边缘，但不能超过肩胛盂边缘；二级，肱骨头移动超过肩胛盂边缘，但可回到解剖位置；三级，肱骨头移动超过肩胛盂边缘，并且需要复位操作以返回到解剖位置。负荷和移位试验具有较高的阴性预测价值：阴性结果可排除肩关节前或后不稳定。

3. 恐惧和复位试验

恐惧试验通过尝试再现手臂处于外展和外旋位置的症状来评估前方不稳定。该试验可在患者坐位或仰卧位进行。检查者增加患者的手臂的外展和外旋量，同时确定患者是否担忧即将发生的半脱位或

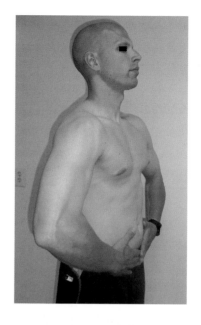

◀ 图 6-4 压腹试验用于评估肩胛下肌

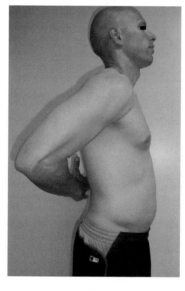

◀ 图 6-5 推离试验用于评估肩胛下肌

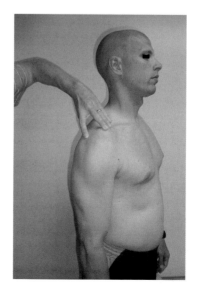

◀ 图 6-6 沟征试验评估肩下松弛程度

脱位（图 6-9 和图 6-10）。试验阳性表现为患者的恐惧感，而不是单纯的疼痛，提示前方不稳定。该试验的阳性预测值接近 98%。

当患者的手臂处于产生恐惧的位置后，在仰卧位进行复位试验。然后，检查者将一只手向前放在肩膀上，并施加向后的力，减少任何肱骨头的平移。如果该操作缓解了恐惧感，则认为该试验呈阳性。该试验特异性高，对前方不稳定具有 100% 的阳性预测值。

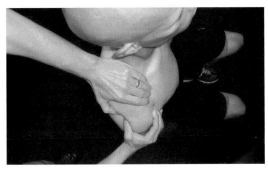

▲ 图 6-7　负荷和移位试验评估前方不稳定的程度

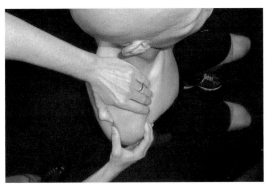

▲ 图 6-8　负荷和移位试验评估后方不稳定的程度

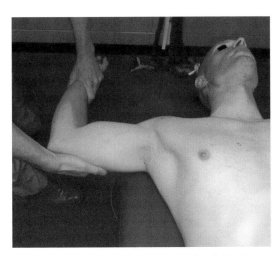

▲ 图 6-9　前方不稳定性通过恐惧试验评估

（二）肩袖撞击

肩袖疼痛的患者经常在夜间和头顶活动时出现体位性疼痛；然而，疼痛通常不仅局限于肩前部或侧部。Neer 和 Hawkins 试验经常用于重现这种疼痛并评估"撞击"，这被认为是肩袖肌腱炎的主要原因。

1. Neer 试验

Neer 试验中检查者首先稳定肩胛骨，然后向前抬高患者手臂（图 6-11）。患者主诉疼痛则为阳性结果，并且通常发生在 80°～120° 的仰角（前肩袖撞击肩峰下表面的点）。该试验对肩袖异常无特异性，在其他疾病状态下也可出现阳性结果，如粘连性关节囊炎、肩峰下滑囊炎、肩关节不稳定和关节炎。

2. Hawkins 试验

Hawkins 试验是 Neer 试验的一种改良，检查者将患者向前抬起的手臂向内旋转 90°，使肘部处于屈曲状态（图 6-12）。这种手法产生疼痛的确切解剖

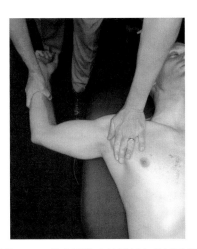

▲ 图 6-10　前方不稳定性通过复位试验评估

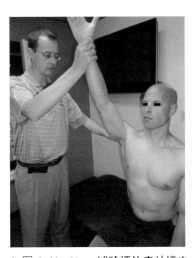

▲ 图 6-11　**Neer** 试验评估肩袖撞击

机制尚不清楚，但疼痛的发生对肩袖损伤敏感性高，特异性低。

（三）肱二头肌和盂唇异常

肱二头肌腱的异常很难诊断，因为肩前部的压痛很难从解剖学上鉴别出来。同样，盂唇的病变〔如盂唇前部和后部（superior labrum anterior and posterior，SLAP）病变〕也很难通过体检鉴别出来。然而，下面的试验有助于提示这些结构的异常。

1. Yergason 试验

Yergason 试验评估肱二头肌腱滑膜炎。在患者肘部屈曲 90° 且前臂完全旋前的情况下，检查者握住患者的腕部并阻止患者主动旋后（图 6-13）。孤立于肱二头肌间沟区域的疼痛再现表明试验阳性，可能是肱二头肌肌腱炎症。肩袖撕裂伴有前肩疼痛的患者 Yergason 试验呈阴性。该试验具有中等准确度，特异

性为 79%。

2. Speed 试验

Speed 试验也评估肱二头肌腱滑膜炎。让患者向前弯曲肩膀，肘部伸展，前臂旋后，克服检查者 60°~90° 的阻力来进行（图 6-14）。导致肱二头肌间沟疼痛提示试验阳性。在一些研究中，该试验的特异性为 75%，敏感性为 32%，而在其他研究中，该试验检测 II 型 SLAP 病变的敏感性为 72%，特异性为 28%。

3. O'Brien 试验（主动压迫征）

O'Brien 试验试图辨别 SLAP 病变。该试验是通过让患者站立并在内收 10° 时向前弯曲肩部至 90° 来进行的，肘部伸展，前臂旋前，拇指指向下方。然后，检查者在患者的手臂上施加向下的力，建议在手腕附近。在前臂旋后的情况下重复该试验（图 6-15）。当手臂旋前时，患者描述肩部深处的"咔嗒声"或疼痛，并伴有手臂旋后时的疼痛缓解或轻微疼痛，判定为试验阳性结果，并提示 SLAP 撕裂。

（四）AC 关节异常

骨关节炎、AC 分离和骨溶解是引起 AC 关节周围疼痛的常见原因。肩前部的疼痛也可由肩袖或盂唇异常引起。除了从病史和体格检查（视诊、触诊）中获得的信息外，交叉臂内收试验有助于将疼痛定位于 AC 关节。

该试验通过被动地将手臂向前抬起 90° 来挤压 AC 关节（图 6-16）。定位于 AC 关节的疼痛被认为

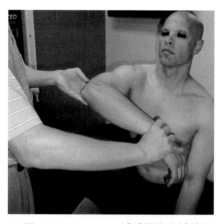

▲ 图 6-12 **Hawkins 试验评估肩袖撞击**

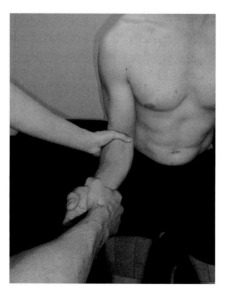

▲ 图 6-13 **Yergason 试验评估肱二头肌肌腱炎**

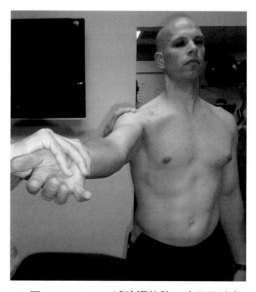

▲ 图 6-14 **Speed 试验评估肱二头肌肌腱炎**

是阳性结果。该试验敏感性和特异性较高，分别为77% 和 79%。

五、影像学检查

（一）X 线

X 线常作为肩痛患者的初始检查，有助于评估肩胛带骨性结构的完整性及其解剖关系。一些特异性 X 线表现可提示诊断，如所谓的"真空现象"见于完整的肩袖。此外，X 线证明缺乏正常解剖结构可能提示炎症状态。例如，囊周脂肪平面的缺失提示可能为 RA 或钙化性肌腱炎。X 线也可显示肩袖撞击的征象，包括肩峰和冈上肌出口形态。

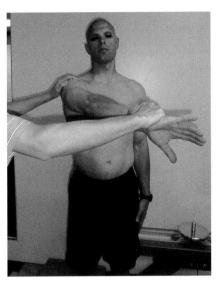

▲ 图 6-15　**Brien** 试验评估上盂唇前后部病变

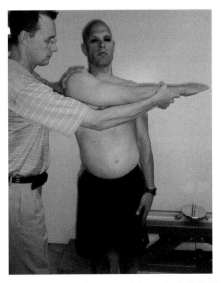

▲ 图 6-16　**交叉臂内收试验评价肩锁关节异常**

由于肩袖撕裂与大结节硬化、骨质增生、骨赘、软骨下囊肿和肩部骨质溶解之间存在联系，因此 X 线是识别这些表现的临床一线影像手段。肩峰形态有四种变化：扁平、弯曲、凸起和钩状。钩状肩峰下骨赘的患病率最高。同样，肩峰角和喙肩韧带的骨化，在肩峰和冈上肌出口切面上显示得最清楚，也与临床撞击和肩袖撕裂有关。

多种 X 线视角的摄片均具有不同程度的诊断价值。Grashey 位或具有内旋或外旋的真正前后位（anteroposterior，AP）视图可用于评估急性损伤。该视角在创伤情境下中识别骨折或脱位时十分有用。它也可用于慢性疾病，如骨关节炎导致的盂肱间隙狭窄的判断。然而，真实的正位视图对于检测前脱位或后脱位没有帮助，也不能帮助评估肩外侧。另外，脱位可以在肩胛骨 Y 位上进行评估，因为该视图可以评估关节窝内的肱骨头。腋窝位还可以评估肱骨头和肩胛盂，是评估前或后半脱位或脱位一种有效手段。它也可用于评估关节盂边缘的骨性 Bankart 病变。西点视图是评估关节盂缘的另一种选择，可用于识别骨性 Bankart 病变。相反，Stryker 缺口视图可以评估肱骨头的后外侧，并可以记录任何改变其完整性的情况（如 Hill-Sachs 或 Bennett 病变）。

（二）关节造影

肩关节造影有助于粘连性关节囊炎的诊断和治疗。将少量不透射线的对比剂注入盂肱关节时阻力增加，并显示小腋窝和肩胛下隐窝，支持诊断为粘连性关节囊炎。

肩关节造影有时用于全层肩袖撕裂、肱二头肌长头腱断裂、粘连性关节囊炎的诊断和治疗。这种成像方式可单侧评估或双侧对比进行，包括将不透射线的对比剂透视下注射到盂肱关节间隙中。关节造影在确定正常肩部解剖结构和检测肩袖撕裂方面有效。通过关节造影，全层肩袖撕裂的检出率接近98%～99%。对比剂从盂肱关节漏入肩峰下滑囊或三角肌下滑囊，代表关节囊破裂，提示肩袖撕裂。

肩关节造影的局限性在于，在肩袖撕裂但盂肱关节囊没有破裂的情况下，可能出现假阴性结果。肩关节造影在部分撕裂中也无效，并且其对软组织病变评估的效用有限。此外，关节造影在评估肩袖损伤方面的价值不如 MRI，并且其识别盂唇损伤的能力有限。由于这些原因，肩关节造影已逐渐被 CT

或 MRI 所取代。

（三）超声

超声是一种动态检查，能够评估肌腱和肩袖滑囊。它还可用于评估肩关节不稳定的患者，以及金属植入的术后患者，这些患者的关节 MRI 表现可能会被金属伪影所掩盖。然而，它需要有经验的技术人员和适宜的超声设备，特别是配备高频探头，以提取最准确和可靠的信息。

超声对于肩袖疾病包括部分和全层撕裂均有价值。全层撕裂比部分撕裂具有更完整的特征。全层撕裂的超声表现包括不可见、局部变薄和肩袖不连续。超声评估部分撕裂常伴有继发于肉芽组织或滑膜肥厚和肩袖周围局灶性变薄的回声增强。超声的敏感性从全层撕裂的 100% 下降到部分厚度撕裂的 47%，而两者的特异性均为 98%。

超声可以展示肱二头肌肌腱和冈上肌肌腱形态，它还可以帮助评估滑囊，包括肩峰下滑囊和三角肌下滑囊、Hill-Sachs 病变、盂缘骨折和盂肱韧带。此外，超声可用于在动态条件下评估盂唇的退变、肩袖撕裂和炎性关节疾病。

（四）CT 和关节造影

CT 在评估肩部骨骼形态的完整性方面最有价值。通过在轴位扫描，多层 CT 可以重建矢状面和冠状面影像，从而更好地显示肩胛带的复杂三维解剖结构。虽然 CT 不能清晰地显示软组织异常，但它在评估创伤患者的肩痛方面十分有用，在显示复杂的骨性结构，如肩胛体、盂肱关节面和肱骨头骨折中必不可少。

CT 和关节造影相结合可以对盂唇结构进行全面的评估，对于评估复发性盂肱关节不稳定的患者很有意义。CT 成像还可以协助诊断与关节不稳定相关的骨病，如 Hill-Sachs 缺损、骨膜反应和松动碎片。

（五）MRI

MRI 是评估肩痛患者非常有用的一种影像技术，可用于评估肩袖、盂唇、关节面、骨性解剖结构和关节周围软组织。评估 AC 关节的骨关节炎、关节囊肥大或骨赘。评估肩峰的形态，无论是向下倾斜、向外侧还是向前突出，都可以作为肩痛的原因进行评估。评估肩峰下间隙的滑囊炎、帮助寻找肩峰下撞击综合征的依据。MRI 还可以清晰显示组成肩袖的所有肌肉，评估肌腱病变程度、肌腱部分或全层撕裂、肌肉萎缩和钙化性肌腱炎。

除了肩袖肌腱，MRI 还可以评估肱二头肌肌腱有无病变，包括部分或全层撕裂及肌腱病变。评估有无肱二头肌肌腱附着点病变，清晰全面地显示肩胛盂上唇的结构。MRI 可以清晰地展示盂肱关节和结构信息，包括肱骨头的 Hill-Sachs 病变、肱骨头的非移位性骨折和肱骨近端的骨坏死。它还有助于识别盂缘的骨性 Bankart 病变和盂肱关节积液。此外，它可以评估盂肱上、中、下韧带，关节囊结构，协助寻找异常病变（退变或炎症）的原因。MRI 还可以显示肩袖间隙（其破裂可能导致肩前部疼痛）、肩部骨性和软组织肿瘤。这类肿瘤在肩痛患者中相对少见，如果一旦明确，MRI 可协助评估肿瘤特征，如大小、侵袭性和转移情况。

六、诊断与治疗

通过详细的病史、体格检查和影像学检查，可以缩小肩痛的鉴别诊断范围。鉴别诊断包括以下情况：肩袖疾病、肩关节不稳定、粘连性关节囊炎、关节炎、颈椎异常、神经系统疾病、先天性异常和肿瘤。

（一）肩袖疾病

肩袖异常可继发于多种疾病，包括炎症、肌腱部分或全层撕裂、肩袖撕裂性关节病。肩袖疾病的潜在病因包括由于衰老引起的肌腱退变，以及肌腱无血管区域在机械撞击或创伤下引起的撕裂。

临床医生通过体格检查可协助发现可疑的肩袖撕裂。与对侧相比，冈上肌或冈下肌窝的萎缩、无力或疼痛需要考虑是否存在肩袖损伤。肩袖损伤常表现为肘部侧弯 90° 内旋或外旋时的抵抗无力或疼痛。同样，在与中线成 45° 时和前屈至 90° 时，试验阻力为 0，这也是提示冈上肌异常的体征。对大结节的触诊应加压，但不能加压到足以引起压迫骨膜的疼痛反应。患侧肩查体应始终与对侧肩部进行对比。

撞击综合征是肩痛最常见的原因之一。肱骨头和肩峰之间的间隙减小提示肩峰下撞击综合征。如 AP 片所示，这些结构之间的距离 <5mm，通常可确定肩袖异常的诊断。出口位摄片可以显示肩峰下骨赘和肩峰的异常形态。肩峰下注射利多卡因有助

于诊断撞击综合征并作为初始治疗方式。通过物理治疗来加强肩袖肌力、伸展、ROM 及缓解疼痛是一线治疗选择。如果非手术治疗无效，可选择肩峰成形术。如果撞击综合征相关疼痛导致肩袖强度受损，应高度怀疑肩袖撕裂。肩袖撕裂常伴有顽固性疼痛、夜间疼痛伴随无力，导致患者翻身困难，改善这一问题能大大提高患者生活质量。

影像学检查对肩袖撕裂的诊断非常有价值。常规 MRI 诊断全层肩袖撕裂的灵敏度为 100%，特异度为 95%，诊断部分肩袖撕裂的灵敏度为 82%，特异度为 85%。部分肩袖撕裂最好通过 MRI 关节造影来协助诊断。尽管超声已被发现是诊断全层肩袖撕裂的一种有价值的工具，但它对操作者的经验和技术要求较高，因此多数情况下不太实用。

肩袖撕裂的治疗方法因撕裂程度而异，应根据患者的整体健康状况和治疗目标进行个体化治疗。大多数部分肩袖撕裂最初不需要手术治疗。在症状复发的情况下，建议进行关节镜评估、肩峰成形术、肩袖清创和修复术。全层肩袖撕裂并不是手术的绝对指征。修复肩袖撕裂的指征基于患者疼痛的严重程度、功能受限程度、患者的工作或娱乐对肩部活动能力的要求，以及非手术治疗的无效等。

对于急性外伤性撕裂或无力进行性加重时，通常建议早期手术干预。然而，在无症状人群中肩袖撕裂的发生率很高：80 岁以上的患者中 51% 有肩袖撕裂。值得注意的是，肩袖撕裂患者可以表现出相对正常的肩部功能。超声检测的无症状性肩袖撕裂的随访分析发现，在 58 例有症状的肩袖撕裂和无症状的肩袖撕裂患者中，仅有 51% 的无症状性肩袖撕裂在平均 2.8 年内出现症状。肩袖撕裂患者的自然病程在很大程度上仍然未知。

（二）关节不稳定

关节不稳定包括从急性创伤性脱位到继发于广泛性韧带松弛的多向不稳定。创伤性肩关节前脱位最常见的后遗症是复发。据文献记载，20 岁以下患者的复发率≥90%。

骨折或脱臼会导致手臂疼痛，维持保护体位。ROM 受限，肩部轮廓与对侧相比发生改变。全面的神经血管检查是必要的，因为 5%～35% 的首次脱位患者会出现腋神经麻痹。比较外侧三角肌的轻触觉是评估腋神经功能的最佳方法。

创伤性脱位后，需要排除有无继发肩袖撕裂。一般来说，年轻患者在脱位后会发生韧带损伤，而 50 岁以上的患者肩袖撕裂的发生率更高。通过评估外侧三角肌的感觉，可鉴别腋神经麻痹与肩袖撕裂。

影像手段包括 AP 位、Grashey（肩胛盂平面的真正 AP）位和腋窝平面摄片，用于评估盂肱关节。在这种情况下，腋窝平面摄片十分重要；如果无法进行，则需要完善 CT。腋窝 X 线和 CT 检查对下肩胛盂的骨性异常或骨折有较好的诊断价值。MRI 用于诊断肩袖撕裂、韧带损伤或盂唇病变。

肩关节脱位的闭合复位可以尝试手法复位，通常需要对清醒患者进行镇静处理。复位后应使用常规 X 线进行评估，包括腋窝摄片。复位后需要固定，但当存在肩臼骨折或总体不稳定时，保持肩部内旋的外展支具有助于固定。

物理治疗的目的是加强肩袖和肩胛骨稳定性。在合并活动性病变的患者中，应考虑通过急性手术固定。非手术治疗无效，或者不稳定反复发作的患者需要手术干预。根据损伤情况（软组织或骨性损伤），可采用关节镜或开放手术。手术目的是修复关节囊组织，并尽可能地稳定骨性 Bankart 病变。有明显肩胛盂骨丢失的患者可能需要进行较大的重建手术，如喙突转移或尸体同种异体移植。

涉及上举头顶动作的运动员包括体操运动员、游泳运动员和举重运动员，易发生多向不稳定，即在一个以上的平面（前、后或下）发生症状性半脱位或脱位。在这种情况下，不稳定的原因是肩囊松动。体格检查显示双肩有明显的韧带松弛。长期物理治疗有助于强化肩部的大小肌肉。如果超过 6 个月的物理治疗无效，建议进行收紧和减少肩关节囊体积的手术。但需要鉴别肩关节自发脱位，因为既往研究发现后者手术效果不理想。

（三）粘连性关节囊炎

粘连性关节囊炎，又称"冻结肩"，是肩痛的常见原因。在这种情况下，疼痛是持续的深部疼痛，定位不明确，随着任意运动而加重。患者通常在夜间感到疼痛，这是由在睡眠期间自然翻身而引起。起病可隐匿，也可在意外创伤后急性发作。多见于内分泌疾病，最常见于糖尿病。通常病因不明。这种情况的特点是受限的被动 ROM，尤其是内旋和外旋困难，影响日常活动。影像学检查，尤其是 MRI，无法帮助诊断粘连性关节囊炎，但有助于排除肩痛的其他病因。

虽然这是一种良性的自限性疾病（1～2 年），但大多数患者寻求治疗是因为疼痛和活动受限显著影响日常活动。大多数患者对康复指导下的关节伸展和锻炼有效。严重和顽固的病例可在麻醉下进行锻炼以恢复运动能力。在运动阻力大的病例，可以进行关节镜下关节囊松解以改善运动能力。因为运动受限导致疼痛，所以当患者恢复 ROM 时，疼痛能够改善。

（四）关节炎

关节炎可累及盂肱关节、AC 关节或 SC 关节。关节炎的病因可能是退行性、感染性或炎症性。体格检查和影像学检查是诊断关节炎的解剖部位和明确其类型的主要依据。长期的重复性运动（体力劳动或超过头顶的体育活动）伴有慢性疼痛多见于退行性关节炎。隐匿发作的疼痛，伴有阳性家族史和皮疹、发热或多关节受累，可能提示炎症性关节病。急性发热、红斑和运动时的疼痛需要考虑感染性关节炎。痛性、受限的被动 ROM 伴有发热和炎症标志物升高与感染密切相关。关节穿刺抽液可协助诊断，白细胞计数＞50 000/ml 强烈提示感染。

AC 关节的局部压痛可能提示 AC 关节炎，这是诊断 AC 关节异常的必要条件。"单指"试验有助于确定疼痛的精确位点。一般情况下，患者会直接指向肩膀顶部的 AC 关节。当手臂横过胸部用力内收压迫 AC 关节时，AC 关节的局部压痛也可诊断为 AC 关节炎。虽然化脓性 AC 关节炎也会产生疼痛和肿胀，但可能会伴发其他症状，如发热、关节发红和皮温升高。在接受免疫抑制治疗的患者或具有其他血源性感染危险因素的患者中，应警惕血源性感染。

当 SC 关节部位疼痛，无外伤史，无关节肿胀时，通常诊断为 SC 关节炎。触诊关节压痛通常位于锁骨近端胸骨附着处。在 SC 关节感染时，会出现关节疼痛、肿胀、发热和红斑。通过比较患者裸露的双侧 SC 关节来评估。

退行性关节病患者的常规 X 线通常显示骨质硬化、不对称性关节间隙狭窄和骨赘形成。感染性关节炎早期的 X 线可正常，晚期表现为关节破坏、骨质硬化和骨质减少的混合。炎性关节病通常表现为对称性关节间隙狭窄、骨赘较少和骨量减少。

退行性和炎性关节病的初始治疗包括非手术治疗，如 NSAID、口服糖皮质激素和物理治疗，包括 ROM、强化和局部治疗。关节腔内注射糖皮质激素制剂可用于盂肱关节或 AC 关节病变，有助于缓解疼痛症状。如果非手术治疗无效，退行性关节炎可进行全肩关节置换术或半肩关节置换术。AC 和 SC 关节炎可分别采用锁骨远端切除术或锁骨内侧切除术治疗。化脓性关节炎一经诊断需要立即手术，并用适当的抗生素对受累关节进行清创冲洗，因为致病微生物充斥于关节腔。

（五）颈部疾病

颈椎间盘疾病和脊椎病可导致肩痛。通常情况下，这类患者的颈部活动受限，并且在神经根受压时，会出现远端神经症状。X 线、CT 和 MRI 有助于诊断和定位颈椎异常节段。早期非手术治疗包括药物治疗、物理治疗和颈托。如果非手术治疗无效的严重和顽固病例可转诊给疼痛科进一步治疗，需要手术治疗的可转诊给脊柱外科医生。

（六）神经系统疾病

肩部的神经疾病也会引起疼痛。臂丛神经病变可由拉伸或压迫损伤所致，通常由创伤引起，如足球中的铲球或跌倒。患者主诉有"烧灼感"或"刺痛感"。通常这种损伤是自限性的。症状持续存在的患者需要进一步检查，包括 MRI 检查，以排除颈神经根损伤。少见病因包括肿瘤、病毒性疾病和疫苗接种。

胸长神经（支配前锯肌）或副神经（支配斜方肌）受牵拉或压迫可引起肩部疼痛。因为这些肌肉是肩胛骨的稳定肌，这些神经疾病会导致肩胛骨摆动。大多数麻痹是自限性的，需要 12～18 个月的时间才能恢复。肌电图神经传导试验可协助诊断，可随访监测神经恢复情况。在此期间可配合物理治疗改善功能。

肩胛上神经支配冈上肌和冈下肌，该神经受压可引起后肩疼痛和肌肉无力和（或）萎缩。该神经除了在肩胛上切迹或棘盂切迹处受压外，还可因盂周神经节囊肿受压。肌电图神经传导试验和 MRI 可协助定位压迫区域。如果症状持续超过 6 个月，需要对压迫部位进行减压治疗。可以通过影像引导下抽吸、关节镜下减压或开放切除来进行腱鞘囊肿的减压治疗。

（七）先天性异常

先天性异常是引起肩痛的罕见原因。这类疾病包括骨骼、肌肉和神经血管系统的疾病。需要专科医生协助评估和治疗。

（八）肿瘤

肿瘤是引起肩痛的罕见原因。原发性软组织和骨肿瘤可通过 X 线和 MRI 协助诊断。疑诊肿瘤的患者，最好在肿瘤学家的协助下进行包括组织活检在内的系统评估。此外，对于有癌症病史的肩痛患者，应考虑肿瘤转移性疾病可能。建议转诊给肿瘤科医生进行检查评估。

参考文献

Karjalainen TV, Jain NB, Page CM, et al. Subacromial decompression surgery for rotator cuff disease. *Cochrane Database Syst Rev.* 2019;1:CD005619. [PMID: 30707445].

Ogbeivor C, Bandaru S, Milton C. A comparison of the effectiveness of lateral versus posterior approach to shoulder injection in patients with subacromial impingement syndrome: a pragmatic randomized controlled trial. *Musculoskeletal Care.* 2019;17(3):257. [PMID: 31373430].

Redler LH, Dennis ER. Treatment of adhesive capsulitis of the shoulder. *J Am Acad Orthop Surg.* 2019;27(12):e544. [PMID: 30632986].

Thangarajah T, Lambert S. Management of the unstable shoulder. *Br J Sports Med.* 2016;50(7):440. [PMID: 26983713].

Wang W, Shi M, Zhou C, et al. Effectiveness of corticosteroid injections in adhesive capsulitis of shoulder: a meta-analysis. *Medicine (Baltimore).* 2017;96(28):e7529. [PMID: 28700506].

第7章 颈部疼痛患者的诊疗
Approach to the Patient with Neck Pain

David Borenstein　著

颈部疼痛是一种常见的肌肉骨骼症状，在美国每年有数百万的患者因此就诊。而在患有颈部疼痛的人群中，超过80%的患者年龄在18—64岁。其中，90%的颈部疼痛发作都是由机械性疾病导致的。机械性颈痛定义为由正常解剖结构的过度使用、解剖结构的畸形或创伤引起的疼痛（图7-1）。机械性疾病的特点是疼痛的加剧和缓解与特定的活动直接相关。50%以上的患者因机械性疾病引起的颈部疼痛会在2～4周内减轻，症状通常在2～3个月内完全缓解。

一、初步评估

初步评估的目的是将可能患有机械性障碍的患者与需要立刻全面评估的颈部疼痛患者区分开来（图7-2）。对于所有新发的颈部疼痛患者都应进行病史和体格检查。其中，神经系统的检查旨在确定患者是否有颈神经根或脊髓受累的迹象［即痉挛性无力、反射亢进、阵挛和巴宾斯基征（简称巴氏征）阳性］。

在对可能的机械性颈痛患者进行初步评估时，没有必要进行实验室检查和影像学检查。但是，如果患者的病史和体格检查结果表明患者出现脊髓或神经根受到持续压迫，或者颈部疼痛可能是潜在系统性疾病的一个组成部分，则需要进行这些检查。

（一）病史

病史采集应确定疼痛的开始时间、位置、特点，并确定疼痛是否放射到颈部以外的区域，如放射到手臂，还应该明确疼痛的加重或缓解因素。机械性疾病引起的疼痛会随着活动的增加而增加，一天结束后疼痛往往加重，相比之下，卧床和休息后疼痛改善。向手臂放射的刺痛提示有神经压迫。定位在颈椎底部的慢性疼痛提示肌肉或关节受累。病史应

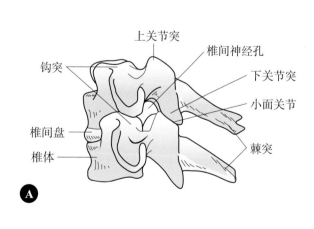
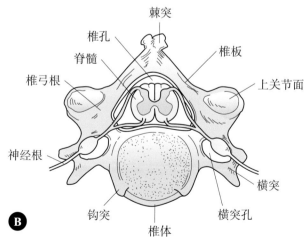

▲ 图 7-1　颈椎中段（A）和 C₅ 上部（B）的侧视图

小面关节（也称关节突关节）的下关节突与下方椎骨的上关节突。位于椎体上部的钩突或后外侧唇与上方椎体的下外侧相互作用，形成小的非滑膜面的钩椎关节（又称 Luschka 关节）。脊髓位于椎体前方、椎弓根外侧和椎板后方形成的椎孔内。颈神经根沿椎弓根形成的"沟"走行，并通过椎间孔流出。椎动脉穿过横突孔（经许可转载，引自 Polley HF, Hunder GS. *Rheumatologic Interviewing and Physical Examination of the Joints*, 2nd ed. WB Saunders; 1978.）

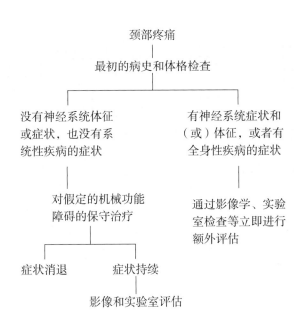

▲ 图 7-2　对颈部疼痛患者的初步评估

确定颈部疼痛是否可能有少见的局灶性破坏（肿瘤或感染）的疾病，是否可能是来自心脏或其他内脏的牵涉性疼痛，以及是否可能存在以颈部症状为表现的潜在全身性疾病（表 7-1）。

表 7-1　提示需要对颈部疼痛患者进行紧急评估的症状

- 发热、盗汗、体重减轻等全身症状
- 颈部异常疼痛
- 夜间最严重；因卧位而加重
- 疼痛在颈部定位良好
- 疼痛有规律地发生并延伸到颈部以外的部位
- 神经系统症状
- 下肢无力；行走困难
- 上肢和下肢同时出现症状
- 大便或尿失禁（或两者皆有）
- 相关疾病情况
- 例如，癌症、糖尿病、获得性免疫缺陷综合征和注射毒品

颈部机械性疼痛的持续时间通常为数天到数周。椎间盘突出症可能需要 8～12 周才能恢复。疾病往往会导致持续的慢性疼痛。

（二）体格检查

脊柱运动或静止时可观察到颈椎的异常情况。

360° 观察脊柱可以发现颈部或肩部的任何错位。颈部疼痛可能会顺着或远离疼痛一侧偏移。

触诊可以发现疼痛的结构部位及脊柱旁张力增加的肌肉。颈椎的后部结构比位于前部的结构更容易识别。一般来说，脊柱中线的触痛与脊柱内在疾病有关，而中线结构的压痛则表明存在软组织病变。

颈椎在所有平面上的主动运动范围有助于确定颈椎问题的严重程度，但无法确定病因。肩部的主动和被动运动可以辅助鉴别颈椎周围骨骼的异常。

神经系统的评估包括上下肢的反射、感觉和运动功能，这对于确定中枢和外周神经系统的损害程度至关重要。长束征的出现预示着更严重的脊髓压迫。

Spurling 征是将头伸向一侧然后再向对侧旋转来进行的，出现神经根疼痛提示阳性结果。该检查可用于确认是否存在颈椎神经根病。

通过在外展、伸展和外旋手臂时触及手腕处的脉搏来进行胸廓出口梗阻的 Adson 试验。患者做深呼吸并将头向患侧旋转，如果锁骨下动脉受到压迫，就会观察到桡动脉脉搏明显减弱，构成阳性结果。

（三）实验室检查

实验室检查对于诊断颈部机械性疼痛没有必要。ESR 和 CRP 检查对少数有系统性疾病引起颈部疼痛的患者是有用的。

（四）影像学检查

对于少数 6～8 周药物治疗没有反应、表现出严重的神经系统损害或有全身性疾病的症状或体征的患者，需要进行放射性检查，普通 X 线很容易检查，但是很少能发现颈部疼痛具体的原因。许多解剖学上的异常是无症状的。然而，有吞咽困难（图 7-3）或新出现的神经系统症状（图 7-4）的患者可能存在临床主诉相对应的表现。许多解剖学上的异常是无症状的。

MRI 可用于检查有神经压迫的症状与体征，但对药物治疗没有反应的患者。MRI 检测灵敏度高，可识别椎间盘突出症、椎管狭窄、骨质和软组织结构炎症反应。CT 能更好地描述骨结构，但其缺点在于获得脊柱图像时使患者暴露于电离辐射。

（五）特殊检查

电诊断检查、肌电图和神经传导检查有助于区

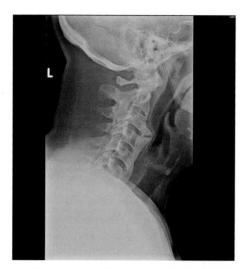

▲ 图 7-3 56 岁男性，因弥漫性特发性骨肥厚导致颈部僵硬和吞咽困难。颈椎侧位图，凸出的骨赘压迫食管

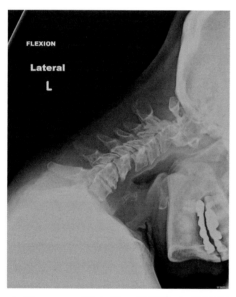

▲ 图 7-4 58 岁女性，长期患有类风湿关节炎。颈椎侧位，屈曲图，$C_{1\sim2}$ 半脱位 14mm，提示颈椎不稳

分中枢神经与周围神经压迫（与腰椎问题相比，颈椎病的区分更为困难）。例如，肌电图和神经传导检查有助于区分手腕处有正中神经压迫的患者和因颈椎间盘突出而有 C_6 或 C_7 脊柱神经压迫的患者。

二、需要紧急评估的疾病

疑似颈椎病和颈部疼痛与全身性疾病有关，需进行影像学检查、实验室检查的紧急评估，并且通常需要将患者转诊到合适的专科医生进行处理。

（一）脊髓型颈椎病

- 症状为上肢和下肢无力，尿失禁或大便失禁。
- 下肢检查时有上运动神经元体征。

1. 一般情况

颈椎椎管内神经元（脊髓或神经根）的压迫导致脊髓型颈椎病的发生。颈椎病是 55 岁以上人群中最常见的脊髓功能障碍的原因。压迫的原因通常是骨质增生和退行性椎间盘疾病共同导致椎管内的容积减少。症状的分布和严重程度取决于病变的位置、持续时间和大小。

2. 临床表现

(1) 症状与体征：脊髓型颈椎病最常见的表现是合并手臂和腿部功能障碍。患者可能会出现行走困难，以及尿失禁或大便失禁。只有 1/3 的患者会伴有颈部疼痛。老年患者可能有腿部僵硬、步态蹒跚和害怕跌倒的症状。体格检查提示伴有痉挛性肢体无力。下肢出现反射亢进、阵挛和巴氏征。

(2) 影像学检查：MRI 是大多数情况下检测脊髓压迫程度首选的影像学检查。脊柱 CT 有助于区分骨赘和突出的腰间盘。X 线能显示晚期退行性疾病伴有椎间盘间隙变窄、小关节硬化和骨赘，但不能显示神经压迫。

3. 治疗

脊髓型颈椎病是逐渐发展的自然病程。尽管一些患者通过保守治疗有所改善，但进行性脊髓病需要手术来防止进一步的脊髓压迫、血管损伤和骨髓软化。在出现严重神经功能缺损之前进行手术效果最佳。

（二）与系统性疾病有关的颈部疼痛

- 病史和体格检查有助于识别患者的颈部疼痛是否由机械性疾病引起。
- 鉴别诊断和临床表现可评估疾病的紧迫性和疾病性质。

1. 临床表现

颈部疼痛的患者如果有全身症状、局部疼痛或牵涉痛、癌症病史或易感染的情况，则需要紧急评估（表 7-1）。如果出现神经根或脊髓受压的体征或症状，病例的鉴别诊断、临床症状和表现的评估可判定是否有必要进行影像学检查、实验室检查和相关学科会诊。

2. 鉴别诊断

(1) 感染：颈部疼痛伴发热、盗汗、体重减轻或有易患疾病（如注射吸毒、获得性免疫缺陷综合征或糖尿病）时感染的可能性增加。如果考虑感染，应进行血培养。怀疑有椎体骨髓炎、椎间盘炎和硬膜外脓肿的病例应行 MRI 和 CT 检查。颈椎的 X 线在疾病的早期可显示出骨的完整性改变，但通常不能发现病因。

(2) 脊髓浸润性过程和脊柱肿瘤往往会产生疼痛，在夜间或休息时最严重。有这些症状和神经系统体征的患者应进行中枢神经系统的 MRI 检查。夜间疼痛但神经系统检查正常的患者可能有骨肿瘤。良性骨肿瘤会影响椎体的后部，而恶性骨肿瘤往往会影响椎体。如果 X 线不能发现骨结构的改变，骨扫描是检测整个中轴骨骼病变的敏感手段。CT 可明确骨骼扫描中所见异常病变的性质。

(3) 位于颈椎骨质上的疼痛通常与骨折或骨膨大有关。任何影响异常细胞代替骨骼或增加骨小梁矿物质流失的情况都会引起骨折，这些骨折是自发的或在极小的创伤下发生。骨折可引起病变区域的疼痛。体格检查可以确定最大的压痛点。如果 X 线正常，通过骨扫描可以确定骨折的部位。如果恶性肿瘤（如骨髓瘤）不激活成骨细胞的活性，骨扫描并不能发现病变，而 MRI 可以发现恶性肿瘤。

(4) 脊柱关节病和 RA 可以引起颈椎晨僵，持续数小时。因这些疾病而出现颈部症状的患者通常有其他关节的广泛病变，但患有强直性脊柱炎的女性可能有颈部疾病而没有腰痛。颈椎的屈伸检查可以发现脊柱关节病或 RA 存在 $C_{1\sim2}$ 半脱位。通过 MRI 可识别影响 RA 患者 $C_{1\sim2}$ 关节的滑膜炎，还可发现强直性脊柱炎累及的椎体结构中存在的骨髓炎症和水肿。

(5) 内脏性疼痛：内脏性疼痛（继发于心血管、胃肠道或神经系统疾病的颈部疼痛）患者的症状可在颈椎以外的结构中以有规律的方式反复出现。劳累时疼痛提示心肌缺血的可能性。颈动脉上的疼痛和触痛提示颈动脉痛。如果颈部疼痛与进食相关，应考虑食管疾病。尤其是食管后部的病变，可能影响到椎体前部空间，继而引起颈部疼痛。脑神经的病变可引起颈椎和面部疼痛。

(6) 风湿性多肌痛患者年龄常超过 50 岁，并且有严重的肌肉晨僵。疼痛集中在肩部和大腿局部的近端肌肉。大多数情况下患者的 ESR 升高，但最有用的检查还是仔细询问病史。风湿性多肌痛的患者夜间在床上翻身时常有肩部和颈部的疼痛。

三、可能的由机械性障碍引起的急性颈部疼痛

> **诊断要点**
>
> - 没有全身性疾病的症状或体征，神经系统检查也正常。
> - 有必要尝试非手术治疗。

（一）一般情况

颈部疼痛但没有脊髓病或相关全身性疾病症状或体征的患者应接受 3～6 周的非手术治疗。一般来说，除非颈部疼痛持续存在，否则没有必要进行影像学检查和实验室检查。

（二）治疗

非选择性 NSAID 有助于减轻与急性颈部疼痛相关的疼痛和局部炎症。非手术治疗还包括肌松药、非阿片类镇痛药、体温疗法、局部注射、活动范围和强化锻炼。

首选的药物是具有快速起效和有效镇痛作用的药物。此外，缓释剂型的药物可以通过每天较少的片剂提供更长效的疼痛缓解。肌松药不会产生外周肌肉松弛，但对颈旁肌肉收缩增加的人来说，确实可以提供额外的缓解疼痛的作用。医生必须告知患者这些药物的潜在镇静作用。患者可在疼痛部位冰敷 10min，以达到额外的镇痛效果。有些患者可能会发现对颈部进行热敷可以减少肌肉的紧绷感，从而改善颈部运动范围。在椎旁肌肉组织或斜方肌压痛最严重的部位局部注射 10mg 曲安奈德和 2～4ml 利多卡因可以减轻疼痛。

由于疼痛，患者往往难以遵医嘱恢复颈椎的正常活动。患者更愿意用颈托固定颈椎，限制颈部的

活动。短期的颈椎固定对夜间疼痛患者有显著效果，因为这些患者睡眠时颈椎的运动会增加颈部的疼痛。在大多数情况下，不延伸至颈部的柔软颈托是合适的。为了更好地恢复正常的颈部运动，随着颈部疼痛的改善，应该减少颈托的使用频率。

四、持续性颈部疼痛

包括那些患有神经根型颈椎病的患者在内，大多数患者在 2 个月内病情好转。如果最初的非手术治疗在 6 周后失败，有症状的患者被分为两组：仅有颈部疼痛的患者和以手臂疼痛为主诉的患者。

（一）颈部疼痛为主

诊断要点

- 骨关节炎是导致局部颈部疼痛的常见原因。
- 肌肉紧张是一种常见的加剧因素。

鉴别诊断与治疗

(1) 颈部劳损会导致颈后部中下部疼痛。疼痛可能位于弥漫性区域或脊柱两侧。体格检查提示颈旁肌肉局部压痛，活动范围减少，颈椎曲度丧失。神经系统和肩部检查均未发现异常。实验室检查正常。颈椎劳损患者的颈椎 X 线可能是正常的，也可能显示颈椎曲度丧失。慢性颈椎劳损的治疗包括 NSAID、肌松药和局部注射的药物治疗，以及包括加强颈部锻炼和活动范围的非药物治疗。

(2) 颈椎病与椎间盘退变和关节结构的靠近有关。这种不稳定性会在钩椎关节和关节突关节处形成骨赘，并导致骨关节炎。颈部疼痛呈弥漫性，可波及肩部、枕区或肩胛肌。体格检查可发现中线处压痛和疼痛，并伴有伸展和侧屈受限。加重和缓解颈部疼痛的因素有助于区分机械性颈部疼痛的各种原因。颈椎 X 线显示椎间狭窄和小关节硬化。颈部 MRI 显示，超过 50% 的 40 岁或以上的人患有退行性椎间疾病，但多数患者没有症状。只有与患者的临床症状有关的情况下，放射学检查才有临床意义。颈椎骨性关节炎的治疗需要在稳定性和维持运动之间取得平衡。通过健康宣教，加强运动锻炼可最大限度地提高患者颈部灵活性，同时通过使用颈托来限制颈部运动减轻疼痛。NSAID 和局部注射也可以减轻颈部疼痛和牵涉痛。大多数颈椎病患者有复发过程。

急性颈痛会反复发作。

(3) 颈椎过伸损伤（挥鞭样损伤）最常与机动车追尾事故有关，但跳水、跌倒和其他运动损伤也会导致挥鞭样损伤。挥鞭样损伤是对颈部软组织结构的加速 – 减速损伤。颈旁肌肉被拉伸或撕裂，严重时会发生颈椎间盘损伤。严重的挥鞭样损伤还会损伤交感神经节，导致 Horner 综合征、恶心、声音嘶哑或头晕。僵硬和运动疼痛的症状通常在事故发生后 12～24h 出现。患者可能会出现吞咽或咀嚼困难。体格检查显示触诊时有颈部酸痛，颈椎旁肌肉收缩，活动范围减少。神经系统查体无明显异常，X 线显示颈椎曲度消失。X 线上发现有结构性损伤的严重受伤的患者，需立即进行固定治疗。大多数挥鞭样损伤的治疗包括在最短时间内使用颈托。长时间使用颈托可能会导致更严重的疼痛和颈部活动范围减少。非阿片类镇痛药、NSAID 和肌松药可减轻疼痛并促进颈部运动。有持续性症状的患者往往有继发于小面关节的损伤。症状持续超过 6 个月的患者改善不明显。

如果患有持续性颈部疼痛的患者没有肌肉压痛，神经系统查体和影像学检查没有发现问题，应当进行完整的社会心理评估。患有精神疾病的颈部疼痛患者症状的原因可能是应激反应或药物依赖。

（二）手臂疼痛为主

诊断要点

- 根性疼痛的一个常见原因是椎间盘突出。
- 颈椎管狭窄症是老年人根性疼痛的原因之一。

鉴别诊断和治疗

非手术治疗无效的手臂疼痛患者常由于椎间盘突出或骨质增生的机械压力和受累神经根的继发性炎症而出现症状与体征。颈椎间盘突出经常在突然用力举重物时发生。颈椎间盘突出会引起从肩部到前臂和手部的神经根性疼痛。疼痛可能会非常严重，以至于限制手臂的使用。颈部疼痛可能轻微或没有症状。体格检查发现任何椎间孔变窄并对相关神经施加张力的动作都会增加神经根疼痛。颈椎的压缩、伸展和侧屈（Spurling 征）会引起神经根性疼痛。神经系统查体可发现与受损的脊神经根和撞击程度相对应的感觉异常、反射不对称或运动无力（表 7-2）。MRI 是确定腰椎间盘突出症和神经根压迫位置的最

神经根	疼痛的部位	感觉丧失	运动丧失	反射丧失
C_5	颈部至肩部外侧、手臂	肩部	三角肌	肱二头肌、旋后肌
C_6	从手臂外侧到拇指、示指	示指、拇指	肱二头肌	肱二头肌、旋后肌
C_7	从手臂外侧到中指	示指、中指	肱三头肌	肱三头肌
C_8	从手臂内侧到环指和小指	环指、小指	手的肌肉	无

表 7-2　颈神经根压迫引起的根性疼痛的特点

佳方法。肌电和神经传导功能检测记录了神经功能障碍，并能够区分神经根受压和外周卡压综合征（如腕管综合征）。

如果手臂疼痛在劳累时发生，应行血管评估。劳累时发生颈部和手臂疼痛的患者应进行冠状动脉疾病的评估，特别是当胸痛和手臂疼痛同时发生时。如果劳累性疼痛只限于手臂，可采用 Adson 试验评估是否有胸廓出口综合征。胸廓出口综合征患者应通过适当的影像学评估，以排除 Pancoast 肿瘤（肺尖部肿瘤）。特发性胸廓出口梗阻患者可能受益于等长肩带锻炼、改善姿势和限制头部以上手臂的运动。手术只对少数患者是有帮助的。

继发于急性颈椎间盘突出的神经根病的患者，非手术治疗在 80% 患者取得成功。非手术治疗包括对患者关于疾病可自然改善的健康宣教，有限制地使用颈托、治疗性运动、颈椎牵引和 NSAID。口服或硬膜外注射小剂量糖皮质激素可有助于缓解根性疼痛。然而与安慰剂相比，其益处尚未在临床试验中得到一致证实。对于非手术治疗失败的患者，前路椎间盘切除术加融合术可以缓解 90% 以上患者的手臂疼痛。颈椎间盘关节成形术作为一种替代性手术方法，可缓解神经根压迫的同时保证脊柱的运动。选择合适的患者对椎间盘置换术的良好效果至关重要。颈椎间盘置换术的禁忌证包括小面关节炎、椎体畸形、脊柱不稳定、显著颈部疼痛、骨骼质量差或严重的颈椎病。

参考文献

Cohen SP. Epidemiology, diagnosis, and treatment of neck pain. *Mayo Clin Proc.* 2015;90(2):284–299. [PMID: 25659245].

Enquist M, Lofgren H, Oberg B, et al. Surgery versus nonsurgical treatment of cervical radiculopathy: a prospective, randomized study comparing surgery plus physiotherapy with physiotherapy alone with a 2 year follow-up. *Spine.* 2013;38:1715. [PMID: 23778373].

Enquist M, Lofgren H, Oberg B, et al. Factors affecting the outcome of surgical radiculopathy: a randomized, controlled study. *Spine* 2015;40:1553. [PMID: 26192721].

Vijiaratnam N, Williams DR, Bertram KL. Neck pain: what if it is not musculoskeletal? *Aust J Gen Pract.* 2018;47(5):279–282. [PMID: 29779295].

第8章 腰痛患者的诊疗
Approach to the Patient with Low Back Pain

Rajiv K. Dixit　著

诊断要点

- 多达 80% 的人存在腰痛，最常见的病因是腰椎退行性改变。

- 超过 90% 的患者疼痛在 8 周内显著缓解，但常反复发作。

- 腰痛的初步评估应关注有无神经系统受累、骨折或系统性疾病（如感染、恶性肿瘤或脊柱关节炎）等需要急诊或特殊处理的情况。

- 无明显神经系统受累、外伤或可疑系统性疾病时，缺乏早期影像学检查指征。

- 年龄相关退行性改变等影像学异常在无症状个体中也很常见，可能不是患者疼痛的原因，需仔细甄别。

- 持续性腰痛需要个体化治疗，包括镇痛、核心增强、拉伸训练、有氧运动、减重及患者教育。

- 除椎间盘突出引起神经根病的患者外，硬膜外注射激素对疼痛的疗效不明确。

- 许多注射治疗、物理疗法和非手术干预方法缺乏疗效依据。

- 腰背部手术的主要指征是出现严重或进展性的神经功能损害。

- 超过 85% 的患者不能准确定位疼痛起源，因此腰背部手术（尤其是脊柱融合术）虽然能缓解神经根性症状、改善神经系统体征，却不能很好地缓解腰痛。

腰痛（low back pain，LBP）累及肋骨下缘至臀沟之间的区域，是最常见的一种肌骨不适主诉，全球首要致残病因，也是最常见的慢性疼痛综合征，以及引起 45 岁以下患者活动受限的首要原因。人群中 65%～85% 的个体在其一生中会经历 LBP。10 岁以内 LBP 并不常见，但青少年时期发生率急剧增高。9—18 岁的儿童中，约 40% 主诉存在 LBP。LBP 发生率 70 岁之前逐年增加，但此后逐渐降低。LBP 更常见于女性。

LBP 的自然病程，尤其是持续时间和慢性程度在一定程度上存在争议。腰背痛越来越多地被认为是一种长期持续、病程多变的状态，而非一系列无关发作的集合。大多数急性 LBP 患者可在数天至数周内显著缓解，超过 90% 在 8 周内明显好转，但 2/3 患者在 3～12 个月时仍诉有轻度不适。急性 LBP 常复发，一般持续时间较短。约 10% 的 LBP 患者会发展为慢性持续性疼痛，有时可致残，这与一系列生物物理因素、心理因素和社会因素有关。发展为慢性疼痛的患者造成了更高医疗开销，在美国每年可超过 1000 亿美元。

LBP 与许多危险因素有关，包括遗传、社会心理因素、提举重物、肥胖、妊娠、躯干力量减弱、吸烟、低收入水平和低教育水平。持续性致残性 LBP，与适应不良的疼痛应对行为、功能障碍、不良健康状态及精神并发症有关。

一、解剖特点

腰椎由五节椎体组成，存在一个稍向前凸的曲度。每节椎体由前方的体部和后方包绕椎管的椎弓构成（图 8-1），椎体上下两面由软骨终板覆盖。

相邻椎体以椎间盘相连，构成了椎间盘 - 椎体关节。椎间盘外层为同心圆样排列、致密坚韧的纤维组织，即纤维环，纤维环包绕着具有减震作用的凝胶状髓核。除了位于前方的椎间盘 - 椎体关节外，每节腰椎后外侧方还有两个滑膜关节突（骨突）关节，由相邻椎体的上下关节突构成。韧带和脊旁肌（竖脊

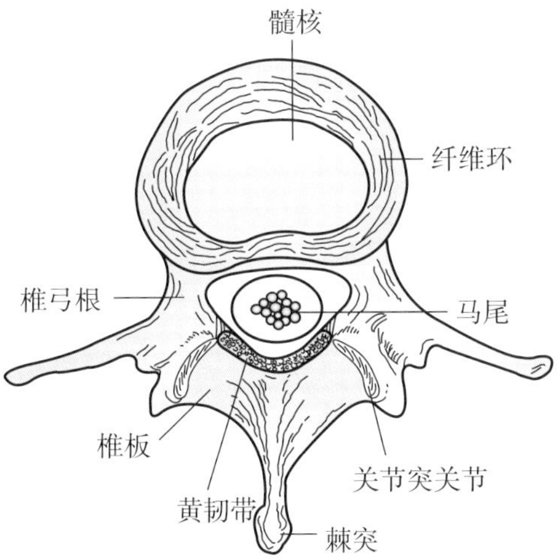

▲ 图 8-1　腰椎横切面
关节突关节由下方椎体的上关节突和上方椎体
的下关节突构成

肌、躯干及腹肌）维持了脊柱稳定。

骶髂关节将腰椎与骨盆相连，其前部和下部内衬滑膜，后部和上部则是纤维组织。骶髂关节几乎没有活动性。

腰髓在 L_1 水平终结为脊髓圆锥，因此腰椎病变通常不会造成脊髓受压表现。腰骶部神经根束沿椎管下行形成马尾，并在相应椎间孔穿出。

二、临床表现

LBP 是一种症状，而非独立疾病，可由多种不同的变异或疾病状态引起，临床表现丰富多样。大部分患者的急性 LBP 是自限性的，不需要特殊治疗就能好转，但少数患者会发展为反复急性发作的慢性 LBP。详尽的病史采集是 LBP 临床评估中最重要的部分，而影像学检查往往昂贵、浪费且并无必要。

（一）病史采集

LBP 患者初步评估聚焦于识别出少部分（＜5%）神经受压、骨折或潜在系统性疾病的患者，其中感染、肿瘤或脊柱关节炎是最需关注的。这些患者需要早期行影像学检查并接受特定治疗（如用抗生素治疗椎体骨髓炎）或急诊手术治疗（如对存在严重或进展性神经压迫的患者行减压术）。因此，在评估时需仔细搜集上述情形的提示线索，即"红旗征"（表 8-1）。严重脊柱病变发生率较低，红旗征在识别此类疾病中敏感度和特异度也欠佳。因此，建议根据整体临床表现而非单个红旗征来决定是否行影像学检查。

表 8-1　腰痛潜在严重病因的"红旗征"
脊柱骨折
● 明显外伤
● 长期应用糖皮质激素
● 年龄＞50 岁
感染或癌症
● 癌症病史
● 不明原因体重下降
● 免疫抑制
● 静脉吸毒
● 夜间痛
● 年龄＞50 岁
马尾综合征
● 尿潴留
● 充盈性尿失禁
● 大便失禁
● 双侧或进展性运动功能损害
● 鞍区麻木
脊柱关节炎
● 30min 以上的明显晨僵
● 活动后而非休息后疼痛改善
● 交替性臀部疼痛
● 年龄＜40 岁

机械性 LBP 由脊柱的解剖或功能异常所致，与炎症、感染或肿瘤性疾病无关。机械性 LBP 通常在活动和站立时加剧，休息和平卧时缓解。超过 95% 的 LBP 是机械性的，其中腰椎退行性改变是最常见病因。绝经女性严重急性机械性 LBP 可能与骨质疏松继发椎体压缩性骨折有关。夜间痛，尤其是持续性、进展性夜间痛提示感染和肿瘤可能性大。

脊柱关节炎的炎性 LBP 通常隐匿起病，更常见于 40 岁以下青年，伴有明显晨僵，可达半小时以上，并常使患者在清晨醒来。这种疼痛通常在活动后而非休息后缓解。尽管如此，只有少部分表现出炎性腰背痛症状特点的患者最终确诊为脊柱关节炎，并且炎性腰背痛病史与 MRI 所示中轴关节炎之间的相关性也较弱。

询问患者腰背痛是否放射至下肢很重要。疼痛向下肢放射提示为椎管狭窄引起的神经源性跛行。神经源性跛行也被称为"假性跛行"，因这种下肢疼痛并非周围血管病血供不足所致，而是神经在出椎管或神经孔时受压的结果。

坐骨神经痛是神经根受压引起的根性疼痛，由于"坐骨神经痛"这一术语的使用习惯不一致，现在更倾向于称之为"神经根痛"。神经根痛存在皮节分布，并且通常伴随有放射至膝盖以下直至足部或足踝的麻木，在咳嗽、擤鼻涕和直腿抬高试验时加重。神经根痛可伴随神经根病，后者为肌无力、感觉丧失和特定神经节段腱反射消失的不同组合。

神经根痛需要与非神经源性骨节痛相鉴别，后者由椎间盘、关节突关节或腰椎旁肌肉、韧带病变引起，往往也会累及下肢。但与神经痛不同，非神经源性骨节痛不呈皮节分布，不放射至膝关节以下，也不会造成肢体麻木。绝大部分放射痛是骨节痛。肠道或膀胱功能障碍提示可能存在马尾综合征。

（二）体格检查

体格检查通常不能得出具体诊断，但在病史指导下进行的含针对性神经系统检查的全身体格检查可能有助于识别罕见但至关重要的 LBP 患者：他们的症状与系统性疾病有关，或存在临床显著的神经系统受累（表 8-1）。

视诊中可能会发现脊柱侧凸，既可以是结构性的，也可以是功能性的。在成人中，结构性脊柱侧凸通常继发于退行性改变，与椎体或肋骨结构改变有关。躯干前屈时，结构性脊柱侧凸持续存在，相反功能性脊柱侧凸随之消失。功能性脊柱侧凸通常由椎旁肌肉痉挛或双下肢不等长所致。

触诊能识别出椎旁肌肉痉挛，后者常导致腰椎正常曲度消失。触诊发现相邻棘突错位提示脊柱滑脱。按压脊柱时压痛点对诊断椎体骨髓炎较为敏感，但若无其他可疑病史（如发热、存在血源性感染危险因素等），特异性不强。

腰椎活动（前屈、后伸、侧弯、旋转）受限没有特异性，因任何原因所致 LBP 都会限制活动，但测量活动幅度有助于监测疗效。胸廓扩张度<2.5cm 在强直性脊柱炎诊断中具有特异性，缺乏敏感性。

应常规检查髋关节，髋关节炎（通常导致腹股沟疼痛）有时会放射至腰背部。转子滑囊炎会导致股骨大转子压痛，可与 LBP 混淆。若压痛点分布较广泛，提示 LBP 可能继发于纤维肌痛综合征。

若患者 LBP 放射至下肢（可为神经根痛、神经源性跛行或放射性骨节痛），应行直腿抬高试验：患

者取仰卧位，检查者手握患者足踝，使膝关节完全伸直，逐渐将腿抬高。这一动作增加了坐骨神经（起自 L_4、L_5、S_1、S_2、S_3）张力，进而牵拉神经根（尤其是 L_5、S_1、S_2）。如上述任一神经根已受累，受到突出的椎间盘压迫，直腿抬高试验会对神经根进一步施压，造成放射至膝关节以下的神经根痛。腿抬高至 30°～70° 时出现神经根痛即为试验阳性。踝关节背屈可进一步加强牵拉，提高试验敏感性。试验中出现大腿后侧和膝关节疼痛通常与腘绳肌紧张有关，不代表试验阳性。直腿抬高试验对 $L_{4\sim5}$ 或 $L_5\sim S_1$ 椎间盘突出（有临床意义的椎间盘突出 95% 位于该节段）敏感性高（91%），特异性低（26%）。$L_{4\sim5}$ 节段以上的椎间盘突出常呈假阴性。椎管狭窄患者直腿抬高试验往往阴性。交叉直腿抬高试验（对侧腿抬高时再次出现神经根痛）对诊断椎间盘突出有很高特异性，但缺乏敏感性。

神经根痛患者行下肢神经功能评估（表 8-2）可判断有无特定神经根受累。根据一般经验，椎间盘突出时，下方神经根更容易受压。如 $L_{4\sim5}$ 椎间盘突出可累及 L_5 神经根而非 L_4 神经根。评估应包括：运动功能测试，主要关注足背屈（L_4）、踇趾背屈（L_5）、足跖屈（S_1）；膝反射（L_4）和踝反射（S_1）测试；皮节感觉障碍测试（图 8-2 和表 8-2）。不能用足尖行走（多定位于 S_1）或不能用足跟行走（多定位于 L_5）提示肌无力。测量双侧同一水平小腿及大腿围度可检测肌肉萎缩。

（三）实验室检查

最常用于 LBP 的系统性病因筛查，在 LBP 评估中起次要作用。血细胞计数、红细胞沉降率、腰椎影像学正常的患者一般不考虑潜在感染或肿瘤。

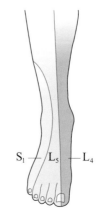

S_1 — L_{5} — L_4

◀ 图 8-2　下肢皮节分布

椎间盘	神经根	运 动	感觉（轻触）	反 射
$L_{3\sim4}$	L_4	足背屈	足内侧	膝反射
$L_{4\sim5}$	L_5	踇趾背屈	足背	/
$L_5\sim S_1$	S_1	足跖屈	足外侧	踝反射

表 8-2 腰骶部神经根病的神经病学特点

（四）影像学检查

有观点认为腰椎影像学检查存在滥用，尤其在影像技术发达的美国。不加区分地行脊柱影像检查会导致有意义的临床发现检出率低，误导性发现检出率高，并带来更多射线暴露和更高昂医疗费用。以影像学为代表的诊断性检查，主要功能在于早期识别出少数存在严重或进展性神经功能损害的患者及可疑系统性疾病或椎体骨折的患者（表 8-1）。除非显著症状持续 6～8 周以上，否则影像学检查并无必要。无论是否接受影像学检查，超过 90% 的患者症状都会在 8 周内极大缓解。

影像学检查的一大通病在于，许多 LBP 患者身上发现的结构异常其实也常见于无症状个体，这些异常通常是年龄相关性退行性改变的结果，往往与患者 LBP 症状无关。这种年龄相关性异常甚至可以在成年早期出现，是身体最早出现的退行性改变之一。单椎间盘退变、关节突关节退变、Schmorl 结节（髓核突入椎骨骨松质）、椎弓峡部裂、轻度脊柱滑脱、移行椎（S_1 "腰椎化"或 L_5 "骶椎化"）、隐性脊柱裂及轻度脊柱侧凸等影像学异常在 LBP 患者和无 LBP 个体中同样常见。考虑到影像学异常与临床症状之间相关性微弱，多达 85% 患者不能找到腰背痛明确病因。

X 线和 MRI 是 LBP 患者最常用检查方法。经标准治疗后仍持续疼痛达 6～8 周以上的患者，如果没有神经根病或椎管狭窄相关症状，首选 X 线检查。一般只需行立位正侧位片，加斜位片会显著增加辐射量，却不能提供更多的诊断信息。

对需进一步行影像学检查的 LBP 患者，MRI 平扫是最佳初步检查方式。MRI 平扫能更好地发现脊柱感染、脊柱肿瘤、椎间盘突出和椎管狭窄。LBP 的 MRI 平扫应仅限于疑似系统性疾病（如感染、肿瘤）患者，或者作为临床上存在手术指征（如严重或进展性神经功能损害）患者术前检查手段。MRI 常

能发现椎间盘异常，但往往与患者症状无关。

椎间盘膨出是椎间盘组织向椎间隙以外呈对称性环形扩展，椎间盘突出则是局限性或非对称性。椎间盘突出可以进一步分为突出型和脱出型，突出型基底部宽，而脱出型存在"颈"结构，其基底部窄于脱出组织。无症状成人中，椎间盘膨出（52%）和突出（27%）较为常见，而脱出较为罕见。

LBP 患者影像学评估，MRI 总体优于 CT，但当评估重点为骨性结构时，CT 更胜一筹。尤其是怀疑椎弓峡部裂，MRI 检查可能无法发现该病变。

（五）电神经检查

电神经检查有助于腰骶部神经根病患者评估，主要检查手段包括肌电图和神经传导分析，两者结合可评估脊神经根完整性和肌肉传导性，证实是否存在神经根受压，并明确受累范围及严重程度。MRI 等检查只提供解剖学信息，而电神经检查能提供生理学信息以进一步支持或反对影像学发现，因此电神经检查最常用于存在持续性神经根损害表现，并且临床症状和影像学发现不一致的患者。电神经检查对已明确神经根病的患者不是必需的。值得注意的是，肌电图改变依赖于神经受损后肌肉去神经化过程，在损伤后 2～3 周内可能无法检测到。与之相反，神经传导分析在神经损伤后即刻就能检测出异常。肌电图另外一个局限在于，其异常结果可持续至解压手术后 1 年以上。

三、鉴别诊断

LBP 通常源自腰椎病变（表 8-3），极少数情况下疼痛可由内脏疾病牵涉至腰背部引起。大多数 LBP 是机械性，并且与腰椎退行性改变有关。

（一）腰椎病

目前所说的"腰椎病"既包括前方椎间盘 - 椎体关节退变，也包括后方关节突关节退变。影像学

表 8-3 腰痛的病因
机械性
• 腰椎病 [a]
• 椎间盘突出 [a]
• 脊柱滑脱 [a]
• 椎管狭窄 [a]
• 骨折（大多骨质疏松）
• 非特异性（特发性）
肿瘤
• 原发性
• 转移性
炎症
• 脊柱关节炎
感染
• 椎体骨髓炎
• 硬膜外脓肿
• 化脓性椎间盘炎
• 带状疱疹
代谢性
• 骨质疏松性压缩性骨折
• Paget 病
牵涉痛
• 来源于主要脏器、腹膜后结构、泌尿生殖系统、主动脉或髋部

a. 与退行性病有关

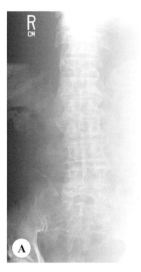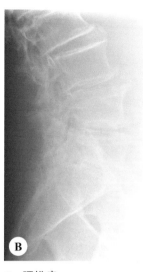

▲ 图 8-3 腰椎病

腰椎正位片（A）和侧位片（B）提示椎间隙缩窄、边缘骨赘形成及终板硬化（经许可转载，引自 John Crues, MD, University of California, San Diego.）

中，这些退行性（或骨关节性）改变表现为椎间隙（或关节间隙）缩窄、软骨下骨硬化和骨赘形成（图 8-3）。

普通人群中，腰椎病影像学改变十分常见，发生率随年龄增大而增加，并且可能与腰背痛症状无关。更复杂的是，严重机械性 LBP 患者可能在影像学上表现为轻微病变，而在影像学上表现为进展性病变的患者却可能没有症状。

腰椎病临床表现多样。患者可能表现为急性机械性 LBP，常伴有椎旁肌痉挛和腰椎曲度变直。部分患者可表现为反复急性加重的慢性机械性 LBP。躯体牵涉痛可造成骨节疼痛，并放射至臀部和大腿。关节及韧带、关节囊等关节旁组织弥漫性退行性变的患者，倾向于出现椎间盘突出、脊柱滑脱和椎管狭窄。

伴有关节突关节炎的患者会出现皮节疼痛，并放射至臀部和大腿后侧，身体前屈时疼痛缓解，腰椎过伸或向病侧弯曲时加重（关节突综合征）。然而在临床实践中，很难分离出关节突关节的特异性症状，关节突综合征所致腰背痛的实际发生率也存在争议。

腰椎 MRI 中常见的 Modic 变性是与脊柱终板及邻近骨髓退变相关的信号改变。Modic I 型变性继发于骨髓水肿和炎症，Modic II 型变性表示骨髓脂肪化，Modic III 型变性反映软骨下骨硬化。随年龄增长，上述改变愈发普遍，并且与椎间盘退行性变有关。有时这些改变也能随时间推移逐渐缓解。Modic 变性可出现在 20%～40%LBP 患者中，但也可见于多达 10% 无症状成人。Modic 变性对临床治疗的指导意义尚不明确。

T_2 加权 MRI 中后方纤维环局部高信号，称为高信号区，反映了纤维环撕裂，并且与激发椎间盘造影的阳性结果有关。但高信号区在无症状个体中也很普遍，因此临床价值不高。

脊柱不稳定可见于部分腰椎病患者，表现为屈、伸位侧位 X 线中出现的异常椎体活动（相邻椎体前后错位或过度成角）。然而，这种腰椎活动异常也可见于无症状个体，其自然病程及其与 LBP 之间关联并不明确。因此，在无骨折、感染、肿瘤性疾病或脊柱滑脱的情况下，脊柱不稳定会否导致 LBP，又能否通过脊柱融合术进行治疗仍存在争议。

（二）椎间盘突出

当退变的椎间盘髓核向外脱垂并突破薄弱的纤维环时，就发生了椎间盘突出，通常出现在纤维环更薄的后侧方。普通人群中椎间盘的影像学异常十分普遍，其中椎间盘膨出和突出在无症状成人中十分常见。但有时突出的椎间盘会挤压神经根，导致腰骶部神经根病（图 8-4 和图 8-5）。椎间盘突出是年轻人神经根痛最常见病因。高达 95% 有临床意义的神经压迫性神经根病发生在 $L_{4\sim5}$ 或 $L_5\sim S_1$。

随着年龄增长，椎间盘突出的发生率逐渐升高。$L_5\sim S_1$ 及 $L_{4\sim5}$ 椎间盘突出的发病高峰在 44—50 岁，此后发生率逐渐下降。

坐骨神经痛发生同时有机械性因素和生物学因素参与：突出的椎间盘组织压迫神经根构成机械性因素，但也涉及炎症、血管受累、免疫应答及细胞因子风暴。

椎间盘突出造成腰骶部神经根病的临床特点已在前文作过讨论（表 8-2）。患者若无明显神经功能损害，无提示系统性疾病的红旗征（表 8-1），则无须紧急影像学检查。L_1 神经根病较为罕见，表现为腹股沟区疼痛、麻木和感觉消失。L_2、L_3 及 L_4 神经根病不常见，更易见于伴有腰椎狭窄的老年患者。

大多数患者的自然病程中，椎间盘突出有望逐渐改善。即使是椎间盘突出继发的运动功能损害也能逐渐好转。只有约 10% 的患者 6 周后仍有严重腰背痛，需行减压术。

$L_{4\sim5}$ 大面积中央型椎间盘突出会压迫马尾，造成马尾综合征（图 8-6）。这些患者表现为 LBP、双侧神经根痛及双腿无力和运动障碍，体格检查中体征常不对称，并常见会阴部感觉丧失（鞍区麻木）。此病最主要临床特点是伴充溢性尿失禁的尿潴留（灵敏度 90%，特异度 95%），也可出现大便失禁。马尾综合征其他病因包括肿瘤、硬膜外脓肿、血肿及腰椎狭窄（罕见）。马尾综合征属于外科急症，神经功能预后与及时减压密切相关。应尽可能在发生尿失禁前识别出马尾综合征，一旦出现尿潴留，患者预后将会更差。

（三）脊椎滑脱

脊椎滑脱指一节椎体相对其下方椎体向前移位，主要有峡部型和退变型两种类型。外伤型脊椎滑脱（高冲击力外伤）和病理型脊椎滑脱（如继发于溶解性肿瘤）并不常见。

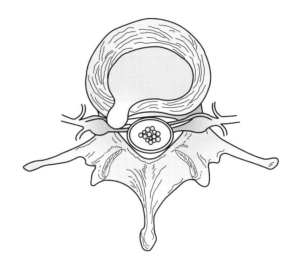

▲ 图 8-4　后外侧方腰椎间盘突出导致神经根受压

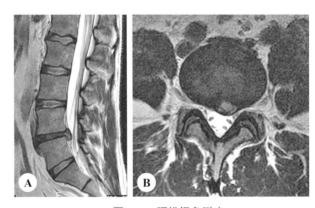

▲ 图 8-5　腰椎间盘脱出

A. 矢状位 T_2 加权 MRI 显示 $L_{4\sim5}$ 水平存在脱出的椎间盘；B. $L_{4\sim5}$ 水平轴位像显示椎间盘从神经管左侧脱出，并压迫到左侧隐窝的 L_5 神经根（经许可转载，引自 John Crues, MD, University of California, San Diego.）

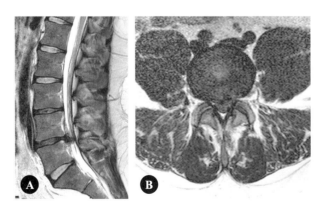

▲ 图 8-6　马尾综合征

A. 矢状位 T_2 加权 MRI 显示 $L_{4\sim5}$ 水平椎间盘突出；B. $L_{4\sim5}$ 椎间盘轴位图显示中面积中央型椎间盘突出导致硬膜囊横截面积严重缩小（经许可转载，引自 John Crues, MD, University of California, San Diego.）

峡部型脊椎滑脱（图 8-7）最常见于 $L_5 \sim S_1$ 水平，由双侧椎弓峡部裂所致。椎弓峡部裂是发生于单侧或双侧的椎弓峡部缺损，最常见于 L_5，是一种好发于幼年时期的劳力性骨折，多见于男孩。基于 CT 影像，成人椎弓峡部裂发生率约为 10%。约 15% 椎弓峡部裂患者可进展为脊椎滑脱。缺乏站立位 X 线可能会漏诊脊椎滑脱。

退变型脊椎滑脱（图 8-8）见于部分严重退变患者，关节突关节半脱位使上下椎体前后错位。此型常见于老年群体（尤其常见于 60 岁以上），女性更多见，最常发生于 $L_{4 \sim 5}$ 水平，并且滑脱程度很少超过椎体宽度 30%。

大部分脊椎滑脱患者，尤其是轻度滑脱患者无明显症状。部分患者可主诉机械性 LBP。脊椎滑脱程度更重的患者可能出现神经系统并发症。神经根（特别是 L_5 神经根）受压多见于峡部型脊椎滑脱，与之相反，退变型脊椎滑脱患者中椎体狭窄更为常见（图 8-9）。罕见情况下，椎体极度滑移会造成马尾综合征。

（四）椎管狭窄

腰椎狭窄诊断需要结合特异性症状、体征及腰椎椎管或椎间孔狭窄的影像学证据。放射性腰椎狭窄指中央管、椎管外侧隐窝及神经孔变窄，挤占神经血管通道，可能导致腰骶部神经根受压。椎管狭窄可发生于一个或多个椎体水平，可能不对称。值得注意的是，20%～30% 的 60 岁以上无症状个体存在椎管狭窄的影像学证据，但通常与其症状无关。有症状的椎管狭窄患病率尚不清楚。

先天性特发性椎管狭窄（表 8-4）并不少见，由先天性短椎弓根导致。当叠加了正常情况下本可耐受的轻度退行性变并导致了椎管狭窄时，这些患者

通常早期（30—50 岁）即出现症状。

退行性改变是椎管狭窄的主要病因。退变的椎间盘变薄，导致黄韧带相对冗余肥大并向椎管后方屈曲膨出。退变椎间盘任一类型的突出均会导致椎管前方变窄，而肥大的关节突和骨赘可在外侧隐窝或椎间孔压迫神经根（图 8-10 和图 8-11）。任何程度的脊柱滑脱都会进一步加重椎管狭窄。

椎管狭窄的特点是神经源性跛行（假性跛行）。神经源性跛行通常双侧不对称。患者主诉臀部、大腿和腿部疼痛，可伴有感觉麻木。病史是诊断神经源性跛行关键因素。神经源性跛行在久站后或行走时诱发，坐位或前屈可缓解，如推购物车时缓解（"购物车征"）。身体前屈能增加椎管尺寸，减轻神经压迫，因此患者常采取像猿猴一样站姿以缓解症状。许多腰椎狭窄患者受限于症状不能走远，但在骑固定单车时表现出惊人耐力。

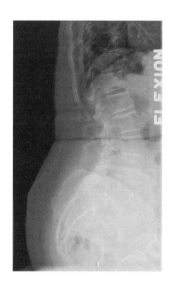

◀ **图 8-8 腰椎滑脱**
腰椎侧位片显示关节突关节严重退行性变相关的 $L_{4 \sim 5}$ 和 $L_5 \sim S_1$ 水平 1° 前脱位

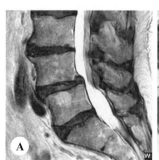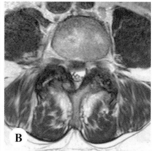

▲ **图 8-9 退变型脊椎滑脱**
A. 矢状位 T_2 加权 MRI 显示 L_4 椎体相对 L_5 椎体向前滑移，损害该水平硬膜囊；B. $L_{4 \sim 5}$ 椎间盘轴位图证实硬膜囊横截面积缩小导致椎管狭窄（经许可转载，引自 John Crues, MD, University of California, San Diego.）

▲ **图 8-7 A. 双侧椎弓峡部裂（箭）；B. L_5 椎体椎弓峡部裂（箭）导致 $L_5 \sim S_1$ 峡部型脊椎滑脱**

神经源性跛行的症状可能反映了机械性及缺血性因素引起的间歇性腰骶部神经根功能紊乱。患者常自觉下肢乏力。步态不稳是患者常见主诉,与本体感觉纤维受压有关。LBP 患者出现宽基步态对诊断腰椎狭窄的特异性在 90% 以上。支持神经源性跛行而非血管性跛行的因素,包括足动脉搏动存在、站立或行走诱发症状、脊柱前屈症状缓解及最明显的不适部位在大腿而非小腿。中央管狭窄主要导致神经源性跛行,而外侧椎管狭窄可导致神经根病。

表 8-4　腰椎狭窄的病因

先天性
- 特发性
- 软骨发育不全性

获得性
- 退行性
  - 关节突关节肥大
  - 黄韧带肥厚
  - 椎间盘突出
  - 脊椎滑脱
  - 脊柱侧凸
- 医源性
  - 椎板切除术后
  - 术后融合
- 其他
  - Paget 病
  - 氟骨病
  - 弥漫性特发性骨肥厚症

腰椎狭窄患者通常没有特异性体征:严重神经功能损害不常见,腰椎活动度可正常或下降,直腿抬高试验常呈阴性。一些患者会出现闭目难立征(Romberg test)阳性,也可出现腱反射减退和振动觉减弱;另一些患者会出现广泛下肢轻度乏力。但上述阳性体征在老年患者中常难以定性。然而,少数椎管狭窄患者可出现特定神经根损害,导致腰骶部神经根病或马尾综合征(罕见)。

神经源性跛行病史最常疑诊为腰椎狭窄,而 MRI 是确诊的最佳手段。

椎管狭窄通常是惰性的,症状进展缓慢,呈良性病程,因此无预防性手术干预指征。

(五)弥漫性特发性骨肥厚

DISH 以椎旁韧带及其附着点的钙化和骨化为特点,是一种原因不明的非炎症状态,与 HLA-B27 无关。

DISH 与肥胖、糖尿病及肢端肥大症有关。该病很少在 30 岁之前确诊,多见于男性,患病率随年龄增长而上升。

DISH 最常累及胸椎,也可累及颈椎和腰椎。前纵韧带骨化在胸椎侧位 X 线中显示最佳。前纵韧带骨化及腰椎骨桥形成使腰椎在正位片和右侧位片中呈现出流蜡样表现(图 8-12)。内脏反位患者的左侧位片异常,提示降主动脉在钙化定位中起到了一定作用。

除非合并有腰椎狭窄,否则患者的椎间盘间隙和关节突关节一般不会受累。DISH 患者骶髂关节外形正常,有助于与腰椎病和脊柱关节炎相鉴别。患

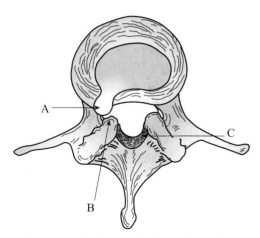

▲ 图 8-10　椎管狭窄继发于腰椎间盘突出(**A**),关节突关节肥大(**B**)及黄韧带增厚(**C**)

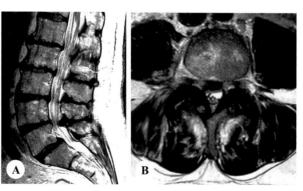

▲ 图 8-11　退变性椎管狭窄

A. 矢状位 T_2 加权 MRI 显示,由于黄韧带冗余导致 $L_{4\sim5}$ 水平神经管前后径缩小;B. $L_{4\sim5}$ 椎间盘轴位图显示,后外侧关节突关节肥厚引起硬膜囊横截面积缩小(经许可转载,引自 John Crues, MD, University of California, San Diego.)

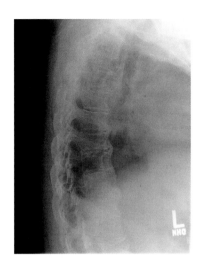

◀ 图 8-12 弥漫性特发性骨肥厚

胸椎侧位片显示骨桥形成，但椎间隙完整，关节突关节未融合

者几乎所有的脊柱外骨关节部位均可受累：不规则新骨生成（骨赘）最常见于髂嵴、坐骨结节和股骨粗隆，此外也可观察到附着点肌腱及韧带钙化（如髌骨、鹰嘴突和跟骨）、关节旁骨赘生成（如骨盆 X 线中的外侧髋臼、骶髂关节下部），严重韧带钙化可见于髂腰韧带和骶韧带。DISH 患者可在髋关节置换术后发生异位骨形成，但该并发症的发生率尚不清楚。

DISH 患者可完全没有症状，最常见主诉是脊柱疼痛僵硬，往往发生于胸椎。脊柱活动度一般仅有中度受限，部分患者会出现明显的脊柱侧凸。前纵韧带广泛骨化合并大范围脊柱前骨质增生通常会压迫食管，造成吞咽困难。后纵韧带骨化主要见于颈椎，可为独立病变或 DISH 一部分，很少造成颈髓病变。附着点疼痛及压痛提示肱骨外上髁或内上髁炎、跟腱炎或者足底筋膜炎。

DISH 治疗以对症为主，无法改善疾病背后的病理生理机制（目前理解甚少）。对乙酰氨基酚、NSAID 及谨慎使用的糖皮质激素注射能改善大多数患者痛性肌腱病。该病呈惰性病程，并且并非强直性脊柱炎等炎症性疾病。

（六）非特异性腰痛

非特异性腰痛（LBP）为无明确病因（明确疼痛源）的腰部疼痛，与潜在特异性严重结构损伤或疾病进展无明确关联，也被称为"原发性 LBP"。高达 85%LBP 患者不能获得疼痛源精确病理解剖诊断，主要原因在于患者症状缺乏特异性，并且与影像学结果之间缺乏关联性。因此，腰痛、腰背劳损、腰背扭伤等术语也在使用，但这些术语缺乏临床 - 影像描述，应尽量避免。而非特异性 LBP 是一种更准

确命名，大多数患者表现为自限性急性机械性 LBP。有时腰背痛发生于外伤事件，如提重物、扭伤后即刻，但大多数情况下患者仅在醒来时出现 LBP。疼痛严重程度从轻度到重度不等。多数患者 1~4 周内症状好转，但此后仍易出现类似发作。不到 10% 患者会发展为慢性非特异性 LBP。

非特异性 LBP 患者采用保守治疗，治疗目标是缓解疼痛、重塑功能。

（七）肿瘤

肿瘤不是 LBP 常见病因，但仍十分重要。在基层医疗单位，肿瘤占 LBP 病因不到 1%。截至目前，癌症既往史是潜在肿瘤性 LBP 最重要预测因素。

脊柱恶性肿瘤继发 LBP 患者的典型表现为持续性、进展性疼痛，夜间加重，休息不能缓解。部分患者中，脊柱肿物会造成腰骶部神经根病或马尾综合征。急性 LBP 可以是病理性压缩性骨折表现。

大多数肿瘤性 LBP 源于多发性骨髓瘤或转移癌。前列腺、肺、乳腺、甲状腺、胃肠道及肾的肿瘤最易转移至脊柱。3%~5% 癌症患者会出现椎体转移，而 97% 脊柱肿瘤是转移性的。转移性椎体病变，最常见于胸椎，占肿瘤骨转移的 39%。罕见情况下，脊髓肿瘤、原发性椎体肿瘤及腹膜后肿瘤也可是 LBP 病因。

骨样骨瘤是一种良性骨肿瘤，最常在 20—30 岁造成 LBP，常伴有椎旁痉挛继发功能性坐骨神经痛。患者疼痛可早于骨样骨瘤影像学异常。骨样骨瘤主要累及脊柱后方结构，尤其是神经弓。大小在 1.5cm 以下、伴有透亮影的硬化灶是骨样骨瘤特异性标志。怀疑骨样骨瘤而 X 线未发现异常时，应进行骨扫描、CT 或 MRI 检查。结节产生了高水平的促前列腺素，NSAID 可改善疼痛症状。不可耐受的疼痛也可选择手术切除。骨样骨瘤可在数年内自发缓解。

X 线在发现肿瘤病灶方面敏感性劣于其他影像学手段。约 50% 骨小梁丢失才能表现为影像上可见的溶骨灶。转移性病灶可以是溶骨性（可透射）、结节性（不可透射）或混合性，而绝大多数转移瘤是溶骨性病灶。由于椎体有红骨髓、血供丰富，因此最常受累（图 8-13）。与椎体感染不同，转移瘤中椎间盘通常不受累。MRI 对评估脊柱肿瘤有最高的灵敏度和特异度，通常是首选检查。骨扫描不能发现多发性骨髓瘤等单纯的溶骨性病变。

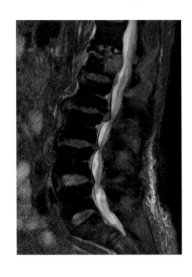

◀ 图 8-13 椎体转移瘤

腰椎的矢状位 T_2 加权脂肪饱和快速自旋回波序列图像显示出位于椎体后方、后缘隆起的 L_1 椎骨转移瘤

放射治疗可控制骨转移瘤相关疼痛。若脊柱肿物造成了神经根压迫综合征，往往需要进行解压术。

（八）感染

椎体骨髓炎可以是急性（通常为化脓性）或慢性（化脓性、真菌性或肉芽肿性）的。急性椎体骨髓感染可在数天至数周内进展。

椎体骨髓炎通常由血行播散、脊柱手术中直接感染或邻近软组织感染蔓延引起。腰椎是椎体骨髓炎最好发部位。金黄色葡萄球菌是最常见病原微生物（占比＞50%），其次为大肠埃希菌。脊柱术后，尤其是内固定植入术后的外源性骨髓炎，几乎都由凝固酶阴性葡萄球菌和痤疮丙酸杆菌感染引起。

约半数椎体骨髓炎有明确感染源，其中 1/3 伴有心内膜炎。其他常见原发感染灶包括尿道、皮肤、软组织、血管、滑囊炎或化脓性关节炎。大多数血源性化脓性椎体骨髓炎患者伴有基础病，如糖尿病、冠心病、免疫性疾病、恶性肿瘤和肾衰竭。静脉使用毒品是椎体骨髓炎首要危险因素。

椎体骨髓炎可并发硬膜外或椎旁脓肿，从而可能造成神经根病、马尾综合征等神经系统并发症。腰背痛是椎体骨髓炎患者首发症状，常隐匿起病，数周内进展性恶化。疼痛一般呈持续性，休息时存在，活动时加剧，有时可准确定位。脊柱压痛点对椎体骨髓炎诊断敏感，但缺乏特异性。仅约半数患者会出现发热。由于大多数椎体骨髓炎由血行播散引起，其初期主要症状可能与原发感染有关。

白细胞增多仅见于约 2/3 的椎体骨髓炎患者，但几乎所有患者都会出现 ESR 加快和 CRP 升高，后者与疗效最为相关。血培养阳性率高达 50%～70%，若血培养阴性，可行骨髓活检完善骨髓培养及组织病理学分析。

X 线通常是最先完善的影像学检查，但 X 线的影像学改变通常发生较晚，并且缺乏特异性。X 线上特征性表现为椎间盘变薄和相邻椎体骨质溶解造成的皮质分解不清。MRI 对发现脊柱感染最具灵敏度和特异度，化脓性骨髓炎典型表现是两个椎体及其椎间盘受累（图 8-14）。有神经受累的患者应早期行 MRI 检查以排查硬膜外脓肿。针对明确敏感的病原体早期抗生素治疗。对于神经系统受累和脓毒血症患者，有必要在培养结果回报前行经验性抗生素治疗。培养阴性、但高度怀疑感染时，也可基于最可能感染的病原体行经验性治疗。通常建议静脉治疗至少 4～6 周，可加用口服抗生素治疗。脓肿可能有必要行手术引流。当感染与脊柱内植入物相关时，通常需要行手术取出植入物。

脊柱结核及非结核性肉芽肿感染（芽生霉菌、隐球菌、放线菌、球孢子菌及布氏菌）应结合适当的临床与地理条件进行考虑。

带状疱疹常累及腰部神经根，多数情况下单侧皮肤受累。疼痛常十分严重，可先于斑丘疹出现，后者可进展为水疱和脓疱。

（九）炎症

脊柱关节炎会造成炎症性 LBP（表 8-1），具体会在其他章节讲解（见第 14 章）。

（十）代谢性疾病

这里主要指骨质疏松患者（见第 47 章）发生椎体压缩性骨折（图 8-15）继发的急性机械性 LBP。这些患者大多为绝经后女性。

Paget 骨病（见第 48 章）最常见于无症状患者，因偶然发现碱性磷酸酶升高或特征性影像学改变而得以诊断。脊柱是仅次于盆腔的第二大好发部位，其中 L_4 和 L_5 椎体最常受累。脊柱 Paget 病可累及单个或多个椎体水平，常伴有不同部位神经根受累。Paget 病影像学表现为骨膨大和骨小梁增粗变厚，常见到骨硬化和骨溶解并存征象。椎体可膨大、变脆、骨折。引发 LBP 原因包括 Paget 病本身疾病进程（骨膜牵拉及血管充血）、微小骨折、明显骨折、继发性关节突关节炎、伴或不伴脊柱滑脱的椎弓峡部裂或肉瘤转化（罕见）。继发于腰椎 Paget 病的神经系统并发症，包括神经根受压导致的神经根痛、椎管狭

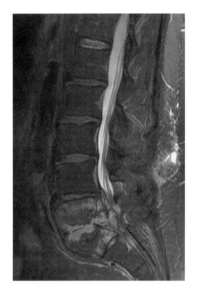

◀ 图 8-14　腰椎骨髓炎

矢状位 T_2 加权脂肪饱和快速自旋回波序列图像显示 $L_5\sim S_1$ 的严重骨髓炎，伴有椎间盘炎、终板破坏、椎间隙水肿和硬膜外感染。另见 L_5 及 S_1 椎体骨髓水肿图像

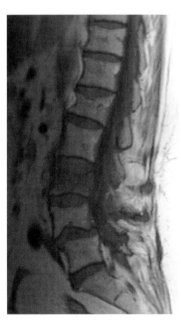

◀ 图 8-15　骨质疏松性骨折

矢状位 T_1 加权快速自旋回波序列图像显示 L_1 和 L_4 的慢性骨折及 L_3 的急性骨折，伴有骨髓水肿图像

窄及罕见的马尾综合征。

（十一）内脏疾病

与脊柱由同节段神经支配的器官病变可造成疼痛放射至脊柱。一般而言，盆腔疾病放射至骶椎区域，下肢疾病放射至腰椎区域，上肢疾病放射至下胸椎区域。但很少出现脊柱病变局部征象，如压痛、椎旁肌肉痉挛和脊柱活动时疼痛加剧。

血管、胃肠道、泌尿生殖道或腹膜后病变有时会造成 LBP，病因包括主动脉瘤增大、肾盂肾炎、输尿管结石梗阻、慢性前列腺炎、子宫内膜异位症、卵巢囊肿、炎症性肠病（inflammatory bowel disease，IBD）、结肠肿瘤和后腹膜出血（常见于服用抗凝药

的患者）等。

大多数腹主动脉瘤无症状，但在其增大时可造成疼痛。动脉瘤疼痛通常是破裂前兆。罕见情况下，动脉瘤可发生渗漏并造成剧烈疼痛和腹部压痛。大多数动脉夹层患者会突发胸部或上背部剧烈"撕裂样"疼痛。空腔脏器（如尿道或直肠）引发的疼痛常为绞痛。

（十二）其他疾病

LBP 可以是多种疾病的临床表现之一，对这些疾病一一探讨既不实际也没有意义。后文将着眼于一些更重要或存在争议的 LBP 病因进行讨论。

梨状肌综合征是一种与肌肉 – 神经结构变异或过度劳损相关的坐骨神经卡压性病变。梨状肌较为狭窄，起于骶骨前部，止于股骨大转子，与髋关节外旋有关，坐骨神经走行于梨状肌下方。由于缺乏客观、有效、标准化的检查方式，梨状肌综合征是否是一种独立疾病仍存在争议。梨状肌综合征属于临床诊断，患者主诉臀部疼痛麻木，可向腿部及足底放射，部分患者诉坐位时疼痛加重。与腰骶部神经根受压导致的坐骨神经痛不同，梨状肌综合征的疼痛不局限于特定皮节，直腿抬高试验通常呈阴性，坐骨切迹可有压痛。诊断梨状肌综合征的体格检查基于一个原理：牵拉受累的梨状肌可激发坐骨神经压迫症状，方法包括髋关节内旋（Freiburg 征）或髋关节屈曲、内收、内旋（FLAIR 动作）。梨状肌综合征一般通过梨状肌拉伸理疗及 NSAID 药物治疗。

在不伴脊柱关节炎的患者中，骶髂关节是否会造成 LBP 存在争议。"骶髂关节功能障碍"这一术语，描述了与骶髂关节活动或位置关系异常有关的骶髂部疼痛。但盆腔对称性或骶髂关节活动度检查缺乏可重复性，荧光镜引导下骶髂关节注射对疾病的诊断和治疗缺乏可靠性。LBP 患者常可在影像中发现骶髂关节退行性改变，但这些改变是否是腰痛的始因仍不清楚。

腰骶移行椎包括最下方腰椎骶椎化（L_5 与骶骨同化，造成 4 个腰椎和 1 个增大的骶段）和骶段最上方腰椎化（S_1 与腰椎同化，造成 6 个腰椎和 1 个缩短的骶段）。15%～35% 普通人群中可出现这些常见变异，这些变异与 LBP 之间相关性存在争议。

硬膜外脂肪增多症可见于肥胖患者，但更常见于激素长期使用的罕见不良反应。硬膜外脂肪增多症为硬膜外脂肪组织增多造成椎管狭窄，虽然可引起神经压迫，但通常是偶然发现的。

妊娠期 LBP 较常见，通常发生于妊娠第 5～7 个月，发病机制不明，生物力学、激素及血管因素都参与其中，大多数在分娩后缓解。

纤维肌痛综合征（见第 11 章）及风湿性多肌痛（见第 26 章）是两种常见的以 LBP 为主要临床表现的风湿性疾病。

四、治疗

只有一小部分存在明显神经受压或潜在系统性疾病（癌症、感染、内脏疾病及脊柱关节炎）的 LBP 患者能接受特异性治疗。绝大多数 LBP 患者或不能找到明确的病理解剖学病因（即疼痛源），或者找到了病因却没有特异性治疗方法。这些患者采取以镇痛、教育和理疗为中心的保守治疗。目前更强调患者教育、自我管理、理疗及心理治疗，而更少强调药物治疗、侵入性干预和外科手段。治疗目标为缓解疼痛、重塑功能，极少需要手术治疗。

应警惕过度使用未经验证的药物、手术和其他治疗方法，它们大多未经合理设计的随机对照试验严格测试。由于大多数患者存在症状波动，并且多为良性病程，非对照研究可导致疗效被高估。

基于治疗目的，LBP 分为急性 LBP（病程<3 个月）、慢性 LBP（病程>3 个月）或神经根压迫综合征。

（一）急性腰痛

典型急性腰痛患者会因突发严重机械性 LBP 就诊。急性 LBP 预后极好，实际上，仅约 1/3 的患者需要就诊，超过 90% 患者症状在 8 周内明显好转或痊愈。

建议急性 LBP 患者在疼痛耐受范围内保持活跃，继续日常活动，这相较卧床休息能更快恢复。不建议卧床休息超过 1～2 天。

药物治疗可缓解症状，但不缩短恢复时间。遗憾的是，没有药物被证实能极大改善疼痛，而改善功能方面的证据更加有限。虽然疗效有限，综合考虑患者年龄及胃肠道、肝、心、肾毒性风险后，合理选择 NSAID 作为一线止痛治疗。对乙酰氨基酚对 LBP 患者止痛效果欠佳。严重致残性 LBP 或 NSAID 并发症风险高的患者，可短期使用短效阿片类药物。环苯扎林、替扎尼定等肌松药可作为短期内改善症状的二线治疗，但困倦、头晕等不良反应高发。尚不清楚这些药物效果是放松肌肉，还是与镇静或其他非特异性作用有关。苯二氮䓬类药物短期缓解疼痛方面效果与肌松药类似，但存在药物滥用、上瘾和耐受风险。对伴或不伴神经根症状的急性 LBP 患者全身应用糖皮质激素治疗，尚缺乏可靠的疗效依据。

急性期进行腰背部锻炼没有益处，物理治疗在第 1 个月内通常不必要。随后，建议患者接受针对核心增强、拉伸训练、有氧运动、功能重建、减重及教育的个体化定制方案，以预防症状复发。腰背部锻炼的目的在于通过强化躯干肌肉，增强脊柱稳定性。前屈训练能增强腹部肌肉，后伸训练可增强椎旁肌肉。训练方式种类繁多，具有相同效力。

推荐进行患者教育，包括使用教育手册。教育内容应包括 LBP 病因、基本解剖结构、良性病程、诊断性检查意义有限、保持活动的重要性、有效进行自我照护的方法及相关辅助器具。

脊柱按摩主要由康复医师和正骨医师进行，包括低速放松按摩和使脊柱过度伸展的高速冲击按摩，后者常伴有噼啪声或爆裂声。现有证据认为，急性 LBP 按摩治疗不优于传统药物治疗。没有证据支持持续按摩能减少 LBP 复发风险。

由于大部分急性 LBP 患者无论是否接受治疗症状都能改善，可合理选择热疗（证据等级中）、推拿、针灸或脊柱按摩（证据等级低）等非药物治疗方式。

没有足够证据建议使用紧身衣和支架，牵引治疗对伴或不伴神经根痛的 LBP 患者效果欠佳。

硬膜外糖皮质激素注射治疗十分流行，但没有依据。使用依据为椎间盘突出压迫神经根所致的神经根痛至少部分与局部炎症相关。与安慰剂相比，硬膜外注射激素，在短期改善髓核突出所致神经根病患者的腿部疼痛方面存在轻度优势，但既不能改善功能，也不能降低手术必要性。需要注意，不伴神经根病 LBP 的患者、存在椎管狭窄或神经源性跛行患者或腰背部手术失败综合征的患者中，行硬膜外激素注射治疗的疗效缺乏可靠证据。尽管如此，大多数硬膜化外激素注射都是在这种疗效存疑的情况下进行的。

糖皮质激素或镇痛药物的多种其他注射疗法，通常为联合用药，也常应用于伴或不伴神经根痛及其他腿部症状的 LBP 患者，包括疼痛触发点、韧带、骶髂关节、关节突关节及椎间隙激素注射。上述注射疗法缺乏可靠的疗效证据，同样不建议对关节突关节疼痛行内侧支神经阻滞，以及为治疗或诊断目的行神经根阻滞。

多种物理疗法被用于治疗亚急性或慢性 LBP 患者，包括经皮电神经刺激（transcutaneous electrical nerve stimulation，TENS）、经皮穿刺电神经刺激、干扰疗法、低频激光治疗、短波热透疗法及超声，但缺乏足够的疗效证据。

骨质疏松继发椎体压缩性骨折十分常见，大多数患者骨折会在数周内愈合，疼痛也随之改善。当此类骨折导致持续性疼痛时，椎体成形术和球囊扩张椎体后凸成形术是昂贵的侵入性治疗手段，均需经皮穿刺进针，通过椎体或椎弓根侧面注入骨水泥以稳定骨折部位。两者的区别在于，球囊扩张椎体后凸成形术将骨水泥注入球囊膨胀形成的椎体空腔中。若干早期研究显示椎体成形术疗效良好，但两项双盲随机安慰剂对照研究显示，椎体成形术相较假手术并未取得更好疗效。因此，基于目前证据，不建议常规应用椎体成形术和球囊扩张椎体后凸成形术以缓解骨质疏松性压缩性骨折的疼痛症状。

（二）慢性腰痛

慢性 LBP 临床表现多样，部分患者诉严重的持续性疼痛，但大多数患者表现为恼人的机械性 LBP，可放射至臀部和大腿上侧。慢性 LBP 可急性加重，急性加重期的治疗遵循前述原则。数量可观的慢性 LBP 患者功能不受影响，可继续工作，但总体而言，大多数慢性 LBP 的治疗反应欠佳，疼痛完全缓解并不现实。证据显示部分慢性 LBP 患者呈现中枢神经系统疼痛强化模式（类似纤维肌痛综合征），提示存在"中枢性疼痛"。慢性 LBP 患者很大程度上造成了 LBP 相关的高额费用，因此医生在治疗这些患者时，有责任审慎地采用已经证实的治疗方式。

临床医生在治疗慢性 LBP 时应优先选择非药物治疗，包括教育、锻炼（针对核心力量和躯体灵活性）、有氧运动和减重。若前述传统治疗方法失败，应考虑包含认知行为学治疗在内的多学科康复手段。

大多数患者药物治疗首选 NSAID，此类药物可不同程度上缓解疼痛，但长期疗效不显著。对乙酰氨基酚效果欠佳。随机临床试验结果不支持中 - 重度慢性 LBP 患者使用阿片类起始治疗。少部分严重致残性疼痛的患者可审慎选用阿片类镇痛药。阿片类药物存在诸多潜在风险，如滥用或成瘾倾向，患者长期用药后可出现药物相关行为异常等，在启动

阿片类药物治疗之前需充分权衡利弊。应避免同时开具阿片类和苯二氮䓬类药物。没有证据显示长效、全天持续用药效果优于短效或按需用药，并且持续使用阿片类药物会诱发耐药性，导致所需剂量增加。曲马朵（弱效阿片类药物）及度洛西汀（血清素 - 去甲肾上腺素再摄取抑制药）可作为二线治疗。不建议慢性稳定性 LBP 患者长期使用肌松药。小剂量三环类抗抑郁药在慢性 LBP 患者中疗效缺乏一致性，并且不良反应较常见。选择性色氨酸再摄取抑制药在 LBP 中疗效缺乏证据支持。尽管如此，抑郁症在慢性 LBP 患者中十分常见，应予以适当治疗。目前没有充足证据支持在伴或不伴神经根病 LBP 患者中使用加巴喷丁类药物（加巴喷丁、普瑞巴林）和托吡酯等抗癫痫药物以缓解疼痛。

慢性 LBP 患者的管理中个体化定制理疗方案及患者教育十分重要，前文急性 LBP 治疗的部分中已作阐述。理疗（如前所述）同样不建议用于慢性 LBP 患者。腰部支撑和牵引缺乏疗效。对大多数患者而言，中等硬度或贴合背部的床垫要优于硬床垫。

许多其他非药物治疗方式已被评估用于慢性 LBP。研究显示，针灸、正念减压（证据等级中）、太极、瑜伽、动作控制训练、渐进式放松、肌电图、生物反馈、低频激光治疗、作业疗法及脊柱按摩（证据等级低）有小至中度不等的缓解疼痛和改善功能效果。

近来涌现出越来越多的腰背痛非手术干预疗法。各种注射疗法（如痛点注射、关节突关节注射、神经根阻滞注射）在急性 LBP 治疗中已作讨论，由于缺乏可靠疗效依据，同样不建议用于慢性 LBP 患者治疗。

射频消融旨在通过电流破坏疼痛传导神经，从而阻断痛觉冲动的传导，最常用于诊断性内侧束阻滞试验阳性从而拟诊的关节突关节疼痛。这种侵入式操作的长期疗效缺乏可靠证据。椎间盘内电热疗法（intradistal electrothermal therapy，IDET）和经皮穿刺椎间盘射频热凝（percutaneous intradistal radiofrequency thermocoagulation，PIRFT）将电极置入患者可疑造成疼痛的椎间盘中，通过电能或射频电流产生热量，热凝缩小椎间盘组织并破坏神经。现有证据并不支持使用 IDET 或 PIRFT。

脊髓刺激术是经皮穿刺或经椎板切除后，在疑似疼痛源椎体旁的硬膜外腔内置入电极以调控神经。脊髓刺激术由置入电池直接供电或由体外射频传导

装置经皮充电。持续性神经根病的腰背部手术失败综合征患者中，脊髓刺激术对疼痛缓解效果优于二次手术或传统药物治疗。目前没有很好的证据表明，脊髓刺激术可用于与伴神经根病腰背部手术失败综合征无关的慢性 LBP。

椎管内药物输注装置在皮下置入泵及导管，部分慢性难治性 LBP 患者中使用，在椎管内输注镇痛药，通常为吗啡；但这一干预手段缺乏有效证据支持。

慢性 LBP 是一种生物、生理及环境因素共同参与的复杂疾病。治疗持续性致残性非神经根性 LBP 时，除建议的非跨学科治疗外，临床医生应加强以认知行为学疗法为重点的多学科康复。多学科康复（也成为跨学科治疗）结合并协调了身体、职业及行为要素，由多名不同学科背景的健康专家进行。认知行为疗法是一种心理干预治疗，包括依靠认知改变情绪、想法和行为。强烈证据支持加强多学科康复可改善功能，中等强度证据支持加强多学科康复可缓解疼痛。问题在于多学科康复的可及性和可负担性有限。功能重塑（也称为工作强化）是在受监督的环境下进行模拟或真实工作以增强受伤工人的工作表现，提升力量、耐力、灵活性和心血管健康。功能重塑与认知行为疗法结合时，能更有效地减少误工时间。

如前所述，与伴神经根症状的患者不同，无神经根痛的腰椎退行性改变 LBP 患者通常难以明确疼痛源。因此普遍而言腰背部手术对缓解腰背痛的效果不如缓解神经压迫所致的根性症状。退行性病患者中，不伴神经受累的慢性致残性 LBP 的治疗原则仍存在争议。最常用的手术方式为脊柱融合术，虽然疗效并不明确，但脊柱融合术在该病中的使用快速上升。椎体融合可选择后入路、前入路或两者结合的环形入路。所有融合手段都需要在椎体间置入植骨，植骨愈合时通过螺丝、钢板或钢架作为内固定支架。融合术的依据在于它在痛性外周关节中的成功应用。

目前证据显示，伴有退行性改变的非神经根性腰背痛，融合术的疗效并不优于加强跨学科康复，但与标准非手术治疗相比有小至中等程度优势。更进一步，大多数患者术后不能获得最佳疗效，即无疼痛、不需连续使用镇痛药物、功能恢复至较高水平。

人工腰椎间盘置换是一种较新的替代融合术的方式，被美国批准用于 $L_3 \sim S_1$ 单个椎间盘病变且无

脊柱滑脱或神经功能损害的患者。数据显示其疗效与脊柱融合术相同。鉴于腰椎间盘病行脊柱融合术本身疗效存在争议，这可能只是一种微弱的肯定。没有数据支持椎间盘置换的假设优势，即相较脊柱融合术，人工椎间盘能够通过保留运动度来预防邻近椎体进一步退变。目前缺乏充足证据评估椎间盘置换术的长期优势与风险，因此不作推荐。

大多数 LBP 患者，包括伴有神经系统体征和症状患者，不需要进行手术治疗。

（三）神经根压迫综合征

手术在 LBP 患者及存在神经系统症状体征的患者中具体作用尚不明确且存在争议。为此，美国国立关节肌肉骨骼及皮肤病研究所（National Institute of Arthritis and Musculoskeletal and Skin Diseases, NIAMS）资助了三项大型平行随机脊柱患者治疗效果研究试验（Spine Patient Outcomes Research Trial, SPORT）研究，以期评估手术在腰椎间盘突出、伴有椎管狭窄或腰椎狭窄的腰椎退行性脊柱滑脱患者中的治疗作用。值得注意的是，在上述里程碑式研究中，所有患者均存在伴神经系统体征或神经源性跛行的神经根性腿痛。有严重或神经功能损害的患者需要急诊手术减压，因此在所有 SPORT 研究中被排除。每个研究都包含一个随机分配的队列和一个观察队列。观察队列中患者拒绝随机分配，要求选择自己的治疗方案，但同意按相同方案进行随访。首要研究重点是在 2 年内对疼痛、机体功能及残疾进行测定。三个研究均受到了手术组及非手术组之间高交叉率（高达 50%）影响，结论有效性受到质疑。

第一项研究对比了手术治疗（椎间盘切除术）与非手术治疗［理疗、教育、NSAID（如果能耐受）］在经非手术治疗后至少 6 周后仍存在持续神经根性症状腰椎间盘突出患者中的疗效。两个治疗组都显著改善，意向性分析（ITT 分析）显示两组之间没有显著差异。观察队列中，手术治疗的改善效果更明显。但非随机分配的自我报告结果对比受到混杂因素干扰，需谨慎解释。

第二项研究针对神经症状持续 12 周以上的腰椎退行性滑脱及椎管狭窄患者，意向性分析示随机分配的手术组（椎间盘减压术，伴或不伴融合）与常规非手术治疗组之间无显著差异。而非随机分配按治疗比较（AT 比较）显示手术组改善更明显。按治疗

分析显著受混杂因素干扰，因此应谨慎解释。

最后一项研究针对神经症状持续 12 周以上、无腰椎滑脱的腰椎狭窄患者，意向性分析及按治疗分析均显示手术（后入路椎板解压切除术）效果更佳。

SPORT 数据还显示，通常而言脊柱手术对腿痛的改善效果优于 LBP，并且手术带来的好处会随时间推移而减少。

1. 椎间盘突出

因神经根受压导致神经根痛的椎间盘突出患者，若无严重或进展性神经功能损害（表 8-5），应采用"急性腰痛"部分中所述非手术治疗方案。仅约 10% 患者经 6 周保守治疗后仍有明显疼痛，此时可考虑手术治疗。但即使这些患者 6 周后仍继续采用非手术治疗，也不会增加瘫痪或马尾综合征风险。手术相较非手术治疗能在短期内带来更高获益，但疗效会随时间推移而减少，一般仅能维持 1~2 年。通常采取的手术方法是通过椎间盘切除术来移除压迫神经根的椎间盘片段。

表 8–5　手术指征
椎间盘突出
• 马尾综合征（急诊）
• 严重神经功能损害
• 进展性神经功能损害
• 6 周以上的致残性神经根痛（择期）
椎管狭窄
• 严重神经功能损害
• 进展性神经功能损害
• 持续性致残性假性跛行（择期）
脊柱滑脱
• 严重或进展性神经功能损害

硬膜外糖皮质激素注射可短期内为神经根痛带来轻度改善，但不会显著改善功能，也不能减少手术必要性。

全身使用糖皮质激素或加巴喷丁类药物（加巴喷丁、普瑞巴林）治疗神经根病，缺乏可靠证据支持。

2. 椎管狭窄

理解退行性腰椎狭窄的自然病程对制订治疗策略至关重要。大多数患者椎管狭窄症状数年内保持稳定，部分患者能改善，但较少出现显著改善。即

使症状进展，一般也不会出现神经功能急剧恶化。因此，对大多数患者而言，保守的非手术治疗是合理选项。

腰椎狭窄的保守治疗缺乏可靠数据指导。理疗是其中主要治疗方法，但特定标准化治疗方案的疗效缺乏证据支持。大多数方案均包含核心强化、拉伸、有氧运动、减重和患者教育。骑行等涉及腰椎前屈的运动耐受性更佳。增强腹部肌肉可促进腰椎前屈，减少腰椎前凸。束腰可维持腰椎轻度前屈从而减轻症状，但需要限制一天内的使用时长，避免椎旁肌肉萎缩。

NSAID 及曲马朵常用于缓解疼痛，腰椎硬膜外激素注射对改善腰椎狭窄所致神经症状及体征无效。

少数有严重或进展性神经功能损害的腰椎狭窄患者可手术治疗，但大多数腰椎狭窄手术为择期手术，适应证为缓解经传统治疗无效的神经源性跛行的持续性致残性症状。对无固定神经功能损害的患者，延后手术与初始治疗即选择手术之间疗效相似。手术目的对中央管及神经孔解压，从而消除神经根所受压力，由椎板切除术、肥大关节突关节部分切除术及切除肥厚黄韧带和突出的椎间盘实现。大多数腰椎狭窄患者，无论是否伴有退行性脊柱滑脱，其手术应仅限于解压。椎管狭窄治疗中加行融合术已不再是临床最优解，应限于脊柱动力位 X 线证实有腰椎不稳定的患者。遗憾的是，在缺乏疗效证据的情况下，常规使用复杂融合技术的脊柱融合手术数量出现了惊人的增长。

总而言之，对于伴或不伴脊柱滑脱的椎管狭窄患者，经保守治疗后仍有致残性神经源性跛行症状时，有证据支持椎板切除减压手术能在 1~2 年内有效减轻疼痛、改善功能。此后，手术效益逐渐减少，常需要再次手术。考虑到这些，是否行腰椎狭窄手术需充分重视患者意愿。

1~2 个椎体水平置入钛棘间垫片是一种可替代椎板切除减压术、侵入性更小的选择。这种垫片能够分离相邻棘突，提升腰椎屈曲，潜在增加椎管容积。这种治疗在不伴脊柱滑脱或神经源性跛行，可在前屈时缓解的 1~2 个水平椎管狭窄的患者中，已取得了初步的疗效证据。目前尚不清楚这种新疗法与标准术式之间差异。

3. 脊柱滑脱

绝大多数脊柱滑脱及慢性 LBP 患者接受保守治

疗。罕见情况下，若患者因神经根受压导致严重或
进展性的神经功能损害，或者因椎管狭窄继发致残
性假性跛行，则需要行解压术。一项纳入峡部型脊
柱滑脱患者及致残性单纯 LBP 或坐骨神经痛患者，
为期 1 年以上的随机试验显示，融合手术较非手术治
疗为患者带来更大获益，尽管这一差异在随后 5 年内
逐年缩小。正如前文所讨论，对于大多数退行性腰
椎滑脱及椎管狭窄患者，建议行不伴融合术的单纯
解压手术。

参考文献

Chou R, Deyo R, Friedly J, et al. Systemic pharmacologic therapies for low back pain: a systematic review for an American College of Physicians Clinical Practice Guideline. *Ann Intern Med.* 2017;166(7):480–492. [PMID: 28192790].

Deyo RA, Mirza SK. Herniated lumbar intervertebral disk. *N Engl J Med.* 2016;374:1732–1772. [PMID: 27144851].

Dixit R. Low back pain. In: Firestein GS, Budd RC, Gabriel SE, et al, eds. *Kelley & Firestein's Textbook of Rheumatology.* 11th ed. Elsevier, Philadelphia, PA, 2020, Chapter 50. In print.

Peul WC, Moojen WA. Fusion for lumbar spinal stenosis— safeguard or superfluous surgical implant? *N Engl J Med.* 2016;374(15):1478–1479. [PMID: 27074071].

Qaseem A, Wilt TJ, McLean RM, et al. Noninvasive treatments for acute, subacute, and chronic low back pain: a clinical practice guideline from the American College of Physicians. *Ann Intern Med.* 2017;166(7):514–530. [PMID: 28192789].

Ropper AH, Zafonte RD. Sciatica. *N Engl J Med.* 2015;372:1240– 1248. [PMID: 25806916].

Weinstein J, Lurie J, Tosteson T, et al. Surgical vs nonoperative treatment for lumbar disk herniation. The Spine Patient Outcomes Research Trial (SPORT): observational cohort. *JAMA.* 2006;296:2451–2459. [PMID:17119141].

Weinstein J, Lurie J, Tosteson T, et al. Surgical versus nonsurgical treatment for lumbar degenerative spondylolisthesis. *N Engl J Med.* 2007;356(22):2257–2270. [PMID: 17538085].

Weinstein J, Tosteson T, Lurie J, et al. Surgical vs nonoperative treatment for lumbar disk herniation. The Spine Patient Outcomes Research Trial (SPORT): a randomized trial. *JAMA.* 2006;296:2441–2450. [PMID: 17119140].

Weinstein J, Tosteson T, Lurie J, et al. Surgical versus nonsurgical treatment for lumbar spinal stenosis. *N Engl J Med.* 2008;358(8):794–810. [PMID: 18287602].

Lawrence K. O Malley　Simon C. Mears　著

髋部疼痛是一种常见主诉，可涉及大腿、背部或腹股沟区域。许多患者不清楚真正髋关节的解剖位置，将该区域产生的疼痛与腰椎或髋关节周围软组织产生的症状相混淆。髋关节及其周围结构相对难以通过触诊进行评估。对"髋部疼痛"患者的准确评估取决于识别特定病史特征、适当的体格检查操作、对常见影像学表现的基本认识、对鉴别诊断的透彻理解。患者髋部疼痛可能原因通常与患者年龄高度相关。

一、临床表现

（一）病史

仔细且准确地询问病史是确定患者髋部疼痛原因的第一步，应确定疼痛部位，疼痛发作是突然的还是逐渐的，与疼痛发作相关的情况，并确定改善或恶化患者症状的活动。

典型的髋关节关节囊内异常表现为腹股沟区域的疼痛，并与负重或活动相关。起始于腰部并向下放射到臀部、腿后部、小腿侧面和足外侧的疼痛，往往是由腰神经根病引起的，而不是髋关节囊内病变。疼痛局限于髋部一侧，患侧平卧时疼痛加剧，很可能是大转子滑囊炎。感染或恶性肿瘤引起的髋部疼痛是严重、全身性、持续性的，并且通常夜间加重。

创伤性事件后出现的疼痛急性发作，强烈提示髋部软组织损伤或骨折。急性发作的疼痛病例中，病史还应包括有关活动变化情况，如近期运动或外伤。行走或跑步过程中发力异常，如一条腿受伤或在无倾角的椭圆形跑道上跑步，可诱发大转子滑囊炎。重复性负荷运动或跑量突然增加可导致股骨应力性骨折。

慢性逐渐加重的疼痛往往由关节炎引起。髋关节骨关节炎的患者会经历逐渐加重的髋关节疼痛和活动度逐渐减少，正常行走变得越来越困难，尤其是上下楼梯，髋关节屈曲变得疼痛，应注意询问患者系鞋带是否有困难。

患者年龄影响髋部疼痛鉴别诊断。儿童易患特殊的髋关节疾病，如股骨头骨骺滑脱症和Leggcalvé-Perthes病。青少年和年轻人通常怀疑有缺血性坏死、髋关节发育不良、髋臼唇撕裂或股骨髋臼撞击。中年和老年患者常考虑有髋关节骨关节炎、腰痛或转子滑囊炎。

髋部及其周围的弹响是"髋部弹响综合征"症状之一，可发生在关节囊内或关节囊外。髂腰肌肌腱滑过小转子的骨嵴或髋臼前部，或者髂股韧带骑跨股骨头，均可引起关节囊内弹响。髋臼唇撕裂或游离体可引起关节囊内弹响伴有腹股沟和大腿前部剧痛。关节囊外弹响与紧绷的髂腰肌肌腱或臀大肌肌腱骑跨在股骨大结节上有关。这些类型的弹响发生在髋关节屈伸运动时，尤其是内旋运动。

极少数情况下，髋关节症状由骨盆内、腹腔内或腹膜后病变引起，包括子宫肌瘤、疝气、腹膜后血肿或感染。

髋关节病变的另外一种表现是仅在膝关节感觉到疼痛。闭孔神经分支同时支配膝关节和髋关节，使得髋关节病变被定位为膝关节疼痛。所有膝关节疼痛患者都应该进行髋关节检查。

（二）体格检查

髋部疼痛患者进行准确体检是建立在髋部解剖和生物力学的基础上。髋关节由股骨近端形成的球窝关节及其与骨盆的关节组成。股骨近端的骨性解剖部位包括股骨头、股骨颈和大转子、小转子。髋臼是股骨头的关节窝，其表面覆盖有关节软骨。附着于髋臼边缘的纤维软骨称为髋臼唇，为髋关节增加了稳定性。髂胫束起始于髂骨翼边缘（沿前缘和后缘），经股骨大转子沿大腿向外侧延展，并终止于小腿近端。这些肌腱附着点有对应的滑囊，可减少肌腱穿过骨性隆起处的摩擦。转子囊位于臀大肌和大转子之间，臀股囊位于臀大肌和股外侧肌起点之间，坐骨臀肌滑囊位于坐骨结节和臀大肌之间。髋部周围的肌肉可归纳为四大肌群（图 9-1）。

1. 步态检查

髋部检查从仔细观察患者步态开始。需要观察步态两个阶段，即站立阶段（当足在地面上并承受重量时）和摆动阶段（当足向前移动且不承受重量时）。大多数问题出现在负重站姿阶段。应观察步幅、骨

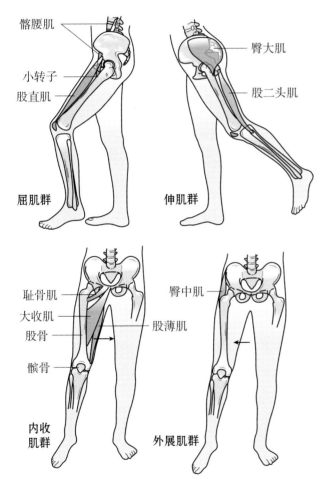

▲ 图 9-1　图中显示了移动髋部四个强有力的肌肉群，以及它们与股骨和骨盆的连接

主要屈肌是髂腰肌肌腱，它终止于小转子。主要伸肌是臀大肌。内收肌包括耻骨肌、短收肌、大收肌、长收肌和股薄肌。主要外展肌是臀中肌和臀小肌。外展功能对髋关节至关重要，无力会导致 Trendelenburg 步态（经许可转载，引自 Bickley LS. The musculoskeletal system. In: *Bates' Guide to Physical Examination and History Taking*. 12th ed. Philadelphia: Lippincott Williams & Wilkins; 2016. ）

盆移位和膝关节屈曲。

腰椎通常有轻微前凸，脊柱前凸的消失反映了椎旁肌肉痉挛。过度前凸提示髋关节可能有屈曲畸形，应行对侧腿长对称性的评估。小腿短缩、外旋伴疼痛提示髋部骨折。检查髋部前后表面是否有与创伤事件或神经肌肉疾病相关的肌肉萎缩或瘀伤。

疼痛是跛行的常见原因。减痛步态的特征是，为缓解疼痛缩短患侧下肢站立时间，而出现跛行。当髋关节疼痛时，躯干向疼痛侧移动，从而将身体重心移向疼痛的髋部，缩短了身体重量对髋关节的力臂，从而减少患侧髋部受力。

减痛步态不应与 Trendelenburg 步态混淆，后者是臀中肌无力的继发症状。在 Trendelenburg 步态模式中，为代偿肌肉无力，在患侧站立阶段对侧骨盆向下倾斜，对应行走周期阶段躯干向患侧倾斜（图 9-2 和图 9-3）。这个动作使重心更靠近患侧的支点，缩短了重心到髋关节力臂，导致出现独特的步态摇摆。

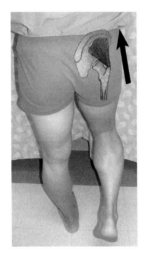

◀ 图 9-2　**Trendelenburg** 步态是由臀中肌（髋外展肌）变弱所致。健全的臀中肌在正常单腿站立中协助保持骨盆水平

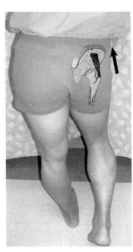

◀ 图 9-3　**Trendelenburg** 步态是由臀中肌（髋外展肌）变弱所致。由于臀中肌无力，骨盆下垂，身体横向向患侧摆动

跛行常见于患有严重髋关节炎或下肢其他关节疾病的患者。跛行可能由疼痛、腿缩短、屈曲挛缩、骨盆带肌或下肢其他部位无力引起。因此，对下肢肌力全面评估对诊断跛行原因至关重要。徒手肌力测定可评估屈肌（髂腰肌和股直肌）、伸肌（臀大肌和腘绳肌）、外展肌（臀中肌和臀小肌）和内收肌（长收肌、大收肌和短收肌、耻骨肌和股薄肌）。对小腿肌肉（踝和趾背屈肌和跖屈肌）行肌肉测试，以评估神经根病导致的无力。

2. 触诊

患者仰卧位，将被检查腿的足跟放在对侧膝盖上，便于触诊腹股沟韧带。沿着韧带的隆起可能是腹股沟疝或动脉瘤，这是除髋关节病变以外导致髋关节症状出现的第二大病因。从腹股沟韧带外侧到内侧，可触摸到一系列神经、动脉、静脉和淋巴结。增大的淋巴结和局部感染、全身性炎症、造血系统恶性肿瘤（在这种情况下，其他淋巴结通常也会增大）有关。股骨大转子外侧压痛提示局部滑囊炎而非关节炎。当患者取健侧侧卧位，髋关节屈曲内旋时，可触及大转子上方的转子囊和髂后上棘上方的滑囊（图 9-4）。坐骨臀滑囊炎症时可触及，症状类似坐骨神经痛。滑囊炎是髋关节周围压痛的主要原因之一，也可因髋关节滑膜炎或腰肌脓肿等疾病引起。大转子后外侧表面有压痛但无肿胀，提示局限性肌腱炎或髋关节疼痛引起的肌肉痉挛。患者感觉到和（或）检查者检测到关节捻发音或摩擦感，是关节炎的晚

期表现，但不是敏感或特异性指标。髋部周围皮肤的感觉检查可能会发现感觉异常性股痛或股外侧皮神经病，该神经支配大腿外侧，并在腰部被紧绷的腰带或衣服压迫，导致麻木或疼痛的感觉，但无运动障碍。

3. 运动范围

髋关节运动包括屈曲、伸展、外展、内收和旋转（表 9-1）。当膝关节屈曲时，髋部可进一步屈曲。单侧髋关节屈曲受限的情况下，健侧髋关节屈曲使患侧腿部不能完全伸展，表现为患侧腿部屈曲（图 9-5）。患者取仰卧位，检查者将一只手放在患者髂嵴上，当患者试图将髋部伸展到中立位置时，临床医生可检测到骨盆运动（可能被误认为是髋部运动）。屈曲受限可被增大的腰椎前凸和骨盆前倾所掩盖。检查者可通过让患者面朝下趴下并向上伸展大腿来帮助评估伸展功能。

表 9-1 成人髋部的正常运动范围

运 动	正常范围（°）
屈曲	0～135
伸展	0～15
外展	0～45
内收	0～25
旋内	0～35
旋外	0～45

外展受限在髋关节骨关节炎中很常见。检查者可在受试者取仰卧位骨盆位置固定的情况下，按住对侧髂前上棘和踝关节，外展伸直的腿来评估外展功能。髋关节外展正常范围是 45°～50°（图 9-6）。以同样方式按住对侧髂前上棘和踝关节，将患者伸直的腿向内侧移动，越过对侧肢体直至内收极限。检查髋关节旋转时，髋、膝关节同时屈曲 90°，检查者固定大腿和足踝，并向外（正常，45°）和向内（正常，35°）旋转小腿，以确定髋部旋转极限（图 9-7）。内旋丧失是髋关节疾病一个特别敏感的指标，通常是关节活动度最早的改变。随着疾病进展，长时间关节僵硬和其他活动受限变得更加明显。关节活动受限可能继发于屈曲挛缩或机械性障碍。

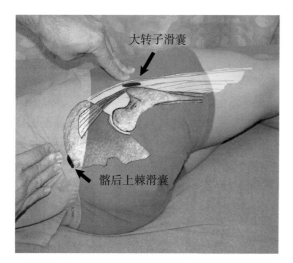

大转子滑囊

髂后上棘滑囊

▲ 图 9-4 检查髋部周围滑囊时，患者侧卧于健侧
两个最常见的压痛部位是大转子和髂肌在髂后上棘附着处。多数患者在这两个部位均有压痛。坐骨臀肌滑囊在坐骨上方也可能有压痛

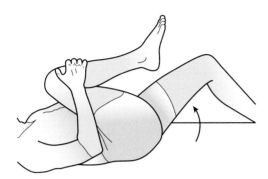

▲ 图 9-5　髋关节屈曲受限时（本例为左侧），当对侧髋关节屈曲，病变髋关节导致腿不能完全伸展，以至于患侧髋关节出现屈曲

经许可转载，引自 Bickley LS. The musculoskeletal system. In: Bates' Guide to Physical Examination and History Taking. 12th ed. Philadelphia: Lippincott Williams & Wilkins; 2016.

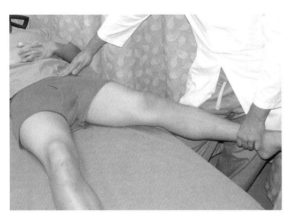

▲ 图 9-6　检查患者髋关节外展时，向下压对侧髂前上棘使患者骨盆稳定，同时抓住踝关节并外展伸直的腿，髋关节正常外展角度为 45°～50°。髋关节外展受限在髋关节炎患者中很常见

4. 诱发髋部疼痛

有两种测试可评估诱发髋部疼痛。Stinchfield 抗阻屈髋试验，评估髋关节受到反作用力时的疼痛反应，是区分引起腹股沟、大腿、臀部甚至胫骨前腿疼痛部位的有效工具。患者处于仰卧位，伸直并抬起腿，同时检查者对患者同侧踝关节施加轻柔向下的阻力。如出现与髋部（包括腹股沟、大腿、臀部或膝盖区域）感觉神经支配对应区域的疼痛，则测试结果为阳性。Patrick 试验中，患者仰卧，临床医生握住患腿并向外旋转。疼痛提示骶髂关节炎、髋关节异常或 L_4 神经根损伤。

（三）实验室检查结果

当怀疑髋关节感染时，滑液检查和培养（见第 2

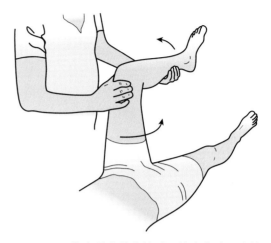

▲ 图 9-7　检查髋关节旋转时，使患者髋、膝关节同时屈曲 90°，检查者固定大腿，同时抓住足踝，并向外（正常，45°）和向内（正常，35°）旋转小腿，以确定髋部旋转极限

经许可转载，引自 Bickley LS. The musculoskeletal system. In: Bates' Guide to Physical Examination and History Taking. 12th ed. Philadelphia: Lippincott Williams & Wilkins; 2016.

章）必不可少。高度炎性渗出提示化脓性感染，需要立即进行抗生素治疗和抽吸或其他引流，以明确诊断并防止关节破坏。血性滑液提示骨折、出血性疾病或恶性肿瘤。

一旦通过病史和体格检查确定髋关节受累，影像学检查通常优先于实验室检查。实验室检查作用较为有限，旨在确定髋关节疼痛的特定全身原因，并排除或提示感染。

（四）影像学研究

1. 常规 X 线

髋部和骨盆常规 X 线是症状与体征局限于髋部的患者首选诊断检查。传统 X 线可展示骨皮质、骨矿化、关节软骨和软组织。骨皮质对线异常可能提示骨折、脱位或继发性骨关节炎，如先天性髋关节脱位或股骨头骨骺滑脱症。骨矿化可能提示骨质疏松或骨量减少，是骨折的危险因素。

骨盆前后位 X 线和"蛙腿"髋关节侧位 X 线可显示骨折，更好地观察股骨头前外侧，并有助于评估骨坏死。对骨坏死晚期患者，X 线显示皮质断裂和股骨头塌陷（线状、黑色皮质下透亮区）。40° 头侧前后位切面有助于判断股骨颈和耻骨细微骨折。

X 线可提示髋关节发育不良，表现为股骨头覆盖不足。股骨髋臼撞击综合征可表现为股骨"枪柄式"

畸形（如股骨颈上骨赘导致撞击）或髋臼畸形（如髋臼过深、髋臼突入或髋臼后倾导致钳形撞击）。髋关节穿桌侧位片、Dunn 位或假斜位片上可最好地观察病变。

传统 X 线上，关节间隙狭窄是关节软骨损失特征，骨刺或骨赘是关节炎改变特征。股骨头节段性透亮或硬化改变提示缺血性坏死，钙化与滑膜软骨瘤病相关，软组织钙化提示钙化性肌腱炎（图 9-8）。

2. 关节造影

关节造影是显示髋臼唇异常的有用工具，尤其与 MRI 联合检查时。磁共振关节造影是髋臼唇撕裂最灵敏和最特异的检查。关节造影过程中注射局部麻醉药是诊断髋关节异常的有力工具。如果注射对疼痛没有帮助，则必须考虑其他诊断导致的疼痛。关节造影对诊断全关节置换术疼痛患者的感染和假体松动中亦可发挥作用。

3. CT

髋部和骨盆 CT 在评估骨折，特别是复杂骨折时最有用。在评估骨盆和髋臼骨折、髋关节脱位的骨性后遗症及关节内骨碎片，CT 比传统 X 线更有效。CT 也在显示钙化继发于骨或软组织内的肿瘤基质或骨化上具有优势，是显示骨皮质的最佳检查。

4. MRI

MRI 提供清晰的骨髓质和软组织影像。相较于骨显像、CT 和常规 X 线检查，MRI 是最早能发现股骨头坏死检查方式。MRI 也是诊断老年人隐匿性髋部骨折的首选方法，尽管费用昂贵，但该疾病上最具性价比。MRI 是诊断髋部和骨盆周围应力性骨折最准确的方法，是诊断髋关节一过性骨质疏松最佳检查方法，同时也是对髋部周围骨肿瘤和软组织肿瘤进行分期的最有价值的检查。MRI 通过显示积液（如色素沉着绒毛结节性滑膜炎）常有助于显像髋关节滑膜炎。磁共振关节造影有助于确定髋臼盂异常和检查撞击，如股骨颈角度增加或股骨颈滑膜疝。

5. 骨扫描

骨扫描可用于检查转移性疾病（当怀疑时）、骨坏死、关节炎和 Paget 骨病。闪烁成像通过计量放射性示踪剂的摄取来描绘代谢活动增加的区域（"热点"）。

（五）特殊检查

1. 肌电图和神经传导速度检查

肌电图和神经传导速度检查可评估牵涉性腰骶丛病变和局部神经卡压或创伤（如感觉异常性股痛、手术或其他疾病状态）引起的神经损伤。

2. 关节腔内注射

髋关节差异阻滞可能是鉴别髋关节囊内疼痛来源的有效辅助手段。这一过程最好在透视下进行，并通过关节造影来确认注射位置。该技术在区分髋

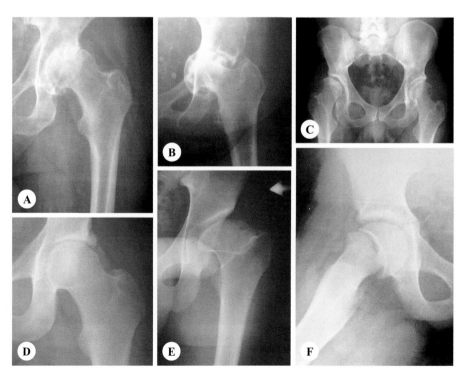

◀ **图 9-8 常见放射学表现**
A. 骨关节炎：不对称关节间隙变窄、关节硬化、骨赘、软骨下囊肿；B. RA：对称性关节间隙变窄，髋臼前突；C. 髋关节发育不良：髋臼暴露，髋臼斜度增加；D. 股骨髋臼撞击：周围骨赘；E. Legg-Calvé-Perthes 病：关节不协调，股骨头畸形；F. 股骨头骨骺滑脱症：骨骺生长板骨折

关节囊内病变与腰骶神经根病、软组织疾病方面特别有效。在透视下沿髂腰肌腱鞘注射染料，可显示骨盆边缘髂腰肌肌腱弹响；当注射利多卡因或糖皮质激素时，有助于验证疼痛来源于肌腱。

二、鉴别诊断与治疗

患者的年龄是诊断髋部疼痛原因的关键（图 9–9）。

（一）儿童

新生儿易受血源性感染，表现为急性化脓性关节。3—10 岁儿童出现髋部疼痛最常见的原因是感染、Legg-Calvé-Perthes 病或急性一过性滑膜炎。如果孩子有发热或感染迹象，应行髋关节穿刺抽液术，以排除急性化脓性关节。Legg-Calvé-Perthes 病可引发部分股骨头发生缺血性坏死和塌陷的疾病。X 线可提供诊断 Legg-Calvé-Perthes 疾病的证据（图 9–8E）。随后髋部可逐渐重塑；然而，高达 50% 患者远期会出现早期髋关节炎。儿童首先接受对症治疗，如果后续发生股骨头塌陷，可能需要重建手术。如 X 线

结果正常，髋部疼痛通常由一种急性自限性疾病"暂时性髋关节滑膜炎"引起，这是一种排除性诊断。

11—16 岁儿童中，髋部疼痛最常见的病因是股骨头骨骺滑脱症，即股骨颈生长板或骨骺骨折（图 9–8F）。50% 患者双侧股骨头骨骺滑脱症，需行手术治疗以防止进一步发生滑脱、骨坏死和软骨溶解。青少年患者的骨折类型与成人患者不同，突然的肌肉用力可导致撕脱损伤和髋部周围肌腱附着点处的骨质损伤。

此外，儿童期肿瘤也与成人不同。儿童典型的骨肿瘤是原发性骨肉瘤和尤因肉瘤，而在成人和老年患者中，转移性肿瘤更为常见。X 线发现的可疑肿瘤应进一步进行 MRI 评估。

（二）成年人

年轻人过量运动可能会发生股骨颈应力性骨折。40 岁或以上的成年人中，几种疾病引起的髋部疼痛可能会逐渐进展为早期髋关节炎。第一种是髋关节发育不良，当髋臼没有正确发育覆盖股骨头时就会

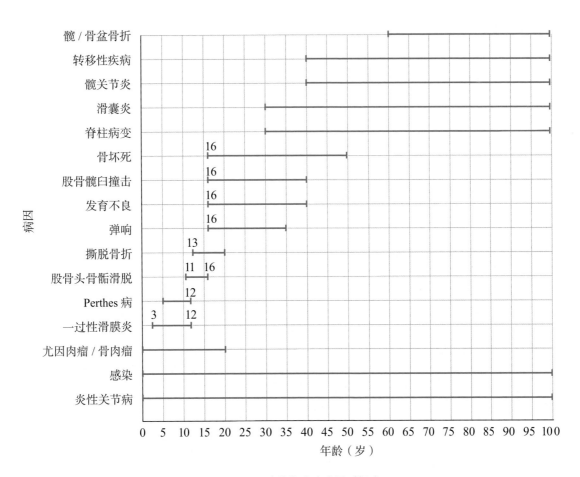

▲ 图 9–9　髋关节疼痛病因时间表

发生（图 9-8C）。疾病严重程度从轻微病变到完全错位不等。轻度病变中，髋关节发育不良致髋臼过度前倾，髋臼唇逐渐磨损并伴有撕裂，随后关节边缘逐渐磨损，引起早期关节炎。可通过髋臼周围截骨术来重新定位髋臼，预防以后发展为髋关节炎。

第二种可能导致年轻人早期关节炎和髋部疼痛的情况是股骨髋臼撞击。股骨髋臼撞击有两种类型：凸轮撞击和钳形撞击。这些类型可以同时发生。凸轮撞击，关节股骨侧畸形。股骨颈上外侧部分撞击髋臼，致髋臼唇撕裂、髋部周围骨赘形成（图 9-8D），最终髋关节僵硬和关节炎。钳形撞击，关节髋臼侧畸形。由于髋臼过深、髋臼突入或髋臼后倾，髋臼比正常情况要深，此时正常的股骨会撞击扩大的髋臼前缘，最终导致髋臼唇损伤和关节炎（图 9-10A 至 C）。

手术去除撞击的骨赘并"重塑"股骨头（图 9-10D），或者去除髋臼骨赘并重新连接撕裂的髋臼唇（图 9-10E）。目前还没有长期研究结果来表明手术最终可预防全髋关节置换术。

股骨头坏死可能发生在年轻人身上，往往与使用糖皮质激素、大量饮酒、深海潜水或凝血功能障碍有关。骨坏死可发生于多个关节（尤其是髋关节和膝关节），导致股骨头软骨下骨坏死，坏死骨上方的软骨塌陷引发关节炎（图 9-11）。MRI 是检测骨坏死最灵敏的方法，可在放射学改变之前发现异常。轻度病例中，减压或植骨手术可能会成功，但在晚期病例中，需要进行髋关节置换术。

髋关节一过性骨质疏松症是一种罕见的情况，最常见于妊娠期年轻女性。临床表现以急性髋部疼痛为特征，MRI 可协助明确诊断。治疗包括限制负重和反复进行 MRI，以明确骨密度得到改善，否则患者有骨折风险。

中年患者通常因髋关节骨关节炎、转子滑囊炎或脊柱原因引起髋关节疼痛。髋关节骨关节炎通常是单侧的，负重和髋关节扭转运动时疼痛加重（图 9-8A）。通常情况下，疼痛位于腹股沟并导致逐渐髋关节僵硬和跛行。转子滑囊炎表现为外侧疼痛，疼痛通常在夜间当患者患侧卧位时加重。髋关节周围其他几个区域可能会出现软组织疼痛（表 9-2）。脊柱问题表现为神经根病或疼痛，从下背部开始向下放射经腿部到足部，神经根受压时可能会出现无力或麻木。

老年患者（＞60 岁）出现髋部疼痛通常由骨关节炎、转移性疾病、转子滑囊炎、椎管狭窄或骨折引起。在这些患者中，X 线出现股骨颈或髋部溶骨性病变通常是转移性疾病的结果。在这种情况下，往往需要手术来加强或替换骨骼。老年骨质疏松症患者也是股骨颈或骨盆骨折的高危人群。所有急性髋部疼痛的老年患者均应排除骨折。在这一人群中，即使是轻微创伤也可能发生骨折，如看似无关紧要的跌倒。骨折也可能发生在没有任何明确外伤的情况下隐匿性发作（不全骨折）。引起髋部疼痛的骨折可能位于股骨近端、髋臼或骨盆。如果 X 线正常，则应进行 MRI。

（三）所有年龄

所有年龄段的患者都可能发生髋关节感染。免疫抑制患者和静脉注射毒品的患者特别容易感染，通常不会出现全身感染症状。髋关节感染会引起持续疼痛和发热，应通过关节穿刺抽液术来诊断。治疗应用静脉注射抗生素和外科行髋关节清创术（表 9-3）。所有年龄段患者也易患一系列炎性关节病，从年轻患者的幼年型特发性关节炎到成年患者的类

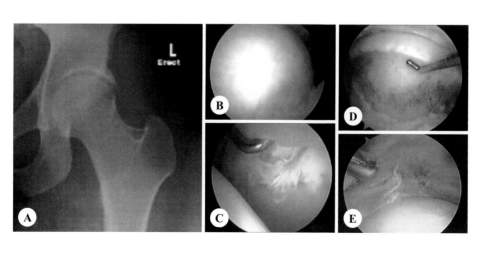

◀ 图 9-10　钳形撞击
A. X 线显示巨大的髋臼外侧骨赘和相应的股骨凸轮病变，导致钳形撞击；B. 股骨头关节镜检查显示股骨凸轮病变；C. 髋关节关节镜检查，钩子指向撕裂的髋臼唇；D. 股骨头凸轮病变经切削后恢复正常形态；E. 关节镜下缝合修复髋臼唇撕裂

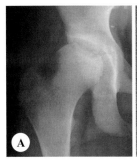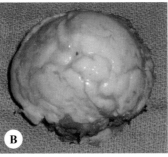

▲ 图 9-11　骨坏死

A. X 线显示软骨下透亮度增高和股骨头塌陷；B. 在髋关节置换术时，从软骨上剥离的塌陷骨

风湿关节炎、强直性脊柱炎或银屑病关节炎。炎性关节病通常影响双侧关节，如同时累及双侧髋关节或全身的其他关节（图 9-8B）。

参考文献

Buckland AJ, Miyamoto R, Patel RD, Slover J, Razi AE. Differentiating hip pathology from lumbar spine pathology: key points of evaluation and management. *J Am Acad Orthop Surg.* 2017;25(2):e23–e34. [PMID: 28045713].

Gala L, Clohisy JC, Beaulé PE. Hip dysplasia in the young adult. *J Bone Joint Surg Am.* 2016;98(1):63–73. [PMID:26738905].

Redmond JM, Chen AW, Domb BG. Greater trochanteric pain syndrome. *J Am Acad Orthop Surg.* 2016;24(4):231–240. [PMID:26990713].

表 9-2　常见臀部周围软组织疼痛的症状

诊　断	症　状
髂腰肌滑囊炎	主动屈髋时髋关节前部深部、腹股沟疼痛，可能听得见或可触及肌腱弹响
坐骨滑囊炎	坐骨结节后部深部疼痛；坐位疼痛
梨状肌综合征	臀部后部深部疼痛
髂后上棘滑囊炎	下背部外侧疼痛甚于骨盆边缘外侧疼痛，常合并转子滑囊炎
转子滑囊炎	侧坐或侧卧位大转子外侧疼痛

表 9-3　常见臀部疾病的处理

疾　病	处　理
撕脱骨折	冰敷，NSAID，限制活动，手术（罕见）
发育不良	NSAID，限制活动，髋关节重建术或置换术
股骨髋臼撞击	NSAID，限制活动，髋关节重建术，髋关节置换术
髋关节骨折	手术修复
感染	手术引流，静脉抗生素
髋臼唇撕裂	NSAID，限制活动，关节腔内激素注射，髋关节置换术
感觉异常性股痛	股外侧皮神经减压，NSAID，手术减压
骨盆骨折	镇痛药，急救
Legg-Calvé-Perthes 病	限制活动，可能手术
梨状肌综合征	NSAID，限制活动，肌肉拉伸
股骨头骨骺滑脱症	手术修复
弹响综合征	肌肉拉伸，冰敷，NSAID，物理治疗
软组织损伤（如髂腰肌滑囊炎）	肌肉拉伸，激素注射，物理治疗
应力性骨折	限制活动，密切关注是否需手术固定
髋关节一过性骨质疏松症	限制活动，密切关注是否需手术固定
转子滑囊炎	冰敷，NASID，肌肉拉伸，激素注射，物理治疗

NASID. 非甾体抗炎药

第 10 章 膝关节疼痛患者的诊疗
Approach to the Patient with Knee Pain

Andrew Gross　　C. Benjamin Ma　　著

膝关节疼痛是一个常见的问题，每年有数百万人因此到初级保健医生和急诊科就诊。通过遵循系统的方法评估膝关节疼痛，可帮助临床医生有效地明确诊断并制订适当的治疗策略。

一、临床评估

评估膝关节疼痛的第一步是获得全面的病史，包括表 10-1 中列出的核心要素。在采集病史时，应解决以下关键问题。

- 疼痛持续了多久？
- 有急性损伤吗？
- 疼痛是否局限于膝关节的特定部位？
- 是否有机械性症状？
- 是否存在关节积液？
- 是否有全身性疾病的证据？

表 10-1　膝关节痛：病史核心要点

- 患者的年龄和性别
- 疼痛发作的情况
- 加重和缓解因素
- 肿胀和发热的情况
- 活动范围受限情况
- 功能丧失，无法承受体重
- 存在机械性症状（交锁 / 卡住、不稳定）
- 晨起或不活动后出现的僵硬持续时间
- 症状在膝关节特定区域的定位（即前、后、内侧或外侧）
- 其他关节受累
- 全身症状

这些问题的答案有助于临床医生缩小鉴别诊断的范围，并制订对膝关节疼痛进一步评估的策略。

由于患者的年龄和性别会影响鉴别诊断，检查者应考虑这两个因素。最后，临床医生应该记住，疼痛可以从其他部位转移到膝关节，尤其是同侧髋关节。对于每个膝关节疼痛的患者都应该仔细检查髋部。

膝关节体检方法

膝关节的检查有五个主要部分：站立和步态的观察、活动范围、触诊、膝关节积液检查和稳定性测试。临床医生可以进行鉴别诊断，然后在仔细记录病史并进行病史指导的检查后，进行相应的有针对性的检查。了解膝关节的解剖结构可以指导膝关节的检查（图 10-1）。

1. 站姿和步态的观察

体格检查应从观察站姿和步态开始。患者患腿能否负重？有跛行吗？注意足跟着地时膝关节的内侧或外侧平移。对于成角畸形（内翻 =O 形腿；外翻 = 膝内翻，X 形腿）可以通过对侧副韧带的二次拉伸来识别骨骼和软骨侵蚀。内翻排列易导致内侧间室关节炎。步态分析后，应要求患者进行深蹲。下蹲受限可能与髌股关节或半月板病变有关。

2. 活动范围

应记录膝关节的主动和被动活动范围。正常伸膝为 0°；正常的膝关节屈曲范围为 115°～160°。与对侧进行比较是有助于评估和判断。

3. 触诊

覆盖膝关节前表面的皮肤通常比关节近端和远端的皮温更低。检查者可以通过使用手背触诊和感受髌骨表面的皮温，对比膝关节上下的皮肤及对侧髌骨表面皮肤的温度，从而更有效地辨别膝关节炎症的可能性。

触诊应该是轻柔但全面的，以帮助定位膝关节疼痛。髌骨周围触诊可鉴别髌腱关节面压痛或附

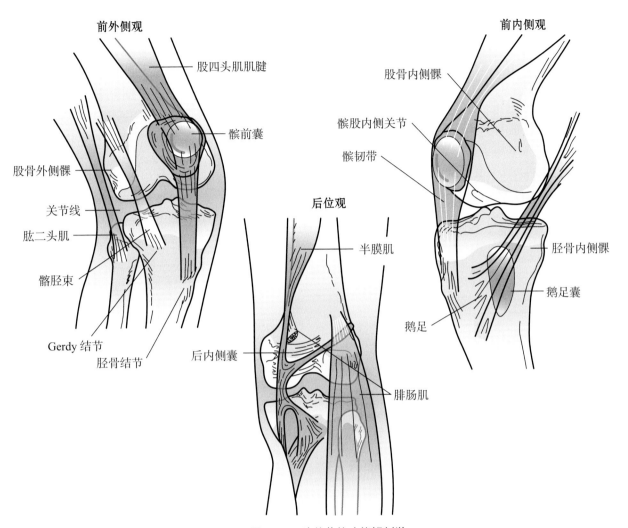

前外侧观

股四头肌肌腱

髌前囊

股骨外侧髁

关节线

肱二头肌

髂胫束

Gerdy 结节

胫骨结节

前内侧观

股骨内侧髁

髌股内侧关节

髌韧带

后位观

半膜肌

后内侧囊

腓肠肌

胫骨内侧髁

鹅足囊

鹅足

▲ 图 10-1　膝关节的功能解剖学

着点压痛。关节线的触诊在内侧和外侧进行，从而分辨可能由半月板损伤引起的疼痛。胫骨结节处的压痛可提示胫骨粗隆骨软骨病或髌骨肌腱撕裂。胫骨结节处的压痛可能提示胫骨粗隆骨软骨病或髌腱撕裂。

4. 膝关节积液检查

当患者仰卧时，积液通常表现为髌上囊的充盈和膝关节内侧的凹陷消失。在压迫髌上和髌下滑囊的同时，通过将髌骨固定到股骨沟以确认积液存在。在没有积液的情况下，髌骨直接进入股骨髁。在大量积液的情况下，髌骨浮在关节突上方，因此当检查者检查髌骨时，会感觉到髌骨撞到关节突。对膝关节的内侧和外侧进行全面的挤压以压缩膝关节内侧室的液体，可以检测较少的积液。膝关节外侧的压缩将产生液体波，其可以被看作是内侧的小凸起。这就是所谓的"凸起征"。

5. 稳定性试验

应在患者放松时进行稳定性或激发试验。这些测试可以重现症状，因此可能会让人感到不适。检查者应确定膝关节不稳定的方向：前交叉韧带（anterior cruciate ligament，ACL）/ 后交叉韧带（posterior cruciate ligament，PCL）撕裂产生前 / 后不稳定；侧副韧带损伤导致内翻 / 外翻不稳定，以及内旋 / 外旋不稳定。这些试验将在特定的疾病中进行详细描述。

二、按膝关节疼痛部位分类

患者经常描述疼痛局限于膝关节的特定区域。虽然这并不总是能指向疼痛的特定病因，但患者对疼痛部位的描述对于针对性检查和缩小鉴别诊断范围至关重要。

（一）膝关节前部疼痛

诊断要点

- 髌骨下方疼痛。
- 髌骨肌腱或股四头肌附着点疼痛。
- 膝关节前部肿胀感。
- 髌骨不稳定感。

正常的髌股关节力学是由多个因素共同决定的（表 10-2）。股四头肌腱牵引髌骨的运动。在这四块肌肉中，股内斜肌是髌骨抵抗股外侧肌外侧拉力的主要稳定器，可以影响正常髌股力学的其他因素包括髌骨的形状、滑车沟的形状、股骨髁的形状、髌骨肌腱的长度、髌股关节软骨和伸肌结构的张力。这种复杂关节任何方面的破坏或异常都可能导致功能障碍和疼痛。

表 10-2 膝关节前部疼痛原因	
问 题	部 位
髌股疼痛综合征	髌骨下方和膝伸肌群沿线的疼痛，通常与活动水平的变化有关，如从坐姿到开始行走
髌骨不稳定	• 髌骨内侧面疼痛 • 对检查的惧怕
股四头肌肌腱炎	髌骨近端疼痛
髌腱炎	髌骨远端疼痛
胫骨粗隆骨软骨病	• 胫骨结节疼痛肿胀 • 通常仅在青少年患者中观察到
前角半月板撕裂	• 沿着前关节线的疼痛 • 可能出现在跑步者或体操运动员身上 • 罕见损伤
髌股骨关节炎	• 髌骨下疼痛，下楼梯困难 • 髌股关节捻发音

1. 临床表现

(1) 病史：采集病史时，尝试区分疼痛是来自膝关节前部结构，还是来自胫骨 - 股骨间隔，这一点很重要。髌股疼痛综合征是年轻患者（尤其是女性）膝前疼痛最常见的原因之一。相反，髌股关节室骨关节炎是老年患者最常见的原因。在任何一种情况下，疼痛通常会因活动而加重，因为这些活动会增加髌骨的负荷和压力，如上下楼梯、蹲下，甚至从坐姿起立。

病史是诊断髌股综合征的关键。患者通常会注意到从长时间坐姿（如坐车或看电影）站起后膝关节前部的疼痛。当患者继续行走时，疼痛减轻。髌股综合征患者在下楼梯时也经常出现症状。随着膝关节的伸展，患者有时会产生摩擦感。疼痛通常局限于髌骨周围或下方。患者可能会注意到膝关节屈曲或无力的感觉，但这是一种非特异性的发现，似乎主要与疼痛而不是病理过程有关。

急性发作的膝前疼痛，无论是否有创伤，都有可能存在股四头肌肌腱断裂（见急性损伤部分）和髌前滑囊炎。在解剖对位不良的患者中，轻度创伤也可能导致髌骨脱位，从而对髌骨造成过度的侧向牵引。重要的是要将需要专业人员复位的真正脱位与患者主观的"脱位"感区分开来，因为这代表了不稳定性和严重程度的差异。根据患者的年龄，常可缩小亚急性或慢性膝前痛的病因范围（表 10-3）。

(2) 体检：检查从步态评估和肢体对线评估开始。应注意肢体的任何外翻或内翻、内旋或外旋。下肢外翻的患者，尤其是年轻女性，通常主诉由于股四头肌无力、髌骨外侧牵拉和外侧关节突压痛引起的膝前疼痛。还应注意是否存在屈曲挛缩、反张或足部位置异常。显著的膝关节反张可以反映出普遍的韧带松弛，容易导致髌骨不稳定。内翻足也会导致外翻，这可能导致髌骨外侧半脱位和膝关节前部疼痛。检查者应注意髌骨的位置，是在高位（髌骨相对于股骨位于髌骨沟的高处）还是低位（位于股骨的低处）。

当髌骨以较高的膝关节屈曲角度进入滑车沟时，高位髌骨通常会导致髌骨不稳定性增加。低位髌骨通常在肌腱损伤或膝关节手术后出现，并可因髌股关节应力增加而出现膝前疼痛加重。

检查还应包括缓慢、主动、无辅助的膝关节活动范围，以评估髌骨活动轨迹。当髌骨在膝关节末端伸展处向外侧滑动时，可以观察"J"征。这可能表明股外侧肌过度拉伸、Q 角增大、高位髌骨、滑车沟变浅、股内侧斜肌不足或以上所有情况。

通过仔细的触诊，检查者可以确定膝关节前部

表 10-3　按年龄划分的膝前疼痛的常见原因		
年　龄	诊　断	临床特点
骨骼发育未成熟	胫骨粗隆骨软骨病	胫骨结节疼痛
16—40	髌股综合征	髌骨下疼痛
20—40	髌腱炎/断裂	骨折远端疼痛，主动伸腿困难，髌骨和胫骨结节之间可触及缺损
50—70	股四头肌肌腱炎和断裂	• 近端疼痛 • 对于断裂，主动伸腿困难，髌骨和股四头肌肌腱之间可触及的缺损
50—80	骨关节炎	• 启动痛 • 髌骨下疼痛

疼痛的来源（表 10-2）。髌骨上极或下极的局灶性压痛代表股四头肌和髌腱炎。急性髌骨脱位患者的关节内侧面有压痛，并伴有瘀伤。然后应该将髌骨压向股骨沟，可引起髌骨疼痛。运动时的捻发音或髌骨在滑车沟上"摩擦"时的疼痛均提示髌股关节炎。还应评估髌骨活动度或滑动性，在完全伸展和屈曲 30° 的情况下进行髌骨内侧滑动和外侧滑动。相对于髌骨的最宽部分，使用象限系统来量化滑移量。第一象限是指髌骨可以在股骨髁上半脱位小于髌骨最宽宽度的 25%，第二象限是髌骨可以在髌骨宽度的 25%～50% 半脱位，依此类推。在屈曲 30° 时重复测试是很重要的，因为大多数髌骨脱位不会在完全伸展时发生。它们通常发生在 20°～30° 的轻度屈曲。髌骨的外侧移位也被称为"恐惧测试"。患者因害怕髌骨脱位而增加疼痛或恐惧是一种阳性发现。恐惧测试是髌骨脱位或不稳定的最具特异性的测试。正常的髌骨在任何方向上都不应移位超过第二象限。

股四头肌，或者称 Q 角，也是一项重要的体格检查。Q 角是由股四头肌和髌腱在髌骨处相交时的牵引线形成的。出于临床目的，测量从髂前上棘到髌骨连线与从髌骨和胫骨结节连线之间的角度。正常的 Q 角男性应为 8°～10°，女性应 <15°。Q 角应在完全伸展和屈曲 90° 时进行测量。对于男性来说，任何情况下 Q 角 >10° 均为异常。Q 角增大是髌股综合征的危险因素之一。

2. 治疗

大多数髌股关节损伤采用非手术治疗。这些疾病中的大多数都可以通过物理治疗来控制，重点是加强股四头肌、核心稳定性和髋关节强化练习。患者偶尔会因为非手术治疗无效而接受髌骨股骨矫正术。

参考文献

Lack S, Neal B, De Oliveira Silva D, Barton C. How to manage patellofemoral pain—understanding the multifactorial nature and treatment options. *Phys Ther Sport*. 2018;32:155–166. [PMID: 29793124].

Vora M, Curry E, Chipman A, Matzkin E, Li X. Patellofemoral pain syndrome in female athletes: a review of diagnoses, etiology and treatment options. *Orthop Rev (Pavia)*. 2018;9(4):7281. [PMID: 29564075].

（二）膝关节内侧疼痛

诊断要点

• 关节内侧线疼痛。

• 下蹲或扭转困难。

• 胫骨近端前内侧疼痛。

膝关节内侧的几个结构会引起疼痛。仔细的触诊可以让检查者定位不适的来源（表 10-4）。内侧半月板撕裂具有特征性的关节线疼痛。内侧副韧带（medial collateral ligament，MCL）撕裂的患者疼痛沿韧带本身，从内上髁向鹅足区域延伸。鹅足滑囊炎引起位于胫骨前内侧关节线远端的鹅足止点疼痛。鹅足滑囊炎非常常见，尤其是在膝骨关节炎患者中。滑囊的局限性压痛可位于胫骨前内侧干骺端与缝匠肌、股薄肌和半腱肌肌腱在鹅足处的止点之间。内侧副韧带扭伤常见于膝关节外侧创伤后，并与外翻松弛有关。内侧间室骨关节炎及半月板内侧角撕裂也可引起膝关节内侧疼痛。

表 10-4 膝关节内侧疼痛的原因	
问　题	位　置
内侧半月板	内侧关节线，常在后方
内侧副韧带	沿韧带自内上髁至鹅足疼痛
内侧间室骨关节炎	内侧关节线，但具体沿着患者肢体的骨缘内翻排列（罗圈腿）
鹅足	沿着胫骨前内侧的腘绳肌和缝匠肌止点处疼痛

（三）膝关节外侧疼痛

诊断要点

- 外侧关节线疼痛。
- 下蹲或扭转困难。
- 腓骨头疼痛。

膝关节外侧疼痛可由几个局部结构的损伤引起（表 10-5）。在运动员中，特别是跑步运动员和自行车运动员，髂胫束的肌腱炎可因其通过股骨外侧髁时肌腱受到摩擦而导致。肌腱受压通常会引起疼痛。外侧间室骨关节炎并不常见，但可引起外侧关节线压痛，尤其是在外翻畸形患者中。外侧半月板撕裂比内侧半月板撕裂少见，它会引起外侧关节线疼痛。

表 10-5 膝关节外侧疼痛的原因	
问　题	位　置
外侧半月板损伤	外侧关节线，常在后方
外侧副韧带扭伤	外上髁至腓骨小头韧带走行疼痛
外侧室关节炎	外侧关节线，但更确切地说是沿着患者肢体的骨缘外翻排列
髂胫束综合征	<ul><li>沿着 Gerdy 结节或沿外侧上髁附近的髂胫束疼痛</li><li>常见于跑步者或近期活动水平发生变化的患者</li></ul>
股二头肌肌腱炎	腓骨头后部及股二头肌腱止点的压痛
腓总神经卡压	沿腓骨颈的 Tinel 征，通常距腓骨头近端 2cm

（四）膝后痛

诊断要点

- 膝关节后部饱满。
- 完全屈曲困难。

虽然膝关节后部几乎没有承重结构，但膝关节后部疼痛的原因也有很多（表 10-6）。

表 10-6 膝关节后部疼痛的原因	
问　题	位　置
腘窝囊肿	可能感觉有关节后方肿块，有时可触及
腓肠肌紧张	沿腓肠肌头插入股骨远端和关节线上方的压痛
全身性骨关节炎	弥漫性疼痛
深静脉血栓	<ul><li>常见的有疼痛和霍曼征阳性（50%）</li><li>远端肢体肿胀，偶有可触及的条索</li></ul>

腿部的神经血管束穿过腘窝，因此血管病变可表现为膝后疼痛，包括急性动脉血栓形成和深静脉血栓形成。滑膜大量炎性渗出可导致腘窝出现囊肿。患者通常会主诉滑膜积液的症状，包括活动范围和行走时的疼痛，但他们也可能会主诉膝后疼痛或肿胀。偶尔，腘窝囊肿破裂，导致滑膜液渗出到小腿，可模拟深静脉血栓的表现。最后，腘绳肌肌炎或腰椎骨关节炎引起的牵涉痛也可引起膝后疼痛。

三、膝关节机械性症状 & 无急性损伤史

诊断要点

- 交锁症状提示半月板撕裂。
- 不稳定症状提示韧带松弛或撕裂。
- 膝关节屈曲是一种与膝关节疼痛和股四头肌无力相关的非特异性症状。
- 无症状半月板撕裂是中老年患者常见的 MRI 表现。

在没有创伤的情况下，中年患者的慢性膝关节疼痛是一个常见且令人烦恼的问题。医生面临的挑战是确定疼痛的来源是否来自机体内部紊乱（尤其是手术治疗效果最好的半月板大撕裂），或者更倾向退行性改变，更适合采取保守治疗。

（一）临床表现

1. 病史

"机械性"症状可能意味着半月板撕裂或韧带扭伤的存在。膝关节伸展和屈曲时的交锁或抓握感提示半月板撕裂的可能，但这是一种非特异性症状，因为它也可能由膝关节内的游离体引起。不稳定性通常是偶发的和不可预测的。如果有不稳定的病史，医生应注意这些发作的严重程度和发作后肿胀的存在，这可能表明存在韧带撕裂。有一种机械症状是跪跌或"打软腿"。这是一种不太具体但极其常见的主诉，通常发生在承重过程中，尤其是当重量负荷增加时，如爬楼梯。这种"打软腿"很可能是由于疼痛（骨关节炎或半月板损伤）或股四头肌肌力不足以支撑膝关节而引起的。跪跌也可由韧带撕裂引起，但在没有创伤的情况下相对少见。医生应积极处理有跪跌主诉的患者，因为跪跌与跌倒有关，可能导致骨折。

2. 体格检查

根据患者主诉，确定可能病变的特定结构。当怀疑半月板撕裂时，可以要求患者进行深度屈膝以引发疼痛。关节触诊引起的压痛也可提示半月板病变，但这两项检查在慢性情况下均无特异性。McMurray 试验和被动过伸诱发疼痛对半月板撕裂具有较好的特异性，但敏感性有限。对于有不稳定发作的患者，应仔细进行韧带不稳定测试。最后，应评估患者是否有骨关节炎的体征，包括捻发音和骨质增生，因为退行性疾病增加了半月板撕裂及继发于疼痛的跪跌症状的可能性。

3. 影像学检查

X 线可用于确认骨关节炎的存在，但对确定交锁症状或不稳定的原因帮助不大。有异常体征的患者，或者在没有关节炎的情况下高度提示半月板或韧带病变的患者，应进行 MRI 检查。

（二）治疗

治疗通常基于 MRI 发现。然而，需要仔细评估临床体征和放射学阳性发现的相关性，因为 MRI 可

能检测到与患者症状无关的结果。

四、膝关节积液

诊断要点

- 活动范围受限，行走时疼痛。
- 急性膝关节肿胀伴有急性损伤史提示机械性紊乱，特别是前交叉韧带撕裂。
- 在没有急性损伤的情况下，急性肿胀的膝关节需排查化脓性关节炎的可能，通常需要立即进行评估。
- 必须排除潜在的系统性疾病。
- 关节抽液和滑液分析是最有帮助的检查。

（一）一般注意事项

健康个体中可有少量、无症状的积液。然而，大量的关节积液表明存在关节内病变，其中最严重的是化脓性关节炎。多种病理过程可导致膝关节积液（表 10-7），这些通常按积液特征分组（见第 2 章）。

表 10-7 急性膝关节肿胀的鉴别诊断

- 感染
  - 细菌
  - 分枝杆菌
  - 螺旋体（莱姆病、梅毒）
  - 病毒
- 晶体性（痛风和假性痛风）
- 脊柱关节炎
  - 反应性关节炎
  - 炎症性肠病
- 关节积血
- 急性损伤
- 骨关节炎
- 骨坏死

（二）临床表现

1. 病史

患有关节积液的患者通常会主诉肿胀和僵硬，以及膝关节活动范围受限。特别大量的积液可表现为腘窝囊肿，并引起膝关节后部疼痛。偶尔会有大量积液使滑膜囊破裂，导致小腿出现依赖性积液。膝关节受累常见于全身性炎症疾病，通常与多关节

炎症有关，但偶尔局限于单膝。早期血清阴性脊柱关节病就是一个很好的例子。其他情况包括莱姆病（特征为大关节积液，滑液中有相对较少的炎症细胞）、骨关节炎和偶尔的 RA。晶体性关节炎，包括痛风和假性痛风，可引起反复发作的急性膝关节肿胀。化脓性膝关节炎通常由病原体的血行播散引起，常伴有心内膜炎。化脓性膝关节炎患者经常（但不总是）发热。

2. 关节滑液分析

对所有不明原因的膝关节积液病例应进行关节穿刺术和滑液分析。抽出的液体应送检细胞计数、革兰染色、培养和晶体分析。如前所述，关节积血通常由关节创伤引起。脂肪滴（通过偏振显微镜检测）也提示关节骨折。血友病和其他凝血障碍可在没有创伤的情况下引起关节积血。膝关节非炎症性积液（滑液白细胞计数＜2000/ml）的最常见原因是骨关节炎。其他原因包括骨坏死、夏科关节病、淀粉样变、甲状腺功能减退和肢端肥大症。炎症性关节炎（滑液白细胞＞2000/ml）可由感染、自身免疫性疾病和晶体诱导的关节炎引起。抽出深棕色浆液血性液体增加了色素沉着绒毛结节性滑膜炎的可能性。

3. 影像学检查

中等量到大量的膝关节积液在 X 线上很明显。急性非创伤性关节炎很少引起额外的影像学异常。在慢性疾病中，X 线可以提供关于关节炎的病因和严重程度的有价值信息。持续性炎性关节病导致对称性关节间隙狭窄、边缘侵蚀和关节周围骨质减少，而骨关节炎（见第 39 章）导致不对称性关节间隙狭窄，通常是内侧间隙。膝关节假性痛风患者常有软骨钙质沉着症的影像学证据。骨坏死导致股骨髁的骨侵蚀和扁平化改变。

五、急性损伤后的膝关节疼痛

诊断要点

- 损伤机制往往指向诊断。
- 受伤时的"爆裂声"提示前交叉韧带损伤。
- X 线可用于排除骨折。
- 不稳定提示韧带损伤。
- 交锁现象提示半月板撕裂。

（一）一般注意事项

急性损伤可导致骨折、髌骨脱位和膝关节内紊乱，包括韧带和半月板软骨撕裂（表 10-8）。受伤也可能导致急性创伤性滑囊炎、肌腱拉伤和撕裂。

（二）临床表现

1. 病史

损伤机制在膝关节损伤的诊断中极为重要（表 10-9）。损伤可以是急性或慢性的。大多数患者都能回忆起受伤时膝关节的具体位置和承受的压力。膝关节受伤可能是由于接受外力，也可能是由于不涉及接触的跌倒和扭伤。受伤时听得见的"砰"声是前交叉韧带损伤的特征。重要的是要了解患者在受伤后是否能够行走，以及受伤是否影响患者膝关节的活动范围。这些信息使临床医生能够确定损伤的严重程度和关节内骨折的可能性。妨碍负重的损伤通常意味着骨折或其他严重的膝关节损伤。

2. 体格检查

患者应仰卧在舒适的检查台上。由于受伤的膝关节可能会肿胀或交锁，不能完全伸展，可以在膝关节后方垫枕放松。同时可以在健侧膝关节后方垫枕，以便以相同的角度检查双侧膝关节。应首先检查健侧肢体。因为双侧膝关节之间的差异很小，所以健侧膝关节可以作为受伤前关节运动和松弛的良好指标。

检查完健侧膝关节后，应首先检查患侧膝关节的皮肤完整性和瘀斑区域。主动和被动活动范围的丧失可能意味着肌肉挛缩或机械阻滞的慢性问题，而仅丧失主动活动范围可能意味着疼痛或虚弱。应注意在活动范围内疼痛发生的部位。例如，移位性半月板撕裂在活动范围内可能会疼痛，并提示可能存在内侧或外侧损伤。

应评估急性损伤的膝关节有无肿胀及肿胀部位。大多数急性膝关节肿胀是继发于关节内韧带撕裂后的关节积血，如前交叉韧带撕裂和髌骨脱位。半月板的骨软骨骨折或周边撕裂也可产生关节积血。如果受伤后立即在膝关节处冰敷，肿胀可能会延迟发生。即刻、剧烈的肿胀提示骨软骨骨折或前交叉韧带撕裂。当引流积液时，观察到脂肪滴提示骨软骨骨折或非移位性关节内骨折。损伤后 24h 内缓慢出现的肿胀可能代表半月板撕裂或不稳定的软骨损伤。

3. 影像学检查

立即出现负重困难的患者应进行正位和侧位 X

表 10-8　急性膝关节损伤的基本特征			
	损伤机制	关节肿胀	特　点
ACL/PCL 撕裂	急性损伤 / 创伤	立即	不稳定
半月板	深蹲或扭转	● 延迟（前 24h 内） ● 延迟（前 24h）	扭动疼痛
髌骨脱位	外伤或扭曲	立即	股骨内侧髁、外侧髁触诊疼痛
骨折	外伤	立即	不能承重

ACL. 前交叉韧带；PCL. 后交叉韧带

表 10-9　损伤机制	
创伤过程	损　伤
从高处坠落	骨折
足着地扭伤	ACL 伴或不伴半月板撕裂
剧烈疼痛伴有深度屈曲或扭转	半月板撕裂
外侧（外翻）打击膝关节	MCL 损伤
内侧打击（内翻）	LCL 损伤
膝关节前部撞击（仪表板损伤）	PCL 撕裂
无法伸直膝关节的失步	髌骨或股四头肌肌腱断裂
急性前部疼痛和肿胀伴有扭转运动	髌骨脱位
逐渐出现不适和开始疼痛	骨关节炎或退行性疾病

ACL. 前交叉韧带；LCL. 外侧副韧带；MCL. 内侧副韧带；PCL. 后交叉韧带

表 10-10　Ottawa 膝关节规则：X 线检查的适应证
● 患者 55 岁或以上
● 孤立髌骨压痛
● 腓骨头压痛
● 无法将膝关节屈曲至 90°
● 无法承受四步的行走，无论是即刻或在急症状态下出现
● 至少有一项阳性标准的患者被认为有膝关节骨折的风险，应进行 X 线检查。研究表明，这些标准对放射学证实的骨折的阳性预测值为 85%～100%。X 线正常但症状持续的患者应在 1～2 周后进行影像学随访

（三）治疗

在急性膝关节损伤后和明确诊断和治疗前，保护性负重和稳定支具是有帮助的。骨折或严重的韧带损伤需要骨科转诊。

参 考 文 献

Bachmann LM, Haberzeth S, Steurer J, ter Riet G. The accuracy of the Ottawa knee rule to rule out knee fractures: a systematic review. *Ann Intern Med.* 2004;140:121. [PMID: 14734335].

Englund M, Guermazi A, Gale D, et al. Incidental meniscal findings on knee MRI in middle-aged and elderly persons. *N Engl J Med.* 2008;359(11):1108–1115. [PMID: 18784100].

（四）副韧带损伤

1. 临床表现

(1) 病史：大多数副韧带损伤的患者描述的是膝关节侧面的损伤。膝关节的外侧打击会导致 MCL 损伤，而内侧打击会导致外侧副韧带（lateral collateral ligament，LCL）损伤。

(2) 体格检查：测试 MCL 时，要求患者仰卧，

线以排除骨折。Ottawa 膝关节规则概述 X 线检查的适应证（表 10-10）。Ottawa 膝关节规则由五个标准组成。所有五个标准的缺失对骨折的阴性预测值接近 100%。

MRI 有助于评估软组织损伤，如韧带或半月板损伤。MRI 检测半月板、韧带或软骨损伤的灵敏度为 75%～85%。然而，由于频繁的假阳性，导致 MRI 表现的特异度较低，特别是在老年人中。即使在无症状的膝关节中，异常的 MRI 表现也很常见。因此，MRI 应用于辅助诊断，而不是作为诊断的唯一依据。仔细的临床 – 放射学对比是必要的。

111

髋关节外展，膝关节轻轻下垂。离开检查台的边缘
并屈曲 30°。检查者左手支撑踝关节并施加外翻应
力。在完全伸展时重复该检查。当检查 LCL 时，施
加内收或内翻应力。该测试与外翻压力测试类似，
只是使用内翻应力和手的内侧位置来抵消压力。测
试在完全伸展和 30° 屈曲时进行。

(3) 影像学检查：MRI 很少适用于孤立性 MCL
撕裂。半月板损伤伴有内侧副韧带撕裂是不常见的。
然而，前交叉韧带损伤可伴有内侧副韧带撕裂，这
些复杂的损伤应通过 MRI 进行评估。LCL 损伤应进
行 MRI 评估，以确定损伤的重要性。MRI 对急性侧
副韧带损伤的诊断灵敏度为 80%，特异度为 90%。

2. 治疗

内侧副韧带损伤通常采用固定和支具治疗。这
些损伤中的大多数可以在不需要手术固定的情况下
愈合。Ⅲ级（开口＞1cm）损伤采用保护性负重治疗。
LCL 或侧韧带复合体损伤对非手术治疗反应不佳，
一旦确诊，应立即转诊给骨科医生。

参考文献

Elkin JL, Zamora E, Gallo RA. Combined anterior cruciate ligament
and medial collateral ligament knee injuries: anatomy, diagnosis,
management recommendations, and return to sport. *Curr Rev
Musculoskelet Med.* 2019;12(2):239–244. [PMID: 30929138].

Grawe B, Schroeder AJ, Kakazu R, Messer MS. Lateral collateral ligament
injury about the knee: anatomy, evaluation, and management. *J Am Acad
Orthop Surg.* 2018;26(6):e120–e127. [PMID: 29443704].

（五）前交叉韧带损伤

1. 临床表现

(1) 病史：通常有足部着地时扭伤的病史。前交
叉韧带的撕裂可能发生在接触性或非接触性损伤机
制中。患者通常描述为"砰"的声音。

(2) 体格检查：Lachman 或 Ritchey 试验是一种
用于评估急性 ACL 扭伤或撕裂的高度敏感和特异的
方法（图 10-2）。它包括膝关节屈曲 30° 时的前向力；
与对侧相比，胫骨前移增加为测试阳性，提示 ACL
损伤。前抽屉试验是在膝关节屈曲时进行的。

进行前抽屉试验时，膝关节屈曲 90°，髋关节屈
曲 45°（图 10-3）。在向前施力的过程中很难让患者
放松，这可能会限制该测试的有效性。轴移试验是
前交叉韧带撕裂最特异的试验，但对清醒患者的敏
感性较低。测试的灵敏度高度依赖于检查者的技术
和患者的放松程度。

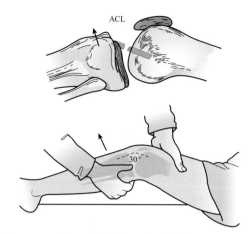

▲ 图 10-2　前交叉韧带（ACL）撕裂的 Lachman 试验
测试在屈曲 30° 时进行，不必抬起肢体或固定足部

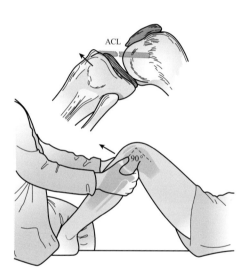

▲ 图 10-3　前交叉韧带（ACL）不稳定的前抽屉试验
屈曲膝关节至 90° 并固定足部。注意胫骨的前移

(3) 影像学检查：MRI 通常被用来对辅助诊断。
ACL 的 MRI 灵敏度为 93%，特异度接近 100%。MRI
还可以识别相关损伤，如半月板撕裂和软骨损伤，
这些可能会影响治疗。

2. 治疗

前交叉韧带撕裂的治疗根据患者的需要和活动
水平而有所不同。这些损伤最好咨询矫形外科医生
或运动医学临床医生。应在急性损伤后 2～3 周内对
患者进行评估。

参考文献

Filbay SR, Grindem H. Evidence-based recommendations for the
management of anterior cruciate ligament (ACL) rupture. *Best Pract Res
Clin Rheumatol.* 2019;33(1):33–47. [PMID: 31431274].

Puzzitiello RN, Agarwalla A, Zuke WA, Garcia GH, Forsythe B. Imaging diagnosis of injury to the anterolateral ligament in patients with anterior cruciate ligaments: association of anterolateral ligament injury with other types of knee pathology and grade of pivot-shift examination: a systematic review. *Arthroscopy*. 2018;34(9):2728–2738. [PMID: 30037574].

（六）后交叉韧带损伤

1. 临床表现

(1) 病史：PCL 的损伤通常意味着严重的膝关节创伤；通常，对胫骨前部的重大打击会将胫骨向后推，从而使大韧带断裂。常见仪表板损伤或膝关节屈曲和足部跖屈时发生损伤。相关的神经血管损伤很常见，必须予以鉴别排除。PCL 损伤通常与膝关节的其他损伤同时发生，如 ACL 撕裂或后外侧角损伤。

(2) 体格检查：识别 PCL 损伤最准确的测试是后抽屉试验。这是以与前抽屉试验完全相反的方式进行的，患者膝关节屈曲 90°，检查者向胫骨施加向后方应力，测定向后过度平移的量。有时，后抽屉试验在急性情况下很难进行，因为患者不能将肿胀的膝关节弯曲到 90°。

(3) 影像学检查：这种严重损伤可能发生的任何骨折，应采取 X 线检查予以排除。MRI 诊断急性 PCL 撕裂的特异度接近 90%，其他可能的相关损伤也需要 MRI 来评估。

2. 治疗

PCL 损伤患者需要被紧急转诊至骨科医生，以排除其他相关损伤。这些患者中有很大比例的血管结构、周围神经、其他韧带和软组织损伤。

参考文献

Bedi A, Musahl V, Cowan JB. Management of posterior cruciate ligament injuries: an evidence-based review. *J Am Acad Orthop Surg*. 2016;24(5):277–289. [PMID: 27097125].

（七）半月板损伤

1. 临床表现

(1) 病史：半月板的创伤性损伤最常发生在膝盖伸展过程时的旋转。内侧半月板的撕裂通常发生在其后角，这可能是因为后角活动较少，在膝关节屈曲时直接承重。相比之下，外侧半月板更易移动，呈 C 形，其撕裂通常呈放射状。半月板损伤通常与前交叉韧带（ACL）损伤有关。在急性 ACL 损伤中，外侧半月板最常撕裂，因为外侧胫骨平台半脱位于

股骨外侧髁的前方。半月板撕裂患者经常主诉锁定和咔嗒声感觉。对于较大的撕裂，膝关节可能会在运动范围内锁定，需要患者停止并扭转膝关节，以解锁移位的半月板并恢复完全运动。半月板的小撕裂会产生咔嗒声或卡住的感觉，但不是真正的锁定。半月板损伤通常伴有膝关节疼痛和肿胀。半月板损伤的肿胀发生在受伤的第 1 天，而 ACL 撕裂的肿胀发生在受伤后的前 1~2h。患者可能会主诉扭伤后膝关节反复或慢性肿胀。

(2) 体格检查：患者最重要的体征是沿关节线的局部压痛，对半月板撕裂的灵敏度和特异度分别为 63% 和 77%。半月板损伤的 McMurray 和深蹲测试是刺激性的动作，会"困住"半月板并产生症状。McMurray 测试是在患者仰卧、髋关节和膝关节屈曲约 90° 的情况下进行的。检查者一手放在膝关节上施加压力，另一手握足，然后将膝关节从外旋转为内旋。如果阳性，这个动作会卡住撕裂的半月板，手指可触及"爆裂"或"咔嗒"。McMurray 试验对半月板撕裂的灵敏度为 70%，特异度为 71%。在深蹲测试中，检查者要求患者进行一系列完整的深蹲，首先双腿保持中立，然后双腿内旋，最后双腿外旋。深蹲疼痛表示存在半月板撕裂。如果腿部外旋时疼痛加剧，内侧半月板很有可能损伤；相反，当腿内旋时，受伤的外侧半月板会产生疼痛感。

(3) 影像学检查：MRI 是诊断半月板撕裂的一种非常灵敏的工具。由于无症状个体会出现半月板撕裂，其特异度有限。MRI 是诊断半月板撕裂的一种灵敏度很高的工具。由于无症状个体会出现半月板撕裂，其特异性有限。半月板撕裂的患病率从 50—59 岁女性的 19% 到 70—90 岁男性的 56% 不等。临床医生应该使用 MRI 来辅助而不是确定半月板撕裂的诊断。

2. 治疗

急性半月板损伤通常通过手术修复或切除撕裂的半月板，但最近越来越强调尽可能保留半月板。慢性或退行性疾病通常通过活动矫正和非手术治疗。对于非手术治疗效果不佳的慢性症状性半月板损伤，可以进行手术清创。

参考文献

Beaufils P, Pujol N. Management of traumatic meniscal tear and degenerative meniscal lesions. Save the meniscus. *Orthop Traumatol Surg Res*. 2017;103(8S):S237–S244. [PMID: 28873348].

（八）股四头肌肌腱损伤

1. 临床表现

(1) 病史：股四头肌肌腱断裂在中老年人中更为常见，在 50—70 岁发病率最高。除年龄外，诱发因素还包括全身性疾病，如糖尿病和 SLE。股四头肌肌腱断裂通常发生在跌倒、失足或扭伤膝关节的过程中。患者通常在膝关节前部有强烈的疼痛感而无法行走。即使能够行走，患者也倾向于将患肢伸直，并在步态的摆动阶段将腿大幅度绕圈。由于缺乏股四头肌的拉力，而步态不稳。

(2) 体格检查：常见的体检表现为髌骨上方可触及的缺损和膝关节积血。在完全破裂的情况下，患者通常无法仰卧位伸展膝关节。对于不同程度的断裂，患者在仰卧时可以伸展膝关节，但当他们的膝关节处于屈曲状态时会有困难。老年人股四头肌肌腱断裂可能是轻微的；有研究报道，高达 30% 的病例最初可能被漏诊。

(3) 影像学检查：X 线（双侧屈膝负重站立位和膝关节侧位片）可以帮助评估髌骨的位置。股四头肌肌腱撕裂通常会导致低位髌骨（髌骨位置异常低）。很少需要通过 MRI 来确定诊断，但 MRI 有助于评估股四头肌肌腱的部分断裂。

2. 治疗

几乎所有股四头肌肌腱完全断裂都需要手术修复。股四头肌肌腱损伤的非手术治疗仅适用于部分损伤或久坐不动的患者。

（九）髌腱断裂

1. 临床表现

(1) 病史：髌腱断裂通常发生在剧烈跳跃活动或离心收缩过程中。它们不像股四头肌腱断裂那么常见，通常发生在 40 岁以下、已存在髌腱炎的患者。局部注射糖皮质激素治疗髌腱炎、全身使用糖皮质激素、内分泌异常和 SLE 易导致髌腱断裂。患者通常主诉剧烈疼痛且无法走动。

(2) 体检：髌骨下方有可触及的缺损，通常向上移位。几乎所有的患者都不能伸展患侧的膝关节。

(3) 影像学检查：X 线显示高位髌骨（髌骨位置异常高）。髌腱断裂很少需要 MRI 来确定诊断，但有助于评估股四头肌部分断裂。

2. 治疗

髌腱断裂需要紧急手术修复。

第 11 章 纤维肌痛
Fibromyalgia

Erin G. Floyd Andrew Gross 著

诊断要点

- 多部位慢性疼痛：患有纤维肌痛的个体往往描述广泛的疼痛，这种疼痛有起有落，持续时间超过 3 个月。

- 疲乏：患者报告持续、中度至重度精神或身体疲乏，轻度劳累会加重疲乏感。

- 无恢复性睡眠：研究表明，纤维肌痛患者的非快速眼动（non-rapid-eye movement，NREM）睡眠的短波睡眠（short-wave sleep，SWS）减少，在此期间，α 节律侵入正常的 δ 节律。

- 认知障碍：患者存在执行困难，如工作中的记忆力和专注力下降。这些疾病特征可以用抑郁和疼痛来解释。

- 锻炼等其他改善身体和精神问题的疗法对于成功的治疗策略至关重要。

纤维肌痛是一种常见的疾病，现患率 2%～8%，是 20—55 岁女性肌肉骨骼疼痛的主要原因。纤维肌痛在自身免疫性疾病患者中更为普遍，包括类风湿关节炎（16%）、系统性红斑狼疮（22%）和中轴型脊柱关节炎（15%）患者。合并纤维肌痛的类风湿关节炎或脊柱关节炎的患者也经常比没有合并纤维肌痛的患者具有更高的疾病活动评分。因此，当纤维肌痛和炎症性风湿病并发时会影响疗效并阻碍"治疗达标"的实现。因此，有效对症的治疗方案尤为重要。此外，风湿科医生在评估广泛性疼痛的患者时要考虑纤维肌痛。

纤维肌痛不仅常见，而且对患者和社会来说治疗负担较重。美国疾病控制与预防中心（the Centers for Disease Control and Prevention，CDC）估计，纤维肌痛护理的总成本平均每年增加 3000 万美元，2010 年达到 2.321 亿美元。这一疾病的诊治不足可能会进一步增加医疗费用，导致患者为明确诊断和控制疼痛而进一步增加医疗检查费用，药物治疗和转诊费用。

一、纤维肌痛的病理生理学

与正常人相比，纤维肌痛患者的疼痛病程明显不同。如肌电图（electromyography，EMG）、脑脊液（cerebrospinal fluid，CSF）、功能性 MRI 和 PET 研究所示，纤维肌痛患者不仅对疼痛的主观敏感性增加，而且大量研究发现中枢神经系统（central nervous system，CNS）存在放大或增强的疼痛处理，这被描述为中枢痛觉敏化综合征。有证据表明，脑脊液中与疼痛增强相关的神经递质（如 P 物质、谷氨酸、兴奋性氨基酸和神经生长因子）升高，而与疼痛抑制相关的神经递质（如去甲肾上腺素）水平降低。在纤维肌痛患者中也发现天然阿片类物质的浓度升高。肌电图研究还表明，纤维肌痛患者与非纤维肌痛患者相比，在疼痛敏感性方面存在可测量的差异，与对照组相比，纤维肌痛患者对引发股二头肌屈曲反射的电刺激的反应明显较小，表明中枢性的疼痛刺激敏化。

最后，功能性 MRI 和 PET 的神经成像表明，纤维肌痛患者可以通过疼痛刺激过程中的大脑激活模式的差异与正常人区分开来。总之，这些生化、肌电图和影像学的差异表明，纤维肌痛是由中枢神经系统内的生理变化引起的，这些生理变化导致了对疼痛的慢性敏化。这些生理变化发生的机制尚不完全清楚，但遗传易感性和创伤似乎是重要的影响因素。遗传学研究表明，纤维肌痛与疼痛相关基因变异有关，有慢性疼痛综合征家族史的纤维肌痛患者并不少见。

大量文献表明，纤维肌痛与身体创伤、疾病（感染、损伤）或情感创伤（暴力、压力和损失）之间存在关联。导致纤维肌痛的疾病包括莱姆病、EB 病毒感染和细小病毒感染，其中 5%～10% 的人合并慢性广泛性疼痛。心理压力或创伤也会增加罹患纤维肌痛的风险。例如，在童年经历巨大心理压力事件（如父母死亡、长期住院、严重机动车事故）会使晚年发生慢性广泛性疼痛的风险增加 50%～100%。创伤后应激障碍（posttraumatic stress disorder，PTSD）也会增加发生纤维肌痛的风险。

二、病例分析

48 岁的女性患者，RA 病史 10 年，同时接受甲氨蝶呤和依那西普治疗。主诉上肢和下肢关节疼痛，伴颈部和下腰背部疼痛，并且疼痛随着活动加剧。伴有中度疲劳，醒来时往往没有精神。她的广泛疼痛指数（widespread pain index，WPI）评分为 11 分，症状严重程度评分（symptom severity scale，SSS）为 7 分。体格检查提示近端指间关节、掌指关节、腕关节和跖趾关节畸形，符合 RA 表现。双手小关节、腕、肘、肩、膝、踝和跖趾关节压痛，但无关节肿胀。实验室检查显示急性期反应物水平正常。

虽然患者有明显的 RA 体征，但她目前的疼痛症状与体检中客观发现的关节炎不平行。患者存在广泛的疼痛、疲劳和非恢复性睡眠，评估 WPI 和 SSS 升高，符合纤维肌痛的标准。除了 RA 治疗外，还需要关注和改善患者的纤维肌痛症状。

三、诊断

目前纤维肌痛的诊断没有"金标准"或客观测试来确定。ACR 于 2016 年提出了一个实用的诊断体系。

（一）ACR 2016 纤维肌痛诊断标准

1. WPI≥7 分且 SSS≥5 分或 WPI 4～6 分且 SSS≥9 分。

2. 广泛性疼痛，定义为五个区域中至少有四个区域存在疼痛（左上、右上、左下、右下、轴向）。

3. 类似症状已经存在至少 3 个月。

4. 无论患者是否合并其他疾病诊断，纤维肌痛的诊断都是成立的，并非排他性诊断。

通过简单地要求患者完成纤维肌痛症状问卷，就可以准确有效地诊断纤维肌痛（图 11-1）。这种问卷评估可以在患者候诊中完成，并且是较好评估患者症状的可靠方法，有助于优化患者咨询时间和指定治疗方案。

1. 您在过去 7 天内是否在下面列出的每个区域有疼痛或压痛。请勾选下图中您感到疼痛或触痛的每个区域的方框。请务必分别标记左右两侧。

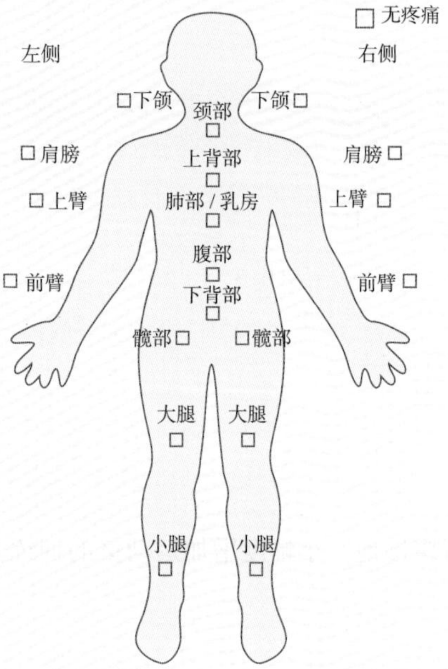

2. 使用以下量表，通过勾选相应的方框，指出您在过去 1 周内的每个项目的严重程度。

无发生
轻微或轻度：一般为轻度或间歇性
中度：相当大的问题；经常存在和（或）处于中等水平
重度：持续的，困扰生活的程度

	无发生	轻微或轻度	中度	重度
a. 疲劳	□	□	□	□
b. 思考或记忆困难	□	□	□	□
c. 醒来很累（没有精神）	□	□	□	□

3. 在过去 6 个月中，您是否有以下任何症状？

	否	是
a. 下腹疼痛或痉挛	□	□
b. 抑郁症	□	□
c. 头痛	□	□

4. 问题 2～3 中的症状和疼痛是否以类似水平持续至少 3 个月？
　　　　　　　　否 □　　　是 □

5. 您是否患有某种疾病可以解释疼痛？
　　　　　　　　是 □　　　否 □

▲ 图 11-1　纤维肌痛症状问卷（WPI 和 SSS）

经许可转载，引自 Clauw DJ. Fibromyalgia and Related Conditions. Mayo Clin Proc. 2015;90(5):680-92.

（二）纤维肌痛的其他躯体症状

大多数纤维肌痛患者有一种或多种其他严重躯体症状。这些躯体症状包括表 11-1 中所罗列的症状。其中许多症状也包含在患者健康问卷躯体症状简表（PHQ-SSS）中，这些症状的评估有助于帮助临床医生诊断纤维肌痛。

表 11-1　纤维肌痛常见的躯体症状

- 不典型胸痛
- 呼吸困难
- 颞下颌关节综合征症状
- 腹痛伴腹胀和排便习惯改变（如腹泻 / 便秘波动）
- 头疼
- 多尿 / 尿频
- 性交困难 / 外阴痛
- 头昏眼花
- 系统评估（review of systems，ROS）的广泛阳性发现
- 尽管进行了全面评估，但仍无法明确

1. 体格检查

全面的体格检查对于评估表 11-2 中列出的疼痛和疲劳的其他潜在诱因非常重要。存在多个痛觉超敏压痛点是纤维肌痛的典型表现。尽管压痛点检查是 ACR 1990 分类标准的一部分，但我们不建议进行压痛点测试，因为该测试的敏感性有限，会给患者带来不必要的不适。

表 11-2　纤维肌痛的鉴别诊断

- 药物（他汀类药物、芳香化酶抑制药、氟喹诺酮类药物、维生素 B_6 等过量）
- 良性关节过度活动综合征
- 内分泌（甲状腺、肾上腺）
- 风湿性多肌痛
- 系统性红斑狼疮
- 原发性全身性骨关节炎
- 弥漫性特发性骨肥厚
- 肌病
- 乳糜泻，炎症性肠病
- 睡眠呼吸暂停
- 强直性脊柱炎
- 帕金森病
- 骨膜炎（继发于癌症或药物，如伏立康唑）
- 高钙血症（多种原因，包括肉芽肿性炎症）

2. 实验室检查

目前尚无特异性的纤维肌痛诊断试验。在评估这种可能诊断的患者时，实验室检查的唯一目的是排除其他诊断。许多纤维肌痛患者接受了大量的血液学检查和影像学检查。检查中的假阳性结果和"严重错漏"往往只会导致进一步的本不必要的检查。在缺乏相关临床症状或体征的情况下，实验室检查需要基于全面的临床考量和评估。我们总结后列出了建议疑诊纤维肌痛的患者需要进行的实验室检查。在表 11-3 中。任何其他检查都应以详细的病史采集和体检结果中发现的异常为指导进行。

表 11-3　纤维肌痛患者的实验室检查

- 全血细胞计数
- 综合代谢组（comprehensive metabolic panel，CMP）
- 红细胞沉降率
- C 反应蛋白
- 甲状腺功能检查［如促甲状腺激素、游离 T_4 或游离 T_4 指数（free T_4 index，FTI）］

3. 影像学检查

SPECT 和功能性 MRI 已被实验性地用于诊断纤维肌痛，但临床未常规开展和推广。当对关节创伤性操作有顾虑时，我们建议进行肌肉骨骼影像学检查，通常从 X 线开始。

四、纤维肌痛的管理

纤维肌痛的多学科治疗方法成功的可能性最高。有效的管理策略可以解决躯体和心理问题。

（一）锻炼

运动是在 2017 年 EULAR 强烈推荐的一种纤维肌痛管理方式。陆上和水上有氧运动都能改善纤维肌痛患者的疼痛和身体功能。与对照组相比，抗阻训练也能显著改善患者的疼痛。有氧运动和力量训练都有效。重要的是要让患者认识到，尽管运动在短期内会诱发疼痛，但从长远来看会改善疼痛症状。应鼓励患者缓慢地、小幅度增加运动量的训练方案，以减少严重疼痛加剧的概率。

（二）认知疗法

认知疗法（cognitive-based therapy，CBT）可在一定程度上立即缓解纤维肌痛症状，包括减轻疼痛

和改善身体功能，尤其是青少年纤维肌痛。CBT 和有氧运动在立即干预后和长期随访中对主要纤维肌痛症状（疼痛、疲劳和消极情绪）具有相似的效果。2013 年的一篇 Cochrane 综述中，相比 CBT，研究者更强烈地推荐运动（如步行），因为它便捷、经济，无须专业指导。而包括 CBT 在内的多学科治疗方案比单独的 CBT 治疗更有效，这也强调了症状管理的多元疗法的重要性，而不是采用单一疗法。

（三）饮食与肥胖管理

纤维肌痛综合征与较高的体重指数（body mass index，BMI）相关。肥胖纤维肌痛患者减重可改善生活质量和躯体功能。

（四）身心疗法和水疗 /SPA 疗法

最近的研究表明，综合性疗法在减轻纤维肌痛症状的严重程度方面是成功的，包括身心疗法，如意念减压、气功、太极和针灸。水疗和温泉疗法也可能在有效的疾病管理中发挥作用。总的来说，还需要更多的研究来验证上述疗法的效果。

（五）睡眠障碍管理

改善睡眠质量可以减少疼痛，改善心理状态。此外，当健康人被剥夺第 Ⅳ 阶段睡眠时，可观察到类似于纤维肌痛的症状，包括肌肉骨骼疼痛、僵硬及躯体疲劳。

（六）患者宣教

必须告知患者纤维肌痛的性质，不能混淆于其他疾病（例如，它不是感染、癌症或炎症免疫介导的疾病）。患者教育可提高症状管理的长期依从性。

（七）药物治疗

去甲肾上腺素再摄取抑制药及部分抗癫痫药物可短期缓解纤维肌痛患者的部分症状。然而，度洛西汀和米那普仑治疗组中只有 28% 的患者疼痛减轻，而接受安慰剂的患者中有 19% 的患者疼痛减轻。

应避免使用糖皮质激素和生长激素进行治疗。糖皮质激素或生长激素可能在短期内带来疼痛缓解，但长程使用可能带来药物不良反应。

最后，临床实践中常见的情况是，美国 FDA 批准的每一种治疗纤维肌痛的药物（米那普仑、度洛西汀和普瑞巴林）都可在一定程度上减轻部分纤维肌痛症状。然而，这种疗效通常是短暂的，约持续 6 个月后无效。虽然患者可以换用另外一种轻度缓解的药物，但这种效果也是短暂的。2016 年 EULAR 的诊疗建议中，仅弱推荐使用药物来控制纤维肌痛症状。与药物相比，更加鼓励使用前述方法进行治疗。

参考文献

Arnold LM, Bennett RM, Crofford LJ, Dean LE, Clauw DJ, Goldenberg DL, Fitzcharles MA, Paiva ES, Staud R, Sarzi-Puttini P, Buskila D, Macfarlane GJ. Critical Reviews: AAPT Diagnostic Criteria for Fibromyalgia. *The Journal of Pain*. 2019;20(6): 611–628. [PMID: 30453109].

Banic B, Petersen-Felix S, Andersen OK, Radanov BP, Villiger PM, Arendt-Nielsen L, Curatolo M. Evidence for spinal cord hypersensitivity in chronic pain after whiplash injury and in fibromyalgia. *Pain*. 2004;107(1–2):7–15. [PMID: 14715383].

Bennett RM, Burckhardt CS, Clark SR, O'Reilly CA, Wiens AN, Campbell SM. Group treatment of fibromyalgia: a 6 month outpatient program. *J Rheumatol*. 1996;23:521–528. [PMID: 8832996].

Bennett R, Nelson D. Cognitive behavioral therapy for fibromyalgia. *Nature Clinical Practice: Rheumatology*. 2008;2(8):416–424. [PMID: 16932733].

Bernardy K, Klose P, Busch AJ, Choy EHS, Häuser W. Cognitive behavioural therapies for fibromyalgia. *Cochrane Database of Systematic Reviews*. 2013;9:CD009796. DOI: 10.1002/14651858. CD009796.pub2. [PMID: 24018611].

Bidonde J, Busch AJ, Webber SC, et al. Aquatic exercise training for fibromyalgia. *Cochrane Database Syst Rev*. 2014;10:CD011336. [PMID: 25350761].

Brikman S, Furer V, Wollman J, Borok S, Matz H, Polachek A, Elalouf O, Sharabi A, Kaufman I, Paran D, Elkayam O. The Effect of the Presence of Fibromyalgia on Common Clinical Disease Activity Indices in Patients with Psoriatic Arthritis: A Cross-sectional Study. *The Journal of Rheumatology*. 2016;43(9): 1749–1754. [PMID: 27252430].

Busch AJ, Webber SC, Richards RS. Resistance exercise training for fibromyalgia. *Cochrane Database Syst Rev*. 2013; 12:CD010884. [PMID: 24362925].

Chinn S, Caldwell W, Gritsenko K. Fibromyalgia Pathogenesis and Treatment Options Update. *Curr Pain Headache Rep*. 2016;20:25. [PMID: 26922414].

Cheng CA, Chiu YW, Wu D, Kuan YC, Chen SN, Tam KW. Effectiveness of Tai Chi on fibromyalgia patients: A meta-analysis of randomized controlled trials. *Complement Ther Med*. 2019;46:1-8. [PMID: 31519264].

Choy EH. The role of sleep in pain and fibromyalgia. *Nat Rev Rheumatol*. 2015;11(9):513–20. [PMID: 25907704].

Clauw DJ. Fibromyalgia: A Clinical Review. *JAMA*. 2014;311(15): 1547–1555. [PMID: 24737367].

Clauw DJ. Fibromyalgia and Related Conditions. *Mayo Clin Proc*. 2015;90(5):680–92. [PMID: 25939940].

Clauw DJ, Chrousos GP. Chronic pain and fatigue syndromes: overlapping clinical and neuroendocrine features and potential pathogenic mechanisms. *Neuroimmunomodulation*. 1997;4(3): 134–53. [PMID: 9500148].

Deare JC, Zheng Z, Xue CCL, Liu JP, Shang J, Scott SW, Littlejohn G. Acupuncture for treating fibromyalgia. *Cochrane Database of Systematic Reviews*. 2013;5:CD007070. [PMID: 23728665].

Desmeules JA, Cedraschi C, Rapiti E, Baumgartner E, Finckh A, Cohen P, Dayer P, Vischer TL. Neurophysiologic evidence for a central sensitization in patients with fibromyalgia. *Arthritis Rheum*. 2003;48(5):1420–9. [PMID: 12746916].

Diatchenko L, Fillingim RB, Smith SB, Maixner W. The phenotypic and genetic signatures of common musculoskeletal pain conditions. *Nat Rev Rheumatol.* 2013;9(6):340–50. [PMID: 23545734].

Dobkin PL, Abrahamowicz M, Fitzcharles MA, Dritsa M, da Costa D. Maintenance of exercise in women with fibromyalgia. *Arthritis Rheum.* 2005;53:724–731. [PMID: 16208640].

Fietta P, Fietta P, Manganelli P. Fibromyalgia and psychiatric disorders. *Acta Biomed.* 2007;78(2):88–95. [PMID: 17933276].

Goldenberg DL, Burckhardt C, Crofford L. Management of fibromyalgia syndrome. *JAMA.* 2004;292:2388–2395. [PMID: 15547167].

Häser W, Galek A, Erbslö-Möler B, et al. Posttraumatic stress disorder in fibromyalgia syndrome: prevalence, temporal relationship between posttraumatic stress and fibromyalgia symptoms, and impact on clinical outcome. *Pain.* 2013;154(8): 1216–23. [PMID: 23685006].

Häser W, Kosseva M, Üceyler N, Klose P, Sommer C. Emotional, physical, and sexual abuse in fibromyalgia syndrome: a systematic review with meta-analysis. *Arthritis Care Res.* 2011; 63(6):808–20. [PMID: 20722042].

Häser W, Urrútia G, Tort S, Uçyler N, Walitt B. Serotonin and noradrenaline reuptake inhibitors (SNRIs) for fibromyalgia syndrome. *Cochrane Database Syst Rev.* 2013;1:CD010292. [PMID: 23440848].

Jeffery DD, Bulathsinhala L, Kroc M, Dorris J. Prevalence, Health Care Utilization, and Costs of Fibromyalgia, Irritable Bowel, and Chronic Fatigue Syndromes in the Military Health System, 2006–2010. *Military Medicine.* 2014;179(9):1021. [PMID: 25181721].

Jones KD, Liptan GL. Exercise interventions in fibromyalgia: clinical applications from the evidence. *Rheum Dis Clin North Am.* 2009;35:373–91. [PMID: 19647149].

Jorge LL, Amaro E Jr. Brain imaging in fibromyalgia. *Current Pain and Headache Reports.* 2012;16(5):388–398. [PMID: 22717698].

Lauche R, Cramer H, Dobos G, et al. A systematic review and meta-analysis of mindfulness-based stress reduction for the fibromyalgia syndrome. *J Psychosom Res.* 2013;75:500–10. [PMID: 24290038].

Leeb BF, Andel I, Leder S, Leeb BA, Rintelen B. The patient's perspective and rheumatoid arthritis disease activity indexes. *Rheumatology.* 2005;44(3):360–365. [PMID: 15572395].

Macfarlane GJ, Kronisch C, Dean LE, Atzeni F, Häser W, Fluße, Choy E, Kosek E, Amris K, Branco J, Dincer F, Leino-Arjas P, Longley K, McCarthy GM, Makri S, Perrot S, Sarzi-Puttini P, Taylor A, Jones GT. EULAR revised recommendations for the management of fibromyalgia. *Ann Rheum Dis.* 2017; 76(2): 318-328. [PMID: 27377815].

Nielson WR, Walker C, McCain GA. Cognitive behavioral treatment of fibromyalgia syndrome: preliminary findings. *J Rheumatol.* 1992;19:98–103. [PMID: 1556709].

Okifuji A, Donaldson GW, Barck L, Fine PG. Relationship between fibromyalgia and obesity in pain, function, mood, and sleep. *J Pain.* 2010;11(12):1329–37. [PMID: 20542742].

Perez-Aranda A, Feliu-Soler A, Montero-Marin J, Garcia-Campayo J, Andres-Rodriguez L, et. al. A randomized controlled efficacy trial of Mindfulness-Based Stress Reduction compared with an active control group and usual care for fibromyalgia: the EUDAIMON study. *Pain.* 2019;160(11):2508–2523. [PMID: 31356450].

Ranzolin A, Brenol JC, Bredemeier M, Guarienti J, Rizzatti M, Feldman D, Xavier RM. Association of concomitant fibromyalgia with worse disease activity score in 28 joints, health assessment questionnaire, and short form 36 scores in patients with rheumatoid arthritis. *Arthritis Rheum.* 2009;61(6):794–800. [PMID: 19479706].

Sawynok J. Lynch M. Quigong and fibromyalgia: randomized controlled trials and beyond. *Evid Based Complement Alternat Med.* 2014;379715. [PMID: 25477991].

Schmidt-Wilcke T, Clauw DJ. Fibromyalgia: from pathophysiology to therapy. *Nat Rev Rheumatol.* 2011;7(9):518–27. [PMID: 21769128].

Senna MK, Sallam RA, Ashour HS, et al. Effect of weight reduction on the quality of life in obese patients with fibromyalgia syndrome: a randomized controlled trial. *Clin Rheumatol.* 2012;31(11):1591–7. [PMID: 22948223].

Shapiro JR, Anderson DA, Danoff-Burg S. A pilot study of the effects of behavioral weight loss treatment on fibromyalgia symptoms. *J Psychosom Res.* 2005;59(5):275–82. [PMID: 16253617].

Wach J, Letroublon MC, Coury F, Tebib JG. Fibromyalgia in Spondyloarthritis: Effect on Disease Activity Assessment in Clinical Practice. *The Journal of Rheumatology.* 2016;43(11): 2056-2063. [PMID: 27633820].

Welsch P, Üçyler N, Klose P, Walitt B, Häser W. Serotonin and noradrenaline reuptake inhibitors (SNRIs) for fibromyalgia. *Cochrane Database Syst Rev.* 2018;2:CD010292. [PMID: 29489029].

Wolfe F, Bräler E, Hinz A, Häser W. Fibromyalgia prevalence, somatic symptom reporting, and the dimensionality of polysymptomatic distress: results from a survey of the general population. *Arthritis Care Res (Hoboken).* 2013;65(5):777-785. [PMID: 23424058].

Wolfe F, Clauw DJ, Fitzcharles MA, Goldenberg DL, Häser W, Katz RS, Mease P, Russell AS, Russell IJ, Walitt B. 2016 Revisions to the 2010/2011 fibromyalgia diagnostic criteria. *Seminars in Arthritis and Rheumatism.* 2016;46:319–329. [PMID: 27916278].

Wu YL, Huang CJ, Fang SC, Ko LH, Tsai PS. Cognitive Impairment in Fibromyalgia: A Meta-Analysis of Case-Control Studies. *Psychosom Med.* 2018;80(5):432. [PMID: 29528888].

Yunus MB, Arslan S, Aldag JC. Relationship between body mass index and fibromyalgia features. *Scand J Rheumatol.* 2002;31(1):27–31. [PMID 11922197].

119

第 12 章　复杂性区域疼痛综合征（反射性交感神经营养不良）与创伤后神经痛
Complex Regional Pain Syndrome (Reflex Sympathetic Dystrophy) & Posttraumatic Neuralgia

Anne Louise Oaklander　著

诊断要点

- 当损伤导致超乎预期的严重或长期肢体远端疼痛时，考虑创伤后神经痛。
- 损伤较小的手术，如静脉穿刺术，有时会不成比例地损伤神经。
- 症状可以是短暂或长期的，轻度、中度或严重的。儿童通常可康复。
- 复杂区域疼痛综合征（complex regional pain syndrome，CRPS）的诊断需要充分的临床表现，如不对称性水肿，皮肤血供或汗液分泌异常或活动受限。
- 完全 CRPS 仅见于四肢。
- 长期、双侧或与创伤无关的罕见病例可能与解剖结构异常、潜在的全身性炎症、免疫失调或小纤维多发性神经病有关。这些病例需要更充分的辅助诊断依据，通常有特定的治疗方法。

神经痛是指由于神经损伤引起的疼痛。CRPS 是一种通用命名法，它描述了一个或多个神经受损，从而导致一系列症状。慢性痛觉过敏，主要症状是烧灼感。症状通常在受伤后数天内出现。CRPS 可能是创伤后神经痛（posttraumatic neuralgia，PTN）的放大形式，包括非疼痛症状（表 12-1）。完全 CRPS 仅见于四肢，病因尚不完全清楚。相反，PTN 可见于身体的任何部位。PTN 和 CRPS 通常是由外部创伤引起的，但在极少数情况下由躯体原发疾病诱发。例如，神经卡压或血管梗死可导致 CRPS，症状通常集中在肢体远端，反映神经、血管的受累，有时可累及骨骼。即便是小的创伤性操作，也可能导致 PTN，例如，在静脉穿刺中，当环绕血管的神经支被针切断时，也可能发生 PTN。3/4 的 CRPS 患者为女性，发病年龄中位数为 40 岁。CRPS 在幼儿和老年人中很少见。大多数患者和几乎所有儿童都可自行恢复。长期或严重的 CRPS 并不常见，但一旦发生，就会导致严重功能障碍。如果复杂的原发病导致 CRPS 且影响恢复则需要额外治疗来缓解。

表 12-1　2012 年国际疼痛研究协会复杂区域疼痛综合征标准

要进行临床诊断，必须满足以下标准
- 与创伤程度不成比例的持续性疼痛
- 合并以下 4 类症状中至少 3 类（每组至少 1 个症状）
  - 感觉：感觉过敏和（或）异常性疼痛
  - 血管舒缩：体温异常，不对称／或不对称
  - 分泌汗液／水肿：水肿和（或）出汗
  - 运动／营养：活动受限、震颤、肌张力障碍和（或）营养异常（头发、指甲）
- 符合以下至少两类症状中至少显示 1 个体征
  - 感觉：痛觉过敏（针刺）和（或）温度觉和（或）压力觉异常
  - 血管舒缩：体表温度不对称的证据
  - 大量出汗／水肿：水肿和（或）出汗不对称
  - 活动／营养：活动受限（无力、震颤、肌张力障碍）和（或）营养异常
- 没有其他诊断可以更好地解释这些症状与体征

出于研究目的：4 个症状类别中的至少 1 个症状和至少 1 个体征

数据引自 International Association for the Study of Pain（IASP）

根据神经损伤是否明显，CRPS 具体分型不同。灼样神经痛，即后来的 CRPS Ⅱ 型，是用于诊断为主要神经损伤的患者，这一称谓在内战受伤士兵中首次描述。反射性交感神经营养不良（reflex sympathetic dystrophy，RSD），后来被称为 CRPS Ⅰ 型，特指创伤轻微和看似没有明显的神经损伤的患者。欧洲命名的包括 Algo 营养不良和 Sudeck 萎缩。随着诊断技术的改进，以前被归类为反射性交感神经营养不良（CRPS Ⅰ）也能检测出细微的神经损伤，故这种分型方法越来越少用。CRPS 在美国（明尼苏达州罗切斯特市）的总体发病率为每 10 万人 5.5 例，在荷兰为每 10 万人 26.2 例（Marinus 等，2011）。腕部骨折等引起剧烈疼痛的骨折导致 CRPS 的风险很高。

一、发病机制

由于 CRPS 是一种常见创伤的罕见并发症，内源性生物学改变影响大于创伤本身（Marinus 等，2011）。CRPS 主要涉及无髓鞘 C 纤维，其具有非常大的感受野，并可影响神经支配区域外的骨骼和血管（Oaklander 和 Fields，2009）。C 纤维远端释放神经肽，引发炎症（神经炎症）。如果炎症扩散到神经干、神经根和脊髓内未受损的邻近轴突，即使是微小的神经损伤也会进一步引发皮外症状。与所有慢性疼痛一样，CRPS 可引起脊髓和大脑的次级突触后异常和三级神经网络异常，包括神经元活动、情绪和高级皮质功能的改变。与中枢敏化相关的影像学异常通常在机体恢复过程中逆转。

CRPS 可导致局部微循环异常，可导致组织缺氧、缺血和炎症，进而导致 C 纤维功能失调，释放神经肽而加重和延长神经炎（图 12-1）。流行病学研究发现 CRPS 与哮喘和其他超敏综合征相关。一些损伤（包括罕见的内源性损伤）可能会破坏血 - 神经屏障，并在易感个体中引发慢性神经炎。

二、预防

意外伤害是 CRPS 最常见的原因。约 40% 的典型病例是由骨折引起的。约一半的致病伤害发生在工作中，有些还会引发诉讼。医疗过程中的医源性损伤，包括手术和静脉穿刺等。术后约 30% 的患者可合并特征明确的 CRPS（表 12-2）。除了避免不必要的手术外，有证据支持避免制动和补充维生素 C。

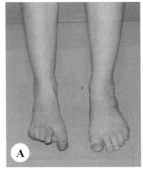
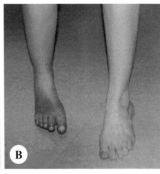

▲ 图 12-1　患者 13 岁时软组织创伤及隐匿性骨折后，开始出现进行性右足和小腿 CRPS Ⅰ。数小时内可出现严重的足部红肿。后来，她的手臂在静脉穿刺后出现了 2 次较轻的 CRPS 发作。随着时间的推移，她的 CRPS 进展而未缓解（此图彩色版本见书末）

A. 显示患者 26 岁时出现双下肢轻度皮肤颜色变化，肌张力异常伴有中度疼痛。B. 显示患者 29 岁时的微循环异常，导致肢体水肿和严重的组织缺血，疼痛加剧且病情恶化。此外，她还出现了"全身 CRPS"和自主神经功能异常（心动过速、低血压、胃肠运动障碍和恶病质），先后为肠内和肠外营养。神经学评估后诊断 Ehlers-Danlos 综合征和小纤维多发性神经病，并经左腿皮肤活检证实诊断。在多种药物、脊髓刺激和鞘内泵等多种治疗无效或耐受性差的情况下，建议使用静脉注射免疫球蛋白

肢体水肿，无论是创伤相关还是早期的 CRPS，都有可能石膏下形成筋膜室综合征，需要紧急拆除石膏。制动是另一个可预防的危险因素。早期 CRPS 对治疗反应更好，因此及时评估和治疗任何早期 CRPS 的迹象可预防重症。戒烟、有氧运动和避免其他可能导致组织灌注和愈合不良的因素也是有益的。

三、临床表现

（一）症状与体征

2012 年，国际疼痛研究协会（International Association for the Study of Pain，IASP）批准了"布达佩斯"诊断共识，该共识在 2010 年得到了验证（表 12-1）（Harden 等，2010）。其中包括用于具有更高特异性研究用途的更严格的定义。

1. 疼痛

疼痛是诊断 CRPS 的必要条件。患者因受累神经不同而主诉症状不同，呈逐渐改善趋势。据报道，70%～90% 的患者可合并异常性疼痛，其定义为对无害刺激（如轻触）的疼痛感觉。还可合并痛觉敏化，即对通常仅造成轻度疼痛的刺激（如针刺）而发生的过度疼痛。自发的、非刺激引起的疼痛可以是烧

表 12-2 与创伤后神经痛和复杂区域疼痛综合征相关的医源性神经损伤		
医源性操作	疼痛最严重的部位	神经损伤
拔除第三磨牙	下颌骨	下颌齿槽神经
颈部淋巴结手术	耳后	耳大神经
乳腺外科（乳房切除术、肿块切除术、腋窝淋巴结清扫术）	上臂内侧	肋间臂神经
胸廓切开术	单侧胸壁	肋下、肋间神经
腕管松解术	鱼际隆起（拇指根部）	正中掌神经皮支
肘前窝或头静脉或贵要静脉穿刺	前臂内侧或外侧	前臂内、外侧皮神经
手背静脉穿刺	手背	桡神经
疝修补术	生殖器，腹股沟皱褶	髂腹股沟或生殖股神经
经股动脉血管内穿刺置管术	大腿前部	股神经
膝关节镜或开放手术	膝关节，小腿内侧	隐神经髌下支
膝关节成形术	小腿外侧，足背	腓神经
隐静脉剥脱术	小腿内侧，足弓（可变）	隐神经降支

灼感、深度疼痛或尖锐刺痛。疼痛特征可以指导治疗。导致 CRPS 疼痛的其他因素包括组织缺血、炎症和废用（如挛缩、肌肉失调）。可在寒冷的天气里疼痛加重。

2. 肢体水肿、皮肤颜色和温度变化

微循环障碍的体征（图 12-1）有助于区分 CRPS 和 PTN。血管痉挛可导致皮肤苍白或发紫，过度灌注导致皮肤发红和发热。这些变化可能反映了微血管对循环儿茶酚胺的超敏反应。去神经支配的动静脉分流器张力异常，因此小动脉血液直接灌流入小静脉。然后，血液绕过毛细血管床，产生反常的皮肤潮红和水肿，掩盖了深层组织的低氧血症。2/3 的患者合并不对称肢体水肿（Harden 等，2010）。中枢

痛觉敏化有时会引起肢体水肿的错觉，就像牙科麻醉而麻木的嘴唇会产生肿胀的错觉一样。

3. 感觉丧失

这可能由神经损伤直接导致，也可能继发于组织缺血，或者继发于中枢网络异常。CRPS 通常在轻微的部分神经损伤后出现，只要组织灌注得以维持，感觉通常相对保留。

4. 运动障碍

运动范围和力量减少，动作缓慢、笨拙，间歇性肌肉痉挛在 CRPS 中很常见。运动轴突的损伤很少引起肌肉萎缩和肌束震颤。只有不到 10% 的患者会出现震颤或肌张力障碍，持续的异常姿势会导致挛缩，需要进行肌腱松解术。

5. 出汗、皮肤和毛发生长的障碍（营养改变）

近半数 CRPS 患者由汗腺神经支配紊乱引起局部出汗减少。常见的代偿性多汗症通常比病理性少汗症更易发现。失去正常神经支配的皮肤会变薄，有光泽，没有毛囊，容易受伤。慢性炎症会导致皮肤增厚。如果异常性疼痛导致肌肤接触和清洗减少，不能正常脱落代谢的表皮会导致鳞片状皮肤外观。

6. 骨和关节改变

骨代谢由 C 纤维调节，C 纤维损伤可增加破骨细胞诱导的骨吸收和重建。这些机制导致疼痛和骨量减少，很少引起病理性骨折。关节挛缩在重症病例中常见，有时可以通过加强患者宣教，接受物理康复和支具治疗来预防。确诊病例可能需要肌腱松解。骨髓水肿是一种常见的 MRI 表现。

7. 症状的扩散

CRPS 开始于刺激损伤部位的区域和远端，但几乎一半的患者报告"镜像症状"，即扩散到未受伤的肢体。但对称性肢体症状或"全身 CRPS"相关的 C 纤维多发性神经病需要神经病学专科评估。

（二）实验室检查结果、影像学检查和特殊检查

没有专门针对 CRPS 的诊断性血液学或影像学检查。CT 或 MRI 有时可明确显示骨髓、关节或软组织水肿，骨骼 ECT 可显示骨代谢异常。然而，上述检查无异常并不能排除该诊断，这是一种临床诊断（表 12-1）。电生理测试（肌电图和神经传导研究）的异常结果可以帮助定位受累神经，但正常结果并不排除微小的、远端的、以小纤维为主的神经损伤。超声或磁共振神经成像可以帮助评估较大神经。如果考虑手

术探查或神经刺激，神经损伤的定位就变得很重要。对神经损伤的验证有助于解释患者的临床症状。

四、鉴别诊断

CRPS 症状是正常创伤后机体的过度反应和延长。其他导致慢性肢体损伤和炎症的病因，包括骨髓炎和局部关节炎（如痛风），也应该纳入考量。动脉或静脉闭塞（如深静脉血栓形成）可引起肢体疼痛和肿胀，可完善血管超声检查评估。在无已知创伤的患者可能存在导致神经损伤或刺激的内源性原因（如神经卡压、感染、梗死、肿瘤、血管炎或血管畸形）。由于这些临床征象可能需要特定的药物或手术治疗，故需要神经内科或外科专科会诊。

CRPS 的诊断经常被随意和不恰当地诊断。当病情呈发作性或进行性恶化时，当疼痛是双侧或弥漫性的，以及在没有前驱损伤时，CRPS 诊断不太可能成立。这些往往提示全身性神经损伤（多发性神经病），常伴有双侧足部疼痛或四肢"手套、袜套"样感觉。亚临床全身性炎症、免疫失调和多发性神经病可诱发、加重或延长 CRPS。对于 CRPS 未缓解的患者，必须考虑这些因素。C 纤维营养不良的已知原因，如糖尿病、干燥综合征或神经毒性药物，应予以即刻治疗，以加速 CRPS 的缓解。

五、并发症

根据定义，CRPS 是损伤的并发症。在严重的情况下，受影响的肢体会变得不能活动、缺血、感染和溃疡。但很少会考虑进行截肢。截肢通常对缓解神经性疼痛无效，因为残肢疼痛可能持续存在，并且经常出现幻肢疼痛，鲜少有报道切除不动或缺血的肢体并使用假肢是有帮助的。持续剧烈疼痛的绝望患者可能会寻求未经验证且可能有害的治疗，并且可能发生极少见的自杀，因此良好的沟通和有循证依据的治疗方案是非常重要的。面对 CRPS 患者，医务工作者应保持同情心，给予及时的医疗护理。即使病程迁延，长期的严重疼痛和肢体缺血仍然是临床急症，需及时处理。

六、治疗

（一）早期 CRPS/PTN

大多数早期患者可自行缓解或对治疗反应良好。

早期活动和康复很重要，可以阻止疼痛、失用、水肿和残疾的恶性循环发生。患者可能需要物理康复治疗、短期疼痛管理及对抑郁症或吸烟等合并症的治疗。改善患肢的灌注将有助于加速轴突再生，减少缺血和炎症，并减少由慢性疼痛和失用引发的适应不良。几项临床试验提示糖皮质激素有效，而一些研究建议使用氧自由基清除剂，如维生素 C。基于较好的安全性和低成本，非甾体抗炎药同样值得考虑，尽管它们尚未在 CRPS 中进行正式的临床试验研究。尽管交感神经或躯体神经阻滞（传统的 CRPS 治疗）可能暂时改善肢体灌注，但其费用成本和潜在的不良反应（包括神经损伤）不利于常规应用，Meta 分析并没有证实这些治疗方案的长期获益。

（二）疼痛治疗

大部分疼痛是神经性的，由痛觉 C 型纤维损伤引起，伴有组织缺氧、水肿和炎症，继而导致 CRPS。大多数 CRPS 的药物治疗试验是很久以前进行的，不符合当前的标准（Tran 等，2010）。急性 CRPS 比慢性 CRPS 中的临床试验更多，其中循证医学依据最充足的是双膦酸盐和鲑鱼降钙素，它们可以缓解伴有疼痛的破骨增加。物理治疗和分级运动可能对 CRPS 患者的疼痛和功能恢复达到有临床意义的疗效。最近一项关于来那度胺（一种沙利度胺类似物）的大型临床试验报告疗效欠佳，但可能是该试验方法学上的问题（Manning 等，2014）。奈立膦酸盐是一种在欧洲被批准用于 CRPS 的双膦酸盐，目前正在美国进行临床研究。

治疗神经性疼痛的循证指南确定了最佳初始选择为二线用药三环胺（去甲替林、地昔帕明）、5- 羟色胺 / 去甲肾上腺素再摄取抑制药（文拉法辛、度洛西汀）、钙通道 $\alpha_2\delta$ 配体（加巴喷丁、普瑞巴林）和局部使用利多卡因。曲马朵和阿片类镇痛药及钠通道阻滞药（如卡马西平和美西律）是治疗严重、无法控制疼痛的潜在三线选择。

（三）血管失调的治疗

非药物治疗是减少组织缺血的关键，例如，避免吸烟，避免使用潜在肢体损伤或神经毒性药物，增加日常有氧运动，并在需要时穿着紧身衣。如果这些都不够，钙通道阻滞药通常是可选用的药物。一般较少考虑局部使用硝酸甘油、磷酸二酯酶抑制药（如西地那非）或外科交感神经切除术。

123

（四）肌张力障碍的治疗

持续的肌肉收缩（图 12-1A）是痛苦的、致残性的，并可能导致挛缩。最有效的口服药物是巴氯芬，它能增强 GABA-B 传递；而肌肉松弛药，如环苯扎林或地西泮，几乎没有长期效益。此外，可考虑通过植入泵鞘内给药巴氯芬，以减少全身不良反应。A 型肉毒毒素局部注射可抑制伤害性神经末梢释放谷氨酸和 P 物质，并抑制肌肉的胆碱能激活，对神经性疼痛和肌张力障碍有效。因为效果只持续 3 个月左右，所以它只适合局部使用。抗胆碱能药物，如苯海索、苯扎托品或异丙嗪，通常不良反应较小。

（五）手术治疗

对于在没有可见创伤的情况下发病的患者和有严重无法缓解症状的患者，应考虑内源性因素（如神经卡压、感染、肿瘤或血管畸形）致病的可能性。建议患者在手术前精确定位。如果遇到药物治疗无效且无手术探查指征的情况，研究证据支持恰当时候考虑置入双极神经刺激器，无论是在受损神经、脊髓、运动皮质的近端，还是在大脑中枢。刺激脊髓的感觉背柱是最常见的，因为可以通过脊椎针引导放置临时导线，以便在置入前进行试验。

（六）三级和新兴治疗措施

对运动皮质的完全外部（经颅）磁刺激或直流电刺激对神经性疼痛的治疗是有效的，特别是影响手部的疼痛，但需要重复治疗以维持疗效，因此其长期效用尚不清楚。有新的证据提示自身免疫对 CRPS 和 C 纤维多发性神经病的作用。一项大型临床试验未发现低剂量 IVIG 的治疗获益（Goebel 等，2017），但临床经验表明，高剂量（每 4 周 2g/kg）对特定的 C 纤维炎症患者有益。初步证据支持利多卡因和氯胺酮输注作为三级治疗方案，但氯胺酮可引起幻觉和成瘾。Ziconotide 是一种鞘内注射的螺毒素，用于治疗难治性神经病变性疼痛，有初步的病例报道。大麻素对神经病理性疼痛的治疗可能有效，而 NMDA 拮抗药、右旋咪唑、米诺环素和利鲁唑通常是无效的（Tran 等，2010）。

七、预后

流行病学研究表明，大多数患者会自行恢复，儿童患者的预后尤其良好，这可能是由于他们具有强大的神经再生和其他方面的愈合能力。早期诊断、再运动和疼痛缓解是改善预后的关键。在一项持续 1 年以上的 CRPS 研究中，30% 最终恢复，54% 没有变化，16% 恶化（图 12-1）（Marinus 等，2011）。神经和血管愈合的障碍，包括吸烟、代谢综合征或糖尿病、营养不良和亚临床多发性神经病，可能需要治疗才能恢复。

致谢：本研究部分由公共卫生服务（NINDS K24NS59892）支持。无商业资金来源或利益冲突。

参考文献

Goebel A, Bisla J, Carganillo R, et al. Low-dose intravenous immunoglobulin treatment for long-standing complex regional pain syndrome: a randomized trial. *Ann Intern Med.* 2017;167(7):476. [PMID: 28973211].

Harden RN, Bruehl S, Perez RSGM, et al. Validation of proposed diagnostic criteria (the Budapest Criteria) for complex regional pain syndrome. *Pain.* 2010;150(2):268. [PMID: 20493633].

Manning DC, Alexander G, Arezzo JC, et al. Lenalidomide for complex regional pain syndrome type 1: lack of efficacy in a phase II randomized study. *J Pain.* 2014;15(12):1366. [PMID: 25283471].

Marinus J, Moseley GL, Birklein F, et al. Clinical features and pathophysiology of complex regional pain syndrome. *Lancet Neurol.* 2011;10(7):637. [PMID: 21683929].

Oaklander AL, Fields HL. Is reflex sympathetic dystrophy/complex regional pain syndrome type I a small-fiber neuropathy? *Ann Neurol.* 2009;65(6):629. [PMID: 19557864].

Tran DQ, Duong S, Bertini P, Finlayson RJ. Treatment of complex regional pain syndrome: a review of the evidence. *Can J Anaesth.* 2010;57(2):149. [PMID: 20054678].

第二篇　类风湿关节炎和脊柱关节炎
Rheumatoid Arthritis & Spondyloarthropathies

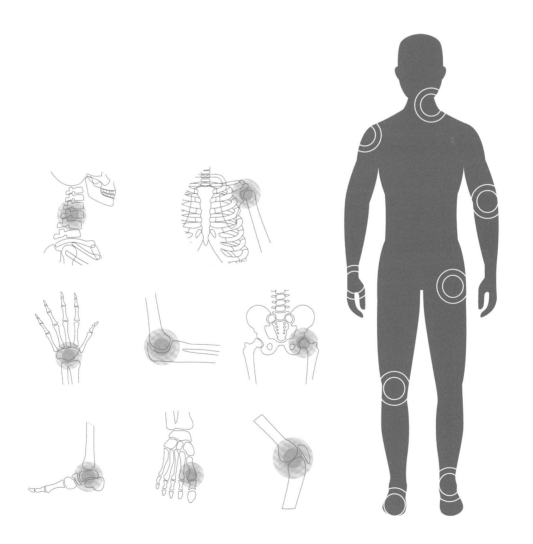

第 13 章　类风湿关节炎
Rheumatoid Arthritis

Douglas J. Veale　Ursula Fearon　Candice Low　Lester D. Miller　著

类风湿关节炎（RA）是一种慢性、系统性自身免疫病，全球成人发病率约为 1%。RA 可以发生于任何年龄，女性好发于育龄晚期，男性好发于 60—80 岁，女性发病率是男性的 3 倍（表 13-1）。RA 的主要病理特征是滑膜炎，并在此基础上继发滑膜增生、关节软骨丢失和骨侵蚀，进行性关节破坏和畸形。此外，RA 关节外表现虽然少见，却与不良预后相关。近些年来 RA 的治疗进展显著改善了疾病预后，早期诊断和早期治疗能使患者有更大获益。然而仍有许多患者对治疗反应欠佳，或者对治疗耐受性较差。

RA 病因尚未阐明，其中遗传因素扮演着重要角色。至今已发现超过 100 种 RA 相关风险位点，大部分影响了 T 细胞激活、细胞因子信号等免疫反应，其中与疾病相关度最高的基因是 *HLA-DRB1*，其编码了 HLA-DR 的 β 链。HLA-DR 是一种主要组织相容性 II 类分子，参与 T 细胞呈递抗原。RA 相关 *HLA-DRB1* 基因变异都编码了一种包含 70～74 个氨基酸的相似序列，这种序列被称为"共享表位"。虽然遗传因素在很大程度上影响了 RA 发病风险，但大多数患者没有家族史。

关于遗传风险的研究强调了临床 RA 并非单一概念。值得注意的是，编码共同表位的 *HLA-DRB1* 基因增加仅与抗瓜氨酸化蛋白抗体相关的 RA 风险。70% 的 RA 患者携带抗瓜氨酸化蛋白抗体（ACPA）。瓜氨酸化是一种将精氨酸残基转变为瓜氨酸的翻译后修饰手段，发生在炎症部位。RA 患者对瓜氨酸化表位产生不耐受的机制目前仍不清楚。此外，流行病学数据显示，吸烟和牙周炎会增加发生 ACPA 阳性 RA 的风险，其中吸烟诱发了肺部炎症反应和瓜氨酸化蛋白生成，牙周炎则与口腔中蛋白瓜氨酸化有关。共享表位、ACPA 和吸烟的组合将 RA 风险增加了约 40 倍。

一、关节表现及其治疗

（一）RA 关节表现

诊断要点

- RA 的典型模式是慢性、对称性多关节炎，手和足小关节受累更多见，如腕关节、掌指关节、跖趾关节和其他下肢关节等。
- 约 70% 的 RA 患者存在循环自身抗体，可以是类风湿因子和（或）ACPA。
- RA 影像学改变包括关节间隙缩窄和关节旁骨侵蚀。

1. 临床表现

（1）症状与体征

发病：大多数患者，在数周至数月内出现隐匿发作的疼痛，僵硬和多关节肿胀，患者可能很难注意到疾病的发生。然而，部分患者会有突然发作的疼痛和僵硬的表现。

表 13-1　经典表现

- 性别：女性：男性（3：1 的比例）
- 年龄：女性 30—40 岁，男性 50—60 岁
- 发病：通常隐匿起病
- 分布：对称性小关节 - 腕关节、MCP、PIP 和 MTP（不包括 DIP）关节
- 全身症状：疲劳、体重减轻、低热
- 症状：关节僵硬（早晨加重）、疼痛、肿胀
- 实验室检查：贫血，ESR 和（或）CRP 升高，血小板增多，60%～80% 的类风湿因子阳性

CRP. C 反应蛋白；DIP. 远端指间关节；ESR. 红细胞沉降率；MCP. 掌指关节；MTP. 跖趾关节；PIP. 近端指间关节

此外，患者在表现出更为典型的多关节受累之前，可能会有长期持续的单关节炎或寡关节炎。回纹性风湿症（偶发的、自限性的多关节炎发作）也可能演变成 RA。RA 的关节外表现（如巩膜炎）很少在关节症状之前出现。

全身症状：疲劳是常见且突出的症状之一，许多患者有低热（≤38℃）。可合并明显的体重下降，但在发病早期不常见。

受累关节的分布：图 13-1 显示了 RA 和骨关节炎（osteoarthritis，OA）的不同关节分布。RA 很少发生在远端指间关节（相反，这些关节在 OA 和银屑病关节炎患者中经常受累）。大多数 RA 患者首先发生小关节受累，典型的是腕、掌指关节、跖趾关节和近端指间关节，大关节的受累发生在疾病后期。在晚期病例中，RA 可累及颞颌关节、环状关节和胸锁关节。RA 也可累及颈椎的上部，特别是 $C_{1\sim2}$ 关节，但与脊柱关节病不同，很少累及胸椎或腰椎。

晨僵：晨僵是炎性关节病的标志，是 RA 的显著特征。在患者晨起或长时间休息后，症状最严重。

僵硬通常会持续数小时，但通常活动后改善。刷牙和梳头等日常活动在清晨可能非常困难，患者有时会说用温水冲刷双手以"让它们工作"。

关节表现：与 OA 相关的炎性关节病的症状包括疼痛、肿胀和僵硬，关节僵硬通常在清晨多见。疾病早期的患者经常主诉手指上的戒指不再合适，或足部疼痛，他们把这种足部疼痛比喻成在满是石头的海滩上行走。

手：几乎所有的 RA 患者都有手部受累，手部受累是 RA 致残的重要原因之一。典型的早期疾病如图 13-2A 所示，伴发 PIP 关节肿胀。除非患者同时有 OA，否则 DIP 关节是正常的；这两种疾病都是很常见的，尤其会在老年患者中同时发生。X 线通常在发病 2 年后和关节畸形前发现关节损伤或侵蚀的证据（图 13-3）。RA 晚期常伴有关节损伤和畸形，如手指在 MCP 处的尺侧偏斜、天鹅颈畸形（PIP 关节过伸和 DIP 关节屈曲）（图 13-2B），以及纽扣花畸形（PIP 关节屈曲和 DIP 关节过伸）。如果临床疾病仍然活跃，手部功能会慢慢恶化。

127

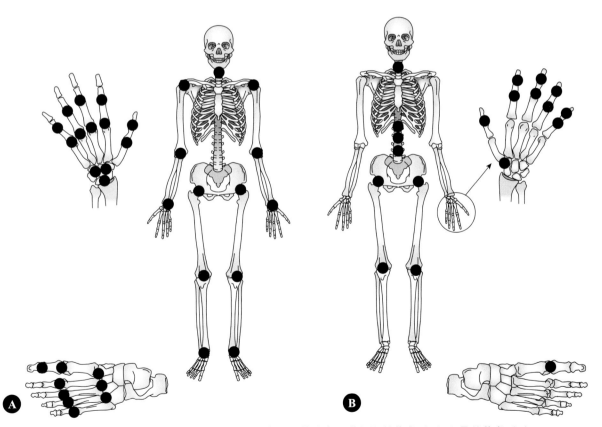

▲ 图 13-1　比较两种最常见的关节炎的关节分布：类风湿关节炎（A）和骨关节炎（B）

类风湿关节炎（RA）几乎可累及身体的所有滑膜关节，而骨关节炎（OA）的分布则更为有限。重要的是，RA 很少累及远端指间关节，但 OA 通常会涉及手腕：大多数 RA 患者会累及手腕。在疾病早期，腕关节滑膜增生可压迫正中神经，引起腕管综合征。慢性滑膜炎可导致手腕桡侧偏斜，严重时可导致外侧半脱位。腕部的滑膜增生可侵入伸肌腱，导致肌腱断裂和个别手指突然丧失功能。

足：特别是 MTP 关节，在许多 RA 病例中是早期受累的，其引起的问题仅次于手。影像学上的侵蚀也经常在疾病的早期阶段。足趾的 MTP 关节半脱位较常见，因为失去了保护跖骨头部的缓冲垫，会导致足趾顶部的皮肤溃烂和行走疼痛的双重问题。MTP 半脱位的症状可能使用矫形器有效，但后续可能需要手术治疗。

大关节：膝、踝、肘、髋和肩关节受累是常见的，但一般比小关节受累发生的晚。RA 的特点是对称性、全关节累及。因此，RA 不仅从身体两侧对称，而且在单个关节内也是对称的。以膝关节为例（图 13-4A），RA 的内侧和外侧关节室都严重变窄，而 OA 通常只累及一个关节室（图 13-4B）。对于有严

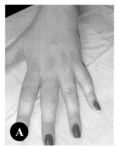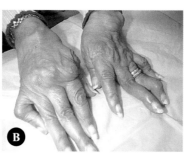

▲ 图 13-2　A. 早期类风湿关节炎（RA）患者，没有关节畸形，但可以观察到第三和第五近端指间（PIP）关节周围的软组织滑膜肿胀；B. 患有严重关节畸形的晚期 RA 患者包括掌指关节半脱位和天鹅颈畸形（PIP 关节）

重机械损伤的患者应考虑髋和膝关节的全关节置换术，可以极大地改善功能和生活质量。

滑膜囊肿：表现为受累关节周围的波动性肿块（或大或小）。膝关节的滑膜囊肿最典型。发炎的膝关节产生过多的滑液，由于膝关节和腘窝之间的单向阀效应（腘窝囊肿），滑液可以向后积累。腘窝囊肿通过压迫腘神经、动脉或静脉引起相应的症状；如压迫小腿后方组织，但通常症状较轻，如胀感。然而，腘窝囊肿破裂会导致炎性液体外渗到小腿，产生明显的疼痛和肿胀，可能与血栓性静脉炎（假性血栓性静脉炎综合征）相混淆。腘窝和小腿的超声检查有助于鉴别血栓性静脉炎，但血栓性静脉炎可能由腘窝囊肿诱发。腘窝囊肿的短期治疗通常包括在膝关节前部注射糖皮质激素以抑制炎症。

颈椎：RA 通常可影响颈椎（尤其是 $C_{1\sim2}$ 关节），但不影响胸椎、腰椎和骶椎。与其他滑膜关节类似，骨侵蚀和韧带损伤可影响齿状突，破坏与 C_2 的衔接，导致半脱位。大多数情况下，半脱位是轻微的，患者和护理人员需小心谨慎，避免压迫颈部屈曲。偶发的 $C_{1\sim2}$ 严重半脱位，需要进行复杂的手术干预，以防止颈部脊髓受压。

RA 可以累及所有有滑膜组织存在的部位；如颞颌关节、环杓关节和胸锁关节。环杓关节负责声带的外展和内收，该关节受累可导致声带固定，从而引发咽喉部的饱胀感、声音嘶哑，罕见情况下可导致急性呼吸窘迫综合征，伴有或不伴有喘鸣。环杓关节受累偶尔会引发外科急症，需要进行气管切开。

(2) 实验室检查结果

贫血：慢性贫血见于大多数 RA 患者，贫血的程

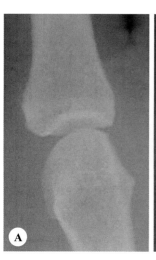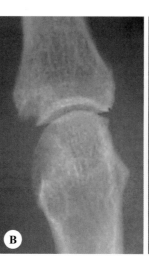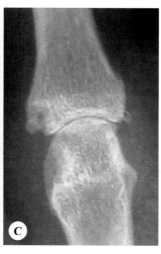

◀ 图 13-3　类风湿关节炎（RA）对掌指关节的渐进性破坏，所示为同一患者第二掌指关节的连续 X 线

A. RA 发生前一年，关节是正常的；B. RA 发病后 6 个月，关节附近有骨质侵蚀，关节间隙变窄；C. 发病 3 年后，关节软骨弥漫性缺损，导致关节间隙明显变窄

度与疾病的活动度成正比，原发病的有效控制可改善贫血。白细胞计数可升高或正常，或者在 Felty 综合征的情况下，白细胞计数极度低下。当 RA 处于活动期时，常合并血小板增多，随着炎症的控制，血小板计数会恢复正常。

急性期红细胞沉降率（ESR）和血清 C 反应蛋白（CRP）水平升高，通常与疾病活动度平行。ESR 和 CRP 的持续升高预示着关节破坏和死亡率方面的不良预后。

大多数患者都会出现自身抗体。对 RA 最具特异性的自身抗体是针对瓜氨酸蛋白表位的，可通过使用合成的环瓜氨酸肽（cyclic citrulline peptide，CCP）检测。这些 ACPA 在约 70% 的 RA 患者诊断时（通常在诊断前几年）就存在。ACPA 对 RA 有 90%～98% 的特异性，与侵蚀性疾病密切相关。

第一个与 RA 相关的自身抗体是类风湿因子，一种针对 IgG 恒定（Fc）区的自身抗体。约 50% 的病例在发病时 RF 是阳性的，另外 20%～35% 的病例在诊断后的前 6 个月内呈阳性。但是 RF 不是 RA 所特有的，也发生在许多其他疾病中，特别是那些以慢性刺激免疫系统为特征的疾病（表 13-2）。在 RA 中，RF 的存在与更严重的关节病有关，而且基本上所有具有关节外特征的患者都是血清 RF 阳性。RA 与其

表 13-2　类风湿因子阳性的鉴别
风湿性疾病
• 类风湿关节炎
• 干燥综合征
• 系统性红斑狼疮
• 其他疾病
感染性疾病
• 病毒性：丙型肝炎、EB 病毒、细小病毒、流感、其他
• 细菌性：心内膜炎、骨髓炎、其他
• 慢性炎症性疾病
• 肝病、炎症性肠病、其他
• 老龄化

他多种自身抗体有关，包括抗核抗体（约 30% 的患者）和抗中性粒细胞胞质抗体，特别是核周型抗体（约 30% 的患者）。

RA 的滑膜液是炎症性的。白细胞计数通常 5000～50 000/ml，约 2/3 的细胞是中性粒细胞。滑膜液的病理表现不具有 RA 特异性。

（3）影像学检查：类风湿关节炎的 X 线可以显示骨小梁稀疏和骨质侵蚀。早期的侵蚀通常发生在关节的边缘（边缘侵蚀），此处滑膜直接侵蚀骨质而不是关节软骨（图 13-3），软骨缺失导致关节间隙变窄。在 RA 中，关节间隙是均匀狭窄的（与 OA 相反，会导致不规则的狭窄）（图 13-3 和图 13-4）。手和足的 X 线是评估 RA 的重要手段，应该在起病就评估，然后每隔 1 年或更长时间随访评估。在 RA 早期，X 线通常是正常的；发病早期就出现侵蚀与更具侵蚀性的疾病过程有关。MTP 的侵蚀可能在手部影像学变化之前就被发现。骨侵蚀的进展和关节间隙的狭窄是持续性关节损伤的标志。X 线对髋、膝、肘和其他大关节的早期变化不敏感，但对评估这些关节在慢性疾病中的损害有价值。颈椎在屈伸状态下的 X 线可以显示 $C_{1\sim2}$ 半脱位，MRI 是评估脊髓撞击后损伤的首选影像检查。

2. 诊断

没有任何一个体格检查或实验室结果可以直接诊断 RA。相反，RA 的诊断是一个临床诊断，需要采集患者的病史和总结临床特征，由有经验的临床医生确定。诊断 RA 需要在检查时有关节炎的客观证据［关节肿胀和（或）关节发热］。

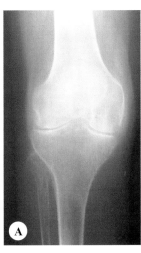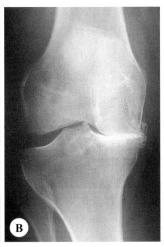

▲ 图 13-4　类风湿关节炎（RA）和骨关节炎（OA）大关节受累的影像学特征比较

A. 软骨间隙的对称性丧失，是炎症性关节病如 RA 的典型特征。请注意，关节内侧和外侧间室都严重狭窄。但较少合并软骨下硬化或骨质增生，因为这些修复机制在活动性 RA 中通常是被抑制的。B. 内侧关节室的软骨完全丧失，有明显的软骨下硬化和骨赘形成。该患者的外侧关节室没有受到影响。这些是 OA 的典型特征

129

1987 年，ACR 提供了 RA 分类标准，被广泛用于 RA 的辅助诊断（表 13-3）。前五个标准是临床表现，分别是晨僵、三个关节区域的关节炎、手部关节炎、对称性关节炎和类风湿结节。这些标准中的前四项必须至少存在 6 周，患者才能被归类为患有 RA。这个时间窗的规定是因为其他一些疾病，尤其像病毒感染相关的综合征，可以引起自限性的多关节炎，与 RA 很难鉴别（表 13-4）。例如，由细小病毒引起的病毒性综合征通常持续 2～4 周。

表 13-3　1987 年 ACR 的类风湿关节炎分类标准

- 晨僵 [a]
- 三个关节区域的关节炎 [a]
- 手部关节炎 [a]
- 对称性关节炎 [a]
- 类风湿结节
- 血清类风湿因子
- 放射学改变

---

a. 这些标准必须存在 6 周以上

1987 年的分类标准对确诊 RA 特异性较高，但对早期疾病的诊断作用有限，而且没有纳入抗 CCP 抗体的检测，而抗 CCP 抗体对 RA 具有高度特异性。2010 年，ACR 和 EULAR 合作制订了新的分类标准，明确目标是提高早期 RA 的敏感性和特异性。2010 年的分类标准要求至少一个关节有滑膜炎，并且没有更合理的替代诊断，使用了基于四个方面的综合评分系统：①受累关节的数量和部位；②抗 CCP 抗体、RF 阳性和滴度；③急性期反应物（ESR 和 CRP）；④症状持续 6 周以上（表 13-4）。

3. 鉴别诊断

许多疾病可以模仿 RA（表 13-5），早期 RA 的准确诊断特别具有挑战性。急性病毒性综合征，特别是急性乙型肝炎、红病毒（细小病毒 B19）、风疹（感染或疫苗接种）和 EB 病毒可模仿早期 RA 的多关节炎，但为自限性，通常在 2～4 周内缓解。RA 早期的非典型表现可能很难与未分化脊柱关节病、银屑病关节炎和反应性关节炎相区别。然而，仔细的病史采集和体格检查可以发现这些疾病独特的临床特征，如皮疹、口腔溃疡、指甲变化、腕关节炎和尿道炎。RA 和系统性红斑狼疮之间可能有很多临

表 13-4　2010 年类风湿关节炎分类标准

标准 [a, b]	得分
A. 受累关节	
1 个大关节	0
2～10 个大关节	1
1～3 个小关节	3
>10 个小关节（至少 1 个小关节）	4
B. 血清学	
RF 和抗 CCP 抗体阴性	0
RF 和抗 CCP 抗体至少一项是低滴度	2
RF 或抗 CCP 抗体是高滴度	3
C. 急性期反应物	
CRP 和 ESR 正常	0
CRP 或 ESR 异常	1
D. 症状持续时间	
<6 周	0
≥6 周	1

a. 该标准仅适用于至少 1 个关节中有滑膜炎客观体征的患者，并且没有其他更好的解释

b. 如果患者 A～D 的总分>6 分，则诊断为类风湿关节炎

CCP. 环瓜氨酸肽；CRP. C 反应蛋白；ESR. 红细胞沉降率；RF. 类风湿因子

改编自 Aletaha D, Neogi T, Silman AJ, et al. 2010 Rheumatoid arthritis classification criteria: an American College of Rheumatology/European League Against Rheumatism collaborative initiative. *Arthritis Rheum*. 2010;62:2569.

表 13-5　鉴别诊断

- 病毒综合征，特别是乙型和丙型肝炎，EB 病毒，红细胞病毒（细小病毒），风疹
- 银屑病关节炎，反应性关节炎
- 痛风石性关节炎
- 红斑狼疮
- 焦磷酸钙病
- 风湿性多肌痛
- 副肿瘤综合征
- 骨关节炎，特别是手
- 结节病，莱姆病，风湿热等

床和血清学表现的重叠。抗 Jo-1 阳性的炎性肌病可表现为侵蚀性多关节炎，血清 RF 阳性和轻微的肌肉症状。慢性丙型肝炎感染通常引起多关节痛（多关节炎少见），其关节分布与 RA 相似。此外，慢性丙型肝炎感染的患者通常是 RF 阳性，特别是合并冷球蛋白血症的患者。然而，丙型肝炎患者一般没有 ACPA 阳性，也没有放射学骨侵蚀。当然，在部分患者中，RA 和丙型肝炎病毒感染可以并存。

对于突然出现多关节炎的老年患者，应考虑缓和的血清阴性对称性滑膜炎伴凹陷性水肿综合征（remitting seronegative symmetric synovitis with pitting edema，RS3PE）、副肿瘤综合征和药物引起的狼疮。慢性痛风也可以模仿严重的 RA 类风湿结节，软骨钙质沉着症可以引起腕部和 MCP 的破坏性"假性类风湿"关节病。最后，由于 DIP 和 PIP 关节的骨质增生（Heberden 和 Bouchard 结节）导致的手部严重畸形的 OA，可能会使没有经验的临床医生感到困惑；这里的关键是 DIP 关节和骨质受累，而不是关节的软组织异常。

4. 并发症

RA 是一种终身进行性疾病，可导致显著的发病率和过早死亡。长期研究发现，50% 或更多的 RA 患者在发病 5～10 年后不得不停止工作（约是平均比率的 10 倍）。有抗 CCP 抗体、RF 阳性或 *HLA-DRB1* 等位基因表达共享表位的患者，预后更差，有更多的骨侵蚀和更多的关节外表现。一旦发现畸形或放射学骨侵蚀，其损害基本上是不可逆的。大多数患者在患病的前 1～2 年出现侵蚀破坏，但早期有效的治疗明显地减缓了放射学损害的速度。

（二）治疗

RA 是一种慢性疾病，大多数患者需要终身治疗。幸运的是，现在有许多新的高效治疗方法，早期应用疗效更好。

早期 RA 似乎代表了一个"机会窗"，在这个窗口中，积极使用改善病情的抗风湿药（disease-modifying antirheumatic drug，DMARD）治疗可以带来更好的长期缓解。治疗可以早期联合，随后降阶梯减药，以确保最大限度地控制疾病，同时减少药物毒性和治疗费用。

对于早期 RA 和预后不良的患者（如血清 RF 或 ACPA 阳性，伴放射学侵蚀表现，关节外表现，或诊断时有主要关节功能受限），治疗方法应该更积极。因为一旦出现关节畸形，药物治疗对结构改变是无效的。

因为 RA 是一个动态的疾病，并且治疗方案复杂，所以风湿免疫科医生必须定期随访患者监测病情。RA 达标治疗理念旨在抑制炎症和控制疾病，改善患者长程预后。

1. 药物治疗

与 20 世纪 90 年代中期相比，在生物疗法发展之前，有多种药物用于治疗 RA。传统 DMARD（conventional synthetic DMARD，csDMARD）（表 13-6）、生物 DMARD（biologic DMARD，bDMARD）和新型小分子药物（表 13-7）都在 RA 的治疗中发挥作用。糖皮质激素和非甾体抗炎药也继续在许多患者的治疗中发挥作用，尽管目标是要避免使用它们。几乎所有患者都需要一种以上的药物治疗。

表 13-6　传统合成的改善病情抗风湿药物
● 甲氨蝶呤
● 羟氯喹
● 柳氮磺吡啶
● 来氟米特

（1）糖皮质激素：小剂量的糖皮质激素（如泼尼松，5～10mg/d）可迅速改善关节症状，并显著减缓 RA 的影像学进展。糖皮质激素不适合作为 RA 的单药治疗，但可以在慢作用的 csDMARD 起效前或对 csDMARD 的反应不理想时帮助控制滑膜炎症。长期的糖皮质激素治疗的毒性是相当大的，而且大部分是剂量依赖性的。因此，泼尼松是最常用的糖皮质激素，一般不应使用高于 10mg/d 的剂量来治疗关节疾病，而且在开始 DMARD 治疗后，应缓慢减量或减至最低有效剂量。剂量≥7.5mg/d 的口服泼尼松的长期治疗与椎体和髋部骨折及其他糖皮质激素毒性的风险增加有关，一些患者在低于 5mg/d 的剂量下也有明显的不良反应。

关节内注射糖皮质激素（见第 2 章）可在数月内持续抑制关节炎症，可以作为 DMARD 治疗的有效补充，特别是当大关节（如腕、膝关节）未完全固定时。在许多情况下，患者可以从物理和职业治疗师

131

表 13-7　生物类改善病情抗风湿药和小分子抑制药

药　物	结　构	靶　点	给药途径
英夫利西单抗	嵌合小鼠 / 人 IgG1 mAb	TNF-α	静脉输注
依那西普	可溶的 p75TNF 受体融合至人 IgG1 的 Fc 部分形成的融合蛋白	TNF-α、TNF-β	皮下注射
阿达木单抗	人 IgG1 单克隆抗体	TNF-α	皮下注射
戈利木单抗	人 IgG1 单克隆抗体	TNF-α	皮下注射
培塞利珠单抗	聚乙二醇修饰的人源化抗原结合片段	TNF-α	皮下注射
阿巴西普	CTLA-4 细胞外结构域与免疫球蛋白 IgG1 的 Fc 片段结合的融合蛋白	CD80、CD86	静脉输注或皮下注射
利妥昔单抗	嵌合小鼠 / 人 IgG1 单克隆抗体	CD20	静脉输注
托珠单抗	嵌合小鼠 / 人 IgG1 mAb	IL-6 受体	静脉输注或皮下注射
赛诺菲单抗	人 IgG 单抗	IL-6 受体	皮下注射
巴瑞替尼	小分子抑制药	Jak1、Jak2	口服
托法替布	小分子抑制药	Jak1、Jak3	口服
乌帕替尼	小分子抑制药	Jak1	口服

的咨询中获益，咨询内容包括关节活动范围、关节保护和关节支具的使用。

(2) 非甾体抗炎药：NSAID 在减缓 RA 的进展方面作用较小，这些药物不应作为治疗 RA 的单一用药，但它们仍然是缓解症状的重要措施。NSAID 的胃肠道毒性是 RA 患者应用中需重点关注的问题，他们通常有胃肠道损害的多种风险因素。质子泵抑制药显著降低了临床胃肠道不良反应的发生率。

(3) 改善病情的抗风湿药物：除了极少数例外，所有患者都应该接受 DMARD 治疗。疾病活动的最佳控制通常需要不同的 csDMARD 的组合，或 csDMARD 和 bDMARD 的组合。在开始 DMARD 治疗之前，患者应该接受疫苗接种。一旦开始使用生物 DMARD，禁止接种减毒活疫苗，因此在开始治疗时需要仔细考量。

(4) 传统合成类改善病情抗风湿药：csDMARD 是一组控制或改善 RA 病程的药物。这类药物已经达到了阻止或减缓疾病的放射学进展的"黄金标准"。目前使用的 csDMARD 有甲氨蝶呤、柳氮磺吡啶、羟氯喹、来氟米特和米诺环素。这些药物至少需要 12 周才能达到最大疗效。因此，在这些药物开始起作用前可以使用其他措施来控制疾病，如

低剂量的糖皮质激素治疗。csDMARD 的选择取决于疾病的活动性、合并症、药物不良反应和监测问题。它们常常彼此联用（最常见的是甲氨蝶呤、柳氮磺吡啶和羟氯喹的各种组合）或与 bDMARD 联合使用。

甲氨蝶呤是大多数风湿免疫科医生最常开出的 csDMARD。许多 RA 患者对甲氨蝶呤有持久的、有临床意义的反应，这也减缓了疾病的影像学进展。尽管作为单药治疗常常有效，但甲氨蝶呤也是大多数成功的联合治疗方案的主要药物。与单独使用甲氨蝶呤或 bDMARD 相比，甲氨蝶呤与大多数类型的 bDMARD 联合使用在疾病控制和改善临床结果方面显示出协同作用。

甲氨蝶呤是每周一次的单剂量给药，而不是每天给药。因为每天给药会使毒性大大增加。典型的起始剂量是每周一次口服 7.5～10mg。然后根据需要以 2.5～5mg 的剂量递增，最大剂量为 25mg。由于口服甲氨蝶呤的吸收是可变的，如果口服甲氨蝶呤的反应不理想，皮下注射甲氨蝶呤可能有效，肠外给药的甲氨蝶呤越来越普遍。口服叶酸（1～4mg/d）可减少不良反应，应联合使用。在开始治疗期间或调整剂量后，应每 2～4 周监测一次外周血细胞计

数、肝转氨酶水平和血清肌酐，此后在甲氨蝶呤治疗期间每3个月监测一次。在仔细监测下，罕见严重的毒性反应。甲氨蝶呤的禁忌证包括原有肝病、乙肝或丙肝感染、持续过量饮酒和肾功能损害（肌酐清除率＜30mg/min）。口腔溃疡、恶心、肝毒性、骨髓抑制和肺炎是最常见的不良反应。除肺炎（可能由超敏反应引起）外，这些毒性对剂量调整有反应，并通过同时使用叶酸而减少。肾功能对甲氨蝶呤及其活性代谢物的清除至关重要；之前病情稳定的患者在肾功能恶化时可能出现严重的毒性反应。肺炎虽然罕见，但不可预测，而且可能是致命的，特别是当甲氨蝶呤未停用或重新开始使用时。

羟氯喹常用于轻度RA的初始治疗，通常与其他csDMARD，特别是甲氨蝶呤联合使用。在所有的csDMARD中，它的毒性最小，但作为单药治疗也是效果最弱的。羟氯喹口服，剂量为200～400mg/d。一种不常见但严重的并发症是视网膜毒性，它与累积剂量有关，更可能发生在接受足剂量治疗的身材矮小的患者身上。羟氯喹视网膜毒性可能是不可逆的，可以通过眼科医生的定期检查来减少。使用5～7年或累积剂量达到1000g后，视网膜毒性的风险显著增加。患者应进行基线眼科检查，此后每年进行筛查。对于日剂量＞400mg/kg或6.5mg/kg的身材矮小的患者、肝肾功能不全的患者、有其他形式的视网膜疾病的患者及年龄＞60岁的患者，要特别警惕羟氯喹的视网膜毒性。

磺胺嘧啶是一种有效的治疗方法，剂量为1～3g/d，常与甲氨蝶呤、羟氯喹或两者合用。对实验室监测的建议与甲氨蝶呤相同。有磺胺类药物敏感史的患者不应服用磺胺类药物。

来氟米特是一种嘧啶拮抗药，其疗效与甲氨蝶呤相当。它的口服剂量为10～20mg/d。最常见的毒性是腹泻，可以通过减少剂量改善。来氟米特也可能导致肝毒性，对这种药物的实验室监测建议与甲氨蝶呤相同。由于来氟米特具有致畸性，而且半衰期特别长，所以以前接受过来氟米特治疗的女性（即使是多年前的治疗），如果想妊娠，应抽血检查。如果发生中毒或考虑妊娠，口服消胆胺可以迅速消除来氟米特。

(5) 生物类改善病情抗风湿药：bDMARD通常由生物工程蛋白单克隆抗体或融合蛋白组成，必须通过皮下注射或静脉输注给药（表13-7）。bDMARD现在面向免疫系统不断扩大治疗靶点，包括抑制TNF-α（TNF-α抑制药）、耗尽CD20$^+$B细胞（利妥昔单抗）、干扰T细胞的共刺激信号（阿巴西普）和阻断IL-6的受体（托珠单抗）。bDMARD的疗效已被证实，这些药物是药理学历史上研究得最为充分的药物之一。所有这些药物都能改善滑膜炎的症状与体征，即使是在用甲氨蝶呤治疗后仍有疾病活动的患者，也能大大减少RA的放射学进展。此外，bDMARD的起效迅速，为数天到数周。当与甲氨蝶呤联合使用时，其疗效总体均较好。主要缺点是经济成本高和潜在的药物毒性。

感染风险的增加是所有bDMARD的共同问题，对于糖皮质激素和许多csDMARD（包括甲氨蝶呤）也是如此。所有考虑使用生物制剂的患者都应通过胸部X线和结核菌素皮试或IFN-γ释放测定来筛查潜伏性结核。尤其是TNF抑制药，已知会增加潜伏结核病再激活的风险。活动性结核病和未经治疗的潜伏性结核都是使用生物DMARD的绝对禁忌证。潜伏性结核在开始使用抗TNF药物（特别是英夫利西单抗）的几周内就发生了重新激活，但TNF抑制药也会大大增加感染其他细胞内病原体（如荚膜组织胞浆菌、粗球孢子菌和单核细胞增多性李斯特菌）的风险。

任何类型的bDMARD都不应用于未经治疗的乙肝感染或潜伏乙肝感染患者。利妥昔单抗或其他B细胞耗竭剂因可能引发潜伏乙型肝炎的再激活而受到特别关注。潜伏性乙肝感染在亚洲人群中比例较高（通常为出生时的获得性感染），可以通过乙肝核心抗体检测到。对于乙肝核心抗体阳性的患者，无论其是否存在乙肝表面抗体，都应考虑进行预防乙肝再激活的治疗。咨询传染病专家有助于解释乙肝血清学，并决定是否进行乙肝治疗或预防，乙肝治疗或预防是非常有效的，而且耐受性良好。一旦患者的乙肝问题得以充分解决，大多数患者可以用适合的生物制剂来治疗他们的RA。

关于有恶性肿瘤史的患者使用bDMARD的数据很少。目前，不建议将生物制剂（利妥昔单抗除外）用于5年内接受过治疗的实体恶性肿瘤或非黑色素瘤皮肤癌、有接受过治疗的皮肤黑色素瘤史或有接受过治疗的淋巴增生性恶性肿瘤史的患者。纽约心脏协会心功能Ⅲ级或Ⅳ级充血性心力衰竭或射血分数低于 50% 的患者不应使用 TNF 抑制药，因为这可能加重心力衰竭。

（6）JAK 抑制药：JAK-STAT 通路的小分子抑制药是进入 RA 治疗领域的最新一类药物。目前有三种药物已被广泛使用，即托法替布、巴瑞替尼和乌帕替尼，更多此类药物正在开发中。这些药物的价格略低于原研生物制剂，但比生物仿制药更贵。它们有口服给药的优势。与其他可用的生物制剂相比，带状疱疹复发的风险似乎有所增加。

2. 疾病活动的评估

为了判断治疗的有效性，建议通过客观的方法对疾病活动度进行准确的评估，但这通常是一项艰巨的任务。在实践中，风湿病医生常通过他们的"临床公式"来衡量活动性，在大多数情况下，这在很大程度上受到关节检查结果的影响。然而，ACR 建议使用标准化的疾病活动性临床评估来判断治疗的有效性（表 13-8）。其中一些评估完全基于患者自我报告［患者活动量表（patient activity scale，PAS），以及患者常规评估指数（routine assessment of patient index，RAPID）］或基于关节计数和视觉模拟量表［临床疾病活动指数（clinical disease activity

index，CDAI）］。28 关节疾病活动度量表（disease activity scale 28 joints，DAS28）和简化疾病活动指数（simplified disease activity index，SDAI）等评估方法使用关节计数和视觉模拟量表，但也包括炎症的标志物（ESR 或 CRP）。每项评估都有一个数字分数，并有对应于缓解、低度、中度和高度疾病活动的标准（表 13-8）。

二、关节外表现

约有 1/3 的 RA 患者在病程中的某个阶段会出现关节外表现。RA 的关节外表现是多种多样的（表 13-9），临床影响范围从几个孤立的皮下结节到威胁生命的进行性肺间质纤维化和类风湿性血管炎。关节外表现几乎只发生在 RF 或 ACPA 血清阳性的患者身上。此外，这些严重的 RA 关节外表现常伴发（如皮下结节和间质纤维化的共同发生）。关节外表现的总体发生率似乎正在下降，这可能是由于在 RA 病程早期广泛使用积极的治疗（如联合 csDMARD 加 bDMARD）的结果。然而，全面评估 RA 的关节外表现是充分治疗和管理 RA 患者的关键。

表 13-8 类风湿关节炎的标准化疾病活动度评估表

评 估	组 成	疾病活动度评分（分）			
		缓 解	低	中	高
PAS	• 问卷 • 疼痛量表 • 患者总体评价	≤0.25	0.26～3.7	3.71～8.0	≥8.0
RAPID3	• 问卷 • 疼痛量表 • 患者总体评价	≤1.0	1.0<评分≤2.0	2.0<评分≤4.0	>4.0
CDAI	• 患者总体评价医生总体评价关节肿胀数 • 关节疼痛数	≤2.8	2.8<评分≤10.0	10.0<评分≤22.0	>22.0
SDAI	• 患者总体评价医生总体评价关节肿胀数 • 关节疼痛数 CRP	≤3.3	3.3<评分<11	11<评分≤26.0	>26.0
DAS28	• 患者总体评价关节肿胀数 • 关节疼痛数 ESR 或 CRP	<2.6	2.6<评分<3.2	3.2≤评分≤5.1	>5.1

检查关节：近端指间关节、拇指指间关节、掌指关节、腕部、肘部、肩膀、膝盖
CDAI. 临床疾病活动指数；CRP. C 反应蛋白；DAS28. 28 关节疾病活动度量表；ESR. 红细胞沉降率；PAS. 患者活动量表；RAPID. 患者常规评估指数；SDAI. 简化疾病活动指数

（一）类风湿结节

诊断要点

- 通常表现为压力点上的皮下结节，如肘部和指关节的伸肌表面。
- 与 RF 密切相关。

临床表现和治疗

20%～35% 的 RA 患者会出现皮下结节，通常无压痛，质地坚硬，直径≤1cm。皮下结节可以是固定的或移动的，最常发生在压力点区域，如肘部伸侧、鹰嘴囊和跟腱，但也可以覆盖在关节上（图 13-5 和图 13-6）。卧床不起的患者可能会在骶骨、坐骨结节、头皮枕部或肩胛骨边缘出现结节。在器官系统内发生的结节较为罕见，包括眼睛的巩膜层、心脏瓣膜、肺、大脑的硬膜表面或喉部。

类风湿结节与 RF 密切相关，95% 以上的病例都是阳性。吸烟的 RA 患者发生结节的风险更高。血清 RF 强阳性的结节患者通常预后较差，更倾向于侵蚀性和破坏性 RA。

皮下类风湿结节的类似物包括痛风石、黄色瘤、钙质沉着症、指节垫（掌腱膜挛缩患者的 PIP 关节背侧的纤维结节）、多中心网状组织细胞增生症的结节，以及在儿童急性风湿热的结节。即使是经验丰富的风湿病学家也可能无法区分 RA 伴鹰嘴结节病和鹰嘴痛风石。有时需要进行切除性活检以确诊。类风湿结节有特征性的，即中央纤维素性坏死，边缘有苍白的成纤维细胞。在组织学上，类风湿结节与环状肉芽肿（与关节炎无关的皮肤或皮下结节）或"良性结节"（只发生在 18 岁以下的儿童，与关节炎或 RF 无关）是无法区分的。

皮下类风湿结节可以通过原发病的有效治疗来解决。然而，部分 RA 患者在接受甲氨蝶呤治疗后出现了反常的皮下结节的增多，通常位于手指 MCP 和 PIP 关节的伸肌部位。当结节广泛增生，特别是表面皮肤出现溃疡时，应停用甲氨蝶呤。但这种情况通常缺乏有效的治疗方法。大多数其他 DMARD 都被尝试替代甲氨蝶呤治疗，但鲜少成功。

位于压力点上的无症状皮下结节可以手术切除。然而，这种手术方法的有效性有限，因为结节的复发率很高、伤口愈合不良及手术部位的继发感染（通

表 13-9　关节外表现	
皮肤	• 类风湿结节伴或不伴溃疡 • 血管炎 • 甲襞梗死；腿部溃疡 • 坏疽性脓皮病（罕见）
黏膜	• 干燥症状 • 眼睛、口腔、阴道 • 干燥综合征
眼	• 干燥性角结膜炎 • 巩膜外层炎 • 巩膜炎 • 巩膜软化和穿孔 • 周围溃疡性角膜炎
肺	• 非特异性间质性肺炎 • 寻常型间质性肺炎 • 隐源性机化性肺炎 • 支气管扩张 • 闭塞性细支气管炎 • 胸膜炎和胸腔积液 • 肺类风湿结节 • Caplan 综合征
心脏	• 心包炎和心包积液 • 缩窄性心包炎 • 瓣膜增厚和结节 • 传导异常 • 冠状动脉血管炎 • 心肌炎
血液和淋巴系统	• Felty 综合征 • 大颗粒淋巴细胞白血病 • 肢体淋巴水肿：单侧或双边
神经系统	• 压迫性神经病 • 寰枢椎半脱位 • 周围神经病变 • 多发性单神经炎 • 类风湿性硬脑膜炎
肾	• 淀粉样变性 • 坏死性新月体性肾小球肾炎（罕见）

常是金黄色葡萄球菌）。

肺部的类风湿结节可为单发或多发，部分呈坏死性。个别报道认为来氟米特治疗与坏死性肺结节之间可能有联系。即使通过 CT 和 PET 进行广泛的影像学评估，区分类风湿肺结节和肺癌症仍是难点。

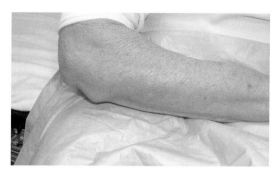

▲ 图 13-5　这位血清阳性、侵蚀性类风湿关节炎的患者前臂伸肌表面类风湿结节很典型

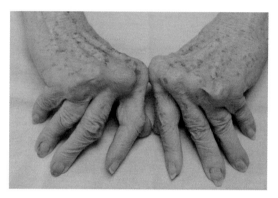

▲ 图 13-6　掌指关节上有明显的类风湿结节

CT 引导下的活检通常是区分这些可能性的唯一方法。肺部的类风湿结节也很难与坏死性肉芽肿性多血管炎相关的肺部结节相区别。

类风湿肺结节的一个变异型是 Caplan 综合征。1953 年，Caplan 描述了患有 RA 的威尔士煤矿工人的肺部有多个类风湿结节，部分还伴有空洞现象。这种模式在暴露于硅尘和石棉的 RA 患者中也有报道，这就提出了 Caplan 综合征是否是一个"尘肺病 –RA"的综合体的问题。

（二）干燥综合征

诊断要点

- 眼干和口干。
- 是 RA 最常见的眼部表现。

1. 临床表现

约 30% 的 RA 患者由于继发性干燥综合征而出现黏膜干燥的症状。黏膜干燥最常影响口腔、眼结膜表面和阴道。由于缺乏足够的唾液润滑，可能发生龋齿、牙龈炎和加速牙齿脱落。患者的眼睛经常出现慢性"异物"感。女性经常出现阴道黏膜的念珠菌感染。

必须注意区分典型的干燥综合征症状和药物相关口干，特别是抗抑郁药。慢性丙型肝炎感染可引起多关节炎、干燥症状和 RF 阳性，也可模拟 RA 与继发性干燥综合征。最后，有时很难区分 RA 继发性干燥综合征和合并多关节炎的原发性干燥综合征。

与原发性干燥综合征患者相比，高丙种球蛋白血症、间质性肾炎和远端肾小管酸中毒在 RA 和继发性干燥综合征患者中并不常见。其他罕见的并发症包括非霍奇金大 B 细胞淋巴瘤或黏膜相关淋巴组织（mucosa-associated lymphoid tissue，MALT）淋巴瘤的发生。

2. 治疗方法

继发性干燥综合征的治疗是对症治疗。人工泪液或 0.05% 环孢素乳剂滴眼，每天 2 次，可缓解眼部症状。盐酸毛果芸香碱 5mg，口服，每天 3～4 次，或西维美林 30mg，每天 3 次，可有效促进唾液分泌增加，但可引起多汗症。

（三）眼部炎症

诊断要点

- RA 可引起巩膜外层炎、巩膜炎和周围溃疡性角膜炎。
- 结节性巩膜炎和周围溃疡性角膜炎会影响视力，需要积极的免疫抑制治疗。

临床表现和治疗

继发性干燥合征引起的角膜结膜炎是 RA 最常见的眼部表现。然而，RA 也可以引起眼部炎症，导致巩膜外层炎、巩膜炎和周围溃疡性角膜炎。

巩膜外层炎，表现为红眼病，原因是这一浅表的眼球层充血。巩膜外层炎产生的刺激多于疼痛，通常不影响视力。巩膜外层炎偶尔会发生在没有 RA 或任何其他免疫介导疾病的个体中。巩膜外层炎通常是自限性的，但可以用局部糖皮质激素滴眼液治疗。

更值得关注的是巩膜的炎症，巩膜是眼睛的深层，血管不发达的一层。巩膜炎最常见于患 RA 10 年或更长时间的患者。RF 和 ACPA 均阳性的患者通常有更严重的眼病。巩膜炎是一种痛性、持续性、有可能影响视力的眼病，眼睛通常呈深红色。随着时间的推移，会出现巩膜变薄，使底层脉络膜呈蓝色。在巩膜层可并发类风湿结节，在巩膜层内形成并扩大，如果不加以控制，巩膜炎可导致穿孔性巩膜软化症，并可能威胁到眼球结构的完整性。不充分或不成功的治疗可导致不可逆的失明。结节性巩膜炎是一个紧急的眼科问题，需要开始强化免疫抑制治疗。环磷酰胺联合大剂量口服泼尼松［如 $1mg/(kg \cdot d)$］一直是传统治疗方法。现在可以考虑采用利妥昔单抗替代环磷酰胺治疗。

RA 的一个严重的眼部并发症是周围溃疡性角膜炎，这可能与角膜上皮层的"融化"有关。同样，这见于长程 RA，通常伴随着类风湿性血管炎或其他严重的关节外表现。周围性溃疡性角膜炎必须积极治疗，因为它对视力的威胁甚至比巩膜炎更直接。对于遭受角膜融化的患者，如果成功地改善了炎症，可以进行角膜移植来挽救视力。

（四）间质性肺病

诊断要点

- 风险因素包括 RF 阳性、男性和吸烟。
- 高分辨率 CT（high resolution，HRCT）是首选的影像检查。
- 非特异性间质性肺炎对糖皮质激素敏感，但寻常型间质性肺炎通常治疗反应差。

肺间质纤维化是 RA 最可怕的并发症之一，其预后通常较差。RA 患者中临床明显肺纤维化的发生率为 2%～3%，而通过 HRCT 检测到的无症状肺纤维化的发生率要高得多。临床肺纤维化的累积发生率接近 10%。

临床表现和治疗

几乎所有的间质性纤维化患者均为血清 RF 阳性，并且 ACPA 阳性，危险因素包括男性和吸烟，间质性肺病患者常有皮下结节。

活动时呼吸困难和干咳是间质性纤维化最常见的症状。在检查时，肺底可能有细微的噼啪声。胸部 X 线可能显示出肺间质改变，但不足以评估肺纤维化的程度。HRCT 是目前影像学检查的金标准。肺功能检查显示限制性通气障碍和弥散功能下降。

非特异性间质性肺炎（nonspecific interstitial pneumonitis，NSIP）和寻常型间质性肺炎（usual interstitial pneumonitis，UIP）是最常见的纤维化病理类型。NSIP 在 X 线上分布更均匀，在 HRCT 上呈"磨玻璃"状，UIP 在肺底纤维化分布更多。UIP 的 HRCT 显示出蜂窝状结构，常伴牵拉性支气管扩张（图 13-7）。如果考虑进行活检，最好通过可视化胸腔镜获得更可靠的标本，因为通过软式支气管镜进行经支气管活检取得的病理材料不理想。由于标本可能同时含有 NSIP 和 UIP 的病理特征，所以可能会出现肺部活检的解释不明确或不一致的情况。

NSIP 通常对糖皮质激素有反应，但目前还没有能够阻止 UIP 进展的治疗方法。尽管如此，不管病理上是 UIP 还是 NSIP，大多数风湿免疫科医生和肺科医生都会启动口服泼尼松［ $1mg/(kg \cdot d)$］治疗方案。然后根据临床表现和一系列肺功能检查的结果（尤其是弥散功能），逐渐减少泼尼松的用量。几乎没有证据表明 TNF 抑制药对肺间质纤维化有改善作用。其他治疗方法（如 B 细胞耗竭剂）的临床研究尚不充分，但可以考虑使用。几乎没有证据表明硫唑嘌呤等 csDMARD 在这种情况下是有效的，最近尼达尼布被证明对间质性肺病有效。该药物似乎与霉酚酸酯有协同作用，对于有严重类风湿性肺病的患者，也应考虑与尼达尼布联合使用。

原有间质性肺病的患者可能会增加甲氨蝶呤诱发肺炎的风险（对该药物的超敏反应）。因此，许多临床医生在治疗前都要进行胸部 X 线检查，如果有早期间质性肺病的影像学表现，则不使用甲氨蝶呤。

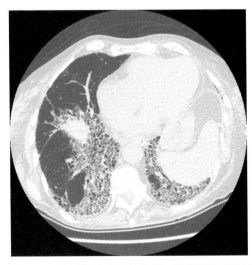

▲ 图 13-7　类风湿性间质性肺病：寻常型间质性肺炎

137

（五）其他肺部表现

隐源性机化性肺炎在 HRCT 上有一个特征性的表现（胸膜下区域多片实变），通常对糖皮质激素敏感。RA 的其他肺部并发症包括支气管扩张（约 3% 的患者），以及闭塞性细支气管炎（罕见，对治疗反应差，常导致严重的肺部损害和缺氧）。

（六）胸膜受累

诊断要点

- 类风湿性胸膜炎和胸腔积液可以在 RA 的关节表现之前出现。
- 胸腔积液的特点是胸腔积液葡萄糖水平很低。

1. 临床表现

胸膜炎和（或）胸腔积液都是 RA 的最初表现，可发生于关节症状前。这种情况仅发生在 1%～3% 的患者身上，其中大多数是男性。分析胸腔积液是必要的，以排除恶性肿瘤、细菌性脓胸、结核分枝杆菌和其他肉芽肿性病原体的感染；在某些情况下，也需要进行胸膜活检。类风湿性胸腔积液是渗出性的，其特点是胸腔积液的葡萄糖水平极低，其结果经常接近零。有些人认为，在这个范围内的胸腔积液的葡萄糖水平可以诊断为类风湿性胸腔积液。这种低葡萄糖被认为是继发于葡萄糖跨胸膜转运缺陷导致。

2. 治疗

类风湿性胸膜炎的治疗包括中等至大剂量的泼尼松，根据临床反应递减。对无反应的病例可能需要进行胸膜切除术或胸膜剥脱术。

（七）心包和心脏受累

临床上明显的心包炎在 RA 中并不常见，但尸检和超声心动图检查发现 30%～50% 的患者有心包受累的证据。心包积液分析的结果与胸腔积液相似，尤其是葡萄糖非常低。心包受累会很少导致缩窄性心包炎。这种并发症需要进行心包切除术，去除纤维化和粘连的心包。其他心脏受累包括瓣膜增厚伴结节、瓣膜功能不全、继发于局部肉芽肿性炎症的传导异常、冠状动脉血管炎和心肌炎。超声检查的进展，特别是 TTE，发现心脏异常的发生率比以前要高。

（八）Felty 综合征

诊断要点

- 长病程的血清阳性 RA 患者中出现中性粒细胞减少和脾大。
- 类风湿性血管炎导致严重感染和下肢溃疡的风险增加。
- 30% 的患者出现大颗粒淋巴细胞性白血病。

1924 年，当时的住院医生 Augustus Felty 描述了 RA、脾大和中性粒细胞减少的共同发生。现在，Felty 综合征在 RF 和 ACPA 血清阳性的长病程侵蚀性 RA 患者中并不常见。

1. 临床表现

该综合征的标志是白细胞减少（<4000/ml）、中性粒细胞减少（<1500/ml）和脾大。然而，该综合征的血液学成分可以在没有脾大的情况下出现。约 30% 的 Felty 综合征患者有大颗粒淋巴细胞白血病。慢性中性粒细胞减少症使 Felty 综合征患者有严重感染的危险，但许多患者仍无症状。

Felty 综合征患者通常有滑膜炎，看起来症状控制还行，但这些患者疾病活动度很高。约 1/3 的患者有类风湿性血管炎的证据，伴有下肢坏死性溃疡。部分患者合并核周型抗中性粒细胞胞质抗体、抗髓过氧化物酶抗体和冷球蛋白阳性。

肝门脉系统很少发生纤维化，导致门静脉高压、食管静脉曲张、充血性脾大和腹水。肝的超声或 CT 成像显示"假瘤"，它代表肝结节性再生性增生的病理病变。

2. 治疗

Felty 综合征的治疗是针对潜在的 RA。对于考虑手术的中性粒细胞减少症患者，如全关节置换术，可能需要通过术前使用 G-CSF 来提高中性粒细胞的数量。对于有中性粒细胞减少症并发症且对 DMARD 治疗无反应的患者可以进行脾切除，但效果不一定持久，后期会有中性粒细胞减少症复发。

（九）大颗粒淋巴细胞白血病

约 1% 的长病程 RA 患者会出现一种慢性、惰性白血病，这是由于 T 淋巴细胞的克隆性增殖，其外观为大颗粒淋巴细胞（T-LGL 白血病）。全血细胞计数通常是 T-LGL 白血病存在的最初线索，显示中性粒细胞减少，淋巴细胞相对于中性粒细胞的比例高于预期（例如，全血细胞计数显示 60% 淋巴细胞和 35% 中性粒细胞）。约 30% 的 Felty 综合征患者有 T-LGL 白血病。白血病细胞通常具有 CD3⁺、CD8⁺、CD16⁺、CD57⁺ 的细胞表型，而 T 细胞受体基因重排的 Southern 印迹分析证实了克隆性。T-LGL 白血病患者可能对 RA 标准治疗剂量的（每周 10~20mg）口服甲氨蝶呤有反应。全身感染仍然是这些患者的主要潜在危险。

（十）淋巴瘤

非霍奇金淋巴瘤在 RA 患者中的发生率是普通人群的 2~3 倍。RA 本身是淋巴瘤的危险因素，在活动性 RA 患者中淋巴瘤的发病率增加，弥漫性大 B 细胞淋巴瘤最常见。B 细胞淋巴瘤的发展，特别是那些与 EB 病毒有关的，是甲氨蝶呤治疗 RA 的罕见并发症。使用 TNF 抑制药与淋巴瘤的风险略有增加有关，但因果关系尚未确定。

（十一）类风湿性血管炎

诊断要点

- 长病程血清阳性 RA 的一种并发症。
- 最常见的形式是烟雾状的小血管炎，导致甲周梗死。
- 不太常见的是中等血管炎，可引起肢端缺血和多发性单神经炎。
- 很少情况下与结节性多动脉炎有相似表现。

类风湿性血管炎与 RA 其他严重的关节外表现一样，通常在患病的 10~15 年后发病，几乎只发生在 RF 和 ACPA 血清阳性的患者身上，发生率为 1%~3%。

临床表现

最常见的类风湿性血管炎是一种烟雾状的小血管炎，产生无痛性甲周梗死（图 13-8），通常发生在结节性疾病的患者身上。这种形式的类风湿性血管炎通常不至于危及生命，通过积极的 DMARD 治疗加以控制。较少见的是 RA 引起的中等血管炎，其临床表现包括坏死的腿部溃疡（图 13-9）、肢端坏疽和多发性单神经炎。这种形式的血管炎，与结节性多动脉炎很难区分，可导致小肠或结肠梗死。ESR 和 CRP 的水平几乎总是升高的。有时会出现冷球蛋白

血症和低补体血症。最初的治疗包括大剂量糖皮质激素，通常还有环磷酰胺。有利妥昔单抗成功治疗难治性病例的报道，但还需要更多的数据。

（十二）神经系统表现

RA 最常见的神经系统并发症是压迫性神经病，特别是腕部正中神经压迫（腕管综合征）和肘部的尺神经压迫。类风湿性血管炎可引起多发性单神经炎和运动 – 感觉混合型周围神经病变。$C_{1\sim2}$ 的类风湿性滑膜炎引起的寰枢椎半脱位和颅底凹陷症，可以产生颈椎病和脑干压迫。RA 的一个罕见并发症是脑膜炎 – 硬脑膜的炎症和增厚，表现为头痛、脑神经异常、感觉模糊和运动迟缓（图 13-10）。一旦排除了感染性病因，就可以用糖皮质激素和适当的 DMARD 积极治疗脑膜炎。

（十三）肾表现

一般来说，RA 患者的肾较少受累。RA 患者的肾损害多是由于药物毒性（特别是 NSAID）或合并症，如高血压或糖尿病。然而，有罕见的寡免疫性坏死性新月体肾小球肾炎并发 RA 的病例报道，通常见于有 MPO-ANCA 和肾外血管炎证据的患者。肾淀粉样

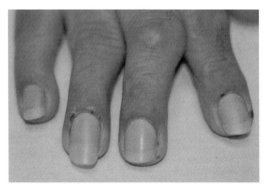

▲ 图 13-8 类风湿性血管炎：甲周和真皮梗死

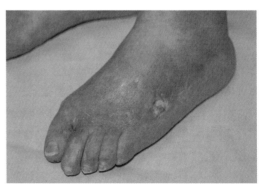

▲ 图 13-9 类风湿性血管炎性腿部溃疡

变性是长期 RA 的罕见并发症。

（十四）淀粉样变性

在 RA 尚无有效治疗方法时继发性淀粉样变性是常见的，现在很少在 RA 患者中被诊断出来。

（十五）坏疽性脓皮病

坏疽性脓皮病是一种原因不明的溃疡性嗜中性皮病。在 RA 患者中发生率不足 1%，通常表现为下肢深溃疡，边界发紫。初始治疗常包括糖皮质激素，但 TNF 抑制药和环孢素也可能有效。

三、管理合并症

对 RA 患者的最佳管理需要兼顾与 RA 相关的合并症。这包括心血管疾病、死亡、骨质疏松症、感染和某些癌症的风险增加。

有资料显示，与 RA 相关的超额死亡率（中位寿命损失：男性 8 年，女性 10 年）主要是由于心血管疾病造成的，而如家族史、吸烟、高血压、糖尿病

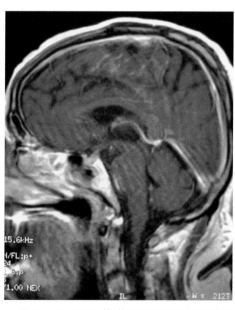

▲ 图 13-10　MRI 钆增强显示类风湿性脑膜炎的显著脑膜强化

和血清高胆固醇水平等传统危险因素无法解释。RA 是一种全身性炎性疾病，慢性全身性炎症对脂蛋白和血管系统有复杂的有害影响。对 RA 的有效治疗对降低心血管风险有益。观察性研究表明，甲氨蝶呤和使用抗 TNF 药物可以减少心血管事件和死亡率。除了针对 RA 的治疗外，临床医生还应积极控制其他心血管危险因素。

骨质疏松症在 RA 患者中普遍存在，早期治疗将提供长期获益。患有 RA 的患者感染风险增加，包括化脓性关节炎（通常由金黄色葡萄球菌或链球菌引起）。一些治疗方法，特别是同时使用糖皮质激素，可进一步增加感染的风险。应提醒患者，即使是出现感染的轻微症状，也应及早就医，特别是在接受抗 TNF 药物治疗时。所有 RA 患者应每年接受肺炎球菌和流感疫苗接种（接受生物治疗的患者不应接受减毒活疫苗）。

最后，RA 患者患淋巴瘤的风险增加。偶尔，B 细胞淋巴瘤与免疫抑制有关，并在免疫抑制停止后缓解。RA 患者患结肠癌的风险明显降低（OR=0.2），其原因可能是该类患者常用的 NSAID 长期抑制环氧化酶。

参考文献

Coutant F, Miossec P. Evolving concepts of the pathogenesis of rheumatoid arthritis with focus on the early and late stages. *Curr Opin Rheumatol.* 2020 Jan;32(1):57–63. [PMID: 31644463].

De Cock D, Hyrich K. Malignancy and rheumatoid arthritis: epidemiology, risk factors and management. *Best Prac Res Clin Rheumatol.* 2018;32(6):869. [PMID: 31427060].

Deane KD, Holers VM. The natural history of rheumatoid arthritis. *Clin Ther.* 2019 Jul;41(7):1256–1269. [PMID: 31196652].

Favalli EG, Matucci-Cerinic M, Szekanecz Z. The Giants (biologicals) against the Pigmies (small molecules), pros and cons of two different approaches to the disease modifying treatment in rheumatoid arthritis. *Autoimmun Rev.* 2019 Nov 14;19(1):102421. [PMID: 31733368].

Salomon-Escoto K, Kay J. The "treat to target" approach to rheumatoid arthritis. *Rheum Dis Clin North Am.* 2019;45(4):487–504. [PMID: 31564292].

Sparks JA, He X, Huang J, et al. Rheumatoid arthritis disease activity predicting incident clinically-apparent RA-associated interstitial lung disease: a prospective cohort study. *Arthritis Rheumatol.* 2019;71(9):1472. [PMID: 30951251].

第 14 章　成人 Still 病
Adult-Onset Still Disease

Philippe Guilpain　Alexandre Maria　著

诊断要点

- 每日发热，常＞39℃。
- 在躯干和四肢出现一过性的、橙红色斑丘疹，在发热高峰时出现，通常发生在傍晚或晚上。
- 其他主要临床特征为咽炎、多关节痛、淋巴结病、脾大和浆膜炎。
- 常见的实验室检查结果异常包括白细胞增多、急性期反应物（红细胞沉降率和 C 反应蛋白）水平升高，以及血清铁蛋白水平大幅上升。
- 成人 Still 病最显著的并发症反应性噬血细胞性淋巴组织细胞增生症，以前称为巨噬细胞活化综合征。

成人 Still 病（adult-onset Still disease，AOSD）是一种罕见的全身性炎症性疾病，病因不明。据报道，其发病率为 0.16/10 万～0.4/10 万，略好发于女性。根据定义，AOSD 在 16 岁后开始，好发于年轻人。仅 1/4 患者在 35 岁以后发病，该病很少发生在老年人中。

AOSD 与全身型幼年特发性关节炎患者临床表现上有许多相似之处，这两种疾病之间可能存在连续性。共同的自身炎症机制在两者中都起作用，涉及的炎性细胞因子包括 IL-1β、TNF-α、IL-6、IL-8 和 IL-18 等。AOSD 有两种主要的临床表现（发病时伴有关节炎的关节型和全身型），以及几种潜在的分型，包括单发型、复发型和慢性迁延型。AOSD 的诊断是排他性的。

一、临床表现

典型的 AOSD 患者具有四个主要特征：高热、关节痛、一过性橙红色斑丘疹和外周血白细胞增多。

（一）症状与体征

1. 发热和全身症状

AOSD 患者的发热通常每天发生，一般在傍晚或夜间体温开始上升，达到或超过 39℃（有时高达 41℃）。发热时伴有大汗和寒战，持续数小时后患者在未使用退热药物的情况下可自行退热，伴随症状也一同消失，以上过程每天均会发生。在某些情况下，每天可以观察到两个热峰，间期体温可恢复至正常。然而，有些患者在 2 次热峰之间持续存在低热。因此，它可能表现为不明原因的长期发热，并对抗生素治疗无应答。伴随发热的全身症状包括疲劳、体重减轻和厌食。在诊断考虑 AOSD 之前，患者不可避免地要接受对可能的感染和恶性肿瘤的详细评估，包括多次培养、影像学检查和活检（如淋巴结、肝和骨髓）。

2. 皮疹

典型的皮疹为橙红色斑疹或斑丘疹，通常出现在躯干和四肢，不常见于面部、手掌和足掌（图 14-1）。皮疹通常无症状，患者可能不会主动提及，因此必须对患者进行彻底的询问和查体。皮疹通常是一过性的，在发热高峰时出现，随着体温恢复正常而消失。未受累皮肤的抓挠后可能发生 Koebner 现象。不典型分布和其他皮肤损害表现也可能出现，如部分病例出现荨麻疹和轻度瘙痒。皮肤活检提示真皮水肿，伴有多形性和（或）中性粒细胞弥漫性或血管周围浸润。这些非特异性组织学特征在多种皮肤病中出现，包括荨麻疹和蜂窝织炎。因此，皮肤活检在 AOSD 诊断中作用有限。诊断的关键是识别皮疹的关键临床特征及伴随皮疹出现的其他症状。

3. 咽炎

由非化脓性无菌性咽炎引起的咽痛通常是 AOSD 的最早症状。它可能先于其他主要症状出现，并在

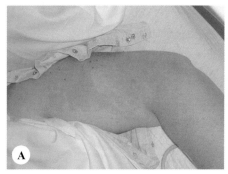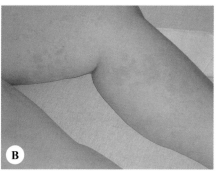

◀ 图 14-1　患有成人 Still 病的 34 岁女性，表现为每天发热，体温最高达 39.7℃，四肢反复出现一过性的橙红色皮疹

疾病复发时出现。由于咽炎通常在患病几天或几周后就会消失，因此是否在起病时出现咽痛是询问病史中的一个要点。

4. 多关节痛和关节炎

多关节痛在起病时很常见，可能与滑膜炎有关，主要影响大关节（髋、膝、踝、肩和腕）。手和足的小关节受影响程度较小。约 20% 的患者关节受累可在发热消退后持续存在，并导致慢性破坏性关节炎。

5. 淋巴结病

淋巴结病（尤其是颈部淋巴结）和脾大是常见的，累及约 50% 的患者。特定解剖区域内淋巴结病提示有恶性肿瘤的可能性，但淋巴结活检通常仅显示反应性增生。

6. 其他

大多数患者有弥漫性肌痛，有时伴有剧烈疼痛，特别是在发热高峰期间。虚弱不常见，肌酸磷酸激酶水平通常正常。时常发现有症状性浆膜炎（胸膜炎或心包炎）。约 1/3 的患者可观察到肝大，60% 的患者血清肝转氨酶升高。

（二）实验室检查

在活动的 AOSD 中，检验结果是高度非特异性的，但却是显著升高的。C 反应蛋白与红细胞沉降率升高证实了全身性炎症的存在。白细胞增多（>80%的患者）通常超过 15 000/μl，主要是中性粒细胞，通常伴有正色性正细胞性贫血或血小板增多。在肝转氨酶升高的情况下，人血白蛋白水平降低。但血清肌酐通常正常，尿液分析正常。通常，风湿免疫病的血清学检测指标如抗核抗体、类风湿因子和抗环瓜氨酸肽抗体均为阴性。作为急性期反应物的一部分，血清补体水平正常或升高。

大多数患者中出现铁蛋白水平升高，并且约 30% 的患者出现铁蛋白极高的水平的升高（>10 000ng/ml）。尽管极高的铁蛋白水平提示 AOSD，但铁蛋白升高到超过 10 000ng/ml 也仅有约 40% 的特异度。在败血症或反应性噬血细胞性淋巴组织细胞增生症（reactive hemophagocytic lymphohistiocytosis，RHL）中也可观察到这种升高，这强调了实验室指标分析需与临床表现相结合的重要性。

糖基化铁蛋白与血清铁蛋白浓度的联合检测增加了其作为 AOSD 生物标志物的价值。糖基化铁蛋白通常在 AOSD 活动期时较低。血清铁蛋白水平升高 5 倍结合糖基化铁蛋白比例<20% 对 AOSD 诊断的特异度超过 90%。另外，它的灵敏度要低得多，只有 40% 左右。这些生物标记物可能在识别患有 RHL（以前称为巨噬细胞活化综合征）的 AOSD 患者亚组中最有用。

二、鉴别诊断

明确 AOSD 的诊断通常是复杂的，因为临床和检验结果是非特异性的。医生必须排除可能与 AOSD 类似的自身炎症性、自身免疫性、感染性或恶性疾病（表 14-1）。恶性肿瘤或感染也可能引发 AOSD 发作，这进一步增加了明确诊断的复杂性。两套最常用的 AOSD 分类标准中的排除标准（表 14-2，Yamaguchi 标准；表 14-3，Fautrel 标准）在评估可能患有 AOSD 的患者时至关重要。淋巴结活检往往是明确诊断中至关重要的一部分，用于排除霍奇金病和非霍奇金淋巴瘤。其他诊断试验应以患者的病史和体格检查结果为指导。

三、并发症

RHL（发生在 10%～15% 的患者）是一种危及生命的并发症，可能是 AOSD 患者就医时的症状，也可在病程后期发生，由药物或并发感染触发。RHL

主要与持续性或难治性 AOSD 病例有关，并且与 AOSD 有许多相似的非特异的特征，这使得很难识别何时发生 RHL。这些共同特征包括 39℃ 以上的发热、典型的 AOSD 皮疹、淋巴结病、肝脾肿大、肝酶和血清铁蛋白水平显著升高。AOSD 患者中这些特征的恶化可能表明 RHL 出现。血细胞减少（白细胞减少、血小板减少或两者都有）是 RHL 的标志，是噬血现

表 14-1　成人 Still 病的鉴别诊断

分　类	举　例
恶性肿瘤	<ul><li>霍奇金病</li><li>非霍奇金淋巴瘤</li><li>肾细胞癌</li><li>其他实体肿瘤（肺、结肠）</li><li>骨髓增生异常综合征</li><li>副肿瘤综合征</li></ul>
急性病毒感染	<ul><li>腺病毒</li><li>细小病毒 B19</li><li>风疹病毒</li><li>EB 病毒</li><li>巨细胞病毒</li><li>乙型肝炎病毒</li><li>人免疫缺陷病毒</li></ul>
其他感染	<ul><li>Whipple 病</li><li>急性莱姆病</li><li>二期梅毒</li><li>布鲁菌病</li><li>回归热</li><li>慢性脑膜炎球菌血症</li><li>亚急性细菌性心内膜炎</li><li>粟粒性肺结核</li><li>急性真菌感染（组织胞浆菌病、球虫病、芽生菌病）</li><li>寄生虫脓肿</li></ul>
感染后疾病	<ul><li>急性风湿热</li><li>链球菌感染后关节炎</li><li>反应性关节炎</li></ul>
自身免疫病	<ul><li>系统性红斑狼疮</li><li>血清学阴性类风湿关节炎</li><li>炎症性肌病</li><li>系统性血管炎（ANCA 相关血管炎或其他）</li><li>结节病</li></ul>
遗传性周期性发热综合征	<ul><li>家族性地中海热</li><li>甲羟戊酸激酶缺乏症</li><li>TNF 受体相关周期性发热综合征</li></ul>
其他	<ul><li>Sweet 综合征</li><li>Schnitzler 综合征</li><li>其他反应性噬血细胞综合征</li><li>药物过敏</li></ul>

ANCA. 抗中性粒细胞胞质抗体；TNF. 肿瘤坏死因子

表 14-2　成人 Still 病的 Yamaguchi 分类标准

主要标准	<ul><li>发热≥39℃，间歇性，持续 1 周或以上</li><li>关节痛或关节炎持续 2 周或以上</li><li>典型皮疹</li><li>白细胞≥10 000/ml 且中性粒细胞百分比≥80%</li></ul>
次要标准	<ul><li>咽炎或咽喉痛</li><li>淋巴结肿大</li><li>肝大或脾大</li><li>肝酶异常</li><li>类风湿因子和抗核抗体检测呈阴性</li></ul>
排除标准	<ul><li>无感染</li><li>无恶性肿瘤</li><li>无炎症性疾病</li></ul>

分类为成人 Still 病需要满足五个或以上的标准，其中至少两个必须是主要标准

引自 Yamaguchi M, Ohta A, Tsunematsu T, et al. Preliminary criteria for classification of adult Still's disease. *J Rheumatol.* 1992;19:424–430.

表 14-3　成人 Still 病的 Fautrel 分类标准

主要标准	<ul><li>热峰＞39℃</li><li>关节痛</li><li>一过性红斑</li><li>咽炎</li><li>中性粒细胞多形核计数百分比＞80%</li><li>糖基化铁蛋白＜20%</li></ul>
次要标准	<ul><li>典型皮疹</li><li>白细胞增多＞10 000/mm³</li></ul>

分类为成人 Still 病需要满足四个主要标准或三个主要标准和两个次要标准

引自 Fautrel B, Zing E, Golmard JL, et al. Proposal for a new set of classification criteria for adult-onset still disease. *Medicine (Baltimore)*. 2002;81(3):194–200.

象所导致。在 AOSD 的情况下，通常白细胞增多和血小板计数正常或升高，血细胞减少即需警惕 RHL。同样，低血压、神经系统异常、急性肾衰竭、急性肝损伤或凝血功能障碍也提示医生考虑 RHL 的可能性。RHL 的治疗包括糖皮质激素、生物制剂和依托泊苷。

其他危及生命的并发症包括播散性溶细胞性肝炎、血管内凝血（可能发生在 RHL 或溶细胞性肝炎中）和心肌炎。

四、治疗

在起始治疗阶段，可以使用 NSAID，但很少有患者有足够和持续的反应。此外，应谨慎使用 NSAID，因为它们可导致血清转氨酶水平升高。大多数情况下需要全身使用糖皮质激素。泼尼松的给药剂量可达 1～2mg/（kg·d），有时每天 2 次给药，以确保覆盖 24h。

针对炎性细胞因子，特别是 IL-1 和 IL-6 的生物制剂是治疗 AOSD 最有效的药物。如果糖皮质激素不能迅速控制病情，应尽早使用。TNF-α 单抗在 AOSD 中的疗效有限，可用于治疗有难治性关节炎症状的患者。TNF 抑制药不适用于 RHL 的治疗。相反，IL-1 或 IL-6 抑制药可用于所有形式的 AOSD。最近的数据也表明 IL-18 抑制药有效。静脉注射免疫球蛋白在生物制剂时代的 AOSD 或 RHL 治疗中不再起作用。如果出现 RHL 的迹象，治疗应迅速升级为生物制剂。

五、预后

危及生命的病例很少，AOSD 患者的总体预后良好。当病情得到缓解时，应逐渐减少用药。维持治疗的必要性是由疾病治疗后的变化所决定的。AOSD 可分为三种不同的亚型，每一种亚型累及约 1/3 的患者。单发型的特点是病程自限，通常持续几个月。复发型表现为全身或关节症状的多次反复发作，这些症状与不发病的间期交替出现。最后，慢性迁延型 AOSD 被定义为疾病持续活动，通常表现为多关节炎，需要持续治疗。

参考文献

Gabay C, Fautrel B, Rech J, et al. Open-label, multicentre, dose-escalating phase II clinical trial on the safety and efficacy of tadekinig-alfa (IL-18BP) in adult-onset Still's disease. *Ann Rheum Dis*. 2018;77(6):840–847. [PMID: 29472362].

Kaneko Y, Kameda H, Ikeda K, et al. Tocilizumab in patients with adult-onset Still's disease refractory to glucocorticoid treatment: a randomised, double-blind, placebo-controlled phase III trial. *Ann Rheum Dis*. 2018;77(12):1720–1729. [PMID: 30279267].

Maria AT, Le Quellec A, Jorgensen C, Touitou I, Riviere S, Guilpain P. Adult onset Still's disease (AOSD) in the era of biologic therapies: dichotomous view for cytokine and clinical expressions. *Autoimmun Rev*. 2014;13(11):1149–1159. [PMID: 25183244].

Néel A, Wahbi A, Tessoulin B, et al. Diagnostic and management of life-threatening adult-onset Still disease: a French nationwide multicenter study and systematic literature review. *Crit Care*. 2018;22(1):88. [PMID: 29642928].

Ortiz-Sanjuan F, Blanco R, Riancho-Zarrabeitia L, et al. Efficacy of anakinra in refractory adult-onset Still's disease: multicenter study of 41 patients and literature review. *Medicine (Baltimore)*. 2015;94(39):e1554. [PMID: 26426623].

Ruscitti P, Cipriani P, Masedu F, et al. Adult-onset Still's disease: evaluation of prognostic tools and validation of the systemic score by analysis of 100 cases from three centers. *BMC Med*. 2016;14(1):194. [PMID: 27903264].

Jean W. Liew　Lianne S. Gensler　著

诊断要点

- 中轴脊型柱关节炎的标志性特征是炎性腰背痛，尤其是发病年龄＜45 岁的患者。炎性腰背痛的特征包括休息时加重，活动或锻炼时改善，夜间因疼痛和（或）僵硬而醒来（尤其是在后半夜），以及非甾体抗炎药有效。

- 其他脊柱关节炎特征包括附着点炎、外周关节炎、指（趾）炎、急性前葡萄膜炎、银屑病和炎症性肠病。

- 在患有强直性脊柱炎（放射学阳性中轴型脊柱关节炎）的高加索人中，85%～95% 为 HLA-B27 阳性。然而，在黑种人中，HLA-B27 仅占 50%。

- 双侧骶髂关节的损伤在常规 X 线上可见，尽管这一发现可能仅在最初症状出现数年后才出现。可在骶髂关节 MRI 上更早地发现急性炎症（骨髓水肿）和结构性病变［侵蚀、关节强直和软骨下脂肪（脂肪化生）］。

脊柱关节炎（spondyloarthritis，SpA）包括一系列以影响骶髂关节、脊柱或外周关节的炎症为特征的疾病（图 15-1）。它被进一步分为中轴型和外周型。强直性脊柱炎（ankylosing spondylitis，AS）是指中轴型脊柱关节炎（axial spondyloarthritis，axSpA），常规 X 线检查显示骶髂关节有明显的放射学损伤，而非放射学中轴型脊柱关节炎（non-radiographic axial spondyloarthritis，nr-axSpA）是指没有放射学损伤。更广泛的 SpA 分类还包括外周累及，包括银屑病关节炎（psoriatic arthritis，PsA）、反应性关节炎和与炎症性肠病相关的关节炎。术语"血清阴性脊柱关节病"不应使用，因为它指的是类风湿因子阴性，而类风湿因子不用于 SpA 的诊断。此外，SpA 比脊柱关节病更能反映炎症过程。

在美国，axSpA 的患病率为成年人口的 0.9%～1.4%。炎性腰背痛（inflammatory back pain，IBP）是 axSpA 的标志性特征，在美国成年人中的患病率为 5%～6%［2009—2010 年国家健康和营养调查（National Health and Nutrition Examination Survey，NHANES）］。症状出现在 20—30 岁，典型的男女比例为 1∶1，但在放射学阳性 axSpA（也称为 AS）中更接近 2～3∶1。遗传因素是 AS 的主要易感因素。在慢性腰痛中，SpA 家族史增加了 SpA 诊断的预测价值。HLA-B27 是已知的与 AS 相关的最强风险因素，但它只占风险的 20%。NHANES 显示普通成年人群中 HLA-B27 阳性率为 6.1%，非西班牙裔白种人中为 7.5%，所有其他种族 / 民族背景中为 3.5%。80%～90% 的 AS 患者为 HLA-B27 阳性，但在该等位基因阳性的普通人群中，只有不到 5% 的人会发展为 AS。这是因为 AS 是一种多基因疾病，需要多个等位基因和潜在的基因 - 基因相互作用（上位性）才能发生。

除炎症外，SpA 的发病机制还包括韧带或肌腱与骨附着部位的炎症（附着点炎和骨炎）、骨膜新骨形成（骨增生）和强直。这与类风湿关节炎不同，其标志性的炎性病变是滑膜炎和骨侵蚀。虽然 TNF 也与 SpA 有关，但 IL-23/IL-17 轴在 axSpA 发病机制中起主要作用，并作为一个重要的治疗靶点。

一、临床表现

（一）症状与体征

1. 中轴受累

其标志性特征是 IBP，随着活动或锻炼而改善，随着休息而加重，可能在夜间痛醒，通常发病年龄＜45 岁（表 15-1）。夜间背部疼痛和活动后改善的特点是区分 IBP 和机械性背痛的最具特征性临床

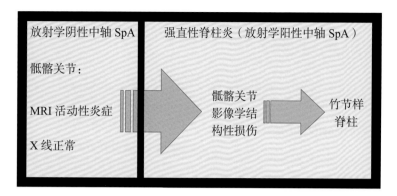

◀ 图 15-1 **中轴型脊柱关节炎（axSpA）疾病谱**

并不是所有的患者都从放射学阴性 axSpA 进展到结构性损伤。根据队列研究的数据，约 10% 的患者在 2 年内进展，50% 的患者在 10 年内进展

表 15-1 炎性背痛分类标准		
Calin 标准（1977）	**Berlin 标准（2006）**	**ASAS（2009）**
• 发病年龄<40 岁 • 背痛持续时间>3 个月 • 起病隐匿 • 晨僵 • 活动后改善	• 晨僵>30min • 活动改善，休息无改善 • 由于疼痛而在后半夜醒来 • 交替性臀区疼痛	• 发病年龄<40 岁 • 起病隐匿 • 通过活动改善 • 休息无改善 • 夜间痛
符合标准：4/5	符合标准：2/4	符合标准：4/5

引自 Rudwaleit M, et al. Inflammatory back pain in ankylosing spondylitis: a reassessment of the clinical history for application as classification and diagnostic criteria. *Arthritis Rheum.* 2006;54(2):569–578; Calin A, et al. Clinical history as a screening test for ankylosing spondylitis. *JAMA.* 1977;237(24):2613–2614; and Sieper J, et al. New criteria for inflammatory back pain in patients with chronic back pain: a real patient exercise by experts from the Assessment of SpondyloArthritis international Society (ASAS). *Ann Rheum Dis.* 2009;68(6):784–788.

表现。机械性背痛通常随着活动而加重，在一天结束时最严重。中轴受累也可表现为交替性臀部疼痛，或由于肋软骨和肋软骨关节及与胸腔相关的附着点受累引起的胸痛。

2. 外周关节炎

axSpA 患者外周关节炎的患病率为 20%～52%，AS 和 nr-axSpA 患者的患病率无差异。下肢大关节比上肢小关节更容易受累。髋关节，被认为是中轴或根关节，约 1/3 的 AS 患者有髋关节受累。髋关节受累的危险因素包括青少年发病（16 岁以前）、更严重的脊柱损伤和外周关节炎。髋关节疾病可导致进行性屈曲畸形、挛缩和融合，与脊柱强直相比，髋关节疾病与更多的功能障碍有关。肩部也可能受到影响，导致盂肱关节间隙变窄、侵蚀，偶尔出现肱骨头上外侧的关节强直。

3. 附着点炎

这种情况在诊断时发生率高达 40%，病程中发生率高达 70%，AS 和 nr-axSpA 的发生率相似。常见

部位包括跟腱附着点、足底筋膜附着点、大转子、上髁和肋软骨关节。可通过在肌腱附着点部位施加压力来评估肌腱端炎。然而，当分布广泛时，这些部位对区分附着点炎与其他疼痛原因（如纤维肌痛）的敏感性较低。跟骨上的跟腱或胫骨结节上的髌韧带附着点的压痛和肿胀可能更具有区别性。

4. 指 / 趾炎

是指通常由于屈肌腱鞘炎引起的整个指 / 趾肿胀（腊肠指）。axSpA 的患病率为 2%～6%。

5. 炎症性眼病

急性前葡萄膜炎（acute anterior uveitis，AAU），即虹膜、睫状体和脉络膜的炎症，在病程中患病率高达 50%。这是 axSpA 最常见的关节外表现。约 50% 的 AAU 患者会出现 HLA-B27 阳性；大多数 HLA-B27 阳性的 AAU 患者易患 SpA。典型的表现是急性和单侧的，在 PsA 或 IBD 中更常见。常见的症状是畏光、调节性疼痛和视物模糊。肉眼检查时，眼睛可能呈弥漫性红色，尤其是角膜边缘（睫状潮红）。

在裂隙灯检查中，前房内可见白细胞。并发症包括形成粘连、黄斑水肿导致失明、眼压升高和白内障（局部激素使用），特别是未经治疗的患者更易发生。

6. 银屑病

约 10% 的 axSpA 患者发生皮肤银屑病。常见的受累部位包括伸肌表面（膝盖和肘部）、肚脐、臀褶和耳后。指甲也可能出现凹陷和甲剥离。

7. 炎症性肠病

在诊断为 axSpA 的患者中，临床 IBD 的患病率为 5%～8%。然而，回肠结肠镜研究表明亚临床 IBD 的患病率可能高达 50%，其组织学特征符合急性和慢性炎症。

（二）实验室检查

30%～50% 的 axSpA 患者的 CRP 水平较高，尤其是患有放射学阳性（AS）的患者。CRP 升高预示着对生物制剂治疗的反应。红细胞沉降率也可在 axSpA 中升高，但敏感性和特异性较低。HLA-B27 检测有助于诊断。但是，它不能代表或排除 axSpA。其他实验室检查结果可能包括慢性病引起的轻度正细胞性贫血（或炎症性贫血）和粪便钙卫蛋白水平升高，尽管这也可能因使用非甾体抗炎药而发生。偶尔会发现碱性磷酸酶升高，这更具体地反映了碱性磷酸酶的骨特异性。

（三）影像学检查

影像学检查在 axSpA 的诊断中很重要，尤其是 MRI 被认为与从活检中获得的信息相似，而活检不适用于 axSpA。

1. 传统 X 线

目前的指南推荐大多数成年患者从骶髂关节常规 X 线开始（骨盆的前后位摄片，而不是骶髂关节摄片）。一项研究表明，骨盆的正位视图与 Ferguson 视图之间的灵敏度没有差异，Ferguson 视图是在患者仰卧时与头部成 20° 获得的。骶髂关节炎分为 0～4 级，0 级为正常，4 级为完全强直（图 15-2）。2 级是严重放射学损伤的分界点，指的是骶髂关节出现硬化和（或）小侵蚀。然而，即使在专家级放射科医生中，有关 2 级骶髂关节炎的阅片者间和阅片者内部的一致性也很差。这一原因及常规 X 线对早期疾病或短期变化不敏感的情况下，需要 MRI 辅助诊断。

2. CT

CT 可以捕捉到骶髂关节的硬化、侵蚀和强直。

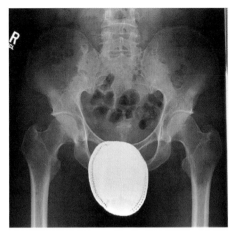

▲ 图 15-2 **X 线的 3 级骶髂关节炎**
骨盆 X 线显示双侧骶髂关节炎 3 级，可见双侧部分骶髂关节强直

这种检查方式的辐射暴露问题值得关注，虽然偶尔因其他临床指征而进行，并可以检查到骶髂关节的变化。目前正在评估低剂量 CT 检查的可行性，但这种方式通常不用于诊断。

3. MRI

如果常规 X 线没有显示骶髂关节炎，并且仍有 axSpA 的怀疑，则应使用没有骶骨或骨盆造影的 MRI。MRI 可以确认骶髂关节炎的存在，也可以确定炎症和结构变化的程度。应使用液体敏感的短时反转恢复（short-tau inversion recovery，STIR）序列和脂肪敏感的 T_1 序列获得半冠位或斜冠位图像（表 15-2）。钆增强不是必需的。在 STIR 序列，液体包括含水的椎间盘和血管是明亮的（高信号）；代表骶髂关节炎的骶髂关节周围的活动性炎性病变骨髓水肿（骨炎）也是明亮的（图 15-3）。偶尔可见其他炎性病变，如附着点炎、肩周炎和滑膜炎。既往炎症后的慢性结构改变包括硬化、软骨下脂肪化生、侵蚀可以在 T_1 序列上观察到，甚至在 T_1 序列上可以看到关节强直。在 T_1 成像上，骨髓水肿和硬化都是暗的（低信号），而代表既往炎症的脂肪化生（软骨下脂肪）是明亮的（高信号）。

尽管最初为阴性的 MRI 结果可能会在随访中转为阳性，但目前的指南并不推荐常规随访 MRI 检查。随机对照试验证实，MRI 能敏感地发现对生物制剂治疗后活动性炎症病变的减少。但尚没有足够的数据来指导 MRI 用于监测治疗反应。

4. 脊柱成像

传统 X 线、CT 和 MRI 可以显示侵蚀。骨修复可能导致硬化的出现，表现为椎体上的亮角征（Romanus 病变）和（或）方形变（图 15-4）。晚期变化代表骨增生，韧带骨赘、骨桥形成，最后出现"竹节样脊柱"。如果腰椎（或其他区域）的 X 线和 MRI 都无阳性发现，则增加腰椎（或其他区域）MRI 并不能提高诊断率。

（四）专科体格检查

体格检查应包括脊柱活动障碍的测量（计量学）。筛查中最敏感的检查方法是腰椎侧屈，其次是腰椎前屈（改良 Schober 试验）。如果考虑到诊断，这是

唯一必要的量化指标。脊柱活动性的丧失有先后顺序，它通常是上行性的方式，腰椎首先受到影响。正常的侧位腰椎屈曲检查是无脊柱结构损伤的最佳预测指标。

腰椎侧屈时，患者直立，双手放在身体两侧，保持背部靠在墙上，并且不将对侧足后跟抬离地面。检查者测量患者尽可能地向一侧弯曲时的指尖之间的距离。从人群研究中得出的正常测量值是从中立位置到屈曲位置的差异 >10cm。

对于改良的 Schober 试验，检查者定位并标记双侧髂后上棘中点上方 10cm 的位置（图 15-5）。要求患者腰部向前弯曲，膝盖保持挺直，并测量标记之间的距离。正常测量值 ≥2cm。

脊柱活动度的其他方法包括测量胸部扩张度和枕 – 墙距。在 T_4 水平或剑突切迹处测量胸部扩张，以测量最大吸气和呼气之间的差异。正常的测量值为 ≥1.9cm，尽管这种方法在肥胖患者中的表现较差。测量枕骨到墙壁的距离时，患者站立，背部和足后跟靠在墙壁上，头部处于中立位置。正常测量值为 0，但在普通人群中的老年男性中可能会出现异常值。

表 15-2　中轴型脊柱关节炎炎性病变的 MRI 特征

病　变	STIR	T_1
—	液体敏感	脂肪敏感
活动性炎症	高信号（明亮）	低信号（暗）
脂肪化生	低信号（暗）	高信号（明亮）
硬化	低信号（暗）	低信号（暗）
侵蚀	—	低信号（暗）

148

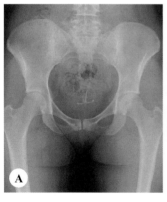
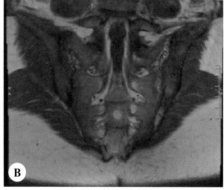
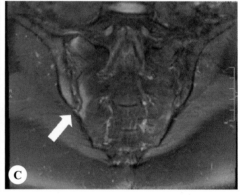

▲ 图 15-3　骶髂关节的 X 线和 MRI 对比

X 线未显示骶髂关节炎。MRI（T_1 和 STIR 序列）显示 STIR 序列上的高信号病变（箭）提示活动性炎症病变（骨髓水肿）

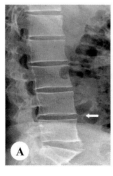
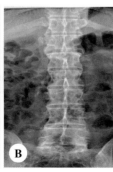
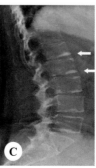
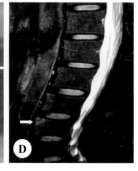

◀ 图 15-4　腰椎结构改变

A. 腰椎侧位 X 线，显示非骨桥样韧带骨赘（箭）；B. 同一检查的正位片显示腰椎两侧骨桥样韧带骨赘，而在侧位片中未见；C. 另一位患者的腰椎 X 线，显示有亮角征（Romanus 病变）（箭）；D. 腰椎 MRI，STIR 序列显示椎体角高信号，提示活动性炎症（箭）

Patrick 手法，或者称 Faber 手法，是为了引起骶髂关节的疼痛。当患者仰卧时，他们的腿弯曲，髋关节外展并向外旋转。该试验对骶髂关节炎既不敏感也无特异性，一般不推荐使用。应测试髋关节的活动范围，以确定髋关节受累的证据。

二、分类标准

目前尚无 axSpA 或 AS 的诊断标准。目前使用的分类标准主要有两种：改良的纽约标准（1984）用于 AS，以及 ASAS 评估标准用于 axSpA（2009）（表 15-3）。分类标准旨在用于同质的患者群体进行研究。使用分类标准进行诊断可能会导致对无 axSpA 的患者的误诊。为了应用分类标准，患者应首先接受临床诊断。

在旧的改良纽约标准中，AS 的诊断基于三个可能的临床标准之一和一个影像学标准。对于临床标准，患者应至少有以下一项：慢性 IBP、腰椎屈曲受限或胸部扩张受限。影像学标准为常规 X 线检查骶髂关节损伤（双侧 2 级，或者单侧 3/4 级）。MRI 不包括在这些标准中。

较新的 ASAS 标准用于 asSpA，包括 AS（也称为放射学阳性 asSpA）和 nr-asSpA。所有患者的 STEM 要求是发病年龄在 45 岁之前，并且至少有 3 个月的慢性腰背痛。然后分为影像和临床两部分标准。在影像方面，MRI 显示骶髂关节炎或常规 X 线显示至少双侧 2 级或单侧 3/4 级并有一个或多个 SpA 特征足以对 axSpA 进行分类。在临床方面，HLA-B27 阳性和两个或多个 SpA 特征将满足 axSpA 的分类标准。如果患者符合标准且在常规 X 线上没

有骶髂关节炎，则被认为是 nr-asSpA。

经修订的纽约标准对 AS 的定义可与 ASAS 标准定义的 AS（放射学 axSPA）互换。

三、鉴别诊断

骶髂关节炎的鉴别应包括感染（由典型细菌、结

表 15-3　分类标准

改良的纽约标准（1984）

AS 的定义为：满足放射学标准，并且临床标准≥1
1. 临床标准
- 下腰痛>3 个月，运动可改善，但休息不能改善
- 腰椎活动受限
- 胸部扩张受限
2. 放射学标准
- 骶髂关节炎双侧 2 级或单侧 3～4 级

ASAS 标准（2009）

axSpA：≥3 个月的下腰痛患者，发病时间<45 岁，满足 1 或 2
1. 临床方面
- HLA-B27 阳性和≥2 个 SpA 特征
2. 影像方面
- 骶髂关节炎的影像学表现 [a] 和≥1 个 SpA 特征

SpA 特征：
- 炎性腰背痛
- 关节炎
- 附着点炎
- 葡萄膜炎
- 指炎
- 银屑病
- 克罗恩病或溃疡性结肠炎
- 对非甾体抗炎药有良好反应
- SpA 家族史
- HLA-B27 阳性
- C 反应蛋白升高

a. 影像学上的骶髂关节炎是指 MRI 上提示 SpA 的活动性炎症或根据改良纽约标准的放射学骶髂关节炎

AS. 强直性脊柱炎；axSpA. 中轴型脊柱关节炎；SpA. 脊柱关节炎

引自 van der Linden S, et al. Evaluation of diagnostic criteria for ankylosing spondylitis. *Arthritis Rheum.* 1984;27(4):361–368; and Rudwaleit M, et al. The development of Assessment of SpondyloArthritis international Society classification criteria for axial spondyloarthritis (part II): validation and final selection. *Ann Rheum Dis.* 2009;68(6):777–783.

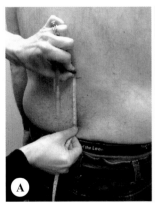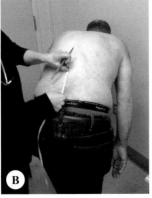

▲ 图 15-5　改良的 Schober 试验
A. 在髂后上棘水平做一个标记，在上方 10cm 处再做一个标记；B. 要求患者向前弯腰，并测量两条线之间的距离

核、布鲁菌病或骨髓炎引起的单侧感染性骶髂关节炎症）；退行性变，常见于老年患者；骨折及致密性骨炎（osteitis condenscans ilii，OCI）。OCI 是一种非炎症性、机械性疾病，与肥胖、产后状态和多产有关。典型表现为骶髂关节髂骨侧三角形硬化病变（图15-6）。恶性肿瘤是骶髂关节炎较少见的病因，包括骨转移性实体瘤和恶性血液病。骨肿瘤，无论是恶性还是良性的，也可能引起骶髂关节炎。

仅骶髂关节周围的骨髓水肿并不是 axSpA 特有的，在其他人群的 MRI 研究中也发现了这一现象，包括普通人群对照、产后女性、新兵、跑步者和其他运动员。在这些个体中，最常受影响的部位是后下髂骨。

脊柱病变的主要鉴别诊断是退行性疾病和弥漫性特发性骨肥厚。DISH 发现至少有三个连续桥接的巨大骨赘，通常不影响脊柱的左侧。DISH 患者的IBP 发生率可高达 80%。鉴别特征包括没有小关节强直，与年龄较大和代谢综合征有关。

四、合并症与并发症

1. 心血管疾病

与相同年龄和性别的普通人群相比，AS 患者的心血管疾病风险增加，包括心肌梗死、脑卒中和心血管疾病（cardiovascular disease，CVD）相关死亡率。CVD 的危险因素，如高血压和糖尿病的患病率也在增加。CVD 负担的增加与我们目前对其他风湿性疾病（如狼疮和类风湿关节炎）的理解一致。除了已知的风险因素外，慢性全身性炎症也可能增加这种风险。

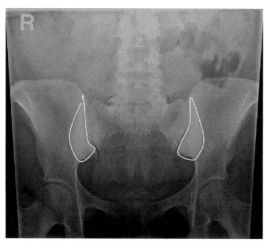

▲ 图 15-6　致密性骨炎的典型表现是髂骨侧的三角形硬化病变（此图彩色版本见书末）

2. 骨质疏松和骨折

axSpA 中骨质疏松或低骨量的患病率可能不准确，因为受到脊柱异常骨化而错误地提高常规 DXA的骨密度评分，尽管根据指南仍然建议使用标准的腰椎和髋关节 DXA。先前报道的 axSpA 椎体骨折的发生率为 11%～25%；然而，新的研究发现，患病率为 3%～20%，发病率为 1%～6%。在队列研究中，脊椎骨折的存在与年龄较大、体重指数较高、吸烟时间较长及基线时脊柱活动障碍有关。颈椎骨折是AS 住院患者住院死亡率的独立预测指标。

3. 纤维肌痛和抑郁症

纤维肌痛在 axSpA 中的患病率约为 20%。该诊断与较高的疾病活动度评分和较差的治疗反应有关。睡眠障碍和抑郁也是常见的合并症，并与较高的疾病活动度评分相关。

4. 其他心脏问题

非缺血性心脏表现包括主动脉根部扩张，伴有25%～50% 的纤维化增厚和主动脉瓣尖向下移位，以及由此导致的主动脉瓣反流和心律失常，如房室传导阻滞。

5. 肺

胸椎和肋软骨关节受累可导致限制性肺缺损。肺尖纤维化是一种罕见的表现，通常无症状。与性别匹配的正常人群相比，睡眠呼吸暂停在 AS 中更为常见。

6. 肾

慢性系统性炎症引起的继发性肾淀粉样变，曾经是 AS 最常见的肾并发症，但现在很罕见。长期使用 NSAID 可导致肾功能损害。

7. 神经病学

必须谨慎处理接受麻醉的 AS 患者，以避免严重颈椎疾病患者出现寰枢椎损伤或脊柱骨折。出于类似原因，也应避免高位脊椎按摩疗法。马尾综合征是由蛛网膜炎引起的一种罕见并发症，可表现为疼痛、感觉丧失和失禁。

五、治疗

（一）一般治疗注意事项

1. 物理治疗和运动

所有患者都应该接受有关运动价值和有益运动类型的教育。坚持是关键。推荐主动物理治疗（physical therapy，PT）而非被动 PT。基于家庭和监督的运动项目都是有益的。由于一些患者进行游泳的条件有限，陆上运动比水上运动更受欢迎。

2. 非甾体抗炎药

NSAID 是一线药物治疗。70%～80% 的患者反应良好，2 周后效果最佳。虽然美洛昔康等长效药物可以延长症状缓解期，尤其是在夜间，但目前还没有首选的药物。对于活动性疾病，患者应持续服用 NSAID，即每天全剂量服用，以治疗炎症性疾病。在非活动性疾病中，或者一旦患者开始使用生物制剂，可根据需要服用 NSAID。NSAID 与生物制剂联合使用，可能对放射学进展具有潜在的疾病改善作用。NSAID 的长期并发症也必须与其益处进行权衡，包括高血压、肾功能不全和胃肠道并发症，如胃食管反流或消化性溃疡。可以提供选择性 COX-2 抑制药（如塞来昔布）以避免胃肠道不良反应。质子泵抑制药可与 NSAID 联用保护胃肠道，尤其是在老年患者中。

3. 糖皮质激素

目前 axSpA 指南建议避免使用全身性糖皮质激素。骶髂关节糖皮质激素注射可以有效地减轻疼痛，尽管通常只是暂时的，并且只解决全身表现的一方面。

4. 传统的控制病情抗风湿药

对多个较早的临床试验的 Meta 分析显示，柳氮磺吡啶可能对外周病变有一定益处，而对中轴病变没有益处。另外，对甲氨蝶呤的 Meta 分析并未显示出对 AS 患者外周或中轴病变的益处，也不建议单独用于 axSpA。

5. 生物制剂

若 NSAID 无效或不耐受，建议将 TNF 抑制药作为二线治疗。这些药物包括英夫利西单抗、阿达木单抗、依那西普、培塞利珠单抗和戈利木单抗。所有这些药物在美国都被批准用于治疗 AS。培塞利珠单抗于 2019 年获批用于 nr-axSpA。虽然对包括中轴和外周病变在内的疾病活动的控制有效，但与开放标签扩展后 2 年的历史队列相比，未观察到放射学进展的减少。然而，在 AS 的队列研究中，4 年或更长时间的长期随访显示 TNF 抑制药的使用与较慢的影像学进展相关，尤其是早期治疗的情况下。症状缓解患者的停药与高复发率（>50%）有关，因此目前不建议这样处理。axSpA 的 TNF 抑制药的保留率较低；到 5 年时，约 50% 的患者将停用他们刚开始使用的 TNF 抑制药。与继发性应答丧失的患者（最初有应答，但后续疗效丧失的患者）相比，对第一种 TNF 抑制药的原发性无应答（从未应答的患者）预示着换用第二种 TNF 抑制药后无应答。

在 TNF 抑制药失去应答或不耐受后，推荐使用 IL-17 抑制药。这些药物靶向 IL-23/IL-17 轴，该轴是 axSpA 发病机制的基础。目前，司库奇尤单抗（一种 IL-17A 抑制药）被批准用于治疗 AS（但不是 nr-axSpA）。

其他生物制剂已在 AS 中进行了研究，但尚未发现有效。这些药物包括用于 RA 的药物（阿巴西普、阿那白滞素、Sarilumab、利妥昔单抗），以及对 PsA 或银屑病有效的药物（阿普米司特、乌司奴单抗、瑞莎珠单抗）。包括 JAK 激酶抑制药在内的小分子药物目前正在 axSpA 中进行研究（图 15-7）。

6. 手术

全髋关节置换术（total hip arthroplasty，THA）有助于缓解晚期髋关节疾病患者的疼痛和功能。约 5% 髋关节受累的 axSpA 患者需要 THA。假体植入的存活率与非 AS 患者相当，5 年为 99%，10 年为 97%，15 年为 66%。关节周围异常骨化（异位骨化）的发展可使该手术复杂化，但预防性策略（如早期活动和围术期 NSAID 给药）可减轻其影响。目前的指南有条件地建议，除非在专业中心，否则不要选择脊柱截骨术来改善晚期 AS 和严重脊柱后凸患者的水平视线（图 15-8）。该建议是基于 5% 的高围术期死亡率和 4% 的严重神经系统并发症率。

（二）关节外表现的处理

1. 葡萄膜炎

葡萄膜炎患者应与眼科共同管理。糖皮质激素滴眼液为一线治疗，建议已确诊的复发性葡萄膜炎患者在症状出现时立即滴眼，并尽快到眼科就诊。醋酸泼尼松龙是推荐的制剂，而氟化滴眼液（如二氟泼尼松）由于有增加眼压的风险，应避免使用。难治性炎症性眼病可能需要全身使用糖皮质激素或加用甲氨蝶呤或柳氮磺吡啶。对于因 axSpA 和频繁复发的葡萄膜炎而需要生物制剂治疗的患者，单克隆 TNF 抑制药，尤其是英夫利西单抗和阿达木单抗，以及培塞利珠单抗和戈利木单抗，在支持预防葡萄膜炎复发的证据方面优于依那西普或非 TNF 生物制剂。司库奇尤单抗治疗非感染性葡萄膜炎的三项 3 期临床试验对减少葡萄膜炎复发的主要结果呈阴性。

	AS	PsA	PsO	UC	CD
TNF 抑制药					
依那西普	+++	+++	+++	非 RCT 研究	临床试验无获益
单克隆抗体 *	+++	+++	+++	+++	+++
IL-17 抑制药					
司库奇尤单抗（IL-17A）	+++	+++	+++	非 RCT 研究	临床试验无获益
依奇珠单抗（IL-17A）	+++	+++	+++	非 RCT 研究	非 RCT 研究
布罗利尤单抗（受体）	非 RCT 研究	++	+++	非 RCT 研究	临床试验无获益
比美吉珠单抗（IL-17A 和 F）	++	++	++	临床试验无获益	非 RCT 研究
IL-12/23 抑制药					
乌司奴单抗	临床试验无获益	+++	+++	非 RCT 研究	+++
IL-23 抑制药					
瑞莎珠单抗	临床试验无获益	++	+++	非 RCT 研究	非 RCT 研究
古塞奇尤单抗	非 RCT 研究	++	+++	非 RCT 研究	非 RCT 研究
替瑞奇珠单抗	临床试验无获益	++	+++	非 RCT 研究	非 RCT 研究
CTLA-4 融合蛋白					
阿巴西普	临床试验无获益	+++	非 RCT 研究	非 RCT 研究	临床试验无获益
整合素 $\alpha_4\beta_7$ 抑制药					
维得利珠单抗	非 RCT 研究	非 RCT 研究	非 RCT 研究	+++	+++
PDE4 抑制药					
阿普米司特	临床试验无获益	+++	+++	非 RCT 研究	非 RCT 研究
JAK 抑制药					
托法替布（JAK1 和 3）	++	+++	+++	+++	+++
巴瑞替尼（JAK1 和 3）	非 RCT 研究	++	++	非 RCT 研究	非 RCT 研究
非戈替尼（JAK1）	++	++	非 RCT 研究	非 RCT 研究	++
乌帕替尼（JAK1）	研究中	研究中	非 RCT 研究	++	研究中

图例：

+++ 3 期疗效（粗体 = 已批准）

++ 2 期疗效

研究中

临床试验无获益

非 RCT 研究

▲ 图 15-7 **强直性脊柱炎（AS）、银屑病关节炎（PsA）、银屑病（PsO）、溃疡性结肠炎（UC）和克罗恩病（CD）的生物和小分子制剂治疗选择**

*. 单克隆 TNF 抑制药：英夫利西单抗、阿达木单抗、聚乙二醇塞妥珠单抗、戈利木单抗。在美国，只有塞妥珠单抗被批准用于非放射学 axSpA。塞妥珠单抗被批准用于 CD，但未用于 UC。戈利木单抗（皮下注射）被批准用于 UC，但不用于 CD

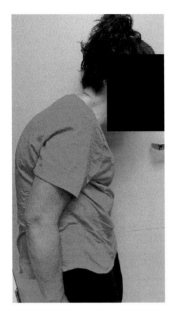

◀ 图 15-8　严重驼背
在晚期强直性脊柱炎中，胸椎受累导致脊柱后凸

2. IBD

建议与消化科共同处理，特别是最初区分 IBS 和 IBD。与葡萄膜炎的治疗类似，优选的生物制剂是 TNF 抑制药（英夫利西单抗、阿达木单抗、塞妥珠单抗和戈利木单抗）。IL-17A 抑制药司库奇尤单抗可能加重或诱发潜在的 IBD。另外，维得利珠单抗（一种针对肠黏膜的整合素抑制药）对 IBD 的治疗有效，但可能会加重或诱发关节炎。

3. 银屑病

在 NSAID 治疗的中轴受累患者中，局部治疗可用于皮肤病。对于使用生物制剂的患者，银屑病可能会得到更好的控制。一项 3 期临床试验发现，乌司奴单抗对银屑病有效，但对 axSpA 无效。目前尚不推荐生物制剂联合治疗。

（三）随访

借鉴高血压、糖尿病和类风湿关节炎等其他疾病，目前的 axSpA 指南推荐了达标治疗策略，应定期监测疾病活动度。应更频繁地对活动性疾病进行再次评估和相应的治疗药物的调整。强直性脊柱炎疾病活动评分（ankylosing spondylitis disease activity score，ASDAS）和强直性脊柱炎疾病活动指数（bath ankylosing spondylitis disease activity index，BASDAI）是两个主要的疾病活动指标（表 15-4）。ASDAS 比 BASDAI 更受推荐，因为后者仅包括主观的、患者报告的数据，而前者包括炎症的实验室标记物（推荐 CRP），进行了加权，并减少了冗余。与放射学进展相关的其他因素包括高 CRP 水平、基线影像中出现韧带骨赘和吸烟。然而，缓解或低疾病活动度的定义尚不明确，需要在该领域开展进一步研究（图 15-9）。

153

表 15-4　疾病活动度评估

ASDAS-CRP	BASDAI
评估时间为在过去的 1 周里，在 0～10 的数字评级范围内，0 分为不活跃，10 分为最严重	
1. 你觉得由于 AS 所致的颈部、背部或臀部疼痛的总体程度如何	1. 你觉得你所经历的疲劳 / 疲倦的总体程度如何
2. 你认为自己脊柱炎平均有多活跃	2. 你觉得由于 AS 所致的颈部、背部或臀部疼痛的总体程度如何
3. 你觉得除了颈部、背部或臀部之外的关节疼痛 / 肿胀的总体程度如何	3. 你觉得除了颈部、背部或臀部之外的关节疼痛 / 肿胀的总体程度如何
4. 从你醒来起，你的晨僵会持续多久（0：0h，5：1h，10：2h 或更长时间）	4. 你觉得任何触摸或按压疼痛部位所感受到的整体不适程度如何
5. CRP，测量单位为 mg/L	5. 你觉得从你醒来时起你早上僵硬的总体程度如何
	6. 从你醒来起，你的晨僵会持续多久（0：0h，5：1h，10：2h 或更长时间）
ASDAS-CRP 的计算：0.1216×Q1+0.1106×Q2+0.0736×Q3+0.0586×Q4+0.5796Ln（CRP+1）	BASDAI 的计算：计算问题 5 和 6 的平均值 计算问题 1～4 的值之和，并将结果与问题 5 和 6 的平均值相加。将结果除以 5

引自 van der Heijde D, et al. ASDAS, a highly discriminatory ASA-Sendorsed disease activity score in patients with ankylosing spondylitis. *Ann Rheum Dis.* 2009;68(12):1811–1818; and Garrett S, et al. A new approach to defining disease status in ankylosing spondylitis: the Bath Ankylosing Spondylitis Disease Activity Index. *J Rheumatol.* 1994;21(12):2286–2291.

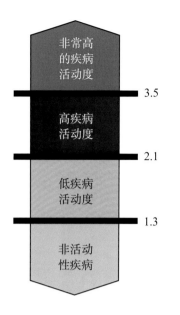

◀ 图 15-9 **ASDAS 的疾病状态临界值**

图中文字：
非常高的疾病活动度
3.5
高疾病活动度
2.1
低疾病活动度
1.3
非活动性疾病

六、预后

疾病预后差异很大。尽管进行了疾病自然病程的研究，但对中轴病变的进展了解仍甚少。在美国的一项队列研究中，1/4 的 nr-axSpA 患者在 15 年的随访中进展为 AS。然而，而其他 nr-axSpA 的患者可能永远不会发生放射学骶髂关节炎。与普通人群相比，axSpA 与较差的健康相关生活质量及工作能力丧失、旷工和出勤相关。在 AS 患者中，退出工作的情况是普通人群的 3 倍。对于那些从事需要反复屈曲和扭转的体力劳动者来说尤其如此。

与 axSpA 相关的主要合并症，尤其是心血管疾病和骨质疏松症，也值得特别关注，特别是与普通人群相比，由心血管疾病引起的 AS 死亡率增加。心血管疾病和骨质疏松的预防和治疗策略应根据相关指南进行。

七、就诊时机

单独的 IBP 不足以诊断 axSpA，这种症状的特异性只有 72%。另外，从症状开始到诊断的平均延迟时间可能超过 10 年。在 AS 中，女性与男性相比，诊断延迟时间更长，患者报告的疾病活动度更高，疼痛症状更广泛，但血清学炎症和损伤较少。在 45 岁之前开始出现慢性腰背痛和其他与 SpA 有关临床特征的患者转诊至风湿病科。与 SpA 相关的其他特征包括 IBP、阳性家族史、HLA-B27、前葡萄膜炎、IBD、银屑病、附着点炎、指炎和外周关节炎。

八、肠病性关节炎

炎症性肠病包括溃疡性结肠炎和克罗恩病，但也可以考虑为淋巴细胞性结肠炎。肠外表现（总患病率为 35%）包括关节痛、关节炎、葡萄膜炎和皮肤病，如银屑病、结节性红斑和坏疽性脓皮病。肠病性关节炎在 IBD 患者中的患病率约为 20%，尽管其中一些患者可能无症状，影像学上偶然发现骶髂关节炎。

肠道微生态失调和肠道通透性增加与 IBD 的发病机制有关。最强的遗传关联是 NOD2 等位基因。同时患有 IBD 和中轴关节炎的患者中，HLA-B27 的患病率为 70%，低于不患 IBD 的 AS 患者。

（一）临床表现

关节炎可以是中轴型或周围型的，最初应仔细询问病史。

IBP 在 IBD 中的患病率为 5%～30%。AS 的患病率为 2%～10%。在一项对 IBD 专科门诊就诊患者的问卷调查中，27% 的患者报告合并 axSpA 诊断，约一半的患者之前进行过风湿病评估。

5%～30% 的炎症性肠病患者会发生典型的非破坏性外周关节炎。根据疾病自然病程研究，这种关节炎分为两种类型。1 型（少关节型）涉及少于 5 个关节，急性发作且具有自限性。它与炎症性肠病症状一致，并与肠外表现有关。2 型（多关节型）涉及 5 个或更多关节，并且是持久和慢性的。病程与炎症性肠病的临床表现无关。它与葡萄膜炎有关，但与其他肠外表现关系不大（表 15-5）。

（二）治疗

一般来说，IBD 患者应避免使用 NSAID，尽管可能考虑短期使用 COX-2 抑制药。任何对 IBD 患者启动 NSAID 的决定都应与患者的消化科医生讨论。单抗类 TNF 抑制药推荐用于伴有 IBD 的活动性 axSpA。如果 IBD 处于活动期，应按照消化科建议给药。

维得利珠单抗是一种肠道选择性生物制剂，可抑制肠道黏膜中的 $\alpha_4\beta_7$ 整合素，并被批准用于治疗 IBD，但可能会增加关节炎发作或复发的风险。

（三）何时就诊

如果炎症性肠病患者的关节疼痛伴有炎症特征，应转诊至风湿科。IBD 合并 SpA 的患者应由风湿科和消化科共同管理。

	I 型外周型	II 型外周型	中轴型
		表 15-5　肠病性关节炎	
流行率	3%～6%	2%～4%	约 20%
关节炎类型	少关节型	多关节型	骶髂关节炎
经常受累关节	膝	MCP	骶髂关节，脊柱
起病阶段	早期	晚期	慢性
病程	急性和缓解性	慢性和复发性	年轻患者发病
与 GI 活动的关联	是	否	否

GI. 胃肠道；MCP. 掌指关节

参考文献

Sieper J, Poddubnyy D. New evidence on the management of spondyloarthritis. *Nat Rev Rheumatol.* 2016;12:282–295. [PMID: 27052489].

Smolen JS, Schöls M, Braun J, et al. Treating axial spondyloarthritis and peripheral spondyloarthritis, especially psoriatic arthritis, to target: 2017 update of recommendations by an international task force. *Ann Rheum Dis.* 2018;77(1): 3–17. [PMID: 28684559].

Spondylitis Association of America (SAA). http://www.spondylitis.org.

van der Heijde D, Ramiro S, Landewé R, et al. 2016 update of the ASAS-EULAR management recommendations for axial spondyloarthritis. *Ann Rheum Dis.* 2017;76(6):978–991. [PMID: 28087505].

Ward MM, Deodhar A, Akl EA, et al. American College of Rheumatology/Spondylitis Association of America/Spondyloarthritis Research and Treatment Network 2015 recommendations for the treatment of ankylosing spondylitis and nonradiographic axial spondyloarthritis. *Arthritis Rheumatol.* 2016;68(2):282–298. [PMID: 26401991].

Weber U, Baraliakos X. Imaging in axial spondyloarthritis: changing concepts and thresholds. *Best Pract Res Clin Rheumatol.* 2018;32(3):342–356. [PMID: 31171307].

第 16 章　反应性关节炎
Reactive Arthritis

Sheila L. Arvikar　著

诊断要点

- 属于炎性关节炎，通常在胃肠道或泌尿生殖系统感染后数天至数周内发生，被认为是脊柱关节炎的一种。
- 临床表现为非对称性单关节或寡关节炎，通常累及下肢，也可出现附着点炎和指 / 趾炎。
- 可能出现关节外表现包括眼部炎症和皮肤症状，如脓溢性皮肤角化病和漩涡状龟头炎。
- 多数患者在 6 个月内恢复，但可能发展为慢性关节炎。
- 一线治疗是非甾体抗炎药，其次是糖皮质激素和非生物改善病情抗风湿药物。
- 抗生素治疗在感染消除后并没有明显获益，但可能对衣原体感染诱发的关节炎有效。

反应性关节炎（reactive arthritis，ReA）是炎性关节炎的一种，在感染后的数天到数周内发生，通常涉及胃肠道或泌尿生殖系统感染。病因通常是细菌感染，但其他类型的病原体也可导致 ReA。虽然感染被认为是引发疾病的原因，但受累的关节不一定能发现病原体，先前特定的感染也不一定能够被确定。关于 ReA 的分类或诊断标准，目前尚未达成共识，1996 年提出的标准要求是经微生物学证实的肠道或泌尿生殖系统感染后的单关节或寡关节炎（Kingsley 和 Sieper，1996）。ReA 通常被认为是脊柱关节炎的一种，这是一组倾向于影响中轴骨骼和关节周围结构及外周关节的疾病。脊柱关节炎也包括强直性脊柱炎、银屑病关节炎、炎症性肠病性关节炎和未分化脊柱关节炎。

"反应性关节炎"一词曾被称为赖特综合征，过去用来定义外周关节炎、结膜炎、尿道炎或宫颈炎三联征。然而，现在认识到，只有一小部分 ReA 患者表现出全部的三联征。ReA 以好发于下肢的单关节或寡关节炎为特征。ReA 还可能与中轴骨骼受累（特别是腰椎和骶髂关节）、附着点炎、指 / 趾炎和其他类型脊椎关节炎的典型关节外表现有关。这些症状通常是急性和自限性的，在数周到数月内会消失，但有些患者会发展成慢性炎性关节炎（症状持续 6 个月以上）。

ReA 患者通常是年轻人（通常在 20—40 岁）多见，儿童少见。男女均可患病，而由泌尿生殖系统感染引起的 ReA 多见于男性。大多数病例是散发性的，但也有食源性疾病暴发后出现 ReA 病例聚集的报道。ReA 是脊柱关节炎中最少见的，特别是在美国。由于地理位置、识别先前感染的方法和对 ReA 定义的不同，ReA 的发病率和患病率存在差异（已报道全球发病率为 0.6/10 万～27/10 万）（Courcoul 等，2018）。衣原体感染是 ReA 最常见的原因，衣原体感染后 ReA 的发病率估计为 4%～8%（Schmitt，2017）。每 1000 例弯曲杆菌、沙门菌和志贺菌的肠道感染中有 9～12 例会引发 ReA（Ajene 等，2013）。最近的一些研究表明，可能由于早期识别和治疗泌尿生殖系统感染，衣原体感染引起的 ReA 近年来有所下降。而胃肠道感染引发的 ReA 的发病率多年来相仿（Mason 等，2016；Courcoul 等，2018）。

一、发病机制

虽然 ReA 是感染引发的关节炎，但原发感染部位在关节外。因此，一般来说，ReA 并不是真正的可以从关节液中培养出病原体的化脓性关节炎。然而，一些研究证明了关节内存在沙眼衣原体等病原体（Taylor-Robinson 等，1992）。细菌抗原或碎片可能包含在细胞内，并被运输到关节而引发炎症。

与 ReA 相关的病原体见表 16-1。涉及的主要肠道病原体包括沙门菌属、志贺菌属、弯曲杆菌和耶尔森菌属。由大肠埃希菌和艰难梭菌引发的 ReA 病例也得到证实。泌尿生殖系统的病原体包括衣原体、支原体、解脲支原体和 HIV。目前的诊断标准要求证实有肠道或泌尿生殖系统病原体的感染（Kingsley 和 Sieper，1996），同时尽管频率较低，呼吸道病原体（如肺炎衣原体和肺炎支原体）也有涉及。分枝杆菌，如卡介苗（膀胱癌治疗时）和结核分枝杆菌（Poncet 综合征），也与 ReA 有关。也有新出现的与其他病原体有关的报道，包括圆线虫和贾第鞭毛虫。最后，在 10%～25% 的病例中，没有感染症状（Courcoul 等，2018），这表明触发病原体的种类并不完全清楚。因此，未来对 ReA 的定义可能涉及更广泛生物体。

表 16-1　与反应性关节炎有关的微生物感染

胃肠道	泌尿生殖道
• 沙门菌属：各血清型 [a]	• 沙眼衣原体 [a, b]
• 志贺菌属（福氏志贺菌）[a]	• HIV
• 空肠弯曲杆菌 [a]	• 淋球菌（非播散性感染）
• 耶尔森菌属（小肠结肠炎耶尔森菌、假结核病耶尔森菌）[a]	• 生殖支原体
• 艰难梭菌	• 解脲支原体
	呼吸道
	• 肺炎衣原体
	• 肺炎支原体

a. 常见；b. 最常见

患者在感染后出现 ReA 的原因尚不清楚。宿主遗传因素可能起一定作用。HLA-B27 与脊柱关节炎的关系引起了人们的极大兴趣。HLA-B27 的错误折叠或致关节炎肽（如模拟自身蛋白的微生物肽）的呈递可能导致炎症和自身免疫。HLA-B27 还与疾病加重、病程延长和关节外表现相关（Leirisalo 等，1982）。然而，在不同的研究中 HLA-B27 阳性率有差异。它最常见于高加索患者，很少见于其他种族的 ReA 患者。HLA-B27 在 ≤50% 的 ReA 病例中被发现。其他发病机制可能还包括 ReA 的沙门菌模型所示的通过微生物诱导 IL-17/IL-23 应答（Chaurasia 等，2016；Noto Llana 等，2012），或者产生 IL-17 的黏膜相关 T 细胞迁移到关节。滑膜组织内的活动性感染一直难以证实，相关报道也存在争议，但一些研究者提供的证据表明，关节内衣原体感染的持续存在可能导致慢性关节炎（Gerard 等，2013）。目前关于肠道微生物组的改变（也受宿主遗传因素影响）是否可导致脊柱关节病（包括 ReA）的研究正在进行中。

二、临床表现

（一）症状与体征

1. 关节表现

ReA 患者通常在感染后 1～4 周出现非对称性单关节或寡关节炎的急性发作。泌尿生殖系统感染的潜伏期可能更长。通常累及下肢的中、大关节（髋关节、膝关节、踝关节）（图 16-1）。上肢也可累及，小关节关节炎甚至多关节炎也可出现，然而，关节炎可能表现为游走性。受累关节可出现皮温升高、肿胀等炎症特征。中轴关节受累也是常见的，特别是腰椎，多达一半的患者出现炎性背痛症状。HLA-B27 的存在与 ReA 中轴累及有关。

2. 附着点炎

附着点炎（肌腱与骨连接部位的炎症）是 ReA 的标志特征。受累部位可出现肿胀、皮温升高和触痛。最典型的部位是跟腱和足底筋膜附着处。

3. 指 / 趾炎

指（趾）炎，或者不限于关节的整个足趾或手指肿胀，也称为"蜡肠指"，是包括 ReA 在内的脊柱关节炎的一个常见特征，在多达 40% 的患者中发生（Schmitt，2017）。

4. 关节外受累

ReA 患者也可出现关节外症状，特别是皮肤黏膜表现（表 16-2）。漩涡状龟头炎是一种炎症性阴茎病变，在包皮环切的男性阴茎龟头上表现为角化过

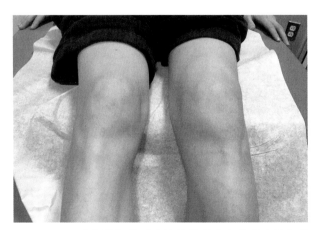

▲ 图 16-1　衣原体相关反应性关节炎患者的单膝关节炎（此图彩色版本见书末）

度的斑块。在未行包皮环切术的男性则表现为阴茎龟头上的小疱或脓疱发展成无痛的溃疡，并合并成蛇行状。另有一特征性病变是脓溢性皮肤角化病（图16-2），手掌和足掌的皮疹开始为红斑和水疱，逐渐发展为丘疹、角化过度斑块和脓疱，类似脓疱性银屑病。最后，患者可发展为口腔和生殖器溃疡，以及银屑病型指甲改变，如指甲营养不良。

表 16-2 反应性关节炎的关节外表现	
泌尿生殖系统	**眼部**
• 尿道炎	• 结膜炎
• 宫颈炎	• 葡萄膜炎
• 前列腺炎	• 角膜炎
皮肤黏膜	**心血管系统**
• 口腔溃疡	• 主动脉瓣关闭不全
• 漩涡状龟头炎	• 主动脉炎
• 脓溢性皮肤角化病	• 心包炎
• 甲分离	

在其他器官受累方面，泌尿生殖道炎症（子宫颈炎、尿道炎、前列腺炎）也可发生，尤其当诱因是泌尿生殖道病原体时。ReA 患者也可出现眼部受累，特别是结膜炎，也包括前葡萄膜炎、巩膜外层炎和角膜炎。心脏表现如主动脉根部炎症引起的主动脉瓣反流、传导障碍、心包炎和主动脉炎都很少发生。

（二）实验室检查

ReA 的诊断基于明确的肠道或泌尿生殖系统感

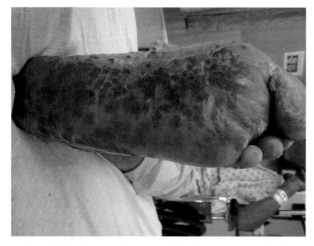

▲ 图 16-2 **脓溢性皮肤角化病**（此图彩色版本见书末）
经许可转载，引自 Dr. Maureen Dubreuil, MD, MSc, Boston University Schoool of Medicine.

染后发生炎症性关节炎。目前还没有特征性的实验室检测来确认 ReA 的诊断。ReA 患者的类风湿因子、ACPA 和抗核抗体通常是阴性的。红细胞沉降率和 C 反应蛋白可能升高，但并不总是如此。通常应进行关节穿刺术以排除化脓性关节炎和晶体性关节炎，但滑液分析的结果不能明确 ReA 的诊断。ReA 患者的滑液是炎性的，白细胞计数为 5000～50 000/ml，主要由多形核细胞组成。虽然 ReA 由感染引发，但滑液的革兰染色阴性和培养阴性。对滑液或组织进行泌尿生殖系统或肠道病原体的 PCR 检测在常规临床实践中是不可行的。HLA-B27 的检测可能提供重要的预后信息，阳性预示更严重或慢性病程的风险增加。

鉴定出触发病原体是很重要的，然而疾病的病理生理学特点导致有时并不可行。大便培养应在胃肠道感染的情况下进行，而当关节炎发生时可能腹泻已好转，诱发的病原体可能已不存在。可以进行沙门菌属、志贺菌属、耶尔森菌属和弯曲杆菌等肠道病原体的血清学检测，但抗体反应需要一定时间才能产生，在急性炎症中可能呈假阴性。此外，在这些感染流行的地区（发展中国家），阳性检测可能无法区分过去还是最近的感染。对于疑似泌尿生殖系统感染，应通过尿液或生殖器拭子核酸扩增来检测沙眼衣原体或淋球菌。还应进行 HIV 检测和其他性传播疾病的评估。

（三）影像学检查

ReA 的影像学表现无特异性。在急性期，X 线只能显示关节积液。然而，随着时间的推移，可能会出现骨膜炎（沿骨干的增生性改变）、骨质侵蚀、骨溶解、韧带骨赘（脊柱韧带骨化）和骨强直。与强直性脊柱炎的双侧骶髂关节炎不同，ReA 影像学上的骶髂关节炎通常是单侧的。在疾病早期，MRI 和超声检查可能比 X 线对疾病的诊断更有帮助。MRI 可显示骶髂关节炎症和骨髓水肿（图 16-3）。超声可提示附着点炎。

三、鉴别诊断

ReA 的鉴别诊断包括化脓性关节炎。尤其是在单关节炎发生时。ReA 和化脓性关节炎都可伴有发热和白细胞增多。虽然化脓性关节炎关节中的滑液白细胞计数（50 000～150 000/ml）通常高于 ReA，滑液革兰染色和培养有时呈阳性，但这些区别性特征并不总是存在。

通常与化脓性关节炎有关的病原体类型，如金黄色葡萄球菌和链球菌，很少与 ReA 相关。然而，在临床工作中要明确疾病是否与活动性感染有关，而不是由 ReA 综合征引起的仍存在困难。链球菌感染偶尔会引发感染后关节炎，但不包括 ReA 的脊柱关节炎典型特征。尽管现在很少观察到，链球菌性咽炎后的游走性关节炎是风湿热的一个众所周知的特征。此外，有些病原体既可引起 ReA，也可引起感染性关节炎。例如，沙门菌属可以引起真正的化脓性关节炎和骨髓炎。淋球菌可播散到关节，表现为急性寡关节炎，通常伴有脓疱疹和腱鞘炎。在莱姆病流行的地理区域，患者可能会出现类似 ReA 的膝关节单关节炎。通过 ELISA 和免疫印迹法两种方法，检测血清学莱姆病 IgG 抗体阳性，有助于区分需要抗生素治疗的莱姆病关节炎和 ReA。细菌性心内膜炎、病毒感染（如细小病毒 B19、HIV 和基孔肯亚病毒）和 Whipple 病也可引起寡关节炎或多关节炎。

在非感染性疾病中，痛风或假性痛风引起的晶体性疾病也可模仿 ReA，表现为累及下肢的单关节炎或寡关节炎。为与 ReA 相鉴别，关节穿刺术和滑液分析是必要的。类风湿关节炎常表现为手足小关节的对称性多关节炎，有时会因表现不太典型而与 ReA 混淆，如从单关节炎开始发病。在这种情况下，类风湿因子和 ACPA 的血清学检查是有帮助的。白塞综合征与 ReA 有许多共同特征，包括葡萄膜炎、口腔和生殖器溃疡等关节外表现，以及少数病例中的骶髂关节炎。

ReA 有时还很难与其他脊柱关节炎区分开来，因为它们有许多重叠的特征。结肠炎、中轴脊柱关节炎、HLA-B27 阳性及关节外表现均可出现在银屑

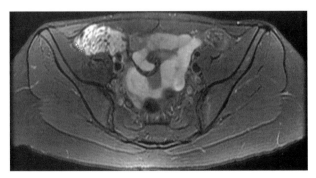

▲ 图 16-3　弯曲杆菌诱发的反应性关节炎患者表现出不对称性左侧骶髂关节炎（骨髓水肿）

病性关节炎、强直性脊柱炎、炎症性肠病性关节炎及 ReA 中。这需要长期随访以区分这些疾病。一些有 ReA 特征的患者，但没有证据表明之前有感染，被归类为"未分化脊柱关节炎"。一些研究者在未分化脊柱关节炎患者中发现了沙门菌特异性 T 细胞应答（Chaurasia 等，2016），这增加了未分化脊柱关节炎是 ReA 的一种形式的可能性。

四、治疗

由于关节炎的持续时间可能短暂，在 ReA 治疗的起始阶段通常不需要进行积极的治疗。ReA 的一线治疗通常包括抗炎剂量的 NSAID，如萘普生 500mg 口服，每天 2 次，或者布洛芬 800mg 口服，每天 4 次。应监测患者的肾和胃肠道不良反应，并应预防胃肠道疾病。多数患者使用 NSAID 后症状得到改善，但通常不完全缓解。在对 NSAID 无反应的患者中，如果只有 1 个或 2 个关节受累，可以考虑使用关节腔内注射激素。多关节受累时，口服糖皮质激素可能对外周关节炎有帮助，但通常对中轴症状无效。外用激素制剂可用于眼部和皮肤症状。

对 NSAID 和糖皮质激素耐药或需要大剂量糖皮质激素的患者应开始使用 DMARD。甲氨蝶呤和柳氮磺吡啶都是常用的药物，然而，DMARD 在 ReA 中的数据有限。有研究显示在 ReA 患者中，使用 2000mg/d 剂量的柳氮磺吡啶效果优于安慰剂（Clegg 等，1996）。由于胃肠道不良反应、皮疹和血细胞减少，柳氮磺吡啶的耐受性一般。考虑到溶血性贫血的风险，应在开始治疗前筛查葡萄糖 -6- 磷酸脱氢酶缺乏症。

柳氮磺吡啶和甲氨蝶呤都不是快速起效，因此，根据患者炎性关节炎的致残程度，生物 DMARD 可能是更好的选择。治疗决策还应考虑到 ReA 的某些表现对非生物 DMARD 应答不佳，特别是附着点炎和中轴脊柱关节炎。在这些情况下，应使用 TNF 抑制药。从 TNF 抑制药在其他血清阴性脊柱关节病中的疗效推断，这些药物在 ReA 中应该是非常有效的，这也被迄今为止有限的临床经验所证实。在外周型脊柱关节炎中早期使用 TNF 抑制药治疗可能会有更高的缓解率（Carron 等，2017），但 ReA 的早期生物治疗是否能阻止慢性关节炎的发展尚不清楚。考虑到 IL-17/IL-23 参与 ReA 和其他脊柱关节炎的发病机制，针对这些通路的治疗［如司库奇尤单抗（一种

IL-17 抑制药）和乌司奴单抗（一种 IL-12/23 抑制药）〕也引人关注。然而，迄今为止，尚未对这些问题进行正式研究。

在 ReA 的抗生素治疗方面，很少有人支持治疗胃肠道感染（Barber 等，2013），因为胃肠道感染通常在关节炎发作时就已经缓解了。但是，如果胃肠道细菌感染仍未缓解且症状严重，可以考虑针对潜在的病原体进行治疗。

沙眼衣原体或淋球菌感染的患者及其配偶都应接受治疗。然而，很少有证据表明，一旦活动性感染控制，抗生素治疗对关节炎有效（Barber 等，2013）。考虑到有证据表明衣原体比其他微生物更持久的存在于关节组织中，对衣原体引起的关节炎的抗生素治疗受到了更多的关注。一项随机、双盲安慰剂对照研究发现，联合抗生素（利福平联合多西环素或阿奇霉素）在治疗病程至少 6 个月的 ReA 时优于安慰剂。通过滑膜组织或外周血单核细胞的聚合酶链反应研究证实，该试验中的所有患者都是由沙眼衣原体或肺炎衣原体触发的 ReA（Carter 等，2010）。这些发现尚未得到其他研究的证实；然而，在这种情况下，抗生素的有效性仍然存疑。

五、并发症

很多关节炎患者在 6 个月内缓解，但有些患者可能会发展成慢性炎性关节炎。慢性炎性关节炎患者可能会出现侵蚀、关节损伤，导致慢性疼痛和功能障碍。

六、预后

ReA 的病程是可变的，可能取决于遗传因素以及触发感染源。在许多患者中，疾病可能在几周到几个月内消失。然而，一些患者（约 20%）出现慢性或症状复发（Carron 等，2017）。最近的一些研究报道显示，慢性关节炎的发病率更高了。一项比较不同年代（1986—1996 年 vs.2002—2012 年）ReA 病例的研究发现，在最近队列中慢性关节炎发生增加（55%vs.16%）（Courcoul 等，2018）。另一项最近对危地马拉患者的研究表明，32 例患者中有一半在 2 年时仍有症状（Garcia Ferrer 等，2018）。具有

HLA-B27 阳性或关节炎、结膜炎和尿道炎三联征患者更有可能发展为慢性脊柱关节炎。

参考文献

Ajene AN, Fischer Walker CL, Black RE. Enteric pathogens and reactive arthritis: a systematic review of *Campylobacter*, *Salmonella* and *Shigella*-associated reactive arthritis. *J Health Popul Nutr*. 2013;31:299–307. [PMID: 24288942].

Barber CE, Kim J, Inman RD, et al. Antibiotics for treatment of reactive arthritis: a systemic review and metaanalysis. *J Rheumatol*. 2013;40:916–28. [PMID: 23588936].

Carron P, Varkas G, Cypers H, et al. Anti-TNF-induced remission in very early peripheral spondyloarthritis: the CRESPA study. *Ann Rheum Dis*. 76:1389–1395, 2017. [PMID: 28213565].

Carter JD, Espinoza LR, Inman RD, et al. Combination antibiotics as a treatment for chronic chlamydia-induced reactive arthritis: a double-blind, placebo controlled, prospective trial. *Arthritis Rheum*. 2010;62:1298–307. [PMID: 20155838].

Chaurasia S, Shasany AK, Aggarwal A, et al. Recombinant salmonella typhimurium outer membrane protein A is recognized by synovial CD8 cells and stimulates synovial fluid mononuclear cells to produce interleukin (IL-17)/IL-23 in patients with reactive arthritis and undifferentiated spondyloarthropathy. *Clin Exp Immunol*. 2016;185:210–218. [PMID: 27060348].

Clegg DO, Reda DJ, Weisman MH, et al. Comparison of sulfasalazine and placebo in the treatment of reactive arthritis (Reiter's syndrome): a Department of Veterans Affairs cooperative study. *Arthritis Rheum*. 1996;39:2021–2027. [PMID: 10555027].

Courcoul A, Brinster A, Decullier E, et al. A bicentre retrospective study of features and outcomes of patients with reactive arthritis. *Joint Bone Spine*. 2018;85(2):201–205. [PMID: 28238883].

Garcia Ferrer HR, Azan A, Iraheta I, et al. Potential risk factors for reactive arthritis and persistence of symptoms at 2 years: a case-control study with longitudinal follow-up. *Clin Rheumatol*. 2018;37(2):415–422. [PMID: 29139030].

Gerard HC, Carter JD, Hudson AP. *Chlamydia trachomatis* is present and metabolically active during the remitting phase in synovial tissues from patients with chronic chlamydia-induced reactive arthritis. *Am J Med Sci*. 2013;346:22–25. [PMID: 23792903].

Kingsley G, Sieper J. Third International Workshop on Reactive Arthritis. Report and abstracts. *Ann Rheum Dis*. 1996; 55:564–584. [PMID: 8815821].

Leirisalo M, Skylv G, Kousa M, et al. Follow-up study on patients with Reiter's disease and reactive arthritis, with special reference to HLA-B27. *Arthritis Rheum*. 1982;25:249–259. [PMID: 6978139].

Mason, E. et al. Reactive arthritis at the Sydney Sexual Health Centre 1992–2012: declining despite increasing chlamydia diagnoses. *Int. J. STD AIDS*. 2016;27:882–889. [PMID: 26378192].

Noto Llana M, Sarnacki SH, Vázquez MV, et al. *Salmonella enterica* induces joint inflammation and expression of interleukin-17 in draining lymph nodes early after onset of enterocolitis in mice. *Infect Immun*. 2012;80:2231–2239. [PMID: 22493084].

Schmitt SK. Reactive arthritis. *Infect Dis Clin North Am*. 2017; 31:265–277. [PMID: 28292540].

Taylor-Robinson D, Gilroy CB, Thomas BJ, et al. Detection of *Chlamydia trachomatis* DNA in joints of reactive arthritis patients by polymerase chain reaction. *Lancet*. 1992;340:81–82. [PMID: 24828551].

第 17 章　银屑病关节炎
Psoriatic Arthritis

M. Elaine Husni　著

诊断要点

- 银屑病关节炎（PsA）是一种慢性、免疫介导的疾病，影响皮肤和关节。
- 临床表现多样，标志性的特征包括不对称炎性关节炎、皮损和指甲银屑病、肌腱端点炎和指（趾）炎。
- 约 1/3 银屑病患者会发展为 PsA。
- PsA 患者血清阴性指的是缺乏类风湿因子和抗 CCP 抗体。
- 影像学检查可发现有骨侵蚀、骨膜反应、骨性强直和关节旁新骨形成。

银屑病关节炎是一种慢性、免疫介导疾病，与炎性关节炎和皮肤银屑病相关。在美国，PsA 患病率为 6/10 万～25/10 万（Ogdie 和 Weiss，2015）。发病的平均年龄为 30—55 岁，男性和女性受影响相同。高达 30% 的银屑病患者可发展为 PsA。PsA 患者往往会有功能受损和生活质量下降，还与某些合并症的风险较高有关，包括与高血压、高脂血症、糖尿病、肥胖和代谢综合征有关的心血管疾病的风险增加，以及眼科疾病、骨质疏松症和炎症性肠病的发病风险增加。

PsA 患者的表现为异质性，不同的临床特征往往导致诊断的延误。患者可以表现为不对称性少关节炎、对称性多关节炎或中轴骨关节炎（即骶髂关节和脊柱）。这些表现中的任何一种都可能伴有关节周围的受累，如指（趾）炎（"腊肠趾"）或肌腱端炎（定义为肌腱附着于骨质部位的炎症）。皮肤银屑病可伴随着关节症状，包括伸肌表面的斑块状银屑病、主要影响头皮或指甲的银屑病或手掌、足掌的脓疱性银屑病。尽管批准用于 PsA 患者的疗法已有很多，但药物在关节和皮肤方面的效果却不尽相同。PsA 疾病的异质性加剧了选择最佳治疗方案和改善整体状况的挑战。

一、发病机制

PsA 的病因尚不完全清楚，但我们对其发病机制的认识正在不断加深。据推测，遗传和环境因素都可以在 PsA 排除皮肤和关节之外的各种系统中引发异常的炎症反应。类风湿关节炎主要的炎症部位是滑膜，而 PsA 主要炎症部位是肌腱端炎。肌腱端炎是 PsA 发病机制中的一个显著特征，可以广泛地出现在任何一种血清阴性脊柱关节病（Ferguson 等，2019）。

T 细胞在银屑病和 PsA 的病理生理中都很重要，特别是 $CD8^+T$ 细胞起着核心作用。除 Type-17 细胞（包括 $CD4^+$ 和 Th17 细胞）外，与 RA 的滑液相比，银屑病的滑液中产 IL-17A/IL-22 的细胞增加。免疫细胞，包括 T 细胞、树突状细胞、巨噬细胞、先天性淋巴细胞、MALT 细胞、自然杀伤细胞和肥大细胞等，在此过程中具有合成促炎性介质的能力。TNF 和 IL-23/IL-17 的通路也参与 PsA 发病，并为现有的和新疗法提供了令人信服的治疗靶点。

临床前模型已经进一步阐明了 PsA 的生理特性。特别是 IL-23 在小鼠模型中过表达导致肌腱端炎、滑膜炎和溶骨（Sherlock 等，2012），这些症状的特征与 TNF 和 IL-17 都有关。不直接针对细胞因子的疗法，如 Janus 激酶（Janus kinase，JAK）抑制药（如托法替布）和 T 细胞激活抑制药（如 CTL-4Ig 或阿巴西普），也已被评估（Bravo 和 Kavanaugh，2019）。TH17 细胞产生 IL-17A 并受 IL-23 调节。靶向抑制 IL-17 可显著改善皮肤银屑病，对关节症状有一定疗效，减少放射学外周关节损伤的进展，并改善肌腱端炎和指（趾）炎（Bravo 和 Kavanaugh，2019）。虽然 IL-12/23 抑制在 PsA 中显示出疗效，但现已认识到 IL-23 可能与总体疗效更相关，特别是对皮肤型银屑病。抑制 IL-23 会显著改善皮肤和关节症状（Bravo 和 Kavanaugh，2019）。

PsA 有很高的遗传率。与普通人群相比，PsA 患者的 HLA-B*08、HLA-B*27、HLA-B*38 和 HLA-B*39 的频率都比较高（Ritchlin 等，2017）。暴露在微生物环境中会影响免疫反应的性质。随着精准医学的发展，"多组学"正在成为研究人员开发先进疗法的核心焦点。肠道 - 关节轴越来越受到关注，因为微生物感染是已知的特定类型脊柱关节炎的诱因。此外，PsA 患者比健康对照组更容易出现肠道菌群失调。遗传和环境因素是疾病活动的重要诱因，但 IL-23/IL-17 和 TNF 途径对关节炎症的发展仍然至关重要（Bravo 和 Kavanaugh，2019；Ritchlin 等，2017）。

二、临床表现

（一）症状与体征（图 17-1）

由于涉及多个领域，PsA 的临床评估可能很复杂。目前还没有针对 PsA 的特异性诊断试验。因此，诊断通常是基于对临床和影像学特征的认识。在银屑病患者出现炎性关节炎、肌腱端炎、指（趾）炎和关节受累分布可以提供与银屑病有关的重要线索。

1. 关节受累

最初由 Moll 和 Wright 描述的 PsA 有五个不同的亚型。

其中包括手和足的不对称性少关节炎，对称性多关节炎，远端指间关节受累为主的亚型，中轴受

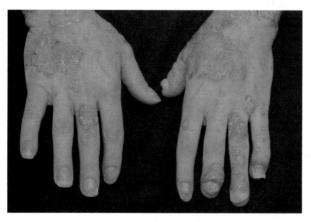

▲ 图 17-1　银屑病关节炎患者手部病变，表现为银屑病指甲改变，有甲床分离和典型斑块状银屑病。左手拇指和左手中指远端指间关节缩短

累的亚型，以及最罕见和最具破坏性的 PsA 关节表现，即毁损性关节炎。这些亚型可以随着时间的推移而变化，使诊断变得复杂。

无论起病时有多少关节受累，如果未得到有效治疗，大多数患者会出现更多关节受累。关节的持续破坏在临床上表现为关节畸形，在影像学上表现为关节旁侵蚀、关节间隙变窄，在某些情况下还会出现骨性强直。与中轴受累或脊柱炎相关的 PsA 亚型是脊柱关节病家族疾病的一部分，与强直性脊柱炎、反应性关节炎和与炎症性肠病相关的脊柱关节病有许多共同特征。毁损性关节炎描述的是破坏性过程的最后阶段，骨质结构的丧失使受累手指完全半脱位和"缩短"（"短指手"或法语 doigt en lorgnette）。幸运的是，与长期的、控制不佳的疾病有关的毁损性关节炎是不常见的。

2. 指（趾）炎（图 17-2）

指（趾）炎是指单个手指或足趾均匀肿胀，是脊柱关节病的一个显著特征。高达 1/3～1/2 的 PsA 患者在病程中的某个阶段会出现指（趾）炎。它通常是不对称的，而且好发于下肢，累及足趾的频率高于手指（Brockbank 等，2005）。先进的影像学技术，如 MRI，可以更好地观察关节病，并证实了指（趾）炎和附着点之间有关联（Tan 等，2015）。

3. 肌腱端炎

肌腱端炎是发生在肌腱附着于骨部位的炎症，在 30%～50% 的患者中可以观察到。肌腱端炎常见的部位是跟腱、足底筋膜和骨盆骨。肌腱端炎可导致邻近骨骼和关节的破坏。肌腱端炎的诊断是基于患者符合血清阴性脊柱关节病的诊断标准。如果皮肤银屑病也同时存在，那么诊断 PsA 的依据更充分。

4. 皮肤和指甲变化（图 17-1）

所有形式的银屑病都与关节炎有关，但典型的寻常型银屑病最常见。典型的银屑病皮损是红斑，产生瘙痒的鳞屑。许多 PsA 患者只有轻至中度的皮肤病，然而，银屑病的程度和关节受累的程度之间没有一致的相关性。银屑病可能是轻微的。因此，当怀疑有 PsA 时，必须仔细检查整个皮肤表面，尤其需注意发际线、头皮、外耳道、脐区和臀沟（Merola 等，2018）。

指甲受累在 PsA 中很常见，包括起脊、点状、甲沟炎和角化过度。即使没有更多特征性的银屑病

皮肤病变，指甲改变也能作为银屑病的标志。受累手指上的指甲变化往往与邻近的 DIP 关节损害相关。

5. 关节外表现

最常见的是心血管疾病和相关事件的风险增加，如高血压、代谢综合征、2 型糖尿病和脂肪肝（Husni 等，2018；Lucke 等，2016；Puig 等，2015）。PsA 可发生眼部炎症（如葡萄膜炎、虹膜炎、巩膜炎和巩膜外层炎）、炎症性肠病、亚临床结肠炎和骨质疏松症（Husni，2015）。

（二）实验室检查

没有任何实验室检查可以确诊 PsA。由于疾病的系统性和炎症性，急性期反应物（如 CRP 和 ESR）可能会偏高，但很少有明显升高。在部分患者中，急性期反应物的升高与疾病的活动性相关，通常是那些受影响关节数量较多的患者。约有 25% 的 PsA 患者 HLA-B27 阳性。

PsA 患者通常 RF 或抗 CCP 抗体阴性。据报道，抗 CCP 抗体的阳性率约为 10%，一些研究报道为 1%～20%。据报道，这种抗体的存在与更严重的疾病表型有关，与多关节炎、侵蚀性疾病和指（趾）炎相关（Kim 和 Lee，2019）。RF 阳性不是诊断 PsA 的排除标准。在 10%～20% 的患者中检测到抗核抗体阳性，这与健康人群中抗核抗体阳性的发生率相

当。20%～30% 的 PsA 患者存在高尿酸血症，也许是与银屑病相关的细胞更新加速相关（AlJohani 等，2018）。滑液分析提示炎性液体，白细胞计数通常在 5000～50 000/ml。

（三）影像学研究

PsA 最常见的影像学表现是关节间隙狭窄和骨侵蚀。PsA 的侵蚀和 RA 不一样，PsA 没有关节周围骨量减少，并且存在病理性新骨形成，这是 PsA 的一个明显特征。这种新骨形成经常发生在掌骨和跖骨轴上，可以看到绒毛状骨膜炎（图 17-3 和图 17-4）。风湿病医生和放射科医生可能使用"胡须"一词来描述这些增生性改变。通常，这些表现是不对称的，与临床关节炎的模式相似。

关节的严重破坏性改变可能发生在长期的疾病中，但也可能在单个关节中迅速进展，导致骨的削减现象。当一个指骨受累时，它就会变成"铅笔状"，因此，当它与相邻的指骨基底相接时，会出现典型的"铅笔帽样"畸形（图 17-5）。对于那些有中轴受累的患者，可以看到单侧骶髂关节改变和韧带骨赘形成。

MRI 和能量多普勒超声成像的频率都在增加，可以比普通 X 线更早地发现滑膜炎、骨膜炎和侵蚀。软骨下的骨髓改变可以用 MRI 检测。

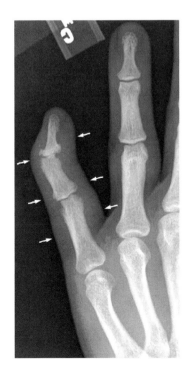

◀ 图 17-2 PA 片显示小指弥漫性软组织肿胀，称为"腊肠指"（箭）注意近端指间和远端指间关节边缘的骨侵蚀（经许可转载，引自 Carl S. Winalski, MD, Cleveland Clinic.）

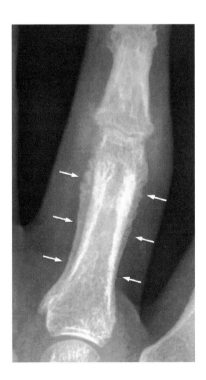

▲ 图 17-3 环指的 PA 片显示出沿近端指骨轴的良性的骨膜反应（箭）。手指有相关的软组织肿胀 经许可转载，引自 Carl S. Winalski, MD, Cleveland Clinic.

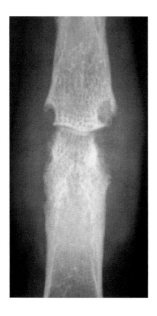

◀ 图 17-4　中指近端指间关节的 PA 片显示中指基底部和近端指骨头有中等大小的边缘侵蚀。近端指骨颈部有"绒毛状"新骨形成（骨膜炎），还有严重的关节间隙变窄和软组织肿胀

经许可转载，引自 Carl S. Winalski, MD, Cleveland Clinic.

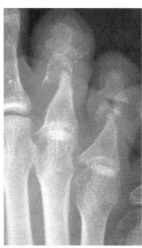

◀ 图 17-5　PA 片显示第三和第四个足趾的趾骨严重骨溶解，导致近端指间关节的"铅笔帽样"畸形

经许可转载，引自 Carl S. Winalski, MD, Cleveland Clinic.

三、鉴别诊断

PsA 的分类标准（Classification Criteria for Psoriatic Arthritis，CASPAR）因其简单、相对较高的特异性和敏感性而被广泛使用，但目前对诊断标准还没有达成共识。PsA 的诊断可能具有挑战性，特别是当皮肤表现不明显或关节炎发生在皮肤病变之前。PsA 的异质性、缺乏明确的诊断标准、与其他风湿性疾病重叠的可能性也增加了诊断的复杂性。

PsA 的鉴别诊断包括与其他类型的炎性关节炎，特别是 RA 和其他血清阴性脊柱关节病（AS、反应性关节炎和炎症性肠病相关的关节炎）相鉴别。当急性发作时，单关节和少关节形式的 PsA 可与晶体性关节炎（痛风和假性痛风）及化脓性关节炎形成混淆，需要分析滑液以排除这些诊断。在对银屑病患者进

行关节穿刺时，关键是要避免将抽吸针头穿过银屑病斑块，因为银屑病斑块往往被细菌严重污染。

四、治疗

PsA 的治疗目的是控制炎症过程。基于证据的治疗建议可以在一些国家组织的出版物中查阅，包括美国 ACR/ 美国国家银屑病基金会（National Psoriasis Foundation，NPF）（Singh 等，2019），EULAR/ 银屑病和银屑病关节炎研究和评估小组（Group for Research and Assessment of Psoriasis and Psoriatic Arthritis，GRAPPA）（Coates 等，2016）。我们将简要回顾用于 PsA 的对症和控制病情药物。

（一）对症治疗（非甾体抗炎药、糖皮质激素、局部糖皮质激素注射）

在 PsA 患者中，非甾体抗炎药（NSAID）可用于缓解肌肉骨骼的疼痛和僵硬症状。NSAID 对关节症状有一定的疗效，经常被用作轻度、少关节炎患者的一线治疗。由于经常需要使用高剂量的 NSAID，因此需要考虑潜在的胃肠道和心脏不良反应以及禁忌证。

局部注射糖皮质激素可作为 PsA 的辅助治疗，在全身治疗起效前，它可以成为缓解症状的桥接治疗。正确使用糖皮质激素注射对指（趾）炎（肌腱鞘内注射）和肌腱端炎也有帮助，如肘部或跟腱后滑囊的跟腱附着点。如果有需要，超声引导可以帮助指导这些注射。全身糖皮质激素应在最短时间内以最低的有效剂量使用。基于不良事件的重大风险，应避免长期使用全身性糖皮质激素。全身糖皮质激素一般只用于急性发作和短期内与其他控制病情药物的衔接。

（二）改善病情抗风湿药

对于持续或急性疾病活动的患者，建议使用改变病情的抗风湿药物。许多口服 DMARD 已被用于治疗 PsA，包括甲氨蝶呤、柳氮磺吡啶、来氟米特和环孢素。这些药物对皮肤和关节一般都有不同程度的改善。很少有强有力的试验对银屑病的特定亚群进行研究，如以肌腱端炎为主或与中轴有关的 PsA。

甲氨蝶呤（methotrexate，MTX）是 PsA 外周关节表现最常用的口服 DMARD，对皮肤银屑病也有效。因为个体间存在很大的差异性，所以必须仔细考虑以确定每个患者的有效剂量，有些患者可能需要每周 20～25mg 的剂量才能获得临床反应，而另一

些用较低剂量就能获得良好的效果。在较高的周剂量范围内，通常推荐使用皮下给药，以改善消化道的耐受性。常见的不良反应包括恶心、呕吐、腹痛和口腔溃疡。罕见但严重的不良反应包括骨髓抑制、肝脏毒性、感染和肺部纤维化。每天补充叶酸或亚叶酸（1mg/d）可以减轻肝毒性和胃肠道的不良反应。

磺胺嘧啶（sulfasalazine，SSZ）可以有效地改善外周滑膜炎的症状；然而，它在 PsA 中的反应不如新型药物那样有力。SSZ 可用于轻度的 PsA，特别是在没有更多的临床特征时。在接受 SSZ 的患者中，高达 1/3 的患者会出现一些不良事件，如胃肠道不耐受、头晕和肝毒性等。因此，应定期检查肝功能和血常规。SSZ 可能引起过敏反应，包括皮疹，因此监测这些反应很重要。SSZ 应从低剂量开始（500mg，每天 2 次），并在数周内慢慢增加到为 2~3g/d 的最大剂量。

来氟米特抑制了嘧啶合成，从而抑制了 T 细胞的活化和增殖。来氟米特（20mg/d）对外周关节滑膜炎有明显缓解作用，并可能改善指（趾）炎，但对皮肤银屑病无明显疗效。没有关于来氟米特对肌腱端炎、脊柱炎或放射学进展的影响的数据。比较常见的不良反应包括腹泻、脱发、高血压和瘙痒症。鉴于该药的半衰期较长，对育龄女性采取避孕措施至关重要。

环孢素可以改善外周滑膜炎和皮肤银屑病，但对脊柱炎和放射学进展几乎没有疗效。该药物除了有许多药物间的相互作用外，还受到高血压和肾脏毒性等不良事件的限制。

（三）磷酸二酯酶 4 抑制药

阿普米司特是一种抑制磷酸二酯酶 4（phospho-diesterase 4，PDE4）的口服小分子药物，可有效改善中重度斑块状银屑病和难治性指甲、头皮和掌跖银屑病。它可以改善传统 DMARD 无效和以前接受过传统 DMARD 治疗的 PsA 患者的症状与体征［肌腱端炎、指（趾）炎、身体功能和疲劳］。它不需要任何特定的实验室监测，除了胃肠道不良反应（腹泻、恶心）外，一般来说耐受性良好，这些不良反应往往在治疗的最初几周就会改善。

（四）生物制剂

1. TNF 拮抗药（TNF 抑制药）

在未治疗的活动性 PsA 患者中，可以使用 TNF 抑制药。有大量随机的临床试验表明，TNF 抑制药对皮肤和关节都有良好的疗效，并能延缓或阻止影像学进展。目前有五种可用的抗 TNF 药物（依那西普、英夫利西单抗、阿达木单抗、戈利木单抗和培塞利珠单抗），都可以抑制 TNF-α 的活性。还有许多关于这些药物治疗强 AS 的疗效的数据（Bravo 和 Kavanaugh，2019）。常见的不良反应包括注射部位反应和输液反应，以及与免疫抑制有关的问题。所有这些药物都能导致潜伏结核的再激活，因此在开始使用 TNF 抑制药之前，应进行结核病的筛查。心力衰竭或多发性硬化症患者有相对的禁忌证，这取决于这些并发症的严重程度和风险。

2. 乌司奴单抗

是一种针对 IL-12/23 亚单位的抗 p40 抗体，可抑制 Th17 信号传导途径的下游。乌司奴单抗在涉及 PsA 患者的两项Ⅲ期试验（PSUMMIT-1 和 PSUMMIT-2）中均证明其具有临床疗效。目前，它被批准用于治疗 NSAID 和传统 DMARD 治疗失败后的 PsA，并作为 TNF 抑制药的替代药物（25）。它具有良好的安全性和方便的给药方案（每隔 12 周），但似乎对皮肤银屑病比对 PsA 更有效。

3. IL-17 抑制药

一类较新的药物包括 IL-17 抑制药，如司库其尤单抗和依奇珠单抗，两者都能阻断 IL-17；还有布罗利尤单抗，它能与 IL-17 受体结合并阻断。这些 IL-17 抑制药对皮肤和关节都有疗效（尽管与关节反应相比，皮肤银屑病反应更好），并已证明能抑制放射学进展。除了治疗关节炎，这些药物对指（趾）炎、肌腱端炎及皮肤和指甲银屑病也有效。不良反应包括念珠菌感染的风险增加和炎症性肠病暴露或恶化的风险增加。

4. 细胞毒性 T 淋巴细胞相关抗原 4IG

阿巴西普，一种细胞毒性 T 淋巴细胞相关抗原 4（cytotoxic-T-lymphocyteassociated antigen 4，CTLA-4）Ig 人融合蛋白，通过抑制 CD28 共刺激通路来阻止初始 T 细胞激活。阿巴西普是一种 PsA 患者潜在的治疗选择，特别是那些有活动性外周关节炎和较少皮肤病变的患者。虽然放射学进展、肌腱端炎和指（趾）炎有改善的趋势，但阿巴西普对皮肤的作用很弱，对于那些有较严重皮肤受累或活动性中轴病变的患者，不应作为一线治疗。阿巴西普具有良好的安全性，可用于有复发或严重感染风险的患者。

（五）口服水分子药物

Janus 激酶抑制药

托法替布是第一个被批准用于治疗活动性 PsA 的 JAK 抑制药，剂量为 5mg，每天 2 次，或者 11mg 的缓释剂型。对于那些既往其他 DMARD 反应不充分或不耐受的患者，可与甲氨蝶呤联合使用。托法替布可代替其他生物制剂（TNF 抑制药、IL-12/23 抑制药或 IL-17 抑制药）用于倾向于口服药物且皮肤病变更轻微的 PsA 患者。在严重的银屑病中，皮肤银屑病的反应不如其他可用的生物制剂那样有效。

（六）总结

目前有更多的生物制剂正在进行 PsA 的临床试验，这有助于那些对当前治疗方案无反应或部分有反应的患者。大多数获批的 PsA 药物对皮肤的疗效比对关节的疗效要好，在关节领域的疗效上仍有未满足的需求。还应该强调健康策略，帮助患者调整生活方式（戒烟、睡眠、压力、运动、体重管理和控制压力），以保持良好的结果，改善 PsA 患者的生活质量。

（七）手术

与许多炎性关节炎一样，PsA 也具有长期的侵蚀性、破坏性及无法控制的病情，可导致广泛的关节畸形。如果存在严重的关节破坏，可以考虑进行骨科会诊，进行关节置换或固定。

五、预后

最近的研究集中在 PsA 的早期识别上，因为早期的治疗干预可以获得更好的结果。用于早期识别的策略包括开发以患者为导向的调查问卷，在各种环境中识别 PsA，先进的成像技术，以及检测候选生物标志物，帮助早期诊断和跟踪治疗反应。因为与 PsA 相关的骨质破坏是不可逆的，及时诊断和早期干预对于保持患者的功能状态和生活质量至关重要。如果对诊断有疑问、在发病时就发现影像学损害，或如果患者对 NSAID 的一线治疗反应欠佳，需要转诊风湿免疫科。此外，与皮肤科进行更多的共同管理帮助改善患者的治疗效果是有必要的。风湿免疫科医生和皮肤科医生在共同护理 PsA 患者中有许多独特的护理模式。

作者要感谢 Xing Qian 博士和 MacKenzie Dunlap 在编辑方面的支持。

参考文献

AlJohani R, Polachek A, Ye JY, et al. Characteristic and outcome of psoriatic arthritis patients with hyperuricemia. *J Rheumatol.* 2018;45:(2):213–217. [PMID: 29196385].

Bravo A, Kavanaugh A. Bedside to bench: defining the immunopathogenesis of psoriatic arthritis. *Nat Rev Rheumatol.* 2019;15(11):645–656. [PMID: 31485004].

Brockbank JE, Stein M, Schentag CT, et al. Dactylitis in psoriatic arthritis: a marker for disease severity? *Ann Rheum Dis.* 2005;64:(2):188–190. [PMID: 15271771].

Coates LC, Kavanaugh A, Mease PJ, et al. Group for research and assessment of psoriasis and psoriatic arthritis 2015 treatment recommendations for psoriatic arthritis *Arthritis Rheumatol.* 2016;68:(5):1060–1071. [PMID: 26749174].

Ferguson LD, Siebert S, McInnes IB, et al. Cardiometabolic comorbidities in RA and PsA: lessons learned and future directions. *Nat Rev Rheumatol.* 2019;15:(8):461–474. [PMID: 31292564].

FitzGerald O, Haroon M, Giles JT, et al. Concepts of pathogenesis in psoriatic arthritis: genotype determines clinical phenotype. *Arthritis Res Ther.* 2015;17:115. [PMID: 25948071].

Husni ME. Comorbidities in psoriatic arthritis. *Rheum Dis Clin North Am.* 2015;41:(4):677–698. [PMID: 26476226].

Husni ME, Wilson Tang WH, Lucke M, et al. Correlation of high-density lipoprotein-associated paraoxonase 1 activity with systemic inflammation, disease activity, and cardiovascular risk factors in psoriatic disease. *Arthritis Rheumatol.* 2018;70:(8): 1240–1250. [PMID: 29569857].

Kim KY, Lee YH. Anti-cyclic citrullinated peptide antibody in psoriatic arthritis: a meta-analysis of its frequency and association with clinical features. *Z Rheumatol.* 2019. [PMID: 31286191].

Lucke M, Messner W, Kim ES, et al. The impact of identifying carotid plaque on addressing cardiovascular risk in psoriatic arthritis. *Arthritis Res Ther.* 2016;18:178. [PMID: 27485213].

Merola JF, Qureshi A, Husni ME. Underdiagnosed and undertreated psoriasis: nuances of treating psoriasis affecting the scalp, face, intertriginous areas, genitals, hands, feet, and nails. *Dermatol Ther.* 2018;31:(3):e12589. [PMID: 29512290].

Ogdie A, Weiss P. The epidemiology of psoriatic arthritis. *Rheum Dis Clin North Am.* 2015;41:(4):545–568. [PMID: 26476218].

Puig L, Strohal R, Husni ME, et al. Cardiometabolic profile, clinical features, quality of life and treatment outcomes in patients with moderate-to-severe psoriasis and psoriatic arthritis. *J Dermatolog Treat.* 2015;26:(1):7–15. [PMID: 24283931].

Ritchlin CT, Colbert RA, Gladman DD. Psoriatic arthritis. *N Engl J Med.* 2017;376:(10):957–970. [PMID: 28273019].

Sherlock JP, Joyce-Shaikh B, Turner SP, et al. IL-23 induces spondyloarthropathy by acting on ROR-gammat+ CD3+CD4− CD8− entheseal resident T cells. *Nat Med.* 2012;18:(7):1069–1076. [PMID: 22772566].

Singh JA, Guyatt G, Ogdie A, et al. Special Article: 2018 American College of Rheumatology/National Psoriasis Foundation Guideline for the Treatment of Psoriatic Arthritis. *Arthritis Care Res (Hoboken).* 2019;71:(1):2–29. [PMID: 30499259].

Tan AL, Fukuba E, Halliday NA, et al. High-resolution MRI assessment of dactylitis in psoriatic arthritis shows flexor tendon pulley and sheath-related enthesitis. *Ann Rheum Dis.* 2015;74:(1):185–189. [PMID: 25261575].

第 18 章 幼年特发性关节炎
Juvenile Idiopathic Arthritis

Courtney B. Crayne　Randy Q. Cron　著

诊断要点

- 幼年特发性关节炎是一组异质性疾病，表现为 16 岁前发病的、持续时间超过 6 周的慢性炎性关节炎。
- 不同疾病亚型在临床表现、关节外症状和血清学方面各不相同。
- 没有特异性的实验室检查或影像学检查可以确认或排除幼年性特发性关节炎的诊断。
- 幼年性特发性关节炎的并发症包括葡萄膜炎、巨噬细胞活化综合征、挛缩和生长异常。
- 治疗方法因疾病亚型不同而异。

幼年特发性关节炎（juvenile idiopathic arthritis，JIA）是一组异质性疾病，均表现为 16 岁前发病，持续时间超过 6 周的慢性炎性关节炎。目前主要有三个分类系统：ACR、EULAR 和国际风湿病学会联盟（International League of Associations for Rheumatology，ILAR）（表 18-1）。ILAR 标准用于统一 ACR 和 EULAR 分类标准之间的差异，并在临床和研究中得到更广泛的应用。在 ILAR 标准修订之前，幼年型类风湿关节炎（juvenile rheumatoid arthritis，JRA）和幼年型慢性关节炎（juvenile chronic arthritis，JCA）这两个术语按照 ACR 和 EULAR 标准互换使用。JRA 是一种误称，因为只有小部分（3%～5%）儿童具有成人类风湿关节炎的特征（Berntson 等，2001；Brewer 等，1977；Petty 等，2001）。

根据 ILAR 分类，JIA 进一步分为 7 种不同亚型：少关节炎型、类风湿因子阳性多关节炎型、RF 阴性多关节炎型、全身型、银屑病型、附着点炎相关型和未分化型。这些亚型在临床表现、病程和病理生理学方面各不相同，因此对现有治疗方案的应

答也不同。疾病亚型分类基于炎性关节的数量、RF 和 HLA-B27 阳性、病史和相关的关节外表现（表 18-2）（Petty 等，2001）。

JIA 病因不明，因此被称为"特发性"，排除了其他已知疾病（包括但不限于感染相关疾病和结缔组织疾病）相关的关节炎。JIA 的发病率约为 1/1000，是儿童时期最常见的慢性疾病之一，与儿童糖尿病相当。虽然不同亚型的表型不同，但它们有很多炎性关节炎的共同特征，如关节僵硬和积液。如果不及时治疗，JIA 可导致严重残疾，包括生长障碍和失明。本章主要介绍 JIA 各亚型及其各自的治疗方法。

一、亚型

（一）少关节炎型 JIA

少关节炎型 JIA（oligoarticular JIA，oligoJIA）根据 ACR 标准在历史上被称为少关节炎型 JRA，符合 ILAR 的 JIA 标准，如果符合排除标准，则进一步定义为在疾病的前 6 个月内有≤4 个关节发生关节炎（表 18-2）。持续型少关节炎型 JIA 在病程中仅限于≤4 个关节，而扩展型少关节炎型 JIA 在病程 6 个月后累及超过 4 个关节（Petty 等，2001）。扩展型少关节炎型 JIA 累及关节数量多，与多关节炎型 JIA 相似，治疗困难。

少关节炎型 JIA 占所有 JIA 的 30%～80%（取决于地理位置），与其他种族相比，最常见于女性和欧洲裔患者。发病高峰年龄为 1—3 岁。关节分布往往不对称，通常影响大关节，特别是膝、踝关节和腕关节。手部小关节累及预示着向多关节病程的进展（Al-Matar 等，2002）。颞下颌关节（temporomandibular joint，TMJ）的关节炎可能被低估，其在影像学检查中可能很明显（Stoll 等，2012）。少关节炎型 JIA

表 18-1 幼年关节炎的历史分类		
ACR（JRA）	**EULAR（JCA）**	**ILAR（JIA）**
少关节型	• 少关节型	• 少关节型 • 持续型 • 扩展型
多关节型	• 多关节型 JRA • 脊柱关节病 • 幼年强直性脊柱炎 • 幼年银屑病	• 多关节型 • RF 阳性 • RF 阴性 • 附着点炎相关型 • 银屑病型
全身型	• 全身型 • IBD- 相关关节病	• 全身型 • 未分化型

ACR. 美国风湿病学会；EULAR. 欧洲抗风湿病联盟；IBD.
炎症性肠病；ILAR. 国际风湿病学会联盟；JCA. 幼年型慢
性关节炎；JIA. 幼年特发性关节炎；JRA. 幼年型类风湿关
节炎；RF. 类风湿因子

引自 Berntson et al, 2001; Brewer et al, 1977; Petty et al, 2001.

常伴有抗核抗体阳性，这会增加无症状葡萄膜炎的
风险。

（二）多关节炎型 JIA

多关节炎型 JIA（polyarticular JIA，polyJIA）的
特征是在发病的前 6 个月内出现 5 个或更多的慢性炎
性关节炎。ILAR 分类标准进一步将其分为两个独立
的亚型，以 RF 的阳性与否作为疾病预后和治疗反应
的标志物。血清阴性多关节炎型 JIA 指 RF 检测阴性，
而血清阳性多关节炎型 JIA 指在间隔至少 3 个月的时
间存在 2 次或 2 次以上 RF 阳性。排除标准与少关节
炎型 JIA 相似，但血清阳性多关节炎型 JIA 有明显的
RF 表达（表 18-2）（Petty 等，2001）。

约 20% 的 JIA 患儿发生多关节炎，其中约 85%
为 RF 阴性（Oen 和 Cheang，1996）。伴随症状可能
包括全身症状，如体重减轻、疲劳和低热。

1. 类风湿因子阴性多关节炎型

RF 阴性多关节炎型 JIA 可在 16 岁之前的任何年
龄发病；然而，它通常遵循双峰模式，在 1—3 岁达
到峰值，然后在青春期后期再次达到峰值。女性比
男性更容易受到影响。RF 阴性的多关节炎型 JIA 与
少关节炎型 JIA 相似，主要累及较大的关节（如膝
关节、踝关节、腕关节），也可能与 ANA 阳性相关，
可增加无症状前葡萄膜炎的风险。关节累及趋向于

更对称。

2. RF 阳性多关节炎型 JIA

RF 阳性多关节炎型 JIA 在临床表型、病理学和
血清学方面与成人 RA 相似。临床上，两种疾病的主
要区别是发病年龄。RF 阳性多关节炎型 JIA 多见于
女性，平均发病年龄在青春期早期。RF 阳性多关节
炎型 JIA 是最少见的亚型，仅占 JIA 患儿的 3%～5%。

与少关节炎型 JIA 不同，RF 阳性 JIA 在非白种
人儿童（如非洲裔美国人、拉丁裔和亚洲裔的儿童）
中更常见。RF 阳性多关节炎型 JIA 的关节炎常呈侵
蚀性，因此是 JIA 中最具侵袭性的亚型之一。常累及
手部和腕部的大、小关节，呈对称性分布。与成人
相比，皮下结节和肺部疾病在儿童中较少见。即使
在 ANA 阳性的情况下，葡萄膜炎也很罕见。

（三）全身型 JIA

全身型 JIA（systemic JIA，sJIA），顾名思义，存
在关节炎伴全身表现，特别是发热和皮疹。根据
ILAR 分类系统的定义，sJIA 是一个或多个关节发生
关节炎，伴有（或在此之前）持续至少 2 周的发热。
发热为每天发作的（每天升高 1 次，然后恢复正常或
通常低于正常），持续至少 3 天。此外，必须有下列
情况之一：一过性、不固定的红斑；全身淋巴结病；
肝大和（或）脾大；浆膜炎。皮疹通常局限于躯干和
四肢，通常与发热同时出现，并随着体温恢复正常
而消退（Petty 等，2004）。

通常，虽然关节炎是诊断所必需的，但全身表
现可早于关节炎的发生，适当的治疗可以预防某些
患者关节炎发作。与上述亚型不同，sJIA 无性别差异，
在整个儿童期均可发病，发病高峰年龄为 2 岁。sJIA
占 JIA 患儿的 10%～15%。

（四）银屑病型 JIA

严格定义为关节炎和银屑病或关节炎合并以下
情况中的两种：指（趾）炎、甲凹陷或甲剥离或一
级亲属银屑病病史。一些人认为青少年银屑病型 JIA
是脊柱关节病的一个亚类，因为他们可以出现附着点
炎和其他相关特征（Petty 等，2004；Stoll 等，2006）。
儿童银屑病不常见，容易被误诊为特应性皮炎或湿
疹。此外，关节炎的发作可能先于皮肤表现，在患者
或一级亲属未被确诊为银屑病的情况下，患者最初可
能被归类为 JIA 的另外亚型。使用改变病情抗风湿药
可有效治疗关节炎和银屑病，从而阻止皮肤表现出现，

使无其他临床特征的银屑病型 JIA 的诊断变得棘手。

银屑病型 JIA 被认为有两种不同的表现。较年幼患者的临床表现类似少关节炎和 RF 阴性多关节炎型 JIA，而年龄稍大患者的病程与其他脊柱关节病相似，如附着点炎相关型关节炎（enthesitis-related arthritis，ERA）和成人银屑病型关节炎（Stoll 等，2006；Stoll 等，2013）。

（五）附着点炎相关型关节炎

与关节炎密切相关的是附着点炎，即肌腱和韧带插入骨骼部位的炎症。ERA-JIA 与 HLA-B27 密切相关，并可能进展为强直性脊柱炎，尽管中轴和骶髂关节受累在儿童中并不常见。分类标准是基于同时存在关节炎和附着点炎，或者关节炎或附着点炎，加上以下 5 个标准中的 2 个：①骶髂关节压痛或影像学上的炎症；② HLA-B27 阳性；③急性症状性前葡萄膜炎病史；④一级亲属患 HLA-B27 相关疾病；⑤ 6 岁以上发病的男性关节炎（Petty 等，2004）。

ERA-JIA 多见于年龄较大的男性和青少年。外周关节炎常局限于下肢，往往不对称。与少关节炎

表 18-2 国际风湿病学会联盟（ILAR）分类

ILAR 分类	定 义
少关节炎型	<ul><li>在发病前 6 个月内累及 1～4 个关节的关节炎</li><li>持续型：病程中累及≤4 个关节</li><li>扩展型：6 个月后累及＞4 关节</li><li>排除：A、B、C、D、E</li></ul>
RF 阴性多关节炎型	<ul><li>发病前 6 个月内，累及≥5 个关节的关节炎，同时 RF 阴性</li><li>排除：A、B、C、D、E</li></ul>
RF 阳性多关节炎型	<ul><li>发病前 6 个月内累及≥5 个关节的关节炎，同时需间隔至少 3 个月的≥2 次 RF 检测阳性</li><li>排除：A、B、C、E</li></ul>
全身型	<ul><li>≥1 个关节出现关节炎，伴有或之前有至少 2 周的持续发热，每天发热至少 3 天并伴有以下至少一种情况：一过性红斑；全身淋巴结病；肝大和（或）脾大；浆膜炎</li><li>排除：A、B、C、D</li></ul>
银屑病型关节炎	<ul><li>关节炎和银屑病，或者关节炎和以下至少两种表现：指（趾）炎；甲凹陷或甲脱落；一级亲属患有银屑病</li><li>排除：B、C、D、E</li></ul>
附着点炎相关型关节炎	<ul><li>关节炎和附着点炎，或者关节炎 / 附着点炎以及至少以下两种表现：骶髂关节压痛（当前或既往）和（或）炎性腰骶痛；存在 HLA-B27 抗原；男性，发病年龄＞6 岁；急性症状性前葡萄膜炎；一级亲属有强直性脊柱炎、附着点炎相关关节炎、骶髂关节炎伴炎症性肠病、Reiter 综合征或急性前葡萄膜炎病史</li><li>排除：A、D、E</li></ul>
未分化关节炎	不符合任何类别或符合上述类别中≥2 项标准的关节炎

排除标准：

A. 患者或一级亲属有银屑病或银屑病病史

B. HLA-B27 阳性男性在 6 岁后开始出现关节炎

C. 一级亲属有强直性脊柱炎、附着点炎相关关节炎、骶髂关节炎伴炎症性肠病、Reiter 综合征或急性前葡萄膜炎的病史

D. 至少有 2 次 IgM RF 阳性，间隔至少 3 个月

E. 全身型幼年特发性关节炎

HLA-B27. 人类白细胞抗原 –B27；IgM. 免疫球蛋白 M；RF. 类风湿因子

引自 Petty RE, Southwood TR, Manners P, et al. International League of Associations for Rheumatology classification of juvenile idiopathic arthritis: second revision, Edmonton, 2001. J Rheumatol. 2004;31(2):390–2.

型 JIA 一样，ERA-JIA 的关节炎在发病时通常局限于 4 个或更少的关节，但也可以是多关节。在没有附着点炎的情况下（附着点炎在体格检查中可能有些主观），起病年龄和性别可能有助于区分 ERA 与其他亚型 JIA。此外，髋关节受累也应引起对 ERA-JIA 的考虑，因为髋关节在其他亚型中较少受累（Weiss，2016）。

（六）未分化关节炎

如果患者符合一种以上亚型的标准，或者没有可符合亚型，则将其归类为"未分化"。这包括 HLA-B27 阳性的银屑病和关节炎患儿，或者未来发展为银屑病的 sJIA 患儿（Petty 等，2004）。

二、鉴别诊断

根据定义，病程＜6 周的单关节炎患儿不符合 JIA 诊断标准。诊断时应考虑广泛的鉴别评估（表 18-3）。如果出现急性关节皮温升高、触痛或骨痛，应考虑感染或恶性肿瘤。此外，将儿童从睡眠中惊醒的夜间疼痛是关节炎的典型表现。在开始对 JIA 进

行全身性治疗之前，应始终排除恶性肿瘤、化脓性关节炎和骨髓炎。直到确诊 JIA，首选非甾体抗炎药治疗。

三、并发症

（一）葡萄膜炎

JIA 最严重的并发症之一是涉及虹膜（虹膜炎）和睫状体（虹膜睫状体炎）的炎症，统称为"葡萄膜炎"。与 JIA 相关的慢性葡萄膜炎是最常见的非感染性、非肉芽肿性葡萄膜炎之一，据报道，高达 20% 的 JIA 患者合并慢性葡萄膜炎（Foeldvari 等，2015）。JIA 相关葡萄膜炎多局限于前房，临床表现取决于 JIA 亚型。少关节炎型、RF 阴性的多关节炎型 JIA 和年轻的银屑病型 JIA 多表现为慢性隐匿性前葡萄膜炎。这些患者无临床症状（Angeles-Han 等，2015）。急性、有症状的葡萄膜炎与 HLA-B27 阳性和 ERA 密切相关。这些患者眼部疼痛、红肿，可能被误诊为感染或异物。

应在 JIA 诊断时进行裂隙灯检查，然后根据危险

表 18-3 儿童关节炎与关节病的鉴别诊断		
单关节关节炎	**多关节关节炎**	**全身性关节炎**
少关节炎型 JIA	多关节炎型 JIA	全身型 JIA
附着点炎相关型 JIA	附着点炎相关型 JIA	感染
银屑病型 JIA	银屑病型 JIA	家族性地中海热综合征
感染	感染	
• 化脓性关节炎	• 反应性关节炎	新生儿多系统炎性疾病
• 反应性关节炎	• 莱姆病	其他风湿性疾病
• 骨髓炎	• 急性风湿热	• 系统性红斑狼疮
• 结核	• 结核	• 结节病
	其他风湿性疾病	
恶性肿瘤	• 系统性红斑狼疮	血管炎
• 白血病	• 结节病	• 川崎病
• 肉瘤	• 干燥综合征	• 过敏性紫癜
	• 混合性结缔组织病	• 结节性多动脉炎
		• 肉芽肿性多血管炎
镰状细胞病		
血友病		
外伤		

JIA. 幼年特发性关节炎

分层定期进行眼科检查（表 18-4）。发病年龄较小、ANA 阳性和病程较短的少关节炎型 JIA 和 RF 阴性多关节炎型 JIA 患儿发生无症状前葡萄膜炎的风险较高（Angeles-Han 等，2015；Angeles-Han 和 Rabinovich，2016；Heiligenhaus 等，2007）。值得注意的是，在 RF 阳性多关节炎和 sJIA 患儿中，ANA 阳性不会增加葡萄膜炎的风险，因为这种并发症在这些亚型中很罕见（Angeles-Han 和 Rabinovich，2016；Clarke 等，2016；Heiligenhaus 等，2007）。在一小部分患者中，葡萄膜炎可能在关节炎发病之前出现。对于无 JIA 的孤立性葡萄膜炎病例，医师应考虑风湿病学检查及疾病监测转诊。葡萄膜炎的初始治疗通常包括糖皮质激素滴眼液，通常使用散瞳药来扩大瞳孔，帮助预防粘连的发生（图 18-1）。然而，长期使用局部糖皮质激素可能导致白内障和眼压升高。甲氨蝶呤和（或）抗 TNF 单克隆抗体（如阿达木单抗）的二线治疗可诱导局部激素治疗无效的难治性葡萄膜炎患儿缓解（Angeles-Han 和 Rabinovich，2016；Cordero-Coma 和 Sobrin，2015）。

（二）巨噬细胞活化综合征

巨噬细胞活化综合征是 JIA 的一种潜在危及生命的并发症，几乎只发生在全身型。由于 MAS 与 sJIA 疾病发作有显著的临床重叠，包括发热、血清铁蛋白明显升高、皮疹和肝脾大，因此可能难以识别。据报道，sJIA 人群中 MAS 的患病率为 10%。然而，亚临床 MAS 可能出现在高达 40% 的 sJIA 患儿中（Behrens 等，2008；Bleesing 等，2007）。任何确诊或疑似 sJIA 的发热患者，如果血清铁蛋白水平＞684ng/ml，加上以下任何两项：血小板计数≤181×10⁹/L，天冬氨酸转氨酶＞48U/L，甘油三酯＞156mg/dl，或者纤维蛋白原≤360mg/dl，均可诊断为 MAS（Ravelli 等，2016）。作为 sJIA 的一部分，MAS 的治疗通常包括大剂量糖皮质激素、大剂量 IL-1 拮抗药，有时可使用钙调磷酸酶抑制药（Stoll ML 和 Cron，2013）。

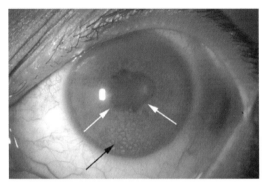

▲ 图 18-1　急性前葡萄膜炎伴角膜内皮白细胞聚集（黑箭）和虹膜后粘连形成（虹膜与晶状体粘连，白箭）（此图彩色版本见书末）

经许可转载，引自 Chapter 18. Uveitis and Iritis. In: Usatine RP, Smith MA, Chumley HS, Mayeaux EJ, Jr. eds. The Color Atlas of Family Medicine, 2e New York, NY: McGraw-Hill; 2013.

171

表 18-4　改良的眼科筛查建议

JIA 亚型	ANA	发病年龄（岁）	病程（年）	眼科检查频率（月）
	+	≤6	≤4	3
			>4	6
			≥7	12
• 少关节炎 /RF 阴性	+	>6	≤2	6
• 多关节炎 / 银屑病型 JIA			>2	12
	−	≤6	≤4	6
			>4	12
	−	>6	N/A	12

**. 对于 RF 阳性多关节炎和附着点炎相关型关节炎、全身型关节炎，无论年龄、病程和 ANA 状态如何，每年进行筛查就足够

ANA. 抗核抗体；JIA. 幼年特发性关节炎；RF. 类风湿因子

引自 Heilinghaus et al，2007.

（三）关节破坏

慢性关节炎症可导致关节间隙狭窄和侵蚀。与包括 sJIA 在内的多关节炎亚型相比，少关节炎型的关节破坏要少得多。慢性炎症导致骨过度生长，如膝关节受累可导致膝关节变大。未经治疗的关节炎可发展为下肢长度不一致、挛缩、活动范围受限、附近肌肉萎缩和骨性畸形，最终导致严重残疾，尤其是当腕、手部小关节和踝关节受到影响时（Cassidy 和 Petty，2005；Gowdie 和 Tse，2012）。

1. 颞下颌关节关节炎

TMJ 受累被认为严重低估。TMJ 关节炎在临床上往往无症状，患者主诉提示炎症的症状即使有，也很少。根据 MRI 研究，TMJ 关节炎的疑似患病率为 63%～75%，这表明 TMJ 关节炎跨越了数个亚型。此外，JIA 可能表现为孤立性 TMJ 关节炎（Bleesing 等，2007）。

较早发病年龄被认为是最危险的时期。TMJ 关节炎的关节损害可表现为小颌畸形、下颌后缩、不对称和下颌偏斜。活动性 TMJ 关节炎可能导致关节破坏，最终导致患颌缩短（Carrasco，2015；El Assar de la Fuente 等，2016；Stoll 等，2012）。TMJ 关节炎的临床差异很大。此外，关节损伤的程度并不一定与临床表现相关（Carrasco，2015；El Assar de la Fuente 等，2016）。

2. 颈椎

与 TMJ 关节炎一样，颈椎受累常起病隐匿，临床表现不明显。随着时间的推移，寰枢椎半脱位、骨侵蚀和脊柱融合可能会导致活动受限。可能需要先进的成像方式，特别是 MRI，来帮助这些关节的诊断和疾病监测（Colebatch-Bourn 等，2015；Vaid 等，2014）。

3. 生长异常

全身性和局限性的生长障碍是 JIA 众所周知的并发症。促炎细胞因子（如 TNF、IL-1 和 IL-6）和全身性糖皮质激素可干扰胰岛素样生长因子，从而导致生长受限。随着更有效的免疫调节疗法的出现，全身性生长异常（如身材矮小）的发生率大大降低（Bechtold 和 Simon，2014；Wong 等，2016）。近年来，如下肢不等长等有限的异常，已变得更加普遍。这些通常局限于一个肢体，与一个长期活动的关节有关，最常见的是膝关节。骺板的炎症可导致骨化中心的过度刺激，从而导致患肢生长加快。随着时间的推移，慢性炎症可导致青春期骺板提前闭合而限制患肢的生长，从而最终导致下肢变短（Fellas 等，2017）。

四、发病机制与病因学

顾名思义，JIA 的病因不明，被认为是遗传和环境因素之间复杂的相互作用。许多研究表明，JIA 与主要组织相容性复合体（人类中也称为 HLA）相关，提示适应性免疫系统与疾病发病机制有关。在其他病毒性疾病中，肠道感染被认为是一个免疫触发因素，特别是在脊柱关节炎亚型中。尽管如此，没有特定的生物体被证明是引起 JIA 的原因（Stoll，2015）。最近，有研究表明肠道菌群可能影响 ERA 的发生发展（Stoll 和 Cron，2016）。

五、临床表现

JIA 的诊断需要结合病史和体格检查结果。JIA 患儿常表现为关节僵硬，长时间不活动可加重。关节僵硬在早晨最为明显，通常被家长描述为步态异常或"像老人一样走路"。僵硬通常在一天中通过增加活动或洗热水澡来改善（Cassidy 和 Petty，2005）。

活动性关节炎的临床特征包括关节积液和活动范围受限。关节可以发热；然而，JIA 的关节几乎从不出现红斑。静息疼痛，尤其是重度疼痛，很少与关节炎相关。然而，疼痛可由被动和主动两种运动方式引起。触诊时的压痛在关节线和过度发炎的滑膜处最明显（Cassidy 和 Petty，2005）。

关节分布和受累特点因亚型而变化（表 18-5）。亚型之间存在临床重叠，因此特征应作为指导而不是金标准。例如，银屑病型 JIA 可表现为不对称的多关节关节炎或少关节关节炎。

六、实验室检查

（一）急性相反应物

除了伴有炎症标志物（如白细胞计数、血小板、ESR 和 CRP）升高的 sJIA 外，JIA 患儿的实验室检查结果通常不特异。sJIA 合并 MAS 患儿可能因消耗性凝血功能障碍而出现正常的炎症指标，进一步增加了诊断的难度。在这些病例中，铁蛋白、肝酶、纤维蛋白原和甘油三酯水平可作为诊断的补充。在 sJIA 中，铁蛋白常明显升高，但未达到 MAS 的程度

	少关节炎型	多关节炎型	全身型	银屑病型	ERA
性别	F>M	F>M	F=M	F>M	M>F
年龄	学步期儿童	双峰：幼儿和青少年	所有年龄（高峰期 1—3 岁）	双峰	青少年
关节数量	<5	≥5	任何	任何	任何
关节分布	大（如膝）	大和小	任何	任何	下肢；臀部
是否对称	不对称	对称	—	不对称	不对称
区分特征	ANA+ 增加葡萄膜炎风险	血清阳性（RF⁺）模拟成人 RA	发热，皮疹	指甲凹陷，指炎	附着点炎，HLA-B27⁺

表 18-5　基于 JIA 亚型的临床特征

ANA. 抗核抗体；ERA. 附着点炎相关型关节炎；F. 女性；HLA-B27. 人类白细胞抗原 –B27；JIA. 幼年特发性关节炎；M. 男性；RA. 类风湿关节炎；RF. 类风湿因子

（Ravelli 等，2016）。JIA 仍然是一种临床诊断，因此正常的实验室检查不应作为排除诊断。

（二）自身抗体

在确诊 JIA 的情况下，选择血清学标志物有助于确定疾病亚型，从而更好地指导治疗。这些抗体中有许多是非特异性的，有些在普通人群中经常存在（如 ANA）。此外，这些抗体在感染后可呈一过性阳性，全科医师不应常规开具这些检测。

（三）抗核抗体

20%～30% 的健康人群中可出现 ANA 滴度阳性，随访证实这些阳性结果没有诊断意义。ANA 滴度阳性的患者在发病年龄、女性发病和非对称性关节炎的频率方面相似，因此一些人假设 ANA 阳性代表了 JIA 中的一个亚型（Ravelli 等，2011）。毫无疑问，中低度滴度 ANA 增加了前葡萄膜炎的风险，因此在确定眼科筛查频率的风险分层中最有用（Angeles-Han 等，2013）。

（四）类风湿因子

除了将多关节炎型 JIA 分为血清阴性（RF 阴性）和血清阳性（RF 阳性）之外，RF 滴度很少用于幼年关节炎的诊断。IgM RF 滴度阳性可见于多种其他自身免疫性疾病，包括干燥综合征和其他结缔组织疾病，以及健康儿童。在 JIA 患者中，RF 抗体的存在可能提示预后较差（Angeles-Han 和 Rabinovich，2016；Brewer 等，1977）。在缺乏 RF⁺ 多关节炎的临床症状时，RF 诊断价值很小。

（五）抗瓜氨酸化蛋白抗体

抗瓜氨酸化蛋白抗体（ACPA）则争议更大。关于 JIA 患儿 ACPA 患病率的研究有限；然而，目前的证据表明，这些自身抗体可能存在于疾病早期，尤其是 RF 阳性的多关节炎型 JIA，并可能与较高的疾病活动度相关（Cassidy 和 Petty，2005；Gowdie 和 Tse，2012）。初步研究也提示 ACPA 与 IgM RF 抗体的存在具有相关性。目前，ACPA 对 JIA 的诊断或治疗没有产生实质性影响（El Assar de la Fuente，2016）。

七、影像学检查

正常影像不能排除 JIA，但可能有助于确认可疑关节受累或排除其他诊断（如损伤）。根据炎症的慢性程度，放射学上可显示关节间隙狭窄、骨质增生和侵蚀。正如人们所怀疑的那样，越具有侵袭性的亚型，疾病未经治疗的持续时间越长，X 线上就越有可能看到变化（Giancane 等，2014）。

增强 MRI 可以显示滑膜炎、关节积液增多和骨髓水肿的征象，因此有助于确认相似诊断（Vaid 等，2014）。对于体格检查时关节受累可能轻微的情况，如 TMJ（图 18-2）、颈椎关节炎和骶髂关节炎，可能需要 MRI 来监测疾病进展和治疗应答（Colebatch-Bourn 等，2015）。MRI 应保留作为一种帮助鉴别关节肿胀原因的手段（如在单关节炎病例中），而不应作为常规诊断工具。

超声是一种相对廉价且容易获得的成像方式，

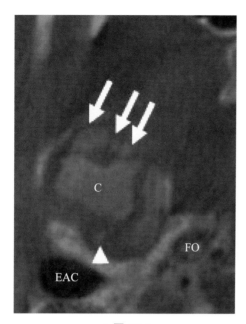

▲ 图 18-2

18 岁女性多关节炎型 JIA 患者的右侧颞下颌关节锥形束 CT 图像，显示颞下颌关节的前（箭）和后（箭头）部分有骨碎片，以及髁突头（C）、外耳道（EAC）和卵圆孔（FO）

在确诊滑膜炎方面显示出应用前景（Magnio-Manzoni 等，2013）。超声还可用于引导关节穿刺和关节内糖皮质激素注射。与 MRI 不同，超声可以在不麻醉的情况下进行；然而，检查结果取决于操作者，因此可靠性偏低，尤其是在评估 TMJ 关节炎方面（Colebatch-Bourn 等，2015；Muller 等，2009；Weiss，2008）。

八、治疗

根据亚型分类确定治疗方案。历史上，治疗的主要药物是 NSAID。考虑到如果 JIA 得不到适当治疗将会造成严重残疾，因此风湿科医师正在转向更积极的治疗，使用改善病情抗风湿药作为一线治疗，特别是对多关节炎型 JIA（表 18-6）。2011 年 ACR 关于 JIA 的治疗建议采用风险分层作为治疗升级的指南（Beukelman 等，2011）。

（一）非甾体抗炎药

NSAID 曾是主要治疗方法，但现在已不再作为单一疗法或持续时间超过 1~2 个月的常用药物（Giancane 等，2016）。如前所述，NSAID 是未确诊 JIA 患者的首选治疗药物，可用于无不良预后特征和疾病活动性低的少关节炎型患者。长期使用 NSAID 并非没有风险，建议定期进行实验室监测。应在基线时检查血清肌酐、尿分析、全血细胞计数（complete blood count，CBC）和肝酶，如果每周使用 3~4 次，则应每年检查一次，如果每天使用，则应每年检查 2 次（Beukelman 等，2011）。假卟啉病是一种与使用 NSAID（尤其是萘普生）相关的光敏性皮炎，停药后可缓解，但可导致永久性瘢痕（Bryant 和 Lachman，2003）。

（二）糖皮质激素

长期使用全身性糖皮质激素（传统口服给药）会带来一系列相关不良后果，包括但不限于感染、骨质疏松、白内障、高血糖、体重异常增加和肾上腺抑制。此外，没有证据表明长期获益。虽然全身性糖皮质激素已不再被推荐用于治疗 JIA，但它们可作为侵袭性多关节炎型 JIA 的辅助治疗，作为桥接治疗，在 DMARD 启动期间、sJIA 初期或急性发作期或 MAS 期间快速减轻炎症（Beukelman 等，2011；Giancane 等，2016；Harris 等，2013；Ringold 等，2013）。

另外，关节内注射糖皮质激素被通常被推荐作为 JIA 的治疗方法，特别是对于四个或四个以下关节受累的患者（Beukelman 等，2011）。对于活动性关节炎患者，关节内注射糖皮质激素可单独用于治疗，也可与其他药物联合使用（Bloom 等，2011）。此外，在难治性 TMJ 关节炎的情况下，尽管进行了全身治疗，但为了控制局部炎症，糖皮质激素注射可能是必要的（Stoll 等，2012）。

关节内注射糖皮质激素通常使用两种剂型，即己曲安奈德和曲安奈德。2004 年的一项双盲研究发现，前者在缓解率方面优于后者；然而，不幸的是，己曲安奈德目前尚未在美国上市（Zulian，2004）。糖皮质激素注射的不良反应往往是局部的，可能导致皮肤萎缩和变色。关节感染和全身不良反应是罕见的（Giancane 等，2014）。

（三）传统改善病情抗风湿药

DMARD 是 NSAID 和全身性激素的相对安全有效的替代药物。与两者不同如果在病程早期使用 DMARD，则有助于预防不可逆的关节损伤。

（四）甲氨蝶呤

甲氨蝶呤仍然是 JIA 治疗中使用最多的 DMARD。

表 18-6　传统和生物改善病情抗风湿药的剂量信息		
	剂　量	剂　型
传统抗风湿药		
甲氨蝶呤	每周 0.5～1mg/kg（最大剂量每周 25mg）	口服或皮下注射
来氟米特	• <20kg：负荷剂量（第 1 天 100mg），然后隔天 10mg • 20～40kg：负荷剂量（100mg/d，持续 2 天），然后每日 10mg • >40kg：负荷剂量（100mg，连续 3 天），然后每日 20mg	口服
柳氮磺吡啶	30～50mg/（kg·d），每日 2～3 次	
TNF 抑制药		
依那西普	<63kg：每周 0.8mg/kg	皮下注射
	≥63kg：每周 25mg，每周 2 次或 50mg，每周 1 次	药瓶，自动注射器，预充式注射器
	最大剂量：每周 50mg	
阿达木单抗	10～15kg：每隔 1 周 10mg	皮下注射
	15～30kg：每隔 1 周 20mg	
	≥30kg：每隔 1 周 40mg	预充式注射器或笔
英夫利西单抗	3～10mg/kg，在 0、2、4 周时，然后如果耐受每 4～8 周注射	静脉输注
T 细胞共刺激拮抗药		
阿巴西普	在 0、2、4 周输注 10mg/kg，然后每 4 周输注 1 次	静脉输注
	最大剂量：1000mg/ 次	皮下注射
IL-1 拮抗药		
阿那白滞素	1～2mg/（kg·d），每日分 1～2 次	皮下注射
	最大剂量：8mg/（kg·d）	
卡那单抗	≥7.5kg：每 4 周 4mg/kg	静脉输注
利纳西普	4.4mg/kg 负荷，然后每周 2.2mg/kg	皮下注射
IL-6 拮抗药		
托珠单抗	<30kg：多关节炎型每 4 周 10mg/kg；sJIA 每 2 周 12mg/kg	静脉输注
	≥30mg：多关节炎型每 4 周 8mg/kg；sJIA 每 2 周 8mg/kg	皮下预充式注射

IL. 白细胞介素；sJIA. 全身型幼年特发性关节炎；TNF. 肿瘤坏死因子

甲氨蝶呤常在尝试 NSAID 或关节内激素注射失败后启用。在具有高疾病活动度和（或）预后不良特征的 JIA 患者中，应将其作为一线治疗方案（Beukelman 等，2011；Stoll 和 Cron，2014）。甲氨蝶呤是一种叶酸类似物，大剂量时可竞争性抑制二氢叶酸还原酶，进而阻断嘌呤合成和 DNA 生成。虽然在低剂量下甲氨蝶呤的确切作用机制仍不清楚，但它被认为

可以增加腺苷水平，从而产生抗炎作用（Harris 等，2013；Ramanan 等，2003）。

美国和前苏联的一项合作研究首次报道了其安全性和有效性（Giannini 等，1992）。甲氨蝶呤可以口服或皮下（subcutaneous，SQ）注射给药。两种给药途径之间的差异仍有争议。目前的文献并不强烈支持不良事件的差异，包括胃肠道（gastrointestinal，

GI）不适。然而，最近的研究表明，与口服甲氨蝶呤相比，使用 SQ 注射甲氨蝶呤可提高生物利用度和改善关节反应（Alsufyani 等，2004；Falvey 等，2017；Franova 等，2016；Stoll 和 Cron，2014）。这些反应不具有剂量依赖性，也不随剂量增加而改变（Stoll 和 Cron，2014）。

总体而言，甲氨蝶呤的耐受性良好。最常见的症状是恶心和胃肠道不适。其他少见不良反应包括口腔溃疡和脱发。这些不良反应可能与叶酸的拮抗作用有关，因此充足的叶酸可能有助于减轻不良反应。同样，妊娠期的叶酸拮抗作用可导致胎儿畸形。妊娠期间不应服用甲氨蝶呤，女性应接受适当的避孕咨询（Harris 等，2013）。

虽然不常见，但甲氨蝶呤可引起血液学、肝和肾毒性。由于甲氨蝶呤是一种免疫抑制药，目前禁用活疫苗。基线检查应包括全血细胞计数、肝酶和肌酐。在接受甲氨蝶呤治疗期间，这些实验室应每 12 周重复 1 次（Beukelman 等，2011；Harris 等，2013；Stoll 和 Cron，2014；Stoll 等，2013）。

（五）来氟米特

来氟米特抑制嘧啶合成并改变细胞因子产生，最终具有与甲氨蝶呤相似的临床效果。一项随机对照试验表明甲氨蝶呤比来氟米特更有效（Silverman 等，2005）。甲氨蝶呤是 JIA 患者首选的 DMARD 来氟米特常作为替代药物。两种药物的不良反应相似，包括胃肠道不适和脱发。与甲氨蝶呤一样，来氟米特也具有致畸作用，并且可以在体内保持活性持续数周。由于该药物可能具有毒性，建议常规进行全血细胞计数、肝功能和肌酐检测（Harris 等，2013；Stol 等，2013）。

（六）柳氮磺吡啶

柳氮磺吡啶更常用于附着点炎相关 JIA 和炎症性肠病相关关节炎。然而，研究表明柳氮磺吡啶对少关节炎型和多关节炎型 JIA 均有帮助（Chen 等，2002；van Rossum 等，1998）。约 30% 的 JIA 患儿会发生不良事件，皮疹和胃肠道不适较常见。罕见但严重的不良反应包括 Stevens-Johnson 综合征、伴嗜酸粒细胞增多和系统症状的药疹（drug reaction with eosinophilia and systemic symptoms，DRESS）、药物性狼疮、血细胞减少和肝毒性。柳氮磺吡啶禁忌用于已知对磺胺类药物过敏的任何患者，包括 G6PD 缺乏症患者（Harris 等，2013；Stoll 和 Cron，2014；Stoll 等，2013）。由于潜在的严重不良反应，sJIA 患者也禁用该药（Stoll 和 Cron，2014）。与来氟米特和甲氨蝶呤不同，柳氮磺吡啶在妊娠和哺乳期间是安全的（Cassidy 和 Petty，2005）。常规监测应包括血细胞计数和肝功能（Harris 等，2013）。

九、生物 DMARD

生物 DMARD 与传统 DMARD 的不同之处在于，它们靶向特定的生物分子，并通过重组 DNA 技术产生。这些药物较新，现有的长期疗效研究较少。

（一）TNF 抑制药

长期以来，促炎细胞因子 TNF 一直被认为与 RA 有关，因此它是生物治疗的主要靶点（Stoll 和 Cron，2014）。TNF 在 JIA 患者的血清和滑液中均升高，提示其在 JIA 的发病机制中起主要作用。目前有三种 TNF 抑制药在 JIA 患儿中被广泛应用：依那西普、阿达木单抗和英夫利西单抗。前者是可溶性受体拮抗药，后两者是针对 TNF 的单克隆抗体。只有阿达木单抗和依那西普被美国 FDA 批准用于治疗 JIA。虽然也有其他 TNF 抑制药（如戈利木单抗和培塞利珠单抗），但其在儿童中的安全性和有效性尚未经过充分研究，而且这些药物目前在美国尚未被批准用于儿科（Harris 等，2013；Stoll 和 Cron，2014；Sterba 和 Ilowite，2016）。

目前 ACR 推荐 TNF 抑制药用于对甲氨蝶呤治疗 3 个月无效的中高疾病活动性多关节炎型 JIA。然而，一些儿科风湿病医师采用自上而下（即倒金字塔）的治疗方法，选择在病程早期开始 TNF 抑制药治疗。在开始治疗前，以及在接受抗 TNF 抑制药治疗时，应每 3～6 个月进行一次全血细胞计数、肝酶和肌酐监测。此外，在开始抗 TNF 治疗前应排除结核（Beukelman 等，2011）。

不同患者对 TNF 抑制药的应答可能不同。成功控制疾病的预测因素包括开始治疗前病程较短、发病年龄较低、基线残疾评分较低、在抗 TNF 之前使用 DMARD 及 4 个月时的良好应答（Otten 等，2011；Wallace 等，2014）；因此，使用 TNF 抑制药进行早期积极治疗可能会使治疗效果最大化。TREAT（早期强化治疗试验）研究的结果表明，在接受依那西普、甲氨蝶呤和泼尼松早期积极治疗的重度多关节炎型 JIA 患者中，超过 1/3 的病情处于临床非活动状态。开始积极治疗的时间越早，疾病缓解的可能性越高（Wallace 等，2012）。

（二）依那西普

依那西普以皮下注射给药，是一种完全人源化的可溶性 TNF 受体，与免疫球蛋白的恒定区连接，以延长稳定性。依那西普于 1999 年被 FDA 批准用于儿童，是第一种用于 JIA 的 TNF 抑制药（Harris 等，2013）。Lovell 等发表了第一项比较依那西普和安慰剂的随机对照试验。28% 的依那西普治疗患者和 81% 的安慰剂治疗患者出现疾病发作。此外，他们发现接受 TNF 抑制药治疗的患者的疾病发作时间显著较长（116 天 vs. 28 天）（Lovell 等，2000）。在一份随访报道中，疾病控制维持了 8 年（Lovell 等，2008）。与甲氨蝶呤单药相比，Giannini 等发现，接受依那西普单独治疗或与甲氨蝶呤联合治疗的患者治疗反应无显著差异；然而，值得注意的是，依那西普组患者的疾病活动度更高，而且许多患者先前已甲氨蝶呤治疗失败（Giannini 等，2009）。依那西普在治疗 JIA 相关葡萄膜炎方面效果不如阿达木单抗和英夫利西单抗（Cordero-Coma 和 Sobrin，2015；Smith 等，2005）。

依那西普的安全性与阿达木单抗相似，最常见的不良事件是感染。值得注意的是，依那西普引起过敏反应的报道很少（Crayne 等，2013）。与其他 JIA 患者（包括与甲氨蝶呤联合治疗的患者）相比，接受依那西普单药治疗的患者 IBD 发生率更高，其原因尚不清楚（Barthel 等，2015）。依那西普可能不像抗 TNF 单克隆抗体（如阿达木单抗和英夫利西单抗）那样有效地治疗 IBD，但是依那西普使用不是 IBD 的病因。

（三）阿达木单抗

阿达木单抗是一种全人源化的重组 IgG 单克隆抗体，可直接与 TNF 结合。可在家中作皮下注射。在一项随机对照试验中，阿达木单抗单药治疗及与甲氨蝶呤联合治疗多关节炎型 JIA 均安全有效。最常报道的不良事件是注射部位反应（Lovell 等，2008）。最近，阿达木单抗被证明对 2—4 岁或体重＜15kg 的多关节炎型 JIA 安全有效，感染是该年龄段最常见的不良事件（Kingsbury 等，2014）。

迄今为止，阿达木单抗是唯一被批准用于治疗成人非感染性中间葡萄膜炎、后葡萄膜炎和全葡萄膜炎的非激素类药物。虽然阿达木单抗尚未被批准用于儿童葡萄膜炎，但研究表明，在儿童难治性葡萄膜炎中，阿达木单抗是一种安全有效的糖皮质激素替代药物，常与甲氨蝶呤联合使用（Hawkins 等，2016；Ramanan 等，2003；Ramanan 等，2014）。

（四）英夫利西单抗

英夫利西单抗是一种人鼠嵌合的 TNF 单克隆抗体。与阿达木单抗和依那西普属于皮下注射剂不同，英夫利西单抗通过静脉给药。目前尚未批准用于 JIA。然而，有时会超说明书使用（Harris 等，2013；Stoll 和 Cron，2014）。此外，研究表明，在治疗 1 年后，它对多关节炎型 JIA 仍有效；然而，本研究未达到 14 周的主要疗效终点。约 1/3 接受英夫利西单抗治疗的患者发生了输液反应。抗抗体的存在似乎增加了反应的风险，较低剂量（3mg/kg vs.6mg/kg）也是如此（Ruperto 等，2007；Tynjala 等，2011）。英夫利西单抗与甲氨蝶呤联合使用可降低抗体形成的风险，因此是优选方案（Ruperto 等，2007）。

十、TNF 抑制药的安全性

如前所述，感染是抗 TNF 治疗中报道最多的不良反应。与甲氨蝶呤联用可能增加感染风险。这些感染通常是轻度的，如上呼吸道感染和皮肤感染。也可能发生更严重的感染，特别是结核病和真菌感染。建议在开始治疗之前及之后每年进行结核筛查（Horneff，2015a，2015b）。

TNF 抑制药与其他自身免疫性疾病相关，尤其是脱髓鞘疾病和结节病。然而，药物是否是病因，或者患者在发病时是否被误诊，都存在争议。此外，有报道称一些患者在开始抗 TNF 治疗后发生 SLE（Horneff，2015）。

FDA 出于对恶性肿瘤发病率增加的担忧，下令对所有 TNF 抑制药进行黑框警告。几项研究调查了恶性肿瘤与 JIA 之间的关系，其中包括 2012 年发表的一项值得关注的研究。Beukelman 等表明，药物的使用与恶性肿瘤的发生无相关性。无论选择何种治疗方法，JIA 患儿的恶性肿瘤发生率均较高（Beukelman 等，2012；Mannion 等，2014）。

（一）IL-1 拮抗药

IL-1 是一种促炎细胞因子，在炎症和急性期的发病机制中起关键作用。IL-1 受体拮抗药（IL-1 receptor antagonist，IL-1Ra）作为一种竞争性拮抗药来关闭这种炎症级联反应。IL-1 拮抗药的疗效仅限于全身性疾病。阿那白滞素在结构上与 IL-1Ra 相同，常作为 sJIA 的糖皮质激素助减药。阿那白滞素在病程早期全身症状最明显时使用最有效（Nigrovic，2014）。此外，考虑到临床重叠，阿那白滞素被证明对治疗 MAS 有效（Nigrovic，2011）。卡纳单抗（Canakinumab）是一种针对 IL-1 的单克隆抗体，虽然机制不同，但也可阻断 IL-1 应答，常用于治疗 sJIA（Stoll 等，2013）。与 IL-1 抑制相关的不良事件包括注射反应和感染风险增加。利纳西普（Rilonacept）是一种结合并中和 IL-1 的二聚体融合蛋白。它由与人 IgG1 的 Fc 部分直接连接的人 IL-1 受体部分（IL-1R1）的细胞外部分和人 IL-1 受体辅助蛋白（IL-1 receptor accessory protein，IL-1RAcP）的配体结合结构域组成。虽然 FDA 未批准利纳西普用于治疗 sJIA，但一项随机、双盲、安慰剂对照试验已证明利纳西普可有效治疗 sJIA（Ilowite 等，2014）。

（二）IL-6 拮抗药（托珠单抗）

托珠单抗（Tocilizumab）是一种抗 IL-6 受体单克隆抗体，通过静脉输注或皮下注射给药。托珠单抗抑制 IL-6 已被批准用于 sJIA 和多关节炎型 JIA，在多关节炎型 JIA 的治疗中显示出作为替代治疗的前景（Brunner 等，2015；Sterba 和 Ilowite，2016）。Horneff 等回顾性分析了注册数据，在 RF 阳性和 RF 阴性的多关节炎型 JIA 和少关节炎型 JIA 患者中比较托珠单抗与依那西普和阿达木单抗的应答率，发现三个治疗组的疗效相当。此外，托珠单抗组的严重不良事件显著少于依那西普组（Horneff 等，2016）。

最近，托珠单抗已被用于治疗甲氨蝶呤和抗 TNF 治疗无效的重度葡萄膜炎（Calvo-Rio 等，2017；Tappeiner 等，2016）。虽然托珠单抗未被批准用于葡萄膜炎，但对于常规治疗无效的患者，托珠单抗可能是一种选择。

十一、T 细胞共刺激抑制药

阿巴西普是一种可溶的 CTLA-4IgFcγ 融合蛋白，可与 CD80/CD86 结合，进而抑制 T 细胞共刺激通路。美国 FDA 已批准阿巴西普用于 6 岁及以上的中至重度多关节炎型 JIA 患儿。阿巴西普可静脉输注或皮下注射，推荐用于抗 TNF 药物治疗无效的患者的下一步治疗（Harris 等，2013；Stoll 和 Cron，2014）。在一项随机、双盲、安慰剂对照试验中，患者前 4 个月接受阿巴西普治疗，之后被分配接受安慰剂输注或在随后 6 个月继续接受阿巴西普治疗。与安慰剂组相比，阿巴西普组患者的疾病发作显著较少。本研究的一项开放标签扩展研究显示，阿巴西普长期治疗的有效率甚至更高。尽管阿巴西普的作用机制显著不同，但其安全性与 TNF 抑制药相似，不良事件中大部分为非严重感染。输液反应不常见，但有报道（Lovell 等，2015）。

利妥昔单抗

利妥昔单抗是靶向 B 细胞表面 CD20 糖蛋白的单克隆抗体，通常每 6 个月输注一次。它不常规用于儿童。然而，病例报道提示，它对治疗 JIA 的多个亚型有效（Harris 等，2013；Stoll 等，2013；Stoll 和 Cron，2014）。

十二、JIA 疗法展望

随着对疾病发病机制理解的加深，治疗也在不断进步。已批准用于成人 RA 和银屑病关节炎的新疗法正在超适应证范围内用于儿童 JIA，尤其是 TNF 抑制药治疗无效的重度 JIA 患者。托法替布是已获批用于成人 RA 患者的 Janus 激酶抑制药。与上述生物制剂不同，托法替布是口服给药。有两项正在进行的临床试验研究托法替布对 JIA 患儿的安全性和疗效（Harris 等，2013）。阻断其他细胞因子，如 IL-12 和 IL-23，也被探索用于治疗 JIA（Mannion 等，2016）。

最近最热门的话题之一是生物类似药的开发，其定义为"在质量、安全性和疗效方面与已经获得许可的参考生物治疗产品相似的生物治疗产品"（Isaacs 等，2016）。它们的功能非常类似于已过专利期药物。理论上，生物类似药可保持其与参照药的相对免疫原性，从而使两种药物可以互换。从经济上讲，生物类似药理论上应该为生物制剂提供一种更易获得且相对具有成本效益的替代方案（Dorner 等，2013；Isaacs 等，2016；Mehr 和 Brook，2017）。

生物类似药最初在欧洲推出，自 2006 年以来已在其他国家上市。直到 2015 年，FDA 才根据 2010 年《患者保护与平价医疗法案》（*Patient Protection and Affordable Care Act*）中的《生物制品价格竞争与创新法案》（*Biologics Price Competition and Innovation Act*）批准了第一种生物类似药。在炎性关节炎方面，FDA 已批准了数种生物类似药，参照英夫利西单抗、依那西普和阿达木单抗。迄今为止，只有英夫利西单抗生物类似药在美国上市（Mehr 和 Brook，2017）。根据 FDA 的规定，药剂师保留在不受原处方医师干预的情况下替换生物类似药的权利。虽然生物类似药在临床上应该与其参比药具有可比性，但自引入生物类似药以来，很少有评估患者结局的研究。

十三、预后

疾病预后因 JIA 亚型而异；然而，普遍的治疗目标是用药或停药时达到临床非活动状态。约 50% 的持续性少关节炎患者达到缓解，严格定义为停药期间无活动性疾病；其中一些患者会进展为扩展型少关节炎。扩展型少关节炎更具侵袭性，多关节炎常持续至成年期（Shoop-Worrall 等，2017）。

在纳入 1104 例 JIA 患者的加拿大儿童关节炎研究（Research In Arthritis In Canadian Children，Research In Arthritis In Outcomes，ReACCh-out）队列中，Guzman 等发现，采用现代治疗后，2 年内关节活动度为 0 的

概率超过 78%。初始治疗包括用于治疗多关节炎的 NSAID、糖皮质激素注射和常规 DMARD。RF 阳性多关节炎患者的结局最差；尽管如此，在 5 年内的任意特定点达到非活动性疾病的概率仍为 90%。在 5 年内，57% 的少关节炎患者在停药后达到缓解，而所有 RF 阳性的多关节亚型患者无法停止治疗（Guzman 等，2015）。

许多研究报道 ERA 型 JIA 的预后较差，伴有持续附着点炎和躯体功能障碍。发病 10 年内可出现中轴受累并进展为强直性脊柱炎。有 AS 家族史和 HLA-B27 阳性的患 AS 的风险更高（Weiss，2016）。

不良预后特征包括髋、颈椎、踝或腕的关节炎，炎症标志物长期升高，以及放射学关节损伤，如侵蚀或关节间隙狭窄（Beukelman 等，2011）。此外，RF 和（或）抗 CCP 抗体阳性提示疾病侵袭性更强，预后更差。RF 阳性多关节炎患者的缓解率最低，通常需要终身服药维持（Beukelman 等，2011；Cassidy 和 Petty，2005）。

如果治疗不当，炎症会导致关节破坏和挛缩，造成严重的并发症。幸运的是，治疗 JIA 的生物制剂的出现显著改善了患者结局（Stoll 和 Cron，2014）。

参考文献

Al-Matar MJ, Petty RE, Tucker LB, Malleson PN, Schroeder ML, Cabral DA. The early pattern of joint involvement predicts disease progression in children with oligoarticular (pauciarticular) juvenile rheumatoid arthritis. *Arthritis Rheum.* 2002;46(10): 2708–2715. [PMID: 12384930].

Alsufyani K, Ortiz-Alvarez O, Cabral DA, Tucker LB, Petty RE, Malleson PN. The role of subcutaneous administration of methotrexate in children with juvenile idiopathic arthritis who have failed oral methotrexate. *J Rheumatol.* 2004;31(1):179–182. [PMID: 14705239].

Angeles-Han ST, McCracken C, Yeh S, et al. Characteristics of a cohort of children with juvenile idiopathic arthritis and JIA-associated uveitis. *Pediatr Rheumatol Online J.* 2015;13:19. [PMID: 26031738].

Angeles-Han ST, Pelajo CF, Vogler LB, et al. Risk markers of juvenile idiopathic arthritis-associated uveitis in the Childhood Arthritis and Rheumatology Research Alliance (CARRA) Registry. *J Rheumatol.* 2013;40(12):2088–2096. [PMID: 24187099].

Angeles-Han ST, Rabinovich CE. Uveitis in children. *Curr Opin Rheumatol.* 2016;28(5):544–549. [PMID: 27328333].

Barthel D, Ganser G, Kuester RM, et al. Inflammatory bowel disease in juvenile idiopathic arthritis patients treated with biologics. *J Rheumatol.* 2015;42(11):2160–2165. [PMID: 26373564].

Bechtold S, Simon D. Growth abnormalities in children and adolescents with juvenile idiopathic arthritis. *Rheumatol Int.* 2014;34(11):1483–1488. [PMID: 24760485].

Behrens EM, Beukelman T, Gallo L, et al. Evaluation of the presentation of systemic onset juvenile rheumatoid arthritis: data from the Pennsylvania Systemic Onset Juvenile Arthritis Registry (PASOJAR). *J Rheumatol.* 2008;35(2):343–348. [PMID: 18085728].

Berntson L, Fasth A, Andersson-Gare B, et al. Construct validity of ILAR and EULAR criteria in juvenile idiopathic arthritis: a population based incidence study from the Nordic countries. International League of Associations for Rheumatology. European League Against Rheumatism. *J Rheumatol.* 2001;28(12): 2737–2743. [PMID: 11764226].

Beukelman T, Haynes K, Curtis JR, et al. Rates of malignancy associated with juvenile idiopathic arthritis and its treatment. *Arthritis Rheum.* 2012;64(4):1263–1271. [PMID: 22328538].

Beukelman T, Patkar NM, Saag KG, et al. 2011 American College of Rheumatology recommendations for the treatment of juvenile idiopathic arthritis: initiation and safety monitoring of therapeutic agents for the treatment of arthritis and systemic features. *Arthritis Care Res (Hoboken).* 2011;63(4):465–482. [PMID: 21452260].

Bleesing J, Prada A, Siegel DM, et al. The diagnostic significance of soluble CD163 and soluble interleukin-2 receptor alpha-chain in macrophage activation syndrome and untreated new-onset systemic juvenile idiopathic arthritis. *Arthritis Rheum.* 2007;56(3):965–971. [PMID: 17328073].

Bloom BJ, Alario AJ, Miller LC. Intra-articular corticosteroid therapy for juvenile idiopathic arthritis: report of an experiential cohort and literature review. *Rheumatol Int.* 2011;31(6):749–756. [PMID: 20155422].

Brewer EJ, Jr., Bass J, Baum J, et al. Current proposed revision of JRA Criteria. JRA Criteria Subcommittee of the Diagnostic and Therapeutic Criteria Committee of the American Rheumatism Section of The Arthritis Foundation. *Arthritis Rheum.* 1977; 20(2 Suppl):195–199. [PMID: 318120].

Brunner HI, Ruperto N, Zuber Z, et al. Efficacy and safety of tocilizumab in patients with polyarticular-course juvenile idiopathic arthritis: results from a phase 3, randomised, double-blind withdrawal trial. *Ann Rheum Dis.* 2015;74(6):1110–1117. [PMID: 24834925].

Bryant P, Lachman P. Pseudoporphyria secondary to non-steroidal anti-inflammatory drugs. *Arch Dis Child.* 2003;88(11):961. [PMID: 14612354].

Calvo-Rio V, Santos-Gomez M, Calvo I, et al. Anti-interleukin-6 receptor tocilizumab for severe juvenile idiopathic arthritis-associated uveitis refractory to anti-tumor necrosis factor therapy: a multicenter study of twenty-five patients. *Arthritis Rheum.* 2017;69(3):668–675. [PMID: 27696756].

Carrasco R. Juvenile idiopathic arthritis overview and involvement of the temporomandibular joint: prevalence, systemic therapy. *Oral Maxillofac Surg Clin North Am.* 2015;27(1):1–10. [PMID: 25483440].

Cassidy JT, Petty RE. *Textbook of Pediatric Rheumatology.* 5th ed. Philadelphia, PA: Elsevier Saunders; 2005:xvi, 792.

Chen CC, Lin YT, Yang YH, Chiang BL. Sulfasalazine therapy for juvenile rheumatoid arthritis. *J Formos Med Assoc.* 2002;101(2):110–116. [PMID: 12099201].

Clarke SL, Sen ES, Ramanan AV. Juvenile idiopathic arthritis-associated uveitis. *Pediatr Rheumatol Online J.* 2016;14(1):27. [PMID: 27121190].

Colebatch-Bourn AN, Edwards CJ, et al. EULAR-PReS points to consider for the use of imaging in the diagnosis and management of juvenile idiopathic arthritis in clinical practice. *Ann Rheum Dis.* 2015;74(11):1946–1957. [PMID: 26245755].

Cordero-Coma M, Sobrin L. Anti-tumor necrosis factor-alpha therapy in uveitis. *Surv Ophthalmol.* 2015;60(6):575–589. [PMID: 26164735].

Crayne CB, Gerhold K, Cron RQ. Anaphylaxis to etanercept in two children with juvenile idiopathic arthritis. *J Clin Rheumatol.* 2013;19(3):129–131. [PMID: 23519173].

Dorner T, Strand V, Castaneda-Hernandez G, et al. The role of biosimilars in the treatment of rheumatic diseases. *Ann Rheum Dis.* 2013;72(3):322–328. [PMID: 23253920].

El Assar de la Fuente S, Angenete O, Jellestad S, Tzaribachev N, Koos B, Rosendahl K. Juvenile idiopathic arthritis and the temporomandibular joint: a comprehensive review. *J Craniomaxillofac Surg.* 2016;44(5):597–607. [PMID: 26924432].

Falvey S, Shipman L, Ilowite N, Beukelman T. Methotrexate-induced nausea in the treatment of juvenile idiopathic arthritis. *Pediatr Rheumatol Online J.* 2017;15(1):52. [PMID: 28629458].

Fellas A, Hawke F, Santos D, Coda A. Prevalence, presentation and treatment of lower limb pathologies in juvenile idiopathic arthritis: A narrative review. *J Paediatr Child Health.* 2017;53(9):836–840. [PMID: 28767173].

Foeldvari I, Becker I, Horneff G. Uveitis events during adalimumab, etanercept, and methotrexate therapy in juvenile idiopathic arthritis: data from the biologics in pediatric rheumatology registry. *Arthritis Care Res (Hoboken).* 2015;67(11):1529–1535. [PMID: 25988824].

Franova J, Fingerhutova S, Kobrova K, et al. Methotrexate efficacy, but not its intolerance, is associated with the dose and route of administration. *Pediatr Rheumatol Online J.* 2016;14(1):36. [PMID: 27301536].

Giancane G, Consolaro A, Lanni S, Davi S, Schiappapietra B, Ravelli A. Juvenile idiopathic arthritis: diagnosis and treatment. *Rheumatol Ther.* 2016;3(2):187–207. [PMID: 27747582].

Giancane G, Pederzoli S, Norambuena X, et al. Frequency of radiographic damage and progression in individual joints in children with juvenile idiopathic arthritis. *Arthritis Care Res (Hoboken).* 2014;66(1):27–33. [PMID: 23983211].

Giannini EH, Brewer EJ, Kuzmina N, et al. Methotrexate in resistant juvenile rheumatoid arthritis. Results of the U.S.A.– U.S.S.R. double-blind, placebo-controlled trial. The Pediatric Rheumatology Collaborative Study Group and The Cooperative Children's Study Group. *N Engl J Med.* 1992;326(16):1043–1049. [PMID: 1549149].

Giannini EH, Ilowite NT, Lovell DJ, et al. Long-term safety and effectiveness of etanercept in children with selected categories of juvenile idiopathic arthritis. *Arthritis Rheum.* 2009;60(9): 2794–2804. [PMID: 19714630].

Gowdie PJ, Tse SM. Juvenile idiopathic arthritis. *Pediatr Clin North Am.* 2012;59(2):301–327. [PMID: 22560572].

Guzman J, Oen K, Tucker LB, et al. The outcomes of juvenile idiopathic arthritis in children managed with contemporary treatments: results from the ReACCh-Out cohort. *Ann Rheum Dis.* 2015;74(10):1854–1860. [PMID: 24842571].

Harris JG, Kessler EA, Verbsky JW. Update on the treatment of juvenile idiopathic arthritis. *Curr Allergy Asthma Rep.* 2013; 13(4):337–346. [PMID: 23605168].

Hawkins MJ, Dick AD, Lee RJ, et al. Managing juvenile idiopathic arthritis-associated uveitis. *Surv Ophthalmol.* 2016;61(2):197–210. [PMID: 26599495].

Heiligenhaus A, Niewerth M, Ganser G, Heinz C, Minden K; German Uveitis in Childhood Study G. Prevalence and complications of uveitis in juvenile idiopathic arthritis in a population-based nation-wide study in Germany: suggested modification of the current screening guidelines. *Rheumatology (Oxford).* 2007;46(6):1015–1019. [PMID: 17403710].

Horneff G. Biologic-associated infections in pediatric rheumatology. *Curr Rheumatol Rep.* 2015a;17(11):66. [PMID: 26385753].

Horneff G. Safety of biologic therapies for the treatment of juvenile idiopathic arthritis. *Expert Opin Drug Saf.* 2015b;14(7):1111–1126. [PMID: 26084637].

Horneff G, Klein A, Klotsche J, et al. Comparison of treatment response, remission rate and drug adherence in polyarticular juvenile idiopathic arthritis patients treated with etanercept, adalimumab or tocilizumab. *Arthritis Res Ther.* 2016;18(1):272. [PMID: 27881144].

Ilowite NT, Prather K, Lokhnygina Y, et al. Randomized, double-blind, placebo-controlled trial of the efficacy and safety of rilonacept in the treatment of systemic juvenile idiopathic arthritis. *Arthritis Rheum.* 2014;66(9):2570–2579. [PMID: 24839206].

Isaacs JD, Cutolo M, Keystone EC, Park W, Braun J. Biosimilars in immune-mediated inflammatory diseases: initial lessons from the first approved biosimilar anti-tumour necrosis factor monoclonal antibody. *J Intern Med.* 2016;279(1):41–59. [PMID: 26403380].

Kingsbury DJ, Bader-Meunier B, Patel G, Arora V, Kalabic J, Kupper H. Safety, effectiveness, and pharmacokinetics of adalimumab in children with polyarticular juvenile idiopathic arthritis aged 2 to 4 years. *Clin Rheumatol.* 2014;33(10): 1433–1441. [PMID: 24487484].

Lovell DJ, Giannini EH, Reiff A, et al. Etanercept in children with polyarticular juvenile rheumatoid arthritis. Pediatric Rheumatology Collaborative Study Group. *N Engl J Med.* 2000;342(11):763–769. [PMID: 10717011].

Lovell DJ, Reiff A, Ilowite NT, et al. Safety and efficacy of up to eight years of continuous etanercept therapy in patients with juvenile rheumatoid arthritis. *Arthritis Rheum.* 2008;58(5):1496–1504. [PMID: 18438876].

Lovell DJ, Ruperto N, Mouy R, et al. Long-term safety, efficacy, and quality of life in patients with juvenile idiopathic arthritis treated with intravenous abatacept for up to seven years. *Arthritis Rheum.* 2015;67(10):2759–2770. [PMID: 26097215].

Magni-Manzoni S, Scire CA, Ravelli A, et al. Ultrasound-detected synovial abnormalities are frequent in clinically inactive juvenile idiopathic arthritis, but do not predict a flare of synovitis. *Ann Rheum Dis.* 2013;72(2):223–228. [PMID: 22736098].

Mannion ML, Beukelman T. Risk of malignancy associated with biologic agents in pediatric rheumatic disease. *Curr Opin Rheumatol.* 2014;26(5):538–542. [PMID: 25010437].

Mannion ML, McAllister L, Cron RQ, Stoll ML. Ustekinumab as a therapeutic option for children with refractory enthesitis-related arthritis. *J Clin Rheumatol.* 2016;22(5):282–284. [PMID: 27464779].

Mehr SR, Brook RA. Factors influencing the economics of biosimilars in the US. *J Med Econ.* 2017:1–7. [PMID: 28796564].

Muller L, Kellenberger CJ, Cannizzaro E, et al. Early diagnosis of temporomandibular joint involvement in juvenile idiopathic arthritis: a pilot study comparing clinical examination and ultrasound to magnetic resonance imaging. *Rheumatology (Oxford).* 2009;48(6):680–685. [PMID: 19386819].

Nigrovic PA. Review: is there a window of opportunity for treatment of systemic juvenile idiopathic arthritis? *Arthritis Rheum.* 2014;66(6):1405–1413. [PMID: 24623686].

Nigrovic PA, Mannion M, Prince FH, et al. Anakinra as first-line disease-modifying therapy in systemic juvenile idiopathic arthritis: report of forty-six patients from an international multicenter series. *Arthritis Rheum.* 2011;63(2):545–555. [PMID: 21280009].

Oen KG, Cheang M. Epidemiology of chronic arthritis in childhood. *Semin Arthritis Rheum.* 1996;26(3):575–591. [PMID: 8989803].

Otten MH, Prince FH, Armbrust W, et al. Factors associated with treatment response to etanercept in juvenile idiopathic arthritis. *JAMA.* 2011;306(21):2340–2347. [PMID: 22056397].

Petty RE, Southwood TR, Manners P, et al. International League of Associations for Rheumatology classification of juvenile idiopathic arthritis: second revision, Edmonton, 2001. *J Rheumatol.* 2004;31(2):390–392. [PMID: 14760812].

Ramanan AV, Dick AD, Benton D, et al. A randomised controlled trial of the clinical effectiveness, safety and cost-effectiveness of adalimumab in combination with methotrexate for the treatment of juvenile idiopathic arthritis associated uveitis (SYCAMORE Trial). *Trials.* 2014;15:14. [PMID: 24405833].

Ramanan AV, Whitworth P, Baildam EM. Use of methotrexate in juvenile idiopathic arthritis. *Arch Dis Child.* 2003;88(3):197–200. [PMID: 12598376].

Ravelli A, Minoia F, Davi S, et al. Classification criteria for macrophage activation syndrome complicating systemic juvenile idiopathic arthritis: a European League Against Rheumatism/ American College of Rheumatology/Paediatric Rheumatology International Trials Organisation Collaborative Initiative. *Ann Rheum Dis.* 2016;75(3):481–489. [PMID: 26314788].

Ravelli A, Varnier GC, Oliveira S, et al. Antinuclear antibody-positive patients should be grouped as a separate category in the classification of juvenile idiopathic arthritis. *Arthritis Rheum.* 2011;63(1):267–275. [PMID: 20936630].

Ringold S, Weiss PF, Beukelman T, et al. 2013 update of the 2011 American College of Rheumatology recommendations for the treatment of juvenile idiopathic arthritis: recommendations for the medical therapy of children with systemic juvenile idiopathic arthritis and tuberculosis screening among children receiving biologic medications. *Arthritis Rheum.* 2013;65(10):2499–2512. [PMID: 24078300].

Ruperto N, Lovell DJ, Cuttica R, et al. A randomized, placebo-controlled trial of infliximab plus methotrexate for the treatment of polyarticular-course juvenile rheumatoid arthritis. *Arthritis Rheum.* 2007;56(9):3096–3106. [PMID: 17763439].

Shoop-Worrall SJW, Kearsley-Fleet L, Thomson W, Verstappen SMM, Hyrich KL. How common is remission in juvenile idiopathic arthritis: a systematic review. *Semin Arthritis Rheum.* 2017;47(3):331–337. [PMID: 28625712].

Silverman E, Mouy R, Spiegel L, et al. Leflunomide or methotrexate for juvenile rheumatoid arthritis. *N Engl J Med.* 2005;352(16):1655–1666. [PMID: 15843668].

Smith JA, Thompson DJ, Whitcup SM, et al. A randomized, placebo-controlled, double-masked clinical trial of etanercept for the treatment of uveitis associated with juvenile idiopathic arthritis. *Arthritis Rheum.* 2005;53(1):18–23. [PMID: 15696578].

Sterba Y, Ilowite N. Biologics in pediatric rheumatology: quo vadis? *Curr Rheumatol Rep.* 2016;18(7):45. [PMID: 27306623].

Stoll ML. Gut microbes, immunity, and spondyloarthritis. *Clin Immunol.* 2015;159(2):134–142. [PMID: 25967460].

Stoll ML, Cron RQ. Treatment of juvenile idiopathic arthritis in the biologic age. *Rheum Dis Clin North Am.* 2013;39(4):751–766. [PMID: 24182853].

Stoll ML, Cron RQ. Treatment of juvenile idiopathic arthritis: a revolution in care. *Pediatr Rheumatol Online J.* 2014;12:13. [PMID: 24782683].

Stoll ML, Cron RQ. The microbiota in pediatric rheumatic disease: epiphenomenon or therapeutic target? Curr Opin Rheumatol. 2016;28(5):537–543. [PMID: 27286235].

Stoll ML, Good J, Sharpe T, et al. Intra-articular corticosteroid injections to the temporomandibular joints are safe and appear to be effective therapy in children with juvenile idiopathic arthritis. *J Oral Maxillofac Surg.* 2012;70(8):1802–1807. [PMID: 22265164].

Stoll ML, Sharpe T, Beukelman T, Good J, Young D, Cron RQ. Risk factors for temporomandibular joint arthritis in children with juvenile idiopathic arthritis. *J Rheumatol.* 2012;39(9): 1880–1887. [PMID: 22589268].

Stoll ML, Zurakowski D, Nigrovic LE, Nichols DP, Sundel RP, Nigrovic PA. Patients with juvenile psoriatic arthritis comprise two distinct populations. *Arthritis Rheum.* 2006;54(11):3564–3572. [PMID: 17075862].

Tappeiner C, Mesquida M, Adan A, et al. Evidence for tocilizumab as a treatment option in refractory uveitis associated with juvenile idiopathic arthritis. *J Rheumatol.* 2016;43(12):2183–2188. [PMID: 27633821].

Tynjala P, Vahasalo P, Tarkiainen M, et al. Aggressive combination drug therapy in very early polyarticular juvenile idiopathic arthritis (ACUTE-JIA): a multicentre randomised open-label clinical trial. *Ann Rheum Dis.* 2011;70(9):1605–1612. [PMID: 21623000].

Vaid YN, Dunnavant FD, Royal SA, Beukelman T, Stoll ML, Cron RQ. Imaging of the temporomandibular joint in juvenile idiopathic arthritis. *Arthritis Care Res (Hoboken).* 2014;66(1):47–54. [PMID: 24106204].

van Rossum MA, Fiselier TJ, Franssen MJ, et al. Sulfasalazine in the treatment of juvenile chronic arthritis: a randomized, double-blind, placebo-controlled, multicenter study. Dutch Juvenile Chronic Arthritis Study Group. *Arthritis Rheum.* 1998;41(5): 808–816. [PMID: 9588731].

Wallace CA, Giannini EH, Spalding SJ, et al. Trial of early aggressive therapy in polyarticular juvenile idiopathic arthritis. *Arthritis Rheum.* 2012;64(6):2012–2021. [PMID: 22183975].

Wallace CA, Giannini EH, Spalding SJ, et al. Clinically inactive disease in a cohort of children with new-onset polyarticular juvenile idiopathic arthritis treated with early aggressive therapy: time to achievement, total duration, and predictors. *J Rheumatol.* 2014;41(6):1163–1170. [PMID: 24786928].

Weiss PF. Update on enthesitis-related arthritis. *Curr Opin Rheumatol.* 2016;28(5):530–536. [PMID: 27466726].

Weiss PF, Arabshahi B, Johnson A, et al. High prevalence of temporomandibular joint arthritis at disease onset in children with juvenile idiopathic arthritis, as detected by magnetic resonance imaging but not by ultrasound. *Arthritis Rheum.* 2008;58(4):1189–1196. [PMID: 18383394].

Wong SC, Dobie R, Altowati MA, Werther GA, Farquharson C, Ahmed SF. Growth and the Growth hormone-insulin like growth factor 1 axis in children with chronic inflammation: current evidence, gaps in knowledge, and future directions. *Endocr Rev.* 2016;37(1):62–110. [PMID: 26720129].

Zulian F, Martini G, Gobber D, Plebani M, Zacchello F, Manners P. Triamcinolone acetonide and hexacetonide intra-articular treatment of symmetrical joints in juvenile idiopathic arthritis: a double-blind trial. *Rheumatology (Oxford).* 2004;43(10): 1288–1291. [PMID: 15252213].

第三篇 狼疮及其相关自身免疫病
Lupus & Related Autoimmune Disorders

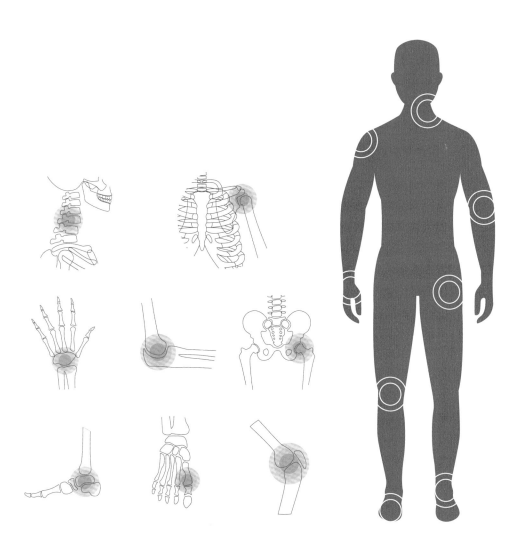

第19章 系统性红斑狼疮
Systemic Lupus Erythematosus

Maria Dall'Era 著

诊断要点

- 好发于育龄女性。

- 具有缓解和复发倾向的多系统疾病。

- 光敏性皮疹、多关节炎、浆膜炎和疲劳是常见的临床表现。

- 狼疮性肾炎、中枢神经系统受累和合并抗磷脂抗体阳性是主要表现。

- 治疗药物相关的不良反应，尤其是糖皮质激素，也是导致狼疮患者机体损伤的主要原因。

- 抗核抗体阳性。

- 某些自身抗体（抗 dsDNA 和抗 Sm 抗体）对系统性红斑狼疮的诊断具有很高的特异性，但缺乏敏感性。

- 疾病活动期可合并低补体血症。

系统性红斑狼疮（SLE）通常被认为是自身免疫性疾病的原型。这种疾病的特点是潜在的多系统受累和产生一系列的自身抗体阳性。患者的临床特征差异很大，有时会随着时间的推移而发生变化，可以是仅仅皮肤和关节受累和自身抗体阳性，也可能发展到重要脏器受累和危及生命。典型的临床过程就是病情的起伏变化，疾病稳定期的维持治疗常被病情复发所打断。

SLE患病率因性别、种族/民族和地理区域而异。SLE 以女性为主，发病高峰在生育年龄。成人中女性与男性的患病比例为 10～15：1。这种流行病学特征使得受孕时机和妊娠期维持病情缓解成为临床极具挑战性的问题。在美国，SLE 现患率在白种人女性中为 1/1000，在黑种人女性中为 4/1000。SLE 在非洲裔美国人中更为常见，但在非洲黑种人中很罕

见。美国有 160 000～320 000 人患有 SLE。

遗传、激素和环境因素都在疾病的发生发展中发挥作用，但这些因素导致 SLE 的确切方式仍不确定。遗传学研究显示，SLE（以及其他自身免疫病）有很强的家族遗传倾向，同卵双胞胎的疾病一致率为 24%～58%，而异卵双胞胎的疾病一致率仅为 2%～5%。多个基因与 SLE 相关，包括主要组织相容性复合体内的基因和编码补体途径、Fcγ 受体、*PTPN22*、*PDCD1* 基因和 *CTLA4* 基因。

SLE 好发于女性的原因尚不清楚。一些观察性研究数据表明，性激素可能导致疾病的发生。例如，护士健康研究的数据表明，初潮年龄早（RR=2.1）、口服避孕药的使用（RR=1.5）和绝经后激素的使用（RR=1.9）都会增加 SLE 的发生风险。此外，患有 Klinefelter 综合征（47，XXY）的男性患 SLE 的风险比男性对照组高 14 倍。然而，大型临床研究已证实，口服避孕药不会增加病情稳定的 SLE 女性疾病复发的风险。此外，比较狼疮患者与对照组血清性激素水平的研究尚无定论。因此，激素因素对 SLE 病理生理学的疾病贡献尚有待进一步研究明确。

研究表明各种环境因素是 SLE 发展的潜在触发因素。暴露于紫外线（ultraviolet，UV）会加重 SLE 的皮肤和内脏受累，避免紫外线照射是 SLE 患者疾病管理中的重要原则，但没有明确的证据表明紫外线会诱发疾病的发作。吸烟是 SLE 的危险因素，并且与 SLE 患者 dsDNA 抗体（抗 dsDNA 抗体）的产生有关。病毒感染也可诱发 SLE 发生，但目前尚无确凿证据将任何单一病原体与疾病的发展联系起来。在这方面最受关注的病毒是 EB 病毒（EBV）。在儿童和成人患者的研究中发现，与对照组相比，SLE 患者的 EBV 抗体血清阳性率更高，病毒载量更高。目前观点认为 EBV 可模拟自身抗原在 SLE 发病机制中

发挥作用，但这一长期存在的理论仍有待证实。

越来越多证据表明，IFN-α 在 SLE 发病机制中起着重要作用，可能在某些 SLE 患者的治疗中发挥重要作用（见第 20 章）。约 50%SLE 患者过度表达 IFN-α 诱导基因，并且该基因过度表达的程度与疾病活动度相关。这种基因表达模式被称为"IFN-α 信号"。SLE 患者体内 IFN-α 的一个来源是浆细胞样树突状细胞，经含有核酸成分的免疫复合物刺激后可释放 IFN-α。

SLE 的特征之一是可产生多种自身抗体。这些自身抗体针对细胞核抗原（抗核抗体）、细胞质抗原和细胞表面抗原，以及循环中的可溶性抗原（如 IgG 和磷脂）。ANA 的亚型可用于协助诊断，预测部分疾病的临床表现，以及（在部分患者中，部分抗体）监测疾病的进程。针对红细胞和血小板表面抗原的抗体可分别导致自身免疫性溶血性贫血（autoimmune hemolytic anemia，AIHA）和免疫介导的血小板减少症。

在大多数 SLE 患者中，自身抗体的产生早于 SLE 症状或体征的出现。患者在确诊前已存在多种自身抗体。一项研究表明,SLE 患者率先出现抗核抗体、抗 Ro/SSA 抗体、抗 La/SSB 抗体和抗磷脂抗体阳性，并且在 SLE 诊断前平均 3.4 年出现。抗 dsDNA 抗体在诊断前平均 2.2 年出现，抗 Sm 抗体和抗核糖核蛋白抗体在诊断前 1 年出现。该研究还发现，SLE 诊断时的自身抗体谱在随后的几年内保持稳定。

一、临床表现

（一）症状与体征

1. 全身性

全身性症状，如发热、疲劳和体重减轻，在 SLE 中很常见。疲劳程度往往与其他临床表现不一致。在这种情况下，需要综合考虑其他因素，如躯体功能失调、压力和睡眠障碍。活动期 SLE 患者可伴低热，尤其是合并浆膜炎时。然而，当狼疮患者出现发热时，尤其是在接受免疫抑制治疗的情况下，感染是首先需要鉴别的。

2. 皮肤黏膜

80%～90% 的 SLE 患者在病程中的某一阶段会出现皮肤黏膜受累（表 19-1 和表 19-2），ACR 分类标准中的 11 项中有 4 项描述了皮肤黏膜表现。

表 19-1　1997 年更新的美国风湿病学会有关系统性红斑狼疮分类标准 [a]

标　准	定　义
颧部红斑	颧骨表面固定红斑，平坦或隆起于皮面，不累及鼻唇沟
盘状红斑	伴有角化鳞屑和毛囊堵塞的隆起性红斑；萎缩性瘢痕多见于陈旧性皮损
光过敏	根据患者病史或临床医生的观察，光照后出现的异常皮疹
口腔溃疡	临床医生观察到的口腔或鼻咽溃疡，多为无痛性溃疡
关节炎	累及两个及以上外周关节的非侵蚀性关节炎，以关节压痛、肿胀为特征
浆膜炎	胸膜炎 心包炎
肾受累	持续性蛋白尿>0.5g/d（或） 管型尿
神经系统受累	癫痫发作或 精神障碍
血液系统受累	溶血性贫血（或） 白细胞减少症<4000/ml（或） 淋巴细胞减少<1500/ml 血小板减少<100 000/ml
血清学异常	抗 dsDNA 抗体阳性（或） 抗 Sm 抗体阳性（或） 抗磷脂抗体阳性
抗核抗体阳性	在排除药物诱发的情况下，通过免疫荧光或等效分析测得的抗核抗体滴度异常

a.满足 4 条及以上标准，可诊断为 SLE
需排除其他可能诊断

ACR 将光过敏定义为"根据患者病史或医生观察，光照后出现的异常皮疹"，在 SLE 患者中较为常见。患者可能对紫外线（UV-A、UV-B）或可见光敏感。90% 以上的狼疮患者对紫外线或可见光有异常皮肤反应。据报道，SLE 患者在暴露于透过汽车玻璃窗的阳光、荧光灯管和复印机的光线后也会出现光过敏。大多数皮肤反应发生在日晒后 1 周以上，并持续数周至数月。除皮疹外，部分 SLE 患者还出现了全身症状的加重，如日晒后的疲劳和关节痛。

185

标　准	定　义
表 19-2　系统性红斑狼疮的主要临床表现	
口腔	颊黏膜、硬腭或唇缘的红斑、瘀点或溃疡
皮肤	颧骨红斑，SCLE，盘状红斑，大疱性病变，脂膜炎，紫癜，甲周红斑，网状青斑，雷诺现象，冻疮样皮损
淋巴结	淋巴结病，常见于颈部和腋窝
关节	对称性多关节炎，通常为非侵蚀性；可复性 Jaccoud 样关节病
心脏	心包炎，心肌炎，Libman-Sacks 心内膜炎，心脏传导异常，早期动脉粥样硬化
肺	胸膜炎，肺炎，弥漫性肺泡出血，肺动脉高压
胃肠道	腹膜炎，肝炎，胰腺炎，肠系膜血管炎，假性肠梗阻
肾	肾小球肾炎，间质性肾炎，抗磷脂肾病
血液系统	白细胞减少，贫血，血小板减少，动 / 静脉血栓
神经精神系统	癫痫，头痛，急性精神错乱，认知障碍，脊髓病，周围神经病变

SCLE. 亚急性皮肤型红斑狼疮

在评估 SLE 患者的光敏性皮疹时，多形性日光疹和服用导致光敏的药物是鉴别诊断需要考量的因素。与 SLE 光过敏相反，多形性日光疹的特征是强烈瘙痒、丘疹、非瘢痕性皮疹，在日晒后数小时出现，几天后消退。有研究报道 SLE 患者也可合并多形性日光疹。

斑片状或弥漫性脱发、头发稀疏、头发易断等症状也可发生于活动性 SLE 患者，但也可能是 SLE 治疗药物的不良反应。头发通常在病情稳定或停用致脱发药物后 6～8 周开始再生。盘状瘢痕性病变可导致永久性脱发。

不同于痛性的溃疡性口炎，SLE 患者通常为无痛性的鼻部或口腔溃疡。狼疮性口腔溃疡是逐渐发生的，可发生于口腔黏膜的任何部位，大部分皮损可表现为红斑、瘀点或溃疡，通常好发于硬腭、颊黏膜和唇缘，多为单侧或不对称性。盘状红斑狼疮（discoid lupus erythematosus，dIE）也可发生于口腔，通常疼痛明显。口腔念珠菌病和口腔扁平苔藓可与狼疮性口腔溃疡有相似表现，临床需鉴别。

根据组织病理学上是否存在界面皮炎，皮肤狼疮病变可分为"狼疮特异性"和"狼疮非特异性"皮损。急性皮肤型红斑狼疮（acute cutaneous lupus erythematosus，ACLE）、亚急性皮肤型红斑狼疮（subacute cutaneous lupus erythematosus，SCLE）和慢性皮肤型红斑狼疮（chronic cutaneous lupus erythematosus，CCLE）均被认为是狼疮特异性皮损。ACLE 病变可以是局限性的，也可以是全身性的。局限性表现为典型的颧部或"蝴蝶型"红斑，其特征是脸颊和鼻梁上有明显边界的红斑，并且不累及鼻唇沟（图 19-1），可伴有硬结和脱屑。SLE 的颊部红斑有时易与"酒糟鼻"、脂溢性皮炎和潮红综合征相混淆。与 SLE 不同，酒渣鼻的特征是毛细血管扩张和脓疱，可伴刺痛和灼烧感。高温和酒精的摄入会加重"酒糟鼻"的红斑。

脂溢性皮炎表现为眉毛和鼻翼处的鳞状红斑，与 SLE 的颧部红斑不同，脂溢性皮炎常见于鼻唇沟。经临床表现仍不能明确诊断的皮疹，可通过皮疹活检鉴别。

全身性 ACL 表现为斑丘疹样红斑，好发于身体的光照区域。通常累及手背和手指伸面。红斑通常出现在指间关节之间，这与好发在关节处的皮肌炎 Gottron 征不同。尽管可以观察到炎症后的色素沉着，但 ACLE 病变愈合后通常不留瘢痕。

SCLE 的皮疹可能是鳞屑性斑丘疹或环状红斑，是所有狼疮皮疹中最具光敏性特征的（图 19-2）。鳞屑性斑丘疹常位于躯干和四肢，面部较少，无瘢痕或萎缩。有此类病变的患者常伴有抗 SSA/Ro 抗体。与其他类型的皮肤狼疮相比，SCLE 更常由氢氯噻嗪和特比萘芬等药物诱发。盘状狼疮是 CCLE 最常见的亚型。术语"盘状"是指病变的盘状外观。这种病变是隆起于皮面的红斑，伴有粘连的鳞屑，最常见于头皮、面部和颈部（图 19-1、图 19-3 至图 19-5）。皮损周围通常有环形红斑，提示为活动性病变（图 19-3）。随着时间的推移，盘状病变可导致瘢痕形成和皮肤萎缩，继而导致永久性脱发和毁容（图 19-4 和图 19-5）。口腔黏膜也可发生 dIE。据报道，鳞状细胞癌是 dIE 的晚期病变之一。因此，对 dIE 病变的监测和可疑病变活检非常重要。

CCLE 的其他亚型包括肥厚性红斑狼疮和狼疮性脂膜炎。狼疮性脂膜炎是一种小叶性脂膜炎，好发

186

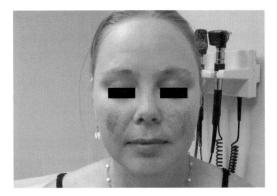

▲ 图 19-1　系统性红斑狼疮的颊部皮疹

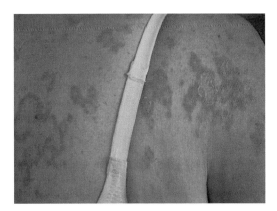

▲ 图 19-2　亚急性皮肤狼疮的环状红斑

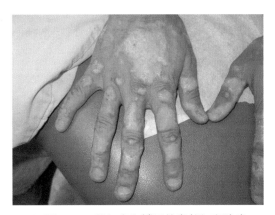

▲ 图 19-3　伴红斑和鳞屑的盘状红斑狼疮

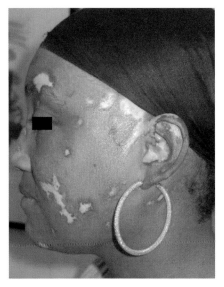

▲ 图 19-4　盘状红斑狼疮伴有明显的瘢痕和皮肤萎缩

187

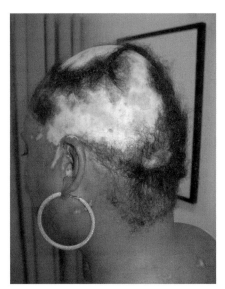

▲ 图 19-5　盘状红斑狼疮伴有明显的瘢痕、皮肤萎缩和脱发

于头皮、面部、手臂、臀部和大腿。当皮肤盘状病变覆盖于脂膜炎病变上时，被称为深部狼疮。狼疮性脂膜炎通常表现为深而坚硬的结节，可导致皮肤萎缩和罕见的溃疡。为明确诊断，通常需要进行皮肤活检，既往有类似脂膜炎表现的 T 细胞淋巴瘤的报道。但皮肤活检需谨慎进行，因为活检有导致病变破裂的风险。狼疮性脂膜炎是少数可发生于腰部以上部位的脂膜炎之一。

狼疮非特异性皮肤表现，如大疱性病变、甲周红斑、冻疮样皮疹和网状青斑，也可发生于 SLE 患者。大疱性红斑狼疮是一种罕见的皮肤表现，表现为水疱性皮肤损害。SLE 也可能与其他大疱性疾病相关，如大疱性类天疱疮和疱疹样皮炎。甲周红斑的体格检查可发现甲根部毛细血管扩张。这些毛细血管可通过皮肤镜或眼底镜观察到。与甲周红斑相关的其他疾病包括硬皮病和混合性结缔组织病。与硬皮病和 MCTD 不同，SLE 与甲周毛细血管丢失无关。冻疮样皮疹的特征是肢端表面出现红斑或紫红色斑疹或斑块（或两者兼有），暴露于寒冷潮湿的天气后加重。网状青斑（Livedo racemosa）的特征是皮肤呈红斑至紫罗兰色的网状或网状图案，与抗磷脂抗体综合征密切相关。

3. 淋巴结病

淋巴结病是 SLE 常见特征，可表现为局限性或弥漫性。淋巴结质软、无压痛，颈部和腋窝淋巴结最常受累。淋巴结活检提示反应性增生。患者如合并异常增大或变硬的淋巴结，应进行淋巴瘤的评估，既往研究发现 SLE 中的淋巴瘤发病率增加。

4. 肌肉骨骼

高达 95% 的 SLE 患者在病程中的某个时候会出现关节炎和关节痛，常累及手腕和手部小关节。天鹅颈畸形和韧带松弛较常见（图 19-6）。与类风湿关节炎和 MCTD 的关节表现不同，SLE 很少出现骨侵蚀，天鹅颈畸形通常是可以恢复的（Jaccoud 关节病）。

5. 狼疮性肾炎

肾受累在 SLE 中很常见，是狼疮发病和死亡的重要原因。虽然 50% 的 SLE 患者表现出有临床意义的肾炎，但高达 90% 的 SLE 患者在活检中有肾炎的病理表现。狼疮性肾炎通常发生在疾病的前 36 个月，但也有例外。免疫复合物相关肾小球肾炎是 SLE 肾受累最常见的形式，但也可出现肾小管间质和血管病变。狼疮性肾炎的临床表现差异较大，包括无症状性血尿或蛋白尿（或两者皆有）、肾病综合征和伴有肾功能丧失的急进性肾小球肾炎。

对狼疮性肾炎的常规筛查是 SLE 患者病情评估和管理的关键部分。筛查步骤包括询问有无新发多尿、夜尿增多或泡沫尿，是否合并高血压或下肢水肿。显微镜下尿液分析也十分必要，可观察血尿、脓尿、异形红细胞尿和红细胞管型尿。蛋白尿是肾

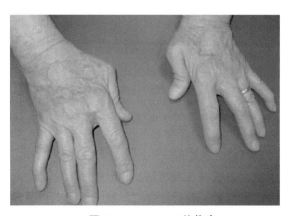

▲ 图 19-6　**Jaccoud 关节病**

小球损伤的敏感指标，因此准确定量蛋白尿是非常重要的。通常情况下，测定尿蛋白与肌酐的比值十分有用，相较于采集和测量 24h 尿蛋白更为便捷。健康人的每天尿蛋白排泄量低于 150mg，尿蛋白肌酐比值升高表明肾小球来源的蛋白尿增加。值得注意的是，尿蛋白肌酐比值不能替代定量测定的尿蛋白结果，尤其是在（0.5～3.0）g/24h 的范围内，这也是大多数狼疮性肾炎尿蛋白的定量范围。此外，在肌肉极度发达或恶病质的患者中，尿蛋白肌酐比值的准确性较低。

尿液试纸检测不应用于蛋白尿的定量检测，因为它们仅测定尿蛋白的浓度，而尿蛋白的浓度因样本量而异。建议定期筛查 SLE 患者是否存在蛋白尿和血尿。在活动期 SLE 患者中，应不低于每 3 个月筛查一次。无蛋白尿的血尿也见于尿石症、月经污染或膀胱病变，特别是既往有环磷酰胺暴露史的患者，可能合并膀胱移行上皮细胞癌。

肾活检是对可能患有狼疮性肾炎患者的关键评估方法。国际肾脏病学会（International Society of Nephrology，ISN）/ 肾脏病理学会（Renal Pathology Society，RPS）根据光学显微镜、免疫荧光和电子显微镜检查结果将肾小球病理表现分为六类（表 19-3）。单个肾活检病理可能只显示一种病理类型或多种病理类型的组合。在 I 型狼疮性肾炎中，肾小球在光学显微镜下表现正常，免疫荧光显示的免疫沉积物仅限于系膜。II 型狼疮性肾炎的特征是光学显微镜下的系膜增生和免疫荧光下的系膜免疫复合物的沉积。III 型和IV型狼疮性肾炎是高度炎性病变，免疫复合物沉积于内皮下间隙。这些形式的狼疮性肾炎被描述为"增殖性"，因为在肾小球内毛细血管内皮细胞增殖。III 型是指受累肾小球少于 50%，IV 型表示≥50% 的肾小球受累。IV 型病变根据大多数的肾小球是否表现为局灶性受累（＜50% 的肾小球）或弥漫性受累（＞50% 的肾小球）进行分类。IV 型病变进一步描述为活动性（A）、慢性（C）或两者的混合（A/C）。

V 型狼疮性肾炎的特征是免疫复合物沉积在上皮下间隙，导致毛细血管襻增厚。这种病变在临床上通常表现为肾病综合征性的蛋白尿。V 型狼疮性肾炎可以是单纯的 V 型的组织病理学表现，也可能同时伴有 III 型或IV型狼疮性肾炎的病理特征。最后，VI 型狼疮性肾炎的定义是存在超过 90% 的肾小球弥漫性硬化。

除肾小球病理改变外，肾组织病理学变化还包括肾小管间质炎症或纤维化及各种血管病变，包括

表 19-3 ISN/RPS 狼疮性肾炎分类	
分 型	描 述
Ⅰ	微小病变性
Ⅱ	系膜增殖性
Ⅲ	局灶性肾炎
Ⅳ	弥漫性肾炎
Ⅴ	膜性
Ⅵ	晚期硬化性

透明血栓和血栓性微血管病。血栓性微血管病与抗磷脂抗体的存在高度相关，应考虑抗磷脂综合征相关肾病。

当 SLE 患者的临床或实验室特征提示肾炎时，应进行肾活检以明确诊断，评估疾病活动度，指定合适的治疗方案。尿检评估的血尿和蛋白尿的程度，不能完全预测潜在的肾病理程度，故而肾活检尤为重要。严重的Ⅳ型狼疮性肾炎患者可能不伴血尿，而Ⅴ型狼疮性肾炎患者可能仅合并少量蛋白尿。

每一种组织病理学类型都预示着不同的预后。Ⅰ型和Ⅱ型狼疮性肾炎与良好的肾预后相关，不需要特殊治疗。相反，在缺乏免疫抑制药使用的情况下，Ⅲ～Ⅳ型狼疮性肾炎的长期肾预后极差。Ⅴ型狼疮性肾炎的长期预后比Ⅲ～Ⅳ型肾炎好，主要是因为Ⅲ～Ⅳ型肾炎通常合并增殖性病变，而增殖性病变的存在预示着预后更差。

在某些情况下，需要进行重复肾活检，例如，如果患者对治疗反应不佳，或者患者在对治疗有良好反应后意外病情恶化。重复肾活检也是检测狼疮肾炎病理类型改变的唯一手段，15%～50% 的狼疮性肾炎患者在病程中发生肾炎病理类型转换。

6. 心血管疾病

心血管疾病是 SLE 的常见特征，可累及心包、瓣膜、心肌和冠状动脉。心包炎通常为无症状性的。狼疮患者的心包积液量较少，一般不会导致血流动力学异常。偶尔出现危及生命的血流动力学异常的大量心包积液。瓣膜性心脏病主要累及二尖瓣和主动脉瓣，表现为瓣叶增厚，伴或不伴非细菌性赘生物（Libman-Sacks 心内膜炎）。一项关于 SLE 患者的心脏超声研究显示，SLE 中瓣膜异常的发生率为 61%，而对照组为 9%。瓣膜病的存在与狼疮疾病活

动的其他临床或血清学指标无关。心肌炎和心脏传导异常是 SLE 中较罕见的表现。SLE 与动脉粥样硬化加速有关，SLE 疾病本身就是心血管疾病的一个重要危险因素。SLE 中最常见的外周血管受累表现是雷诺现象（见第 22 章），约 30% 的 SLE 患者合并雷诺现象。SLE 患者的雷诺现象通常较系统性硬化症患者轻。

7. 肺

胸膜炎是 SLE 最常见的肺部表现。在 SLE 的疾病过程中，高达 50% 的患者会出现胸腔积液，通常为少量。许多患者会合并胸膜炎性胸痛，部分为无症状性。在诊治相评估合并胸腔积液的 SLE 患者时，重点需排除其他潜在的病因，如感染、恶性肿瘤和心力衰竭。

狼疮性肺炎是一种以发热、咳嗽和肺部浸润为特征的急性呼吸道疾病，但死亡率较高。慢性间质性肺病也是 SLE 的一种罕见并发症，在一次或多次急性狼疮性肺炎发作后隐匿性进展。在病程早期胸部 X 线可能正常，但 HRCT 可发现肺纤维化的特征性表现。肺功能通常表现为限制性通气功能障碍。

弥漫性肺泡出血在狼疮中极为罕见，但死亡率很高。呼吸困难和咳嗽是主要症状，咯血在确诊的患者中并不是常见表现。在出现急性肺浸润、红细胞比容下降和出血性支气管肺泡灌洗液的情况下，临床医生应高度怀疑弥漫性肺泡出血。狼疮性肾炎常伴有弥漫性肺泡出血，是肺肾综合征的表现之一。

孤立性肺动脉高压是 SLE 的一种罕见表现，更多出现在具有 MCTD 特征（如抗 RNP 抗体阳性）的患者中。

8. 胃肠道

SLE 可累及胃肠道系统的任何部位。据报道，高达 40% 的 SLE 患者合并腹痛，可能是由于 SLE 本病、药物不良反应和其他非 SLE 相关病因（如感染）所致。在评估有腹痛症状的 SLE 患者时，需首先排除非 SLE 疾病（可能性更大）所致，使用糖皮质激素或其他免疫抑制药治疗既会导致腹部症状，又可能掩盖急腹症的临床体征。

SLE 相关的腹痛原因包括腹膜炎、胰腺炎、肠系膜血管炎和假性肠梗阻。胰腺炎是 SLE 的一种罕见并发症，通常与活动性 SLE 其他脏器受累相关。临床中观察到血清淀粉酶水平升高可能会产生误导出胰腺炎的诊断，因为在没有胰腺炎的 SLE 患者中经

常观察到这一现象。尽管糖皮质激素和硫唑嘌呤的使用可能与非 SLE 患者发生胰腺炎有关，但这些药物并未发现在 SLE 患者的胰腺炎发展中起主要作用。肠系膜血管炎是 SLE 的一种非常罕见的表现，发生在活动性 SLE，通常累及小肠黏膜下层的小血管（小动脉和小静脉）。因此，肠系膜血管造影通常无法诊断。

SLE 患者在疾病过程中经常出现肝功能异常。在排除药物和感染的原因后，对持续肝功能异常患者应立即进行腹部超声检查，必要时进行肝活检。狼疮性肝炎是一种不同于自身免疫性肝炎的疾病，尽管这些疾病在过去常被等同看待。自身免疫性肝炎曾经常被称为"狼疮性肝炎"。狼疮性肝炎的典型特征是小叶炎症，伴有少量淋巴浸润。这些发现与自身免疫性肝炎相反，后者通常表现为脉管区周围炎症和致密浆细胞浸润。最后，肝病（如布加综合征、肝静脉闭塞病和肝梗死）可发生于 SLE 患者，特别是合并抗磷脂抗体阳性的患者。

9. 神经精神系统

神经精神病学表现可涉及中枢或外周神经系统的多个方面。神经系统受累与 SLE 较差的预后相关。

ACR 将 SLE 的神经精神表现分为 19 种不同的综合征，包括中枢和外周神经系统（表 19-4）。头痛、脑血管疾病、癫痫发作、情绪变化和认知功能障碍是 SLE 最常见的神经精神表现。这些表现的致病机制多种多样，可能涉及小血管病变，或者动脉和静脉血栓形成，以及动脉粥样硬化、脱髓鞘、鞘内促炎因子的产生及其他炎症途径。

表 19-4　ACR 对神经精神狼疮的分类

中枢神经系统	周围神经系统
• 无菌性脑膜炎	
• 脑血管病	
• 脱髓鞘综合征	
• 头痛	• 吉兰 - 巴雷综合征
• 运动障碍	• 自主神经紊乱
• 脊髓病	• 单神经病，单发 / 多发
• 癫痫发作	• 重症肌无力
• 急性精神错乱	• 脑神经病变
• 焦虑障碍	• 神经丛病变
• 认知功能障碍	• 多发性神经病
• 情绪障碍	
• 精神病	

中枢神经系统事件比外周神经系统事件更多见。与中枢神经系统狼疮相关的组织病理学改变是血管透明变性、血管周围淋巴细胞增多或内皮细胞增生，这些都是小血管病变的典型表现；多灶性梗死，出血性皮质萎缩，以及类似于多发性硬化的脱髓鞘病变。中枢神经系统血管炎较为罕见。脑部 MRI 最常见的表现包括脑室周围和皮质下白质的局灶性 T_2 高信号病变。与多发性硬化症的影像表现相似。

任何怀疑中枢神经系统受累的 SLE 患者都应进行腰椎穿刺，主要目的是排除中枢神经系统感染。但脑脊液检查结果既不敏感也不特异，不足以诊断神经精神性狼疮。部分 SLE 患者表现出脑脊液白细胞增多或蛋白升高（或两者兼有），也可出现脑脊液检查结果完全正常。

认知功能障碍在 SLE 患者中得到了越来越多的关注，主要表现为思维、记忆和注意力的缺陷。认知功能障碍可能与抗磷脂抗体相关，但并非合并认知功能障碍的 SLE 患者均合并抗磷脂抗体阳性。急性脊髓病或"横贯性脊髓炎"是一种罕见但具有破坏性的神经精神表现，以双侧下肢感觉异常、麻木和无力为特征，可迅速发展至上肢和呼吸肌受累，通常存在感觉平面的异常。脊髓的 MRI 可协助证实脊髓病变，通常显示出 T_1 和 T_2 相信号异常，以及由于炎症和水肿导致的脊髓增宽。需要紧急治疗来避免永久性神经损伤。SLE 脊髓病应与视神经脊髓炎（neuromyelitis optica，NMO）区别开来，后者通常被称为"纵行脊髓炎"，伴有抗 NMO IgG 抗体阳性，可引起脊髓炎和视神经炎。因脊髓炎和视神经炎的表现不典型，因此必须进行抗 NMO 抗体检测。

SLE 的一些最显著和最具破坏性的中枢神经系统表现反映了 SLE 系统损害的特征，往往并不局限于大脑或脊髓。例如，SLE 患者脑卒中的发生通常与抗磷脂抗体阳性和脑血栓形成相关，但中枢神经系统没有发现局灶性炎症的病理表现。

SLE 周围神经病变的典型特征是对称性、长度依赖性感觉或感觉运动多发性神经病。在这种情况下，病例损伤出现在小的神经纤维，因此临床神经学查体和神经传导检查难以发现。患者通常会出现上肢和手部的间歇性的麻木和刺痛。SLE 患者也可发生大纤维血管性神经病。这种表现需要紧急治疗，以防止持续和不可逆的神经损伤。SLE 患者也可能出现自主神经病变和脑神经病变。

当评估可能有神经精神表现的 SLE 患者时，重要的是要区分神经症状是由于 SLE 本病介导的损伤还是继发因素［如代谢异常、恶性高血压、继发感染或药物（如糖皮质激素）的不良反应］所导致。没有实验室或影像学检查具有足够的灵敏度或特异度来确诊神经精神性狼疮。相反，诊断是基于全面的临床评估，并结合脑影像、血清学检测、腰椎穿刺和神经精神病学评估来综合判断。

（二）常规实验室检查

1. 血常规

SLE 患者的三种血细胞系均可受到影响。贫血可由慢性病贫血（最常见原因）、AIHA、微血管病性溶血性贫血（microangiopathic hemolytic anemia，MAHA）、失血、肾功能不全、纯红细胞再生障碍性贫血和再生障碍性贫血引起。

AIHA 患者表现为血清间接胆红素升高、乳酸脱氢酶升高、网织红细胞计数升高和血清触珠蛋白水平降低。温抗体型 IgG 抗红细胞抗体介导的直接抗人球蛋白试验通常为阳性。外周血涂片常见球形细胞增多。AIHA 与抗心磷脂抗体阳性相关。AIHA 可能是 SLE 的临床表现，但也可能早于 SLE 的发生多年。

MAHA 以外周血涂片中出现破碎红细胞为主要特征，应考虑有无合并血栓性血小板减少性紫癜：一种由 MAHA、血小板减少、发热、神经症状和肾受累组成的综合征，在 SLE 中发病率增加。由于 MAHA、血小板减少症、神经症状和肾受累也可发生在灾难性抗磷脂抗体综合征中，因此应重视抗磷脂抗体的检测。

约 50% 的 SLE 患者出现白细胞减少，可继发于淋巴细胞减少或中性粒细胞减少，或者两者兼有。在部分 SLE 患者中，淋巴细胞毒性抗体的存在与淋巴细胞减少症相关。高达 25% 的 SLE 患者出现血小板减少症，其严重程度与免疫性血小板减少症相似。慢性轻度血小板减少也是抗磷脂抗体综合征的特征之一。与 AIHA 相似，孤立性免疫性血小板减少比 SLE 的发生早几年。在评估具有上述血液学异常的患者时，需综合考虑甲氨蝶呤、硫唑嘌呤、霉酚酸酯和环磷酰胺等药物的潜在骨髓抑制作用。糖皮质激素使用也是淋巴细胞减少症的常见原因。

2. 生化检查

高钾血症可见于部分狼疮性肾炎合并肾小管酸中毒的患者。伴有肾功能不全的狼疮性肾炎患者也可出现高钾血症，尤其是正在接受血管紧张素转换酶抑制药治疗的患者。狼疮性肾炎患者可出现血清肌酐升高。

3. 肝功能检查

据报道高达 60% 的 SLE 患者可在病程中的某阶段出现肝功能异常，但很少与 SLE 本病相关。基于此，需寻找其他可能导致肝功能异常的原因，包括非甾体抗炎药、甲氨蝶呤和硫唑嘌呤等可能导致肝毒性的药物。糖皮质激素可导致肝细胞脂肪变性。在 SLE 相关的肝炎和胰腺炎中也可观察到转氨酶升高。

4. 肌酶

可在 SLE 相关肌炎患者中观察到血清肌酸激酶升高，但在 MCTD 患者中更常见。

5. 急性期反应物

ESR 有时与 SLE 疾病活动相关，但特异性不高。ESR 升高的主要驱动因素之一是血清免疫球蛋白水平的升高，这是大多数狼疮患者的起始表现。SLE 患者中常见的贫血和肾脏疾病也会导致 ESR 升高。大多数 SLE 患者的 CRP 水平轻度升高，但极少数显著升高。值得注意的是那些有浆膜炎或合并感染的患者，其中 CRP 水平可能相当高（＞60mg/L）。与 ESR 相反，CRP 水平与 SLE 疾病活动无明显相关。

（三）特殊实验室检查

1. 自身抗体

ANA 的标准检测是使用人类肿瘤细胞系（Hep2 细胞系）通过间接免疫荧光法来测定。几乎所有的 SLE 患者都可以通过这个方法测出 ANA（表 19-5）。近期常采用含核抗原混合物的酶联免疫吸附试验用于检测 ANA。与 Hep2 细胞间接免疫荧光技术相比，ELISA 检测 ANA 的灵敏度较低。因此，如果在仔细的临床评估后仍高度怀疑 SLE，ELISA 检测 ANA 阴性后则应在 Hep2 细胞系上进行重复检测。

ANA 是一种非特异性的检测指标，ANA 阳性也可见于其他多种疾病，包括感染、恶性肿瘤和其他自身免疫性疾病，如硬皮病和自身免疫性甲状腺疾病。约 30% 的健康人的 ANA 滴度为 1∶40，3% 的健康人的 ANA 滴度为 1∶320。因此，虽然 ANA 阴性通常排除 SLE，但 ANA 阳性并不能确诊 SLE。当 ANA 阳性且合并特征性表现的患者被诊断为 SLE，通常无须重复进行 ANA 检测。

抗 dsDNA 抗体对 SLE 具有高度特异性，并可

自身抗体 （抗核抗体）	系统性红斑狼疮 的患病率（%）	临床意义
		表 19-5 系统性红斑狼疮的自身抗体及其临床意义
抗 dsDNA 抗体	70	系统性红斑狼疮（SLE）的特异性为 95%；随疾病活动而波动；与肾小球肾炎相关
抗 Sm 抗体	20	对 SLE 的特异性为 99%；与抗 U1RNP 抗体相关
抗 U1RNP 抗体	30	混合性结缔组织病中抗体的定义；与肾小球肾炎发病率降低有关
抗 Ro/SSA 抗体	30	与干燥综合征、光敏感性、SCLE、新生儿狼疮、先天性心脏传导阻滞有关
抗 La/SSB 抗体	20	与干燥综合征、SCLE、新生儿狼疮、先天性心脏传导阻滞、抗 Ro/SSA 抗体相关
抗组蛋白抗体	70	与药物性狼疮有关
抗磷脂抗体	30	与动静脉血栓形成、妊娠并发症有关

SCLE. 亚急性皮肤型红斑狼疮

能随疾病活动而波动。抗 dsDNA 抗体与狼疮性肾炎有较好的相关性，但不完全相关。抗 Sm 和抗 RNP 抗体是在 SLE 患者中发现的小核糖核蛋白颗粒的抗体。抗 Sm 抗体对 SLE 的诊断具有高度特异性。高滴度的抗 RNP 抗体强烈提示 MCTD。抗 Ro/SSA 和抗 La/SSB 抗体与新生儿狼疮和先天性心脏传导阻滞相关。在 SLE 患者中，在抗 Ro/SSA 抗体阴性的情况下仅检测到抗 La/SSB 抗体阳性是非常罕见的。抗 Ro/SSA 抗体也与 SCLE 相关。这两种抗体也常在原发性干燥综合征患者中检测到。

抗磷脂抗体是针对磷脂或与磷脂结合的血浆蛋白抗体。50% 的 SLE 患者可检测出抗磷脂抗体阳性，与静脉和动脉血栓形成和流产有关。一些研究发现，抗磷脂抗体、AIHA 和免疫性血小板减少症之间存在关联。抗磷脂抗体将在第 21 章进一步讨论。

2. 补体

由于补体激活和消耗，在 SLE 活动期可出现低补体血症，表现为 C4、C3 和 CH50 的降低。由于低补体血症在其他疾病中并不常见，因此低补体可作为 SLE 病情评估中一个有用的临床指标。优于经典途径中的早期补体成分的遗传性缺乏在 SLE 患者中发生率增加，因此在将低补体血症归因于 SLE 疾病活动之前，应首先排除补体遗传性缺乏。尤其在评估低 C4 患者。C4 由两个基因编码：C4A 和 C4B。C4 部分遗传缺陷是较常见的。事实上，据统计约 1% 的白种人是 C4A 无效等位基因的纯合子，3% 的白种人是 C4b 缺乏的纯合子。高达 15% 的白种人 SLE 患者 C4A 基因缺陷。故而很难辨别 SLE 患者的低 C4 是由于补体消耗还是由于 C4 的遗传性缺乏。

活动性 SLE 导致的持续补体消耗更可能导致多种补体降低（如 C3 和 C4 降低），并且 C4 水平随疾病活动而波动。相反，C4 的遗传性缺乏导致固定的低 C4 水平，其不随疾病活动而变化。虽然少见，但 C1q 缺乏是与 SLE 高度相关的补体缺乏。C2 的纯合子缺陷也会增加 SLE 的发病风险，以及增加某些感染（如肺炎球菌）的风险。

3. 活组织检查

在临床表现不典型的情况下，皮肤活组织检查有助于皮肤型狼疮的诊断。免疫荧光应与常规组织病理学一同检测。组织病理学结果包括基底角质形成细胞的空泡变性和界面性皮炎。常可观察到皮肤黏蛋白沉积。盘状狼疮皮肤病理表现为滤泡堵塞。免疫荧光显示 IgG、IgA、IgM 和补体成分沉积于真皮表皮交界处。IgM 是最常见的，而 IgA 是最不常见。皮肌炎的皮肤活检病理表现可与 SLE 类似。

4. 影像学检查

在评估胸膜炎性胸痛或呼吸困难时，胸部 X 线检查是检测胸腔积液或肺泡渗出的初始影像学检查。然而，HRCT 对狼疮性肺炎或弥漫性肺泡出血的诊断具有更高的灵敏度。超声心动图可用于检测心包积液、瓣膜病变以及作为肺动脉高压的初筛检查。经食管超声心动图在评估瓣膜异常方面分辨率更高。脑或脊髓的 MRI 通常是评估神经精神性狼疮的关键手段。

二、诊断标准

SLE 临床表现的异质性高，并且目前缺乏有明确诊断意义的检测手段，SLE 的诊断颇具挑战性。ACR 已经制订了 SLE 分类标准（表 19-1），这些标准经常被引用来支持狼疮诊断。必须满足 11 项标准中的 4 项，才能在排除其他诊断可能后被归类为 SLE。然而，需要强调的是，这些分类标准是为了使参加临床试验的患者标准化而制订的，不应将其作为诊断和治疗决策的依据。例如，活检明确证实为狼疮性肾炎的患者可能只符合分类标准中的两项。另外，急性细小病毒 B19 感染者可能符合分类标准中的 4 项。尽管不能依赖于这个标准来诊断 SLE，但它们可以作为发现 SLE 相关症状和阳性体征的重要提示。

三、鉴别诊断

SLE 可累及全身多个器官系统，并且某些早期症状缺乏特异性，易与其他系统性疾病混淆。因此明确 SLE 诊断之前，必须对感染性疾病、恶性疾病和其他自身免疫性疾病进行全面评估和排除。

许多病毒感染可模拟出一系列类似 SLE 的症状与体征。这种病毒感染也会引发自身抗体的产生。仔细的病史采集和对潜在致病病毒的血清学检测有助于明确诊断。细小病毒 B19 感染可表现为发热、皮疹、贫血和对称性多关节炎。在这类患者中也有 ANA 阳性、抗 dsDNA 抗体和低补体血症的报道。巨细胞病毒、EB 病毒可伴有全身症状，全血细胞减少，胃肠道、肝和肺部异常，类似于 SLE 发作的表现。急性 HIV 感染通常表现为发热、淋巴结病和黏膜溃疡。乙型和丙型肝炎病毒感染也可导致关节炎和自身抗体阳性。

恶性肿瘤，特别是非霍奇金淋巴瘤，可表现为全身性症状、关节痛、全血细胞减少、皮疹和抗核抗体阳性。临床医生需要关注新出现狼疮样综合征的老年患者，有发生恶性肿瘤的风险。确保对患者及时进行相应的恶性肿瘤筛查检测。

其他自身免疫性疾病，如 RA 和皮肌炎，可能与 SLE 具有相似的临床特点。RA 和 SLE 患者均易合并对称性关节炎，好发于腕部和双手小关节。抗核抗体和类风湿因子在这两种疾病中都可能升高，但抗环瓜氨酸肽抗体在 SLE 中通常为阴性。皮肌炎和 SLE 的光敏性皮疹在临床和组织病理学上表现相同。详细的病史和血清学检测有助于正确的诊断。在评估患者可能患有 SLE 时，还必须考虑 MCTD 的可能性。MCTD 是一种以高滴度抗 RNP 抗体为特征的综合征，其临床表现常与 SLE、硬皮病和多发性肌炎有重叠。患者常出现指端肿胀和雷诺现象。与 SLE 不同，MCTD 患者可出现类似 RA 的侵蚀性关节炎表现。肺动脉高压是 MCTD 好发和导致死亡的主要原因。

药物性狼疮通常表现为多关节炎、肌痛、发热和浆膜炎。多种药物可诱发的狼疮，包括米诺环素、普鲁卡因胺、肼屈嗪、异烟肼、IFN-α 和 TNF-α 抑制药。氢氯噻嗪与 SCLE 有关。除二甲胺四环素外，所有这些药物均可导致 ANA 阳性和抗组蛋白抗体阳性。尽管抗组蛋白抗体是药物性狼疮的特征，但它也存在于高达 80% 的特发性 SLE 患者中，不能用于区分药物性狼疮和特发性 SLE。二甲胺四环素和肼屈嗪也可引发核周型抗中性粒细胞胞质抗体（perinuclear-staining antineutrophil cytoplasmic antibody，P-ANCA）的产生，进一步混淆诊断。TNF-α 抑制药常引起抗 dsDNA 抗体阳性，这些患者中的部分可出现 SLE 的临床表现，在停止治疗后改善。

四、并发症

（一）加速动脉粥样硬化

SLE 患者合并早期冠状动脉粥样硬化性疾病的风险增加，发生率为 6%～10%。患有 SLE 的女性发生心肌梗死的概率要高出年龄匹配的对照组 50 倍。传统的心血管危险因素并不能解释这种冠状动脉疾病风险的增加。因此，SLE 本身被认为是一个独立的危险因素。对肥胖、吸烟、高血压和高脂血症等心血管危险因素进行评估和治疗，对于延缓动脉粥样硬化性疾病的发生发展非常重要。

（二）终末期肾病

据统计，高达 10% 的狼疮性肾炎患者最终进展为需要透析的终末期肾病。一些患者在进展为终末期肾病后 SLE 疾病活动减少，而另一些患者则合并持续活跃的肾外脏器受累和血清学异常升高。SLE 患者通常是肾移植的较优选的候选者，但考虑到肾功能恢复的可能性，通常建议给予患者 3 个月的透析期。在肾同种异体移植中，狼疮性肾炎复发的发生率很低，并且通常不会导致同种异体移植肾失功。

（三）感染

感染是 SLE 患者发病和死亡的主要原因。免疫抑制药物（尤其是糖皮质激素和环磷酰胺）和 SLE 相关的免疫异常都会增加感染的风险。细菌、病毒

193

和机会性病原体都有报道。

进行性多灶性脑白质病（progressive multifocal leukoencephalopathy，Pml）是一种非常罕见且通常致命的脱髓鞘疾病，由 JC 多瘤病毒的再激活引起。尽管 Pml 在人类免疫缺陷病毒（human immunodeficiency virus，HIV）感染患者和接受强效免疫抑制治疗的恶性肿瘤患者中广受关注，但在风湿病患者中也有报道。在风湿性疾病中，大多数报道的 Pml 病例发生在 SLE 患者中。尽管部分患者有利妥昔单抗治疗史，许多患者也有多种其他免疫抑制药治疗史，但在免疫抑制治疗相对温和的狼疮患者中也有 Pml 的报道。因此，合并新发、进行性的神经功能缺损和脑成像上的白质病变的 SLE 患者应及时进行 Pml 评估。脑脊液聚合酶链反应检测 JC 病毒可协助明确 Pml 诊断。

接种灭活疫苗（如肺炎疫苗和灭活流感疫苗）是降低感染风险的重要措施。SLE 患者也应考虑接种带状疱疹疫苗，即使在接受免疫抑制治疗之前，患者患带状疱疹的风险也会增加。接受大剂量激素或联合免疫抑制药治疗的患者，尤其是正在接受环磷酰胺治疗的患者，应进行耶氏肺孢子菌感染的药物预防。

（四）缺血性坏死与骨质疏松

糖皮质激素是导致 SLE 患者发生缺血性坏死和骨质疏松的主要危险因素。缺血性坏死常累及 SLE 患者的多个关节，其中股骨头坏死最常见。在没有糖皮质激素治疗的情况下，SLE 也是缺血性坏死的独立危险因素。因此，任何不能用 SLE 病情活动解释的关节持续性疼痛，应考虑缺血性坏死的可能。雷诺现象和高脂血症可能是 SLE 患者缺血性坏死的危险因素。MRI 是检测早期缺血性坏死最灵敏的影像方法。尽可能采用小剂量的激素来控制 SLE 疾病活动非常重要。SLE 患者应常规筛查骨密度，强调每天补充钙和维生素 D。双膦酸盐在育龄女性中的使用仍然存在较大争议，因为这些药物的半衰期较长。

（五）恶性肿瘤

SLE 患者患恶性肿瘤的风险增加，最常见的类型是非霍奇金淋巴瘤、霍奇金淋巴瘤、肺癌和宫颈癌。有趣的是，增加的癌症风险在 SLE 诊断后的早期阶段最高，而不是在患病多年后。SLE 患者应接受与年龄相匹配的癌症筛查，包括每年一次的宫颈癌筛查。

五、预后

在过去 50 年中，SLE 患者的预后显著改善，从 20 世纪 50 年代的 2 年生存率 50% 提高到如今发达国家 10 年生存率 90%。这种改善的原因可能是多方面的，包括早期诊断、更有效的治疗（20 世纪 50 年代引入了糖皮质激素），以及对感染和肾病等并发症的更好的治疗和管理。然而，随着 SLE 患者寿命的延长，长病程中的并发症和治疗的不良反应也会相应出现。30 多年前首次提出 SLE 的双峰死亡模式。患者在病程早期的死亡是由于疾病活动或感染，而长病程患者的死亡是由于冠状动脉粥样硬化性疾病。恶性肿瘤也是长病程患者主要死亡原因之一。轻症 SLE 患者的生存曲线与重症患者的生存曲线相似，直至确诊后的 10～15 年，重症 SLE 的生存率下降。认识疾病的长期并发症，并实施适当的预防策略，预防和筛查动脉粥样硬化和恶性肿瘤，是 SLE 患者长程管理的当务之急。

参考文献

Aringer M, Costenbader K, Daikh D, et al. 2019 European League Against Rheumatism/American College of Rheumatology Classification Criteria for Systemic Lupus Erythematosus. *Arthritis Rheumatol.* 2019;71(9):1400–1412. [PMID: 31385462].

Ayoub I, Cassol C, Almaani S, Rovin B, Parikh SV. The kidney biopsy in systemic lupus erythematosus: a view of the past and a vision of the future. *Adv Chronic Kidney Dis.* 2019;26(5):360–368. Review. [PMID: 31733720].

Hanly JG, Urowitz MB, Gordon C, et al. Neuropsychiatric events in systemic lupus erythematosus: a longitudinal analysis of outcomes in an international inception cohort using a multistate model approach. *Ann Rheum Dis.* 2020;79(3):356–362. [PMID: 31915121].

Pisetsky DS. Evolving story of autoantibodies in systemic lupus erythematosus. *J Autoimmun.* 2019 Dec 3:102356. doi: 10.1016/j.jaut.2019.102356. Review. [Epub ahead of print] [PMID: 31810857].

Ribero S, Sciascia S, Borradori L, Lipsker D. The cutaneous spectrum of lupus erythematosus. *Clin Rev Allergy Immunol.* 2017;53(3):291–305. [PMID: 28752372].

第 20 章　系统性红斑狼疮的治疗
Treatment of Systemic Lupus Erythematosus

Arezou Khosroshahi　S. Sam Lim　著

系统性红斑狼疮（SLE）是一种与自身抗体产生和免疫复合物沉积有关的自身免疫性疾病。该病在临床表现、病程和预后方面具有异质性。尽管近几十年来对人类免疫系统的研究取得了许多进展，但 SLE 的诊断和治疗方法基本保持不变。SLE 患者的发病率和死亡率较正常人群显著增加。据报道，SLE 患者的死亡风险比普通人群高 2～5 倍。尽管 SLE 患者的生存率已从 1950 年的 4 年生存率 50% 提高到 2013 年的 15 年生存率 85%，但与普通人群相比，其死亡率仍然很高，并且狼疮性肾炎（lupus nephritis，LN）的预后在过去 30 年中没有发生变化。若以长期缓解作为衡量目标，SLE 治疗的成功率是有限的。在过去六十多年的时间里，只有一种新药，即贝利尤单抗，被批准用于治疗 SLE。SLE 患者很少能够通过目前已有的治疗方式获得完全的疾病缓解。

由于 SLE 是一种高度异质性的疾病，患者的管理方法应根据每个人的情况进行调整。在本章中，我们将重点关注当前的标准治疗方法，并讨论常见的相关问题。

一、一般措施

治疗狼疮患者不仅仅是使用药物控制患者的疾病活动度和狼疮相关症状，同时还需要谨慎使用当前疗法来改善他们的生活质量，并防止疾病和治疗导致的可能损害。风湿科医师应特别关注患者的生活方式，并鼓励进行适当的调整。关于饮食、锻炼、戒烟、计划生育和防晒的探讨与疾病特异性治疗同样重要。

大多数狼疮患者在风湿科医生处就诊的频率比初级保健医生的频率更高。与普通人群的年龄匹配组进行比较发现，SLE 患者有更高的心血管疾病患病风险。风湿科医生有责任协调努力，以实现更好的血压

和脂质代谢，从而改善患者的健康和预期寿命。

长期糖皮质激素治疗的一个并发症是骨质疏松症。风湿科医生进行诊治时，应定期评估他们的钙和维生素 D 摄入量，并对骨质疏松症进行监测。大多数狼疮患者的血清维生素 D 水平较低，有部分原因是避免阳光照射和使用防晒霜。医师应监测血清维生素 D 水平，并根据患者的需求进行补充。

由于狼疮患者的促炎状态和免疫抑制药物的使用，患恶性肿瘤的风险增加。建议根据普通人群指南进行常规恶性肿瘤筛查，并采取预防措施，如接种人乳头瘤病毒（human papillomavirus，HPV）疫苗。

感染仍然是导致狼疮患者死亡的主要原因之一。强烈鼓励 SLE 患者按照美国 CDC 免疫受损患者指南接种疫苗，特别是流感和肺炎疫苗。

二、SLE 的特异性治疗

在包括糖尿病和高血压在内的许多慢性非风湿性疾病中，治疗策略已经发展为基于目标治疗的方法，以获得更好的结果。国际工作组推荐了 SLE 的目标治疗策略，建议治疗应以缓解为目标，以预防药物及疾病相关损害并改善 SLE 患者的生活质量。

SLE 是一种需要长期或终身治疗的慢性疾病。在大多数情况下，患者会经历复发和缓解过程，并伴有不可预测的发作和缓解期。我们使用多种治疗方法来诱导和维持缓解，以达到无疾病活动的持久状态。在多数情况下，实现低疾病活动也能改善患者的预后。

EULAR SLE 工作组更新了其对 SLE 治疗的建议。该建议结合了临床研究和专家意见共识。表 20-1 对更新的 EULAR 建议进行了陈述。

SLE 的治疗方法差异很大，通常缺乏对照试验的数据。然而，一些通用的治疗建议适用于所有患者，并且符合达标治疗方法。

表 20-1 系统性红斑狼疮（SLE）患者的治疗建议

狼疮的护理基于患者与医生共同决策，应考虑医疗和社会成本及影响

治疗目标包括患者长期存活、预防器官损伤和改善生活质量

- SLE 的治疗应以缓解或降低疾病活动度和预防疾病发作为目标，使用尽可能低剂量的糖皮质激素以发挥最大作用
- SLE 的发作可以根据疾病活动严重程度以糖皮质激素或免疫抑制药的剂量，或者转换/增加新的治疗
- 除非有禁忌证，否则建议所有 SLE 患者使用羟氯喹，剂量不超过每天 5mg/kg 真实体重
- 糖皮质激素可根据器官受累的类型和严重程度，以不同的剂量使用
- 对于长期维持治疗，应将糖皮质激素降至 <7.5mg/d（相当于泼尼松），如有可能或必要，可以逐渐减停
- 立即开始使用免疫抑制药，如甲氨蝶呤、硫唑嘌呤或霉酚酸酯，可促进糖皮质激素的减量和停药
- 环磷酰胺可用于严重威胁器官或危及生命的 SLE
- 早期识别肾受累的征象、进行诊断性肾活检和及时治疗是获得最佳结果的关键
- 狼疮性肾炎的诱导治疗推荐使用霉酚酸酯或静脉注射环磷酰胺。应使用霉酚酸酯或硫唑嘌呤进行维持治疗

应定期评估合并症

- 具有高危抗磷脂谱的 SLE 患者［持续中/高滴度阳性或多项阳性，尤其是有反复血栓栓塞事件和（或）反复流产病史］可接受抗血小板药物的一级预防
- 建议采取一般预防措施（包括免疫接种），以及早期识别和治疗感染/败血症
- 患者应定期评估心血管疾病风险，包括持续活动性 SLE、病程延长、高滴度抗磷脂抗体、肾受累和长期使用糖皮质激素
- 基于他们的心血管风险状况，调整治疗策略，包括低剂量阿司匹林和（或）降脂药以及生活方式的改变

- 无论疾病的器官表现或严重程度如何，所有狼疮患者都应使用抗疟药羟氯喹（hydroxychloroquine，HCQ）或氯喹（chloroquine，CQ）进行治疗。
- 虽然糖皮质激素是治疗中度至重度 SLE 的主要药物，但医师应尽量限制这些患者使用糖皮质激素的累积剂量和持续时间。

- 大多数患者需要保留糖皮质激素进行缓解维持治疗及急性发作期的治疗。
- 应建议患者在 SLE 活动期避免妊娠。妊娠可加重 SLE 发作的严重程度。
- 应避免使用含有磺胺类药物的药物，因为磺胺类药物会增加 SLE 患者狼疮发作的风险。

我们接下来讨论 SLE 的治疗药物。皮肤狼疮的治疗及肾和中枢神经系统的表现将分别进行讨论。

（一）糖皮质激素

尽管糖皮质激素有相当大的不良反应，但它们仍然是大多数狼疮患者的主要及一线治疗药物。此外，大多数患者需要用加用糖皮质激素治疗狼疮复发。风湿科医生需要根据狼疮发作的严重程度决定糖皮质激素剂量。大多数狼疮性关节炎和皮肤损伤患者对低至中等剂量的糖皮质激素有反应，相当于泼尼松的剂量为 5～20mg/d。对于更严重的表现，如肌炎、心肺受累（如心包炎、心肌炎或胸膜炎）和血液学表现（如血小板减少症），则建议使用 30～60mg/d 的中高剂量，通常在 2～3 个月内逐渐减少至低剂量。

如出现危及生命或器官的表现，如肺泡出血、狼疮肾炎和狼疮脑病，应使用大剂量糖皮质激素进行冲击治疗，通常为甲泼尼龙（每天 125mg～1g），持续 3～5 天，然后使用 0.5～1mg/（kg·d）的泼尼松进行维持。糖皮质激素的剂量应根据临床反应逐渐减少，目标是在 3 个月内达到 5.0～7.5mg/d 以下。在绝大部分情况下，应在治疗早期添加糖皮质激素助减药以促进糖皮质激素减量和维持反应。如不能逐渐减少糖皮质激素应对整体情况进行重新评估，关注治疗依从性和排查潜在的感染的存在。

糖皮质激素可以挽救狼疮患者的生命，并改善这些患者的功能状态。长期使用糖皮质激素会引发累积终身剂量和平均每天剂量相关的严重不良反应，使得医生应谨慎使用这些药物。多学科的 EULAR 工作组表明，对于大多数患有风湿病的患者来说，长期服用 5mg/d 或更少剂量的泼尼松，其危害风险很低。一项关于狼疮患者的大型队列研究也显示，糖皮质激素剂量低于 6mg/d 对损伤累积的影响很小。由于狼疮患者在其一生中通常需要不同剂量的多个疗程来治疗急性发作，我们建议尽快减少或停用糖皮质激素，并推荐进行稳定的减量计划。

（二）抗疟药

抗疟药，特别是羟氯喹（HCQ）和氯喹（CQ），是狼疮的一线系统治疗药物，应广泛使用。HCQ 是加拿大和美国最常用的抗疟药物，其不良反应优于 CQ。HCQ 的疗效已在多个 SLE 和皮肤狼疮的随机临床试验中得到证实。HCQ 不仅可以减少 SLE 患者的疾病活动，降低严重和轻微发作的风险，还具有抗血栓和降脂作用，这对心源性死亡高危患者人群是有益的。

HCQ 对损伤累积具有独立的保护作用，并与 SLE 患者的生存获益相关。该药通常耐受性良好，常见不良反应是皮疹和胃肠道反应。HCQ 最严重的不良反应是由于药物在视网膜内沉积引起的不可逆的视网膜病变。视网膜病变的风险取决于每天剂量和治疗持续时间。HCQ 视网膜病在适当的药物剂量下是罕见的，并且可以通过定期的视网膜筛查来避免。HCQ 的剂量不应超过实际体重的 5mg/（kg·d）。在此推荐剂量下，HCQ 视网膜病变的风险在 5 年时低于 1%，10 年时低于 2%，但在治疗 20 年后增加至约 20%。慢性肾病和他莫昔芬的同时使用会增加 HCQ 毒性风险。建议患者在治疗初始进行眼科检查，以排除先前存在的视网膜问题，并从 HCQ 治疗的第 5 年开始由眼科医生进行年度筛查，包括自动视野和频域光学相干断层扫描（spectral domain optical coherence tomography，SD-OCT）。亚裔患者的毒性模式可能超出黄斑，需要进行更广泛的检查。

（三）免疫抑制药

1. 常规治疗药物

尽管 SLE 患者接受了抗疟治疗，但存在病情活动；这使免疫抑制药在治疗狼疮患者中发挥了重要作用。大多数患有关节炎、肌炎、浆膜炎、严重皮肤病、血液病和 CNS 表现的患者，以及所有有活动性肾炎的患者，在经过最初的糖皮质激素治疗后，都需要使用免疫抑制药来维持病情缓解。特定药物的选择决定主要基于症状的严重程度、药物的费用和耐受性、家庭情况和避孕计划。除肾病外，药物在其他不同疾病中的循证数据相对缺乏。可用于狼疮患者的免疫抑制药的包括硫唑嘌呤、霉酚酸酯（mycophenolate mofetil，MMF）、甲氨蝶呤、来氟米特、环孢素、环磷酰胺和他克莫司。

（1）硫唑嘌呤：硫唑嘌呤具有相对较少的不良反应，因此是一种安全有效的狼疮维持治疗药物。通常是非肾脏表现的 SLE 患者首选免疫抑制药。同时硫唑嘌呤在妊娠期间具有安全优势，因此应用于较多的育龄期女性。

硫唑嘌呤是一种嘌呤抗代谢物，被称为硫嘌呤甲基转移酶（thiopurine methyltransferase，TPMT）催化。只有 0.3%（1/300）的人群是 TPMT 突变的纯合子，该基因型导致了 TPMT 酶活性缺失。在 TPMT 纯合子患者中使用硫唑嘌呤，可使硫唑嘌呤代谢物蓄积，导致灾难性的骨髓抑制和肝毒性。因此，开始使用硫唑嘌呤之前，应检测 TPMT 酶水平或患者的基因型。

（2）吗替麦考酚酯：霉酚酸（mycophenolic，MPA）是一种抗代谢药物，可选择性抑制 T 淋巴细胞和 B 淋巴细胞活化。MPA 有两种口服剂型，即霉酚酸酯和肠溶霉酚酸钠（enteric-coated mycophenolate sodium，eMPA）。

我们将分别讨论 MMF 和 eMPA 在狼疮肾炎诱导和维持治疗中的作用。包括随机临床试验在内的多项研究显示，MMF 治疗非肾性狼疮有效。在最近一项针对非肾性 SLE 的随机开放试验中，eMPA 在获得缓解和减少发作方面优于硫唑嘌呤。然而，与硫唑嘌呤或甲氨蝶呤相比，eMPA 价格较高，并有生殖毒性，限制其作为非肾性狼疮育龄女性的免疫抑制药使用。胃肠道不耐受是其应用受限的一个因素。eMPA 通常以 1～2g/d 的剂量用于非肾性 SLE 的维持治疗。

（3）甲氨蝶呤：甲氨蝶呤是某些狼疮患者的有效药物。当患者有明显的炎症性关节炎时，甲氨蝶呤通常优于硫唑嘌呤和 MMF。一项包含 9 项研究的系统回顾（包括主要具有皮肤黏膜或肌肉骨骼表现的狼疮患者）发现，接受甲氨蝶呤治疗后 SLE 患者疾病活动度显著降低，并减少了平均糖皮质激素的使用剂量。有肾受累的患者应慎用甲氨蝶呤。

（4）来氟米特：来氟米特多用于甲氨蝶呤、硫唑嘌呤或 MMF 治疗无效的 SLE 患者，这些患者大多有皮肤和肌肉骨骼受累。

（5）环磷酰胺：环磷酰胺是一种烷化剂，对静息和分裂期的淋巴细胞均具有细胞毒性。静脉用环磷酰胺治疗是重症狼疮诱导缓解的标准治疗方法。常用的方案是每月给予环磷酰胺 $0.5～1g/m^2$ 静脉注射

6 个周期，然后给予硫唑嘌呤或 MMF 维持治疗。环磷酰胺通常用于治疗狼疮性脑炎、中枢神经系统血管炎和其他器官或危及生命的表现。环磷酰胺治疗狼疮肾炎将在其他部分进行讨论。

环磷酰胺治疗有潜在的毒性，包括恶性肿瘤和性腺功能障碍，可导致卵巢早衰和不孕。其毒性取决于患者的年龄和累积的环磷酰胺剂量。现有多个研究试图讨论低剂量环磷酰胺治疗 SLE 的有效性。

(6) 静脉注射免疫球蛋白：静脉注射免疫球蛋白（intravenous immunoglobulin, IVIG）已用于治疗 SLE 的血液学表现，包括严重血小板减少症、溶血性贫血和免疫介导的中性粒细胞减少症。IVIG 在 SLE 其他难治性疾病的治疗中也发挥了重要作用，特别是在应避免使用免疫抑制药的全身性感染期间。

2. 生物制剂

(1) 贝利尤单抗：贝利尤单抗是美国 FDA 自 1955 年以来批准的唯一一种 SLE 药物。贝利尤单抗是一种针对 B 淋巴细胞刺激因子（B-lymphocyte stimulator, BLyS）的全人源单克隆抗体，也称为 B 细胞激活因子（B cell-activating factor, BAFF），是 B 细胞存活和功能的共刺激因子。贝利尤单抗在经过标准治疗后仍有疾病活动的肾外 SLE 患者的临床试验中取得了成功。这些研究中的大多数患者皮肤黏膜和肌肉骨骼受累。尽管受到成本和缺乏真实世界结果数据的限制，贝利尤单抗应考虑与 HCQ 联合用于具有持续疾病活动或频繁发作的非肾性 SLE 患者。

与其他用于狼疮的免疫抑制药相比，贝利尤单抗相对安全。但仍需要进一步研究贝利尤单抗在某些 SLE 表现（如胸膜心包炎、血液学、CNS 和肾病）中的有效性，以及贝利尤单抗相对于其他免疫抑制药物的使用时机。

(2) 利妥昔单抗：尽管利妥昔单抗（Rituximab, RTX）在临床试验中的阴性结果令人失望，但 RTX 仍在不同的队列中显示出对 SLE 良好的治疗疗效。许多临床医生会使用 RTX 治疗难治性疾病，包括关节炎、浆膜炎、肌炎和肾炎。RTX 已成为继糖皮质激素之后治疗 SLE 大多数血液学表现（如血小板减少症、溶血性贫血和抗磷脂综合征）的一线药物。大多数风湿病学家在治疗 SLE 时使用 2 剂 1000mg 的剂量，但也可以使用淋巴瘤剂量（4 剂 375mg/m²）。RTX 还与环磷酰胺联合用于严重的、危及器官或危及生命的 SLE 患者。

日常临床实践中可以观察到，接受 RTX 治疗的难治性 SLE 患者的结果往往与此前两个临床试验利妥昔单抗的探索性 Ⅱ/Ⅲ 期 SLE 评估（Exploratory Phase Ⅱ/Ⅲ SLE Evaluation of Rituximab, EXPLORER）和利妥昔单抗的狼疮性肾炎评估（Lupus Nephritis Assessment with Rituximab, LUNAR）试验所得到的结果形成明显的对比。对这些阴性结果的解释包括：结果测量不可靠、患者选择不合理和过度的伴随治疗。由于 RTX 在许多开放标签研究和国家注册数据中获得了良好治疗效果，ACR/EULAR 推荐 RTX 作为治疗难治性狼疮的一种方法。

三、皮肤狼疮的治疗

皮肤狼疮的治疗选择因疾病亚型而异。然而，光保护是所有皮肤狼疮治疗的核心原则。亚急性皮肤型红斑狼疮、盘状红斑狼疮和颧部皮疹是最具光敏性的皮肤病变。应建议 SLE 患者避免长时间暴露在阳光和其他紫外线光源下，包括卤素灯和荧光灯，并建议患者使用阻隔 UV-A 和 UV-B 辐射的防晒霜，推荐防晒系数 50 或更高的防晒霜。在户外活动期间，特别是在白天高峰期，建议使用帽子和衣服进行身体保护。

吸烟对狼疮皮损也有负面影响。应对患者进行这方面的教育，并鼓励他们戒烟。

（一）局部疗法

局部糖皮质激素通常是治疗皮肤狼疮病变的一线药物。特定药物选择主要基于临床经验和病例系列。大多数患者的初始治疗为非氟化的、低效力的局部糖皮质激素，此后根据对治疗的反应逐步升级到更高效力的氟化糖皮质激素。高效制剂的使用疗程应限制在 2 周内，并应避免在面部上进行使用。长期使用外用糖皮质激素可能导致皮肤萎缩、毛细血管扩张、色素沉着异常、皱纹和痤疮。建议对面部皮肤病变使用氢化可的松乳膏，对四肢和躯干使用中效的软膏制剂，如曲安奈德或倍他米松戊酸酯。较高效力的药物如氯倍他索软膏可用于严重的皮肤病变。

局部钙调神经磷酸酶抑制药（吡美莫司和他克莫司）是皮肤狼疮病变的二线治疗药物，可以最大限度地减少慢性局部糖皮质激素的使用。

局部糖皮质激素或钙调神经磷酸酶抑制药治疗

无效的盘状狼疮,可考虑病灶内激素注射。皮损内注射可发生皮肤萎缩和色素脱失。

(二)全身治疗

当皮肤狼疮病变的局部治疗失败或出现广泛病变时,建议进行全身治疗。抗疟药HCQ和CQ是皮肤狼疮的一线系统治疗药物。奎纳克林是一种几乎没有视网膜毒性的抗疟药,可以与HCQ或CQ联用。奎纳克林价格昂贵,长期使用会导致皮肤变黄。全身性抗疟治疗无效的患者可考虑全身性免疫抑制药物,已讨论过这些药物在其他狼疮表现中的应用,如甲氨蝶呤、硫唑嘌呤和MMF。

氨苯砜是一种合成的砜类药物,在治疗大疱性狼疮病变中具有特殊作用,对难治性病例的其他皮肤表现也有效。氨苯砜不能用于对磺胺类药物过敏的患者,也需要谨慎用于对6-磷酸葡萄糖脱氢酶缺乏的患者。沙利度胺对特定的SCLE患者效果较好,但沙利度胺的应用受限于其致畸性和神经毒性。

据报道,全身性维甲酸、来那度胺、环孢素、环磷酰胺和IVIG均可用于治疗难治性皮肤狼疮。贝利尤单抗对SLE的皮肤表现也有疗效。最后,在等待抗疟药或其他药物起效的同时,可以开始短期、低剂量的全身糖皮质激素治疗。由于全身性糖皮质激素治疗SCLE和dIE疗效差且耗时长,通常不推荐用于治疗这些皮肤狼疮亚型。

四、狼疮肾炎的治疗

狼疮性肾炎(LN)是SLE的常见系统受累,其严重程度表现不一。LN的治疗方法与肾外表现相似,但需要经过专家临床评估,并且考虑潜在的混杂因素,如高血压。可以血清和尿液生物标志物对LN的活动性进行评估,包括补体水平、抗dsDNA抗体水平和尿蛋白/肌酐比值。然而,诊断金标准是肾组织学。目前LN的病理分类被称为ISN/RPS分型。

Ⅰ型和Ⅱ型LN涉及肾小球系膜中的免疫复合物,不需要过强的免疫抑制治疗。Ⅵ型LN有明显的肾小球硬化,缺乏炎症表现。因此,本部分重点介绍增殖性LN(Ⅲ型或Ⅳ型)和膜性LN(Ⅴ型)的药物治疗。在混合组织学类型的情况下,如合并增殖成分,则推荐按Ⅲ/Ⅳ型LN以进行治疗。间质和肾小球的受累对肾预后有额外的影响,但目前还没

有将间质疾病的程度纳入治疗决策的标准治疗方法。

无论选择何种类型的LN和免疫抑制策略,临床医生都不应低估一般肾保护措施的重要性。在LN患者中同时考虑慢性肾病患者的目标血压控制。通常建议肾素-血管紧张素抑制药作为一线治疗,特别是对于有明显蛋白尿的患者。非二氢吡啶类钙通道阻滞药,如维拉帕米和地尔硫䓬,对蛋白尿患者也有有益作用。高胆固醇血症通常需要使用他汀类药物。同时,需纠正代谢性酸中毒。饮食中的钠应限制在2~2.5g/d。避免使用非甾体抗炎药和其他肾毒性药物。为了最大限度地避免营养不良,减少膳食蛋白质的同时应侧重于优质蛋白质和足够的热量摄入。LN患者的高尿酸血症通常由肾功能损害和利尿药的使用引起,但除非有明确痛风发作,否则不需要降尿酸治疗。如存在大量蛋白尿时,应考虑抗血小板甚至抗凝以预防血栓形成。应解决吸烟和病态肥胖等在内的合并症。

(一)Ⅲ型和Ⅳ型狼疮性肾炎

增殖性疾病(Ⅲ型和Ⅳ型)的治疗分为两个连续的阶段:诱导缓解和维持治疗。诱导期旨在快速控制炎症并限制损伤累积,通常为期3~6个月。糖皮质激素的剂量、持续时间和方式(口服与静脉注射)尚不固定,尤其是不同的随机对照试验有不同的使用方法。大多数临床医生在前4周会给予0.5~1mg/(kg·d)的糖皮质激素用量,并在接下来的4~6个月内逐渐减少剂量,直至到≤7.5mg/d的目标(如有可能可以停药)。以下方案必须与糖皮质激素联合使用。

- 改良的美国国立卫生研究院(National Institutes of Health,NIH)方案采用每月静脉注射环磷酰胺,剂量为0.5~0.75g/m²,共6剂。
- Aspreva狼疮管理研究(Aspreva Lupus Management Study,ALMS)方案在第1周使用0.5g MMF,每天2次;然后每天1g,每天2次;到第3周达到1.5g,每天2次的耐受目标。
- 欧洲狼疮方案使用静脉注射环磷酰胺,每2周500mg,共6次。

经过5年和10年的随访,在以欧洲高加索人为主的人群中,欧洲狼疮方案最初被证明与改良的NIH方案一样有效。尽管随后的研究显示,欧洲狼疮疗法在其他种族/民族群体中也有类似的积极结果,但

由于长期数据仍然缺乏，因此必须谨慎对待。研究表明，静脉用环磷酰胺和 MMF 在诱导中疗效相当，但仍需权衡潜在效益和不良反应。MMF 有口服治疗的便利性，同时没有环磷酰胺的一些不良反应（恶性肿瘤、不育症）；但如患者的药物治疗依从性差和（或）口服摄入 / 吸收受限时，静脉注射环磷酰胺可能是有益的。

目前关于其他药物效用的数据有限。硫唑嘌呤和来氟米特在 LN 治疗方面显示出一定的疗效。除糖皮质激素外，硫唑嘌呤是唯一可用于妊娠期 LN 治疗的药物。在亚洲研究中证实钙调神经磷酸酶抑制药在 LN 中的诱导作用，并且发现与 MMF 联合使用时可能更有效，但这些研究的样本量较少。

维持期的目的是维持诱导治疗所达到的治疗效果，并减少未来肾复发的可能。肾复发通常在最初的 LN 事件发生数年后发生。症状的相对稳定性、警惕复发宣教、诱导缓解后就诊频率的减少都可能影响患者的治疗结局，依从性下降和失访可导致不良的肾预后。因此，需要从治疗一开始就对患者进行关于 LN 治疗的长期性教育，并强调坚持治疗的重要性。

每季度给予静脉环磷酰胺是一种主要的缓解维持方案。这种方法优于单独使用糖皮质激素，但会导致显著毒性特征（如恶性肿瘤、不育症和感染）。随后有研究表明 MMF 和硫唑嘌呤也可用于维持缓解，其中 MMF 优于硫唑嘌呤。对于不能耐受 MMF、妊娠或妊娠风险高的患者，硫唑嘌呤仍然是一种很好的选择。

对于终止维持治疗的时机，目前尚无既定的指南。

仅获得部分缓解的患者应继续免疫抑制治疗，延长目前的诱导方案或改用另外一种方案 / 药物。如有可能，应充分考虑重复肾活检，以确定肾的改善程度，确定活动程度和慢性化程度，以助于免疫抑制的选择和强度调整。

（二）V 型狼疮性肾炎

V 型 LN 可伴有增殖性成分，在这种情况下，应按照先前讨论的增殖性 LN 进行治疗。单纯的 V 型病变尚未得到全面的研究。如果蛋白尿低于肾病范围，而肾功能正常，则应采取保守治疗，重点是减少蛋白尿，同时限制饮食和盐，严格控制血压，并使用阻断肾素 – 血管紧张素系统的药物。肾病范围蛋白尿及肾功能恶化者，应开始免疫抑制药治疗。与增殖性疾病相似，环孢素或环孢素与糖皮质激素合用优于单独使用糖皮质激素，但环孢素治疗与更持久的反应相关。对单纯 V 型 LN 患者的 ALMS 试验的事后分析表明，MMF 和静脉环磷酰胺在疗效方面没有差异，并且硫唑嘌呤与 MMF 获益相当。在目前的实践中，MMF 和静脉环磷酰胺最常用于严重的 V 型 LN，必要时用钙调神经磷酸酶抑制药和硫唑嘌呤进行替代。

（三）VI 型狼疮性肾炎

在大多数情况下，VI 型 LN 将最终导致肾衰竭或终末期肾病（end-stage renal disease，ESRD）。ESRD 的结局可能是无法避免的，因此应积极考虑肾移植治疗；因为与透析相比，LN 患者肾移植可提高生存率、成本和生活质量。LN 在移植肾中的复发率不到 4%。排斥反应仍然是移植失败的主要原因。部分专家提倡早期教育，提高肾移植的认识，以利于早期（在开始透析之前）移植，提高存活率。不过，其他原因相比，继发于 LN 的 ESRD 概率更低。没有证据支持在开始透析后延迟肾移植能够降低疾病活动度及优化预后，事实上，推迟肾移植可能会增加移植失败和死亡的风险。尽管有些人认为在 ESRD 临近或期间 SLE 活动性减少，但狼疮发作的风险显然不是零，应进行持续监测。

五、神经精神狼疮的治疗

处理狼疮的神经精神（neuropsychiatric，NP）表现的第一步是确定该特征是否归因于 SLE 活动，还是治疗、感染或非 SLE 相关过程的偶发并发症。

尽管狼疮患者的许多神经精神症状会反映出 SLE 活动的表现，但大多数是与 SLE 无关的功能性疾病，应常规对症处理。

认知功能障碍、头痛和情绪障碍是 SLE 患者最常见的 NP 表现，但这些通常与狼疮活动无直接关系，并且对免疫抑制无反应。在排除其他常见病因后给予常规对症处理。

狼疮 NP 表现的治疗基于潜在的病因。如果 NP 症状是由药物（如糖皮质激素）引起的，则必须适当减少剂量。脑血管病在狼疮患者中很常见，尤其在合并抗磷脂抗体阳性、蛋白尿和高血压等合并症的情况下，需要给予抗血小板或抗凝治疗防止脑血管病进展。SLE 患者的癫痫发作与非 SLE 患者通常采用相同的抗惊厥药物进行治疗。在少部分存在炎症反应的患者中，癫痫发作可能代表 SLE 引起的中枢神经系统炎症，因此需要免疫抑制治疗。

狼疮的 LN 症状可能是中枢神经系统炎症的一种表现，如视神经炎、横贯性脊髓炎、难治性癫痫发作、精神病、急性意识模糊状态，此时如果实验室和影像学检查结果支持全身性狼疮活动的结论，则应使用糖皮质激素和免疫抑制药进行治疗。尚无在安慰剂对照试验中评估 SLE 患者 CNS 受累治疗的不同方法，现有的治疗通常是建议大剂量静脉注射糖皮质激素，然后联合静脉用环磷酰胺，采用类似于 LN 的诱导方案。在维持治疗中通常采用硫唑嘌呤或 MMF。对于标准免疫抑制治疗无效的严重 NP SLE，可以考虑血浆置换、IVIG 和 RTX。

参考文献

Alarcon GS, McGwin G, Bertoli AM, et al. Effect of hydroxychloroquine on the survival of patients with systemic lupus erythematosus: data from LUMINA, a multiethnic US cohort (LUMINA L). *Ann Rheum Dis.* 2007;66(9):1168–1172. [PMID: 17389655].

Appel GB, Contreras G, Dooley MA, et al. Mycophenolate mofetil versus cyclophosphamide for induction treatment of lupus nephritis. *J Am Soc Nephrol.* 2009;20(5):1103–1112. [PMID: 19369404].

Fanouriakis A, Kostopoulou M, Alunno A, et al. 2019 update of the EULAR recommendations for the management of systemic lupus erythematosus. *Ann Rheum Dis.* 2019;78(6):736–745. [PMID: 30926722].

Houssiau FA, Vasconcelos C, D'Cruz D, et al. The 10–year follow-up data of the Euro-Lupus Nephritis Trial comparing low-dose and high-dose intravenous cyclophosphamide. *Ann Rheum Dis.* 2010;69(1):61–64. [PMID: 19155235].

van Vollenhoven RF, Mosca M, Bertsias G, et al. Treat-to-target in systemic lupus erythematosus: recommendations from an international task force. *Ann Rheum Dis.* 2014;73(6):958–967. [PMID: 24739325].

Weening JJ, D'Agati VD, Schwartz MM, et al. The classification of glomerulonephritis in systemic lupus erythematosus revisited. *Kidney Int.* 2004;65(2):521–530. [PMID: 14717922].

Yokogawa N, Eto H, Tanikawa A, et al. Effects of hydroxychloroquine in patients with cutaneous lupus erythematosus: a multicenter, double-blind, randomized, parallel-group trial. *Arthritis Rheumatol.* 2017;69(4):791–799. [PMID: 27992698].

第 21 章　抗磷脂综合征
Antiphospholipid Syndrome

Elena Gkrouzman　Doruk Erkan　著

诊断要点

- 外周血中可检测的持续性抗磷脂抗体（狼疮抗凝物、抗心磷脂抗体和抗 β_2- 糖蛋白 –1 抗体）。
- 微血管和（或）大血管系统的动脉和静脉血栓形成。
- 妊娠并发症，包括妊娠早期后的妊娠丢失。
- 非血栓性表现，如血小板减少或心脏瓣膜疾病。
- 表现多样，包括多器官血栓形成（灾难性抗磷脂综合征）。
- 传统的血栓形成的其他危险因素、心血管疾病危险因素也会导致临床事件。

抗磷脂综合征（APS）是一种自身免疫性多系统疾病，特点是持续存在抗磷脂结合血浆蛋白抗体［抗磷脂抗体（antiphospholipid antibodies，aPL）］，并有血栓形成（静脉、动脉或微血管）和（或）不良妊娠结局。最常见的 aPL 是抗心磷脂抗体（anticardiolipin，aCL）、抗 β_2GP1 抗体（anti-β_2-glycoprotein-I antibodies，aβ_2GP1）和狼疮抗凝物（lupus anticoagulants，LA）。APS 可见于其他自身免疫性疾病患者，如系统性红斑狼疮，或无其他已知自身免疫性疾病的患者（原发性 APS）。

网状青斑、心脏瓣膜病、血小板减少、溶血性贫血、aPL 相关肾病、认知功能障碍和脑皮质下白质改变被认为是 aPL 阳性患者的临床相关表现。然而，由于这些表现目前不是 APS 分类标准的一部分，因此它们现在通常被称为"非标准"表现。

aPL 阳性患者的临床表现包括一系列特征（图 21–1）。aPL 相关血管事件的范围从浅表静脉血栓形成到多个器官同时发生的血栓形成（灾难性 APS）。此外，患者可能仅表现为产科疾病或非血栓性表现，如血小板减少症。在缺乏 APS 特征性临床表现的情况下，aPL 阳性并不等同于 APS 诊断。

疑诊 APS：当年轻患者出现复发性血栓，或在罕见部位出现血栓时，尤其是在无明显诱因的情况下，应怀疑 APS。不明原因的妊娠并发症，如晚期流产、重度先兆子痫或 HELLP 综合征（溶血、肝酶升高和血小板减少）也可能是 APS 的提示。网状青斑（图 21–2），特别是有血栓史或妊娠并发症史的年轻患者，应提醒医生注意筛查 aPL。活化部分凝血活酶时间（activated partial thromboplastin time，APTT）延长和梅毒筛查试验假阳性（快速血浆反应素）的患者也需要警惕 APS,（性病研究实验室）应在合适的情况下进行 aPL 筛查。

aPL 的阳性率：由于缺乏大规模的以人群为基础的研究，aPL 在普通人群中的患病率尚不清楚。在健康献血者中，10% 的样本中发现 aCL 阳性。然而，在 1 年随访中，这些供者中只有不到 1% 的人保持阳性，并且在基线时，所有接受测试的供者的 LA 检测均为阴性。这与 aCL 检测假阳性很常见的共识一致，但 LA 检测阳性的患者通常发生 APS 的风险更高。

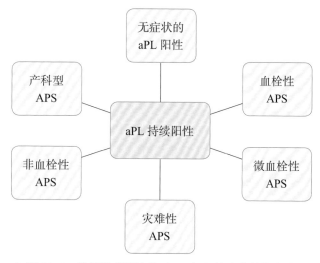

▲ 图 21–1　持续抗磷脂抗体（aPL）阳性患者的临床表现
APS. 抗磷脂综合征

一项大型回顾性分析纳入了无已知自身免疫性疾病的患者，发现在妊娠丢失、脑卒中、心肌梗死和深静脉血栓形成的患者中，aPL 阳性率分别约为 9%、14%、11% 和 10%；然而文献存在局限性，如缺乏对 apl 阳性的确认。30%～40% 的 SLE 患者有持续中 – 高滴度 aPL 阳性。

参考文献

Andreoli L, Chighizola CB, Banzato A, Pons-Estel GJ, Ramire de Jesus G, Erkan D. Estimated frequency of antiphospholipid antibodies in patients with pregnancy morbidity, stroke, myocardial infarction, and deep vein thrombosis: a critical review of the literature. *Arthritis Care Res (Hoboken)*. 2013;65:1869. [PMID: 23861221].

Miyakis S, Lockshin MD, Atsumi T, et al. International consensus statement on an update of the classification criteria for definite antiphospholipid syndrome (APS). *J Thromb Haemost*. 2006;4:295. [PMID: 16420554].

Vila P, Hernandez MC, Lopez-Fernandez MF, Battle J. Prevalence, follow-up and clinical significance of the anticardiolipin antibodies in normal subjects. *Thromb Haemost*. 1994;72:209. [PMID: 7831653].

一、临床表现

症状体征

1. 血栓表现

深静脉血栓形成，常伴有肺栓塞（pulmonary embolism，PE），是 APS 最常见的表现。非常规部位的静脉可能受到影响，如眼循环动脉或静脉、肾或脾静脉血栓形成、布加综合征或门静脉、矢状窦或肠系膜血栓形成。脑卒中和短暂性脑缺血发作（transient ischemic attack，TIA）是最常见的动脉事件，占 APS 首发表现的近 1/4。然而，动脉血栓形成可能发生在不寻常的部位，例如，外周和肠系膜血

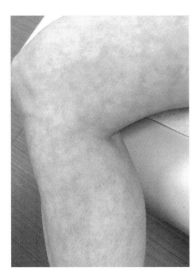

▲ 图 21-2　抗磷脂抗体持续阳性的患者出现网状青斑

栓形成分别导致肢体坏疽和肠缺血。aPL 阳性患者也可发生心肌梗死。此外，心内血栓形成可能与黏液瘤相似。

2. 微血管表现

部分可能受影响的器官包括皮肤、肾、心脏、肝和肺。网状青斑，通常表现为皮肤的对称斑点，对任何疾病的特异性都很差，事实上，在健康个体中最常见，由寒冷诱发。相比之下，网状青斑（皮肤的破碎不对称斑点）对 APS 更具特异性（图 21-2）。由于潜在的青斑样血管病变，可能会发生皮肤坏死或溃疡，常导致临床上可见到的白色萎缩。

肾血管系统（动脉、小动脉和肾小球毛细血管）也可能在 APS 中受到影响，导致所谓的 aPL 相关肾病。aPL 相关肾病的肾活检可为急性病变，如血栓性微血管病，或者慢性病变，包括局灶性皮质萎缩、动脉纤维内膜增生、动脉和小动脉的纤维或纤维细胞闭塞。尽管冠状动脉造影正常，但心脏微血栓形成可导致冠状动脉疾病相关症状。肺微血管受累的患者通常表现为弥漫性肺泡出血。在这样的患者中，肺活检有时表现为白细胞破碎性血管炎，与肺 – 肾综合征（如抗中性粒细胞胞质抗体相关血管炎）难以区分。然而，血管炎的存在通常很难证实，因为受影响的血管很小。

灾难性 APS 是一种罕见的、危及生命的 APS 并发症，在数天内累及多个器官脏器。尽管有足量的抗凝治疗，小血管、中等血管甚至大血管的多发性血栓形成仍可能发生，通常与血栓性微血管病有关。

3. 非血栓表现

常见有血小板减少（通常 $>100 \times 10^9$/L）。然而，尽管血小板计数低，APS 患者仍有发生血栓的风险，治疗的基础仍然包括抗凝。Coombs 阳性溶血性贫血（无破碎红细胞）和微血管病性溶血性贫血（有破碎红细胞）均可发生于 APS。心脏瓣膜病［赘生物和（或）瓣膜增厚］是最常见的 aPL 相关心脏受累。主动脉瓣和二尖瓣关闭不全都很常见，严重时会导致瓣膜置换。据报道，在 aPL 阳性患者中报道了与脑卒中无关的认知障碍、舞蹈病、横贯性脊髓炎、多发性硬化样综合征和癫痫发作的神经系统表现，但这些临床表现罕见且存在争议。

4. 产科表现

形态正常的胎儿在妊娠第 10 周或之后不明原

因死亡被认为是产科 APS 最具体的标准。根据修订的 Sapporo APS 分类标准，APS 的其他表现包括因重度先兆子痫或子痫而在妊娠第 34 周前早产形态正常的新生儿，以及在妊娠第 10 周前连续发生 3 次或 3 次以上原因不明的自然流产，并且无法用染色体异常、母体解剖结构或激素等其他原因来解释。

参考文献

Asherson RA, Cervera R, de Groot PG, et al. Catastrophic antiphospholipid syndrome: international consensus statement on classification criteria and treatment guidelines. *Lupus.* 2003;12:530. [PMID: 12892393].

Garcia D, Erkan D. Diagnosis and management of the antiphospholipid syndrome. *N Engl J Med.* 2018;378: 2010. [PMID: 29791828].

Miyakis S, Lockshin MD, Atsumi T, et al. International consensus statement on an update of the classification criteria for definite antiphospholipid syndrome. *J Thromb Haemost.* 2006;4:295. [PMID: 16420554].

二、实验室检查

APS 的实验室诊断依赖于通过凝血试验（LA 试验）和免疫试验（aCL 和 aβ2GP1）来检测 aPL。

狼疮抗凝物试验是一个三步的功能性试验：它是测定 aPL 抑制凝血酶原转化为凝血酶的能力的凝血试验。阳性 LA 试验的最终确认需要以下步骤：①筛选试验延长：如稀释的罗素蝰蛇毒液时间（dilute Russell viper venom time，DRVVT）或 aPTT（筛选期）；②未能通过混合研究纠正延长的凝血时间，其中患者血浆与正常汇集血浆以 1：1 混合（混合阶段；排除凝血因子缺乏）；③通过添加过量磷脂来纠正延长的凝血时间（证明抗凝物是磷脂依赖性的）（确认阶段）；④排除其他凝血病。

抗心磷脂抗体通过酶联免疫吸附试验检测。在标准 ELISA 中，自身免疫性 aCL 在 β2GP1 的存在下，可结合心磷脂包被的板。抗 β2GP1 抗体直接靶向 β2GP1，也可通过 ELISA 检测。除 LA 试验、aCL 和 aβ2GP1 的 ELISA 实验外，其他 aPL 检测方法目前尚未很好地标准化并用于常规临床实践。

参考文献

Pengo V, Tripodi A, Reber G, et al. Update of the guidelines for lupus anticoagulant detection. Subcommittee on Lupus Anticoagulant/Antiphospholipid Antibody of the Scientific and Standardisation Committee of the International Society on Thrombosis and Haemostasis. *J Thromb Haemost.* 2009;7:1737. [PMID: 19624461].

三、诊断评估

APS 尚无诊断标准。2006 年发布的改良版 Sapporo APS 分类标准要求患者至少具备一项临床（血栓或产科）和一项实验室标准才能被归类为 APS。分类标准的目的是便于纳入同质患者群体进行研究；因此，这些标准不应作为唯一的诊断工具。然而，在 aPL 阳性患者的诊断评估过程中，它们可以作为指导，表 21-1 总结了一种分布诊断流程方法。LA 阳性和三阳性（LA、aCL 和 aβ2GP1 均阳性），尤其是中高滴度的 aPL，与 APS 临床事件密切相关，更能佐证 APS 的诊断。

如同时存在其他血栓危险因素，则可以叠加的方式促进 aPL 相关事件，在 aPL 阳性患者中应积极寻找其他危险因素，因为这也可能影响治疗方案。在有妊娠并发症的 aPL 阳性患者中，应考虑伴随的妇科、遗传和激素状况的影响。其他血栓性微血管病综合征，如弥散性血管内凝血、肝素诱导的血小板减少症、血栓性血小板减少性紫癜、溶血性尿毒综合征或 HELLP 综合征，可能与灾难性 APS 具有相似的特征，有时也会重叠。

参考文献

Chayoua W, Kelchtermans H, Moore GW, et al. Identification of high thrombotic risk triple-positive antiphospholipid syndrome patients is dependent on anti-cardiolipin and anti-beta2glycoprotein I antibody detection assays. *J Thromb Haemost.* 2018;16:2016. [PMID: 30079628].

Galli M, Luciani D, Bertolini G, Barbui T. Lupus anticoagulants are stronger risk factors for thrombosis than anticardiolipin antibodies in the antiphospholipid syndrome: a systematic review of the literature. *Blood.* 2003;101:1827. [PMID: 12393574].

Kelchtermans H, Pelkmans L, de Laat B, Devreese KM. IgG/IgM antiphospholipid antibodies present in the classification criteria for the antiphospholipid syndrome: a critical review of their association with thrombosis. *J Thromb Haemost.* 2016;14:1530. [PMID: 27279342].

Lockshin MD, Kim M, Laskin CA, et al. Prediction of adverse pregnancy outcome by the presence of lupus anticoagulant, but not anticardiolipin antibody, in patients with antiphospholipid antibodies. *Arthritis Rheum.* 2012;64:2311. [PMID: 22275304].

Miyakis S, Lockshin MD, Atsumi T, et al. International consensus statement on an update of the classification criteria for definite antiphospholipid syndrome (APS). *J Thromb Haemost.* 2006;4:295. [PMID: 16420554].

Ortel TL, Erkan D, Kitchens CS. How I treat catastrophic thrombotic syndromes. *Blood.* 2015;126:1285. [PMID: 26179082].

Pengo V, Ruffatti A, Legnani C, et al. Clinical course of high-risk patients diagnosed with antiphospholipid syndrome. *J Thromb Haemost.* 2010;8:237. [PMID: 19874470].

Pengo V, Ruffatti A, Legnani C, et al. Incidence of a first thromboembolic event in asymptomatic carriers of high-risk antiphospholipid antibody profile: a multicenter prospective study. *Blood.* 2011;118:4714. [PMID: 21765019].

表 21-1　抗磷脂抗体（aPL）阳性患者的诊断评估

	aPL 检测实验		
狼疮抗凝物实验	**抗心磷脂抗体和抗 β₂GP1 抗体（aβ₂GP1）**		
	IgG 型	**IgM 型**	**IgA 型**
当真正阳性时，与 ACL 和 aβ₂GP1 相比，LA 与临床事件 β 的最高风险相关	与较低滴度相比，中高滴度（≥40GPL 或 MPL 单位）与临床事件的相关性更高		无论滴度如何，单独阳性的临床意义尚不明确
由于假阳性结果，抗凝治疗患者需谨慎	与 IgM 相比，IgG 阳性与临床事件的相关性更强		
上述实验必须在至少相隔 12 周分别检测阳性；aPL 在感染期间可呈一过性阳性			
aPL 抗体谱评估			
高风险 aPL 谱	LA 试验阳性，伴或不伴中或高滴度 aCL 或 aβ₂GP1 IgG 或 IgM（≥40GPL 或 MPL 单位）		
中等风险 aPL 谱	LA 试验阴性，具有中或高滴度 aCL 或 aβ₂GP1 IgG 或 IgM（≥40GPL 或 MPL 单位）		
低风险 aPL 谱	低滴度 aCL 或 aβ₂GP1 IgG 或 IgM（≥40GPL 或 MPL 单位）		

经许可转载，改编自 Garcia D, Erkan D. Diagnosis and management of the antiphospholipid syndrome. *N Engl J Med*. 2018;378:2010.

四、预防与治疗

（一）血栓的一级预防

改善可逆的血栓形成危险因素（如吸烟或口服避孕药）和心血管疾病危险因素（如高血压或高脂血症），在血栓形成高风险期进行预防（如手术干预或长期制动），以及对其他系统性自身免疫性疾病（如 SLE）进行规范治疗是至关重要的，尤其对于中高危 aPL 抗体类型的患者。无论是在一项随机、双盲、安慰剂对照的临床试验中，还是在前瞻性队列研究中，低剂量阿司匹林均未显示出对重大血栓预防有益。尽管如此，一些医生还是开出了低剂量阿司匹林的处方，因为回顾性研究的数据表明，它可能对首次血栓形成具有保护作用。我们的经验是，只有当患者有额外的心血管疾病危险因素时，才使用低剂量阿司匹林。羟氯喹在小鼠模型和 SLE 患者中具有抗血栓作用，但尚未对无系统性自身免疫性疾病的 aPL 阳性患者进行前瞻性对照研究。

（二）血栓的二级预防

华法林仍然是血栓患者长期治疗的基石，目标国际标准化比值（international normalized ratio，INR）为 2～3。尽管回顾性队列研究表明高强度（INR 3～4）抗凝比中等强度（INR 2～3）抗凝更有效，但两项在 APS 患者中进行的中等强度与高强度华法林抗凝的前瞻性随机试验并未显示治疗组之间在预防血栓复发方面有任何差异。然而，在这些前瞻性研究中，有动脉事件病史的患者仅占 1/5。因此，尽管医生通常倾向对首次静脉血栓栓塞后使用中等强度抗凝治疗，但一些中心仍倾向于对动脉血栓使用高强度抗凝治疗。我们的经验是华法林，目标 INR 为 2.5～3，如果患者有其他心血管疾病危险因素，则加用低剂量阿司匹林。这种方法类似于第 15 届国际 aPL 大会（2016 年 9 月）工作组的建议。

尽管 INR 在治疗范围内，但动脉或静脉血栓复发的患者可选择更高强度的华法林（INR 3～4）或改用低分子量肝素。也可以考虑联合低剂量阿司匹林、HCQ 或他汀类药物，或者这些疗法的组合。

对于伴有血栓事件的 APS 患者，通常建议终身抗凝治疗。然而，当患者发生继发性血栓事件并在评估过程中发现患有 aPL 时，是否需要终身抗凝治疗目前尚不明确。

直接口服抗凝血药（direct oral anticoagulant，DOAC）目前不推荐用于血栓形成的二级预防。在一项开放标签、2/3 期、非劣效性随机对照试验（randomized controlled trial，RCT）中，评估了利伐沙班预防 APS 患者和有静脉血栓栓塞史患者继发性血栓形成的有效性。该研究表明，利伐沙班在第 42 天的内源凝血酶能力（凝血酶生成的定量测量）的百分比变化方面不如华法林，这是该研究的主要结果指标。然而，在 6 个月的安全期内，两组患者均未发生血栓形成。随后的一项开放标签、多中心、非劣效性随机对照试验（华法林 vs. 利伐沙班）研究了有动脉或静脉血栓形成病史的三重 aPL 阳性患者，由于利伐沙班组的血栓形成和出血风险增加，该试验被提前终止。未来的研究将有助于我们了解 DOACS 在 APS 中的作用。另一项比较阿哌沙班与华法林对有静脉血栓史的 APS 患者血栓形成二级预防的随机对照试验正在进行中。

（三）微血管病性表现

APS 的微血栓表现对治疗提出了挑战，因为它们不一定对抗凝治疗有反应，并且可能在患者接受治疗水平的抗凝治疗时发生。基于有限的证据，可经验性使用糖皮质激素和免疫抑制药。

对于 aPL 相关的皮肤溃疡，抗血小板药物（低剂量阿司匹林联合潘生丁或己酮可可碱）和（或）抗凝药物的使用结果各不相同。利妥昔单抗在一项针对 APS 非标准表现（包括皮肤溃疡）的小型 2 期临床试验中初步有效。应考虑转诊至血管外科团队，以排除可能干扰伤口愈合的外周动脉疾病和静脉高压。对于静脉功能不全，建议使用压力袜等支持性措施，以促进愈合。

血浆置换通常用于 APL 肾病的急性血栓性微血管病阶段。静脉注射免疫球蛋白、利妥昔单抗或依库珠单抗（Eculizumab）也已用于难治性病例。慢性 aPL 肾病患者通常使用霉酚酸酯和（或）利妥昔单抗治疗，有时加用糖皮质激素。针对雷帕霉素靶点（mechanistic target of rapamycin，mTOR）的抑制药西罗莫司（Sirolimus）改善了接受肾移植的 aPL 阳性患者的肾移植存活率并减少了肾损伤，但还需要对这种治疗方法进行更多的研究。

弥漫性肺泡出血患者一般在急性期使用糖皮质激素治疗。许多患者还需要激素助减药才达到缓解；环磷酰胺、利妥昔单抗、霉酚酸酯、硫唑嘌呤、血浆置换和 IVIG 均取得了不同程度的治疗效果。

（四）灾难性抗磷脂综合征

早期干预和所有多学科的沟通对于管理灾难性 APS 患者至关重要。联合使用抗凝（普通静脉肝素）、糖皮质激素和血浆置换和（或）IVIG 可获得最高的存活率。如果出现微血管病性溶血性贫血（即破碎红细胞）的特征，应考虑用新鲜冰冻血浆进行血浆置换。当与治疗剂量的肝素联合使用时，在权衡潜在出血并发症的风险和益处后，抗血小板药物（如阿司匹林）可作为附加治疗。在难治性病例中，可考虑使用利妥昔

单抗或依库珠单抗［用于血液学表现和（或）血栓性微血管病患者］，但证据仅基于病例报道或病例系列。

（五）非血栓性表现

血小板减少本身通常不需要任何治疗，因为很少出现重度血小板减少（$<50 \times 10^9$/L）。糖皮质激素和（或）IVIG 是血小板计数低于 50×10^9/L 的一线治疗药物。除 IVIG 外，糖皮质激素依赖患者可考虑使用免疫抑制药物，如 HCQ、硫唑嘌呤、霉酚酸酯或利妥昔单抗。溶血性贫血可用糖皮质激素、硫唑嘌呤或霉酚酸酯治疗。利妥昔单抗也用于血小板减少症和（或）合并溶血性贫血的 aPL 阳性患者。心脏瓣膜增厚会增加动脉/栓塞事件的风险。糖皮质激素和抗凝治疗不能使这种病变消退，但通常给予抗血栓治疗以降低栓塞事件的风险。

（六）产科表现

对于合并 APS 产科并发症且未发生血栓形成的女性患者，建议在妊娠期间和产后 8～12 周使用低剂量阿司匹林和预防性剂量的依诺肝素。在有血栓事件和 APS 病史的女性患者中，即使没有任何妊娠并发症病史，也应在妊娠期间使用低剂量阿司匹林和治疗剂量依诺肝素。对于 aPL 阳性但无产科或血栓史的患者，建议在产后 8～12 周期间预防性使用依诺肝素，但不建议在妊娠期间使用。虽然没有支持性前瞻性数据，但通常使用低剂量阿司匹林进行预防。

（七）围术期管理

APS 患者在接受手术时发生血栓形成的风险较高，尽管采取了预防措施，但仍可能发生围术期并发症。在任何外科手术之前，围术期评估和计划对于避免术后并发症非常重要。应尽量缩短无抗凝治疗的时间，采取药物和物理抗栓干预措施。出现任何与正常术后不相符的情况时，均应把潜在的 APS 考虑在内进行评估。

参考文献

Arnaud L, Mathian A, Ruffatti A, et al. Efficacy of aspirin for the primary prevention of thrombosis in patients with antiphospholipid antibodies: an international and collaborative meta-analysis. *Autoimmun Rev.* 2014;13:281. [PMID: 24189281].

Cohen H, Hunt BJ, Efthymiou M, et al. Rivaroxaban versus warfarin to treat patients with thrombotic antiphospholipid syndrome, with or without systemic lupus erythematosus (RAPS): a randomised, controlled, open-label, phase 2/3, non-inferiority trial. *Lancet Haematol.* 2016;3:e426. [PMID: 27570089].

Crowther MA, Ginsberg JS, Julian J, et al. A comparison of two intensities of warfarin for the prevention of recurrent thrombosis in patients with the antiphospholipid antibody syndrome. *N Engl J Med.* 2003;349:1133. [PMID: 13679527].

Erkan D, Harrison MJ, Levy R, et al. Aspirin for primary thrombosis prevention in the antiphospholipid syndrome: a randomized, double-blind, placebo-controlled trial in asymptomatic antiphospholipid antibody-positive individuals. *Arthritis Rheum.* 2007;56:2382. [PMID: 17599766].

Erkan D, Vega J, Ramon G, Kozora E, Lockshin MD. A pilot open-label phase II trial of rituximab for non-criteria manifestations of antiphospholipid syndrome. *Arthritis Rheum.* 2013;65:464. [PMID 23124321].

Finazzi G, Marchioli R, Brancaccio V, et al. A randomized clinical trial of high-intensity warfarin vs. conventional antithrombotic therapy for the prevention of recurrent thrombosis in patients with the antiphospholipid syndrome (WAPS). *J Thromb Haemost.* 2005;3:848. [PMID: 15869575].

Pengo V, Denas G, Zoppellaro G, et al. Rivaroxaban vs warfarin in high-risk patients with antiphospholipid syndrome. *Blood.* 2018;132:1365. [PMID: 30002145].

Woller SC, Stevens SM, Kaplan DA, et al. Apixaban for the Secondary Prevention of Thrombosis Among Patients With Antiphospholipid Syndrome: Study Rationale and Design (ASTRO-APS). *Clin Appl Thromb Hemost.* 2016;22:239. [PMID 26566669].

五、预后

根据临床表现，不同 aPL 阳性个体的预后不同。据估计，欧洲 1000 例 APS 患者 10 年随访的死亡率为 5%，大多数死亡原因为血栓形成、感染和出血。在灾难性的 APS 中，死亡率在 33%～48%，并且在有潜在 SLE 的患者中更严重。灾难性的 APS 很少复发。在持续抗凝治疗的情况下，首次发作后存活的患者通常具有稳定的病程。

参 考 文 献

Cervera R, Serrano R, Pons-Estel GJ, et al. Morbidity and mortality in the antiphospholipid syndrome during a 10-year period: a multicentre prospective study of 1000 patients. *Ann Rheum Dis.* 2015;74:1011. [PMID: 24464962].

Rodriguez-Pinto I, Moitinho M, Santacreu I, et al. Catastrophic antiphospholipid syndrome (CAPS): descriptive analysis of 500 patients from the International CAPS Registry. *Autoimmun Rev.* 2016;15:1120. [PMID: 27639837].

第 22 章　雷诺现象
Raynaud Phenomenon

Nadia D. Morgan*　Fredrick M. Wigley　著

诊断要点

- 雷诺现象是机体对寒冷环境或情绪应激的过度血管痉挛反应。
- 特征是指 / 趾端（手指和足趾）边界清楚的颜色变化（苍白、发绀、潮红）。
- 临床上分为原发性和继发性。
- 原发性雷诺现象本质上是特发性和功能性的，血管结构的完整性得以保留。
- 继发性雷诺现象与潜在的结构性血管病变相关，同时可能并发指 / 趾端缺血、复发性指 / 趾端溃疡、急性深组织坏死和截肢。
- 雷诺现象管理的主要方法包括通过避免寒冷环境、使用防护服等预防措施来保持核心足够温暖，维持外周体温。
- 如果疾病影响了生活质量或出现组织缺血并发症（包括指 / 趾端溃疡），则需要使用治疗药物。

一、概述

　　雷诺现象（raynaud phenomenon，RP）分为两类：原发性和继发性。原发性 RP 占大多数（80%～90%），通常没有疾病基础，是由于暴露在寒冷环境或情绪应激下引发的血管痉挛事件。原发性 RP 在健康女性中更常见，症状发生在 15—30 岁。据报道，30%～50% 的患者有一级亲属 RP 阳性家族史。RP 发作通常对称性累及双手，但拇指通常不受累。它不会因进展为组织坏死或坏疽而复杂化。甲襞毛细血管镜检查和体格检查结果正常。如果患者符合原发性 RP 的标准，并且在 2 年的随访中没有出现新发

症状，则不太可能发生继发性疾病。毛细血管镜检查中发现甲襞毛细血管异常或出现特定自身抗体是与潜在自身免疫性疾病相关的继发性 RP 的有力预测因子（Overbury 等，2015）。

　　继发性 RP 见于各种干扰正常血管反应性的疾病，常见于自身免疫性疾病，特别是系统性硬化症（systemic sclerosis，SSc）、系统性红斑狼疮、干燥综合征和皮肌炎。10%～20% 的病例以 RP 为潜在自身免疫性疾病的最初表现，但通常多年来一直未被识别，直到出现其他疾病表现才被充分认识（Goundry 等，2012）。RP 与改变局部血流的多种病理学机制相关，包括破坏血管、干扰神经环路、改变血液的物理特性或调节肢端和皮肤循环的循环介质水平（Herrick，2012）。继发性 RP 患者通常症状更严重，疼痛更剧烈，可能与手指溃疡和坏疽有关。事实上，这种使患者发生组织损伤的 RP 病例明显属于继发性 RP。

二、发病机制

　　RP 首先累及手指、足趾、鼻尖和耳朵的皮肤。这些部位有一个独特的循环系统，具有专门的结构和功能温度调节机制。局部血流由神经信号、细胞介质和循环血管活性分子的复杂相互作用调节（Flavahan，2015；Herrick，2012）。温度反应主要通过交感神经系统介导，交感神经系统能够通过动静脉短路快速改变皮肤血流。在炎热的天气里，这些动静脉短路会扩张血管，使热量消散。相反，在寒冷的环境中，短路收缩，将血液向中心转移，有助于维持稳定的核心体温。

　　RP 是指在低温或情绪应激下发生的短暂性指 / 趾端缺血。手指动脉、毛细血管前小动脉和皮肤动

---

*. 已故。

静脉分流的血管收缩导致手指皮肤苍白或发绀的明显分界（图 22-1）。缺血期之后血流恢复，表现为皮肤红斑，由快速手指再灌注引起（Flavahan，2015）。

三、临床表现

临床评估（病史和体格检查）在评估疑似 RP 患者中至关重要。应询问所有存在 RP 病史的患者是否有提示自身免疫性疾病的症状，如关节炎、皮疹和皮肤紧缩或增厚、眼睛干涩或口干、肌痛、发热或呼吸急促。仔细的体格检查应该包括评估脉搏、大动脉听诊（如锁骨下动脉）和甲襞毛细血管镜检查，并检查是否存在指 / 趾端溃疡和坏疽。如果在仔细询问病史和检查后怀疑存在潜在的自身免疫性疾病，则需要进行自身抗体检测。

（一）症状与体征

RP 最常影响手指，但足趾、偶尔面部区域（鼻尖和耳朵）也可能受到影响（图 22-2）。典型的 RP 发作特点是突发手指冰冷，伴有边界清楚的皮肤苍白（白色发作）或发绀（青紫色发作）。复温后，血管再灌注，导致继于血流回弹的红斑（红色发作）。RP 发作通常开始于单个手指，然后扩散至同侧或双侧手的其他手指。示指、中指和环指最常受累。由于动脉流入的强烈收缩，白色发作可能导致严重的指部缺血。相比之下，青紫色发作主要是血液流动不畅和静脉瘀血的结果。复温后，手指的低血流量可能会持续 15min。医生应特别注意疼痛性 RP 发作：它们是局部缺血的症状，因此更可能与继发性疾病过程相关。

如果患者有局限于手指的皮肤受冷敏感，并出现相关颜色变化（苍白、发绀或两者兼有），则可以

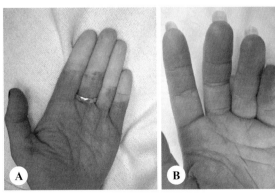

▲ 图 22-1　**A.** 典型的雷诺现象发作，其特征是皮肤苍白的分界线明显；**B.** 手指发绀

诊断为 RP。RP 的诊断可以通过询问以下问题来进行：①"您的手指是否对寒冷异常敏感？"（"将您的手指与朋友的手指进行比较"）；②"您的手指在低温下会不会变色？"③"如果手指变色，会不会变成白色和（或）青紫色？"如果对三个问题的回答都是肯定的，则 RP 的诊断成立，但如果对后两个问题的回答是否定的，则排除 RP（Maverakis 等，2014）。简而言之，颜色变化是 RP 的必要条件。

（二）实验室检查

有明确原发性 RP 临床证据的患者不需要进一步的实验室检查。这包括对称性发作、无外周血管疾病证据、无指 / 趾端坏疽或指 / 趾端凹陷（继发于先前损伤的小皮肤缺损），以及甲襞毛细血管检查正常的患者。适当的临床随访对于确保没有出现继发性病变很重要，但更重要的是让患者放心，他们的预后非常好，行为调整（保暖衣物）能显著改善症状。如果怀疑继发性原因导致的 RP，以临床为指导的具体血液检查应包括抗核抗体检测、血生化、全血细胞计数、甲状腺功能检测、血清和尿蛋白电泳，以及检测冷球蛋白和冷纤维蛋白原。此外，升高的炎症标志物，如红细胞沉降率或 C 反应蛋白，与继发性 RP 的部分病因有关。

ANA 检测和特异性自身抗体测定在评估可疑继发性 RP 患者中至关重要。在一项对 586 例患者进行了约 3200 人年监测的研究中，ANA 阳性是进展为系统性硬化症的最强预测因素之一。ANA 核型为潜在自身免疫性疾病提供线索：着丝点型与局限性硬皮病（即 CREST 综合征）密切相关。抗拓扑异构酶抗体通常存在于弥漫性 SSc 和间质性肺病患者中。抗 dsDNA 抗体、抗 Ro/SS-A 抗体、抗 La/SS-B 抗体、抗 Smith 抗体和抗 RNP 抗体在系统性红斑狼疮、干燥综合征或混合性结缔组织病患者中更常见。抗 Jo-1 和其他抗合成酶抗体通常与炎症性肌病有关，其中部分炎症性肌病有 RP 和其他器官功能障碍表现，但与肌肉无力的程度不成比例，甚至可能无肌肉无力表现。

（三）特殊检查

甲襞毛细血管检查对于区分原发性和继发性 RP 很重要（Pavlov-Dolijanovic 等，2013）。甲襞毛细血管可以使用高倍视频毛细管镜、宽视野显微镜、皮肤镜或更容易获得的眼底镜进行观察。在进行甲襞

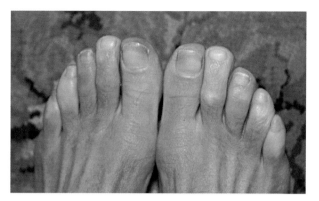

▲ 图 22-2　雷诺现象发作累及足趾，有皮肤苍白的迹象

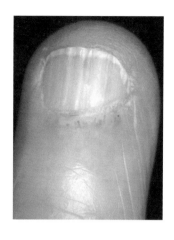

◀ 图 22-3　甲襞毛细血管扭曲、扩张和缺失（此图彩色版本见书末）

毛细管显微镜检查时，将一滴 B 级浸镜油滴在患者甲根部皮肤上，然后使用皮肤镜或设置为 40 屈光度的眼底镜或立体显微镜观察。正常的毛细血管表现为对称的、未扩张的环路。相反，毛细血管扭曲、扩张或缺失提示继发性病变（图 22-3）。甲襞毛细血管异常是风湿性疾病，尤其是 SSc、SLE 和皮肌炎强有力的独立预测因子。

如果注意到 RP 的非典型表现，如单侧手指受累或脉搏减弱，则需要通过动脉多普勒检查和大血管成像进行评估。

四、鉴别诊断

RP 是一种临床诊断，基于患者报告的由低温或情绪应激引起的手指突然、间歇性颜色变化。然而，应将真正的 RP 与对寒冷敏感或低温下的正常反应中的无界限斑点区分开来。真正的 RP 还必须与肢端发绀相区别，肢端发绀是一种持续变色、无苍白、不局限于手指的综合征。虽然肢端发绀会因寒冷而加重，但不会间歇性出现边界分明的指 / 趾端颜色改变。

手或手指的神经或血管受压也可能导致对低温敏感。例如，持续使用振动手持机械可能引发手臂振动综合征（hand-arm vibration syndrome，HAVS）等工伤，导致类似于 RP 的苍白手指。主诉颜色变化伴随麻木的患者应评估腕管综合征或神经病变。

还需要鉴别副蛋白血症和高黏滞综合征。这些患者的 RP 是由通过皮肤和指血管的血流缓慢引起的。由于存在冷敏感蛋白，冷球蛋白血症患者也可能患有 RP。在 30% 的冷球蛋白血症患者中，RP 是其主要症状。在伴有白细胞碎裂性血管炎所致皮肤损伤的患者中，应高度怀疑冷球蛋白血症。

使用某些诱导血管收缩的药物（如拟交感神经药物）会导致或加重 RP。此外，甲状腺功能减退症患者经常出现手冷、肢端发绀或 RP。

区分原发性 RP 和继发性 RP 至关重要。结缔组织病是内科医生会遇到的最常见的继发性疾病。因此，以结缔组织病症状为重点的系统回顾至关重要。应询问患者有无眼睛或口腔干燥（干燥综合征），关节疼痛或晨僵（关节炎），皮疹、光敏性或心肺异常（SLE），皮肤紧缩、呼吸窘迫或胃肠道疾病（SSc），以及肌肉无力（炎症性肌病）。

大多数 RP 患者主诉手指对称受累。不对称 RP 患者应考虑血管闭塞，如动脉粥样硬化、栓塞或动脉闭塞。值得注意的是，与指 / 趾端缺血病变相关的足部 RP 需要检查大血管疾病，建议行血管影像学检查（如磁共振动脉造影）。

五、预防

RP 管理的一线干预措施包括以御寒和压力管理为重点的预防策略。情绪应激源和寒冷环境会激活皮肤中受交感肾上腺素能控制的体温调节血管，导致血管收缩和外周血流量减少。因此，应该强调通过穿多层宽松的衣服、帽子、连指手套或保暖手套和羊毛袜来保持全身温暖。也可以使用市售的暖手器。即使在夏季，潮湿、多风的天气或环境温度的快速变化，也可能导致 RP 发作。居家、工作场所和超市的空调环境经常会导致 RP 发作。因此，应鼓励患者全年根据需要使用防护服。

情绪应激源可能通过降低温度诱导的发作阈值导致 RP 发作。因此，压力控制和放松技术在预防 RP 发作方面也发挥着重要作用。

应避免使用血管收缩药，如非选择性 β 受体拮抗药和其他拟交感神经药物（减充血药、减肥药、麻黄、苯丙胺）和 5- 羟色胺受体激动药（舒马曲坦），因为它们会导致外周动脉血管收缩，引发 RP 发作。此外，化疗药物，包括博来霉素、顺铂、卡铂和长春碱，可能导致血管闭塞和 RP 发作。阿片类药物也会导致皮肤血管收缩，应谨慎使用。戒烟至关重要，因为尼古丁会减少皮肤和手指的血流量。

六、治疗

（一）药物

上述预防策略通常足以将 RP 发作的频率和严重程度降至最低。如果 RP 发作对生活质量产生负面影响或并发指 / 趾端缺血，则需要开始药物治疗（表 22-1）。

表 22-1 雷诺现象的管理方法

预防策略和支持性护理

- 避免寒冷
- 防护服确保温暖
- 压力管理
- 避免使用血管收缩药
- 戒烟

治疗药物

- 一线治疗
- 二氢吡啶类钙通道阻滞药
- 二线治疗
  - 5 型磷酸二酯酶抑制药
  - 外用硝酸盐类
  - 前列环素
- 替代治疗
  - 氟西汀（选择性血清素再摄取抑制药）
  - 氯沙坦（血管紧张素 II 受体拮抗药）
  - 阿托伐他汀
  - 肉毒毒素 A

---

1. 钙通道阻滞药

二氢吡啶类钙通道阻滞药是对支持性措施反应欠佳的原发性和继发性 RP 患者的一线药物（Kowal-Bielecka 等，2017）。随机对照试验的 Cochrane 综述显示，口服钙通道阻滞药可以降低原发性 RP 发作频率（Ennis 等，2016）。钙通道阻滞药的外周血管舒张特性不同。二氢吡啶类钙通道阻滞药（如硝苯地平、氨氯地平、非洛地平和伊拉地平）具有更强的血

管舒张作用，而非二氢吡啶类药物（如地尔硫草和维拉帕米）对血管平滑肌的选择性较低。应从最低剂量开始治疗，并逐步调整剂量，以在达到治疗效果的同时没有不良反应或不良反应最小。如果一种钙通道阻滞药无效，患者可改用另一种，不同患者的个人反应可能有所不同，优选更安全的缓释制剂。钙通道阻滞药的不良反应包括头痛、低血压、心动过速、下肢水肿，罕见情况下会加重胃食管反流。

2. 磷酸二酯酶抑制药

这些药物单用或与钙通道阻滞药联用，以应对钙通道阻滞药单药疗效欠佳的情况（如发生指 / 趾端溃疡）。磷酸二酯酶抑制药调节细胞内环状核苷酸水平，如环磷酸腺苷（cyclic adenosine monophosphate，cAMP）和环磷酸鸟苷（cyclic guanosine monophosphate，cGMP），介导细胞内对前列环素和一氧化二氮的反应，诱导血管平滑肌松弛和血管舒张。选择性磷酸二酯酶 5（phosphodiesterase type 5，PDE5）抑制药包括西地那非、他达拉非和伐地那非。这些药剂已被证明可以降低 RP 发作的频率、严重程度和持续时间（Roustit 等，2013）。西地那非从低剂量（每天 20mg）开始，随着患者耐受性增加而增至最大剂量（每天 3 次，每次 20mg）。磷酸二酯酶抑制药通常比钙通道阻滞药更昂贵，并且不应与局部硝酸盐联用，否则存在低血压的风险。

3. 外用血管扩张药

外用硝酸盐是一种替代药物，可用于对钙通道阻滞药单药反应欠佳的患者。其制剂包括软膏、凝胶、乳膏、胶带和缓释透皮贴剂，通常用于治疗只有 1 个或几个手指不成比例受累的 RP 发作，以快速靶向缓解症状，并最大限度地减少缺血。外用硝酸甘油软膏经常单用或与其他血管扩张药联用。每天使用 0.65～1.27cm 的 2% 硝酸甘油软膏可见 RP 改善。药物被全身吸收时，患者常出现头痛或低血压等不良反应。将非常少量的硝酸甘油软膏直接涂在患指上，可以最大限度地减少全身不良反应。长期外用硝酸甘油可能会发生脱敏或快速耐受，导致疗效降低。

4. 前列腺素

前列腺素不是一线药物，但当症状持续存在且其他药物效果不佳时可以使用。前列环素是一种有效的血管扩张药，对血小板聚集有抑制作用，对平滑肌细胞有抗增殖作用。伊洛前列素是一种前列环素类似物，有助于治疗 SSc 继发的 RP。伊洛前列素

211

治疗［0.5～2ng/（kg·min）静脉输注 5 天］可以使症状缓解数周，并显著改善血管痉挛性 RP 发作的次数和持续时间。然而，在美国，伊洛前列素仅作为吸入药物用于治疗肺动脉高压。依前列醇和曲前列环素可能对严重难治性 RP 和继发于 SSc 的手指溃疡有益。需要静脉内给药，通常用于耐药病例。虽然前列环素类似物的口服制剂已显示出治疗肺动脉高压的潜力，但临床试验的证据却参差不齐。需要更多的研究来支持前列腺素治疗 RP 的疗效。

5. 替代疗法

在存在合并症的特殊情况下，以下药物被用作辅助治疗，但疗效通常不高。

(1) 选择性血清素再摄取抑制药：血清素是一种有效的循环血管收缩药。它在 RP 中的作用尚不明确，但一些报道指出，接受选择性 5- 羟色胺再摄取抑制药（selective serotonin reuptake inhibitor，SSRI）治疗的患者 RP 有所改善。在一项为期 6 周的硝苯地平交叉研究中，氟西汀降低了 RP 发作的频率和严重程度。如果患者的基线血压较低，可以考虑使用选择性 5- 羟色胺再摄取抑制药。

(2) 血管紧张素 II 受体拮抗药：氯沙坦是一种血管紧张素 II 受体拮抗药，可降低原发性和继发性 RP 的发作次数和严重程度。

(3) 阿托伐他汀：当与血管舒张药联用时，这种降脂药被证明可以减少 SSc 继发性 RP 患者的手指溃疡数量。

(4) A 型肉毒素：支持使用肉毒素注射的证据主要来自无对照病例系列（Iorio 等，2012）。最近一项对照试验显示，肉毒素在严重 RP 的 SSc 患者中疗效不优于安慰剂（Bello 等，2017）。

(5) 抗凝：对于有指 / 趾端溃疡或大动脉血栓风险的严重继发性 RP 患者，建议使用阿司匹林（81mg/d）抗血小板治疗。急性缺血危象时可用肝素预防进一步指 / 趾血管血栓形成，但不建议长期肝素或华法林抗凝，除非有证据表明存在抗磷脂综合征或恶性肿瘤相关性血栓形成等高凝疾病。

（二）手术干预

在 RP 管理中，当患者药物难治，并且继发急性缺血性疼痛或疼痛性指 / 趾端溃疡时，需要更多的侵入性治疗。手术干预的主要目标是缓解疼痛，恢复外周血流量，防止进行性永久性功能障碍。外科交

感神经切除术可破坏导致血管收缩的交感神经。使用不含肾上腺素的利多卡因或丁哌卡因进行手指或手腕阻滞的化学交感神经切除术可以快速逆转手指动脉血管痉挛。局部外周入路（手指、尺骨和桡骨交感神经切除术）优于更中心入路（颈交感神经切除术），可以降低颈交感神经切除术的固有风险，包括神经痛、局部出汗减少和 Horner 综合征等潜在不良反应。

交感神经张力增加可能会在颈交感神经或指交感神经切除术后数周内恢复，因此该手术的部分获益是短暂的。然而，指交感神经切除术后 RP 发作通常不那么严重。指交感神经切除术在急性指缺血危象中尤其有用，药物治疗无效且持续存在严重 RP 或缺血危及手指的患者获益最大。

七、并发症

RP 对患者的影响从轻度不便到反复缺血和指 / 趾端溃疡不等。原发性 RP 不会造成严重缺血或指 / 趾端溃疡，但冷敏感、手指麻木和不适感会影响手功能，迫使患者变更活动安排，影响生活质量。冰冷的手和难看的肤色变化可能会带来社会耻辱，导致情绪问题，青少年尤其明显。

继发性 RP 患者可能发生指 / 趾端缺血，导致指 / 趾端反复溃疡、急性深组织坏死和截肢。这些患者与原发性 RP 患者不同，存在手指血管结构异常或局部血流神经和（或）激素调节紊乱。当疼痛严重到足以促使患者就医或将手置于下垂位置以改善血液流动时，表明缺血严重，即将发生溃疡。这属于医疗急症，需要住院治疗。

此类严重缺血患者应尽可能保温，鼓励对其症状进行情绪调节，并进行镇痛治疗（通常使用麻醉药）以尽量减少交感神经性血管收缩。应启用短效钙通道阻滞药（如硝苯地平，每 8 小时口服 10～20mg）联合阿司匹林治疗。如果症状进展，应采用更积极的治疗，包括联合使用多种血管舒张药（如钙通道阻滞药和外用硝酸甘油），或者在口服药物反应不佳的情况下使用静脉内血管舒张药，如输注依前列醇等前列腺素。如果没有发生严重的结构性疾病或血管闭塞，临时化学指交感神经切除术（如利多卡因）可以迅速逆转血管痉挛。如果发生急性大血管闭塞性疾病，应考虑抗凝（静脉注射肝素或依诺肝素）48～72h。除非发现高凝状态，否则不推荐长期

抗凝。如果血管扩张药治疗后缺血持续存在，可考虑外科指交感神经切除术。

大血管疾病可能会使情况复杂化，应予以排查。如果存在大血管病，可以通过手术干预逆转症状。其他疾病并发症，如高凝状态、栓塞性疾病或潜在的血管炎，需要加以排查和治疗。早期住院干预和血管扩张药治疗是预防不可逆血管闭塞、打破血管痉挛和指 / 趾端缺血循环的关键。

复发性组织缺血引起的指 / 趾端溃疡可能发生在继发性 RP 患者身上。这些溃疡应尽可能保持清洁（通过肥皂、水和适当的防护敷料）以避免感染。如果发生感染，可使用局部或全身抗生素。波生坦是一种双重内皮素受体拮抗药，已被证明可以降低 SSc 患者复发性指 / 趾端溃疡的频率。尽管波生坦不会降低 RP 发作的频率，但在该特定群体中可以减少新发

指 / 趾端溃疡频率。相反，另一种双重内皮素受体拮抗药，即马昔腾坦，不能降低 SSc 患者新发指 / 趾端溃疡频率（Khanna 等，2016）。

八、预后

非药物支持性干预措施通常足以控制许多原发性和继发性 RP 患者的症状。基础医疗机构可以有效治疗原发性 RP 患者。初期护理的重点是预防措施，如穿着保暖衣物和尽量减少情绪应激，以避免 RP 发作。启用治疗药物之前，应极尽保守的预防策略。结缔组织病继发性 RP 或不明原因 RP 患者应转诊专科医生进一步治疗。严重指 / 趾端缺血的患者应立即住院治疗。如果口服或静脉注射血管扩张药未能改善缺血，应早期血管外科会诊，进行化学或手术指 / 趾交感神经切除术或血管修复术。

参考文献

Bello RJ, Cooney CM, Melamed E, et al. The therapeutic efficacy of botulinum toxin in treating scleroderma-associated Raynaud's phenomenon: a randomized, double-blind, placebo-controlled clinical trial. *Arthritis Rheumatol (Hoboken, NJ).* 2017;69(8):1661–1669. [PMID: 28426903].

Ennis H, Hughes M, Anderson ME, Wilkinson J, Herrick AL. Calcium channel blockers for primary Raynaud's phenomenon. *Cochrane Database Syst Rev.* 2016;2:Cd002069. [PMID: 24482037].

Flavahan NA. A vascular mechanistic approach to understanding Raynaud phenomenon. *Nat Rev Rheumatol.* 2015;11(3):146– 158. [PMID: 25536485].

Goundry B, Bell L, Langtree M, Moorthy A. Diagnosis and management of Raynaud's phenomenon. *BMJ.* 2012;344:e289. [PMID: 22315243].

Herrick AL. The pathogenesis, diagnosis and treatment of Raynaud phenomenon. *Nat Rev Rheumatol.* 2012;8(8):469–479. [PMID: 22782008].

Iorio ML, Masden DL, Higgins JP. Botulinum toxin A treatment of Raynaud's phenomenon: a review. *Semin Arthritis Rheum.* 2012;41(4):599–603. [PMID: 21868066].

Khanna D, Denton CP, Merkel PA, et al. Effect of macitentan on the development of new ischemic digital ulcers in patients with systemic sclerosis: DUAL-1 and DUAL-2 randomized clinical trials. *JAMA.* 2016;315(18):1975–1988. [PMID: 27163986].

Kowal-Bielecka O, Fransen J, Avouac J, et al. Update of EULAR recommendations for the treatment of systemic sclerosis. *Ann Rheum Dis.* 2017;76(8):1327–1339. [PMID: 27941129].

Maverakis E, Patel F, Kronenberg DG, et al. International consensus criteria for the diagnosis of Raynaud's phenomenon. *J Autoimmun.* 2014;48–49:60–65. [PMID: 24491823].

Overbury R, Murtaugh MA, Fischer A, Frech TM. Primary care assessment of capillaroscopy abnormalities in patients with Raynaud's phenomenon. *Clin Rheumatol.* 2015;34(12):2135–2140.

Pavlov-Dolijanovic SR, Damjanov NS, Vujasinovic Stupar NZ, Baltic S, Babic DD. The value of pattern capillary changes and antibodies to predict the development of systemic sclerosis in patients with primary Raynaud's phenomenon. *Rheumatol Int.* 2013;33(12):2967–2973. [PMID: 23934522].

Roustit M, Blaise S, Allanore Y, Carpentier PH, Caglayan E, Cracowski JL. Phosphodiesterase-5 inhibitors for the treatment of secondary Raynaud's phenomenon: systematic review and meta-analysis of randomised trials. *Ann Rheum Dis.* 2013;72(10):1696–1699. [PMID: 23426043].

第23章 硬皮病（系统性硬化症）
Scleroderma (Systemic Sclerosis)

Jennifer Mandal　Francesco Boin　著

诊断要点

- 硬皮病（系统性硬化症）是一种系统性自身免疫性疾病，以不同程度的皮肤纤维化、血管损伤和广泛的内脏器官功能障碍为特征。

- 硬皮病的主要表现分为两大类：纤维化疾病（如皮肤紧绷和间质性肺病）和血管性疾病（如雷诺现象和肺动脉高压）。

- 在局限性硬皮病中，皮肤受累仍局限于四肢远端（手指、足趾）和面部。相反，在弥漫性硬皮病中，皮肤紧绷延伸到肘部和膝盖近端及躯干。局限性硬皮病和弥漫性硬皮病均可有明显的内脏受累。

- 雷诺现象和抗核抗体阳性分别存在于95%以上的硬皮病患者中。当上述任一特征缺失时，应认真考虑是否诊断其他疾病。

- 一些硬皮病患者的临床表现与其他风湿性疾病重叠，如类风湿关节炎、系统性红斑狼疮、炎性肌病和干燥综合征。

- 采取系统的、逐个器官评估的方法来评估个体患者的具体表现、疾病活动、损伤程度和治疗方案是很有帮助的。

- 对于硬皮病，目前还没有一种"通用"的药物干预，可以将硬皮病作为一个整体来治疗。联合治疗是解决这种疾病表现的异质性的最有效方法。

不同的硬皮病患者在起病时间、进展时间、器官特异性表现、疾病的严重程度及对治疗的反应方面存在显著差异。这种个体间的差异使得不可能对诊断和治疗采取"一刀切"的方法。硬皮病的有效治疗需要对每个患者的独特特征和病程给予个性化的

关注。这就是为什么治疗硬皮病虽具有挑战性，但最终也是值得并且有获益的。

硬皮病是一种罕见病，每年约每百万人有20例患病，在美国的患病率为每百万人100～300例。女性比男性更常见（4∶1），平均诊断年龄为30—50岁。与高加索人相比，非洲裔美国人和印第安人往往病情更严重、预后更差。

硬皮病患者的生存往往直接受到潜在疾病表现的限制。预后很大程度上取决于疾病亚型、内脏器官受累的类型和严重程度及对治疗的反应。特别是以下几个特点与较高的死亡率有关。

- 发病年龄较大。
- 男性。
- 非洲裔美国人。
- 弥漫性皮肤病变。
- 间质性肺病。
- 肺动脉高压（pulmonary arterial hypertension，PAH）。
- 心肌损伤。
- 硬皮病肾危象。
- 严重的胃肠道运动障碍。

局限性硬皮病患者的5年生存率约为90%，而弥漫性硬皮病患者的5年生存率为70%～80%。在硬皮病患者中，最常见的死亡原因是心脏受累（约30%），其次是肺部疾病（约25%）。

在硬皮病的活动期和炎症期进行早期诊断和治疗，可以大大降低发病率和死亡率。在已确诊的患者中，密切监测新出现的临床表现或恶化的疾病表现，并随着疾病活动度增加及时调整药物治疗方案，对于取得良好的疗效至关重要。

鼓励初级保健医师尽可能将所有硬皮病患者转诊风湿病专家。对于患有严重或复杂疾病的患者，

强烈建议医生应将他们转到有大量硬皮病患者诊治经验的专科中心。尽管治疗这种复杂且残酷的疾病充满挑战，但人们仍有很大的希望去更好地了解硬皮病的根本原因，并在治疗上取得新的突破。

一、何时考虑硬皮病

硬皮病的早期诊断对于减少与此疾病相关的痛苦和死亡率至关重要。虽然不同患者的临床发病可能有很大差异，但早期的临床发现还是能提示硬皮病诊断的可能性。最常见的是雷诺现象（RP），其特征是指端动脉循环的发作性血管收缩，发生于 95% 以上的患者。新发 RP（特别是在 20 岁以上的男性患者中）或与并发症（如指端溃疡）相关时，应考虑潜在的结缔组织病，如硬皮病（见第 22 章）。自身抗体阳性也是一个有用的提示。抗核抗体（ANA）检测在 95% 以上的硬皮病患者中呈阳性，但其本身是一种高度非特异性的发现。然而，有许多特异性自身抗体与硬皮病及其独特表现密切相关。

硬皮病最容易识别的特征是皮肤紧绷，这是由过度的胶原沉积（纤维化）引起的。这可能是一种"局限性"分布，仅影响手、足和（或）面部，也可能是"弥漫性"分布，以渐进的方式进展由远及近，延伸至肘部和膝关节，并最终影响躯干。在早期，

皮肤变化包括手部肿胀（肿胀的手指）、四肢远端瘙痒/灼热，以及从远端到近端部位进展的皮肤硬化。任何具有这些皮肤特征，特别是有 RP 和 ANA 阳性的患者，应立即转诊至风湿病学专家，以评估硬皮病的可能性。

二、术语

用于对不同形式的硬皮病进行分类的术语通常容易引起混淆。广义上，硬皮病分为两大类：局灶性硬皮病和系统性硬化症（系统性硬皮病）（图 23-1）。

局灶性硬皮病（本章不涉及）的特征是皮肤病变区域是分散的，并且不累及内脏器官。它包括几个亚型，如局灶性硬斑病、全身性硬斑病和线性硬皮病。局灶性硬皮病往往是自限性的，不会危及生命。

本章专门讨论系统性硬化症（系统性硬化症）。根据皮肤增厚的程度，系统性硬化症分为三种主要亚型。

- 局限性硬皮病（65%）：皮肤增厚局限于四肢、肘和膝关节远端。面部也经常受到影响。
- 弥漫性硬皮病（30%）：皮肤增厚延伸至四肢近端和（或）躯干。
- 无皮肤硬化的硬皮病（5%）：罕见亚型，无明显皮肤增厚。

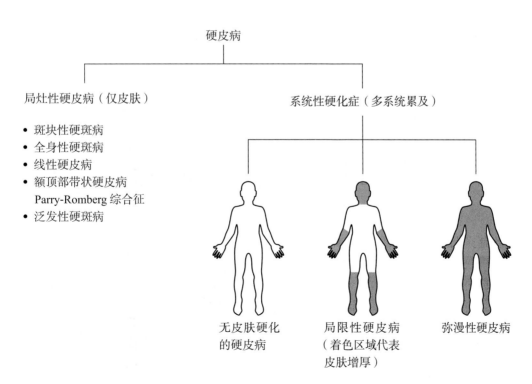

▲ 图 23-1　硬皮病亚型分类

患者和医生通常将"局限性硬皮病"误解为无内脏受累（或仅轻度或"有限"器官受累）。事实上，患有局限性硬皮病的患者也可以表现出各种内脏受累表现，程度从轻度到重度不等。

"CREST 综合征"一词以前被用作局限性硬皮病的同义词。该缩略词描述了局限性硬皮病的常见表现：钙质沉着（calcinosis，C）、RP（Raynaud phenomenon，R）、食管运动障碍（esophageal dysmotility，E）、硬指（趾）（sclerodactyly，S）和毛细血管扩张（telangiectasias，T）。然而，这一术语已经不再受到关注，因为许多局限性硬皮病患者并不具备所有这五种表现。更重要的是，弥漫性硬皮病患者也可以具有所有的这些特征，因此，"CREST"不再被认为是表示局限性硬皮病，并认为应从硬皮病辞典中删除。

局限性和弥漫性硬皮病有许多共同的临床表现，事实上，几乎任何一种硬皮病亚型都可能出现内脏器官累及。然而，疾病特征往往在不同疾病形式中表现出不同的频率和严重程度（表 23-1）。

三、分类

硬皮病的分类标准是为了招募患者进行研究而制订的。尽管这些标准并不是为了诊断目的，但它们在临床中仍然是有用的指南。

2013 年 EULAR/ACR 系统性硬化症分类标准如表 23-2 所示。

四、自身抗体

没有特定的实验室检查（或一组检查）可以确诊或排除硬皮病。而这对于自身抗体也是如此，它们的测定对于帮助建立正确的诊断和评估独特的硬皮病表现的风险非常重要。

如前所述，95% 以上的患者中 ANA 都呈阳性，通常与硬皮病特异性自身抗体的独特特异性有关。这些可以在不同表现的患者亚群中检测到（表 23-3）。

五、一般治疗

初次就诊的主要目的是：①确诊硬皮病；②根据一些关键线索描述患者的临床表型，包括皮肤受累程度、自身抗体和内脏器官功能障碍；③告诉患者关于他们的诊断和预期的疾病过程。关于硬皮病有许多普遍的误解（通常患者和医生都会有），其中最常见的是，硬皮病是一种无法治疗的、常导致变形、致命的疾病。纠正这些误解，与患者建立信任

216

表 23-1 与局限性和弥漫性硬皮病亚群相关的临床表现		
	局限性硬皮病	弥漫性硬皮病
皮肤	面部和四肢皮肤紧绷（肘部 / 膝盖远端），钙质沉着，毛细血管扩张	四肢远端和近端和（或）躯干皮肤紧绷，明显屈曲挛缩
雷诺现象	在硬皮病诊断前几年发病	发病接近硬皮病的诊断时间
指端溃疡	缺血性	缺血性和创伤性（皮下萎缩和屈曲挛缩）
间质性肺病（ILD）	发生率较低（20% 为临床相关 ILD），可能严重	发病率较高（70% 为临床相关 ILD），可能严重
肺动脉高压	第一大类（动脉性肺动脉高压）	第二大类（源自左心疾病）和第三大类（源自肺部疾病）
心肌损害	少见	多发
硬皮病肾危象	少见	多发（15%）
胃肠道	胃食管反流病，吞咽困难	更严重的胃肠运动障碍，甚至肠道衰竭
肌肉骨骼	较轻，多为小关节	较重，大小关节均有挛缩
疼痛 / 残疾	轻微	可能严重
自身抗体	抗着丝点抗体、抗 PM-SCL、抗 Th/To 抗体	抗拓扑异构酶 I（Scl-70），抗 RNA 聚合酶Ⅲ

表 23-2　2013 年 EULAR/ACR 系统性硬化症（硬皮病）分类标准

项　目	得　分
双手皮肤增厚，近端指间延伸至掌指关节	9
手指皮肤增厚：（仅计算分数较高者）	
● 手指肿胀	2
● 手指指端硬化（掌指远端到近端指间关节）	4
指尖病变：（只计算得分高的）	
● 指尖溃疡	2
● 指尖凹陷	3
毛细血管扩张	2
甲襞毛细血管异常	2
肺动脉高压或间质性肺病	2
雷诺现象	3
硬皮病特异性自身抗体（任何）	
● 抗着丝点	
● 抗拓扑异构酶 1（Scl-70）	3
● 抗 RNA 聚合酶Ⅲ	

总分≥9 分的患者被归类为患有系统性硬化症

和合作关系，对改善结果有很大帮助。

　　鉴于硬皮病的高度可变性，在评估患者的具体疾病表现时，采取系统的逐个器官评估的方法是非常有帮助的。在每次随访时，医生应仔细评估每个器官系统的疾病活动和严重程度，并评估开始、调整药物或停止器官特异性干预的可能指征。重要的是要认识到，对于硬皮病的治疗没有"通用"的药物干预，所有的治疗决策都必须根据患者的具体症状和疾病活动进行调整。我们将详细介绍硬皮病在每个器官系统中的临床表现、评估和治疗。

六、皮肤

（一）临床表现

　　"硬皮病"一词的字面意思是"坚硬的皮肤"（源自希腊语：Skleros，硬；derma，皮肤）。事实上，由于过度的胶原沉积（纤维化）而导致的皮肤变化通常是在患者最早观察到的和最明显的临床表现。皮肤紧缩的范围可能仅限于面部和肘部和膝部远端的四肢（局限性皮肤硬皮病），或者包括四肢的近端部分及躯干区域（弥漫性皮肤硬皮病）（图 23-2）。具有确定表型的局限性硬皮病不会发展为弥漫性硬皮病。硬皮病很少表现为无明显皮肤增厚。这种罕见的亚型被称为"无皮肤硬化的硬皮病"，约占 5%。一些

表 23-3　与硬皮病特异性自身抗体相关的临床特征

自身抗体	相关临床特征	患病率
抗着丝点	局限性皮肤受累，严重雷诺现象和手指缺血、肺动脉高压、毛细血管扩张、钙质沉着。与原发性胆汁性肝硬化、干燥综合征、桥本甲状腺炎重叠。总体预后较好	15%～40%
抗拓扑异构酶 1（抗 Scl-70）	弥漫性皮肤受累，肺纤维化，缺血性和创伤性指端溃疡，心脏受累，非洲裔美国人。总体预后较差	10%～45%
抗 RNA 聚合酶Ⅲ	快速进展性皮肤紧绷（严重），硬皮病肾危象（无皮肤硬化的硬皮病），肌炎，心肌炎。高风险并发恶性肿瘤（特别是在老年人群中）	5%～20%
抗 U3-RNP（抗纤维蛋白）	局限性或弥漫性皮肤紧绷，肺纤维化，严重胃肠蠕动障碍，心脏病，非洲裔美国人	5%～10%
抗 U1-RNP	肺纤维化，混合性结缔组织病（与 SLE、炎症性关节炎、肌炎有重叠特征）	5%～7%
抗 PM-Scl	局限皮肤受累，与肌炎重叠，肺纤维化	2%～8%
抗 Th/To	局限皮肤受累，肺纤维化	1%～5%
抗 Ku	肌炎，关节炎，肺纤维化，与 SLE 重叠	1%～5%

SLE. 系统性红斑狼疮

专家更倾向于称之为"未分化结缔组织病"。

严重和广泛皮肤增厚的患者有发生屈曲挛缩（特别是手指、手腕和肘部）的风险。他们也容易因轻微创伤（如撞伤或擦伤指关节）而发生皮肤溃疡。面部皮肤受累常伴有嘴唇逐渐变薄、张口受限、口周放射纹（皱褶）和鼻梁变窄。面部、手臂和躯干可出现受累区域的色素脱失（白癜风样）和保留毛囊周围色素沉着的斑块（"盐和胡椒"外观）。弥漫性硬皮病的皮肤纤维化改变从远端（手指、足趾和面部）开始，随后向近端发展。对于出现近端皮肤增厚但不累及手足的患者，应强烈考虑是否有诊断，如局灶性硬皮病或其他模拟硬皮病的疾病（如嗜酸性筋膜炎、硬化性黏液性水肿或硬肿症）。

硬皮病皮肤损伤的自然病程包括三个连续的阶段。

1. 早期炎症期

这一阶段可持续数周，皮肤可能出现红斑和水肿（非凹陷性水肿）。患者在此阶段常主诉皮肤表面瘙痒或烧灼感，甚至疼痛。早期，手指肿胀的患者可能被误诊为类风湿关节炎。腕部和手部早期的不适也可能被错误地归因于腕管综合征。

2. 纤维化期

在最初的炎症表现后，皮肤逐渐纤维化，真皮层增厚，导致典型的硬化和缺乏弹性。更深的结构包括关节周围甚至肌肉也可能受到影响，导致关节挛缩和肌病。皮下脂肪组织萎缩和其他附件组织缺失也很常见。在这一阶段，可持续数月至数年，瘙痒逐渐消退，皮肤增厚不会扩展到新的区域。在这个阶段之后，患者很少会有皮肤炎症"复发"。

3. 晚期

许多患者（尤其是弥漫性硬皮病患者）会经历皮肤逐渐软化，在数年内修复并恢复正常质地。然而，在皮肤病变严重或局部有创伤的区域（如手）损伤（纤维化、挛缩、皮肤萎缩）持续存在是很常见的。

硬皮病的其他重要皮肤表现包括毛细血管扩张，即毛细血管后浅表小静脉扩张。这些症状通常出现在手、面部和胸部，呈现出典型的"缠结状"外观（图 23–3）。

随着时间的推移，毛细血管扩张变得更多和范围更大，与其他血管表现（如严重 RP 或肺动脉高压的进展）相关。钙质沉着（皮下钙沉积）可出现在反复摩擦、压迫或缺血的部位，如指尖、前臂伸面和髌骨（图 23–4）。

这些沉积物可以从皮肤破溃，流出浓稠的白色物质。钙质沉积也会聚集在关节周围，导致骨侵蚀和炎症。在局限性和弥漫性硬皮病患者中均可观察到毛细血管扩张和钙质沉着。

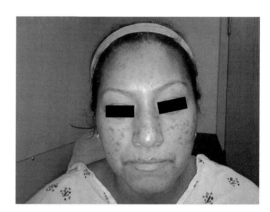

▲ 图 23–3 局限性硬皮病患者面部毛细血管扩张（此图彩色版本见书末）

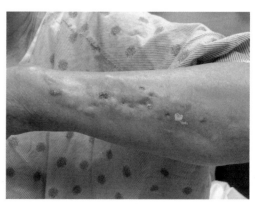

▲ 图 23–4 前臂广泛钙质沉着伴皮肤破裂和钙质渗出

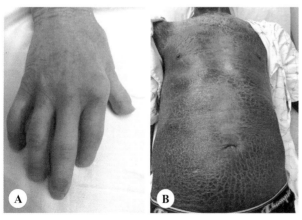

▲ 图 23–2 硬皮病的皮肤受累
A 指（趾）端硬化；B 弥漫性皮肤病变（躯干）

（二）评估

可以使用改良 Rodnan 皮肤评分（modified Rodnan skin score，mRSS）对皮肤受累程度进行量化和监测。该评分是在 17 个指定的身体区域捏起患者的皮肤，并对每个区域的皮肤增厚程度进行评分（0～3 分）。虽然该方法容易出现评分者之间的变异性，但它是评估硬皮病皮肤病变进展（和改善）的有用工具。并可用于指导何时开始和（或）停止免疫抑制药治疗。

（三）治疗

硬皮病皮肤受累的治疗应尽可能在早期活动性炎症期就开始，特别是弥漫性硬皮病和快速进展的患者。主要的治疗方法包括非选择性免疫抑制。霉酚酸酯和环磷酰胺在治疗活动性硬皮病中均显示出有益的证据。MMF 由于其较温和的不良反应而通常首选作为一线用药。研究报道使用甲氨蝶呤也有一定的疗效，这对于那些有活动性皮肤病变和并发炎性关节炎的患者可能是一个不错的选择。在小型、开放、非盲研究中，利妥昔单抗和静脉注射免疫球蛋白在治疗皮肤病方面已显示出良好的效果，研究人员在对一线药物应答不佳的患者中已单独使用上述药物或与其他免疫抑制药物（如 MMF）联合使用。一般不建议全身性使用糖皮质激素治疗皮肤炎症。加巴喷丁有助于缓解皮肤瘙痒和灼痛。一旦初始炎症期得到控制和（或）皮肤出现软化迹象，就应考虑逐渐减少免疫抑制药。对非活动性或晚期皮肤病的治疗大多是支持性的。应始终建议患者保持皮肤湿润，并保护皮肤避免受到过度日晒和创伤。

在早期严重的弥漫性硬皮病患者中，可以考虑更积极的治疗。具体来说，一些研究调查了使用高剂量环磷酰胺清髓性治疗后进行自体造血干细胞移植（hematopoietic stem cell transplantation，HSCT），发现这种方法可以有效控制弥漫性皮肤病，稳定肺功能（在 ILD 的情况下），以及改善患者报告的生活质量指标。然而，HSCT 治疗相关的发病率和死亡率占 3%～10%，因此，需要更多的数据来帮助确定哪些硬皮病患者适合这种积极的治疗方法。此外，关于继发性恶性肿瘤风险的长期数据仍然是缺乏的。

仅有轻度皮肤增厚的患者（局限性硬皮病中常见），或者在晚期（即病程数年）确诊的患者，通常不需要对其皮肤病变进行任何免疫抑制治疗。然而，对于有其他器官特异性表现，如 ILD 或肌肉骨骼炎

症，可以考虑免疫抑制治疗。

如果毛细血管扩张已经给患者造成容貌上的困扰，可以通过激光治疗（通常由皮肤科医生进行）来使其缩小。然而，随着时间的推移，它们往往会在同一部位重新发展。目前尚无有效的药物治疗钙质沉着症。应建议患者尽可能避免重复的局部创伤和患处摩擦（如佩戴柔软的护肘或指尖硅胶垫），并改善组织血液灌注。缺氧似乎是钙质沉着的一个重要诱因，尤其是在手指。

七、雷诺现象

RP 的特征是发作性的指动脉循环应对低温或情绪应激的过度血管收缩。典型的 RP 患者通常会出现手指和（或）足趾皮肤界限分明的发白和发绀，在某些情况下，复温后会因反应性充血而出现发红（图 23-5）。

RP 在一般人群中相对常见，发生率为 5%～10%。女性的发病率是男性的 4 倍。当 RP 与任何潜在的系统性疾病或已知的诱因无关时，它被定义为"原发性"。这通常发生在年轻女性身上，尤其是青少年。继发性 RP 发生于自身免疫性风湿病（硬皮病、系统性红斑狼疮、特发性炎性肌病、干燥综合征）、职业性创伤（手振动综合征）、胸廓出口综合征、血液学异常（冷球蛋白血症、冷凝集素），或者与使用药物导致周围血管收缩有关。血管炎症（血管炎）可能引起手指缺血，但不是 RP 本身，因为血管炎的手指缺血之前没有冷诱导的、可逆的手指颜色变化的过程。

提示 RP 可能继发于结缔组织疾病的"危险信号"如下。

- 发病年龄晚（＞20 岁）。

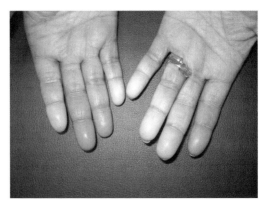

▲ 图 23-5　雷诺现象在血管痉挛发作时表现为不对称的手指苍白（此图彩色版本见书末）

- 男性。
- 不对称（仅表现在一只手上或主要手指上）。
- 严重 RP 导致缺血性指尖溃疡。
- ANA 或其他自身抗体阳性。
- 甲襞毛细血管异常。

RP 存在于 95% 以上的硬皮病患者中，并且通常都是该病的首发症状。在局限性硬皮病中，RP 可在其他全身症状出现数年之前就出现。相反，在弥漫性硬皮病中，RP 经常与其他疾病特征同时发生。RP 的症状可以从轻微和罕见到极其严重。反复发作可能与缺血性并发症的发展有关，如指尖溃疡剧烈疼痛或进展为手指坏疽和手指缺失（图 23-6）。

（一）评估

对手指进行仔细检查可以提供有关 RP 严重程度的重要信息，并指导治疗决策。甲襞毛细血管镜是一种非常有用的工具，可以在床边使用，帮助区分原发性 RP（正常甲襞毛细血管）和硬皮病相关的 RP（异常毛细血管模式）。毛细管镜检查可以在放大的情况下使用各种工具进行，包括一个简单的浸油检眼镜、手持式皮肤镜或计算机视频系统。正常的甲襞毛细血管呈细而有序的栅栏状环。在硬皮病相关 RP 中，毛细血管扩张（巨环），扭曲，伴有微出血区域，最终血管脱落（无血管）（图 23-7）。

轻度 RP 患者可能体检正常，仅有轻微的甲襞毛细血管改变。相反，中度至重度 RP 可伴有临床表现提示病情活动，以及病变手指向慢性缺血的转变。包括以下内容。

- 急性手指血管收缩伴明显苍白或发绀（特别是在检查室有空调的情况下）。
- 指部凹痕（指尖上的小凹痕）。
- 肢端骨溶解（由于远端骨簇的再吸收导致手指缩短）。

- 活动性手指溃疡（通常位于指尖，疼痛剧烈，难以治愈）。
- 手指坏疽（可导致部分或全部手指缺失）。

（二）治疗

RP 的治疗在第 22 章已详细讨论。

八、间质性肺病

间质性肺病（ILD）是硬皮病最常见的肺部表现，也是硬皮病发病率和死亡率最重要的决定因素之一。通常，ILD 在病程早期发生，通常在最初的 5 年内。ILD 的严重程度可以从轻微的、稳定的（不需要治疗）到进行性肺部受累、需要积极治疗的。在某些情况下，ILD 会导致器官衰竭并需要转诊到肺移植。约 60% 的弥漫性硬皮病患者和 20% 的局限性硬皮病患者可出现临床相关的 ILD。

更严重的 ILD 的特异性危险因素包括非洲裔美国人或美洲原住民血统、存在某些特定的自身抗体［即抗拓扑异构酶（Scl-70）、抗 U3-RNP 或抗 Th/To）］及弥漫性皮肤受累。

（一）评估

在作出硬皮病诊断时应立即评估 ILD 的可能性，并在随后对每位患者进行密切监测。初发 ILD 通常表现为用力时呼吸困难、疲劳或干咳。然而，重要的是，许多患者早期是无症状的，其他硬皮病表现可能与呼吸道症状有关［如胃食管反流病（gastroesophageal reflux disease，GERD）、贫血、肌病］。体格检查中最常见的体征是在肺底部出现细微的吸气相爆裂音。

肺功能检测（pulmonary function testing，PFT）是筛查和监测 ILD 的重要工具。特征性的 PFT 结果包括限制性通气障碍，其特征是肺容量减少和一氧化碳弥散量（diffusion capacity of carbon monoxide，

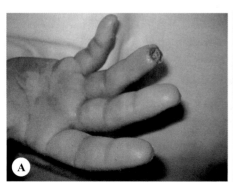
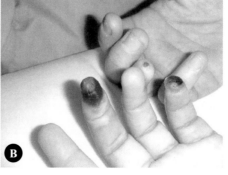

◀ 图 23-6 严重雷诺现象引起的缺血性并发症，导致指尖溃疡疼痛（**A**）或手指坏疽导致手指缺失（**B**，此图彩色版本见书末）

dlCO）减少。没有明确 ILD 的硬皮病患者应每年进行 PFT 检测，如果出现新的肺部症状，应及时行 PFT。一旦出现 ILD 时，应更频繁地监测肺功能（治疗或不治疗时）。

胸部 HRCT 在评估 ILD 时比胸部 X 线更准确。超过 2/3 的硬皮病患者在 HRCT 上至少会显示一些纤维化的证据。典型的早期 / 轻度改变的特征是双基底胸膜下肺野的肺衰减增加（有些患者不会超过这一阶段）。随着 ILD 的进展，会出现更多的磨玻璃影（提示活动性炎症）和网状纤维化（永久性瘢痕）（图 23-8）。

初诊时 HRCT 表现的严重程度是一个重要的预后标志。初始 HRCT 上病变范围超过 20% 预示着 ILD 进展和较高的死亡率。硬皮病 ILD 最常见的组织学类型是非特异性间质性肺炎，较少一部分表现为寻常型间质性肺炎。硬皮病相关 ILD 通常可以根据特征性的 PFT 和 HRCT 结果做出诊断，很少需要肺活检。与 PFT 不同，HRCT 通常不需要每年重复检查。然而，重复 HRCT 对于研究肺容量的持续下降、不明原因的肺部病变、多重感染的关注及帮助指导治疗变化的决定是有用的。

（二）治疗

HRCT 显示轻度纤维化且肺容量稳定的硬皮病患

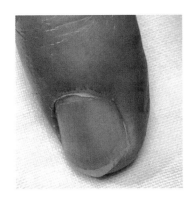

◀ 图 23-7　异常甲襞毛细血管襻扩张（巨毛细血管）

者通常不需要免疫抑制治疗。然而，如果存在疾病进展或在诊断 ILD 时已经进展，则应立即开始治疗。主要目标是防止肺功能进一步下降。目前的治疗方案主要是抑制免疫活化、炎症反应。在随机临床试验中，MMF 和环磷酰胺在阻止或延缓硬皮病相关 ILD 的进展方面均显示出一定的疗效。硬皮病肺研究 Ⅱ（Scleroderma Lung Study Ⅱ，SLSⅡ）的结果进一步支持将 MMF 作为首选一线用药的疗法，因为它的临床疗效与环磷酰胺类似，但不良反应更少。对于 MMF 治疗失败或不能耐受的患者，口服或静脉注射环磷酰胺可作为二线治疗。

最近的临床试验评估了抗纤维化药物在硬皮病相关 ILD 中的应用。在一项为期 52 周的随机安慰剂对照研究中，酪氨酸激酶抑制药尼达尼布能够延缓 ILD 的进展。这种药物在治疗硬皮病 ILD 中可能可以发挥重要作用，并且可与 MMF 联合使用。

小型观察性研究为利妥昔单抗（B 细胞耗竭）作为难治性 ILD 的替代疗法提供了一些证据。硫唑嘌呤似乎不如 MMF 或环磷酰胺有效，但可用于其他器官表现，如肌炎。

在仔细筛选的 ILD 患者中，也可以考虑使用细胞疗法，即先进行清髓治疗，再进行自体 HSCT，因为最近完成的研究已经证实其在稳定肺功能方面的功效。

对于已经接受过最大限度药物治疗仍失败的晚期硬皮病 ILD 肺移植是一种选择，也是一种挽救生命的干预措施。根据从经验丰富的移植项目中获得的数据，硬皮病受试者的发病率和死亡率与因其他纤维化肺部疾病（尤其是特发性肺纤维化）而接受肺移植的患者相似。

九、肺动脉高压

肺动脉高压是硬皮病的一种潜在的可能危及生

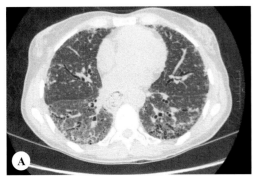
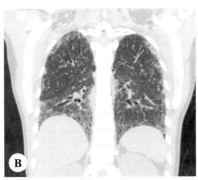

◀ 图 23-8　硬皮病间质性肺病
高分辨率胸部 CT，轴位（A）和冠状位（B）显示基底和外周显著的纤维化、网格状改变、支气管扩张和弥漫性磨玻璃影

221

命的表现。肺血管疾病可能是一种原发性疾病，其特征是中等大小的毛细血管前动脉管腔狭窄（肺动脉高压）。肺动脉高压也可表现为其他疾病的并发症出现，包括与肺实质疾病（如晚期 ILD、肺气肿）、慢性血栓栓塞或左心疾病相关的疾病。

发生 PAH 的危险因素如下。

- 诊断时年龄较大。
- 局限皮肤受累。
- 大量且显著的毛细血管扩张。
- PFT 上 dlCO 异常低。
- NT-proBNP 升高。
- 存在特异性自身抗体：抗着丝点、抗 U1-RNP、抗 U3-RNP。

尽管已有新的靶向药治疗，但 PAH 仍与硬皮病的高死亡率相关。PAH 的患者中位生存期仅 4 年左右。与 ILD 相比，PAH 通常在硬皮病病程的后期出现，通常在发病超过 10 年才出现。尽管如此，有证据表明，导致 PAH 的血管损伤却很早开始了，只是一直未被发现，并且也没有明显的症状。出现 dlCO 进行性下降（与肺容量的变化不相称）的患者应被视为患 PAH 的高危人群。与单独出现的任何一种表现相比，合并肺动脉高压和 ILD 的预后更差。

（一）评估

早期 PAH 通常是无症状的。随着病情的发展，患者可出现劳力性呼吸困难和疲劳。在更严重的病例中，可能会出现低血压和下肢水肿。体格检查可发现响亮的 S_2，为肺动脉瓣、收缩期杂音（来自三尖瓣反流）和右心衰竭的证据（颈静脉压升高、肝大、坠积性水肿）。严重缺氧、晕厥或猝死是严重疾病的并发症。

所有硬皮病患者每年都应进行一次 TTE 检查来筛查 PAH。这对于监测血流动力学变化和排除左心功能不全非常有用。如果检测到右心室收缩压（right ventricular systolic pressure，RVSP）升高应提示进一步检测 PAH，特别是当出现进行性呼吸困难、右心扩大、BNP 或 NT-proBNP 水平升高或 dlCO 下降与肺容量不成比例时。明确 PAH 诊断需要右心导管检查（right heart catheterization，RHC）显示平均肺动脉压＞25mmHg，外周血管阻力增加（PVR＞3Wood单位）和肺动脉楔压正常（pulmonary artery wedge pressure，PAWP）（PAWP≤15mmHg）。

（二）治疗

硬皮病相关 PAH 的治疗主要还是单独或联合使用扩血管药物。一般的辅助干预措施包括戒烟、吸氧（休息或活动时）、限盐和根据需要使用利尿药。正性肌力的药物（如地高辛）可用于晚期病例。对于硬皮病相关的 PAH 患者，不建议常规抗凝治疗，因为抗凝治疗与较差的预后相关。必须识别和有效处理会导致或加重肺动脉高压的并发表现，如左心疾病、肺实质疾病、阻塞性睡眠呼吸暂停和血栓栓塞性疾病。

目前有几类药物用于硬皮病–PAH 的靶向治疗。

- 内皮素受体拮抗药（安立生坦、波生坦、马昔腾坦）。
- 5 型磷酸二酯酶抑制药（西地那非、他达拉非、伐地那非）。
- 前列环素类似物（依前列醇、伊洛前列素、曲前列环素）。
- 选择性前列环素受体（IP 受体）激动药（司来帕格）。
- 可溶性鸟苷酸环化酶激动药（利奥西呱）。

所有这些药物在改善运动耐量、提高生活质量和一些血流动力学参数的方面都显示出有一定的疗效，特别是在早期治疗时。临床试验表明，在新诊断 PAH 的受试者中，即使病情较轻，早期使用联合治疗也能获益。安立生坦和他达拉非的组合已被推荐使用。更严重的 PAH 患者（WHO 功能分级Ⅲ或Ⅳ级）通常静脉使用前列环素类似物与一种或多种不同类别的口服药联合治疗。在并发严重 ILD 的情况下，使用血管扩张药要谨慎，因为这些药物可能由于静脉血液在肺部纤维化区域分流而加剧恶化肺泡毛细血管的气体交换。

大剂量的钙通道阻滞药似乎对硬皮病相关的 PAH 无效。在严重的难治性病例中，肺移植或心肺移植可能是经过仔细筛选患者的一种选择。一项小型的回顾性研究表明，他们的存活率与肺移植受者的总体人群没有差异。

十、胃肠道

绝大多数硬皮病患者都会出现胃肠道症状，从轻微的反酸到危及生命的营养不良和胃肠道功能衰竭。硬皮病相关的胃肠道功能障碍主要是由内脏平滑肌收缩力衰竭引起的，导致明显的蠕动能力低下。

虽然食管最常受累，但消化道的任何部分都可能受到影响。

口周皮肤收紧及面部皮肤纤维化会导致口裂缩小，难以大口摄入食物。唾液分泌减少进一步干扰了咀嚼能力。吞咽肌无力（肌病）会导致吞咽功能障碍，从而增加误吸固体食物或液体的风险。75%～95%的硬皮病患者合并GERD，通常伴有胃灼热、声音嘶哑、反流和吞咽困难等症状。如果不治疗，反流和食管蠕动减弱可导致慢性食管炎、食管狭窄/溃疡和Barrett食管（以肠化生为特征的黏膜癌前病变）。同样重要的是要记住，一些肺部疾病，如慢性咳嗽、呼吸困难或反复出现的"肺炎"实际上可能与未受控制的GERD和慢性误吸有关。

胃部受累的范围从胃排空延迟到严重的胃痉挛，并可伴有早饱、恶心、呕吐和无法保留固体食物。可出现胃溃疡，但硬皮病患者的上消化道出血往往是黏膜血管异常扩张和动静脉畸形的结果，这种情况被称为胃窦血管扩张症（gastric antral vascular ectasia，GAVE）或"西瓜胃"。有其他硬皮病血管表现的患者，如显著和大量的皮肤毛细血管扩张，严重的RP和PAH，患GAVE的风险更高。

下消化道的转运延迟可导致小肠细菌过度生长或糖类吸收不良，通常与腹痛、腹胀和频繁腹泻有关。结肠收缩力下降和胃结肠反射受损导致便秘。这种情况可能很严重，表现为结肠扩张（巨结肠）、嵌顿，甚至假性梗阻，由于腹部症状较重、转运障碍和肠段的明显扩张，可能被误认为外科急症。在某些情况下，严重和长期的肠道功能障碍会导致严重营养不良、体重减轻和全肠道功能衰竭。肛门直肠功能障碍可表现为大便失禁和直肠脱垂。

（一）评估

所有硬皮病患者都应定期询问上、下消化道症状，包括他们的饮食习惯、吞咽困难、消化、肠道功能和任何无意识的体重下降。食管胃十二指肠镜检查（esophagogastroduodenoscopy，EGD）适用于对抗酸药治疗无效或吞咽困难加重的胃肠道反流的患者，以评估并发症，如无法控制的食管炎、食管狭窄、合并念珠菌病、Barrett食管或恶性肿瘤。吞钡试验（食管造影）有助于评估咽部和食管功能，以及是否存在狭窄。在某些情况下，建议使用测压法直接测量食管运动，特别是当患者出现不典型疼痛

或担心反复误吸时。肛门直肠测压和磁共振排便造影检查是进一步评估大便失禁和盆底功能障碍的有用工具。

（二）胃肠功能障碍的治疗

仔细询问行为习惯，如避免进食会加重病情的食物（辛辣酱料、酒精、咖啡因和碳酸饮料），少食多餐，至少在睡前2～3h进食，使用抬高的床头板以30°～35°睡觉，是治疗硬皮病食管功能障碍的关键部分。轻度GERD症状应使用抑酸药进行经验性治疗，如质子泵抑制药（proton pump inhibitor，PPI）和组胺H_2受体拮抗药。对生活方式调整或背景治疗反应不充分的患者，可从大剂量PPI、联合H_2受体拮抗药及添加胃肠动力药（如甲氧氯普胺）、红霉素（或其他大环内酯类药物）或多潘立酮（在美国不能使用）中获益。由于硬皮病患者有明显的食管运动障碍，胃底折叠手术往往效果不佳。因此，不推荐这些手术。当胃食管反流症状伴有严重的吞咽困难时，可能需要内镜扩展食管狭窄。EGD也可用于探索胃和近端肠道中是否存在GAVE，并通过激光光凝或冷冻疗法对出血的血管进行治疗。

对以便秘为主要症状的处理主要围绕着使用大便软化药（如多库酯）和（或）间歇性泻药（如聚乙二醇）。应谨慎使用膨化药，因为它们在大量使用时可能耐受性较差。治疗便秘的新药，如利那洛肽、鲁比前列酮或普芦卡必利，对较困难的病例可能有效。持续的腹泻症状可能表明小肠细菌过度生长，可采用间歇循环抗生素治疗（如利福昔明或甲硝唑）。每天可以适当添加益生菌。其他促动力药，如奥曲肽或吡斯的明，对严重的下消化道运动障碍有一些益处。在反复出现假性梗阻和进行性肠道衰竭时，可能需要长时间的肠道休息和全肠外营养。只有在可能需要对消化道进行减压时，才有必要放置胃造口管（PEG，G管）或胃空肠造口管（PEG-J或GJ管）。大便失禁的处理包括提高粪便黏稠度、使用止泻药物、神经刺激、生物反馈技术和改善盆底功能的锻炼。手术干预很少使用，仍然仅限于治疗并发症，如直肠脱垂或严重痔疮。

十一、肾脏

5%～10%的硬皮病患者会出现硬皮病肾危象（scleroderma renal crisis，SRC）。它属于急症，需要

快速诊断和及时治疗，以防止不可逆转的肾衰竭和死亡。有几个因素与SRC的发展有关。

- 弥漫性皮肤硬皮病（特别是在受累进展阶段）。
- 疾病早期（SRC诊断时的中位病程为8个月）。
- 种族（在非洲裔美国人中更常见）。
- 使用大剂量糖皮质激素（即≥20mg/d泼尼松）或长期使用。
- 抗RNA聚合酶Ⅲ抗体（60%的SRC病例呈阳性）。既有的原发性高血压不是SRC的风险因素。

SRC的典型表现是突然发生的血压升高（通常高于150/90mmHg）和典型的恶性高血压症状，如头痛、视觉障碍（高血压性视网膜病变）、流鼻血、心脏受累的症状（心包积液、充血性心力衰竭或突发性肺水肿）、脑病与精神状态改变或癫痫发作。并发肾衰竭可迅速发生。约10%的SRC患者表现为血压正常或仅轻度升高，这使得最初的识别和诊断更具挑战性。

（一）评估

SRC是一种紧急情况。硬皮病患者出现新发的高血压急症症状，应立即进行评估，并评估其肾功能。肾脏受累可在数小时至数天内进展，表现为肌酐升高、尿液分析异常（典型表现为镜下血尿或轻度蛋白尿）、微血管病性溶血性贫血（血红蛋白/红细胞压积下降、外周血涂片上的破碎红细胞）和（或）血小板减少。ADAMTS-13的检测有助于区分SRC（正常水平）和特发性血栓性血小板减少性紫癜（降低），但这些检测的结果通常几天后才能出来。因此，SRC的治疗通常需要在没有这些信息的情况下就开始。

SRC的早期识别具有挑战性；因此，建议所有SRC的高危患者（早期弥漫性硬皮病患者，特别是抗RNA聚合酶Ⅲ的患者）在家中定期监测血压，并在出现任何血压升高的迹象时立即寻求治疗。SRC患者通常会被送入医院，以便及时处理其高血压状态。应进行肾活检以明确诊断和预后。评估肾损害的程度有助于评估肾恢复的可能性。制订肾活检的计划绝不应推迟启动血管紧张素转化酶抑制药（angiotensin-converting enzyme inhibitor，ACEI）的治疗。

（二）硬皮病肾危象的治疗

怀疑患有SRC的患者应立即开始使用短效ACEI（即卡托普利），并迅速向上滴定以控制高血压状态。目标应该是每24小时降低收缩压约20mmHg。更快的降压可能导致肾灌注不足。当全剂量ACEI不能充分控制血压时，应添加其他药物，如钙通道阻滞药、血管紧张素受体拮抗药（单独使用时不如ACEI有效），或者其他抗高血压药物。对于难治性病例，还应考虑使用治疗硬皮病血管表现的特定血管扩张药（如内皮素受体拮抗药、前列环素）。

在引入ACEI之前，SRC是硬皮病患者最常见的死亡原因。早期诊断和快速启动ACEI治疗已将1年的死亡率降至15%以下。但SRC发病率仍然很高，即使积极治疗，约50%的SRC患者需要透析，其中只有一半最终会恢复到足以停止肾替代治疗。约25%的患者最终能完全恢复肾功能。肾功能的改善可能需要长达12个月的时间。永久性肾衰竭的患者需考虑进行肾移植，与长期透析相比，这与总体生存率的提高有关。SRC移植后复发是不常见的（5%）。

预防性地使用ACEI来防止高危人群发生SRC的做法不被支持。事实上，一些研究表明，在SRC发病前使用ACEI的患者的结果更差（包括更高的死亡率）。

十二、骨骼肌肉

肌肉骨骼症状在硬皮病中非常常见，可以表现为从非特异性的僵硬、关节痛和肌痛到明显的炎症性关节炎、肌炎和晚期关节挛缩。肌肉骨骼病变的类型和严重程度部分取决于皮肤受累的类型（局限性与弥漫性）、病程和总体疾病活动。在弥漫性皮肤病变的早期阶段，患者可能出现明显的炎症表现，从皮下组织延伸到下层的肌肉骨骼结构，出现关节积液、肌腱摩擦和肌无力。晚期纤维化阶段可伴有大量皮肤萎缩和关节挛缩。这可能会相当严重并使人衰弱，特别是在手部，疼痛和功能丧失可能导致极度残疾。远端指簇的再吸收（肢端骨溶解）（图23-9）和受影响关节周围的钙质沉积会进一步损害手的功能。

一部分患者可以表现为单纯滑膜炎，具有侵蚀性关节炎的特征，与类风湿关节炎重叠。

肌无力（全身性或局灶性）常与肌少症（肌肉量减少）的发展有关，20%～30%的硬皮病患者可出现这种情况。炎性肌病通常表现为近端肌无力和肌酶

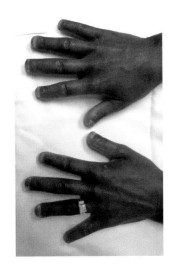

◀ 图 23-9　肢端骨溶解，表现为远端指簇骨吸收

升高，5%～10% 的病例中可出现。抗 PM/Scl-100 抗体阳性的患者出现这种重叠症状的风险特别高。

钙化是局限性或弥漫性硬皮病患者的典型并发症。钙质沉积通常聚集在血液灌注受限和重复性创伤的区域（指、前臂伸面、膝关节）或关节周围，它们会限制运动。在罕见的情况下，钙沉积可在体表和软组织大量分布（肿瘤样钙化症）。

（一）评估

仔细的体格检查可以发现滑膜炎、肌腱周围炎症（与可触及甚至可听到的肌腱摩擦音有关）、肌肉萎缩、屈曲挛缩或肌肉无力。对于有明显滑膜炎的患者，建议进行血清学检查以评估类风湿因子和抗瓜氨酸化蛋白抗体是否阳性，并进行影像学检查以确定有无侵蚀性关节炎。肌肉受累的性质和严重程度应通过测定肌酶（磷酸肌酸激酶、醛缩酶）水平、肌电图（刺激性肌病）和 MRI（炎症与萎缩）进行评估。可以考虑进行肌肉切除活检以确诊和排除肌肉功能障碍的其他原因。

（二）治疗

应鼓励发生屈曲挛缩的患者通过日常拉伸运动尽可能地保持关节的活动能力。如果出现这些情况，物理治疗和手部治疗可能会有用。控制不佳的炎性关节病变，如果对用于治疗其他器官表现（如皮肤、肺）的免疫调节无应答，可加用甲氨蝶呤和（或）TNF 抑制药。同样，具有炎症性肌病重叠特征的患者可能需要开始进行肌炎靶向治疗，如甲氨蝶呤、硫唑嘌呤、IVIG 或利妥昔单抗。一般来说，硬皮病患者应尽量减少使用糖皮质激素（尤其是那些患有弥漫性皮肤病的患者），因为它们与硬皮病肾危象的风险增加有关。

钙质沉着症的一般治疗包括改善肢体血供和避免反复的局部创伤、摩擦或感染。除了一些个案报道外，没有任何药物治疗显示出有明显的疗效。钙质沉着的手术切除或清创手术应限于有明显功能障碍（由于钙质沉积的位置和大小）、不愈合的浅表溃疡或合并感染的病例。

参考文献

Denton CP, Khanna D. Systemic sclerosis. *Lancet*. 2017; 390(10103):1685–1699. [PMID: 28413064].

Distler O, Highland KB, Gahlemann M, et al. Nintedanib for systemic sclerosis-associated interstitial lung disease. *N Engl J Med*. 2019;380(26):2518–2528. [PMID: 31112379].

Kowal-Bielecka O, Fransen J, Avouac J, et al. Update of EULAR recommendations for the treatment of systemic sclerosis. *Ann Rheum Dis*. 2017;76(8):1327–1339. [PMID: 27941129].

Shah RJ, Boin F. Lung transplantation in patients with systemic sclerosis. *Curr Rheumatol Rep*. 2017;19(5):23. [PMID: 28386760].

Sullivan KM, Goldmuntz EA, Keyes-Elstein L, et al. Myeloablative autologous stem-cell transplantation for severe scleroderma. *N Engl J Med*. 2018;378(1):35–47. [PMID: 29298160].

van den Hoogen F, Khanna D, Fransen J, et al. 2013 classification criteria for systemic sclerosis: an American College of Rheumatology/European League against Rheumatism collaborative initiative. *Arthritis Rheum*. 2013;65(11):2737–47. [PMID: 24122180].

第 24 章 原发性干燥综合征
Primary Sjögren Syndrome

Manuel Ramos-Casals　Pilar Brito-Zerón　Antoni Sisó-Almirall　著

诊断要点

- 干燥综合征是一种系统性自身免疫性疾病，表现为黏膜面的干燥症状。
- 干燥表现（干眼症和口干症）可通过特定的眼部检查（角膜染色和 Schirmer 试验）及口腔检查（唾液流率检测和腮腺显像）确定。
- 唇腺活检组织学特征为外分泌腺局灶性淋巴细胞浸润。
- 本病也可有腺体外全身表现，少数患者可并发淋巴瘤。
- 干燥综合征患者可出现多种实验室检查异常（血细胞减少、高丙种球蛋白血症和红细胞沉降率升高）和自身抗体，其中抗核抗体最常被检测到，抗 Ro/SS-A 最特异，冷球蛋白血症和低补体血症是主要预后标志物。

　　干燥综合征（Sjögren syndrome，SjS）是一种系统性自身免疫性疾病，主要影响外分泌腺，通常表现为唾液腺和泪腺功能损害引起的持续口干和眼干。据估计，美国有 200 万～400 万 SjS 患者，大多数继发于一种潜在的风湿病。SjS 在欧洲国家的患病率为普通人群的 0.05%～0.72%，原发性 SjS 的年发病率为 3/10 万～10/10 万。SjS 主要影响围绝经期白种人女性，最大的国际队列显示女性与男性的患者比例为 14∶1。该疾病可发生于所有年龄段，但一般在 40—60 岁发病。当干燥症状出现在健康人身上时，该综合征被归类为原发性 SjS。当发现干燥特征与系统性自身免疫性疾病（最常见的是类风湿关节炎、系统性硬化症或系统性红斑狼疮）相关时，则被归类为继发性 SjS。

　　该病的主要临床表现总结于表 24-1。虽然大多数患者表现为干燥症状，但也存在其他提示 SjS 的临床和实验室特征（表 24-2）。SjS 复杂多样的临床表现可能部分解释了为什么部分患者起病后长达 10 年未能确诊。SjS 的表现形式取决于特殊的流行病学、临床或免疫学特征。SjS 的治疗主要集中在使用替代药物和口服毒蕈碱类药物控制干燥症状。糖皮质激素、免疫抑制药和生物制剂在系统性疾病的治疗中起着关键作用。

表 24-1　干燥综合征的主要临床表现

	表　现
口	口腔干燥（口干症），疼痛，龋齿，牙周病、口腔念珠菌病，腮腺肿胀
眼睛	眼干涩（干眼症），角膜溃疡，结膜炎
鼻、耳、喉	鼻干涩，慢性咳嗽，感音神经性耳聋
皮肤	皮肤干燥，可触及紫癜，Ro 相关多循环病变，荨麻疹病变
关节	关节痛，非侵蚀性对称性关节炎
肺	慢性阻塞性肺疾病，支气管扩张，间质性肺炎
心血管	雷诺现象、心包炎、自主神经紊乱
肾 – 泌尿	肾小管酸中毒，肾小球肾炎，间质性膀胱炎，复发性肾绞痛
周围神经	混合性多神经病变，单纯感觉神经病变，多发性单神经炎，小纤维神经病变
中枢神经系统	白质病变，脑神经受累（V，Ⅷ，Ⅶ），脊髓病
一般症状	低热，全身疼痛，肌痛，疲劳，虚弱，多腺体病

表 24-2　提示干燥综合征的非干燥表现

临床特征

- 慢性疲劳
- 不明原因发热
- 白细胞破碎性血管炎
- 腮腺 / 颌下腺肿胀（孤立性颌下腺肿胀罕见）
- 雷诺现象
- 周围神经病变
- 间质性肺病
- 肾小管酸中毒
- 环形红斑
- 先天性心脏传导阻滞新生儿的母亲

实验室特征

- ESR 升高（通常 CRP 正常）
- 高丙种球蛋白血症
- 白细胞减少和血小板减少
- 血清和（或）尿单克隆带
- 无症状患者抗核抗体或类风湿因子阳性

ESR. 红细胞沉降率；CRP. C 反应蛋白

一、临床表现

（一）症状与体征

1. 干燥症状

口干症即主观感觉口腔干燥，是原发性 SjS 诊断的关键特征，见于 95% 以上的患者。其他口腔症状包括疼痛、食物黏附黏膜和吞咽困难。唾液量减少会影响说话或进食等基本功能。唾液抗菌功能的缺失可能会加速局部感染、蛀牙和牙周病的发生。口干症会导致假牙使用困难，需要进行昂贵的牙齿修复，尤其是在老年患者中。SjS 患者可观察到各种口腔体征。在疾病早期，口腔可能是湿润的，但随着病情进展，舌下唾液积聚通常会消失。舌面通常发红，呈分叶状，舌乳头部分或完全萎缩（图 24-1）。在疾病晚期，口腔黏膜出现干燥和釉面，易形成细小皱纹。口角唇炎、硬腭红斑改变及舌红伴乳头萎缩，强烈提示念珠菌感染，后者在 SjS 中很常见。

眼睛干涩的主观感受与瘙痒、砂粒感、酸痛和干涩有关，但眼睛外观可能正常。其他眼部症状包括光敏、红斑、眼疲劳或视力下降。环境刺激物，如烟、风、空调和低湿度，都可能加剧眼部症状。泪液分泌减少可导致角膜和球结膜上皮的慢性刺激和破坏。这种情况被称为干燥性角膜结膜炎。严重

者，裂隙灯检查可发现丝状角膜炎，表现为黏液丝状物黏附在角膜表面受损区域（图 24-2）。泪液也具有固有的抗菌活性，SjS 患者更容易发生眼部感染，如睑缘炎、细菌性角膜炎和结膜炎。严重的眼部并发症包括角膜溃疡、新生血管和混浊。

呼吸道腺样分泌物减少或缺失可导致鼻子、喉咙和气管干燥，从而导致持续性声音嘶哑和慢性干咳。同样，皮肤外分泌腺受累导致皮肤干燥。在女性 SjS 患者中，阴道和外阴干燥可能导致性交困难和瘙痒，影响其生活质量。

10%～20% 的患者有唾液腺（腮腺和颌下腺）慢性或间歇性肿胀，单侧起病，但通常发展至双侧（图 24-3）。

2. 系统表现

(1) 一般症状：原发性 SjS 患者通常具有一般症状，包括全身疼痛、疲劳、虚弱、睡眠障碍、焦虑和抑郁，对患者生活质量的影响可能比干燥更大。疲劳、全身疼痛和虚弱是原发性 SjS 最使人衰弱的临床

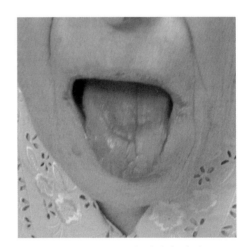

▲ 图 24-1　原发性干燥综合征患者口干：舌红伴舌乳头萎缩

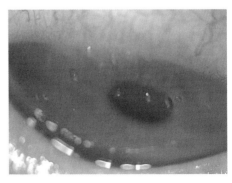

▲ 图 24-2　干眼伴丝状角膜炎

特征。原发性 SjS 并发纤维肌痛常有报道。SjS 也可出现低热，通常发生在免疫学标记物阳性的年轻患者中。

(2) 关节和肌肉受累：50% 的患者可见关节受累，主要是广泛性关节痛。16% 的患者表现为阵发性对称性关节炎，主要影响手的小关节。除了与类风湿关节炎相关的病例外，关节畸形和轻度侵蚀非常罕见。临床肌病少见，但肌痛常见，常伴有纤维肌痛。

(3) 皮肤：虽然原发性 SjS 患者的主要皮肤表现是干燥，但也可观察到广泛的皮肤病变，其中最常见的是小血管炎。皮肤表现包括可触及的紫癜（图 24-4）、荨麻疹和红斑性斑疹或丘疹。30% 的冷球蛋白血症患者发生皮肤血管炎。致死性血管炎也与冷球蛋白血症密切相关。

原发性 SjS 患者也可能有非血管炎性皮肤病变。部分抗 Ro/SS-A 抗体患者可出现多环、光敏性皮肤病变（图 24-5）。这些病变在临床上与亚洲 SjS 患者和亚急性皮肤狼疮中所描述的所谓环形红斑相同。

(4) 肺：支气管性和间质性肺受累，可使原发性 SjS 复杂化。支气管 / 细支气管受累比肺纤维化更常见。肺受累患者的典型症状为慢性咳嗽、呼吸困难、反复呼吸道感染。原发性 SjS 呼吸道受累的相关研究表明，这些患者的主要潜在病理包括支气管周围浸润所致小气道疾病。大型队列中 CT 研究显示，最常见的肺部表现是支气管扩张 / 细支气管异常（50%）和磨玻璃影 / 间质改变（49%）。最常见的组织病理学诊断为非特异性间质性肺炎（45%）、细支气管炎（25%）、寻常型间质性肺炎（16%）和淋巴细胞性间质性肺炎（15%）。胸膜炎是原发性 SjS 的一种罕见

表现，通常表明存在其他的自身免疫性疾病，尤其是狼疮。

(5) 心血管特征：雷诺现象，患病率为 10%～20%，是原发性 SjS 中最常见的血管特征。雷诺现象在原发性 SjS 中的临床病程较轻。血管并发症（如指损、指髓凹陷或指尖梗死）提示潜在的局限性硬皮病的可能性。心脏受累罕见，最常见的表现是心包积液（通常是轻度和无症状的）。一些研究发现有自主神经紊乱。

(6) 胃肠道：胃肠道受累在 SjS 中并不常见。胃炎患者应排除幽门螺杆菌感染，幽门螺杆菌与胃黏膜相关淋巴组织淋巴瘤密切相关。原发性胆汁性胆管炎和 1 型自身免疫性肝炎在 SjS 中发生率增高。

(7) 肾 - 泌尿系统受累：最大一项病例报道显示，近 10 000 例患者中，仅有 5% 患者发现明显的肾受累。肾受累的主要类型是间质性肾病，常与肾小管酸中毒和肾小球肾炎相关。2/3 的患者存在肾小管酸中毒表现，可导致低钾性瘫痪，有时表现为严重的呼吸衰竭。肾小管酸中毒还可导致肾钙质沉着症所

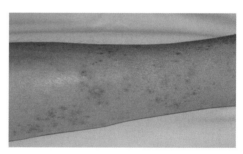

▲ 图 24-4　干燥综合征合并冷球蛋白血症患者腿部皮肤紫癜

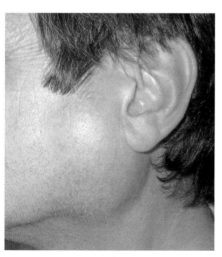

▲ 图 24-3　腮腺肿大

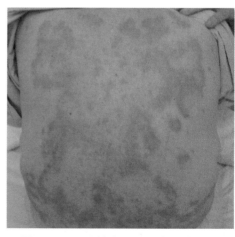

▲ 图 24-5　67 岁女性，原发性干燥综合征伴抗 Ro/SS-A 抗体，多环、光敏性皮肤病变

致肾绞痛，或者导致骨软化和病理性骨折或多尿/烦渴多饮（尿崩症）。原发性 SjS 可伴肾小球肾炎，肾活检主要病理表现为膜性增生性（主要与冷球蛋白血症有关）、增生性和膜性肾小球肾炎。在这些患者中，不良结局的发生率很高。最后，在一些 SjS 患者中报道了间质性淋巴细胞性膀胱炎，有时症状严重。

(8) 神经系统受累：尽管早期研究将中枢神经系统受累描述为原发性 SjS 的常见腺体外表现，但临床上显著的中枢神经系统受累实际上非常罕见。然而，SjS 偶尔与严重的、疑难的和致残的神经系统受累相关。单纯的感觉神经病变（神经节病变）很少见，但被认为是原发性 SjS 的特征性神经并发症。神经节病是由脊神经后根和半月神经节的感觉神经元受损引起的，与显著的共济失调和严重的本体感觉缺陷有关。例如，如果患者闭上眼睛，他们就无法识别放在手中的物体（如钥匙或硬币）。SjS 一个更常见的神经学特征是小纤维神经病，但只发生在少数患者身上。一些 SjS 相关血管炎患者会出现多发性单神经炎，导致足下垂和该综合征的其他经典特征。一小部分 SjS 患者会出现脑神经麻痹，通常是三叉神经（Ⅴ）或面神经（Ⅶ）。这些脑神经麻痹的病理生理学仍不明确。还有一些 SjS 患者表现为横贯性脊髓炎或脊髓病合并视神经炎，类似于视神经脊髓炎。

(9) 其他器官：近 1/3 的原发性 SjS 患者有甲状腺疾病。亚临床甲状腺功能减退最常见，特别是在抗甲状腺自身抗体阳性的患者中。尽管对原发性 SjS 患者的耳、鼻、喉受累的研究很少，但一些研究报道 SjS 患者中近 25% 有感音神经性听力损失。精神失常，包括抑郁和焦虑，在 SjS 患者中也经常报道。

（二）实验室检查

原发性 SjS 的常规实验室检查和免疫标志物结果汇总如表 24-3。最常见的实验室检查结果是血细胞减少、ESR 升高和高丙种球蛋白血症（20%～30%）。基于大量原发性 SjS 患者的白细胞计数分类研究显示，淋巴细胞减少最常见，其次是中性粒细胞。白细胞减少在抗 Ro 抗体阳性的患者中更常见，但很少严重到引起临床后果。ESR 水平与循环丙种球蛋白的百分比（高丙种球蛋白血症）密切相关，而血清 CRP 水平通常正常。原发性 SjS 患者血清 CRP 水平明显升高应考虑感染可能，在近 20% 的原发性 SjS

患者中检测到循环单克隆免疫球蛋白，最常见的是单克隆 IgG。

（三）特殊检查

1. 口腔受累评估

用于评估口腔受累的方法包括唾液流率、唾液生化、唾液造影或核素显像（表 24-4）。然而，这些检查通常烦琐或昂贵，在常规临床实践中很少使用。超声检查是一种非侵入手段，有助于不明原因腮腺肿大的病因分析，但能否鉴别 SjS 与其他腮腺肿大原因仍然存疑。目前，超声检查在 SjS 中的临床适用性仍不确定。

2. 眼受累评估

眼部干涩评估更实用，应用更广泛。主要的眼部检查（表 24-4）包括泪液分泌试验（Schirmer 试验）和通过退化或死亡细胞染色分析角膜表面（角膜染色）；用计数来分类角膜损伤程度（图 24-6）。眼睛 Schirmer 试验通过在结膜下囊放置滤纸来定量测量泪液形成情况。为了防止反射性流泪，该测试可以在注射麻药的情况下进行。5min 后纸润湿＜5mm 为阳性。裂隙灯检查可用于检测干燥引起的结膜上皮破坏。

3. 免疫学检测

原发性 SjS 中发现的主要免疫标志物是抗核抗体、抗 Ro/SS-A 或抗 La/SS-B 抗体、类风湿因子、低补体血症和冷球蛋白血症（表 24-3）。原发性 SjS 中最常检测到的抗体是 ANA，见在 80% 以上的病例。ANA 高滴度有助于区分 SjS 与干燥的非自身免疫原因，并显示哪些患者需要更详细的血清学评估。抗 Ro/SS-A 和 La/SS-B 抗体见于 30%～70% 的患者，对 SjS 具有高度特异性。此外，这些自身抗体与腺体外表现密切相关，特别是皮肤病变、神经系统表现、先天性心脏传导阻滞和血细胞减少症。近 50% 的原发性 SjS 患者类风湿因子阳性。

低补体血症和冷球蛋白血症（见第 32 章）是两个密切相关的免疫标记物，与更严重的 SjS 有关。近期研究表明，补体水平低下和冷球蛋白（通常是Ⅱ型，见于 10%～20% 的患者）与淋巴瘤风险增加有关。血清单克隆性丙种病常提示潜在Ⅱ型混合型冷球蛋白血症。

4. 唾液腺活检

唇腺活检是可疑 SjS 患者的重要检查，对于干燥的鉴别诊断（如结节病、淀粉样变、IgG4-RD）至

检　测	典型结果
表 24-3　干燥综合征的实验室检查	
全血细胞计数	• 正细胞正色素性贫血。个别溶血性贫血 • 轻度白细胞减少（3~4×10⁹/L）；淋巴细胞减少、中性粒细胞减少 • 轻度血小板减少（80~150×10⁹/L）
ESR 和 CRP	ESR>50mm/h（20%~30%），特别是在高丙种球蛋白血症患者。CRP 正常
血清蛋白	• 高丙种球蛋白血症 • 单克隆带
肝功能检测	• 转氨酶升高（排除病毒性肝炎或自身免疫性肝炎） • 碱性磷酸酶和（或）胆红素升高（排除原发性胆汁性胆管炎）
电解质和尿液分析	• 蛋白尿，血尿（肾小球肾炎） • 低血钾，低血浆碳酸氢盐和低血 pH（肾小管酸中毒）
免疫学检测	• 抗核抗体：>80% 阳性 • 类风湿因子：40%~50% 阳性 • 抗 Ro/SS-A 阳性（30%~70%）和抗 La/SS-B（25%~40%） • 补体水平低下：10%~20% 的患者 • 冷球蛋白血症：10%~20% 的患者

ESR. 红细胞沉降率；CRP. C 反应蛋白

诊断试验	技术设备	异常值	实际问题
表 24-4　干燥综合征唾液腺、泪腺功能障碍评估的主要诊断试验			
未受刺激的唾液流率（UWF）	分级试管 / 预称重管	15min 以上收集量<1.5ml（<0.1ml/min）	结果可能受年龄、病程长短、合并症、温度或药物影响
刺激唾液流率（SWF）	• 分级试管 / 预称重管 • 口香糖或柠檬汁	15min 以上收集量<0.2~0.3ml/min	与组织病理学结果或结构性腺体损伤的相关性更好
唾液核素显像	放射性示踪剂，⁹⁹Tc 伽马闪烁相机	Schall 分类法分为 4 个等级（从普通到非常严重）	重度受累（Ⅳ级）与较高的全身疾病活动和不良预后相关
Schirmer Ⅰ	• 滤纸（41 号 Whatman 纸） • 麻醉	5min 试纸≤5mm	评估基线泪液分泌
Schirmer Ⅱ	滤纸（41 号 Whatman 纸）	5min 试纸≤10mm	测量基线加反射分泌
角膜染色	• 染料（荧光素，玫瑰红和丽丝胺绿） • 裂隙灯 • 钴蓝滤镜	• van Bijsterveld 评分≥4 • 牛津量表得分≥Ⅲ • OSS 评分≥3	• 玫瑰红（非活性染料）已由丽丝胺绿（活性染料）取代 • 最新研究建议异常 OSS 评分增加为 5 分

关重要。局灶性淋巴细胞性涎腺炎，定义为血管周围或导管周围区域有 50 个及以上淋巴细胞聚集，是 SjS 的特征性组织病理学特征。正确进行组织学评估关键在于足够数量的小叶（至少 4 个）和平均"灶性指数"的确定。1 个病灶定义为至少 50 个淋巴细胞聚集（图 24-7）。出现 1 个病灶就符合 SjS。然而，在健康对照人群的唇腺活检样本中，非特异性炎症非常常见，因此临床病理相关性对于正确解释这些活检结果至关重要。

二、鉴别诊断

干燥的病因很多。因此，SjS 的诊断不仅需要有

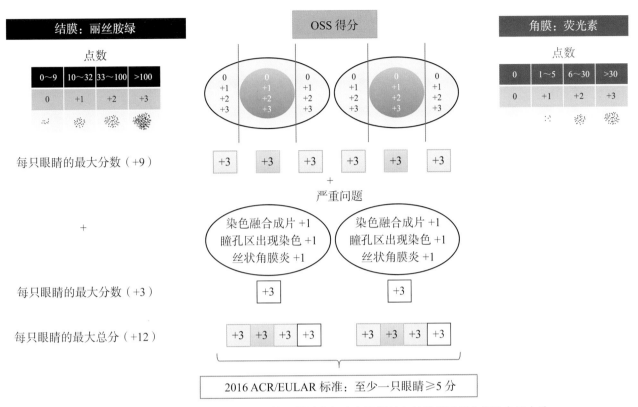

▲ 图 24-6　眼表评分：一项对原发性干燥综合征患者干燥性角结膜炎干燥分级的定量方法

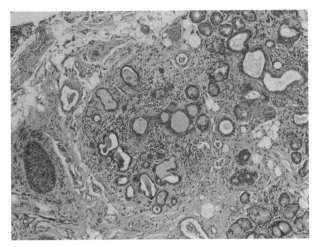

▲ 图 24-7　局灶性淋巴细胞性涎腺炎（此图彩色版本见书末）

干燥症状，还需要眼干、口干的客观证据和自身免疫的实验室证据。引起干燥最常见的原因是长期使用药物导致黏膜干涩。这些药物包括降压药、抗组胺药和抗抑郁药。排除药物原因，还应考虑以下可能（表 24-5）。首先，某些疾病可能通过外分泌腺的非淋巴细胞浸润模拟 SjS 的临床表现，如肉芽肿（结节病、肉芽肿性多血管炎、结核）、淋巴浆细胞浸润

（IgG4 相关疾病）、淀粉样蛋白（淀粉样变）或恶性细胞（血液肿瘤）。其次，外部因素，主要是慢性病毒感染，如丙型肝炎病毒或 HIV，可能会诱导外分泌腺淋巴细胞浸润。最后，患者可能有原发性或与其他自身免疫性疾病相关的 SjS。

三、诊断

干燥症状通常很少受到患者关注，并且经常被医生不恰当地轻视。然而，这些症状有不同的严重程度，患者常感到极度痛苦。早期诊断和及时治疗可以缓解口干症状，并可能预防或减缓 SjS 口腔并发症（包括龋齿、口腔念珠菌病和牙周病）进展。严重的干眼如不及时治疗，可导致角膜溃疡。表 24-6 总结了目前的 SjS 分类标准，图 24-8 是分类标准下的诊断流程。

四、并发症

原发性 SjS 通常进展缓慢，唾液腺功能不会迅速恶化，干燥症状也不会急剧加重。排除这种良性病程的情况是少数患者出现全身表现和淋巴瘤。

原发性 SjS 患者发生淋巴瘤的风险高于健康个

231

表 24-5　干燥综合征（SjS）的分类：原发性、继发性和模拟 SjS

原发 SjS

继发 SjS

- 系统性自身免疫性疾病
  - 系统性红斑狼疮
  - 系统性硬化症
  - 类风湿关节炎
  - 结节病
  - 炎性肌病
  - 混合性结缔组织病
- 器官特异性自身免疫性疾病
  - 原发性胆汁性胆管炎
  - 自身免疫性甲状腺炎
  - 多发性硬化症
  - 糖尿病
  - 乳糜泻
- 慢性病毒感染
  - 慢性 HCV 感染（地中海国家）
  - HTLV-1 感染（亚洲国家）
  - HIV 感染

模拟 SjS

- 其他浸润外分泌腺的疾病
  - 肉芽肿性疾病（结节病和结核病）
  - 淀粉样变
  - 肿瘤（淋巴瘤）
  - IgG4 相关性疾病
  - V 型高脂血症
- 其他
  - 移植物抗宿主病
  - 嗜酸粒细胞增多 - 肌痛综合征
  - 辐射损伤
  - 药物相关干燥

HCV. 丙型肝炎病毒；HTLV. 人 T 细胞淋巴瘤病毒；HIV. 人类免疫缺陷病毒

体和其他自身免疫性疾病患者。原发性 SjS 患者淋巴瘤的长期风险通常估计为 5%，但这种并发症的风险集中在淋巴结外 SjS 临床和实验室特征明显的亚组患者：冷球蛋白血症、低补体血症、CD4 淋巴瘤和可触性紫癜。少数研究将这些患者的死因和死亡率与普通人群进行比较，发现原发性 SjS 患者的总死亡率仅在具有这些不良预测因素的患者中增加。

原发性 SjS 继发的淋巴瘤 80% 位于淋巴结外，

表 24-6　ACR/EULAR 对原发性干燥综合征的分类标准

原发性干燥综合征的分类适用于任何符合纳入标准，不存在任何排除标准，并且以下 5 个标准项的权重相加得分至少为 4 分者

纳入标准

- 眼干和（或）口干患者，定义为对以下问题至少 1 项为肯定答案
  - 你是否每天都有持续的、令人烦恼的干眼症，持续超过 3 个月
  - 你是否经常有眼睛里有沙子或沙砾的感觉
  - 你是否每天使用眼泪替代品超过 3 次
  - 你是否每天都有口干的感觉，并且持续了 3 个月以上
  - 你是否经常喝水来帮助吞咽干的食物
      或
- 怀疑系统性干燥的患者（在 EULAR 干燥综合征疾病活动指数问卷中至少有 1 个领域为阳性者）

排除标准

- 先前诊断为下列任一疾病，由于临床特征重叠或干扰标准试验，会排除 SjS 诊断，无法参与 SjS 研究或治疗试验
  - 头颈部放疗史
  - 活动性丙型肝炎病毒感染（经聚合酶链反应证实）
  - 获得性免疫缺陷综合征
  - 结节病
  - 淀粉样变
  - 移植物抗宿主病
  - IgG4 相关疾病

标准项目（评分）

- 唇腺局灶性淋巴细胞涎腺炎，病灶评分≥1 个病灶 /4mm²（评分 = 3 分）
  - 组织病理学检查应由具有局灶性淋巴细胞性涎腺炎诊断和局灶性评分计数专业知识的病理学家进行，使用 Daniels 等描述的方案
- 抗 SSA/Ro 阳性（评分 = 3 分）
- 至少一只眼睛的眼部染色评分（OSS）≥5 分（或 van Bijsterveld 评分≥4 分）（评分 =1 分）
- 至少一只眼 Schirmer 试验≤5mm/5min（评分 =1 分）
- 未受刺激全唾液流率≤0.1ml/min（评分 =1 分）

最常见的部位是腮腺。质硬、不对称的腺体肿大提示淋巴瘤可能。90% 发生淋巴瘤的原发性 SjS 患者在病程中有大唾液腺肿大病史。SjS 继发性淋巴瘤也可能发生在胃肠道或肺部。通常以 B 细胞 MALT 淋巴

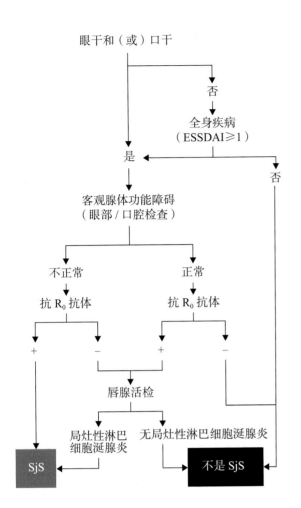

眼干和（或）口干

否

全身疾病
（ESSDAI≥1）

是　　　　否

客观腺体功能障碍
（眼部/口腔检查）

不正常　　　　正常

抗 R_0 抗体　　　　抗 R_0 抗体

+　　−　　+　　−

唇腺活检

局灶性淋巴
细胞涎腺炎　　无局灶性淋巴细胞涎腺炎

SjS　　　　不是 SjS

▲ 图 24-8　**2016 年 ACR/EULAR 干燥综合征（SjS）分类标诊断流程**

瘤开始，或者在淋巴结中以边缘区淋巴瘤开始。经过多年的缓慢进展，这些低级别肿瘤可能发展为快速生长的高级别淋巴瘤。

EULAR 最近推动了原发性 SjS 专家之间的国际合作，以制订疾病活动指数方面的共识。已经制订了两项指标：①评估主观症状的患者管理问卷，称为 EULAR 干燥综合征患者报告指数（EULAR sjögren's syndrome patients reported index，ESSPRI）；②评估系统性并发症的系统活动指数，称为 EULAR 干燥综合征疾病活动指数（EULAR Sjögren's Syndrome Disease Activity Index，ESSDAI），内含按器官排序的主要系统特征（表 24-7）。

五、治疗

目前，没有一种治疗方法被证明能够持续改变 SjS 的病理生理过程。原发性 SjS 的大多数常用药物缺乏证据支持。

干燥症状主要是对症治疗，旨在限制慢性受累造成的损害。对于眼干涩，建议使用不含防腐剂的泪液替代品。眼部润滑药膏通常留作夜间使用。对照试验支持中重度干眼病患者每天 2 次外用 0.05% 环孢素滴眼液。严重的眼干涩病例应由眼科医生进行管理。

对于口干，毛果芸香碱或西维美林等药物通常能非常有效地促进唾液分泌。这些药物通常耐受性良好，可以足量使用，如毛果芸香碱 5mg/8h，西维美林 30mg/8h。对于毒蕈碱激动药有禁忌证或不耐受的患者，N-乙酰半胱氨酸可作为替代。应避免饮酒和吸烟，口腔卫生是必不可少的。SjS 患者应每 6 个月洗牙一次。

SjS 系统表现的治疗通常是器官特异性的。糖皮质激素、免疫抑制药和生物制剂仅限于潜在的严重情况。非甾体抗炎药物通常可以缓解 SjS 的轻微肌肉骨骼症状及腮腺肿胀。羟氯喹可用于疲劳、关节痛和肌痛患者。对于中度腺体外受累患者（主要是关节炎、广泛性皮肤紫癜和非重度周围神经病变），泼尼松 0.1～0.3mg/(kg·d) 即可。对于有内脏器官受累患者（肺泡炎、肾小球肾炎或严重神经系统损伤），可以考虑联合使用泼尼松（在可能危及生命时使用甲泼尼龙静脉冲击）和免疫抑制药。不幸的是，很少有证据支持传统抗风湿药（如环磷酰胺、硫唑嘌呤或霉酚酸酯）的疗效。

在临床对照试验中，TNF 抑制药已被证明对原发性 SjS 无效。B 细胞靶向药物在某些情况下可能有用，但支持其使用的数据不一致。在非对照研究中，利妥昔单抗已被建议用于改善腺体外表现（血管炎、神经病变、肾小球肾炎和关节炎），但不能改善干燥表现。因此，利妥昔单抗被认为是一种超适应证"抢救"治疗，用于对传统药物治疗效果不佳的难治性腺体外受累 SjS 患者。但该药物在 SjS 中耐受性良好，应考虑早期在腺体外受累和可能会进展的患者中使用。

233

器官（权重）	临床特征	低度活动	中度活动	高度活动
		表 24-7 干燥综合征全身活动的 ESSDAI 评分		
全身症状（3）	发热、盗汗	37.5～38.5℃	>38.5℃	—
	体重减轻	5%～10% 体重	>10% 体重	—
淋巴结（4）	淋巴结病	≥1cm 或≥2cm（腹股沟区）	≥2cm 或≥3cm（腹股沟区）	—
	脾大	—	临床可触及或影像证实	—
	B 细胞肿瘤	—	—	当前的
腺体（2）	腮腺肿胀	≤3cm	>3cm	—
	颌下腺肿胀	有限	重要	—
	泪腺肿胀	有限	重要	—
关节（2）	关节痛（手、腕、踝和足）	>30min	—	—
	滑膜炎	—	1～5 个关节	≥6 个关节
皮肤（3）	多形红斑	临床证实	—	—
	皮肤血管炎	—	有限扩展	弥漫扩展和（或）溃疡
	荨麻疹性血管炎	—	有限扩展	弥漫扩展
	紫癜	—	局限于足和足踝	弥漫扩展
	亚急性皮肤型红斑狼疮	—	临床证实	—
肺（5）	持续咳嗽	影像学正常	—	—
	支气管受累	影像学正常	—	—
	HRCT 显示 ILD 伴呼吸困难	NHYA Ⅰ	NHYA Ⅱ	NHYA Ⅲ / Ⅳ
	HRCT 显示 ILD, dlCO%	>70%	40%～70%	<40%
	HRCT 显示 ILD, FVC%	>80%	60%～80%	<60%
肾（5）	肾小管酸中毒	GFR≥60ml/min	GFR<60ml/min, 或者活检证实	—
	蛋白尿	0.5～1g/24h	1～1.5g/24h	>1.5g/24h
	肾小球损害	—	膜外肾小球肾炎的组织学证据	血尿，GFR<60ml/min，增生性，冷球蛋白相关
肌肉（6）	肌电图或活检异常	无异常	肌力≥4/5	肌力≤3/5
	CK 升高	N<CK≤2N	2N<CK≤4N	CK>4N

（续表）

器官（权重）	临床特征	低度活动	中度活动	高度活动
	纯感觉轴突多发性神经病	NCS 证实	伴冷球蛋白血症	—
	轴突感觉 – 运动神经病或 CIPD	—	运动功能＞4/5	运动功能≤3/5
外周神经（5）	神经节病变或 CIPD 伴共济失调	—	轻度 / 中度	严重
	多发性单神经炎	—	—	伴冷球蛋白血症
	脑神经外周性损害	三叉神经	排除三叉神经	—
	脑神经中枢性损害	—	证实	—
	多发性硬化样综合征	—	纯感觉损害	伴运动功能缺陷
	认知障碍	—	证实	—
中枢神经（5）	脑血管炎	—	—	脑血管意外 / 短暂性脑缺血发作
	癫痫	—	—	证实
	横贯性脊髓炎	—	—	证实
	淋巴细胞性脑膜炎	—	—	证实
	中性粒细胞	$1000\sim1500/mm^3$	$500\sim1000/mm^3$	$<500/mm^3$
血液系统（2）	血红蛋白	$10\sim12g/dl$	$8\sim10g/dl$	$<8g/dl$
	淋巴细胞	$500\sim1000/mm^3$	$\leq500/mm^3$	—
	血小板	$100\,000\sim150\,000/mm^3$	$50\,000\sim100\,000/mm^3$	$<50\,000/mm^3$
	血清免疫电泳	单克隆成分	—	—
	补体水平	低 C_3、C_4 和（或）CH50	—	—
生物学（1）	血清 IgG 水平	$16\sim20g/L$	$>20g/L$，或$<5g/L$	—
	冷球蛋白血症	—	阳性	—
	低球蛋白血症	—	近期发生	—

ILD. 间质性肺病；dlCO. 一氧化碳弥散量；FVC. 用力肺活量；GFR. 肾小球滤过率；CK. 肌酸激酶；CIPD. 慢性炎症性脱髓鞘性多发性神经病

参考文献

Brito-Zerón P, Acar-Denizli N, Zeher M, et al; EULAR-SS Task Force Big Data Consortium. Influence of geolocation and ethnicity on the phenotypic expression of primary Sjören's syndrome at diagnosis in 8310 patients: a cross-sectional study from the Big Data Sjören Project Consortium. *Ann Rheum Dis.* 2017;76(6):1042–1050. [PMID: 27899373].

Brito-Zerón P, Baldini C, Bootsma H, et al. Sjören syndrome. *Nat Rev Dis Primers.* 2016;2:16047. [PMID: 27383445].

Brito-Zerón P, Kostov B, Fraile G, et al; SS Study Group GEAS-SEMI. Characterization and risk estimate of cancer in patients with primary Sjören syndrome. *J Hematol Oncol.* 2017;10(1):90. [PMID: 28416003].

Brito-Zerón P, Theander E, Baldini C, et al. Early diagnosis of primary Sjören's syndrome: EULAR-SS task force clinical recommendations. *Expert Rev Clin Immunol.* 2016;12(2):137–56. [PMID: 26691952].

Carsons SE, Vivino FB, Parke A, et al. Treatment guidelines for rheumatologic manifestations of Sjören's syndrome: use of biologic agents, management of fatigue, and inflammatory musculoskeletal pain. *Arthritis Care Res (Hoboken).* 2017; 69(4):517–527. [PMID: 27390247].

Fisher BA, Jonsson R, Daniels T, et al. Standardisation of labial salivary gland histopathology in clinical trials in primary Sjören's syndrome. *Ann Rheum Dis.* 2017;76(7):1161–1168. [PMID: 27965259].

Nocturne G, Cornec D, Seror R, Mariette X. Use of biologics in Sjören's syndrome. *Rheum Dis Clin North Am.* 2016;42(3): 407–17. [PMID: 27431344].

Price EJ, Rauz S, Tappuni AR, et al. The British Society for Rheumatology guideline for the management of adults with primary Sjören's Syndrome. *Rheumatology (Oxford).* 2017; 56(10):1643–1647. [PMID: 28957572].

Ramos-Casals M, Brito-Zerón P, Seror R, et al. Characterization of systemic disease in primary Sjören's syndrome: EULAR-SS Task Force recommendations for articular, cutaneous, pulmonary and renal involvements. *Rheumatology (Oxford).* 2015;54(12): 2230–2238. [PMID: 28379527].

Seror R, Theander E, Brun JG, et al. Validation of EULAR primary Sjören's syndrome disease activity (ESSDAI) and patient indexes (ESSPRI). *Ann Rheum Dis.* 2015;74(5):859–66. [PMID: 24442883].

Shiboski CH, Shiboski SC, Seror R, et al; International Sjören's Syndrome Criteria Working Group. 2016 American College of Rheumatology/European League Against Rheumatism classification criteria for primary Sjören's syndrome: A consensus and data-driven methodology involving three international patient cohorts. *Ann Rheum Dis.* 2017;76(1):9–16. [PMID: 27785888].

Zero DT, Brennan MT, Daniels TE, et al; Sjören's Syndrome Foundation Clinical Practice Guidelines Committee. Clinical practice guidelines for oral management of Sjören disease: dental caries prevention. *J Am Dent Assoc.* 2016;147(4):295–305. [PMID: 26762707].

第25章　自身免疫性肌病、免疫介导坏死性肌病及其鉴别

Autoimmune Myopathies, Immune-Mediated Necrotizing Myopathies, & Their Mimickers

Brittany Adler　Alex Truong　Andrew L. Mammen　Lisa Christopher-Stine　著

诊断要点

- 对称性近端肌无力持续数周至数月。

- 肌酶升高，包括肌酸激酶、醛缩酶、谷草转氨酶和谷丙转氨酶。

- 肌电图显示"活动性肌源性损害"。

- 受累肌肉的 MRI 显示水肿和（或）筋膜炎表现。

- 向阳疹或 Gottron 征 / 丘疹是皮肌炎的特征性表现。

- 皮肌炎和多发性肌炎的肌肉活检经常显示肌内膜、肌束膜和血管周围淋巴细胞浸润。束周萎缩是皮肌炎的特征性表现。

- 肌活检发现坏死和再生肌纤维是免疫介导坏死性肌病的特征，包括他汀类药物相关的自身免疫性肌病。

- 详细的家族史、药物清单审查、体检、实验室评估和肌肉活检都是评估的关键部分。

- 必须排除其他诊断，如遗传性肌肉疾病或中毒性肌病。

多发性肌炎、皮肌炎和免疫介导坏死性肌病是一组少见的、异质性的自身免疫性肌病，发病率约为每年 1/10 万。虽然多发性肌炎几乎不见于儿童，但青少年皮肌炎已有较多研究，并且最常发生在 10—15 岁。免疫介导坏死性肌病在儿童中也有报道。在成人中，自身免疫性肌病可发生于任何年龄，在 45—60 岁达到发病高峰。

肌肉、皮肤和肺是最常受自身免疫性肌病影响的器官。皮肌炎与多发性肌炎的典型区别在于典型皮疹，但如果存在皮肌炎的典型肌肉活检特征，偶尔也可以在没有皮疹的情况下诊断为皮肌炎，这些患者被称为"肌炎型皮肌炎"（表 25-1）。虽然大多数皮肌炎患者都有皮肤和肌肉受累，但偶尔患者只有皮肤表现，并被归类为"皮肤型皮肌炎"或无肌病性皮肌炎。

表 25-1　自身免疫性肌病的分类

- 多发性肌炎（polymyositis，PM）
- 免疫介导的坏死性肌病（immune-mediated necrotizing myopathy，IMNM）
- 皮肌炎
    - 无肌病性皮肌炎
    - 肌炎型皮肌炎
    - 幼年型皮肌炎

在多发性肌炎和皮肌炎中，肌肉活检均以淋巴细胞浸润为特征。束周萎缩是皮肌炎的特征性表现。免疫介导坏死性肌病，包括他汀类药物相关自身免疫性肌病，在肌肉活检中有与之不同的表现：显著的肌纤维变性、肌肉坏死和炎症细胞缺乏。

一、临床表现

症状与体征

大多数患者的主要症状是持续数周至数月的对称性近端肌无力，典型主诉包括难以从矮椅子上站起来，难以走上台阶，难以洗头。在更严重的病例中，颈屈肌无力、吞咽肌无力和膈肌无力可分别导致头部下垂、吞咽困难和呼吸障碍。在体格检查中，常可发现手臂近端肌肉无力，尤其是三角肌，也包括二头肌和三头肌。髋屈肌是最常受累的腿部肌肉，

腘绳肌和股四头肌也经常受累。通过让患者尝试不借助手部力量从 15cm 高的凳子上站起来，可以检测是否存在轻微腿部无力。

一般来说，自身免疫性肌病的远端肌无力仅发生在严重近端肌无力的情况下。当仅存在孤立的甚至轻微的远端肌无力时，应对皮肌炎、多发性肌炎或免疫介导坏死性肌病的诊断存疑。检查者可以通过评估腕屈肌、腕伸肌、远端指屈肌和指伸肌的力量来测试是否存在远端无力。对于下肢，应手动评估踝关节背屈和跖屈强度，并让患者尝试用足跟和足趾行走。同时应评估面部无力或肩胛翼（图 25-1 和图 25-2）受累情况。这些发现在自身免疫性肌病中都是极不典型的，提示了其他诊断的可能性。

除肌无力外，患者还可能出现其他症状，包括关节痛或关节僵硬、肌痛、严重疲劳、雷诺现象或其他重叠风湿病的症状，如系统性红斑狼疮或系统性硬化症。呼吸困难可能反映膈肌无力，或者合并间质性肺病（尤其是在抗合成酶综合征患者中）。后者常伴有持续性干咳，胸部听诊有搭扣样的爆裂声，运动时血氧饱和度下降。自身免疫性肌病也可出现严重的心脏表现，但发生率不高。

皮肌炎患者的皮肤表现可出现在肌肉症状之前或之后。Gottron 丘疹是位于掌指关节、近端指间关节和远端指间关节伸肌表面的紫红色隆起性皮损（图 25-3）。Gottron 征则是这些部位的红斑疹，此外，也可见于肘部和膝部伸肌表面。向阳疹是眼睑及其周围红色或紫色的皮肤改变（图 25-4），在深肤色患者中可能表现为色素过度沉着。

向阳疹和 Gottron 征都是皮肌炎的特征性皮肤表现，此外也可观察到非典型皮疹。这些皮疹表现包括颈后和肩部的红斑或皮肤异色性皮疹（披肩征），以及颈前和胸部的类似皮疹（V 字征）。部分患者存在光敏性皮疹。部分患者，特别是患有抗合成酶综合征的患者，可出现手指或足趾桡侧皮肤角质增生增厚，常伴疼痛开裂，分别被称为技工手或远行者足。此外，还可出现与硬皮病患者类似的甲周毛细

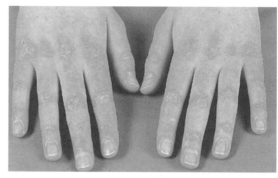

▲ 图 25-3　皮肌炎患者

Gottron 征在手和手指的背部，尤其是掌指关节和指间关节（经许可转载，引自 Wolff K, Johnson RA, Suurmond D. *Fitzpatrick's Color Atlas and Synopsis of Clinical Dermatology*. 6th ed. McGraw-Hill, 2009.）

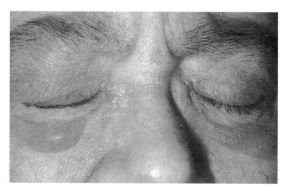

▲ 图 25-4　皮肌炎患者

上眼睑向阳疹，下眼睑水肿（经许可转载，引自 Wolff K, Johnson RA, Suurmond D. *Fitzpatrick's Color Atlas and Synopsis of Clinical Dermatology*. 6th ed. McGraw-Hill, 2009.）

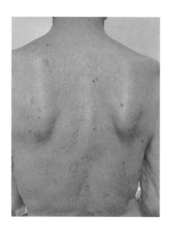

◀ 图 25-1　肩胛翼的评估（图 25-2）

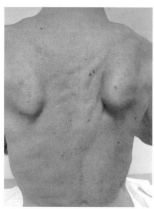

◀ 图 25-2　试图向前屈臂时的肩胛骨摆动

血管扩张和甲襞毛细血管改变。

没有与皮肌炎或多发性肌炎发生明确相关的环境暴露因素。虽然增加紫外线暴露可能使患者易患皮肌炎，但暴晒史在患者中偶见。相反，他汀类药物可引发一种特殊的免疫介导坏死性肌病。此病患者具有针对 HMG-CoA 还原酶的自身抗体，而 HMG-CoA 还原酶是他汀类药物的药理靶点。

二、实验室检查

受损肌肉释放肌酸激酶（CK）、醛缩酶、谷草转氨酶（AST）、谷丙转氨酶（ALT）和乳酸脱氢酶。自身免疫性肌病患者常发现上述酶血清浓度升高，

但并不总是如此。在部分皮肌炎和多发性肌炎患者中，可出现 CK 水平正常，而醛缩酶升高。在肌病患者中，AST 和 ALT 水平升高常被误解为肝病的证据，可以测量血清 γ- 谷氨酰转移酶（gamma-glutamyl transferase，GGT）水平以鉴别。GGT 通常在肝病中与 AST 和 ALT 一起释放，而不从受损的肌肉中释放。

和其他系统性自身免疫性疾病一样，肌病中针对特定抗原的自身抗体与特定临床表型强相关，这些抗体被称为"肌炎特异性抗体"，见于 60%～80% 的多发性肌炎、皮肌炎和免疫介导的坏死性肌病患者，但在其他风湿性疾病或神经肌肉疾病中不常见（表 25–2）。

表 25–2 肌炎特异性抗体

抗 体	抗 原	临床表现
抗合成酶自身抗体		
抗 Jo-1 抗体	组氨酰 tRNA 合成酶	伴 ILD 的 PM 或 DM
抗 PL-7 抗体	苏氨酰 tRNA 合成酶	伴 ILD 的 PM 或 DM
抗 PL-12 抗体	丙氨酰 tRNA 合成酶	ILD 比 MYO 更常见
抗 EJ 抗体	甘氨酰 tRNA 合成酶	PM 比 DM 更常伴有 ILD
抗 OJ 抗体	异亮氨酰 tRNA 合成酶	伴 PM/DM 的 ILD
抗 KS 抗体	天冬酰胺酰 tRNA 合成酶	ILD 比 MYO 更常见
抗 Zo 抗体	苯丙氨酰 tRNA 合成酶	ILD 与 MYO
抗 HA 抗体	酪氨酰 tRNA 合成酶	ILD 与 MYO
非合成酶自身抗体		
皮肌炎特异性抗体		
抗 Mi-2 抗体	DNA 解旋酶	DM 中皮疹＞肌肉症状，治疗反应可
抗 MDA5（抗 CADM140）抗体	MDA5	DM 伴急进性肺部受累及纵隔气肿
抗 TIF1-γ 抗体	转录中间因子 1–γ	肿瘤相关性肌病，幼年 DM
抗 NXP-2 抗体	核基质蛋白（NXP-2）	钙质沉着，幼年 DM
抗 SAE 抗体	小泛素样修饰活化酶	DM：CAM，DM 伴急进性肺部受累，纵隔气肿
免疫介导坏死性肌病特异性抗体		
抗 SRP 抗体	信号识别粒子	严重、急性、难治性坏死性肌病
抗 HMGCR（抗 200/100）抗体	HMG-CoA 还原酶	坏死性肌病，常与他汀类药物的使用有关，但并不总是相关

ILD. 间质性肺病；PM. 多发性肌炎；DM. 皮肌炎；MYO. 肌炎；CAM. 癌症相关肌炎

在诸多肌炎特异性自身抗体中，抗合成酶抗体（如抗 Jo-1 抗体）最常见，见于约 30% 的多发性肌炎或皮肌炎患者。除自身免疫性肌病外，具有抗合成酶抗体的患者可能有以下一种或多种特征：ILD、关节炎、发热、雷诺现象和技工手。具有一种抗合成酶自身抗体和两种及以上这些特征的患者被认为患有抗合成酶综合征。

不同的抗合成酶抗体与上述特征的相关程度不同。例如，抗 Jo-1 抗体阳性患者中 90% 有肌肉受累，50%～75% 有 ILD。相反，抗 PL-12 抗体阳性患者中约 50% 的有肌肉受累，90% 发生 ILD。

多种自身抗体仅发现在皮肌炎中。例如，抗体识别染色质重塑酶 Mi-2 见于多达 20% 的皮肌炎患者。尽管这些自身抗体与暴发性皮肤表现有关，但它们通常对免疫治疗反应良好，并且相关恶性肿瘤的风险较低。与之相反，抗 TIF1-γ 自身抗体（p155/140）也仅见于皮肌炎患者，但与恶性肿瘤风险增加显著相关，抗 NXP-2 自身抗体也是如此。抗 NXP-2 自身抗体还与皮下钙沉积有关。抗 MDA5 自身抗体与无肌病性皮肌炎、皮肤溃疡和严重 ILD 相关，尤其是在亚洲人群中。SUMO-1 自身抗体在约 8% 的皮肌炎患者中也有报道。

在皮肌炎患儿中也发现了抗 TIF1-γ 抗体、抗 NXP-2 抗体和抗 MDA5 抗体阳性。抗 TIF1-γ 抗体阳性患儿可患有特别严重的皮肤病，而抗 NXP-2 抗体阳性患儿钙质沉着症风险增加。但这些自身抗体不增加患儿恶性肿瘤风险。

抗核抗体存在于半数以上的多发性肌炎或皮肌炎患者中，并且与识别 Mi-2（一种核蛋白）的抗体或其他结缔组织疾病相关抗体有关，如抗 PM-SCL 抗体和抗 SCL-70 抗体（见于硬皮病 - 肌炎重叠患者），以及抗 RNP 抗体（见于混合性结缔组织病患者）。红细胞沉降率和 C 反应蛋白显著升高仅见于约 20% 的肌炎患者，并且缺乏诊断效力。事实上，在炎症性肌病中，红细胞沉降率升高可能是肺部损伤而不是肌肉损伤的指征。

2/3 的免疫介导坏死性肌病患者具有可识别的肌炎特异性抗体，其中抗 SRP 抗体和抗 HMGCR 抗体最为常见。在约 5% 的肌炎患者抗 SRP 抗体阳性，与肌纤维变性和坏死相关，肌活检炎症程度不高。这些患者往往患有快速进展的肌病，伴有高达数千或数万的 CK 水平、早期肌肉萎缩、吞咽困难，并且

经常对免疫抑制治疗反应欠佳。

抗 HMGCR 抗体可见于约 5% 的肌炎患者，并且与肌活检中坏死性表现和他汀类药物暴露有强相关。患者 CK 普遍升高至数千或数万水平，但肌肉外表现（如 ILD、关节炎和皮疹）少见。在 50 岁以上携带这类抗体的患者中，超过 90% 报告之前曾暴露于他汀类药物。虽然他汀类药物是一个重要的危险因素，但他汀类药物暴露并不是抗 HMGCR 肌病发生的必要条件，尤其是在年轻患者中。事实上，在年轻的抗 HMGCR 肌病患者（<50 岁）中，大多数患者从未接触过他汀类药物。有报道称，儿童甚至婴儿同样可出现抗 HMGCR 肌病，这可能与肌营养不良发病相似。年轻的抗 HMGCR 肌病患者通常比年长的患者病情更严重，恢复更慢。

他汀类药物相关免疫介导坏死性肌病是一种独特的病理过程，需要与更常见的自限性他汀类药物相关性肌病相区别。虽然自限性他汀类药物肌病可以表现出类似的乏力和肌痛症状，但肌无力、虚弱和 CK 水平升高并不常见。停用他汀类药物后，自限性他汀类药物相关性肌病也会缓解。相反，他汀类药物相关的自身免疫性肌病是一种进行性自身免疫性疾病，伴有抗 HMGCR 抗体阳性，几乎都需要免疫治疗。自限性他汀类药物相关性肌病患者没有肌炎特异性抗体（包括抗 HMGCR 抗体）阳性。

三、影像学检查

基于计算机智能的 MRI、CT 和超声图像分析可以帮助诊断和评估疾病活动度。其中，T$_2$ 加权和脂肪抑制或 STIR MRI 提供了软组织和肌肉的最佳成像分析方式（图 25-5）。MRI 在自身免疫性肌病的评估和治疗中发挥着重要作用，因为它能够评估肌肉水肿（作为活动性炎症的指标）和脂肪浸润（作为慢性疾病的指标）。

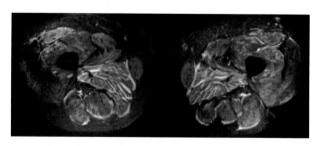

▲ 图 25-5　皮肌炎患者大腿中部的轴向 STIR MRI，双侧大腿筋膜和股四头肌呈对称性信号增强

MRI 可以发现早期或细微病变及斑片状肌肉受累。由于该检查的有效性和无创性，MRI 在肌肉活检定位方面优于 EMG。MRI 引导下活检可能可以降低肌肉活检的假阴性率，后者在 10%～25%。此外，MRI 可用于评估筋膜受累的程度，并以半定量的方式对肌肉受累程度进行分级，因此在监测疗效中十分有效。这一点在区分活动性肌炎和类固醇肌病时十分有效。在这种情况下，肌肉组织水肿是炎症持续进展的征象。然而，MRI 改变和组织改变并不绝对相关。免疫抑制药物治疗可导致 MRI 信号强度降低，但组织学上炎症水平可能没有显著变化。

尽管目前临床应用有限，但在评估自身免疫性肌病方面，超声比 CT 或 MRI 具有潜在优势。特别是在专业技师操作下，超声在高空间分辨率和实时成像的同时没有辐射暴露。尽管不同类型免疫介导性肌病之间存在细微差别，但常规超声不够灵敏，无法区分。超声造影不能提高诊断灵敏度或阳性 / 阴性预测值。

增强 CT 在评估肌肉灌注和肿瘤方面有用。但 CT 的对比分辨率比 MRI 低，在评估肌炎方面用处有限。然而，在急诊科，CT 有助于检测钙化和诊断化脓性肌炎。

四、特殊检查

神经传导检测和 EMG 在神经肌肉疾病评估中起关键作用，可以帮助确定肌力下降患者是否存在前角细胞、神经、神经肌肉接头或肌肉损害。在仅患有自身免疫性肌病的患者中，感觉神经测试正常，运动神经测试正常或仅有复合肌肉动作电位降低（见于非常严重的病例）。在肌病患者中，EMG 显示小的多相运动单位电位早期募集。在导致肌纤维坏死的疾病活跃患者中，经常观察到异常肌电插入和自发活动（即纤颤和正尖波）。当自发活动发生在肌病运动单位中时，被称为易激性肌病。虽然易激性肌病是皮肌炎、多发性肌炎和免疫介导坏死性肌病在 EMG 中的典型表现，但并不特异，可见于许多其他肌病。

除了具有皮肌炎特征性皮损患者外，肌肉活检通常用于疑似自身免疫性肌病患者的初步评估。活检的理想位点是临床受累肌肉，但若肌力太弱，可能只能采集到无鉴别意义的终末期肌肉。一般来说，肌力 4/5 级的三角肌或二头肌非常适合活检。股四头肌也常用于活检。因为肌肉病理可能是斑片状的，并非所有的股四头肌都受累，因此可借助 MRI 对内直肌、股直肌或外直肌进行活检定位。

束周萎缩是皮肌炎的特征性表现，但除此之外，自身免疫性肌病在肌肉活检中没有其他特异性特征。肌肉活检中血管周围炎症和肌内膜毛细血管补体沉积可提示皮肌炎，但不能确诊，需要结合临床。同样，在多发性肌炎中，肌肉活检通常显示细胞溶解性 CD8+T 细胞浸润非坏死性肌纤维，但在非免疫导性肌病中也可以观察到这种结果。在细胞表面表达 MHC I 的肌纤维对多发性肌炎更具特异性，尤其在该纤维远离炎症部位时。

在一些肌病患者中，肌肉活检显示大量再生、变性和坏死的肌纤维，伴有少量淋巴细胞浸润（图 25-6）。这些患者可能患有免疫介导坏死性肌病，但也有其他可能：由于取样误差而误诊的多发性肌炎或皮肌炎，中毒性肌病，或者肌肉萎缩症。简而言之，必须仔细评估肌肉活检结果，并将其置于适当的临床背景中综合考虑，根据体检结果、血清学检查结果和影像学结果进行诊断。

临床医师和研究者还应考虑对所有免疫介导性肌病，而不仅仅是皮肌炎患者进行恶性肿瘤筛查。目前还没有关于最佳癌症筛查方案的共识，但大多数患者都接受了广泛的常规癌症筛查，包括胸腹 CT、乳房 X 线、妇科检查和肿瘤标志物分析。50 岁以上患者建议进行结肠镜检查，甚至所有近期确诊免疫介导性肌病的成年患者（无论年龄）都应进行该检

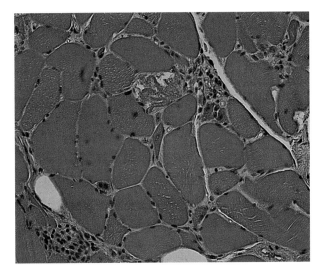

▲ 图 25-6　免疫介导坏死性肌病患者的肌肉活检（此图彩色版本见书末）
肌肉活检中特征性改变是坏死和再生的肌纤维，伴有少量淋巴细胞浸润

查。胸部 CT 能检测间质性肺病。虽然"全扫描"的效用目前尚不清楚，但由于皮肌炎和多发性肌炎中卵巢癌的发生率明显升高，尤其是当患者具有与恶性肿瘤相关的自身抗体（如抗 TIF1-γ 或抗 NXP-2 抗体）时，大多数专家建议通过经阴道超声进行卵巢检查。需要更多的研究来评估 PET/CT 在肌炎的恶性肿瘤检测中的有效性。对于潜在癌症风险高的患者，应考虑在发病后的前 5 年进行年龄和性别特异性系列癌症筛查，因为患者此时恶性肿瘤发病风险最高。

五、鉴别诊断

将自身免疫性肌病患者与非自身免疫性肌病患者鉴别开来至关重要，自身免疫性肌病的肌无力可通过免疫抑制药显著改善。在没有典型皮肌炎皮疹的情况下，肌病的鉴别诊断范围很广，包括肌营养不良、先天性肌病、代谢性肌病、线粒体肌病、强直性肌营养不良、包涵体肌炎（inclusion body myositis，IBM）和不累及皮肤的皮肌炎（即肌炎型皮肌炎）等。多发性肌炎或免疫介导坏死性肌病的诊断只有在通过病史、体格检查、实验室检查、EMG 和肌肉活检排除了上述疾病后才能确诊。

患者病史中的许多特征会提示诊断为自身免疫性肌病以外的可能性。首先，数年内缓慢进展的肌力下降患者可基本排除免疫介导性肌病，后者往往数周至数月起病。然而，反过来不一定成立，一些长期患有肌肉疾病的患者可能直到疾病发展到晚期才会注意到肌力下降。其次，由于自身免疫性肌病不是遗传性的，"多发性肌炎"家族史强烈提示遗传性肌病。最后，运动诱发痉挛提示代谢性肌病可能。

最后，在积极的免疫抑制治疗无法显著改善肌肉力量时，应质疑自身免疫肌病的诊断。但不应误把 CK 水平改善理解为反应良好，因为即使在非免疫介导性肌病患者中，糖皮质激素也可显著降低血清 CK 水平。这方面的典型例子是 IBM，尽管糖皮质激素治疗可能改善或正常化 CK 水平，但不能改善 IBM 患者肌力，也不影响长期预后。无论糖皮质激素对血清 CK 水平的影响如何，均不应用于 IBM 的治疗。

下面描述了几种可用于区分自身免疫性肌病患者和非免疫性肌病患者的要点。

- 出现近端肌无力支持自身免疫性肌病诊断。自身免疫性肌病患者通常只有在病情严重的情况下才会出现远端无力。手腕和手指无力的患者

应怀疑非免疫介导性肌病。对于不能用足跟或足尖行走的患者，也应考虑非免疫介导性肌病（足跟行走需要正常的踝关节背屈力量，足尖行走需要正常的踝关节跖屈力量）。但也存在罕见例外，例如，具有抗 NXP-2 和抗 HMGCR 自身抗体的肌炎患者可出现远端无力。

- 身体双侧相同肌群力量不对称应质疑自身免疫性肌病的诊断。
- 在自身免疫性肌病中，面部肌肉通常受累不明显。
- 存在肩胛翼应考虑遗传性肌营养不良（表 25–3）。

表 25–3　与肩胛翼相关的肌病
• 肌营养不良 　– 面肩肱型肌营养不良 　– 肢带型肌营养不良（limb-girdle muscular dystrophy，LGMD） 　　➤ LGMD 2A（钙蛋白酶 3） 　　➤ LGMD 2E（α–肌聚糖） 　　➤ LGMD 2I（Fukutin 相关蛋白基因） 　　➤ LGMD 2N（POMT2） 　– Emery-Dreifuss 肌营养不良 • 肩胛骨 – 腓骨综合征（如中央核肌病） • 其他神经肌肉疾病 　– 遗传性包涵体肌炎 2 型 　– 远端脊髓性肌萎缩症 4 型

肌炎特异性自身抗体见于约 60% 的自身免疫性肌病患者，而在其他神经肌肉疾病患者中很少发现。因此，肌炎特异性抗体阳性有助于诊断。然而，并非所有自身免疫性肌病患者都存在已知的肌炎特异性抗体。此外，检测所有肌炎特异性抗体的试剂不易获得，并且需要数周才能得到结果。

电生理检查通常在区分肌肉病变和神经病变中具有重要意义。在未经治疗的活动性肌炎患者中，EMG 通常显示为易激性肌病，但这并不是免疫介导性肌病所特有的。此外，许多部分缓解的肌炎患者在 EMG 上表现为非易激性肌病。EMG 的某些表现强烈提示其他诊断。例如，大多数强直性肌营养不良患者在 EMG 上有特征性肌强直放电。

在没有提示皮肌炎的特异性皮损时，肌肉活检是任何疑似免疫介导性肌病患者诊断评估的重要组成部分。当观察到束周萎缩时，即使没有皮疹，也

可以诊断为肌炎型皮肌炎。然而，尽管炎性细胞浸润是多发性肌炎和皮肌炎肌肉活检的特征，但并不是免疫介导性肌病所特有的，还可见于 IBM，甚至可见于几种最常见的肌营养不良（表 25-4）。肌肉活检的某些特征提示非免疫介导性肌病。

表 25-4　肌活检中可能提示炎症的肌病

- 自身免疫性肌病
  - 多发性肌炎
  - 皮肌炎
- 包涵体肌炎
- 肌营养不良
  - 肌营养不良症（如 Duchenne 型和 Becker 型肌营养不良症）
  - 面肩肱型肌营养不良
  - 肢带型肌营养不良 2A（钙蛋白酶病）
  - 肢带型肌营养不良 2B

六、自身免疫性肌病的常见鉴别诊断

（一）包涵体肌炎

IBM 是一种缓慢进展的肌肉病变，一般累及 50 岁以上人群，免疫抑制治疗无效。典型的肌肉受累模式包括肱三头肌、腕屈肌、手指远端屈肌、股四头肌和踝背屈肌明显无力，并且通常不对称。眼轮匝肌无力是患者很少会注意到的症状，但经常能在体格检查中发现：要求患者紧闭双眼，检查者尝试拨开眼睛，若观察到朝上的巩膜或虹膜和瞳孔，则患者正在努力保持眼睛闭合但闭合无力，称之为"Bell 现象"。吞咽困难是 IBM 的一个典型特征。虽然可以出现髋屈肌无力，但膝伸肌无力通常更为显著。同样，三角肌无力也可能存在，但通常不如三头肌和手指屈肌无力严重。这两点都与 IBM 表现出影响远端肌肉组织的倾向相一致。

尽管潜在的病理机制仍不清楚，但 IBM 可能是由变性与免疫介导过程启动和（或）维持的。例如，蛋白质的异常细胞内积聚，如 β- 淀粉样蛋白、磷酸化 Tau 和 TDP-43，表明 IBM 是一种肌肉退行性疾病。相反，在高达 70% 的 IBM 患者中发现了针对胞质 cN1A 的自身抗体，这表明在这种疾病中也存在一些免疫失调的因素。值得注意的是，由于在 IBM 中发现了抗 cN1A 自身抗体，但在 PM 中没有发现，因此它们可用于区分这两种形式的肌肉疾病。然

而，抗 cN1A 自身抗体也可以在其他自身免疫性疾病中发现，包括皮肌炎、干燥综合征和系统性红斑狼疮患者，甚至是那些没有肌肉功能障碍临床表现的患者。

常规肌肉活检不仅可显示多发性肌炎中所见的炎症，还可在 Gömöri 三色染色中发现红色镶边空泡改变，有助于区分 IBM 和多发性肌炎。然而，在一些具有 IBM 临床特征的患者中，即使重复行肌肉活检也没有发现镶边空泡。事实上，最近的一项研究表明，超过 1/3 具有炎症且无镶边空泡的患者具有 IBM 的典型临床表现。由于活检特征重叠，IBM 经常被误诊为多发性肌炎进行治疗。只有非常仔细的体格检查才能区分 IBM 和免疫介导性肌病，后者可能需要积极的免疫抑制治疗。

IBM 患者对免疫抑制药或 IVIG 治疗无反应。事实上有数据表明，如果接受免疫抑制治疗，IBM 患者的肌无力会发展得更快。有规律的锻炼可以改善 IBM 患者肌肉力量。

（二）面肩肱型肌营养不良

面肩肱型肌营养不良是一种常染色体显性遗传肌营养不良，发病率约为 4/100 万，患病率约为 50/100 万，是第二常见的成人型肌营养不良症。事实上，它在普通人群中与多发性肌炎或皮肌炎一样常见。

在 30 岁之前，大多数面肩肱型肌营养不良都会出现面肌无力，而这在自身免疫性肌病中极为罕见。面肩肱型肌营养不良患者通常不会意识到这种面部无力，但在追问病史时会承认使用吸管、吹气球和吹口哨存在困难。在体格检查中，横向微笑是典型表现。在多数情况下，患者直到因肩胛肌或肱肌（尤其是二头肌）无力而致残时才寻求医疗帮助。肌肉受累通常不对称，患者可能主诉一侧手臂无力远早于另一侧手臂出现。

在体格检查中，肩胛翼和三角肌相对松弛（当检查者手动将肩胛骨固定在胸壁上时观察到）是典型表现。随着疾病进展，近端和远端肌肉（尤其是用于足跟行走的胫骨前肌）也可能变得无力。实验室特征包括正常至约 1000U/L 范围内的 CK 和肌病 EMG 典型表现。基因检测通常可以确诊面肩肱型肌营养不良，很少需要进行肌肉活检。然而，2%～5% 表现为面肩肱型肌营养不良的患者为罕见突变，导致基因检测

假阴性。当进行肌肉活检时，有时会发现炎症性肌病，从而误诊为多发性肌炎，尤其是当基因检测正常时。合并面肌无力和肩胛翼的患者极不可能患自身免疫性肌病，应避免不必要的和有创的诊疗。

（三）肢带型肌营养不良

LGMD 是一种异质性疾病，可以常染色体显性或常染色体隐性方式遗传。LGMD 1A 至 LGMD 1H 为常染色体显性遗传；LGMD 2A 至 LGMD 2Z 为常染色体隐性遗传。LGMD 2A（钙蛋白酶 3 基因突变）和 LGMD 2B（dysferlin 基因突变）常被误诊为多发性肌炎，因为它们可能在成年早期出现，没有家族史，并伴有对称性近端肌无力、肌酶显著升高、EMG 显示的易激性肌病和炎性肌肉活检表现。事实上，最近的一项研究提示，由于存在炎性浸润，25% 的 LGMD 2B 确诊病例最初被诊断为多发性肌炎。

某些临床特征应引起怀疑，并建议对这些表现的 LGMD 进行基因检测。这包括在约 80% 的 LGMD 2A 患者中发现的肩胛翼，以及在许多 LGMD 2B 患者中发现的踝跖屈无力（踮脚困难）。最后，任何"难治性多发性肌炎"患者都应考虑 LGMD 的诊断。

（四）代谢性肌病

代谢性肌病是常染色体隐性遗传和 X 染色体连锁疾病，可分为糖类、脂质和腺嘌呤核苷酸代谢异常。

1. 糖类代谢紊乱

有 14 种不同的酶突变与糖类代谢紊乱有关（表 25-5）。其中 6 种仅在婴儿期或幼儿期出现。在其余的酶类中，有三种在成年后会出现运动不耐受，但与肌无力无关。三种可能在成年后出现运动诱发性痉挛，很少在静态出现肌无力。这些患者可出现以下酶缺乏：①淀粉 -1, 4-1, 6- 转葡糖苷酶（即分支酶缺陷）；②肌磷酸化酶（即 McCardle 病）；③磷酸化酶 B 激酶。在这些情况下，肌肉活检显示不伴炎症的含糖原空泡。上述酶缺陷都可以通过对冷冻肌肉标本进行适当的酶分析来检测。

由于在代谢性肌病中固定性肌无力并不常见，并且肌肉活检显示特征性糖原积聚而无炎症，因此在全面评估后，不应与自身免疫性肌病混淆。分支酶缺乏患者可能表现为全身性肌无力，但更常见的是明显的远端肌无力。

表 25-5　糖类代谢障碍

	酶缺陷	成人受累	固定肌无力
Ⅰ型	葡萄糖 -6- 磷酸	否	否
Ⅱ型（Pompe 病）	酸性 α-1, 4- 葡萄糖苷酶	是	是
Ⅲ型（糖原贮积症Ⅲ型）	淀粉 -1, 6- 葡萄糖苷酶（脱支酶）	是	是
Ⅳ型（Anderson 病）	淀粉 -1, 4-1, 6- 转葡糖苷酶（分支酶）	是	是
Ⅴ型（McCardle 病）	肌磷酸酶	是	是
Ⅵ型	肝磷酸化酶	否	否
Ⅶ型	磷酸果糖激酶	否	是
Ⅷ型	磷酸化酶 B 激酶	是	是
Ⅸ型	磷酸甘油酸激酶	否	是
Ⅹ型	磷酸甘油酸变位酶	是	否
Ⅺ型	乳酸脱氢酶	是	否
Ⅻ型	醛缩酶	否	是
ⅩⅢ型	磷酸丙糖异构酶	否	是
ⅩⅣ型	β- 烯醇酶	是	否

患有成人型酸性麦芽糖酶缺乏症（Pompe 病）的患者会出现近端肌无力，类似免疫介导性肌病的表现。膈肌常显著受累，部分患者以呼吸衰竭起病。虽然肌肉活检可能发现充满糖原的空泡，但有时仅见非特异性改变，如坏死和再生肌纤维。因此，当患者患有自身抗体阴性坏死性肌病时，应进行干血斑酶分析以排查 Pompe 病。这不仅是为了避免不必要的免疫抑制治疗，还因为一些成年发病的庞贝病患者能进行酶替代疗法。

2. 脂质代谢紊乱

影响脂质代谢和长链脂肪酸转运的缺陷可导致肌病，并影响其他器官系统。肉碱转运蛋白缺乏可出现在成年早期，伴有进行性近端肌无力和心肌病。当用苏丹黑或油红 O 染色时，肌肉活检可显示异常脂质积聚。在一些患者中，口服左旋肉碱治疗可能有效。肉碱棕榈酰转移酶 2 缺乏症是一种常染色体隐性遗传病，可出现在患有肌痛和运动性肌红蛋白尿的年轻人中。CK 水平、肌力和常规肌肉活检在横纹肌溶解症发作间歇期可以正常。在疑似病例中，可以在冷冻肌肉组织中评估肉碱棕榈酰转移酶 2 酶缺陷，并通过基因检测确认突变的存在。超长链酰基辅酶 A 脱氢酶缺乏也可表现为运动性肌红蛋白尿和肌肉疼痛。在横纹肌溶解症发作间歇期，CK 可以是正常的，肌肉活检可能正常或显示异常脂质沉积。该病可以通过基因检测确诊。

（五）线粒体肌病

线粒体氧化磷酸化缺陷可导致肌肉功能障碍，但临床特点以其他系统病变为主，包括中枢神经系统和心脏。肌阵挛癫痫伴破碎红纤维病患者可在成年后出现肌病，并伴有肌阵挛、癫痫发作、共济失调、痴呆、听力丧失和视神经萎缩。Kearns-Sayre 综合征偶见于年轻人，出现与进行性眼外肌麻痹、色素性视网膜病、心肌病或内分泌病相关的肌病。有时，进行性眼外肌麻痹表现为肢体无力。线粒体神经胃肠性脑肌病可表现为多种临床表现，有时远端肌无力大于近端肌无力。这些肌病亚型以线粒体功能障碍表现为特征，包括在 Gömöri 三色染色上存在破碎红纤维或在细胞色素氧化酶（由线粒体 DNA 编码）染色减少的情况下琥珀酸脱氢酶（由核 DNA 编码）染色增加。考虑到存在其他系统受累且肌肉活检缺乏炎症表现，线粒体肌病很少被误诊为免疫介导

性肌病。

七、自身免疫性炎症性肌病的治疗

自身免疫性炎症性肌病是一组异质性疾病，通常对免疫调节剂反应良好，及时诊断和治疗至关重要。目前对免疫介导性肌病发病机制的理解集中在免疫系统过度活跃导致炎症反应，造成肌肉损伤，因此治疗的主要重点是通过免疫抑制来控制炎症。治疗目标包括增加肌力，控制疼痛，使患者能够完成日常活动，提高生活质量。有关有效治疗的随机临床试验证据极少，目前的治疗方案，特别是在耐药性疾病中，更多是基于专家意见和临床经验制订的。治疗过程中可能出现血清 CK 水平降低，但肌力没有相应改善，反之亦然。因此，肌力、功能和皮损（在皮肌炎中）的改善应该是治疗的首要目标。血清 CK 水平可能有助于监测疾病活动，但 CK 水平的变化趋势不应单独作为疗效的衡量标准，尤其是在皮肌炎中。

（一）糖皮质激素

泼尼松一般作为经验性的一线治疗方案。在急性疾病处理中，泼尼松的起始剂量一般为 1～2mg/（kg·d）（或换算后的相等剂量）。然后根据临床改善程度，在 3～4 周后逐渐减量。为了减少与糖皮质激素治疗相关的合并症，应逐渐减少激素用量至最低有效剂量。回顾性研究证明糖皮质激素在降低死亡率和改善肌肉力量及功能方面有效。治疗过程中，除了临床上肌力和功能的恶化外，血清 CK 水平的升高可能表明糖皮质激素的减量过快或需要额外加用免疫抑制药物。在大多数成人免疫介导性肌病患者中，同时使用糖皮质激素及免疫抑制药治疗是必要的，并且通常应在诊断明确时就启动。需要额外使用免疫抑制药的指标包括：①患者因糖皮质激素出现不可接受的并发症，并且无法在不诱发肌炎发作的情况下逐渐减少糖皮质激素剂量；②治疗 2～3 个月后无效（如果在治疗开始时未开始使用糖皮质激素之外的药物）；③伴有呼吸衰竭的快速进展病程。

服用大剂量泼尼松（>20mg/d）的患者有感染耶氏肺孢子菌（以前称为卡氏肺囊虫）风险，应接受预防治疗。对于服用至少 7.5mg 泼尼松或其等效物超过 3 个月的患者，尤其是绝经后女性，应使用维生

素 D、钙补充剂，必要时使用双膦酸盐，以防止骨质流失。

（二）激素助减药

常规免疫抑制药物通常与糖皮质激素一起使用，并在一些研究中显示有效，但其使用在很大程度上仍是经验性的。一般来说，甲氨蝶呤、硫唑嘌呤和霉酚酸酯都是一线的激素助减药。通常很少有特异性选择其中某种药物的依据，药物选择通常基于潜在的合并症和临床医生的经验。

（三）甲氨蝶呤

目前还没有任何随机、前瞻性临床试验证明甲氨蝶呤对肌炎有效，但一些回顾性试验表明，大多数皮肌炎和多发性肌炎患者对该药物治疗有反应。甲氨蝶呤治疗的一个潜在不良反应是肺部感染，这可能很难与抗合成酶综合征患者的 ILD 鉴别。因此，甲氨蝶呤在这类患者中应谨慎使用。硫唑嘌呤或霉酚酸酯可能是抗合成酶综合征或其他肌病相关 ILD 患者的首选药物。

（四）硫唑嘌呤

一项临床试验显示，与单独接受泼尼松治疗的患者相比，硫唑嘌呤联合泼尼松治疗不能进一步改善肌力或组织学表现，但显著改善血清 CK 水平。然而，几项回顾性研究表明，硫唑嘌呤可能是有效的，约 2/3 的多发性肌炎或皮肌炎患者对治疗有反应，但仅有约 10% 的患者完全缓解（定义为能够成功地逐渐减少泼尼松剂量并达到正常肌力）。先前对糖皮质激素有反应的患者加用硫唑嘌呤的效果往往好于对糖皮质激素反应差的患者。硫唑嘌呤治疗糖皮质激素耐药患者有效性低。

（五）吗替麦考酚酯

霉酚酸酯在多发性肌炎和皮肌炎患者中显示出一定的益处，它可能对皮肌炎相关皮肤受累特别有效，甚至在对其他疗法耐药的患者中也是如此。

（六）利妥昔单抗

利妥昔单抗在部分肌炎病例中可能有益，当口服免疫抑制药不足时，常用作替代升级治疗。利妥昔单抗似乎对许多皮肌炎病例特别有帮助，并且根据我们的经验，可能对 SRP 阳性肌病特别有效。虽然没有强有力的证据基础，但早期使用利妥昔单抗

治疗自身免疫性肌病可以降低糖皮质激素不良反应并获得良好的临床结果。利妥昔单抗似乎对 HMGCR 阳性肌病也有效。

（七）静脉注射免疫球蛋白

一项 IVIG 治疗糖皮质激素抵抗性多发性肌炎和皮肌炎的试验显示，患者的肌力、功能和 CK 水平显著改善。然而，43% 的患者出现了不良反应，尽管没有患者因此需要住院治疗。IVIG 已被证明可成功减轻重复肌肉活检所见病理改变，并可改善皮肌炎患者肌力。IVIG 对 HMGCR 阳性肌病也有效，并且部分情况下可单药治疗。

（八）环磷酰胺

环磷酰胺的使用显示了复杂不定的结果，一些病例报道表明严重多发性肌炎患者得到改善，但不能在其他研究中验证。最好将其作为对其他免疫抑制药无反应的严重 ILD 或肌病的备用选择。在口服该药的患者中，多达 1/3 会发生间质性膀胱炎。静脉用药可以减少这种并发症，但这一给药途径在免疫介导性肌病中的疗效尚不清楚。在严重的难治性病例中，一些患者可能受益于大剂量静脉注射环磷酰胺[50mg/（kg·d），连续 4 天]，而不需要干细胞移植。

（九）阿克撒

阿克撒凝胶是促肾上腺皮质激素（adrenocortico-tropic hormone，ACTH）的长效类似物，通过作用于免疫细胞上的黑皮质素受体而具有抗炎效应。自 1952 年以来，阿克撒凝胶一直是 FDA 批准的肌炎用药，但由于缺乏临床数据，其在临床实践中的应用受到限制。最近一项针对 10 例难治性皮肌炎和多发性肌炎患者的开放标签试验显示，阿克撒凝胶可使 70% 的患者症状显著改善。阿克撒的使用在未来可能会变得更加主流，尽管在我们的实践中，目前更多用于难治性肌炎。

（十）锻炼和肌酸补充

炎症性肌病患者曾一度不被鼓励运动，但越来越明确，在疾病的各个阶段保持日常运动都是有益的。患者可能会从正规的物理治疗中受益。建议进行等长运动，但不鼓励负重运动。与单独运动相比，补充肌酸后运动可以进一步改善功能。因此，适度的日常锻炼对多发性肌炎和皮肌炎患者有益，而不会增加肌炎发作或损伤的发生率。根据我们的经验，

免疫介导坏死性肌病患者也是如此。

八、并发症

炎症性肌病患者的严重并发症最常见于未能及时诊治的患者或难治性患者。持续性或进行性活动性肌肉疾病可导致骨骼肌的永久性脂肪替代。这些患者可能进展至需要轮椅辅助运动。吞咽困难或构音障碍的患者有发生吸入性肺炎的风险。伴 ILD 的患者可能因终末期肺纤维化恶化而进展为呼吸衰竭。少数心脏受累的患者可发生伴有充血性心力衰竭的心肌病。

除此之外，并发症也可能由治疗引起。最值得注意的是糖皮质激素的不良反应。接受这些药物治疗的患者可以表现出所有的医源性库欣综合征特征（包括向心性肥胖、高血压、多汗症、"满月相"、皮纹和多毛症）。其他众所周知的糖皮质激素相关不良反应包括白内障、痤疮、情绪不稳定、高脂血症（尤其是高甘油三酯血症）和骨量减少 / 骨质疏松。糖皮质激素治疗的两个最棘手的并发症是机会性感染和近端肌无力（类固醇肌病）。机会性肺部感染，如肺孢子菌肺炎，可迅速致命。类固醇肌病尤其令人沮丧，因为它使治疗中肌力改善患者的病程变得复杂，并使治疗反应的评估变得混乱。类固醇肌病患者通常在糖皮质激素治疗后表现出改善，然后突然进入平台期或恶化。在这种情况下，很难确定肌肉力量的下降是由疾病发作还是糖皮质激素所致。MRI 评估可能有助于区分，但鉴别诊断通常并不简单。

参考文献

Allenbach Y, Drouot L, Rigolet A, et al. Anti-HMGCR autoantibodies in European patients with autoimmune necrotizing myopathies: inconstant exposure to statin. *Medicine (Baltimore)*. 2014;93:150–157. [PMID: 247971700].

Benjamin Larman H, Salajegheh M, Nazareno R, et al. Cytosolic 5′–nucleotidase 1A autoimmunity in sporadic inclusion body myositis. *Ann Neurol*. 2013;73:408–418. [PMID: 23596012].

Mammen AL, Tiniakou E. Intravenous immune globulin for statin-triggered autoimmune myopathy. *N Engl J Med*. 2015;373:1680– 1682. [PMID: 26488714].

Wolstencroft PW, Chung L, Li S, Casciola-Rosen L, Fiorentino DF. Factors associated with clinical remission of skin disease in dermatomyositis. *JAMA Dermatol*. 2018;154:44–51. [PMID: 29114741].

第四篇　血管炎
The Vasculitides

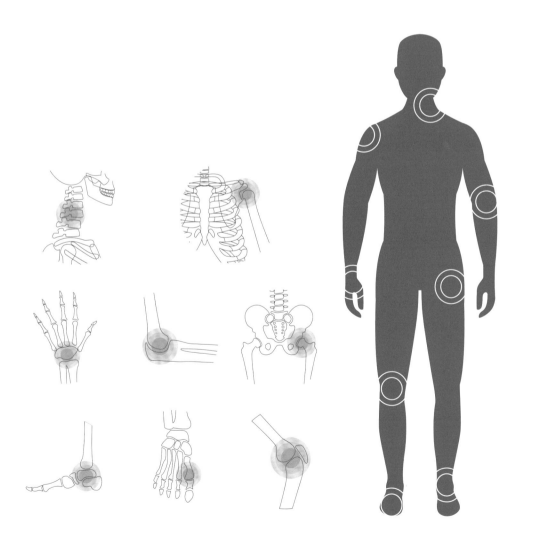

第 26 章　巨细胞动脉炎与风湿性多肌痛
Giant Cell Arteritis & Polymyalgia Rheumatica

Sebastian Unizony　著

250

诊断要点

巨细胞动脉炎（GCA）

- 发生于主动脉及其分支的肉芽肿性血管炎，颈动脉的颅外分支更易受累。

- 成人最常见的原发性血管炎，50 岁以上女性和男性的罹患风险分别为 1% 和 0.5%。

- 出现头部体征或症状（如头痛、头皮压痛），风湿性多肌痛症状，全身症状或大动脉受累相关临床表现（如肢体跛行）。

- 最严重的并发症为失明，存在于 20% 的患者中，并且通常在明确诊断和开始泼尼松治疗之前出现。因此，一旦怀疑 GCA，必须立刻开始糖皮质激素治疗，以防止不可逆的视力丧失。

- 超过 95% 的患者在发病时出现红细胞沉降率（ESR）或 C 反应蛋白（CRP）水平增高。

- 明确诊断需要颞动脉活检或血管成像。

- 大多数患者对泼尼松反应极好，但是泼尼松减量后复发常见，大多数病例需要有助于激素减量的免疫抑制药（如托珠单抗）来维持治疗。

风湿性多肌痛（PMR）

- 累及肩和骨盆带肌的炎症性疾病，可作为 GCA 的部分症状出现，更常见的情况下作为一个独立疾病（即原发性 PMR）存在。

- 原发性 PMR 与 GCA 的流行病学存在重叠，但 PMR 发病率是 GCA 的 3 倍。

- PMR 主要为临床诊断，大多数患者 ESR 或 CRP 的水平增高可用以辅助诊断。

- 治疗主要采用糖皮质激素，但是糖皮质激素减量后易复发，有时需要使用激素助减药。

巨细胞动脉炎（GCA）和风湿性多肌痛（PMR）是慢性复发性炎症，被认为是同一疾病谱系的不同部分。GCA 是成人最常见的系统性血管炎，累及主动脉及其主要分支，更倾向于累及颈动脉的颅外分支。GCA 最严重的并发症是失明，但大多数患者可以通过早期诊断和及时使用糖皮质激素来预防失明。其余并发症可能包括主动脉瘤、动脉狭窄引起的肢体缺血和糖皮质激素治疗相关的药物毒性。PMR 是累及肩部和骨盆带肌的关节及关节周围炎，可以作为 GCA 的部分症状出现，更常见的情况下作为一种独立疾病（如原发性 PMR）存在。

一、病因与发病机制

GCA 和原发性 PMR 的病因尚不清楚，我们对其发病机制也只是部分了解。但众所周知的是，它们具有共同的风险因素，也可能具有同样的发病机制。

已有多种检查手段用于研究 GCA 的感染性因素。颞动脉活检的研究发现水痘-带状疱疹病毒是疾病相关的病原体，但该研究结果尚未被重复证实。然而，全基因组关联研究（genome-wide-associated studies，GWAS）和候选基因研究已经发现 GCA 患者的几种 HLA 和非 HLA 遗传危险因素，包括 *HLA-DRA/HLA-DRB1*、*HLA-DQA1/HLA-DQA2*、*HLA-B*、*PLG*、*P4HA2*、*PTPN22*、*IL-6*、*IL-17A*、*IL12B*、*MMP9*、*NOS2*、*VEGFA*、*REL* 和 *LRRC32* 等基因位点的变异。

GCA 组织病理学特点表现为大中型动脉的肉芽肿性炎症，伴有大量的 CD4⁺T 细胞、巨噬细胞和巨核细胞聚集。其发病机制可能为动脉外膜树突状细胞呈递未知抗原给 CD4⁺T 细胞并激活免疫反应。GCA 病变部位 CD4⁺T 细胞主要为两种效应表型（Deng 等，2010），产生 IFN-γ 的辅助 T 细胞（T helper，Th）1 型和产生 IL-17 的 Th17 细胞。IFN-γ 和

IL-17 协同作用，募集单核细胞并使其分化为巨噬细胞（图 26-1）。巨噬细胞在动脉中层融合形成多核巨细胞并分泌金属蛋白酶和活性氧，破坏血管的结构完整性。

VEGF 刺激血管内皮细胞表达 Jagged1，促进 NOTCH1⁺CD4⁺T 细胞分化为 Th1 细胞和 Th17 细胞

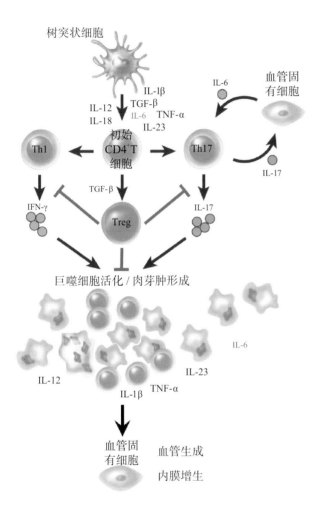

▲ 图 26-1　GCA 的发病机制

GCA 病变主要由 CD4⁺T 细胞、巨噬细胞、巨核细胞组成。有两种效应 CD4⁺T 细胞表型，产生 IFN-γ 的 Th1 和产生 IL-17 的 Th17。GCA 患者外周血中还携带致病性的 Treg 细胞亚群，可产生 IL-17，并表达主要调节转录因子 Foxp3 结构域 2 缺失的低功能性变异体（又称为 Foxp3Δ2 Treg）。IL-6 是 GCA 的关键致病细胞因子，促进 CD4⁺T 细胞向 Th17 表型的极化，抑制 Treg 的分化和功能，参与单核细胞和巨噬细胞的激活，并诱导内皮细胞获得促炎表型。血管固有细胞（如平滑肌细胞和内皮细胞）以不同机制参与炎症损伤，包括内膜增生和新生血管形成（即血管重塑）［经许可转载，引自 Unizony S, Kermani TA. IL-6 blockade and its therapeutic success in giant cell arteritis. *J Neuroophthalmol*. 2018;38(4): 551-558.］

（Wen 等，2017）。此外，GCA 患者携带致病性的调节性 T 细胞（regulatory T cell，Treg），该细胞表达关键调控转录因子 Foxp3 的低功能性变异体（也称为 Foxps3Δ2 Treg），可表达 IL-17（Miyabe 等，2017）。其他机制还包括 CD8⁺Treg 功能障碍，PD1/PD-L1 免疫检查点系统缺陷，以及 GM-CSF 和 JAK-STAT 通路上调参与 GCA 动脉炎症。

IL-6 是 GCA 发病机制中的关键因素（图 26-1）。该细胞因子不仅促进 CD4⁺T 细胞向 Th17 表型的极化，还可抑制 Treg 的分化和功能。此外，IL-6 参与单核细胞和巨噬细胞的激活，并诱导内皮细胞获得促炎表型，促进运输内皮细胞和其他白细胞到炎症部位。临床试验发现 IL-6 抑制药可有效控制疾病，减少激素的使用，因此也证实了 IL-6 在 GCA 发病机制中起主要作用（Stone 等，2017）。

原发性 PMR 的发病机制还未被充分阐明，部分原因是该疾病的组织获取比 GCA 更具挑战性。然而，两种疾病被认为是同一疾病谱的一部分，并且存在分子和细胞机制的重叠。

二、流行病学

95% 以上的原发性 PMR 和 GCA 发生于高加索人。拉美裔人群很少发病，亚裔、阿拉伯裔、非洲裔的美国人中极为罕见（Tuckwell 等，2017）。年龄是原发性 PMR 和 GCA 最大的危险因素。两种疾病在 50 岁以上人群多见，并且发病高峰出现在 80 岁。虽然不清楚具体的原因，但在 50 岁之前的患者确诊 GCA 是非常罕见的。在 50 岁以下人群中诊断 PMR 相对 GCA 常见，但这种情况同样也非常少见。女性的发病率是男性的 2～3 倍。

GCA 是成人最常见的血管炎。据统计，该疾病的发病率和患病率因地而异，50 岁以上人群中分别为每 10 万人 10～30 例和每 10 万人 25～275 例。原发性 PMR 的发病率约为 GCA 的 3 倍，50 岁以上人群中发病率和患病率分别为每 10 万人 41～113 例和每 10 万人 600 例。这两种疾病在斯堪的纳维亚半岛和欧洲北部的其他国家中的发病率最高。在美国，超过 228 000 的个体患有 GCA，超过 711 000 的个体被诊断为原发性 PMR（Buttgereit 等，2016）。女性一生出现原发性 PMR 和 GCA 的风险分别为 2.4% 和 1%。男性则为 1.7% 和 0.5%（Buttgereit 等，2016）。

三、临床表现

GCA 的发病通常是亚急性的，在确诊前的数周或数月出现亚临床症状。相比之下，患者更有可能记起 PMR 症状开始的确切时间。尽管如此，GCA 和原发性 PMR 患者经常会在数天到数周内忽略他们的症状，将其归因于"老年"或其他原因。GCA 最常见的临床表现分为四个方面，这四个方面并不互相排斥，反而常合并存在。这些方面包括头颅症状、PMR 症状、全身症状、大动脉受累的体征和症状。除了 PMR 症状以外，原发性 PMR 患者常表现出全身症状。

（一）头颅症状

GCA 的头颅症状包括头痛、颌跛行、头皮压痛、颞动脉异常和视觉症状。

1. 头痛

弥漫性或局限性头痛是 GCA 最常见的症状，见于约 2/3 的患者。疼痛的位置可能不同，但通常累及头颅的颞部或枕部。头痛通常被描述为中等程度的钝痛，但特征和严重程度常有所改变。这种症状最大的特点是，对于患者来说是新发症状。即使患者过去有过偏头痛或其他类型的头痛，GCA 相关头痛与之不同。疼痛往往是持续的，并且对镇痛药的反应不佳。

2. 颌跛行

颌跛行是指咀嚼时局限于颌部的运动性疼痛，30%～50% 的患者出现。当咀嚼肌的需氧量超过发炎的狭窄动脉所能提供的氧量时，就会出现该症状。颌跛行的发生非常迅速，通常发生于短暂的咀嚼之后。颌跛行是颞动脉活检阳性的一种强有力预测因素。许多患者没有这种典型颌跛行的主诉，但有模糊的、伴或不伴长时间咀嚼的颌部或面部不适感。

3. 颞动脉异常和头皮压痛

30%～70% 的病例中检测出颞浅动脉或其额叶或顶叶分支的异常。在触诊时，这些血管可增大、增厚、结节状、压痛或无脉。偶尔在这些血管的外观上可以看到红斑。此外，将近一半的患者自诉头皮有压痛（如颞部、顶部或枕部），特别是在梳理或轻擦头发的时候或戴上眼镜或帽子的时候。在极少数极端情况下，颞浅动脉闭塞可导致严重缺血和头皮坏死。

4. 眼部并发症

约 1/3 的 GCA 患者有视觉症状。可能包括复视、视物模糊、一过性黑蒙和最严重的 GCA 并发症，即永久性视力丧失或失明。起病阶段，视物模糊和黑蒙是偶发和短暂的，并且倾向于单眼发病。8%～20% 的患者存在失明，在绝大多数的病例中发生于病程的早期阶段。视力丧失通常发生在 GCA 诊断之前。在这种情况下前来就医的患者已经错过最佳治疗时机，无法使用糖皮质激素或其他治疗来防止视力丧失。这种并发症可以突然发生，但更常见的还是首先出现视物模糊或黑蒙。直到失明发生时，大多数患者的血清炎性标志物升高，并出现其他临床症状（如头痛、颌跛行、PMR 症状）。有研究表明，就全身症状和炎症标志物增高的程度而言，发生缺血性眼部并发症的患者倾向于具有不太突出的系统性炎症反应，但这种情况可能是可变化的：因为它们的急性期反应物水平低，直到极其严重的视觉症状出现时才会发现潜在的 GCA。

在超过 95% 的患者中，永久性视力丧失的机制是营养视神经头部的睫状体后动脉闭塞导致前部缺血性视神经病变（anterior ischemic optic neuropathy，AION）（图 26-2A）。在少数病例中，视力丧失继发于视网膜中央动脉闭塞（central retinal artery occlusion，CRAO）或其分支动脉闭塞（branch retinal artery occlusion，BRAO）。最后非常罕见的是，椎动脉受累的 GCA 患者发生累及枕叶皮质的脑卒中可以引起视力丧失。在检查中，患有 AION 的患者表现出相对性传入性瞳孔障碍，这是由移动一束强光从正常眼到盲眼后，观察到盲眼的瞳孔对光线不产生收缩反应引起的。在视神经梗死后的最初几小时内，即使患者存在严重的视力丧失，眼底检查视盘一般表现正常。但是，在数小时至数天内，患者可出现视盘苍白和肿胀、棉絮状斑点和火焰状视网膜内出血（图 26-2A）。几周至几个月后，视盘开始萎缩。荧光素血管造影显示典型的灌注延迟和脉络膜、视网膜或两者的斑片状低灌注（图 26-2B）。

（二）PMR

PMR 是一种临床诊断，为肩部和骨盆带肌的炎性疼痛和僵硬。症状可开始于单侧，但很快就会变成双侧且对称。与臀部和大腿的受累相比（50%～70%），肩部和手臂更易累及（70%～95%）。PMR 患者也常累及颈和下背。PMR 的一个典型特征是静止后加重（如晨僵），活动后可改善。患者常自

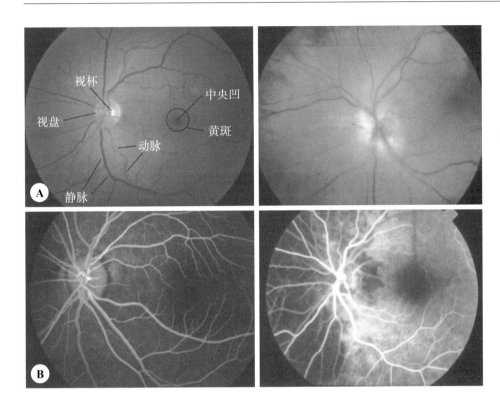

▲ 图 26-2 巨细胞动脉炎（GCA）急性缺血性视神经病变（AION）（此图彩色版本见书末）

A. 正常眼底镜检查（左图），GCA 伴 AION 的眼底镜检查（右图）显示边缘弥漫性的视盘肿胀苍白；B. 正常的荧光素血管造影（左图），GCA 伴 AION 患者的荧光血管造影（右图）显示眼底鼻侧斑片状脉络膜低灌注（暗区）（图片由 Dr.Joseph Rizzo Ⅲ，Massachusetts Eye and Ear Infirmary，Boston 提供）

诉上下床、上厕所或刷牙困难。晨僵通常持续 30min 至几小时。肩部和臀部的检查通常无明显异常，除了清晨活动范围减少（患者的被动活动范围反而更容易）。通常没有肿胀、红斑或发热。PMR 患者偶尔会出现胸锁关节、腕关节、手部小关节、膝关节或踝关节的关节痛，甚至关节炎。GCA 患者中有 40%～60% 出现 PMR 症状，而只有 15%～20% 的原发性 PMR 患者将发展为 GCA。

（三）全身症状

大多数 GCA 患者和原发性 PMR 患者出现非特异性症状，如乏力、疲劳、厌食或体重减轻。小部分患者出现发热，GCA 也是不明原因发热的常见原因。

（四）大血管疾病相关的症状

根据尸检研究，大血管受累在将近 100% 的 GCA 患者中可见，并且根据所使用的影像学方法，高达 80% 的病例中可以通过血管造影识别。可用于寻找血管炎病变的影像学方法包括彩色多普勒超声（color duplex ultrasonography，CDS）、MRI 和 MRA、CTA，以及 PET。

GCA 大血管炎尽管在组织学上普遍存在，但仅在约 30% 的患者中具有临床意义（Koster 等，2018）。血管炎症可引起弹性动脉壁的结构损伤，引起扩张和夹层，肌性动脉管腔缩小，引起狭窄、闭塞和远端缺血。最常受累的血管包括胸主动脉和腹主动脉，以及椎动脉、颈动脉、锁骨下动脉、腋动脉和肱动脉。下肢动脉偶见。

锁骨下动脉、肱动脉、腋动脉、股动脉和腘动脉受累相关的体征和症状包括四肢跛行、外周血管搏动减少、血压不对称和血管杂音。累及椎动脉时可引起短暂性脑缺血发作和脑卒中，而累及颈动脉循环时较少发生。主动脉受累可导致主动脉瘤（主要发生于胸主动脉），较少发生主动脉夹层。胸主动脉瘤可表现为胸壁疼痛、主动脉反流、心肌梗死或夹层。主动脉病变的手术标本表现为伴或不伴炎症浸润的弹性纤维紊乱和缺失，提示了炎症和血流动力学压力在 GCA 相关动脉瘤的发生和发展中的作用。然而，对于大多数的患者而言，大动脉炎症和随后的动脉损伤的临床症状不明显。

GCA 伴大血管病变的患者偏年轻，有时仅表现出 PMR 症状，其与典型头颅表现的患者相比，颞动脉活检呈阴性，血清炎症标志物水平更低。因此，大血管受累的患者可能不符合 1990 年 ACR 的 GCA 分类标准（表 26-1），并且会经历显著的诊断延迟。

（五）不常见的临床表现

GCA 可表现为非典型特征。对这些非典型表现

253

表 26-1 　ACR 巨细胞动脉炎的分类标准	
标准 [a]	定　义
发病年龄≥50 岁	症状发展或检查发现，见于 50 岁或以上
新发的头痛	头部出现新发或新的局部疼痛
颞动脉异常	颞动脉触诊压痛或搏动减少，并且与颈动脉硬化无关
红细胞沉降率（ESR）升高	魏氏法测定 ESR≥50mm/h
动脉活检异常	动脉活检标本呈现以单核细胞浸润或肉芽肿性炎症为主的血管炎，通常伴有多核巨细胞

a. 分类的目的，如果一个患者至少存在五个标准中的三个，则可认为患有巨细胞（颞）动脉炎

经许可转载，引自 Hunder GG, Bloch DA, Michel BA, et al. The American College of Rheumatology 1990 criteria for the classification of giant cell arteritis. *Arthritis Rheum.* 1990;33 (8):1122–1128.

254

的认识可最大限度地提高医生在患者失明之前诊断疾病的概率。

　　发热是约 10%GCA 患者的主要临床表现。发热偶尔为高热，并伴有畏寒和出汗。与典型的 GCA 患者相比，以发热为唯一表现的 GCA 患者往往更加年轻，具有更强的血清学炎症反应（ESR、CRP、IL-6、贫血）。在这种情况下，血管放射学，特别是基于 PET 的成像是可选择的诊断方式，因为大多数患者有大血管受累，并可与恶性肿瘤和感染进行鉴别诊断。

　　呼吸道或耳鼻喉症状在约 10% 的 GCA 患者中出现。最常见的症状是干咳，类似于一些服用血管紧张素转换酶抑制药的患者。咳嗽的原因尚不清楚，因为胸部影像学检查是正常的。咳嗽可能反映了与咳嗽中枢相邻的动脉内炎症，分布在呼吸道的各个部位，包括喉、支气管和隔膜。头颈部动脉血管炎引起的其他呼吸道或耳鼻喉症状包括舌痛、间歇性咽喉痛、发作性吞咽痛或吞咽困难、短暂性嘶哑和颈前压痛（血管痛）。舌溃烂和坏疽偶尔发生，通常发生在舌的一侧或两侧的侧面。

　　GCA 累及中枢和周围神经系统。脑血管意外（cerebrovascular accident，CVA）发生于 2%~7% 的患者中。与动脉粥样硬化性 CVA 不同，GCA 患者

中大多数血管性 CVA 通过动脉栓塞的机制累及后循环，并且主要在硬膜外椎基底动脉系统（Samson 等，2015）。真正的颅内血管炎是极其罕见的。在 GCA 诊断时或开始治疗 4 周内发生的 CVA 通常被认为与 GCA 有关。然而，常常难以确定 GCA 患者的脑缺血事件是否与 GCA 或其他原因有关（如与血管炎无关的动脉粥样硬化或血栓栓塞）。前庭听觉症状包括感音神经性听力丧失和眩晕，在高达 7% 的 GCA 患者中可出现。单神经炎、多发性单神经炎、周围神经病和神经丛疾病（如上臂丛病）的周围神经受累使约 7% 的 GCA 患者病程复杂化。

　　少数情况下，GCA 血管炎可累及冠状动脉引发心肌梗死，累及肠系膜动脉引起缺血性结肠炎或累及肝动脉引起肝缺血。尽管肾动脉影像学上表现为损伤的病例高达 7%，但肾动脉狭窄相关临床表现几乎从未出现。

　　在一些 GCA 和原发性 PMR 患者中，弥漫性腱鞘炎和手足的炎性软组织水肿可导致显著的上肢水肿，该水肿症状可能波动。然而，这种疾病被称为缓和的血清阴性对称性滑膜炎伴凹陷性水肿综合征，并非 GCA 或原发性 PMR 所特有，也可作为独立的综合征，或者与其他疾病相关，如老年类风湿关节炎。

四、诊断

　　GCA 的诊断基于症状、体格检查、血清炎症标志物升高、活检结果和血管成像综合判断。然而，一些 GCA 患者可能活检和血管成像阴性，根据临床表现、对糖皮质激素的反应和特征性临床病程（如泼尼松减量后复发）进行诊断。原发性 PMR 的诊断基于典型症状、无头颅表现、血清炎症标志物升高、肌肉骨骼影像学表现。对于 GCA 和 PMR 的诊断，最重要的是仔细并全面的病史采集。

（一）实验室异常

　　GCA 和原发性 PMR 的实验室标志是炎症标志物 ESR 和 CRP 升高。ESR 和 CRP 的升高分别出现在 84% 和 86% 的 GCA 患者中（Kermani 等，2012）。两者通常同时升高，但在高达 8% 的患者中可出现不一致。虽然 ESR 和 CRP 对颞动脉活检阳性的 GCA 诊断灵敏度高，但特异度低（约 30%）。值得注意的是，只有约 4% 的新发未经治疗的 GCA 患者，其 ESR 和 CRP 均在正常范围内（Kermani 等，2012）。因此，

正常的炎症标志物不能完全排除 GCA。与 GCA 相似，90% 以上的原发性 PMR 患者中 ESR 和 CRP 升高。GCA 和原发性 PMR 患者还可出现其他非特异性实验室异常，包括慢性疾病贫血、血小板增多，有时还包括白细胞增多及碱性磷酸酶升高。

（二）颞动脉活检

颞动脉或其他动脉活检（如枕动脉或主动脉）的炎症特征性改变是 GCA 诊断最特异的检查。然而，颞动脉活检的预估灵敏度差异很大，在 40%～85%，而实际灵敏度可能在 60% 左右。

典型的组织学特征包括由淋巴细胞、巨噬细胞和巨核细胞组成的肉芽肿性浸润。单核细胞聚集在外膜和中膜中最为显著。此外，弹性层破坏较为常见（图 26-3）。然而，近 50% 符合 GCA 的活检缺少上述一种或多种因素，在一些活检中仅存在孤立的、围绕颞动脉（血管滋养管）的小血管的外周炎症浸润或血管炎。纤维蛋白样坏死不是 GCA 的典型组织学改变，而需要怀疑类似 GCA 的其他类型血管炎，如结节性多动脉炎或 ANCA 相关血管炎。

由于跳跃病变在 GCA 中很常见，应检查动脉的多个节段，以提高颞动脉活检标本的诊断效率。在理想的活检长度方面存在一些争议，以最大限度地提高 GCA 诊断的可能性。然而，固定后的长度一般推荐至少 1～2cm。同时或连续进行双侧颞动脉活检在一定程度上提高了检出率。在颞动脉取样前 2～4 周内开始糖皮质激素治疗似乎不会显著降低活检阳

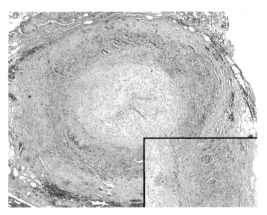

▲ 图 26-3 巨细胞动脉炎

颞动脉活检显示内膜增生，内膜弹力层破坏，外膜和中膜炎性细胞浸润。放大图中的巨核细胞明显可见（经许可转载，引自 Hellmann DB. Vasculitis. In: Stobo J, et al, eds. *Principles and Practice of Medicine*. Appleton & Lange; 1996.）

性率。GCA 的病理特征性改变仍可在接受糖皮质激素治疗数月且已有临床显著改善的患者所行颞动脉活检中被发现。

（三）血管成像

血管成像在 GCA 的诊断中起着越来越重要的作用。它在随诊管理中的作用还不太清楚。特征性管壁病变包括圆周管壁增厚或水肿、对比剂强化和 ^{18}F-FDG 摄取。腔内的病变可能包括弥漫性狭窄、闭塞和动脉瘤扩张。

1. 彩色多普勒超声

在 GCA 中，颞动脉和大血管的 CDS 是一种安全无创、经济的诊断工具。该成像方式最具特征的提示血管炎的病变为晕征和压迫征，它们是动脉壁水肿的超声相关征象。晕征表现为病变血管周围的低回声增厚边缘（图 26-4）。压迫征阳性定义为超声探头压迫管腔时仍可见血管壁。

CDS 依赖于操作人员，需要技术熟练的超声医师。为了诊断，建议在横切面和纵切面探测两侧颞浅动脉全长及其额支和顶支。一些研究和 Meta 分析已经评价了该方法用以诊断 GCA 的晕轮征，与临床诊断金标准相比，其灵敏度为 5%～100%，特异度为 75%～100%。探测其他血管区域（如腋动脉、锁骨下动脉、颈动脉、面动脉、枕动脉和腹主动脉）可以

255

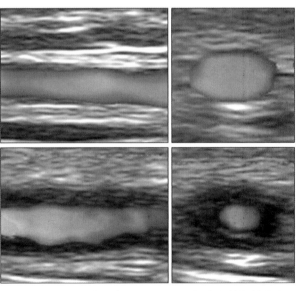

▲ 图 26-4 巨细胞动脉炎（GCA）的超声多普勒检查（此图彩色版本见书末）

无 GCA 患者（上图）和 GCA 患者（下图）的颞动脉纵向及横向彩色多普勒超声，GCA 患者显示特征性晕征（病变血管周围同心低回声增厚）

提高诊断率。一旦开始使用糖皮质激素，CDS 表现可能在几天到几个月的时间内消失，而对于大动脉而言时间则更长。

2. 横断面血管成像

累及主动脉及其主要分支的血管炎放射学证据在 GCA 中极为常见。横断面成像已经成为临床试验中准入患者分类标准的重要组成部分。CTA 显示的大血管动脉炎（如管壁增厚）在高达 70%GCA 患者的疾病诊断中可见（图 26-5A）。血管受累更多见于胸主动脉、腹主动脉、头臂干、锁骨下动脉和颈动脉。糖皮质激素治疗后，动脉壁增厚和对比剂摄取通常会有所改善，但在诊断时伴随这些症状的患者中，2/3 可能将持续存在残余病变。持续性管壁病变是否能够代表血管重塑或潜在炎症尚且不清楚。在平均 10 年的随访时间后，CTA 显示 30% 以上的患者将出现主动脉瘤或扩张的慢性损伤。这些表现常在临床和血清学静止状态的患者中被检测到。

PET 成像显示在高达 80% 的初治新发患者中出现了动脉炎症的变化（即 ^{18}F-FDG 摄取）（图 26-5B）。常受累的血管包括锁骨下动脉和胸腹主动脉，颈动脉、肱动脉和腋动脉较少见。在 GCA 患者中，较短的疾病持续时间、图像采集时较低的泼尼松剂量和临床疾病活动是 PET 扫描阳性的预测因素。连续 PET 成像研究表明，其动脉 FDG 摄取强度可随着治疗而降低，但对于根据其他参数诊断为缓解的患者而言，仍有超过一半的患者未能完全消退。这种残留病变被推测为低级别炎症，而不是由血管重塑引起的内皮或平滑肌改变。

大血管炎也可以采用 MRI 或 MRA 识别，分别显示同心性管壁增厚，伴或不伴水肿和（或）钆镊取，以及特征性腔内改变（图 26-5C）。正如 CT 和 PET 成像所显示的那样，在治疗患者的随访中经常检测到持续的血管壁 MRI 信号。

除了经常用于 GCA 诊断以外，当临床发现存在病变（如跛行、脉搏缺失、血压不对称或血管杂音）时，血管成像在大、中型动脉的评估及随诊监测中也具有重要作用。然而，血管成像在评估治疗反应、检测疾病活动性、预测疾病复发或长期动脉损伤方面的确切作用尚未明确。

（四）骨骼肌肉影像

PMR 患者肩、髋关节及相关结构的非特异性滑

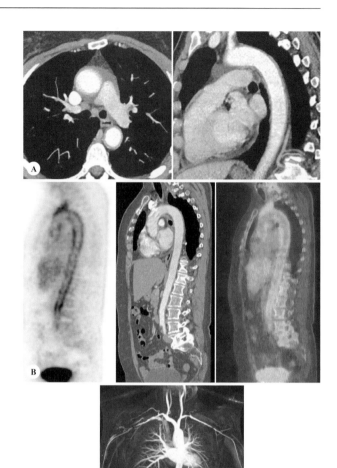

▲ 图 26-5 巨细胞动脉炎（GCA）的无创横断面血管成像（此图彩色版本见书末）

A. GCA 相关大动脉炎患者的胸部 CT 血管显像显示胸主动脉管壁增厚（横断面和矢状面）。B. GCA 患者胸主动脉 PET/CT 显示 ^{18}F-FDG 摄取显著增加，提示动脉炎症（矢状面）。左侧图像为 PET，中间图像为 CT，第三个图像为前两者的重叠（PET/CT）。C. GCA 患者的胸部（冠状面）MRA 显示长段弥漫性狭窄，累及腋动脉和肱动脉，患者伴有 GCA 和手臂跛行

囊炎和滑膜炎，包括转子滑囊炎、肩峰下滑囊炎、三角肌下滑囊炎和肱二头肌腱鞘炎，可通过超声、MRI 或 PET 诊断（图 26-6）。此外，脊柱 MRI 和 PET 都可出现棘突间滑囊炎（图 26-6）。然而，肩、髋关节和脊柱的常规 X 线显像对 PMR 的诊断没有帮助。

五、诊断标准

原发性 PMR 具有五项分类标准。这些标准总结了 PMR 的主要特征，包括特征性临床症状（如髋/肩带疼痛和僵硬），炎症标志物升高，老年发病。部

分标准也包括对低 / 中等剂量糖皮质激素的迅速反应。2012 年暂定的 PMR 标准（表 26-2）介绍了具体的实验室检查和可选择性使用的肩和髋关节超声评分算法。根据这些标准，超过 50 岁的患者伴其他因素无法解释的双侧肩关节疼痛，并且合并存在以

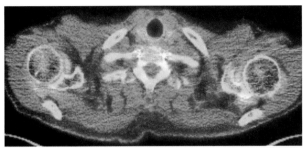
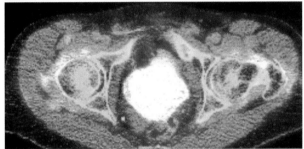

▲ 图 26-6　**风湿性多肌痛成像**（此图彩色版本见书末）
风湿性多肌痛患者的 PET/CT 显示肩关节周围结构（上图）和髋关节周围结构（下图）及颈椎棘突附近（上图）的 ^{18}F-FDG 增高

下特征，则有将近 70% 的灵敏度和将近 80% 的特异度可以归类为存在 PMR：超过 45min 的晨僵，CRP 和（或）ESR 升高，新发髋关节疼痛或活动受限，类风湿因子及抗瓜氨酸化蛋白抗体阴性，外周关节痛阴性及三角肌下滑囊炎阳性，肱二头肌腱鞘炎、盂肱滑膜炎、髋关节滑膜炎和（或）转子滑囊炎。

在 1990 年，ACR 发布了 GCA 的分类标准（表 26-1）。这些标准包括年龄超过 50 岁，ESR 超过 50mm/h，新发头痛，颞动脉体格检查异常（如硬化），颞动脉活检发现单核细胞炎症浸润。该标准区分 GCA 与其他血管炎的敏感性和特异性分别将近 80% 和 90%。1990 年 ACR GCA 标准的主要局限性在于未纳入特异性临床表现（如颌跛行、PMR 症状、头皮压痛、视觉损伤），CRP 升高，以及典型的血管成像异常。1990 年 ACR 分类标准的模式已经作为临床试验准入标准的一部分。

六、鉴别诊断

区分原发性 PMR 患者与 GCA 伴 PMR 患者是非常重要的。如果患者没有"颈部以上"的症状，即头痛、颌跛行、头皮压痛或视觉症状，则将患者归类为原发性 PMR。一般不建议对仅表现为 PMR 症状的患者完善 GCA 检查。然而，高达 20% 的仅有

257

表 26-2　2012 年 PMR 暂定分类标准		
标准要求：50 岁及以上，双侧肩关节疼痛，CRP 和（或）ESR 异常		
	不伴 US 的分数	伴 US[a] 的分数
晨僵时间>45min	2	2
臀部疼痛或活动范围受限	1	1
RF 和 ACPA 阴性	2	2
无其他关节受累	1	1
至少一侧肩部伴三角肌下滑囊炎和（或）肱二头肌腱鞘炎和（或）盂肱滑膜炎（后方或腋窝），至少一侧臀部伴有滑膜炎和（或）转子滑囊炎	不适用	1
双肩均有三角肌下滑囊炎、肱二头肌腱鞘炎或肩关节滑膜炎	不适用	1

在不伴 US 的算法中，得分为 4 分及以上的归类为 PMR，在伴 US 的算法中，得分为 5 分及以上的归类为 PMR
a. 可选择的超声标准
ACPA. 抗瓜氨酸化蛋白抗体；CRP. C 反应蛋白；ESR. 红细胞沉降率；PMR. 风湿性多肌痛；RF. 类风湿因子；US. 超声
经许可转载，引自 Dasgupta B, Cimmino MA, Maradit-Kremers H, et al. 2012 provisional classification criteria for polymyalgia rheumatica: a European League Against Rheumatism/American College of Rheumatology collaborative initiative. *Ann Rheum Dis.* 2012;71(4):484-492.

PMR 症状的患者可能存在颞动脉活检或血管成像阳性，提示存在 GCA 而不是原发性 PMR（Tuckwell 等，2017）。

在老年人中鉴别原发性 PMR 和类风湿关节炎非常困难，特别是存在 PMR 症状又同时伴有远端多关节炎的患者。重度侵蚀性关节炎、类风湿结节和（或）类风湿因子或抗瓜氨酸化蛋白抗体阳性更利于类风湿关节炎的诊断。

多发性肌炎存在近端无力而非疼痛。相比之下，PMR 患者总是认为他们的疼痛比任何不适都要严重。多发性肌炎患者肌酸激酶通常升高，但在 PMR 中正常。近端肢体疼痛或僵硬可见于多种内分泌疾病，包括甲状腺功能减退、糖尿病和骨软化症。PMR 通常易与纤维肌痛鉴别，纤维肌痛是一种弥漫性疼痛，近端和远端均可累及，通常见于年轻女性，缺乏客观的发现或异常的实验室检查结果。其他与 PMR 相似的疾病包括早期帕金森、淀粉样变、晚发型系统性红斑狼疮、心内膜炎、骨髓增生异常综合征和退行性关节病。由于未累及肩关节在 PMR 中很少见，因此被认为患有"腰部以下"PMR 的患者更有可能患有腰椎管狭窄症，这可能导致局限于臀带区域的僵硬和疼痛。

动脉粥样硬化性脑血管或心血管疾病也可导致短暂性单眼视力丧失（一过性黑矇）或永久性单眼失明。非动脉炎患者可通过其他症状缺如、炎症标志物（ESR 和 CRP）正常来进行鉴别。动脉粥样硬化和 GCA 均可引起上或下肢跛行。血管成像通常可用于鉴别上述疾病。GCA 动脉中部存在孤立的长段均匀性狭窄，而动脉粥样硬化倾向于局灶性和血管分叉处多见。

GCA 的一些临床特征可由其他形式的全身性血管炎（模拟 GCA）引起。例如，ANCA 相关血管炎、冷球蛋白性血管炎和结节性多动脉炎可引起颅外动脉炎症，并引起头痛、头皮压痛和下颌跛行。这些疾病可出现活检证实的非 GCA"颞动脉炎"。它们的鉴别很重要，因为这些疾病的治疗方式与 GCA 不同。Takayasu 动脉炎可以像 GCA 一样累及大血管，但通常多见于年轻女性，比 GCA 更易累及肺动脉和肾动脉。多发性骨髓瘤、Waldenström 巨球蛋白血症、心内膜炎和骨髓炎可导致全身症状伴 ESR 明显升高。由于血清中含有过量的免疫球蛋白，浆细胞增生疾病中 ESR 通常相对于 CRP（有时甚至正常）不成比

例地升高。许多已出现蛋白尿的糖尿病患者感觉不适伴 ESR 升高，其他类型肾衰竭患者也可出现类似表现。其他与 GCA 相似的疾病还可能包括骨髓增生异常综合征和系统性淀粉样变。

七、治疗

（一）巨细胞动脉炎

GCA 没有根治的方法。目前认为，长期糖皮质激素逐渐减量的疗法（如 12～18 个月），是控制疾病的唯一选择。然而，高达 85% 的患者在接受满 1 年的糖皮质激素治疗后，当药物逐渐减量时，疾病复发。此外，几乎所有 GCA 患者都会出现糖皮质激素相关不良反应。许多关于潜在"激素助减"药物的研究已经失败或只有部分疗效，主要的药物是甲氨蝶呤和 TNF 抑制药。幸运的是，研究证明 IL-6 受体（IL-6 receptor，IL-6R）拮抗药托珠单抗联合短疗程糖皮质激素减量是一种有效的治疗策略（Stone 等，2017）。

1. 糖皮质激素

泼尼松（40～60mg/d）应立即给予任何强烈怀疑 GCA 的患者，同时完成适当的确诊性检查（如颞动脉活检或大血管造影）。最初的泼尼松剂量通常维持在 4 周左右，以确保所有症状有所缓解，炎症标志物恢复正常。一些专家建议在出现视觉症状（如黑矇、视力丧失）时静脉注射甲泼尼龙冲击（如 1000mg/d）3～5 天。疾病活动度得到控制后，不同专家采用泼尼松减量疗程会有所不同，也可能取决于是否同时使用托珠单抗。在托珠单抗可使用之前，即使无疾病复发，GCA 经典的泼尼松减量治疗也通常需要至少 12 个月，并且许多医师并未完全停用泼尼松。从最初每 1～2 周减少 5～10mg，直到泼尼松剂量减至 20mg，之后每 1～2 周逐渐减少 2.5～5mg，直到患者达到每天 10mg 的剂量。患者需要每 2～4 周减少 1mg，将剂量从 10mg 降低到 0。在疾病复发时，泼尼松剂量会增加，然后再尝试降低剂量。许多复发患者会持续使用糖皮质激素数年之久，并且这种情况也并不少见。

2. 托珠单抗

随机对照试验已证实 IL-6 在 GCA 发病机制中的关键作用。与单独使用糖皮质激素治疗相比，托珠单抗（Tocilizumab，TCZ）治疗可导致更高的持续缓解率，减少糖皮质激素累积剂量，达到更好的生活

质量。在 GiACTA Ⅲ 期试验（Stone 等，2017）中，按 1∶1～1∶2 比例将 251 例活动性 GCA 患者（47% 为新诊断）随机分为安慰剂（placebo，PBO）加 26 周泼尼松减量组（PBO+26，$n=50$）、安慰剂加 52 周泼尼松减量组（PBO+52，$n=51$）、每隔 1 周 TCZ 162mg 加 26 周泼尼松减量组（TCZ Q2W，$n=50$）或每周 TCZ 162mg 加 26 周泼尼松减量组（TCZ QW，$N=100$）。预先规定并标准化泼尼松减量方案。主要观察终点：比较 TCZ QW、TCZ Q2W 和 PBO+26 组第 52 周无泼尼松缓解率。

TCZ QW 组有 56% 的患者达到了 GiACTA 的主要终点，TCZ Q2W 组为 52%，而 PBO+26 组仅 14%（两组比较均 $P<0.001$）。TCZ 组与 PBO+52 组（代表既往 GCA 的常规治疗）关键的次要终点比较，发现 PBO+52 组只有 18% 的患者实现了持续的无泼尼松缓解，再次证明了 TCZ QW 和 TCZ Q2W 的优势（两组比较均 $P<0.01$）。TCZ QW 组有 23% 的患者存在复发，TCZ Q2W 组有 26% 复发，PBO+26 组 68% 复发，而 PBO+52 组 49% 复发。此外，TCZ 组的 52 周累计中位泼尼松剂量为 1.9mg，而 PBO+26 组为 3.3mg（$P<0.01$），PBO+52 组为 3.8mg（$P<0.01$）。总之，与 PBO+26 组和 PBO+52 组相比，TCZ QW 组患者报告的健康相关生活质量结局更好。

3. 其他药物

IL-12/23 拮抗药在 GCA 中具有良好的生物学潜在作用，但研究显示了矛盾的结果。抗 IL-6 单抗 Sarilumab（ClinicalTrials.gov Identifier：NCT 03600805）、JAK/STAT 抑制药乌帕替尼（ClinicalTrials.gov Identifier：NCT03725202）和 GM-CSF 受体拮抗药 Mavrilimumab（ClinicalTrials.gov Identifier：NCT 03827018）的随机对照试验正在进行中。

（二）风湿性多肌痛

糖皮质激素

原发性 PMR 起始治疗选择口服糖皮质激素，需要 10～25mg/d 的泼尼松或等效药诱导缓解。在初始剂量维持约 4 周后，泼尼松在 9～12 月内逐渐减少。基于个体化差异，尤其泼尼松剂量无法减少或基线存在糖皮质激素不良反应高风险的患者，可考虑加用其他免疫抑制药。缺乏甲氨蝶呤强有力的证据，但一些专家将甲氨蝶呤用于有疾病复发风险因素的患者（如女性）、过去复发的患者、仅使用糖皮质激素控制

不佳的患者或糖皮质激素无法耐受的患者。这些患者可采用更有效的治疗药物 IL-6R 拮抗药（托珠单抗）。

八、预后

GCA 可出现疾病并发症、生活质量降低和治疗相关毒性。这种疾病最严重的并发症是失明。其他可能的并发症包括主动脉瘤、主动脉夹层、大动脉狭窄导致的肢体缺血和脑卒中。尽管 PMR 出现生活质量下降及糖皮质激素相关不良反应，但与 GCA 相比，PMR 的预后更好，因为疾病本身更轻且通常使用的糖皮质激素剂量更低。

（一）失明

高达 20% 的 GCA 患者可能会出现失明，并且通常出现在诊断和开始糖皮质激素治疗之前。不幸的是，永久性视力丧失通常较严重且不可逆。少数患者将出现双侧失明。考虑到这种风险，在怀疑存在 GCA 时，甚至在明确诊断之前，应立刻开始使用大剂量糖皮质激素。视力丧失在患者随访期间比较罕见，但患者必须对新发或视力症状复发保持警惕，以便得到适当的升级治疗。

（二）复发

根据使用的定义和随访时间不同，单用糖皮质激素治疗的 GCA 患者中有 34%～85% 将出现一次或多次复发，特征为头颅症状复发、PMR 症状复发或两者都有。疾病复发往往发生在开始 12～24 个月，此时患者的泼尼松剂量减少至 10～15mg 及以下（Stone 等，2019）。同样，大多数原发性 PMR 患者都存在复发。值得注意的是，高达 1/3 的 GCA 和原发性 PMR 患者复发可能发生在 ESR 和 CRP 水平正常的情况下，而此时仅能根据临床表现进行诊断。对比单用糖皮质激素治疗的 GCA 患者，接受 TCZ 联合糖皮质激素治疗方案的 GCA 患者，其复发率约为 25%（Unizony 等，2018）。

（三）糖皮质激素相关不良反应

糖皮质激素单药治疗的 GCA 患者使用糖皮质激素的中位持续时间约为 3 年，导致其累积剂量约为 5g（Broder 等，2016）。因此，大多数患者将出现糖皮质激素相关并发症。糖皮质激素相关不良反应可能包括感染、骨质疏松伴脆性骨折、缺血性坏死、糖尿病、高血压、血脂异常、精神并发症（如精神

病、焦虑、情绪波动和失眠）、胃肠道出血、体重增加、青光眼、白内障、肌病、皮肤脆性、继发性肾上腺功能不全、心血管和代谢疾病的恶化（如高血压、糖尿病和充血性心力衰竭）。每累积 1g 糖皮质激素，不良反应风险就增加 3%～5%（Broder 等，2016）。糖皮质激素毒性也见于 PMR 患者，但程度更轻。

采取有效的措施是预防和管理 GCA 和 PMR 患者出现糖皮质激素相关毒性的关键。这些措施包括糖皮质激素诱导的骨质疏松症预防和治疗（包括使用双膦酸盐）、疫苗接种（如流感、肺炎球菌和带状疱疹病毒疫苗），并与患者的家庭医生进行有效沟通，以解决可能出现的其他糖皮质激素相关不良反应（如高血压、糖尿病、精神症状）。重要的是，超过 50% 的 GCA 患者接受糖皮质激素治疗后，在疾病的某个阶段会出现炎症标志物升高，并且不伴有临床体征或疾病活动症状（Unizony 等，2018）。不建议增加泼尼松剂量来"治疗"这种实验室异常，因为它会增加糖皮质激素的暴露剂量，并可能导致毒性增加。相反，建议在临床疾病复发时进行密切检测和治疗方案的调整。

（四）大动脉并发症

GCA 的大动脉并发症包括主动脉瘤、主动脉夹层和大动脉狭窄。与普通人群相比，GCA 患者出现胸主动脉瘤的风险更高。GCA 相关主动脉瘤常见于 10%～30% 的 GCA 患者，通常为疾病的晚期表现，平均发生于疾病诊断后的 5～7 年。与性别和年龄相匹配的对照组相比，患有主动脉瘤的 GCA 患者死亡风险增加了 3 倍以上。约 5% 的患者会发生主动脉夹层，可为疾病早期表现，死亡率很高。动脉狭窄（如锁骨下动脉、腋动脉或肱动脉狭窄）见于 10%～15% 的患者，通常在诊断时或诊断后 1 年内被发现。大动脉狭窄与死亡率的增加无关，通常在治疗后可改善或稳定。因此，很少需要手术进行血供重建。

由于 GCA 大血管受累的高患病率和这些病变潜在的临床后果，建议早期使用能够评估动脉管壁和腔内变化的技术（如 CTA、MRI/MRA、PET/CTA、PET/MRI/MRA）进行血管成像并监测随访。

参考文献

Broder MS, Sarsour K, Chang E, et al. Corticosteroid-related adverse events in patients with giant cell arteritis: a claims-based analysis. *Semin Arthritis Rheum*. 2016;46(2):246–252. [PMID: 27378247].

Buttgereit F, Dejaco C, Matteson EL, Dasgupta B. Polymyalgia rheumatica and giant cell arteritis: a systematic review. *JAMA*. 2016;315(22):2442–2458. [PMID: 27299619].

Deng J, Younge BR, Olshen RA, Goronzy JJ, Weyand CM. Th17 and Th1 T-cell responses in giant cell arteritis. *Circulation*. 2010; 121(7):906–915. [PMID: 20142449].

Kermani TA, Schmidt J, Crowson CS, et al. Utility of erythrocyte sedimentation rate and C-reactive protein for the diagnosis of giant cell arteritis. *Semin Arthritis Rheum*. 2012;41(6):866–871. [PMID: 22119103].

Koster MJ, Matteson EL, Warrington KJ. Large-vessel giant cell arteritis: diagnosis, monitoring and management. *Rheumatology (Oxford)*. 2018;57(suppl_2):ii32–ii42. [PMID: 29982778].

Miyabe C, Miyabe Y, Strle K, et al. An expanded population of pathogenic regulatory T cells in giant cell arteritis is abrogated by IL-6 blockade therapy. *Ann Rheum Dis*. 2017;76(5):898–905. [PMID: 27927642].

Ostberg G. Morphological changes in the large arteries in polymyalgia arteritica. *Acta Med Scand Suppl*. 1972;533:135–159. [PMID: 4508179].

Samson M, Jacquin A, Audia S, et al. Stroke associated with giant cell arteritis: a population-based study. *J Neurol Neurosurg Psychiatry*. 2015;86(2):216–221. [PMID: 24780954].

Stone JH, Tuckwell K, Dimonaco S, et al. Glucocorticoid dosages and acute-phase reactant levels at giant cell arteritis flare in a randomized trial of tocilizumab. *Arthritis Rheumatol*. 2019; 71(8):1329–1338. [PMID: 30835950].

Stone JH, Tuckwell K, Dimonaco S, et al. Trial of tocilizumab in giant-cell arteritis. *N Engl J Med*. 2017;377(4):317–328. [PMID: 28745999].

Tuckwell K, Collinson N, Dimonaco S, et al. Newly diagnosed vs. relapsing giant cell arteritis: baseline data from the GiACTA trial. *Semin Arthritis Rheum*. 2017;46(5):657–664. [PMID: 27998620].

Unizony S, Pei J, Sidiropoulos PN, Best JH, Birchwood C, Stone JH. Clinical outcomes of patients with giant cell arteritis treated with tocilizumab in real-world clinical practice. *ACR/ARHP Annual Meeting, Chicago* 2018.

Vodopivec I, Rizzo JF 3rd. Ophthalmic manifestations of giant cell arteritis. *Rheumatology (Oxford)*. 2018;57(suppl_2):ii63–ii72. [PMID: 29986083].

Wen Z, Shen Y, Berry G, et al. The microvascular niche instructs T cells in large vessel vasculitis via the VEGF-Jagged1–Notch pathway. *Sci Transl Med*. 2017;9(399). [PMID: 28724574].

第 27 章　大动脉炎
Takayasu Arteritis

Sebastian Unizony　著

诊断要点

- 大动脉炎是可累及主动脉、主动脉主要分支和肺动脉的肉芽肿性血管炎。

- 多见于年轻女性。

- 常表现为无脉、肢体跛行、高血压或全身症状。

- 红细胞沉降率和 C 反应蛋白水平通常升高。

- 明确诊断需要血管造影或活检。

- 泼尼松治疗有效。然而，泼尼松减量后容易复发，在大多数情况下，需要联合糖皮质激素助减药来维持缓解。

- 治疗过程中仍可能出现动脉损伤的亚临床进展，患者应接受定期影像学监测。

大动脉炎（takayasu arteritis，TAK）（又称 Takayasu 动脉炎）是一种肉芽肿性大血管炎，主要发生于育龄期女性，以 1908 年首次描述眼部表现的日本眼科医生命名。TAK 相关的肉芽肿性动脉炎可导致累及的特定血管狭窄和扩张。TAK 通常面临两大挑战。首先，由于其罕见性和临床表现的多样性，诊断可能延迟数月甚至数年。其次，治疗过程中仍有可能出现复发和亚临床疾病进展。TAK 是一种慢性疾病，它通常表现为一个消长过程，需要仔细的临床和影像学监测，以确定疾病何时处于活动状态，并需要免疫抑制治疗。由于血管并发症（如主动脉瓣反流）的药物治疗和手术治疗的进展，TAK 患者的生存率显著增加。然而，在大多数情况下仍可能由疾病本身和治疗并发症导致严重损害发生。

一、流行病学

TAK 在世界各地均有发病，最常见在亚洲、中东和拉丁美洲，累及不同种族患者（Onen 和 Akkoc，2017）。TAK 的最高患病率为日本报道的每 100 万人 40 例。美国的患病率为 0.9/100 万～2.6/100 万。欧洲国家的患病率为 4.7/100 万～33/100 万。TAK 在女性的发病率是男性的 8 倍（Goel 等，2018）。平均发病年龄为 25 岁，年龄跨度在 4—74 岁。近 1/3 的患者在 20 岁之前出现症状，10%～25% 的患者在 40 岁之后出现症状。高加索人发病年龄较大。

二、病因和发病机制

TAK 的病因不明。TAK 病例的地理聚集性提示遗传或环境因素参与了 TAK 的发病。HLA 和非 HLA 遗传关联已被确定。其中包括 HLA-Bw52、HLA-B/MICA、HLA-DQB1、HLA-DRB1、FCGR2A、FCGR3A、RPS9/LILRB3、IL-6、TNF-α、IL-17F 和 IL-12BB（Carmona 等，2017；Renauer 等，2015；Saruhan-Direskeneli 等，2013）。此外，TAK 好发于育龄期女性，这表明在 TAK 中，与其他自身免疫性疾病一样，女性激素可能起促进作用。

TAK 以大中型动脉管壁炎症性损伤为特征。自身免疫耐受性的破坏被认为是初始事件，可能是通过宿主和病原体衍生抗原之间的分子模拟而产生。发病过程从早期的肉芽肿性炎症反应发展到晚期以广泛纤维化、平滑肌细胞增生和内膜增生为特征的微量或非炎症性重塑现象。在 TAK 中观察到的炎性浸润比巨细胞动脉炎更具有异质性。主要参与的细胞包括 $CD4^+T$ 细胞、$CD8^+T$ 细胞、γδ+T 细胞、B 细胞、自然杀伤（natural killer，NK）细胞、巨噬细胞和多核巨细胞（Espinoza 和 Matsumura，2018）。$CD4^+T$ 细胞亚型免疫表型分析显示，表型偏向 Th17 和 Th1 谱系（如 IL-17 和 IFN-γ 产生），从而下调调节性 T 细胞亚群。

TAK 中免疫介导损伤的机制可能包括 NK 细胞和各种 T 细胞亚群上表达的 NK 组 2D（NK group

2D，NKG2D）受体。NKG2D 识别位于应激状态下细胞表面的 HLA I 类分子 MICA。某些 MICA 变异使发生 TAK 的风险增加，而在 TAK 患者的主动脉样本中检测到该分子的上调。

各种炎症细胞因子，如 IL-6、IL-12、IL-18、IL-23、IL-17、TNF-α 和 IFN-γ，其中一些与疾病活动度相关（如 IL-6 和 TNF-α），被认为在 TAK 的炎症活跃和持续中发挥作用（Espinoza 和 Matsumura，2018）。

三、临床表现

TAK 患者部分急性起病，绝大多数表现为亚急性或慢性。该病的严重程度可从无症状到灾难性，包括不受控制的（通常未被识别的）高血压引起的脑卒中或主动脉瓣关闭不全导致的心力衰竭。平均诊断延迟时间约为 1 年。在炎症标志物正常的患者中，诊断延迟时间通常更长。

TAK 的临床特征具有异质性，可分为两大类：血管受累引起的病变和全身炎症引起的病变。这两类并不总是分开的；许多患者同时具有血管并发症和全身症状，一些患者具有双相表现，早期全身症状为主（所谓的"急性期"），后期血管特征为主（所谓的"慢性期"）。

最常累及的血管是锁骨下动脉、颈动脉、腋动脉、肾动脉和主动脉（表 27-1）（Li 等，2017）。椎动脉、肺动脉、冠状动脉、肠系膜动脉和髂股动脉受累较少。炎症和内膜增生可导致管壁增厚和狭窄或闭塞性病变（通常见于主动脉主要分支），而弹力层和肌层的破坏往往导致主动脉动脉瘤形成。

根据受累部位的不同，血管炎症和后续的损伤可能引起各种临床表现。60% 以上的患者出现动脉受累的体征和症状。血管杂音在颈动脉区最为常见，也可在锁骨上或锁骨下间隙（反映锁骨下疾病）、沿着上臂屈肌表面（由于腋动脉狭窄）、腹部（由于肾动脉受累）、腹股沟（股动脉疾病）闻及血管杂音。多处的血管杂音很常见。上肢跛行，表现为劳力性手臂疲劳和疼痛，比下肢跛行更常发生。动脉夹层是 TAK 可能但不常见的并发症。

心脏疾病是 TAK 发病和死亡的主要原因。在疾病进程中，近一半的患者有心脏表现，可能影响心脏的任意结构。容量负荷失代偿（即主动脉瓣关闭不全）、压力失代偿（即主动脉瓣狭窄或肾动脉狭窄引起的高血压）、心肌缺血（即冠状动脉炎）和心肌炎

表 27-1 大动脉炎中血管受累的频率	
血 管	受累频率（%）
胸主动脉	10～60
腹主动脉	20～70
锁骨下动脉	65～80
颈总动脉	30～80
椎动脉	10～30
肺动脉	5～70
冠状动脉	20～60
肾动脉	20～50
肠系膜动脉	7～30
髂股动脉	10～20

均可导致左心室功能不全。其他心脏表现包括心包炎、继发于过早动脉粥样硬化的缺血性心脏病、心律失常和心源性猝死。提示心脏受累的症状包括胸痛、呼吸困难、心悸和晕厥。

根据用于诊断的检测不同，TAK 患者检测到主动脉瓣关闭不全的比例在 15%～50%。这种并发症主要是由于升主动脉炎和动脉瘤形成引起瓣叶分离而发生（图 27-1A）。主动脉瓣关闭不全的临床表现可从无症状到快速进展的充血性心力衰竭。体格检查可发现右胸骨边缘舒张期杂音和脉压增宽（跳脉或水冲脉）。

高达 60% 的患者经血管造影证实存在冠状动脉受累，但仅有 5%～20% 的病例出现症状。临床表现包括心绞痛、心肌梗死、心律失常、传导异常或充血性心力衰竭。与主动脉瓣疾病一样，心肌缺血也是 TAK 患者死亡的主要原因。狭窄和闭塞多发生在冠状动脉开口（＞70%）和近端冠状动脉（图 27-1B）。血管炎症是冠状动脉病变的主要机制。此外，开口梗阻也可能是由邻近主动脉重构的延伸（即纤维化性回缩）引起的。在许多情况下，继发于高血压和慢性炎症的动脉粥样硬化是冠状动脉疾病发展的辅助因素。

高达 50% 的 TAK 患者有一定程度的亚临床心肌炎症，明显的心肌炎少见。在心包、冠状动脉或瓣膜无病变而表现为胸痛或心力衰竭的患者，应怀疑这种并发症。另外，慢性高血压、瓣膜病和缺血性

冠状动脉疾病可能继发心肌病。

TAK 患者容易出现神经系统和眼科表现。常见症状包括头痛、头晕、先兆晕厥和晕厥。5%~15% 的患者因颈动脉或椎动脉受累而发生脑卒中和短暂性脑缺血发作，很少因颅内动脉炎症而发生。相比之下，最先由 Takayasu 描述的视觉症状如今很少出现。视觉症状主要是由于颈动脉狭窄或阻塞引起的视网膜缺血引起的（Takayasu 视网膜病）。眼底镜检查显示视网膜血管环状吻合，动静脉扩张，微动脉瘤和新生血管形成。荧光素血管造影可见延迟显影的脉络膜循环和周围缺血区域。偶尔，患者的主动脉上方动脉供血有限，仅仅转动或倾斜头部就会导致头晕或视力丧失（即视觉跛行）。严重的肾血管性高血压是视网膜病变的原因之一，这种情况下视网膜有不同的表现，与高血压视网膜病变一致。

多达 50% 的患者出现肺动脉受累。然而，临床上显著的肺动脉高压仅在 1/4 的病例中出现。TAK 相关的肺动脉高压一般为轻至中度，因此很少引起右心室功能不全。

25%~50% 的患者出现单侧或双侧肾动脉狭窄，导致许多患者出现严重高血压（图 27-1C）。超过一半的肾动脉受累患者发展成慢性肾病。在少数 TAK 患者中，高血压可能是由于因炎症引起的主动脉狭窄（即主动脉缩窄）引起的。

约 2/3 的 TAK 患者会出现全身症状或肌肉骨骼症状，包括乏力、体重减轻、发热、盗汗、肌肉痛和关节痛。这些特征在近 1/3 的病例中占主导地位。少数患者出现明显的背部疼痛，尤其在胸部。这种疼痛类似于老年胸主动脉夹层患者的疼痛，可能是由于沿着发炎的主动脉的痛觉神经纤维受到刺激而引起的。

其他临床表现包括结节性红斑、雷诺现象、网状青斑、皮肤溃疡（有时类似坏疽性脓皮病）、指端坏疽、炎症性眼病（如葡萄膜炎、巩膜炎、巩膜表层炎）、血管性疼痛（如颈动脉痛）、腹绞痛型肠系膜血管炎、少见的肾小球肾炎。据报道，炎症性肠病和 TAK 之间存在关联，约 6% 的 TAK 患者在血管炎发作之前，被诊断为溃疡性结肠炎或克罗恩病。

四、诊断

TAK 的诊断需要通过血管成像或活检显示主动脉或其主要分支的血管炎，同时排除可产生类似临床表现或动脉异常的疾病。两种类型的表现应该提醒临床医生注意 TAK 的可能性：①非特异性实验室检查结果表明有炎症的全身性疾病患者；②心血管特征，如肢体跛行、高血压、无脉或测不到血压，尤其对于年轻患者或无动脉粥样硬化危险因素的患者。高度怀疑的检验结果，适当的病史评估，细致的体格检查以寻找动脉杂音，脉搏减弱或消失，血

263

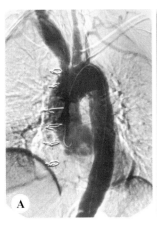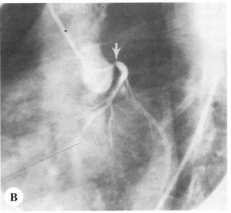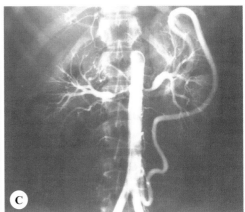

▲ 图 27-1　大动脉炎患者的血管造影

A. 血管造影显示多发的大动脉炎改变，包括升主动脉扩张（可见先前主动脉瓣置换术遗留的手术缝线）、无名动脉和右颈动脉的动脉瘤样扩张，以及左颈总动脉远端的闭塞；B. 冠状动脉造影显示左冠状动脉开口狭窄；C. 血管造影显示双侧肾动脉狭窄，一根从肠系膜下动脉分出的大的左结肠支为肠道提供侧支循环（A 和 B. 经许可转载，引自 Hellmann DB, Flynn JA. Clinical presentation and natural history of Takayasu's arteritis and other inflammatory arteritides. In: Perler BA, Becker GJ, eds. *Vascular Intervention: A Clinical Approach*. New York: Thieme Medical; 1998:249-256. C. 经许可转载，引自 Dr. Michael Jaff, Boston, MA.）

压不对称和心脏杂音，这些都有助于 TAK 的早期诊断。

（一）实验室检查

TAK 无特异性血清学检测或尿检异常，但通常与急性期反应物和其他炎症指标升高有关。近 80% 的患者红细胞沉降率或 C 反应蛋白升高，特别是在疾病活动期。目前还没有可靠的血液学指标来衡量疾病活动。例如，在 20%~30% 的疾病活动患者中 ESR 正常，在 40%~50% 的疾病稳定患者中 ESR 升高。50% 的患者会出现慢性病性贫血。1/3 的患者会出现血小板增多，通常轻微升高，但偶尔也会超过 800 000/μl。肾动脉受累的患者可能因高血压肾病而出现血肌酐升高和尿检异常［如轻度蛋白尿和（或）血尿］。

（二）影像学检查

血管成像是用来诊断 TAK 最常用的方法，几乎所有病例中，在大动脉的管壁和管腔中都可以发现血管炎（图 27-1 至图 27-4）。几种成像方式有助于识别特征性血管病变，包括常规血管造影、MRI 和 MRA（图 27-2）、CTA（图 27-3）、PET（图 27-4）和血管超声。血管壁表现可能包括管壁增厚或水肿（MRI、CTA 和超声）、对比剂强化（MRI 和 CTA）和 ^{18}F-PET。管腔病变包括狭窄、闭塞和动脉瘤扩张（MRA、CTA、血管造影和超声）。

MRI、CTA、PET 和超声能够检测血管壁的改变，可以在不可逆损伤（如狭窄/闭塞和扩张）发生

之前识别动脉病变。常规血管造影虽然无助于确定血管壁受累，但能准确评估动脉管腔（图 27-1）。而 MRA（图 27-2B）和 CTA（图 27-3）可无创显示血管管腔，可减少对一些病例使用常规血管造影。由于 TAK 患者经常需要定期监测血管成像，MRI/MRA 是对动脉损伤进行长期监测的首选技术，以避免过度的辐射暴露。

（三）活检

血管组织仅在少数需要手术的患者中获得，因此，血管组织并不是 TAK 广泛应用的诊断工具。受累动脉活检显示肉芽肿性血管炎。炎症的起始部位是滋养血管进入动脉壁的中膜 – 外膜交界处。一旦疾病确诊，所有的动脉壁层都会受到影响。活动性病灶呈弥漫性炎症浸润，由单个核细胞组成，包括淋巴细胞、巨噬细胞和巨细胞。此外，也可见内膜和外膜坏死，以及内膜纤维细胞增生和血栓形成。相反，慢性病变的特征是中膜和外膜纤维化，以及斑片状炎症浸润。

五、诊断及鉴别诊断

已经制订了几个诊断和分类标准来区分 TAK 与其他血管疾病（表 27-2）。Ishikawa 标准和由 Sharma 等修改的 Ishikawa 标准是基于主要和次要标准，包括体征、症状、炎症标志物和血管造影病变。1990 年 ACR 的分类标准包括年龄、肢体跛行、体格检查（如脉搏减弱、血压不对称、血管杂音），以及典型

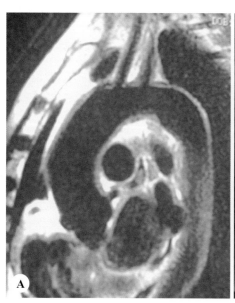
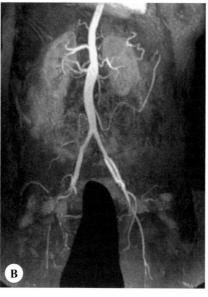

◀ 图 27-2　大动脉炎中的 MRI
A. MRI 显示升主动脉和降主动脉增厚；B. MRA 显示右侧髂外动脉一长段管腔严重狭窄，伴右侧股总动脉侧支形成。也可见肾上方腹主动脉狭窄

的血管造影异常。EULAR/ 儿童风湿病国际试验组织（Pediatric Rheumatology International Trials Organization，PRINTO）/ 欧洲儿童风湿病学会（Pediatric Rheumatology European Society，PRES）对儿童 TAK 的分类标准需要典型的血管造影改变加上以下至少一种：①外周动脉搏动减弱或消失，或者肢体跛行；②血压不对称；③血管杂音；④高血压；⑤ESR 或 CRP 升高。

六、疾病分型

Hata 和 Numano 等提出了基于受累动脉分布的 TAK 的放射学分类。根据这种分类，Ⅰ 型表现为主动脉弓分支受累；Ⅱa 型累及升主动脉、主动脉弓及其分支；Ⅱb 型包括 Ⅱa 型合并胸降主动脉受累；Ⅲ 型累及胸降主动脉、腹主动脉和（或）肾动脉；Ⅳ 型表现为腹主动脉和（或）肾动脉受累；Ⅴ 型为 Ⅱb+Ⅳ 型合并（即全主动脉及其主要分支）。在大多数队列中，有 50%～70% 的患者表现为 Ⅴ 型病变，其他类型显示出地理差异。与日本、墨西哥、美国、土耳其、意大利和韩国（1%～8%）患者相比，印度（30%）和泰国（20%）患者出现 Ⅲ 型疾病的频率更高。相比之下，与上述其他地理区域（25%～45%）相比，印度（15%）和泰国（10%）的 Ⅰ 型和 Ⅱ 型疾病发病率较低。

七、鉴别诊断

诊断 TAK 的最大障碍是这种疾病较为罕见，难

以早期识别。在其他血管炎中，巨细胞动脉炎（见第 26 章）是最容易与 TAK 混淆的。这两种疾病都会引起肉芽肿性全动脉炎，以及 ESR 和 CRP 升高。与 TAK 相反，巨细胞动脉炎只发生在 50 岁以上的患者中，通常累及颅浅动脉（如颞动脉），不累及肺动脉，很少累及肾动脉。Cogan 综合征是一种罕见的疾病，其特征是免疫介导的内耳疾病导致前庭听觉异常（耳聋、眩晕）和眼部炎症（特别是角膜炎症），在少数患者中导致中或大血管炎。白塞综合征（见第 34 章）为变异性血管炎，约 10% 的病例涉及大血管。白塞综合征的特征性病变，包括复发性口腔、生殖器溃疡，TAK 患者少有发生。IgG4 相关疾病可引起胸主动脉炎或腹主动脉炎，偶尔需要手术，有时与腹膜后纤维化有关。梅毒性主动脉炎是一种典型的大血管炎症，目前非常罕见，可以通过适当的血清学检查排除。

其他一些炎症性疾病也可以影响主动脉或其分支，但和 TAK 还是有所差别（表 27-3）。复发性多软骨炎可引起软骨的特征性改变，也可影响主动脉。类风湿性血管炎和强直性脊柱炎很少影响胸主动脉。Buerger 病是一种与吸烟有关的中等血管病变，可影响股动脉、肱动脉和腋动脉。在 TAK 的鉴别诊断方面也应考虑非炎症性疾病。马方综合征和Ⅳ 型 Ehlers-Danlos 综合征会出现血管脆弱和主动脉瘤，但这些患者还有其他典型的特征（如关节活动过度）。纤维肌性发育不良可累及肾、颈动脉和椎动脉，引起特征性的放射学病变。神经纤维瘤病和先天性缩

265

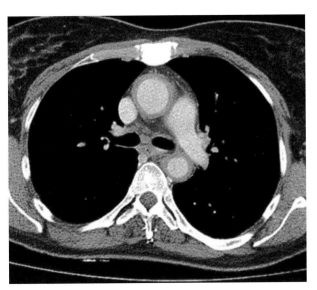

▲ 图 27-3　大动脉炎中的 CTA
CTA 显示升主动脉和降主动脉管壁增厚

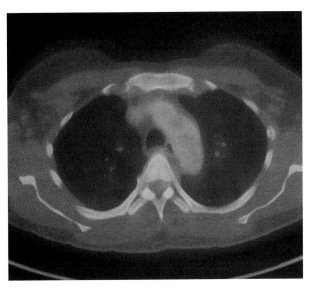

▲ 图 27-4　大动脉炎中的 PET/CT
PET/CT 显示主动脉弓管壁 ^{18}F-PET 摄取增加

	表 27-2	**Takayasu 动脉炎诊断及分类标准**	
Ishikawa 标准	**Sharma 标准**	**ACR 标准**	**EULAR/PRINTO/PRES 标准（儿童 TAK）**
• 必须标准 　– 出现特征性体征或症状持续 1 　个月时年龄≤40 岁 • 主要标准 　– 左锁骨下动脉中段狭窄或闭塞 　– 右锁骨下动脉中段狭窄或闭塞 • 次要标准 　– ESR≥20mm/h 　– 颈动脉压痛 　– ≤40 岁的高血压 　– 主动脉瓣反流或主动脉瓣环 　扩张 　– 肺动脉狭窄、动脉瘤或管腔 　不规则 　– 左侧颈总动脉狭窄或闭塞 　– 头臂干远端狭窄或闭塞 　– 降主动脉狭窄、动脉瘤或管腔 　不规则 　– 腹主动脉狭窄、动脉瘤或管 　腔不规则，除主髂动脉区域 具备必须标准后，满足 2 项主要 标准或者 1 项主要标准＋2 项以上 次要标准，或者 4 项以上次要标 准，对 TAK 的诊断具有 84% 的灵 敏度和 100% 的特异度	• 主要标准 　– 左锁骨下动脉中段狭窄或闭塞 　– 右锁骨下动脉中段狭窄或闭塞 　– 体征和症状 * 持续 1 个月以上 • 次要标准 　– ESR≥20mm/h 　– 颈动脉压痛 　– 高血压 　– 主动脉瓣反流或主动脉瓣环 　扩张 　– 肺动脉狭窄、动脉瘤或管腔不 　规则 　– 左侧颈总动脉狭窄或闭塞 　– 头臂干远端狭窄或闭塞 　– 降主动脉狭窄、动脉瘤或管腔 　不规则 　– 腹主动脉狭窄、动脉瘤或管腔 　不规则 　– 冠状动脉狭窄、动脉瘤或管腔 　不规则，年龄在 30 岁以下且 　无其他危险因素（如糖尿病） 满足 2 项主要标准或 1 项主要标准 和 2 项次要标准或 4 项次要标准， 对 TAK 的诊断具有 92.5% 的灵敏 度和 95% 的特异度	• 发病年龄<40 岁 • 肢体间歇性跛行 • 肱动脉搏动减弱 • 上肢收缩压差> 　10mmHg • 锁骨下动脉或主 　动脉杂音 • 血管造影提示主 　动脉或其主要分 　支狭窄或闭塞 满足 3 项以上，对 TAK 诊断的灵敏 度为 90.5%，特异 度为 97.8%	• 必须标准 　– 在主动脉或其主要分 　支和（或）肺动脉检 　测到典型的血管造影 　异常（如扩张、狭窄、 　闭塞或管壁增厚） • 其他标准 　– 外周动脉搏动减弱或 　消失，或者肢体跛行 　– 任意肢体间收缩压> 　10mmHg 　– 血管杂音 　– 高血压 　– ESR≥20mm/h 和（或） 　CRP 高于正常值 具备必须标准后，满足 1 项以上其他标准对 TAK 诊断的灵敏度为 100%， 特异度为 99.9%

*. 特征性体征和症状可能包括肢体跛行、无脉或者脉搏不对称、收缩压差>10mmHg、发热、颈部疼痛、一过性黑矇、视物模糊、晕厥、呼吸困难或者心悸

ACR. 美国风湿病学会；CRP. C 反应蛋白；ESR. 红细胞沉降率；EULAR. 欧洲抗风湿病联盟；PRES. 欧洲儿童风湿病学会；PRINTO. 儿童风湿病国际试验组织；TAK. Takayasu 动脉炎

窄可影响腹主动脉和肠系膜大血管。辐射损伤可以影响包括主动脉在内的任何血管。主动脉及主要分支的动脉粥样硬化很少在 50 岁之前发生，也不会产生长而平滑的狭窄动脉段，而这正是 TAK 的特征。此外，非炎症性血管病变缺乏放射学（如同心动脉壁增厚）或血清学（如 ESR 或 CRP 增加）炎症证据。

八、治疗

（一）药物治疗

1. 糖皮质激素

大多数 TAK 患者使用中到大剂量糖皮质激素

能够有效控制炎症和诱导疾病缓解。初始治疗剂量为泼尼松 0.5～1mg/(kg·d)，持续约 1 个月，随后可根据不同的持续时间逐渐减量（如 6～12 个月）。TAK 患者通常需要低剂量的糖皮质激素（如泼尼松5～10mg/d）来维持缓解。然而，在糖皮质激素单药治疗的患者中容易出现疾病复发，糖皮质激素相关不良反应也很常见。

2. 传统的免疫抑制药

在 TAK 患者中加用免疫抑制药物以帮助防止疾病复发和减量糖皮质激素。目前为止还没有随机对照试验来指导治疗，大多数建议是基于观察性非对

表 27-3　大动脉炎的鉴别诊断：其他可影响大中型动脉的疾病	
炎症性疾病	巨细胞动脉炎、Cogan 综合征、白塞综合征、复发性多软骨炎、强直性脊柱炎、类风湿关节炎、系统性红斑狼疮、结节病、IgG4 相关疾病（IgG4-related disease, IgG4RD）、结节性多动脉炎、川崎病
感染性疾病	梅毒，真菌性动脉瘤
非炎症性血管病	动脉粥样硬化、放射性动脉损伤、神经纤维瘤病、先天性缩窄、马方综合征、EDS Ⅳ 型、纤维肌发育不良

照研究。常用的药物包括甲氨蝶呤、硫唑嘌呤、霉酚酸酯、来氟米特和相对较少使用的环磷酰胺。尽管与单纯使用糖皮质激素的患者相比，口服免疫抑制药和糖皮质激素联合治疗的患者的疾病预后更好，但 TAK 患者仍面临复发（30%～95%）和血管疾病进展（20%～50%）的挑战。

3. 生物制剂

来自非对照研究的证据表明，TNF-α 抑制药（如英夫利西单抗、阿达木单抗、培塞利珠单抗和依那西普）在 TAK 患者中对维持疾病缓解和糖皮质激素减量可能有效。一项对 20 项观察性研究的综述，包括 120 例接受英夫利西单抗（$n=109$）、依那西普（$n=17$）或阿达木单抗（$n=9$）治疗的患者，结果显示高达 90% 的患者获得缓解，40% 的患者有可能停用糖皮质激素。然而，大多数病例中非生物免疫抑制药物与 TNF-α 抑制药是同时使用的。尽管接受了治疗，仍有 37% 的患者复发，这其中的一半患者需要增加剂量或切换到另一种 TNF-α 抑制药来维持缓解。

在 IL-6 受体抑制药托珠单抗在观察性研究中得到有效结果后，有学者开展了一项随机对照试验以评估该药物对 36 例疾病复发患者的疗效。患者按 1∶1 的比例随机分配入托珠单抗每周皮下注射 162mg 组或安慰剂组，其中都联合泼尼松减量治疗。托珠单抗组和安慰剂组分别有 8 例（44%）和 11 例（61%）患者出现复发。在按意向治疗的分析中，托珠单抗组与安慰剂组相比，两者在复发时间上没有显著差异（$HR=0.41$，$95\%CI\ 0.15～1.10$，$P=0.06$）。然而，在按试验方案的分析中观察到托珠单抗具有显著疗效（$HR=0.34$，$95\%CI\ 0.11～1.00$，$P=0.03$）。

与所有其他治疗药物一样，接受托珠单抗治疗的 TAK 患者也被报道出现血管病变进展（通常临床无症状）。因此，即使是评估为临床缓解的患者，也建议进行定期影像学监测。

乌司奴单抗（一种抑制 IL-12/IL-23 信号传导的单克隆抗体）用于治疗难治性 TAK 患者的初步结果是令人鼓舞的。

（二）血管重建

在 TAK 中，狭窄病变的血管重建通常是不必要的，因为疾病进展缓慢，通常伴有大量侧支血管的形成。只要可能，血管成形术或血管手术应推迟，直到动脉炎症得到控制。

手术治疗主动脉瓣反流、冠状动脉病变和胸主动脉瘤，可以挽救生命。血管成形术加上支架和搭桥手术已经成功地治疗了由肾动脉狭窄引起的顽固性高血压，以及使用药物治疗仍有严重症状的四肢、大脑或肠系膜缺血的病例。血管成形术后的再狭窄率似乎高于搭桥手术，但随着药物洗脱支架的出现和更频繁地使用全身免疫抑制药后，再狭窄率有所下降。

九、活动度监测、结果和预后

大多数 TAK 患者呈现复发和缓解过程，需要仔细监测和调整免疫抑制治疗。判断 TAK 患者的疾病活动度是困难的，需要对症状、体征、炎症标志物和血管成像进行评估。

在 TAK 中一个常见的现象是无症状患者中持续存在血管炎症。事实上，10%～60% 的临床无症状患者在随访期间会出现新的动脉病变。而据病情缓解患者的手术标本显示，在超过 40% 的病例中存在血管炎的组织学证据。在一项常规随访患者的研究中，46% 的患者急性期反应物升高，但 MRA 没有变化，或者急性期反应物正常，但 MR 成像观察到新的血管壁增强或水肿。血管成像作为评估疾病活动性和指导治疗的单一工具的作用还没有确定，因为有几项研究表明，在疾病被判定为临床缓解的患者中存在残留的血管变化。

近年来，TAK 患者的死亡率显著下降，10 年生存率为 80%～90%。死亡原因包括充血性心力衰竭（如严重的主动脉瓣关闭不全）、脑卒中、心肌梗死、肾衰竭或免疫抑制治疗相关的感染并发症。诊断、内外科治疗及监测的进步预示着未来更好的预后。

参考文献

Barra L, Kanji T, Malette J, Pagnoux C, CanVasc. Imaging modalities for the diagnosis and disease activity assessment of Takayasu's arteritis: a systematic review and meta-analysis. *Autoimmun Rev.* 2018;17(2):175–187. [PMID: 29313811].

Carmona FD, Coit P, Saruhan-Direskeneli G, et al. Analysis of the common genetic component of large-vessel vasculitides through a meta-Immunochip strategy. *Sci Rep* 2017;7:43953. [PMID: 28277489].

Clifford A, Hoffman GS. Recent advances in the medical management of Takayasu arteritis: an update on use of biologic therapies. *Curr Opin Rheumatol* 2014;26(1):7–15. [PMID: 24225487].

Espinoza JL, Ai S, Matsumura I. New insights on the pathogenesis of Takayasu arteritis: revisiting the microbial theory. *Pathogens.* 2018;7(3):E73. [PMID: 30200570].

Goel R, Danda D, Joseph G, et al. Long-term outcome of 251 patients with Takayasu arteritis on combination immunosuppressant therapy: single centre experience from a large tertiary care teaching hospital in Southern India. *Semin Arthritis Rheum.* 2018;47(5):718–726. [PMID: 29096935].

Grayson PC, Alehashemi S, Bagheri AA, et al. ^{18}F-Fluorodeoxyglucose-Positron Emission Tomography As an Imaging Biomarker in a Prospective, Longitudinal Cohort of Patients With Large Vessel Vasculitis. *Arthritis Rheum.* 2018;70(3):439–449. [PMID: 29145713].

Hoffman GS, Merkel PA, Brasington RD, Lenschow DJ, Liang P. Anti-tumor necrosis factor therapy in patients with difficult to treat Takayasu arteritis. *Arthritis Rheum.* 2004;50(7):2296–2304. [PMID: 15248230].

Kerr GS, Hallahan CW, Giordano J, et al. Takayasu arteritis. *Ann Intern Med.* 1994;120(11):919–929. [PMID: 7909656].

Li J, Sun F, Chen Z, Yang Y, et al. The clinical characteristics of Chinese Takayasu's arteritis patients: a retrospective study of 411 patients over 24 years. *Arthritis Res Ther.* 2017;19(1):107. [PMID: 28545566].

Maksimowicz-McKinnon K, Clark TM, Hoffman GS. Limitations of therapy and a guarded prognosis in an American cohort of Takayasu arteritis patients. *Arthritis Rheum.* 2007;56(3): 1000–1009. [PMID: 17328078].

Molloy ES, Langford CA, Clark TM, Gota CE, Hoffman GS. Anti-tumour necrosis factor therapy in patients with refractory Takayasu arteritis: long-term follow-up. *Ann Rheum Dis.* 2008;67(11):1567–1569. [PMID: 18677012].

Nakaoka Y, Isobe M, Takei S, et al. Efficacy and safety of tocilizumab in patients with refractory Takayasu arteritis: results from a randomised, double-blind, placebo-controlled, phase 3 trial in Japan (the TAKT study). *Ann Rheum Dis.* 2018;77(3):348–354. [PMID: 29191819].

Onen F, Akkoc N. Epidemiology of Takayasu arteritis. *Presse Med.* 2017;46(7–8 Pt 2):e197–e203. [PMID: 28756072].

Renauer PA, Saruhan-Direskeneli G, Coit P, et al. Identification of susceptibility loci in IL6, RPS9/LILRB3, and an intergenic locus on chromosome 21q22 in Takayasu arteritis in a genome-wide association study. *Arthritis Rheum.* 2015;67(5):1361–1368. [PMID: 25604533].

Sanchez-Alvarez C, Mertz LE, Thomas CS, Cochuyt JJ, Abril A. Demographic, clinical, and radiologic characteristics of a cohort of patients with Takayasu arteritis. *Am J Med.* 2019;132(5):647–651. [PMID: 30615861].

Saruhan-Direskeneli G, Hughes T, Aksu K, et al. Identification of multiple genetic susceptibility loci in Takayasu arteritis. *Am J Hum Genet.* 2013;93(2):298–305. [PMID: 23830517].

Yachoui R, Kreidy M, Siorek M, Sehgal R. Successful treatment with ustekinumab for corticosteroid- and immunosuppressant-resistant Takayasu's arteritis. *Scand J Rheum.* 2018;47(3): 246–247. [PMID: 28276951].

第 28 章　肉芽肿性多血管炎
Granulomatosis with Polyangiitis

John H. Stone　著

- 三个病理特征：肉芽肿性炎症、血管炎和坏死。
- 多系统典型临床特征如下。
  - 非特异性全身症状，如乏力、肌痛、体重减轻和发热。
  - 游走性寡关节或多关节炎。
  - 持续性上呼吸道和耳部"感染"，抗生素治疗无效。
  - 眼眶假瘤，常与慢性鼻窦疾病相关。
  - 结节性或空洞性肺部病变，常被误诊为恶性肿瘤或感染。
  - 急进性肾小球肾炎。
- 检测抗中性粒细胞胞质抗体（ANCA）有助于诊断，但在用作疾病活动指标或指导治疗时机方面有明显缺陷。少数肉芽肿性多血管炎患者ANCA 阴性，特别是"局限性"病变的患者。

肉芽肿性多血管炎（granulomatosis with polyangiitis，GPA）（旧称韦格纳肉芽肿）是最常见的系统性血管炎之一，发病率为每年 1/10 万。该病累及小至中等血管（小血管更常见）。GPA 同时累及动静脉，这与结节性多动脉炎相反，后者仅累及动脉和肌肉小动脉。GPA 病因不明，但疾病显著的气道受累提示吸入性抗原参与其中。该病与抗中性粒细胞胞质抗体（ANCA）相关，这些自身抗体不会启动炎症，但会增强炎症反应。GPA 好发于白种人，尤其是北欧血统。男女比例约为 1:1，平均确诊年龄为 50 岁。该病多见于老年人，少数情况下也见于儿童。

GPA 通常亚急性起病。患者的初发症状易被忽视，如鼻塞、鼻窦炎和听力下降，专科医生可及时识别这些前驱症状，在系统性症状出现前疑诊 GPA。

早期识别 GPA 可预防终末器官损伤并发症，如鼻梁塌陷、肾衰竭、弥漫性肺泡出血和周围神经广泛坏死。由于很多 GPA 病例具有缓解 - 复发的病程特点，并且在停止治疗后有复发趋势，因此缓解期维持策略和早期识别疾病活动至关重要。

GPA 治疗，无论是短期或长期治疗，都可能出现不良反应。长期使用糖皮质激素治疗的不良反应经常被低估。密切随访和监测实验室指标（如定期检测全血细胞计数）可预防或减少治疗相关不良反应。使用利妥昔单抗替代环磷酰胺治疗可减少后者相关不良反应，尤其是不孕、恶性肿瘤和机会性感染的风险。

一、临床表现

（一）症状与体征

1. 鼻、鼻窦和耳朵

约 90% 的 GPA 患者有鼻受累，这通常是疾病首发表现。典型症状为持续性鼻漏、严重鼻腔堵塞、鼻出血、血性或棕色鼻痂（表 28-1）。软骨炎可导致鼻中隔穿孔和鼻梁塌陷（鞍鼻畸形）（图 28-1）。鼻窦骨质侵蚀是 GPA 的特征，但仅在疾病发展一定时间（数月）后出现。

GPA 可以出现传导性和感音神经性听力损伤。混合性听力损伤常见，即传导性和感音神经性听力损伤同时出现。传导性听力损伤是由中耳肉芽肿炎导致的浆液性中耳炎。中耳炎的炎症也可能压迫贯穿中耳腔的第Ⅶ对脑神经，导致外周性面神经麻痹（这常被误诊为 Bell 麻痹症或莱姆病）。感音性听力损伤是由内耳（耳蜗）受累引起的，可能还伴有前庭功能障碍（如恶心、眩晕、耳鸣）。然而，与 GPA 相关的感音性听力损伤一般不严重。

2. 眼睛

GPA 可能出现多种眼部炎症病变（图 28-2）。眼

表 28-1 肉芽肿性多血管炎（旧称韦格纳肉芽肿）主要临床表现

器官	临床表现
鼻	持续性鼻漏，血性或棕色鼻痂，鼻腔堵塞，鼻中隔穿孔，鞍鼻
鼻窦	影像学提示的侵蚀性鼻窦炎
耳朵	中耳肉芽肿炎导致的传导性听力丧失，感音神经性听力丧失，混合性听力损伤常见
口腔	草莓样牙龈炎，舌头或口腔溃疡，偶尔出现腭部紫癜性病变
眼睛	眼眶假瘤，巩膜炎（常为坏死性），浅层巩膜炎，结膜炎，角膜炎（角膜溃疡风险），葡萄膜炎（前）
气管	声门下狭窄
肺	结节合并空洞样病变，非特异性肺浸润，肺泡出血，支气管病变
心脏	偶见瓣膜病变，症状通常不明显，心包炎
胃肠道	肠系膜血管炎少见，累及脾较常见，但通常是亚临床的（横切面示脾梗死）

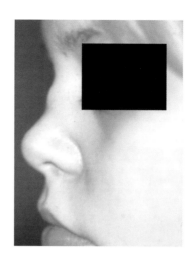

◀ 图 28-1 肉芽肿性多血管炎（韦格纳肉芽肿）的鼻软骨炎可能导致鼻中隔穿孔和鼻梁塌陷（鞍鼻畸形）

独特。GPA 的口腔溃疡与白塞综合征或系统性红斑狼疮不同，常出现在舌后部侧面，这些是中等血管炎的表现。草莓样牙龈炎和舌溃疡疼痛明显，糖皮质激素效果好。

4. 气管

声门下狭窄是指声带以下气管炎症和瘢痕形成所导致的一种潜在致残的病变，在 GPA 中具有高度特异性。复发性多软骨炎也可以在这个部位引起损害。另一个与 GPA 无关的诊断是特发性气管狭窄。声门下受累通常是无症状的，可能仅表现为轻微声嘶。然而，随着疾病进展，可能出现气道瘢痕和严重气管狭窄。肺功能测试和流量容积环图可以显示出固定的限制性通气功能障碍，呈进行性进展，初期不易被发现。但这可能直到病程进展才会明显。

5. 肺

约 80% 的 GPA 患者在疾病病程中有肺部受累。肺部症状包括咳嗽、咯血、呼吸困难和胸膜炎。然而，肺部病变通常是无症状的，只有通过胸部影像检查才能发现。最常见的影像学表现是肺部浸润和结节（图 28-5）。肺部浸润可能反复出现，最初常被误诊为肺炎。单个大结节常被误诊为肺癌。然而，这些结节多为双侧且多发，常伴有空洞形成。许多结节位于外周，如果呈楔形，可能被误诊为肺栓塞。

肺毛细血管炎可导致咯血和快速进展肺泡浸润。少数 GPA 患者会出现大气道疾病并导致严重的支气管狭窄，类似于声门下狭窄。与成人 GPA 患者相比，儿童患者更易出现大气道疾病。支气管狭窄在诊断上具有重要的挑战，因为与声门下狭窄进展的情况相反，患者的健康状况可能在支气管狭窄进展到晚期之前看起来良好。最后，相当大比例的患者发生

眶假瘤可造成视神经缺血（占位性病变压迫神经血液供应），导致眼球突出和视力丧失。这些病变可能与 IgG4 相关疾病的眼眶病变较难区分。巩膜炎引起光敏性、痛性，并且常是结节状巩膜红斑。若不及时治疗，坏死性巩膜炎可能导致巩膜变薄、穿孔性巩膜软化和视力丧失。周围性溃疡性角膜炎（peripheral ulcerative keratitis，PUK）可能导致角膜缘溃疡和"角膜融化"综合征。此类与 GPA 相关的眼部严重并发症可能导致视力丧失。

浅层巩膜炎和结膜炎是 GPA 较轻且常见的眼部并发症，其可能是疾病的首发症状或复发的首要表现。鼻泪管阻塞导致泪液排出不畅，因此 GPA 患者的眼睛通常较湿润。与其他风湿性疾病（如强直性脊柱炎、白塞综合征和结节病）相比，前葡萄膜炎在 GPA 患者较少见。视网膜中央动脉阻塞是 GPA 已知的并发症，但其他视网膜病变和后葡萄膜炎不常见。

3. 口腔

GPA 的两个典型口腔病变是牙龈炎（草莓样牙龈炎）（图 28-3）和舌溃疡（图 28-4）。GPA 牙龈炎得名于牙齿乳头的草莓形状，该特征在风湿病中较

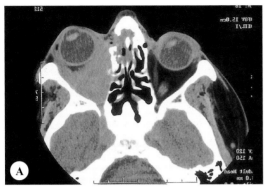

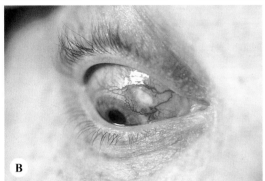

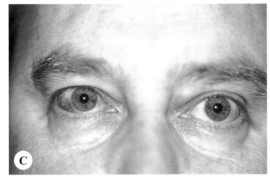

▲ 图 28-2　**A.** 眼眶 **CT** 平扫显示眼眶假瘤，可能导致眼球突出和视力丧失；**B.** 伴边缘角膜溃疡的巩膜炎；**C.** 眼球表面无痛性红斑 – 浅层巩膜炎 – 肉芽肿性多血管炎（韦格纳肉芽肿）最常见的眼部并发症

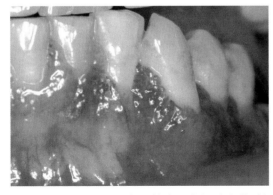

▲ 图 28-3　肉芽肿性多血管炎（韦格纳肉芽肿）患者合并严重牙龈炎，被称为草莓样牙龈炎

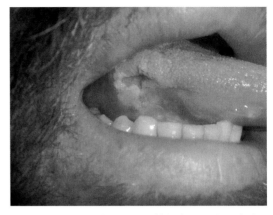

▲ 图 28-4　肉芽肿性多血管炎患者合并舌溃疡

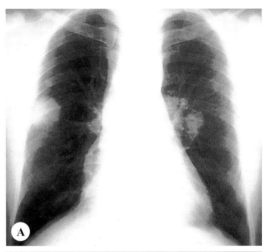

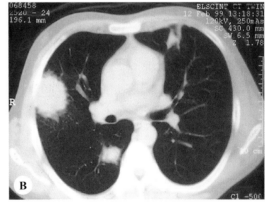

▲ 图 28-5　胸部 **X** 线和 **CT** 提示肺部双侧多发结节

A. 前后位片提示双侧肺结节；B. 同一患者的肺部 CT 显示出了胸部 X 线上不明显的病灶

静脉血栓事件（特别是深静脉血栓），可能是由于疾病易累及静脉循环，或者是炎症相关高凝状态的并发症。深静脉血栓和肺栓塞往往与疾病活动期密切相关。如果 GPA 患者出现呼吸困难、胸痛或其他相关症状，应警惕肺栓塞可能。

271

6. 肾

肾病是 GPA 最棘手的临床表现之一，通常是疾病迅速进展的标志。约 20%GPA 患者在诊断时有肾受累，在疾病过程中这一比例会逐渐增加，高达 80%。GPA 患者肾病的临床表现是急进性肾小球肾炎：血尿、红细胞管型、蛋白尿（通常非肾病性）和血肌酐升高。若没有及时治疗，肾功能可能在数天或数周内受损。部分 GPA 患者出现亚急性肾病，特别是那些有抗髓过氧化物酶抗体（MPO-ANCA）而非抗蛋白酶 3 抗体（PR3-ANCA）的患者。此外，GPA 还会出现类似恶性肿瘤的肾占位。

7. 其他器官

非特异性关节痛和明显的关节炎常出现在 GPA 病程早期，并表现出不同形式，上下肢关节的游走性寡关节或多关节炎最常见。游走性寡关节炎复发通常是疾病再次活动的关键指标。该病可能出现手部小关节的多关节炎。由手指中动脉炎导致的手指局部缺血和坏疽有时候也是 GPA 的特征。与皮肤毛细血管炎相关的 GPA 皮肤表现包括可触性紫癜、丘疹、溃疡和水疱性病变。然而，GPA 和其他形式 ANCA 相关血管炎的紫癜范围比免疫复合物沉积介导的小血管炎，如混合性冷球蛋白血症或免疫球蛋白 A（immunoglobulin A，IgA）血管炎要小。

皮肤检查应关注 "Churg-Strauss 肉芽肿" 的结节病变（皮肤血管外坏死性肉芽肿病变）。这些结节通常位于肘部和其他压力点的伸面上（图 28-6）。GPA 患者可能出现裂片样出血，易与心内膜炎混淆。患者也可出现由中动脉炎引起类似于坏疽性脓皮病

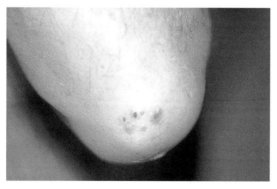

▲ 图 28-6　本肉芽肿性多血管炎（韦格纳肉芽肿）患者类风湿因子阳性

肘关节伸面结节为 "Churg-Strauss 肉芽肿"（皮肤血管外坏死性肉芽肿病变），其最初被误诊为类风湿结节

的病变。虽然目前已报道了 GPA 侵犯脑实质的病例，但脑膜炎（表现为剧烈头痛和脑神经病变）是更典型的中枢神经系统疾病表现。由血管性神经病变导致的多发性单神经炎可能并发 GPA，一旦发生可能会非常严重，但与其他系统性血管炎［如结节性多动脉炎、显微镜下多血管炎和嗜酸性肉芽肿性多血管炎（eosinophilic GPA，EGPA）］相比不具有特征性。

（二）实验室检查

GPA 患者的常规实验室检查和专科检查如表 28-2 所示。这些检查均适用于可疑 GPA 患者的初步评估。通过尿液分析和尿蛋白/肌酐比值排查肾病在 GPA 患者的评估和随访中至关重要。红细胞沉降率和血清 C 反应蛋白水平是评估疾病活动有效（但非完美）的生物标志物。检测 ANCA 的效用将在后文中展开讨论。

（三）影像学检查

多达 1/3 的 GPA 患者在影像学上显示无症状肺部病变。确诊或高度怀疑 GPA 的患者应进行肺部 CT。GPA 的胸部影像可能出现任何病变（除罕见的肺门和纵隔腺病外），包括胸腔积液和非特异性浸润。

（四）特殊检查

1. 活检

由于 GPA 的鉴别复杂，并且 ANCA 检测存在缺陷，对受累脏器进行活检是确诊 GPA 最可靠的方法。在常见的 GPA 受累器官中，最有可能活检并确诊的组织是（按降序排列）：肺、肾和上呼吸道（鼻或鼻窦）。另外，如果在非典型器官中发现血管炎（如皮肤白细胞破碎性血管炎），结合 ANCA 强阳性（特别是 PR3 或 MPO），也足以确诊。即使组织病理学结果不能达到确诊标准，如果患者的血清学 ANCA 结果与 GPA 一致，也可诊断为 GPA。

即使存在三个典型的病理标志（肉芽肿性炎症、血管炎和坏死），GPA 的诊断也需要将临床症状、实验室检查、影像学检查与病理结果结合。GPA 相关组织坏死在病变组织中通常非常广泛，因此被称为 "地图样坏死"。需要通过特殊染色和培养排除抗酸和真菌病原体。

上呼吸道（鼻、鼻窦和会厌区）的活检通常只显示非特异性的急性和慢性炎症，无法用于诊断。仅

约 15% 的上呼吸道活检结果显示完整的病理三联征。与肺、肾活检相比，上呼吸道活检通常更安全，并且在鼻或鼻窦活检中发现的部分病理三联征也可作为 GPA 诊断的有力证据，前提是存在该疾病的其他表现。

GPA 在肺部的病理最为典型，开放性或胸腔镜肺活检获得的大量组织样本可捕获整个疾病谱。经

支气管或放射引导下的穿刺活检常无法获得诊断性组织样本。GPA 的白细胞破碎性血管炎可累及动脉、静脉和毛细血管，伴或不伴肉芽肿特征。血管坏死始于血管壁内的中性粒细胞聚集（微小脓肿），随后中性粒细胞消亡并被栅栏组织细胞包围。这些中性粒细胞微小脓肿的融合导致局部坏死。

GPA 的肾活检不具特异性，因为其他寡免疫复合物型肾小球肾炎可具有相同的组织病理学特征。然而在特定的情况下，肾活检结果足以明确该病的诊断。典型的 GPA 肾损害是局灶节段性肾小球肾炎，伴或不伴新月体形成。肾小球毛细血管襻的血栓病变是最早的组织学病变之一。GPA 肾活检的免疫荧光检查证实了受累肾的"寡免疫"性质（与系统性红斑狼疮、IgA 血管炎和抗肾小球基底膜疾病相比，GPA 的免疫复合物沉积相对较少）。

2. ANCA 血清学检测

ANCA 是针对中性粒细胞和单核细胞胞质成分抗原的抗体。ANCA 检测阳性通常有助于提示或确诊 GPA。若患者有典型 GPA 特点的多系统累及，并且免疫荧光和酶联免疫检测 ANCA 阳性，则不需要活检。然而，少部分播散型 GPA 患者 ANCA 阴性，因此 ANCA 阴性并不能排除诊断。在"局限性"病变患者中，30% 或更多患者可能 ANCA 阴性。ANCA 滴度升高或降低往往与疾病发作的相关性较差，不应作为使用免疫抑制药治疗的唯一标准。

目前常用的两种 ANCA 检测方法是免疫荧光法和酶联免疫法。这两种测试在 GPA 的诊断中互补。传统上，这两种方法均用于评估疑诊患者。然而，针对 PR3 和 MPO 的酶联免疫法已有很大改进，因此许多实验室现在开始用此方法进行 ANCA 检测，完全放弃免疫荧光法。

免疫荧光法有三种主要模式：胞质型（C-ANCA）、核周型（P-ANCA）和非典型。单独免疫荧光法检测对 GPA 的特异性和阳性预测值都很低。因此，无论是 C-ANCA 还是 P-ANCA，GPA 诊断不能以免疫荧光检测结果阳性为主要依据。在血管炎患者中，C-ANCA 通常与酶联免疫检测到的 PR3-ANCA 对应。免疫荧光法测得 C-ANCA 模式的同时，酶联免疫测得 PR3-ANCA 阳性，GPA 的阳性预测值较高。

血管炎患者中，P-ANCA 通常与 MPO-ANCA 对应。约 10% 的 GPA 患者出现 MPO-ANCA 阳性，但其在显微镜下多血管炎、EGPA 和坏死性新月体肾小

表 28-2　肉芽肿性多血管炎（旧称韦格纳肉芽肿）实验室评估	
化　验	**典型结果**
全血细胞计数	• 正细胞正色素性贫血；肺泡出血可能出现急性严重贫血 • 轻至中度白细胞增多常见，一般不超过 18×10^9/L • 中至极重度血小板增多，常见血小板计数 >400×10^9/L，偶尔 >1000×10^9/L
电解质	肾衰竭晚期常出现高钾血症
肝功能检测	GPA 较少累及肝；一旦出现，转氨酶（ALT/AST）升高可能超过 1000mg/dl
显微镜尿液分析	• 血尿（范围从轻微到超过检测上限） • 红细胞管型 • 蛋白尿（少部分患者为肾病型蛋白尿）
红细胞沉降率 / C 反应蛋白	急性期反应物水平急剧升高较典型，通常与疾病活动密切相关
ANA	阴性
类风湿因子	40%～50% 患者阳性，常误诊为类风湿关节炎
C3，C4	补体水平正常或升高，这与系统性红斑狼疮、冷球蛋白血症和其他免疫复合物起主要作用的疾病相反
ANCA	60%～90% 患者阳性
抗 GBM	少数 GPA 患者也出现抗 GBM 抗体

ANA. 抗核抗体；ANCA. 抗中性粒细胞胞质抗体；抗 GBM. 抗肾小球基底膜抗体；ALT/AST. 丙氨酸转氨酶 / 天冬氨酸转氨酶；GPA. 肉芽肿性多血管炎

球肾炎（仅累及肾的 ANCA 相关血管炎）中更常见。

非典型的免疫荧光法测得的 ANCA 模式可能与炎症性肠病和结缔组织病等疾病有关，它不针对 PR3 或 MPO，也不提示存在原发性血管炎。非典型 ANCA 的免疫荧光结果通常被缺乏经验的实验室误读为核周型免疫荧光。

最后，某些药物诱导的血管炎可能与 ANCA 阳性相关。

二、鉴别诊断

GPA 临床表现的多样性决定了其鉴别诊断范围极广。这包括由微生物病原体引起的鼻窦炎和肺炎、其他形式的 ANCA 相关血管炎，以及共病（如同时出现抗生素导致的肺炎和间质性肾炎）。主要的鉴别诊断如表 28-3 所示。

GPA 可能在上呼吸道潜伏数月甚至数年，然后发展为全身性、危及生命的疾病。识别反复发作耳部感染、过敏、肌肉骨骼症状和其他症状背后的系统性疾病通常是滞后的。GPA 患者在确诊之前常接受多疗程抗生素治疗、鼓膜切开和其他干预措施，这些方法往往无效或只能暂时缓解病情。当普通的不适症状持续很久以致变得不寻常时，应怀疑 GPA 的存在。

局限性 GPA 的诊断相对困难，该病所致破坏性上呼吸道疾病也可能是由感染（如分枝杆菌、真菌、放线菌和梅毒）、恶性肿瘤（如鳞状细胞癌和结外淋巴瘤）、IgG4 相关疾病或非法药物使用（如鼻吸可卡因或吸毒）引起的。可卡因引起的中线病变模拟 GPA，常出现针对人中性粒细胞弹性蛋白酶（另外一种颗粒酶）的 ANCA 阳性。最后，GPA 患者的鼻窦破坏可能会被非血管性疾病模拟，如"致命性中线肉芽肿"，现已知是一种血管中心性 T 细胞淋巴瘤。

结核杆菌和真菌等引起的慢性感染，需要通过活检组织的特殊染色和培养来排除。由于肺部肉芽肿性感染也可能引起血管炎和坏死，所以在确诊 GPA 之前，应通过特殊染色和培养排除感染。感染是接受免疫抑制药治疗的 GPA 患者重要的鉴别诊断。

GPA 的初发症状易被误诊为类风湿关节炎，因为关节炎是其常见的表现。此外，约一半的 GPA 患者类风湿因子阳性，而 Churg-Strauss 肉芽肿常出现在类风湿结节最常见的部位——肘部，这进一步增

表 28-3 肉芽肿性多血管炎（旧称韦格纳肉芽肿）鉴别诊断

其他血管炎
- 结节性多动脉炎
- 显微镜下多血管炎
- Churg-Straus 综合征
- 过敏性紫癜
- 混合性冷球蛋白血症
- 肺出血肾炎综合征
- 巨细胞动脉炎

感染
- 分枝杆菌病
- 真菌感染（组织胞浆菌病、牙生菌病、球孢子菌病）
- 链球菌肺炎合并肾小球肾炎

恶性肿瘤
- 鼻咽癌
- 霍奇金淋巴瘤
- 非霍奇金淋巴瘤
- 血管中心性淋巴瘤（淋巴瘤样肉芽肿）
- Castleman 病

肉芽肿性疾病
- 结节病
- 铍中毒

全身自身免疫性疾病
- 系统性红斑狼疮
- 类风湿关节炎
- 复发性多软骨炎

加诊断难度（患者常忽视这些病变，因为他们可能不知道类风湿结节）。其他与自身免疫相关系统性炎症性疾病（如系统性红斑狼疮）也累及多系统，需与 GPA 鉴别。结节病与 GPA 累及的器官大多相似，因此它可模拟 GPA。IgG4 相关疾病的受累器官也与 GPA 有较多重叠，包括眼眶、鼻窦、肺、肾和硬脑膜，并且可伴皮肤血管炎。

许多其他形式的系统性血管炎在 GPA 的鉴别诊断中也很重要。准确区分 GPA、结节性多动脉炎、巨细胞动脉炎、抗肾小球基底膜疾病、显微镜下多血管炎、EGPA、IgA 血管炎、复发性多软骨炎和冷球蛋白血症至关重要，因为它们的并发症、治疗和预后差异很大。最后，某些药物，特别是丙硫氧嘧啶和肼屈嗪，也可以诱发 ANCA 相关血管炎。

三、治疗

管理 GPA 应根据患者是否有严重或局限性疾病进行分层。严重疾病（定义为对重要脏器功能或患者生命有紧迫威胁）需使用利妥昔单抗、环磷酰胺和大剂量糖皮质激素进行治疗。利妥昔单抗与环磷酰胺在诱导疾病缓解方面的随机、双盲、安慰剂对照试验［ANCA 相关血管炎的利妥昔单抗（Rituximab in ANCA-Associated Vasculitis，RAVE）试验］表明，利妥昔单抗的疗效不亚于环磷酰胺，事实上在这种头对头的比较中，利妥昔单抗在一定程度上更有效。此外，利妥昔单抗在治疗复发性 GPA 方面优于环磷酰胺。基于其不良事件发生率更低，利妥昔单抗通常比环磷酰胺更适合大多数 GPA 患者。RAVE 试验采用了 375mg/m² 剂量的利妥昔单抗方案，每周 1 次，连续 4 次。然而在实践中，许多临床医生发现间隔 15 天注射 2 次 1000mg 的方案更简单。

利妥昔单抗已获得美国 FDA 批准用于诱导 GPA 缓解，并被广泛视为标准治疗。RAVE 队列的长期随访显示，一个疗程的利妥昔单抗联合糖皮质激素治疗与标准诱导缓解及维持方案（环磷酰胺/硫唑嘌呤联合糖皮质激素）至少在 18 个月内疗效相当。

在 GPA 诱导缓解方面，除利妥昔单抗联合糖皮质激素外，还有一个选择是环磷酰胺［肾功能正常患者的剂量是 2mg/（kg·d）］和糖皮质激素［3 天甲泼尼龙冲击治疗后予泼尼松 1mg/（kg·d）］。这种治疗方案使 90% 或更多患者获得良好的初始治疗反应，75% 患者可获得完全缓解。为控制疾病和避免长期应用环磷酰胺的不良反应，短期环磷酰胺诱导疗程（如 3～6 个月）后，再使用硫唑嘌呤［最高剂量为 2mg/（kg·d）］或甲氨蝶呤进行长期维持缓解治疗。近期数据表明，间歇静脉注射环磷酰胺可能在更低的累积剂量和更少的不良反应下使疾病缓解。然而，与每天环磷酰胺治疗方案相比，间歇治疗方案的疾病缓解后复发率更高。

根据定义，局限性 GPA 包括所有不严重的 GPA 病例。局限性 GPA 患者更易以鼻窦疾病、关节炎、肺结节性病变、皮肤病变、轻度眼部并发症和轻度肾脏病变为主要表现，因此他们可能从不良反应较少的治疗方案中获益。局限性 GPA 患者可能对甲氨蝶呤（最高每周剂量为 25mg）联合糖皮质激素治疗有反应，从而避免了环磷酰胺的潜在不良反应。甲氨蝶呤不是合并严重肾、肺或其他重要器官累及患者的一线治疗方案，也不适用于严重肾功能不全的患者（如血清肌酐＞2.0mg/ml）。利妥昔单抗在局限性 GPA 中也十分有效，强有力的论据证明其联合中等剂量糖皮质激素可作为一线治疗。临床经验表明，利妥昔单抗比甲氨蝶呤更有效，耐受性更好，并且更有可能实现无激素缓解。

无论采用哪种诱导缓解方法，所有 GPA 患者都应使用单一浓度复方磺胺甲噁唑、100mg/d 的氨苯砜或 1500mg/d 的阿托伐醌预防耶氏肺孢子菌肺炎，尤其是继续服用环磷酰胺或大剂量激素的患者。

B 细胞耗竭对于维持缓解同样有效。在维持缓解方面，每 4～6 个月使用 500～1000mg 利妥昔单抗优于硫唑嘌呤。然而，并非每个 GPA 患者都需要持续维持治疗。对于曾经复发过或 PR3-ANCA 阳性的患者，复发风险更高。维持缓解治疗（如每 4 个月注射 500～1000mg 利妥昔单抗）需在诱导缓解治疗 4～6 个月后开始。随时间的推移，缓解维持治疗的间隔时间可以延长。随着疾病的控制更加稳定，输注利妥昔单抗的时间间隔也可以延长。有些频繁复发的 GPA 患者，通过每年 1 次的利妥昔单抗治疗，疾病获得良好控制。

声门下狭窄是 GPA 患者的一个独特亚组。此疾病对机械干预的反应往往比免疫抑制药反应要好（即通过无创手术和注射糖皮质激素进行手术扩张，而不是全身免疫抑制治疗）。这些手术应避免激光技术，因为它可能加重组织损伤。耳鼻咽喉科医生经常使用注射用丝裂霉素预防声门下狭窄扩张后的瘢痕组织增生。

四、并发症

糖皮质激素和免疫抑制药治疗方案将 GPA 从一种几乎致命的疾病转变为一种对治疗反应良好且在大多情况下达到缓解的疾病。然而，在药物剂量逐渐减少或停止治疗后，GPA 有明显复发倾向。增加疗程来治疗疾病复发通常导致治疗相关的不良反应增加。在数月大剂量糖皮质激素治疗和反复糖皮质激素治疗后，即使是小剂量激素，也存在不良反应，但未得到足够重视。

根据美国 NIH 制订的初始方案，患者接受环磷酰胺治疗平均时间约 2 年（达到缓解后 1 整年）。尽管许多患者的缓解期长达数年，但 NIH 系列研究中不足 40% 的患者在初始治疗后获得"治愈"。对疾病复发的患者重复使用这些潜在毒性药物会导致长期的并发症。在接受 NIH 方案治疗的患者中，42% 产生了永久的药物不良反应。使用细胞毒性药物治疗 GPA 的主要并发症（不包括长期使用糖皮质激素的多种严重不良反应）具体如下。

- 骨髓抑制。
- 骨髓增生异常综合征。
- 机会性感染。
- 肺、膀胱和肝损害。
- 不育。
- 长期的恶性肿瘤风险，特别是淋巴瘤和膀胱癌。

使用利妥昔单抗而非环磷酰胺的诱导缓解方案对患者的生育力和恶性肿瘤风险影响较小。利妥昔单抗治疗的潜在风险包括乙型肝炎核心抗体阳性患者的乙型肝炎再激活，小部分利妥昔单抗治疗患者在 B 细胞恢复期出现短暂中性粒细胞减少。在多次给予利妥昔单抗治疗后，一些患者会出现低球蛋白血症，这在长期管理中是一个重要的因素。然而，长期使用激素和环磷酰胺等其他免疫抑制药也会引起低球蛋白血症。

五、转诊时机

一旦肾受累，整个疾病进程通常会加速。因此，在 GPA 中发现活动性尿沉渣或血肌酐进行性升高表明病情严重，需要转诊。

环磷酰胺治疗患者出现肉眼血尿，提示出现药物性膀胱炎。这种并发症可能伴随排尿困难。药物性膀胱炎需膀胱镜检来确诊。一旦诊断环磷酰胺相关膀胱炎，需停用该药。另外，肉眼血尿有时也是活动性肾小球肾炎的表现。接受环磷酰胺治疗数月或数年后出现血尿提示膀胱癌可能，需进行膀胱镜检。

咯血、呼吸困难、快速进展型肺浸润和红细胞压积的急剧下降均提示活动性肺毛细血管炎。咳血可能是弥漫性肺泡出血一项不敏感的指标。这种 GPA 并发症需要强效免疫抑制药干预，建议在重症监护室进行观察和管理。

治疗中 GPA 患者出现发热是一种潜在的急症征象，提示免疫功能低下患者继发感染。

主诉眼眶疼痛、畏光或视力下降的患者应立即转诊至眼科。眼眶假瘤、坏死性巩膜炎和周围性溃疡性角膜炎都可能迅速威胁视力。

声音嘶哑和轻微喘鸣呼吸提示声门下狭窄急性发作。部分患者出现亚急性呼吸喘鸣。重症患者可能需要气管切开。肺功能测试（流量 – 容积曲线）提供了一种有效的无创方法来定量和跟踪胸外气道梗阻的程度。然而，气管的薄层 CT 对此类疾病更敏感。在某些情况下，需通过纤维喉镜直接观察才能作出诊断。

参考文献

Guillevin L, Pagnoux C, Karras A, et al. Rituximab versus azathioprine for maintenance in ANCA-associated vasculitis. *N Engl J Med*. 2014;371(19):1771–1780. [PMID: 25372085].

Hoffman GS, Kerr GS, Leavitt RY, et al. Wegener's granulomatosis: an analysis of 158 patients. *Ann Intern Med*. 1992;116:488. [PMID: 1739240].

Miloslavsky EM, Specks U, Merkel PA, et al. Clinical outcomes of remission induction therapy for severe antineutrophil cytoplasmic antibody-associated vasculitis. *Arthritis Rheum*. 2013;65(9):2441–2449. [PMID: 23754238].

Stone JH, Merkel PA, Spiera R, et al. RAVE-ITN Research Group. Rituximab versus cyclophosphamide for ANCA-associated vasculitis. *N Engl J Med*. 2010;363:221. [PMID: 20647199].

Unizony S, Villarreal M, Miloslavsky EM, et al. Clinical outcomes of treatment of anti-neutrophil cytoplasmic antibody (ANCA)– associated vasculitis based on ANCA type. *Ann Rheum Dis*. 2016;75(6):1166–1169.

The Vasculitis Foundation. http://www.vasculitisfoundation.org/.

第 29 章　显微镜下多血管炎
Microscopic Polyangiitis

John H. Stone　著

诊断要点

- 显微镜下多血管炎是肺泡出血、肾小球肾炎等肺肾综合征最常见的病因。

- 通常包含以下至少两点。
  - 非特异性全身症状，包括疲劳、肌痛、体重下降和发热。
  - 游走性关节痛或关节炎，可少关节或多关节。
  - 可触及紫癜，有时伴皮肤溃疡。
  - 多发性感觉运动性单神经炎。
  - 肺泡出血伴咯血和呼吸衰竭。
  - 肾小球肾炎。

- 抗中性粒细胞胞质抗体（ANCA）是诊断的关键，但部分患者 ANCA 阴性。

- 大多数 ANCA 阳性的显微镜下多血管炎患者都有抗髓过氧化物酶抗体。

- ANCA 滴度通常在疾病发作期间升高，但与疾病活动性没有一致性。因此，在基于 ANCA 检测做出治疗决定时必须谨慎。

显微镜下多血管炎（microscopic polyangiitis，MPA）是一种全身性血管炎，可累及多个重要脏器，可致残甚至危及生命。绝大多数 MPA 患者抗中性粒细胞胞质抗体（ANCA）阳性。MPA 与肉芽肿性多血管炎及嗜酸性肉芽肿性多血管炎有关。这三种疾病统称为 ANCA 相关血管炎，但三种疾病存在重要差异，部分患者 ANCA 阴性。

1994 年第一次 Chapel Hill 关于系统性血管炎命名的共识会议，MPA 被正式承认是一个独立疾病。在此之前，很多 MPA 被认为是结节性多动脉炎（polyarteritis nodosa，PAN），这两种疾病有很多重叠。MPA 与 GPA 及 PAN 的特征比较见表 29-1。

对于 MPA，术语"多血管炎"优于"多动脉炎"，因为该疾病可累及静脉和动脉。MPA 被定义为一个过程：①包括寡或无免疫沉积的坏死性血管炎；②累及小血管（毛细血管、小动脉或小静脉），也可累及中血管；③累及肾、肺的倾向。在西方国家，MPA 的发病率估计为 4/10 万，比经典的 PAN 常见，但比 GPA 少见。然而在亚洲国家，MPA 比 GPA 常见。

所有种族的人都会发生 MPA。男女比例为 1∶1，多见于中老年人。与 GPA 相比，MPA 患者的平均诊断年龄（约 60 岁）大 10 岁左右。原因尚不清楚。有流行病学研究尝试阐明与血管炎发病相关的环境因素。有学者发现 MPA 与二氧化硅和溶剂接触有关，但大多数 MPA 是特发性的，无明确的暴露因素。

与 MPA 相关最密切的暴露因素是使用丙硫氧嘧啶（propylthiouracil，PTU）治疗甲状腺功能亢进。其他种类药物也与 MPA 相关，但关联不强。在接受 PTU 治疗的患者中只有少数发生血管炎，但 MPO 抗体经常被检测到。

一、临床表现

（一）症状与体征

MPA 患者发病至诊断时间明显短于 GPA 患者。可能因为 GPA 倾向于表现为上呼吸道症状，在就医前数月并无特异性。相反，MPA 患者表现为皮肤血管炎、血管神经病变、肺泡出血，更能引起重视。但 MPA 症状轻微，呈亚急性，系统受累范围广。MPA 患者的肾小球肾炎可保持亚临床状态直到肾衰竭。

虽然 MPA 曾被归类为"肺-肾综合征"，但不仅仅影响肾和肺。MPA 最常见的 5 种临床表现为肾小球肾炎（80% 左右）、体重下降（＞70%）、多

表 29-1　显微镜下多血管炎、肉芽肿性多血管炎、结节性多动脉炎特征比较			
	MPA	**GPA**	**PAN**
血管大小	小到中	小到中	中
血管类型	毛细血管、小静脉和小动脉；有时动脉和静脉	毛细血管、小静脉和小动脉；有时动脉和静脉	肌性动脉
肉芽肿性炎	无	有	无
肺受累	有（肺毛细管炎）	有（肺结节，常为空洞）	无
肾小球肾炎	有	有	无
肾素介导的高血压	无	无	有
ANCA 阳性	75%	60%～90%	无
乙肝相关	无	无	有（<10% 的病例）
微动脉瘤	罕有	罕有	典型
多发性单神经炎	一般（60%）	偶尔	一般（60%）
疾病复发可能性	33%	>50%	≤10%

ANCA. 抗中性粒细胞质抗体；MPA. 显微镜下多血管炎；GPA. 肉芽肿性多血管炎（原为韦格纳肉芽肿）；PAN. 结节性多动脉炎

发性单神经炎（60%）、发热（55%）、皮肤血管炎（>60%）。只有 12% 患者发生肺泡出血。MPA 主要临床表现见表 29-2。

1. 五官

MPA 的五官受累通常局限于鼻炎或轻度非破坏性鼻窦炎。严重的中耳炎在 MPA 中可见，在 GPA 中少见，为非肉芽肿性炎症。MPA 患者可发生眼部病变（如巩膜外层炎、结膜炎、角膜炎，偶有巩膜炎），但较 GPA 少见、病变轻。

2. 肺

MPA 主要肺部表现为毛细血管炎，可导致肺泡出血，常伴咯血。咯血可能是出血的晚期表现。肺泡出血的典型影像学表现如图 29-1 所示。肺泡出血与预后较差有关。部分 MPA 患者出现肺间质纤维化和胸膜炎。肺纤维化的临床表现类似于寻常型间质性肺炎，是 MPA 的重要表现，与 GPA、EGPA 和 PAN 有明显的区别。值得注意的是，当临床和放射学上表现为 UIP 的患者没有明确的潜在病因时，应常规进行 ANCA 检测。

3. 肾

至少 80%MPA 患者累及肾。MPA 肾病的典型表现

表 29-2　显微镜下多血管炎的主要临床表现	
	表现
全身症状	体重下降，纳差，发热
五官	鼻炎，舌炎或其他口腔溃疡，颚部偶有紫癜性病变，眼部病变（如巩膜炎）有报道但罕见
肺	肺泡出血，非特异性浸润，肺纤维化，胸腔积液
胃肠道	部分患者肠系膜血管炎伴微动脉瘤
肾	肾小球肾炎（肾小血管炎），中血管炎偶见于肾活检或横断面成像研究（肾梗死）
皮肤	可触性紫癜，溃疡，水疱性损伤，片状出血
关节	游走性关节炎或多发性关节炎或关节痛，为非破坏性关节炎
周围神经	多发性感觉性或运动性单神经炎
中枢神经系统	真性中枢神经系统血管炎少见但有报道

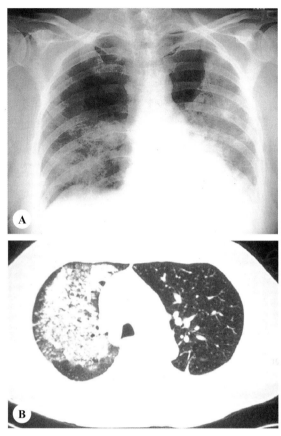

▲ 图 29-1　肺泡出血的影像学特征

A. 胸部 X 线；B. 胸部 CT

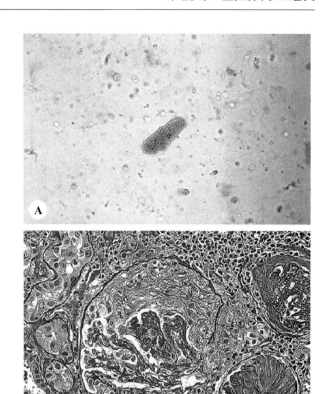

▲ 图 29-2　显微镜下多血管炎肾脏表现

A. 显微镜下多血管炎继发肾小球肾炎的红细胞管型（经许可转载，引自 Stone JH, et al. Vasculitis. A collection of pearls and myths. *Rheum Dis Clin North Am*. 2001;27:677. ）；B. 显微镜下多血管炎患者肾小球新月体

是急进性肾小球肾炎，类似 GPA（图 29-2A）。但是，部分患者肾病进展慢，持续数月。肾受累可表现为尿检异常，如蛋白尿、镜下血尿和尿红细胞管型。40% 患者 24h 尿蛋白定量＞3g。这种程度的蛋白尿是影响肾脏预后的不良因素。MPA 患者肾受累的病理特征为坏死性新月体病变，与其他原因的寡免疫肾小球肾炎难以区分。与 PR3-ANCA 阳性患者相比，MPO-ANCA 阳性患者活检中肾损伤更慢性、肾小球硬化、肾小管萎缩和间质纤维化更严重。

4. 神经系统

血管性神经病是 MPA 潜在的严重并发症。神经受累通常发生在远端，不对称，为轴突多发性神经病（多发性单神经炎）。血管性神经变最初症状通常是感觉异常，表现为麻木、疼痛和感觉障碍。运动神经坏死后会出现肌肉无力、消瘦（图 29-3）。由于周围神经通常混合感觉神经和运动神经，血管性神经病患者通常同时具有感觉和运动症状。血管性神经病的恢复可能需要几个月时间。大多数患者在疾病控制后仍有遗留神经损伤。周围神经病变是

MPA 的主要神经病变，但中枢神经系统累及也有报道。

MPA 也可出现小纤维神经病变。在小纤维神经病患者中，主要症状为疼痛和麻木，而非运动无力。小纤维神经病患者肌电图正常，因为所涉及的纤维低于神经传导速度评估的分辨率。可通过皮肤活检和小神经纤维密度染色诊断。

5. 皮肤

MPA 的皮肤表现包括所有与小血管炎相关的皮肤病变（可触性紫癜、丘疹、水疱、片状出血）（图 29-4）。若累及中血管，可发生及结节、溃疡、糜烂、指端坏疽（图 29-5）。与大多数皮肤血管炎一样，病变多见于下肢。

6. 肌肉骨骼系统

非特异性关节痛和单纯关节炎通常在 MPA 病程早期出现，对治疗反应敏感。肌肉骨骼症状也可预

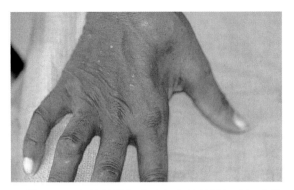

▲ 图 29-3 血管性神经病（多发性单神经炎）合并显微镜下多血管炎引起的肌肉萎缩

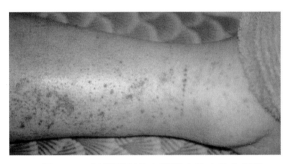

▲ 图 29-4 显微镜下多血管炎中的皮肤血管炎

显微镜下多血管炎患者下肢可触及紫癜，与 MPO-ANCA 相关。不是患者袜子弹性部位对应的紫癜线状条纹。皮肤受压部位出现皮损（如紫癜）称为 Koebner 现象

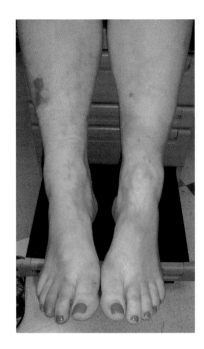

◀ 图 29-5 显微镜下多血管炎表现为网状青斑

显微镜下多血管炎患者下肢出现网状青斑和溃疡。该患者的表现是感觉运动性血管神经病引起的神经性疼痛。皮肤症状出现较晚

示疾病的爆发。MPA 的关节炎本质上是游走性的，可以表现为多种关节形式，从大关节的寡关节综合征到小关节的多发性关节炎。MPA 的关节病变为非破坏性。

（二）实验室检查

常规实验室检查和特殊 MPA 检查结果见表 29-3。所有检查都可用于初步评估疑似 MPA 患者。在评估和随访中，通过详细尿液检查排除肾脏病变非常重要。测定尿蛋白 / 肌酐比值也重要。红细胞沉降率和 C 反应蛋白水平可用于疾病活动性的纵向评价。

ANCA 检测阳性通常有助于诊断，但滴度与疾病活动无关。CT 检查对于 MPA 患者肺部病变检测敏感。

（三）特殊检查

1. 组织活检

根据定义，MPA 涉及小血管，包括小动脉、小静脉和毛细血管。肾小球肾炎是肾的小血管炎，类

似于皮肤的可触性紫癜和肺的毛细血管炎。肾活检虽然对 MPA 没有特异性，但在适当的临床环境下，特别是当血液中 MPO-ANCA 阳性时，足以诊断。MPA 肾活检的免疫荧光证实肾受累为寡免疫性。MPA 也可累及中等大小动静和静脉，但识别中血管受累对诊断不重要。小血管性皮损在 MPA 与白细胞破碎性血管炎的鉴别诊断中有较高价值。皮肤外表现和 ANCA 阳性增加了 MPA 的可能性。如果皮肤活检足够深，可显示真皮深层皮下组织层内中等大小的血管受累。中血管受累可排除局限于小血管疾病的某些皮肤血管炎，如过敏性血管炎（白细胞破碎性血管炎）和 IgA 血管炎（过敏性紫癜）。皮肤活检的直接免疫荧光可排除免疫复合物介导的疾病，如冷球蛋白血症。MPA 与经典的 PAN 不同，前者累及静脉和动脉，后者局限于动脉病变。另外，肉芽肿性炎症与 MPA 诊断不一致，多见于 GPA、EGPA 和巨细胞动脉炎。

2. 神经传导检查

神经传导检查是评价患者神经病变的重要组成部分。神经传导检查可提示特征性的不对称轴突感觉运动神经病。活检首选腓肠神经，因为与大多数周围神经不同，它只包含感觉神经。在某些情况下，血管炎的组织病理学诊断局限于肌肉而非神经（图 29-6）。如前所述，小纤维神经病患者的神经传导检查可能为阴性。虽然肺受累可能是 MPA 的主要表现，但在胸腔镜或开放式肺活检中发现血管炎具有挑战

表 29–3 显微镜下多血管炎的实验室检查评估	
检 查	典型结果
全血细胞计数	• 正细胞正色素性贫血，肺泡出血可导致急性重度贫血 • 白细胞轻中度增多常见，通常不超过 $18×10^9/L$ • 血小板中度至明显增多，血小板计数波动在 $400～1000×10^9/L$
电解质	• 晚期肾功能不全时高钾血症
肝功能	• 肝受累在 MPA 中不常见 • 但若出现，AST/ALT 可升高超过 1000mg/dl
尿液镜检	• 血尿（轻微至超过检测上限） • 红细胞管型 • 蛋白尿（少部分患者为肾病范围蛋白尿）
ESR/CRP	• 典型表现为急性期反应物的显著升高，通常与疾病活动相关
ANA	• 阴性
类风湿因子	• 40%～50% 患者阳性，常导致与类风湿关节炎的诊断混淆
C3, C4	• 通常正常（或增加，因为补体蛋白是急性期反应物）
ANCA	• 70%MPA 患者阳性（全身性疾病患者比例可能更高）
抗 GBM	• 少数患者同时具有 ANCA 和抗 GBM 抗体

ANA. 抗核抗体；ANCA. 抗中性粒细胞胞质抗体；抗 GBM. 抗肾小球基底膜抗体；AST/ALT. 天冬氨酸转氨酶 / 丙氨酸转氨酶；MPA. 显微镜下多血管炎

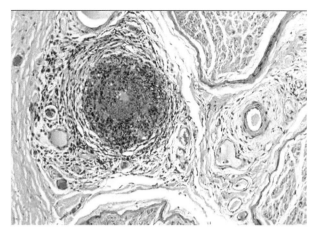

▲ 图 29-6 显微镜下多血管炎的血管性神经病

腓肠神经活检组织检查发现一条中等大小的肌性动脉（神经血管）。活检显示整个血管壁炎症，伴有坏死。血管及其分支为腓肠神经供血。由坏死性血管炎引起的破坏导致多发性单神经炎

度 MPO-ANCA，但临床上患者的症状、体征和器官受累情况通常可以区分药物性 ANCA 相关疾病与 MPA。

免疫荧光检测的 P-ANCA 和酶免疫分析显示的 MPO-ANCA 组合对 ANCA 相关血管炎（最常见的是 MPA）具有较高的阳性预测值。在 MPA 中发现的另一类 ANCA 是 PR3-ANCA，靶向 PR3。这种类型的 ANCA 通常与 C-ANCA 的免疫荧光染色有关。尽管 ANCA 检测技术进步，组织病理学仍是诊断 MPA 的基石。当诊断未被证实时，应采取一切合理的方法进行组织病理检查诊断。

二、鉴别诊断

MPA 最应鉴别其他形式血管炎（表 29-4）。IgA 血管炎（过敏性紫癜）和过敏性血管炎（也称为白细胞破碎性血管炎）可引起相同的皮肤病变，GPA、EGPA、混合性冷球蛋白血症和 PAN 也可引起相同的皮肤病变。MPA 可通过皮肤外受累（肾、肺、神经）表现、受累器官活检、ANCA 检测与这些疾病鉴别。MPA 与 GPA、PAN 的鉴别难点如表 29-1 所示。

抗肾小球基底膜疾病是种不常见的导致肺 - 肾综合征的原因，除了糖皮质激素和利妥昔单抗或环磷酰胺外，通常需要血浆置换治疗。血浆置换在 MPA 治疗中作用不大。

MPA 可引起颞动脉外膜内淋巴浆细胞浸润，也可引起严重头痛，在临床和病理上模拟巨细胞动脉

性，很难检测到直接的毛细血管炎。但是，如果没有其他组织可供选择，肺活检通常在排除其他疾病（如感染或恶性肿瘤）时必不可少。

3. ANCA 血清学检查

几乎所有临床诊断为 MPA 的患者 ANCA 阳性。在 MPA 中免疫荧光检测血清经典模式是核周型 ANCA。MPA 患者的 P-ANCA 通常是由中性粒细胞初级颗粒的组成部分 MPO 抗体引起的。多种非血管炎疾病（表 29-4）可也引起 P-ANCA 阳性，但这些结果通常是由与血管炎无关的抗原（如乳铁蛋白）的抗体引起的。药物性血管炎通常可导致高滴

表 29-4 显微镜下多血管炎的鉴别诊断

其他血管炎

- 结节性多动脉炎
- 肉芽肿性多血管炎（原为韦格纳肉芽肿）
- 嗜酸性肉芽肿性多血管炎（Churg-Strauss 综合征）
- 过敏性紫癜
- 过敏性血管炎
- 混合性冷球蛋白血症
- 肺出血肾炎综合征
- 巨细胞动脉炎
- 药物诱导的 ANCA 相关血管炎

感染

- 心内膜炎

肺部疾病

- 肺间质纤维化
- 特发性肺含铁血黄素沉着症

系统性自身免疫性疾病

- 系统性红斑狼疮
- 类风湿关节炎

与 P-ANCA 相关的其他非血管炎性疾病

- 炎症性肠病
- 自身免疫性肝炎
- 硬化性胆管炎

ANCA. 抗中性粒细胞胞质抗体；P-ANCA. 核周型抗中性粒细胞胞质抗体

炎。MPA 累及颞动脉与巨细胞无关，但部分 GCA 患者中也可能无巨细胞参与。在疾病早期，ANCA 检测通常是区分 MPA 和 GCA 的关键，因为颞动脉活检可能不能明确区分。此外，部分药物，特别是 PTU（用于治疗甲状腺炎），可引起药物诱导的 ANCA 相关血管炎，与高滴度的 MPO 抗体相关。

各种肺部疾病、肾病和周围神经病必须通过影像学检查、组织活检、神经传导检查和血清学检测与 MPA 鉴别。自身免疫性疾病，如系统性红斑狼疮和类风湿关节炎（特别是类风湿性血管炎），可累及多个器官系统，也会模拟 MPA。虽然很多自身免疫性疾病可表现为 P-ANCA 阳性，但结合 P-ANCA 免疫荧光和抗 MPO-ANCA 提示 MPA 的可能性更大。

三、治疗

MPA 管理要点如表 29-5 所示。作为屈指可数的

血管性疾病之一，MPA 的传统治疗为糖皮质激素联合免疫抑制药。但是，在 ANCA 相关血管炎（特别是 MPA 和 GPA）诱导缓解方面，利妥昔单抗联合糖皮质激素治疗与环磷酰胺联合糖皮质激素治疗均有效，前者优于后者，因为利妥昔单抗长期不良反应更少。与环磷酰胺相比，利妥昔单抗在治疗疾病复发患者方面更具有优势。

表 29-5 显微镜下多血管炎管理要点

- 由于大多数 MPA 患者有主要器官受累，如肾小球肾炎、肺泡出血或血管性神经病，大多数治疗方案的基础是糖皮质激素联合环磷酰胺
- 环磷酰胺可每天或间断使用
- 对于诊断时有严重器官受累的患者，可考虑甲泼尼龙冲击治疗（1g/d，连用 3 天）
- 环磷酰胺使用 3～6 个月后，应考虑使用硫唑嘌呤或甲氨蝶呤等替代药物

MPA. 显微镜下多血管炎

如果患者不能使用利妥昔单抗或利妥昔单抗治疗无效，可以加用环磷酰胺。尽早联合使用环磷酰胺 [2mg/（kg·d）] 和糖皮质激素 [1mg/（kg·d）泼尼松，可在此之前甲泼尼龙静脉冲击治疗 3 天]，治疗效果通常良好。环磷酰胺使用 3～6 个月，后续长期治疗维持缓解。

所有接受 MPA 治疗的患者应每天顿服复方磺胺甲噁唑片或阿托伐醌 1500mg/d 以预防耶氏肺孢子菌肺炎。

MPA 患者利妥昔单抗诱导缓解后，尚不清楚是否需要维持缓解，需要通过纵向研究明确。与 GPA 患者相比，MPA 患者复发的可能性小。许多 MPA 患者达到疾病缓解后不会出现疾病加重，也不需要维持缓解治疗。然而，部分 MPA 患者频繁复发。对于有复发倾向的 MPA 患者，目前最佳维持缓解治疗包括定期（如 6 个月）输注利妥昔单抗，可在几个周期后定期输注。

免疫抑制治疗控制炎症后，开始肾损害患者肾脏保护治疗（控制血压、ACEI、限盐）。

四、并发症

MPA 患者如果早期诊断并及时治疗，很可能（＞90%）实现疾病缓解。但在明确诊断前，MPA 常

发生严重病变。MPA 患者诊断时平均血肌酐水平高于 GPA 患者。MPA 的肾预后可能比 GPA 差，可能因为 MPA 更容易诊断延迟。MPA 的另外一个病变是血管性神经病引起的神经损伤和肌肉无力。最后，ANCA 相关血管炎患者静脉血栓风险高，可能与血管炎累及静脉相关，应时刻警惕这种并发症。

参考文献

Alba MA, Flores-Suárez LF, Henderson AG, et al. Interstital lung disease in ANCA vasculitis. *Autoimmun Rev.* 2017;16(7):722– 729. [PMID: 28479484].

Specks U, Merkel PA, Seo P, et al. Efficacy of remission-induction regimens for ANCA-associated vasculitis. *N Engl J Med.* 2013; 369(5):417–427. [PMID: 23902481].

第30章 嗜酸性肉芽肿性多血管炎（Churg-Strauss 综合征）

Eosinophilic Granulomatosis with Polyangiitis (Churg-Strauss Syndrome)

Philip Seo　　John H. Stone　著

诊断要点

- 哮喘、嗜酸性粒细胞增多症和系统性血管炎是嗜酸性肉芽肿性多血管炎（EGPA）（Churg-Strauss 综合征）的特征。
- 经典的临床特征包括以下内容。
  - 过敏性鼻炎和鼻息肉病。
  - 反应性气道疾病。
  - 外周嗜酸性粒细胞增多（占所有循环白细胞的 10%～60%）。
  - 斑片状肺部浸润和偶发肺泡出血。
  - 血管炎性神经病。
  - 充血性心力衰竭。
- 约 50% 的 EGPA 患者具有抗中性粒细胞胞质抗体阳性，通常对髓过氧化物酶具有特异性。

1951 年，Churg 和 Strauss 报道了一系列 13 名患有"结节性动脉周围炎"（见第 31 章）的患者，这些患者表现出严重的哮喘和一系列不寻常的其他症状："发热……嗜酸性粒细胞增多症、心力衰竭症状、肾损伤和周围神经病变，由血管障碍引起……"学者将这种新疾病称为"过敏性血管炎和过敏性肉芽肿病"，并指定了三个组织学诊断标准：①存在坏死性血管炎；②嗜酸性粒细胞浸润组织；③血管外肉芽肿。

1990 年，ACR 放宽了该疾病的分类标准，取消了对经组织病理学证实的血管炎和肉芽肿的要求（表 30-1）。随后关于血管炎命名的 Chapel Hill 会议将 Churg-Strauss 综合征定义为一种以富含嗜酸性粒细胞的呼吸道肉芽肿性炎症和中小血管坏死性血管炎为特征的疾病，与哮喘和嗜酸性粒细胞增多有关。

2012 年，经修订的 Chapel Hill 共识会议血管炎命名法建议使用术语"嗜酸性肉芽肿性多血管炎"（EGPA）来描述这种疾病。该建议的目的有两个：①强调病情的某些主要特征；②为了与两种相关疾病的首选名称保持一致，肉芽肿性多血管炎（曾称韦格纳肉芽肿病）（见第 28 章）和显微镜下多血管炎（见第 29 章）。

EGPA 是一种罕见病，其发病率明显低于其他 ANCA 相关血管炎。EGPA 的发病率约为每年每 100 万人 2.4 例。男性和女性的病例分布大致相等。白三烯拮抗药的使用与 EGPA 之间的相关性已经有报道，但不是因果关系。白三烯拮抗药是有效的抗哮喘药物，糖皮质激素的逐渐减量可能会"暴露" EGPA 的血管炎期。目前不认为白三烯拮抗药会引起 EGPA，事实上，这些药物可用于治疗 EGPA 相关哮喘。

一、临床表现

（一）症状与体征

在诊断为 EGPA 后，通常可以识别出三个疾病阶段：前驱症状、嗜酸性粒细胞增多症 / 组织浸润和血管炎。

前驱期的特征是存在过敏性疾病（通常是哮喘或过敏性鼻炎）。这个阶段通常会持续数年。一个没有特应性病史的中年人突然患上哮喘，或者一个以前控制良好的哮喘患者变得更难治疗。

在嗜酸性粒细胞增多 / 组织浸润期期间，可能会出现显著的外周嗜酸性粒细胞增多。在心脏、肺、胃肠道和其他组织中观察到嗜酸性粒细胞的组织浸润。EGPA 在这一点上很难与嗜酸性粒细胞增多综合征、嗜酸性粒细胞性胃肠炎和慢性嗜酸性粒细胞性肺炎区分开来。

在第三阶段，血管炎，系统性坏死性血管炎影响广泛，从心脏和肺到周围神经和皮肤（图 30-1）。

1. 鼻和鼻窦

EGPA 的上呼吸道疾病通常表现为鼻息肉或过敏性鼻炎。高比例的 EGPA 患者有鼻息肉切除术史，通常早在怀疑有潜在疾病之前。尽管全鼻窦炎经常发生，但破坏性上呼吸道疾病并不是 EGPA 的特征。

2. 耳

部分患者出现嗜酸性粒细胞浸润的中耳肉芽组织，导致传导性听力损失。感音神经性听力损失病例也有报道。

3. 肺

超过 90% 的 EGPA 患者有哮喘病史。通常，哮喘代表成人发病的反应性气道疾病，或者不太常见的长期疾病的显著恶化。然而，患者的哮喘症状可能在 EGPA 的血管炎期被抑制后得到显著改善，甚至在血管炎治疗开始之前。成功治疗血管炎期后，许多患者仍存在糖皮质激素依赖性哮喘。EGPA 肺部疾病的病理特征因疾病阶段而异。在早期阶段，肺泡和间质可能有广泛的嗜酸性粒细胞浸润。在血管炎期，坏死性血管炎和肉芽肿可能很明显。在当今时代，当许多哮喘患者接受全身性糖皮质激素治疗时，肺活检标本显示该病的所有三个组织学特征是较少见的。

4. 外周神经

多发性单神经炎发生在大部分 EGPA 患者中，通

表 30-1　ACR 1990 年 Churg-Strauss 综合征（EGPA）分类标准 [a]	
标　准	**定　义**
哮喘	呼气时有喘息或弥漫性高音调的啰音史
嗜酸性粒细胞增多	白细胞分类计数中嗜酸性粒细胞占比>10%
单神经病或多发性神经病	出现单神经病、多发性单神经病或多发性神经病（即手套/袜套分布）
肺部浸润，非固定	放射影像学检查示游走性或短暂性肺部阴影
鼻旁窦异常	急性或慢性鼻旁窦疼痛或压痛史，或者鼻旁窦放射学混浊史
血管外嗜酸性粒细胞浸润	活检包括动脉、小动脉或小静脉，显示血管外区域有嗜酸性粒细胞聚集

a. 患者必须至少满足这六个标准中的四个，可诊断为 Churg-Strauss 综合征。在患有各种形式的系统性血管炎的患者中，这些标准对个体患者分类为 Churg-Strauss 综合征的敏感性估计为 85%

经许可转载，引自 Masi AT, Hunder GG, Lie TT, et al. The American College of Rheumatology 1990 criteria for the classification of Churg-Strauss syndrome [allergic granulomatosis sand angiitis]. *Arthritis Rheum.* 1990;33:1094.

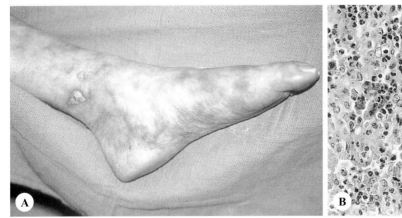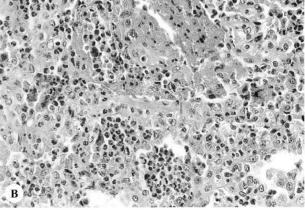

▲ 图 30-1　**A.** 嗜酸性、芽肿性多血管炎（EGPA）（Churg-Strauss 综合征）患者的足部显示网状青斑和内踝上方的皮肤溃疡。由于左足下垂（左腓神经血管炎神经病变），患者保持足伸展状态。**B. EGPA** 患者的嗜酸性粒细胞性肺炎。活检显示肺实质内有致密的嗜酸性粒细胞簇

常具有破坏性影响。在一项研究中，96 例患者中有 74 例（77%）存在明显的血管炎性神经病变。突然发生足下垂、腕下垂或某些其他局灶性神经损伤预示着神经坏死。疾病得到控制后，继发于神经坏死的肌肉萎缩可能会持续数周（图 30-2）。

5. 心脏

心肌受累在 EGPA 中很常见，并且是常见的死亡原因。在一项大型系列研究中，12.5% 的患者出现某种形式的心脏受累。这种类型的器官受累的诊断通常具有挑战性，但对于有心力衰竭症状的 EGPA 患者，应高度怀疑。充血性心力衰竭是最常见的心脏表现，但也有冠状动脉炎和瓣膜异常的报道。

6. 皮肤

EGPA 中的皮肤病变多样性并且非特异性，可触摸性紫癜、丘疹、溃疡和水疱性病变很常见。结节性皮肤病变通常为 "Churg Strauss 肉芽肿"（皮肤血管外坏死性肉芽肿病变）。这些往往发生在肘部和其他压力点的伸肌表面。EGPA 的皮肤活检标本显示嗜酸性粒细胞浸润到血管壁，从而导致血管壁损伤。诊断时通常会出现与中等指端动脉炎症相关的裂片状出血、指端缺血和坏疽。

7. 肾

与其他形式的 ANCA 相关血管炎相比，EGPA 引起终末期肾病的可能性较小。急性肾损伤可能由嗜酸性粒细胞介导的间质性肾炎引起。然而，当确实发生肾小球肾炎时，其组织病理学表现通常无法与其他形式的寡免疫复合物性血管炎（如 GPA、显微镜下多血管炎和肾脏局限性血管炎）的组织病理学

表现区分开来。

8. 关节

非特异性关节痛和明显的关节炎通常发生在 EGPA 病程的早期。EGPA 的关节炎本质上是游走性的，可能呈现多种关节模式，从下肢关节的少关节综合征到手部的小关节多关节炎。

（二）实验室检查

嗜酸性粒细胞增多（治疗前）是 EGPA 的必要条件。嗜酸性粒细胞可能占白细胞总数的 60%。嗜酸性粒细胞计数通常是疾病发作的敏感标志物，但通常对大剂量糖皮质激素治疗反应非常迅速。大多数 EGPA 患者的血清免疫球蛋白 E（immunoglobulin E，IgE）水平也升高。血清补体水平通常是正常的。免疫复合物不被认为在这种疾病中起主要作用。ESR、血清 C 反应蛋白水平和嗜酸性粒细胞计数可用于疾病活动性的评估。EGPA 患者中 ANCA 阳性率在 50% 内（有关 ANCA 的完整讨论，见第 28 章）。在两种血管炎特异性 ANCA（针对 MPO 和蛋白酶 3 的抗体）中，针对 MPO 的抗体阳性在 EGPA 中更为常见。ANCA 阳性的患者往往有更多这种疾病的典型血管炎表现，如多发性单神经炎和肾小球肾炎。相比之下，ANCA 阴性的患者往往有更多的心肺并发症。然而，这两个群体之间存在大量重叠。

（三）影像学表现

约 1/3 的 EGPA 患者有明显的肺部浸润。这些病变通常是双侧游走性浸润影，好发于上叶。肺出血是 GPA 和 MPA 的典型表现，在 EGPA 中并不常见。结节性或空洞性病变提示 GPA、感染或恶性肿瘤可能。在心脏受累的患者中，超声心动图或心脏 MRI 可证实与心肌病一致的心功能不佳，或者显示与局部心肌纤维化有关。

二、鉴别诊断

EGPA 鉴别诊断的主要疾病见表 30-2。在许多疾病中，患者经常表现出轻度嗜酸性粒细胞增多（例如，在哮喘或寄生虫感染中，外周血嗜酸性粒细胞增多约 10%）。然而，只有少数疾病可导致高达 20%~60% 的嗜酸性粒细胞增多，正如在 EGPA 及其相关病症中偶尔观察到的那样。

类圆线虫感染可导致高水平的外周血嗜酸性粒细胞增多和哮喘，在包括美国东南部在内的地方病

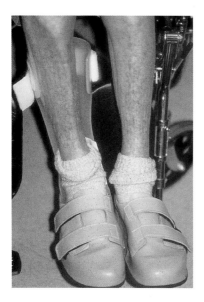

◀ **图 30-2　血管炎性神经病的破坏**

由于双侧足下垂，需要双侧踝-足矫形器。注意双腿肌肉严重萎缩

表 30-2　嗜酸性肉芽肿性多血管炎（Churg-Strauss综合征）的鉴别诊断	
嗜酸性粒细胞增多症	其他血管炎
Löffler 综合征	GPA（韦格纳肉芽肿）
慢性嗜酸性粒细胞性肺炎	• 显微镜下多血管炎 • 结节性多动脉炎
嗜酸性粒细胞性胃肠炎	混合性冷球蛋白血症
嗜酸性粒细胞增多综合征	Goodpasture 综合征
嗜酸性筋膜炎	
嗜酸性白血病	

流行地区应该被考虑。IgG4 相关疾病通常与约 20% 外周嗜酸性粒细胞计数有关，通常与 EGPA 一样伴有特应性现象（如过敏性鼻炎、哮喘）。EGPA 患者经常出现血清 IgG4 水平升高，这进一步增加了鉴别这两种疾病的难度。EGPA 还必须与其他嗜酸性粒细胞增多症相鉴别：Löffler 综合征、慢性嗜酸性粒细胞性肺炎、嗜酸性粒细胞性胃肠炎、嗜酸性粒细胞增多综合征、嗜酸性筋膜炎和嗜酸性白血病。Löffler 综合征的短暂肺部浸润和慢性嗜酸性肺炎的外周浸润可能都与 EGPA 非常相似。

然而，区分 EGPA 和嗜酸性粒细胞增多综合征可能是最大的挑战。一个重要的潜在区别是嗜酸性粒细胞增多综合征很少与反应性气道疾病有关。*F1P1L1-PDGFR* 基因易位、T 细胞受体克隆性、血清类胰蛋白酶水平升高和血清维生素 B_{12} 水平升高（所有这些都与嗜酸性粒细胞增多综合征有关）的实验室检查也可能有助于评估此类患者。

许多其他形式的系统性血管炎在 EGPA 的鉴别诊断中占有重要地位。GPA、结节性多动脉炎、显微镜下多血管炎、Goodpasture 综合征（抗肾小球基底膜病）、冷球蛋白血症血管炎和其他血管炎性疾病的临床特征与 EGPA 重叠。然而，嗜酸性粒细胞增多症的发现与过敏或哮喘病史相叠加，通常可以明确区分 EGPA 与这些其他疾病。

三、治疗

与其他形式的 ANCA 相关血管炎相比，许多 EGPA 患者单用糖皮质激素可能会缓解。然而，糖皮

质激素减药后复发是 EGPA 患者的主要关注点，因为许多患者无法成功减量至可接受的最低每天泼尼松剂量。支持使用甲氨蝶呤（每周 15～25mg）、霉酚酸酯（2～3g/d，分次给药）或硫唑嘌呤［2mg/(kg·d)］等传统激素助减药的数据很少，并且这些药物使用率逐渐减少。

对于尽管联合使用糖皮质激素和激素助减药但疾病仍然活动的患者，可以加用美泊利单抗（每月皮下注射 300mg）。最近的数据表明，加美泊利单抗可降低复发率，并减少对全身糖皮质激素的依赖。对于因持续性哮喘或特应性症状而无法成功减量泼尼松的患者，应尽早使用美泊利单抗，以减少糖皮质激素的不良反应。其他阻断 IL-5 信号传导的药物（如 Reslizumab、Benralizumab）也可能对部分患者有效。

某些并发症，特别是血管炎性神经病变或肾小球肾炎，可使用环磷酰胺［口服 2mg/(kg·d)，在肾功能不全或高龄情况下减量］或利妥昔单抗（1g 静脉注射 2 次，间隔 2 周）作为缓解诱导策略的一部分。环磷酰胺和利妥昔单抗均未在 EGPA 的随机临床试验中进行过研究。

环磷酰胺或利妥昔单抗也应与 EGPA 的其他并发症一起考虑，这些并发症对重要器官（如心脏）的功能构成直接威胁。就 EGPA 的疗效而言，几乎没有数据支持环磷酰胺或利妥昔单抗，但通常首先选择利妥昔单抗，因为它具有更少的不良反应。由于药物存在心脏毒性在心肌受累的患者中应极其谨慎地使用环磷酰胺。应尽可能将环磷酰胺治疗的持续时间限制在 3～6 个月。这种疾病的支气管痉挛成分很少对糖皮质激素助减药有反应，应使用常规支气管扩张药（包括白三烯拮抗药）进行治疗，必要时使用糖皮质激素。

四、并发症

大部分疾病复发和死亡可能由 EGPA 引起。复发率的主要来源是疾病本身及其治疗。因为这种疾病开始于长期的特应性症状和哮喘等前驱症状，所以诊断经常被忽视，直到发生显著损害才得到重视。血管炎性神经病的并发症在这方面尤其具有破坏性。四肢远端肢体都可能不同程度地发生致残性神经功能障碍，从而导致严重的残疾。坏死神经的功能恢复通常需要数月，并且功能恢复是微乎其微的。恢复可能部分取决于患者的年龄及神经损伤的严重程

度和范围。

EGPA 的治疗方案包括延长疗程的大剂量糖皮质激素和激素助减药（如环磷酰胺或利妥昔单抗）与不良反应的高发生率相关，其中一些可能是永久性或致命的。血管炎缓解后，许多患者患有持续性糖皮质激素依赖性哮喘。长期使用即使是中低剂量的糖皮质激素也会带来许多不良反应。然而，更危险的是与糖皮质激素和免疫抑制药联合使用相关的强烈免疫抑制。机会性感染、骨髓抑制、不孕、膀胱毒性及（从长远来看）某些恶性肿瘤的风险增加都是主要问题。

虽然超过 90% 的 EGPA 患者可以获得临床缓解，但在停止治疗后疾病复发很常见。据估计超过 25% 的患者会出现急性发作，但如果尝试完全停用糖皮质激素，这个数字肯定会更高。在大多数情况下，嗜酸性粒细胞增多的恢复预示着复发。在更高比例的患者中，在 EGPA 的血管炎期消退后，糖皮质激素依赖性哮喘仍然是一个需要持续管理的问题。

参考文献

Cottin V, Bel E, Bottero P, et al. Revisiting the systemic vasculitis in eosinophilic granulomatosis with polyangiitis (Churg-Strauss): a study of 157 patients by the Groupe d'Etudes et de Recherche sur les Maladies Orphelines Pulmonaires and the European Respiratory Society Taskforce on eosinophilic granulomatosis with polyangiitis (Churg Strauss). *Autoimmun Rev*. 2017;16:1–9. [PMID: 27671089].

Groh M, Pagnoux C, Baldini C, et al. Eosinophilic granulomatosis with polyangiitis (Churg-Strauss) (EGPA) Consensus Task Force recommendations for evaluation and management. *Eur J Med*. 2016;26:545–553. [PMID: 25971154].

Puechal X, Pagnoux C, Baron G, et al. Adding azathioprine to remission-induction glucocorticoids for eosinophilic granulomatosis with polyangiitis, microscopic polyangiitis, or polyarteritis nodosa without poor prognosis factors: a randomized controlled trial. *Arthritis Rheum*. 2017;69(11):2175– 2186. [PMID: 28678392].

Wechsler ME, Akuthota P, Jayne D, et al. Mepolizumab or placebo for eosinophilic granulomatosis with polyangiitis. *N Engl J Med*. 2017;376:1921–1932. [PMID: 28514601].

The Cleveland Clinic Foundation Center for Vasculitis. http:// www. clevelandclinic.org/arthritis/vasculitis/default.htm.

The Johns Hopkins Vasculitis Center. http://www.hopkinsvasculitis.org.

Vasculitis Clinical Research Consortium. http://rarediseasesnetwork. epi.usf. edu/vcrc/.

第 31 章　结节性多动脉炎
Polyarteritis Nodosa

Naomi Serling-Boyd　John H. Stone　著

诊断要点

- 结节性多动脉炎（PAN）的特征为隐匿起病的全身症状（发热、体重下降、疲劳、关节痛）、下肢结节和溃疡、多发性单神经炎和餐后腹痛。
- 皮肤型 PAN 是独立于系统性 PAN 的临床疾病，局限于皮肤，常表现为痛性结节、网状青斑或皮肤溃疡。
- 尽管乙型肝炎病毒相关 PAN 的发病率下降，目前占比<10%，但 PAN 患者应筛查乙型肝炎病毒。
- 血管造影可显示肾和胃肠道的微动脉瘤。
- 组织病理学诊断中皮肤和周围神经活检（邻近肌肉取样）创伤性最小。

结节性多动脉炎（PAN）的典型特征为肌肉小动脉和中等动脉的坏死性炎症，不累及毛细血管。PAN 虽然可累及中等肾内血管引起肾血管性高血压和肾梗死，但与肾小球肾炎无关。与其他系统性血管炎不同，PAN 的特征为病变局限于动脉，不累及静脉、肺，无肉芽肿性炎症，无相关的自身抗体。

据报道，PAN 的发病率为 2/10 万～9/10 万，在乙型肝炎病毒（hepatitis B virus，HBV）感染高发的阿拉斯加地区，发病率更高（77/100 万）。然而，随着 HBV 疫苗的普及，与 HBV 相关的病例占比已大幅度下降（从>1/3 降至<10%）。PAN 无明显的性别差异，发生于各种族。

一、临床表现

（一）症状与体征

PAN 几乎累及全身器官系统，常累及皮肤、周围神经、胃肠道和肾，但不累及肺。患者常见主诉为疼痛，与肌痛、关节炎、周围神经坏死、睾丸缺血或肠系膜血管炎相关。PAN 的症状与体征见表 31-1。

1. 全身症状

发热是 PAN 的常见症状，见于约 60% 患者。发热特征差异大，从低热到伴寒战的高热不等，其中低热更常见。PAN 的一个特征为心动过速，伴或不伴发热。疲劳、体重下降、肌痛也很常见。

2. 皮肤和关节

中等动脉血管炎可引起几种类型的皮损，包括网状青斑（图 31-1A）、结节（图 31-1B）、丘疹、溃疡（图 31-1C）和引起坏疽的指端缺血。同一患者可出现以上所有表现或其中几类。结节、丘疹和溃疡常发生在下肢，尤其是踝周、小腿、足背。结节可进展为扇形溃疡，愈合后通常遗留瘢痕和色素沉着（图 31-1D）。大关节（膝、踝、肘、腕）疼痛见于 50% 患者，但滑膜炎少见。

3. 周围神经

多发性单神经炎，即神经血管炎引起的特定神经坏死，在 PAN 患者中发生率高达 70%。最常受累的神经是腓肠神经、腓神经、桡神经和尺神经。血管性神经病变常首先累及最长的神经，即手足的远端神经，起始通常不对称。因此血管性神经病变的第一个运动症状可能为足下垂或腕下垂（分别由腓神经和桡神经坏死引起）。在后期，神经病变可表现为融合性对称性神经病变，但追问病史可能会发现最初为不对称神经病变。除了腓肠神经（纯感觉神经）外，周围神经通常为感觉和运动混合神经，因此感觉症状和运动缺陷都是血管性神经病的特征。

4. 胃肠道

约一半 PAN 患者有胃肠道表现，由于缺乏特异性，难以确诊。常见为餐后腹痛（肠绞痛）。PAN 累及肠系膜动脉可引起肠系膜梗死或动脉瘤破裂，均与死亡率高相关。肠系膜血管造影显示多发微动脉

表 31-1	结节性多动脉炎的临床表现		
临床特征	患者占比（%）	临床特征	患者占比（%）
全身症状	**93.1**	**胃肠道表现**	**37.9**
• 发热	63.8	• 腹痛	35.6
• 体重下降	69.5	• 出血	3.4
• 肌痛	58.6	• 穿孔	4.3
• 关节痛	48.9	• 胆囊炎	3.7
神经表现	**79.0**	• 阑尾炎	1.1
• 周围神经病	74.1	• 胰腺炎	3.7
• 多发性单神经炎	70.7	• 需要手术的胃肠道表现	13.8
• 中枢神经系统	4.6	**心血管表现**	**22.4**
泌尿生殖表现	**50.6**	• 血管炎相关心肌病	7.5
• 血尿	15.2	• 心包炎	5.5
• 蛋白尿（>0.4g/24h）	21.6	• 指端缺血（无坏死病变）	6.0
• 新发高血压	34.8	• 指端坏死病变和（或）肢体跛行	6.3
• 严重高血压	6.9	**眼部表现**	**8.6**
• 睾丸炎或睾丸压痛	17.3	• 视网膜血管炎／渗出	4.3
皮肤表现	**49.7**	**肺部表现** [a]	
• 结节	17.2	• 咳嗽	5.7
• 紫癜	22.1	• 肺部浸润	3.4
• 青斑	16.7	• 胸腔积液	3.4
四肢水肿	**24.4**		

a. 肺部表现通常是因为心功能不全或肾功能不全

引自 Pagnoux C, Seror R, Henegar C, et al. Clinical features and outcomes in 348 patients with polyarteritis nodosa. *Arthritis Rheum.* 2010;62(2):616–626.

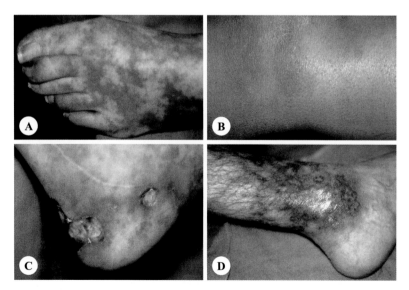

◀ 图 31-1　结节性动脉炎中血管炎引起的皮损

A. 网状青斑；B. 结节；C. 溃疡；D. 已愈合的溃疡遗留瘢痕和色素沉着

290

瘤（图31-2），病变大小不等，小至肉眼几乎看不见，大到直径数厘米。有时，在没有其他临床表现的情况下，胆囊切除术或阑尾切除术可检出中血管，被称为"单器官血管炎"，可能是一种与典型的累及多器官PAN不同的疾病。在单器官血管炎中，手术切除受累的器官可治愈。

5. 肾实质内炎症

见于40% PAN患者。炎症累及肾动脉和叶间动脉（肾内中等大小的肌动脉），偶累及较小的弓状动脉和小叶间动脉。血管造影可显示肾内微动脉瘤或大的楔形肾梗死（图31-3）。肾动脉受累或肾内小动脉受累可能引起肾性高血压；约1/3患者出现新发高血压。蛋白尿和血尿在PAN中不常见。如果尿液分析中出现尿红细胞管型或提示肾小球肾炎，通常提示其他疾病（如显微镜下多血管炎或肉芽肿性多血管炎）。

6. 心脏症状

心动过速可提示心脏受累或全身炎症状态。有时会发生充血性心力衰竭和心肌梗死。虽然患者生前很少诊断出特定的心脏病变，但尸检结果表明，大多数PAN患者都存在心脏受累。尸检中常见累及亚临床小动脉引起的心肌斑片状坏死。

7. 其他

少数PAN患者累及中枢神经系统，表现为脑病和脑卒中。肾性高血压可能导致这两种神经系统并发症。PAN其他少见表现包括眼睛受累（视网膜血管炎或巩膜炎）、胰腺炎、睾丸炎和心包炎等。与特发性PAN相比，HBV相关PAN患者周围神经病变、胃肠道并发症、睾丸炎和高血压似乎更多见，但很

难对这两种PAN人群进行严格比较。

（二）实验室检查

虽然PAN的实验室特征常明显异常，提示为炎症性疾病，但难以与其他炎症性疾病鉴别。典型表现为贫血、血小板升高和急性相反应物升高。红细胞沉降率和C反应蛋白可评估疾病活动度。

PAN与其他免疫介导疾病中发现的所有自身抗体都无关，诊断具有挑战性。PAN患者的抗核抗体和类风湿因子通常阴性，少数患者低滴度阳性。HBV相关PAN患者通常补体下降，无论有无明显的冷球蛋白。HBV相关PAN，通常在急性病毒感染后数周至数月内发生，但HBV活动性与PAN发生的时间关系尚不清楚。

针对蛋白酶3或髓过氧化物酶的抗中性粒细胞胞质抗体的特异酶免疫测定阴性，这两种抗原与系统性血管炎相关。因此，PAN不是ANCA相关血管炎的一种形式。

（三）特殊检查

PAN的诊断需要组织活检或血管造影显示微动脉瘤。

1. 组织活检

在皮肤中，中等动脉位于真皮深层和真皮下脂肪组织中。因此，可通过皮肤活检标本获取皮下脂肪小叶来进行PAN的诊断。与网状青斑相比，结节、丘疹和溃疡边缘的活检阳性率更高。

作为广泛性动脉炎，PAN的特征为全层坏死，血管壁呈均匀的嗜酸性外观［纤维蛋白样坏死（图

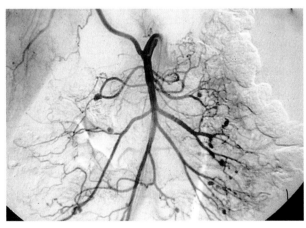

▲ 图31-2　肠系膜血管造影显示多发微动脉瘤

经许可转载，引自 Stone JH. Vasculitis: a collection of pearls and myths. *Rheum Dis Clin North Am*. 2007;33(4):691-739.

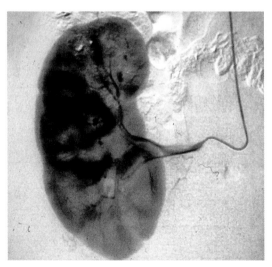

▲ 图31-3　肾动脉造影显示肾内有微动脉瘤

31–4B）]。细胞浸润呈多形性，不同时期多形核细胞和淋巴细胞均有不同程度的浸润。动脉壁内和动脉壁周围的中性粒细胞脱粒导致白细胞减少。在后期，内皮细胞增殖和血栓形成可引起血管完全闭塞。在整个受累组织中，急性和愈合病变共存是典型表现。

2. 神经传导检查

神经传导检查有助于发现典型的神经损伤轴突模式，并为活检确定受累神经。因为肌肉富含血管，可能含有血管炎累及的血管，即使没有肌肉受累的症状与体征，也应对邻近肌肉进行活检。腓肠肌和腓肠神经常同时活检。然而，对于无症状器官（如睾丸）的盲目活检很少能协助诊断。

3. 血管造影

PAN 的血管壁可呈明显的节段性炎症（图 31–5）。节段性坏死又可导致动脉瘤形成。微动脉瘤病变可

累及整个肠系膜和肾血管系统。在无胃肠道症状的患者中，肠系膜血管造影也可显示明显的微动脉瘤。

与 CT 或 MRA 相比，传统的血管造影分辨率更高，是检测微动脉瘤的金标准。血管造影解读需要丰富的经验。多种非血管性因素，包括血管痉挛（最常见），可引起血管狭窄和扩张的交替。但是，在特定情况下发现真正的微动脉瘤才能诊断 PAN。

二、鉴别诊断

尽管 PAN 表现为明显的炎症特征，仍有可能在数周或数月后才得以确诊。除了从血管造影或活组织检查中能获得诊断依据，本病没有特异性病理特征。PAN 的鉴别诊断必须考虑多种结缔组织病（表31–2）。系统性红斑狼疮、混合型结缔组织病和未分化结缔组织病通常存在特异性自身抗体（如抗 Ro/SSA、抗 La/SSB、抗 Sm、抗 RNP），而 PAN 不存在这些抗体，可资鉴别。特异性较低的自身抗体，如抗核抗体和类风湿因子，可见于 PAN 患者，但特异性差，无法诊断。

在早期阶段，类风湿关节炎表现可能与 PAN 相似，但 PAN 的关节炎通常是游走性且非破坏性的。类风湿血管炎，特征与 PAN 非常相似，几乎都出现在长期、严重、破坏性关节炎患者中，而不会与关节炎同时发生或在关节炎发作之前。虽然 PAN 的热型可能与成人 Still 病相似，但 PAN 不会出现 AOSD 短暂的淡红色皮疹。此外，95%AOSD 患者在发病 1 年内（或更早）发生弥漫性多关节炎。灾难性抗磷脂抗体综合征，可导致指端缺血、脑卒中和其他动脉

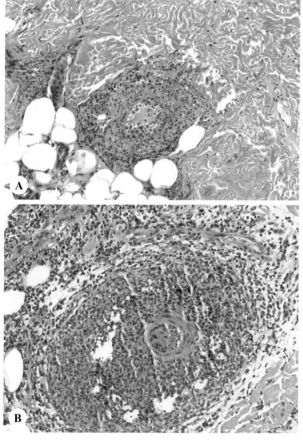

▲ 图 31–4 通过皮肤活检获取皮下脂肪小叶可协助诊断结节性多动脉炎。较网状青斑，结节、丘疹和溃疡边缘活检阳性率更高（此图彩色版本见书末）
A. 深层穿刺活检显示中等动脉血管壁全层炎症和纤维样坏死；B. 深层穿刺活检显示中等肌动脉内透壁炎症和明显单核细胞浸润

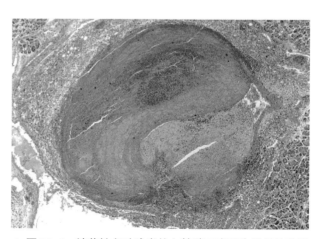

▲ 图 31–5 结节性多动脉炎的血管壁可表现为明显的节段性炎症
在此病例中，节段性壁累及引起中动脉动脉瘤

| 表 31-2　结节性多动脉炎的鉴别诊断 |

自身免疫相关的系统疾病

- 系统性红斑狼疮
- 混合型结缔组织病
- 灾难性抗磷脂抗体综合征
- 类风湿关节炎（伴有类风湿血管炎）
- Still 病

系统性血管炎

- GPA（韦格纳肉芽肿）
- 显微镜下多血管炎
- EGPA（Churg-Strauss 综合征）
- 冷球蛋白血症
- 孤立性末梢神经血管炎

感染

- 心内膜炎
- 深层真菌感染（组织胞浆菌病、球孢子菌病、芽孢菌病）

其他

- 炎症性肠病
- 结节病
- 结节性红斑
- 白色萎缩
- 胆固醇栓
- 纤维肌发育不良
- 淋巴瘤

血栓事件，可能与 PAN 类似。然而，大多数抗磷脂抗体综合征患者更常见的是静脉血栓事件，非 PAN 的特征。

PAN 不累及肺部，有助于与大多数 ANCA 相关血管炎鉴别。肺部病变（肺结节、空洞、浸润或肺泡出血）合并全身性血管炎更倾向于其他类型血管炎，如 GPA、显微镜下多血管炎和嗜酸性肉芽肿性多血管炎。PAN 可有肺部表现，如胸腔积液和肺实质浸润，但最常见的原因是心功能不全或肾功能不全时容量过多。此外，PAN 通常没有小血管受累特征（如紫癜）。孤立性周围神经系统血管炎是一种仅累及周围神经系统的血管炎，可能与 PAN 相似，治疗类似。此外，在一小部分病例中，PAN 可模拟巨细胞动脉炎表现（如头痛、下肢跛行、发热和多肌痛）。颞动脉活检标本上发现 PAN 的组织病理学特征已有报道。纤维蛋白样坏死在巨细胞动脉炎中少见，但在 PAN

和其他血管炎中非常典型。

许多细菌、分枝杆菌或真菌感染可模拟 PAN 多器官炎症。在开始血管炎的治疗前，必须谨慎排除以上感染。最后，许多其他全身性或单器官疾病在单个器官特征上可能与 PAN 相似，包括炎症性肠病、纤维肌发育不良（fibromuscular dysplasia，FMD）和恶性肿瘤（尤其是淋巴瘤）。毛细胞白血病可并发 PAN。

白色萎缩涉及皮肤小血管的血栓形成，引起的皮肤病变从临床表现上难以与 PAN 鉴别。白色萎缩的典型表现为结节和下肢溃疡，需通过皮肤活检与 PAN 鉴别。两者鉴别至关重要，因为两者治疗方法不同：PAN 需免疫抑制或抗病毒治疗，而白色萎缩需抗凝治疗。

三、治疗

免疫抑制药治疗 HBV 相关 PAN 对肝有长期的不利影响，长时间免疫抑制会促进病毒的进一步复制。值得庆幸的是，近年来有效抗病毒药物的普及已经彻底改变了 HBV 相关 PAN 病例的治疗。一种方案是初始使用泼尼松［1mg/(kg·d)］抑制炎症，同时开始血浆置换 6 周（每周约 3 次）。糖皮质激素迅速减量（超过 2 周），并开始抗病毒治疗（拉米夫定 100mg/d 或恩替卡韦 0.5～1.0mg/d）。目前建议在只有临床表现轻微的 HBV 相关 PAN 病例中单独使用抗病毒药物治疗。90%～100% 的患者通过这种治疗方案可长期控制血管炎。治疗的一个目标是实现病毒学应答，定义为由 HBe 抗原向 HBe 抗体的血清学转化。接受该方案治疗的 PAN 患者中，约有一半实现了这个目标。

对于特发性 PAN 患者，治疗的基础是糖皮质激素。约 50% 的 PAN 患者通过单用大剂量糖皮质获得缓解或治愈，尤其是无预后不良因素（表 31-3）和病情较轻的患者，可以考虑这种治疗方案。近年来，对 PAN 具有潜在活性的生物制剂选择不断增加，对于糖皮质激素减量和避免使用环磷酰胺具有重要意义。例如，TNF 抑制药（如阿达木单抗）在皮肤型 PAN 病例中可能特别有效，可减少患者大剂量糖皮质激素使用时间，缩短糖皮质激素的总疗程。也有部分病例对托珠单抗反应良好。虽然有个案报道，在 26 例糖皮质激素治疗后仍有疾病活动的特发性 PAN 患者中，89% 在英夫利西单抗治疗 4 个月后显著改善。但是鉴于血管炎是 TNF 抑制药的并发症，

表 31-3 五因素评分和五因素改良评分	
五因素评分（1996）	• 蛋白尿＞1g/d • 肾功能不全（＞1.58mg/dl） • 心肌病 • 严重的胃肠道受累 • 中枢神经系统受累
五因素改良评分（2009）	• 年龄＞65 岁 • 心功能不全 • 肾功能不全 • 胃肠道受累 • 无耳鼻喉表现（只适用于 GPA 或 EGPA）

GPA. 肉芽肿性多血管炎；EGPA. 嗜酸性肉芽肿性多血管炎

PAN 生物制剂的选择存在困难。对于累及内脏的典型 PAN 患者，因为利妥昔单抗的不良反应少于环磷酰胺，可优先考虑使用利妥昔单抗。在诱导缓解后，可考虑使用硫唑嘌呤或甲氨蝶呤进行维持治疗。在一项随机对照试验中未发现在糖皮质激素中加入硫唑嘌呤诱导缓解的益处。

环磷酰胺［如 2mg/（kg·d）或每月静脉注射 0.6g/m² ］适用于糖皮质激素难治性 PAN 或糖皮质激素联合利妥昔单抗效果不佳或疾病危及重要器官功能的患者，如严重肠系膜缺血或迅速进展的血管性神经病变。在使用这些药物治疗的患者中，需考虑预防耶氏肺孢子菌肺炎。

皮肤型 PAN 通常不会发展为全身性疾病，治疗方案与全身性 PAN 不同。皮肤型 PAN 的初始治疗通常包括非甾体抗炎药、水杨酸或秋水仙碱。氨苯砜、糖皮质激素和其他免疫抑制药用于复发或难治性病例。

四、并发症

晚期多发性单神经炎可能会引起严重残疾，其康复需要数月至数年。遗留神经功能障碍常表现为肌肉无力或疼痛性神经病变，很难预测最终康复程度。肠穿孔和肠系膜微动脉瘤破裂是 PAN 潜在的灾难性事件，需要紧急手术干预，并且死亡率高。接受免疫抑制治疗的 PAN 患者存在机会性感染和其他治疗并发症风险。正在或近期接受过大剂量糖皮质激素、环磷酰胺或其他药物治疗的 PAN 出现发热应首先考虑感染，并进行相应处理。

五、预后

ANCA 相关血管炎易复发，与之相反，PAN 通常是一种单相病程疾病。对于 HBV 相关 PAN 患者，血清转化为抗 HBe 抗体通常标志着血管炎活动期结束。在特发性 PAN 患者中，高达 30% 病例出现疾病复发。法国血管炎研究小组确定了与预后差及死亡率高显著相关的五个因素（five factors，FFS），包括血清肌酐升高（＞1.58mg/dl）、蛋白尿（＞1g/d）、严重的胃肠道受累、心肌病和中枢神经系统受累。若无以上因素，则 5 年死亡率为 11.9%；若存在一个因素，5 年死亡率为 25.9%；若存在两个或更多因素，5 年死亡率则为 46%。修订后的五因素评分制订于 2009 年，危险因素包括年龄＞65 岁、心功能不全、肾功能不全、胃肠道受累，保护性因素为无耳、鼻、喉表现（仅适用于 GPA 或 EGPA 患者）。新发高血压是导致预后不良的另一个危险因素。

参考文献

De Virgilio A, Greco A, Magliuo G, et al. Polyarteritis nodosa: a contemporary overview. *Autoimmun Rev.* 2016;15(6):564–570. [PMID: 26884100].

Forbess L, Bannykh S. Polyarteritis nodosa. *Rheum Dis Clin N Am.* 2015;41:33–46. [PMID: 25399938].

Ginsberg S, Rosner I, Slobodin G, et al. Infliximab for the treatment of refractory polyarteritis nodosa. *Clin Rheumatol.* 2019;38(10):2825–2833. [PMID: 30972576].

Puechal X, Pagnoux C, Baron G, et al. Adding azathioprine to remission-induction glucocorticoids for eosinophilic granulomatosis with polyangiitis (Churg-Strauss), microscopic polyangiitis, or polyarteritis nodosa without poor prognosis factors: a randomized, controlled trial. *Arthritis Rheum.* 2017;69(11):2175–2186. [PMID: 28678392].

Saunier A, Issa N, Vanderhende MA, et al. Treatment of polyarteritis nodosa with tocilizumab: a new therapeutic approach? *RMD Open.* 2017;3(1). [PMID: 28879047].

第 32 章 冷球蛋白血症

Cryoglobulinemia

Naomi Serling-Boyd John H. Stone 著

诊断要点

- 混合性冷球蛋白血症性血管炎累及小血管和中血管，皮肤是最常见的受累器官。
- 混合性冷球蛋白血症常累及关节、周围神经和肾，而较少累及中枢神经系统、胃肠道和肺。
- 几乎所有患者类风湿因子阳性。
- 许多 II 型冷球蛋白血症患者与丙型肝炎病毒感染有关。
- 年龄 60 岁以上、男性及肾累及的患者，生存率较低。

冷球蛋白是在低温条件下从血清中沉淀出的免疫球蛋白（immunoglobulins, Ig）。冷沉淀通常由 IgG 和 IgM［单独，或在混合性冷球蛋白血症（mixed cryoglobulinemia, MC）时一起］组成。有时 IgA 也可能与临床相关的冷球蛋白血症相关。冷球蛋白血症可分为三种临床亚型，即 I 型、II 型和 III 型（表 32-1），基于两个特征：IgM 成分的克隆性和 RF 的活性。根据定义，RF 活性指 IgM 成分与 IgG Fc 片段的反应性。本章重点介绍 II 型和 III 型冷球蛋白血症，这两种类型均被称为"混合性冷球蛋白血症"。I 型冷球蛋白血症通常不是"混合性"的，与单克隆 IgG 或 IgM 相关，常见于恶性肿瘤。总体而言，冷球蛋白血症很少见，患病率约 1/10 万，并且女性与男性的比例为 3∶1。

丙型肝炎病毒（hepatitis C virus, HCV）感染过去被认为是 MC 的"本质"，现在认为与 90% 的 MC 病例相关。据报道，从感染 HCV 到出现临床表现的潜伏期长达 15 年。在一些病例中，HCV 的表现可能是 MC 进展的临床特征（通常是可触性紫癜）。冷球蛋白还可在其他类型的感染（如 HIV）、结缔组织病（如干燥综合征）和血液系统恶性肿瘤等情况下出现。

冷球蛋白并不总是与临床疾病相关，但这些蛋白可能导致各种免疫复合物介导的并发症。术语"MC"用于鉴别 II 型、III 型冷球蛋白血症（两者均含 IgG 和 IgM）和 I 型冷球蛋白血症（只含一种单克隆抗体）。

当存在潜在感染、自身免疫性疾病或恶性肿瘤时，首选的治疗方法是直接针对上述疾病进行治疗。HCV 相关冷球蛋白血症患者常采取 B 细胞耗竭疗法联合抗病毒治疗。在严重的系统性血管炎患者中，有时需在有限的时间内采取全身免疫抑制药治疗或采用去除免疫复合物的措施（如血浆置换）。

一、临床表现

MC 相关血管炎的症状与体征是由微循环中的冷球蛋白沉淀和免疫复合物介导的血管炎引起的。在 II 型 MC 中，冷沉淀包含多克隆 IgG、具有 RF 活性的高度限制性单克隆 IgM、低密度脂蛋白、在 HCV 相关疾病中的 HCV RNA。一般来说，诊断 MC 需符合以下几项条件：①识别典型的临床症状，几乎总伴有皮肤小血管的血管炎；②从血清中分离出冷球蛋白；③检测到 HCV 抗体或 HCV RNA 阳性；④必要时对其他明显受累的脏器进行活检以排除其他诊断。由于冷球蛋白的检测并不 100% 敏感，并且 HCV 并不是导致所有 MC 的原因，因此不需要同时满足这四个条件。

（一）症状与体征

1. 皮肤

MC 的一个主要特点是皮肤小血管的血管炎，也可能出现中血管的血管炎，但后者常伴有小血管病变。皮肤免疫荧光活检显示免疫复合物介导的白细

类　型	类风湿因子阳性	单克隆蛋白	相关疾病
			表 32-1　冷球蛋白血症的分类
Ⅰ型	否	是（IgG 或 IgM）	血液系统恶性肿瘤（多发性骨髓瘤、Waldenström 巨球蛋白血症）
Ⅱ型	是	是（多克隆 IgG）	丙型肝炎（其他感染、干燥综合征、单克隆 IgM、系统性红斑狼疮）
Ⅲ型	是	否（多克隆 IgG 和 IgM）	丙型肝炎（其他感染、干燥综合征、系统性红斑狼疮）

胞破碎性血管炎，伴随中小血管壁和周围 IgG、IgM、C3 和其他免疫反应物沉积。许多病例常出现血管内栓塞。最典型的皮肤表现是可触性紫癜，好发于下肢，但有时也可见于上肢、躯干或臀部。孤立性紫癜预后好，疾病进程多为良性。Meltzer 三联征是冷球蛋白血症的典型表现，包括紫癜、关节痛和乏力。以上特征在患者就诊时出现率高达 80%。图 32-1 显示了一例下肢可触性紫癜和皮肤血管炎的病例。此外，还可能出现一系列其他类型的血管性皮疹，这取决于累及血管的大小。皮疹包括斑点、丘疹、水疱性病变、小血管受累时的荨麻疹性病变及中等血管累及的皮肤溃疡，这些都与预后差相关。如图 32-2 所示，与 Ⅱ 型和 Ⅲ 型冷球蛋白血症相比，指端坏死在 Ⅰ 型中更常见。

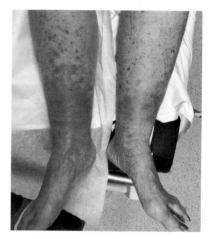

▲ 图 32-1　混合性冷球蛋白血症患者的小血管血管炎。可触性紫癜是小血管血管炎的特点之一，常见于下肢（此图彩色版本见书末）

2. 关节

关节痛是大多数 MC 病例的一个突出症状。典型的受累关节为近端指间关节、掌指关节和膝关节。与关节痛相比，关节炎较少见，仅在少数病例中出现。MC 关节炎不会变形。雷诺现象和指端发绀也可能出现在 MC 中。

3. 周围神经

20%～60% 的 MC 患者出现周围神经病变，以感觉异常为主要表现的感觉受累在运动神经疾病中占主导地位。轴突感觉神经病变是典型表现，其在运动障碍发生前数年伴有疼痛和感觉异常。多发性单神经炎常伴随感觉异常出现，但多发性神经病更常见。HCV 诱导神经血管的血管炎是这种外周神经功能障碍的发病机制。与其他症状相比，神经性症状需要更长时间缓解，在没有其他疾病活动证据的情况下，不应被视为复发或难治性疾病表现。

4. 肾

20% 患者在诊断时有肾受累，约 30% 患者在病程中出现肾受累。最常见的临床表现是无症状镜下血尿、蛋白尿和不同程度肾功能不全。少数患者表现为急性肾病综合征和急性肾炎综合征。最常见的组织学表现是膜增生性肾小球肾炎（约占 70%），与狼疮肾炎类似。三种特殊的组织学表现可用于鉴别 MC 相关肾小球肾炎：由冷球蛋白沉淀组成的管腔内血栓，弥散在毛细血管襻内的 IgM 沉积物和电镜下呈晶体状的内皮下沉积物。MC 相关的肾病可导致肾病相关蛋白尿，但进展到终末期肾病的情况不常见。少数患者出现急进性肾小球肾炎。

5. 肝

尽管 HCV 是一种嗜肝病毒，但 MC 患者的肝表现很少见。此外，临床肝病与组织病理之间的相关性欠佳。大多数 HCV 相关 MC 患者肝活检结果显示不同程度的门脉周围炎、纤维化甚至硬化。肝中淋巴滤泡形成是慢性 HCV 感染的特征性组织学特征。大部分 IgM RF 在这些滤泡中（以及在骨髓中）形成。对 HCV 相关 MC 患者肝活检标本单核细胞的免疫表型分析表明，其主要是表达 IgM 的 B 细胞。

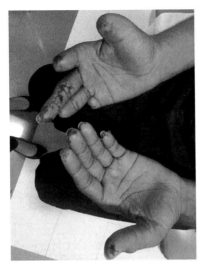

▲ 图 32-2　原发性冷球蛋白血症患者的指坏死和既往多手指截肢的证据

6. 血液系统

除了嗜肝性，HCV 还倾向于感染淋巴细胞。冷球蛋白起源于 B 细胞的克隆扩增，而扩增是多克隆还是单克隆影响产生的冷球蛋白类型。在某些情况下，显性 B 细胞克隆的出现是由于有利于 B 细胞存活的基因突变，如 bcl-2 基因突变（bcl-2 基因从 18 号染色体易位到 14 号染色体）。这种突变导致抗凋亡基因 bcl-2 过度表达。B 细胞淋巴瘤是 MC 最常合并的恶性肿瘤。肝细胞癌在 MC 患者中也有较高的发病率，大多数情况下与潜在的病毒性肝炎感染有关。

7. 中枢神经系统

MC 的 CNS 疾病通常是由高黏滞综合征和脑内血液"淤积"导致的症状引起，这些病例中可能仅出现精神异常或意识障碍。如怀疑有上述情况，应进行详细的眼底检查。高黏滞综合征是Ⅱ型、Ⅲ型 MC 的罕见并发症，而在Ⅰ型 MC 中更常见，后者的冷球蛋白水平明显较高，通常是由潜在恶性疾病引起。高黏滞综合征是血浆置换的指征。通常低于 5% 的冷球蛋白血症患者中出现 CNS 受累，较难确认；CNS 血管炎在 MC 患者中非常少见，最常见的临床表现是腔梗或小范围脑白质病变，已逐渐引起关注。

8. 胃肠道

临床上 MC 患者较少出现胃肠道症状，偶有伴穿孔和休克的急腹症。目前已有报道 MC 相关的急性胆囊炎和肠系膜血管炎。

9. MC 中的混合脏器受累

MC 中已描述了以间质性肺部病变为主的肺部疾病。既往认知不足；病例通常较轻微，甚至无症状。淋巴细胞浸润腺体导致的口干、眼干在 MC 中并不罕见。在缺乏干燥综合征特异性血清学证据（即抗 Ro/SS-A 或抗 La/SS-B 抗体）的情况下，这种病变才成立。目前也报道了双侧腮腺肿大、淋巴结肿大和雷诺现象。

（二）实验室检查结果

MC 合并的实验室检查结果异常为诊断提供线索。但上述检测在评估疾病活动度方面价值有限，因为它们通常与疾病活动度、血管炎复发之间的相关性欠佳。实验室检查结果的概述如表 32-2 所示。

1. 冷球蛋白

检测冷球蛋白的假阴性率很高，主要原因是操作不当。采血后，血样必须在 37℃ 下运送到实验室，并在该温度下凝固。在 37℃ 下离心标本，并在 4℃ 下保存，最长 1 周。管底白色沉淀物形成表明存在冷球蛋白。

2. 冷沉淀比容

血清中冷球蛋白的含量可通过在 4℃ 下离心血清测定。测定冷沉淀中冷球蛋白与总蛋白浓度比值来确定冷沉淀比容。与其他实验室指标一样，冷沉淀比容与疾病状态、治疗的相关性较差。治疗决策不应由冷沉淀比容值决定，而由患者的临床情况决定。

3. 低补体血症

由于补体蛋白参与免疫复合物的形成，在活检标本的特异性免疫荧光检测中常发现 C3 和 C1q。在 MC 患者中，血清补体（C3、C4 和 CH50）水平偏低。在血清 C3 水平正常或轻度降低的情况下发现极低的血清 C4 水平是存在 MC 的强有力线索。

4. RF 阳性

HCV 相关 MC 中发现的 80% 单克隆 IgM 共享一个名为"WA"的主要互补区域（"WA"指最初被报道患者姓名的首字母）。这种交叉独特型体具有高度 RF 活性。几乎所有Ⅱ型 MC 患者 RF 均阳性。

5. 抗 HCV 抗体和 HCV RNA 的定量分析

通常采用酶联免疫法或免疫印迹法进行抗 HCV 检测。应在所有怀疑冷球蛋白血症的患者中检测 HCV 抗体和血清 HCV RNA。HCV RNA 水平可用于跟踪特定抗病毒治疗的反应。可以通过聚合酶链反应进行 HCV 基因分型，但尚未发现特定的病毒基因型与 MC 易感性相关。

表 32-2 混合性冷球蛋白血症可能的实验室和影像学评估

检 查	典型结果
全血细胞计数	• 轻度贫血常见 • 肝病进展时可能出现血小板减少
肝肾功能	• 肾小球肾炎患者的肾功能可能受损 • 肝功能异常通常是亚临床的，但肝活检结果大多显示明显异常。肝酶可能正常
显微镜尿液分析	在肾受累的病例中是异常的。蛋白尿可达到肾病综合征水平
红细胞沉降率 / C 反应蛋白	中重度升高常见，通常反映疾病高度活跃
ANA	大多数病例阳性
类风湿因子	Ⅱ型和Ⅲ型病例阳性
C3，C4	降低，尤其是 C4
ANCA	阴性
乙型和丙型肝炎血清学	约 90% 病例的丙型肝炎血清学阳性
抗磷脂抗体	• 快速血浆反应素试验和抗心磷脂抗体试验阴性 • 蝰蛇毒时间（狼疮抗凝物）正常
血培养	阴性

ANA. 抗核抗体；ANCA. 抗中性粒细胞胞质抗体

二、鉴别诊断

1/3 干燥综合征患者会进展为 MC，但其中仅少数患者会出现血管炎的表现。MC 和干燥综合征的临床和实验室特征也有重叠。在这两种疾病中，患者可能出现口干眼干，有 RF、抗核抗体阳性和低补体血症。一般来说，不伴干燥综合征的 MC 患者没有抗 Ro 和抗 La 抗体。

系统性红斑狼疮患者和 MC 患者都有 ANA 阳性、低补体血症、雷诺现象、关节症状和免疫复合物介导的肾小球肾炎的倾向。这两种疾病通常可通过其他临床和实验室特征（如抗 dsDNA 抗体或沉淀素抗体）来区分。一些 SLE 患者的冷球蛋白试验结果阳性，但无法将该病表现全归因于这些蛋白。小血管

炎是冷球蛋白血症的一个关键临床特征，出现该情况需怀疑冷球蛋白血症。

MC 患者的 RF 阳性和关节症状常误诊为类风湿关节炎。但 MC 患者出现滑膜炎例外，当 MC 伴随关节炎时，关节病往往是非破坏性的。在冷球蛋白血症中，抗环瓜氨酸肽抗体为阴性。

MC 也需要与其他形式的系统性血管炎鉴别。结节性多动脉炎（见第 31 章）、显微镜下多血管炎（见第 29 章）、肉芽肿性多血管炎（曾称韦格纳肉芽肿）（见第 28 章）和过敏性紫癜（见第 35 章）的临床表现可能与之存在较多重叠，读者可参考相关具体章节获取更多细节。

三、治疗

尽管某些实验室检查对诊断疾病有用，但除了 ESR 和 CRP 等急性期反应物外，仍然没有可靠的实验室指标可用于明确疾病活动的水平。通常，治疗决策必须基于疾病的其他临床表现及临床医生的判断，即症状或体征由疾病活动引起而不是疾病本身的损害。

MC 以缓解期和加重期为特征。疾病的严重程度也有很大的差异，从轻度紫癜到严重的坏死性血管炎。因此，所有的治疗决策必须根据患者的具体情况、累及的脏器及治疗的潜在不良反应来个体化制订。下肢血管炎可能会因静脉瘀血而加重。弹力袜可减少皮肤血管炎的发作次数。总体而言，治疗冷球蛋白血症应采取多管齐下的方法，包括治疗潜在病因（如果适用）；给予糖皮质激素以快速减轻炎症和减少组织损伤；靶向循环中的 B 细胞以减少冷球蛋白进一步产生；在病情严重或危及脏器时，予以血浆置换。

理想情况下，治疗 MC 应基于识别和治疗潜在原因，如病毒感染。在 HCV 相关 MC 病例中，过去的治疗方案以 IFN 为主。IFN-α 的持续反应率很低（15%～20%），但随着利巴韦林及聚乙二醇化 IFN-α 制剂的发现，治疗的反应率得到改善。接受聚乙二醇化 IFN-α 和利巴韦林治疗的患者反应率可达 60%，但一些患者仍需要另外的治疗，并且 IFN 对疾病复发和自身免疫性疾病进展的影响尚不明确。最近的研究评估了将蛋白酶抑制药（如特拉匹韦和博赛泼维）加入聚乙二醇化 IFN 和利巴韦林的疗法，结果有所改善。最近，无 IFN 疗法已开始成为常规治疗。

在 VASCUVALDIC 研究中，对 HCV 相关 MC 的患者进行了索非布韦和利巴韦林的治疗，结果显示与 IFN 治疗方案相比，87.5% 的患者在 24 周时获得了完全临床反应，并且发生严重不良事件的风险更低。

抗病毒疗法通常与 B 细胞耗竭法联用。典型的联合疗法是将利妥昔单抗（第 0 周和第 2 周静脉注射 1g）加到抗 HCV 的疗程中。在治疗 HCV 相关 MC 方面，B 细胞耗竭法联合抗病毒疗法具有协同作用。IL-2 的干预似乎也是一种有前景的治疗策略，它通过增加循环调节性 T 细胞来帮助清除病毒。因为有血管炎恶化的报道，不推荐 TNF 抑制药治疗。

对于真正"原发性"MC 患者，即无其他原因（如 HCV）的 MC 患者，单用利妥昔单抗实现 B 细胞耗竭可能有效。在有脏器累及的严重情况下，可以考虑血浆置换去除循环中的冷球蛋白，但该方法不常用，也不能阻止新的冷球蛋白形成。对于乙型肝炎相关的冷球蛋白血症患者，恩替卡韦是首选的一线治疗方法，不会引起冷球蛋白血症复发。

四、并发症

长期反复发作的皮肤血管炎患者的受累区域往往会出现炎症后色素沉着。皮肤溃疡愈合后可能会留下瘢痕。少部分肾小球肾炎患者会出现终末期肾病，尤其是未充分治疗的患者。血管炎性神经病变可能导致永久性感觉或运动神经后遗症。低于 10% 的 II 型 MC 病例会进展为恶性 B 细胞淋巴瘤。HCV 相关非霍奇金淋巴瘤在不同的研究中差异较大，为 0%～40% 不等。低级别 B 细胞淋巴瘤可通过治疗潜在 HCV 感染（即 IFN）而缓解，而高级别恶性肿瘤则需要化疗。

参考文献

De Vita S, Quartuccio L, Isola M, et al. A randomized, controlled trial of rituximab for treatment of severe cryoglobulinemic vasculitis. *Arthritis Rheum.* 2012;64:843. [PMID: 22147661].

Goglin S, Chung S. Current treatment of cryoglobulinemic vasculitis. *Curr Treatm Opt Rheumatol.* 2016;2:213–224.

Ostojic P, Jeremic IR. Managing refractory cryoglobulinemic vasculitis: challenges and solutions. *J Inflamm Res.* 2017;10:49– 54. [PMID: 28507447].

Saadoun D, Resche Rigon M, Pol S, et al. PegIFNα/ribavirin/ protease inhibitor combination in severe hepatitis C virus-associated mixed cryoglobulinemia vasculitis. *J Hepatol.* 2015;62(1):24–30. [PMID: 25135864].

Saadoun D, Rosenzwaig M, Joly F, et al. Regulatory T-cell responses to low-dose interleukin-2 in HCV-induced vasculitis. *N Engl J Med.* 2011;365:2067–2077. [PMID: 22129253].

Saadoun D, Thibault V, Ahmed S, et al. Sofosbuvir plus ribavirin for hepatitis C-associated cryoglobulinaemia vasculitis: VASCUVALDIC study. *Ann Rheum Dis.* 2016;75:1777–1782. [PMID: 26567178].

第33章　过敏性血管炎
Hypersensitivity Vasculitis

John H. Stone　著

300

过敏性血管炎是指局限于皮肤的小血管炎，与任何其他形式的原发性或继发性血管炎无关。根据这一定义，这种病症与其他部位的中大血管疾病无关，与其他器官（如肾小球或肺毛细血管）的小血管疾病也没有关联。大多数患者的病因明确，由药物和感染导致，因此这也是一种"过敏症"，但仍有约 40% 的患者病因未明。

"过敏性血管炎"在 20 世纪 50 年代初就被纳入首个血管炎分类方案，但其命名常令人混淆。这种病症的命名基于以下事实：在 20 世纪 50 年代前的人类和动物模型研究表明，对外来抗原过敏会导致小血管炎，累及除皮肤以外的肾和肺等其他器官。显微镜下多血管炎多累及内脏器官和皮肤，通常与抗中性粒细胞胞质抗体有关，而这一病症最初也被归入过敏性血管炎这一类。由于命名混乱，许多临床医生建议统一使用过敏性血管炎进行命名，但仍有待进一步讨论。白细胞破碎性血管炎、皮肤白细胞破碎性血管炎和皮肤小血管炎等术语也用于过敏性血管炎的命名。在皮肤小血管炎的诊疗中，需要明

确其他器官的潜在疾病也会有皮肤表现，这一点至关重要。如果存在未累及皮肤的疾病，就需要重新进行诊断，可以通过相应的检查进行排除。

免疫复合物介导的病理生理因素导致了大部分过敏性血管炎。组织病理学检查通常显示为白细胞破碎性血管炎，在某些情况下具有坏死的特征，但不是肉芽肿性炎症。在病程早期，组织活检会显示淋巴细胞占比较高。

一、临床表现（表 31-1）

表 33-1　ACR 1990 年制订的过敏性血管炎分类标准[a]

- 起病年龄 >16 岁
- 起病时使用药物治疗
- 可触及的紫癜
- 斑丘疹
- 动静脉组织活检显示血管周围或血管外粒细胞浸润

a. 基于这一分类，患者符合 ≥3 条标准即可确诊过敏性血管炎。灵敏度为 71%；特异度为 83.9%

（一）症状与体征

1. 皮肤

皮肤小血管炎病变包括紫癜（可触及或不可触及）（图 33-1）、丘疹、荨麻疹 / 血管性水肿、多形性红斑、水疱、脓疱、溃疡及坏死。这些病变通常最先出现在支撑部位（下肢或臀部），通常在同一时间大面积出现。此外，这些病变通常无症状，但会伴发热灼感或刺痛感。

2. 关节

过敏性血管炎有时会伴发关节痛，甚至会表现出明显的症状，主要累及大关节。

（二）实验室检查

表 33-2 呈现了过敏性血管炎常规实验室检查以

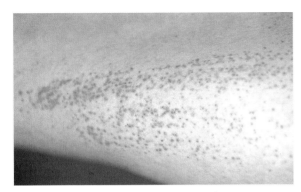

▲ 图 33-1　可触及的紫癜

及具体的检测结果。在首次评估时应进行这些检查，主要是为了排除过敏性血管炎的类似病症。

表 33-2　过敏性血管炎疑似患者的实验室和影像学检查	
检　查	典型结果
全血细胞计数（含差值）	正常
电解质	正常
肝功检查	正常
显微镜尿液分析	正常
红细胞沉降率 /C 反应蛋白	<50% 的患者出现轻中度升高
ANA	阴性
类风湿因子	阴性
C3，C4	正常
ANCA	阴性
乙型和丙型肝炎血清学检查	阴性
冷球蛋白	阴性
胸部 X 线	正常

ANA. 抗核抗体；ANCA. 抗中性粒细胞胞质抗体

（三）特殊检查

由于皮肤血管炎存在多形性病变以及血管炎"模拟"情况，所以在大多数情况下通过皮肤组织活检进行组织病理学确诊至关重要。活动性病变（尽量在48h 以内）的组织活检标本通常会显示毛细血管后微静脉存在白细胞破碎性血管炎。直接免疫荧光（direct immunofluorescence，DIF）检查显示存在不同数量的免疫球蛋白和补体沉积，无法据此进行诊断。然而，直接免疫荧光检查是进行诊断的重要依据（但常被忽视），在排除 IgA 血管炎（过敏性紫癜）、冷球蛋白

血症和其他疾病中发挥重要作用。

二、鉴别诊断

表 33-3 呈现了过敏性血管炎的鉴别诊断。需要将过敏性血管炎与其他小血管炎、关节病和皮疹相关自身免疫性炎症、药物引起的皮肤反应及感染相鉴别。

表 33-3　过敏性血管炎的鉴别诊断
其他血管炎
• 过敏性紫癜，白癜风，显微镜下多血管炎
• 嗜酸性肉芽肿性多血管炎，肉芽肿性多血管炎
• 混合性冷球蛋白血症，结节性多动脉炎
系统性自身免疫性疾病
• 系统性红斑狼疮（包括荨麻疹性血管炎），类风湿关节炎
其他
• 婴儿期急性出血性水肿，其他类型的药疹

三、治疗

过敏性血管炎主要依靠经验性治疗。根据疾病的严重程度决定治疗类型、强度和疗程。对于病因明确的患者来说，在消除病因后几天到几周内即可缓解血管炎。病情较轻的患者可以通过抬高腿部和服用非甾体抗炎药（或 H_1 受体抗组胺药）进行治疗。对于未导致皮肤溃疡或坏疽的顽固性疾病，可以使用秋水仙碱（0.6mg，每天 2~3 次）、羟氯喹（200mg，每天 2 次）或氨苯砜（100mg/d）进行治疗。对于难治性或更严重的患者而言，需要使用免疫抑制药进行治疗，一般从使用中等剂量的糖皮质激素开始（泼尼松 20~40mg/d）。

四、并发症

大多数病因明确的患者在 1~4 周内病症就能缓解，但会有一些色素沉着或瘢痕（伴发溃疡性病变的患者）。然而，有些患者会出现复发，一般仍局限于皮肤，需要反复治疗。

参 考 文 献

Hu S, Shangraw S, Newman S. Assessing practice gaps in the outpatient management of cutaneous small vessel vasculitis. *J Am Acad Dermatol.* 2020 Jan 18; pii: S0190-9622(20)30075-X. [Epub ahead of print] [PMID: 31962090].

Sunderkötter CH, Zelger B, Chen KR, et al. Nomenclature of cutaneous vasculitis: dermatologic addendum to the 2012 Revised International Chapel Hill Consensus Conference Nomenclature of Vasculitides. *Arthritis Rheum.* 2018;70(2):171. [PMID: 29136340].

301

第 34 章　白塞综合征
Behçet Disease

Ahmet Gül　著

诊断要点

- 反复发作的口腔溃疡、生殖器溃疡和双侧后 / 全葡萄膜炎是白塞综合征的特征。其他临床表现包括脓疱疹和结节性红斑、关节炎、血栓性浅静脉炎和深静脉血栓、动脉瘤、中枢神经系统病变和胃肠道溃疡。

- 虽然在其他炎性疾病中也可以看到类似的皮肤黏膜病变，但眼部、血管和神经系统病变具有特征性。

- 对物理创伤［如皮下注射（针刺反应）］或环境触发因素（如链球菌抗原）的过度炎症反应是该疾病的特征。遗传多态性导致了这种失调的免疫反应。

- 白塞综合征没有特异性的实验室检查和临床表现。因此，识别共同存在的独特临床表现的组合对于诊断白塞综合征是必要的。

- 白塞综合征应根据不同患者病情进行个体化治疗。秋水仙碱、糖皮质激素、免疫抑制药、阿普斯特和生物制剂等药物可用于控制疾病和预防复发。

白塞综合征（Behçet disease，BD）是一种病因不明的多脏器受累的血管炎性疾病。土耳其皮肤科医生 Hulusi Behçet 首先报道本病，认为这是一种以复发性口腔、生殖器溃疡和葡萄膜炎三联征为特征的系统性疾病。后续研究发现 BD 炎症可累及关节、血管、中枢神经系统和胃肠道。BD 的一些临床表现是自限性的，愈合后不会遗留瘢痕，但其他临床表现如葡萄膜炎、深静脉血栓形成、动脉瘤或实质性神经系统表现可能会造成机体损害，甚至致死。

一、流行病学

BD 具有独特的流行病学特征。在古丝绸之路沿线，地中海地区、中东地区、中国、韩国和日本的患病率较高，而在北欧和美洲则低得多。这种独特的地理分布主要是由于在该疾病常见的地区，HLA-B*51 的流行率增加。

BD 男女发病率相似，但男性患者更易出现重要脏器受累。西方国家也关注到，相比男性患者，女性较少出现重要脏器累及。BD 最常见于 30 余岁起病，发病年龄＜25 岁的患者往往疾病重，预后差。

二、病因机制

BD 是一种遗传与环境触发因素多因素共同作用的疾病。HLA–B*51 是迄今为止发现的最强的遗传易感因素。最近的研究也揭示了其他 HLA Ⅰ 类抗原是 BD 发病的独立危险因素，但影响较弱。其中一些等位基因增强了疾病的易感性（如 B*15、B*27、B*57、A*26），但也有一些已知的其他等位基因对 BD 具有保护作用（如 B*49、A*03）。在 HLA-B*51 阳性个体中，ERAP1 基因的某种单倍型增加了 BD 的风险。

非 HLA 基因的几种变异型也与 BD 发病率增加的趋势有关。一些相关变异体，如 MEFV、TLR4、NOD2、LACC1、FUT2 基因中的变异体，参与失调的宿主 – 环境相互作用。IL-10、IL-23R、IL-1α/IL-1β、CCR1、STAT4、IRF8、CEBPB-PTPN1、RIPK2 和 ADO-EGR2 基因中的其他风险相关变异体参与先天和适应性免疫应答的调节和极化。

这些基因变异的影响有利于影响先天免疫和适应性免疫的高反应性炎症反应。内皮细胞的活化和血管内的炎症改变在 BD 的血栓形成倾向中起作用。

三、临床表现

（一）症状与体征

皮肤黏膜表现包括口腔溃疡、丘疹脓疱性病变和结节性皮肤病变，是 BD 的常见表现（表 34-1 和表 34-2）。复发性口腔溃疡（每年内 3 次或 3 次以上）是最常见的，通常是该病的首发症状。这些病变是浅表的、椭圆形或圆形的非瘢痕性溃疡，具有坏死的伪膜性基底，周围有红斑（图 34-1A）。口腔溃疡根据其大小和外观分为小溃疡、大溃疡和疱疹样溃疡。术语"轻微"或"严重"溃疡用于描述单个病变，仅通过其大小（分别为 <10mm 或 ≥10mm）进行区分。相反，"疱疹样"溃疡通常较小（1～2mm），但呈多发性，发生在 10～100 个溃疡的集群中，类似于单纯疱疹病毒的溃疡。绝大多数 BD 患者的口腔溃疡是散发的，分为轻微或严重，但通常患者倾向于同时出现一种以上的病变，有时出现在软腭，但最常见的是出现在口腔黏膜，很少出现在舌部。

重要的是要认识到，BD 的口疮性溃疡与口腔溃疡或口疮性口炎难以区分，后者可在高达 10% 的健康人群中发现。口腔卫生问题可能会增加溃疡的发生频率，而吸烟可能会抑制溃疡的发展。在约 15% 的患者中，其他 BD 表现可能出现在口腔溃疡之前。

与口腔溃疡相比，生殖器溃疡的发生率较低。生殖器溃疡主要见于男性患者的阴囊和女性患者的大阴唇（图 34-1B）。这些溃疡也可见于腹股沟、肛周和会阴部。口腔和生殖器溃疡的组合，称为"双相溃疡"或"联合溃疡"，在其他疾病中也可以观察到（表 34-2），不能直接诊断 BD。

BD 中出现的丘疹脓疱或痤疮样皮疹在临床上与普通痤疮相似，但更常见于 BD 患者的下肢和臀部（图 34-1D）。在针刺部位发生的类似红斑丘疹脓疱性损害称为针刺反应。

结节性红斑样损害是疼痛的红斑结节，通常发生在胫骨前区域，较少发生在其他区域。结节性红斑痊愈后常遗留色素沉着。浅表血栓性静脉炎也可能引起痛性红斑结节样病变，它们更多表现为线性肿胀，可以更好地识别。结节性红斑在女性患者中更常见，而浅表血栓性静脉炎在男性患者中更常见，并被认为是血管受累的早期迹象（图 34-2A）。

表 34-1　白塞综合征（BD）的主要临床表现

	频　率（%）
常见表现，也可见于其他炎症性疾病	
口腔溃疡	97～100
痤疮样病变	70～90
结节性红斑样损害	40～60
关节炎	40～50
与其他炎症性疾病重叠较少的表现	
生殖器溃疡	90
皮肤针刺反应	30～80
血栓性浅表静脉炎	15～30
胃肠道表现	2～30
具有 BD 显著特征的表现	
双侧后或全葡萄膜炎	30～50
深静脉血栓形成伴炎症表现	10～15
动脉瘤	5
实质性神经表现	5～10

表 34-2　与口腔和生殖器（双极）溃疡相关的疾病

- 特发性复杂性口疮
- 继发性复杂性口疮
  - 白塞综合征
  - MAGIC 综合征
  - 克罗恩病
  - Sweet 综合征
  - 多形性红斑
  - 谷蛋白肠病
  - 单基因自身炎症性疾病，包括甲羟戊酸激酶病和 A20 单倍型不足
  - 原发性免疫缺陷疾病
  - 大疱性皮肤病
  - 固定性药疹及其他药物反应
  - 病毒（CMV、HSV）和立克次体感染
  - 周期性中性粒细胞减少
  - 8 号染色体三体
  - 糜烂性扁平苔藓

MAGIC. 口腔和生殖器溃疡伴软骨发炎；CMV. 巨细胞病毒；HSV. 单纯疱疹病毒

在几乎 1/2 的 BD 患者中发现的急性关节炎是一种非侵蚀性的单关节炎或寡关节炎，往往影响下肢关节。慢性关节炎很少发生，尽管脊柱关节炎有共同的致病途径和关节外的临床表现，但在 BD 中很少见到中轴受累。

葡萄膜炎是 BD 的显著特征之一，包括非肉芽肿性后葡萄膜炎或倾向于影响双眼的全葡萄膜炎。自限性浅表视网膜浸润、视网膜分支静脉阻塞、胶质变性视网膜血管鞘化、周边阻塞性静脉周围炎和视网膜出血是与 BD 相关的葡萄膜炎的典型特征。部分患者由于弥漫性玻璃体炎的表现扩展到前房而出现前房积脓。在 BD 中，孤立性前葡萄膜炎非常罕见。累及眼后段的葡萄膜炎复发可能导致视力下降和视力完全丧失。在患有活动性葡萄膜炎的 BD 患者中，眼底荧光血管造影可显示视盘高荧光和周边弥漫性毛细血管渗漏，尽管这些区域外观正常。

由于其影响所有类型和大小的血管的独特特征，BD 已被归类为变异性血管炎。然而，在大多数 BD 患者中，静脉更易受累（图 34-3）。包括上腔静脉、下腔静脉和脑窦在内的所有静脉都可能受到影响，其中深静脉血栓形成最常见于下肢（图 34-2）。累及

血管壁和管腔的炎症是诱发 BD 血栓形成的原因，因为血栓与下面的活化内皮粘连，这一特征也被认为是肺血栓栓塞风险非常低的原因。下肢静脉血栓反复发作可能导致血栓后综合征，从而导致瘀积性溃疡（图 34-2B）。肝静脉受累并发展为布加综合征的患者预后较差。脑静脉血栓形成可导致颅内高压和视盘水肿。这种类型的血管受累较少见（20%），预后比神经 BD 累及脑实质更好。

动脉受累最常见的是动脉瘤而不是闭塞（图 34-3）。肺动脉瘤是最常见的动脉受累部位，也是因大咯血而死亡的主要原因。不规则形状的囊状假性动脉瘤是 BD 动脉受累的主要形式。动脉瘤周围的炎性改变影响和损害周围组织并导致症状。与主动脉或其他部位的动脉瘤患者相比，年轻的 BD 患者可能会出现肺动脉和深静脉受累。

脑实质神经受累的特征是与单灶性或多灶性病变相关的亚急性脑干综合征。通常影响脑桥，但也可累及中脑、基底神经节和间脑。也可见大脑半球或脊髓综合征的表现。临床表现包括锥体束征、头痛、轻偏瘫、共济失调、括约肌功能障碍、行为改变、眼肌麻痹和抑郁性思维。

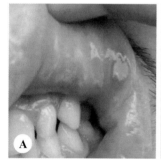
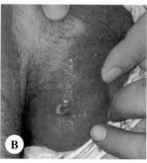
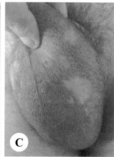
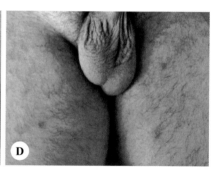

▲ 图 34-1 白塞综合征的典型临床表现

A 和 B. 口腔黏膜溃疡（A）和阴囊溃疡（B）；C 和 D. 先前生殖器溃疡的瘢痕（C）和下肢的痤疮样病变（D）在鉴别诊断中很重要

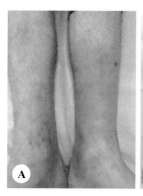
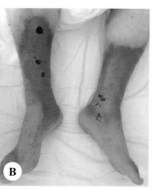
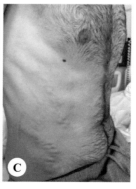

◀ 图 34-2 A. 血栓性浅静脉炎，表现为下肢红斑结节性病变；B. 未经治疗的患者下肢深静脉血栓反复发作，可能导致瘀积性皮炎和溃疡；C. 腔静脉血栓形成患者的腹腔侧支循环

胃肠道受累在东亚国家更为常见，由于共有的肠道和肠外特征，其与克罗恩病的鉴别是困难的。最常引起腹痛腹泻症状的胃肠道病变是溃疡。溃疡通常见于回盲部，表现为单发病变或少数圆形、椭圆形或地图状的大溃疡，呈局灶性分布。这与克罗恩病的多发性纵向溃疡形成对比，后者往往呈节段性或弥漫性分布。由于其血管炎性质，BD 的溃疡更容易出血和穿孔。

（二）实验室检查

在 BD 患者的诊断或长期管理中，没有特征性的实验室检查。全身急性期反应物在以皮肤黏膜受累为主的患者中并不突出，在有活动性血管或其他主要器官受累的患者中可能升高。对局部炎症反应的分析，如实质性神经疾病患者的脑脊液评估，可能会显示中性粒细胞增多和蛋白浓度增加。这类患者脑脊液中的 IL-6 也可能升高。

基因检测（包括 HLA-B*51 检测）在 BD 诊断或亚组定义中的作用尚未明确。

（三）影像学检查

影像学检查可能有助于血管和神经受累的筛查和随访。因为血管损伤后有发生病理反应的危险，如血栓性静脉炎或动脉瘤，应尽可能避免侵入性影像检查。

眼底荧光血管造影是一种有用的工具，通过显示视盘高荧光、视网膜毛细血管闭塞无灌注和弥漫性外周毛细血管渗漏，来评估葡萄膜炎患者的疾病活动和治疗反应。

神经实质病变在 T_1 加权成像上表现为低信号或等信号，而在 T_2 加权成像、FLAIR 成像和弥散加权成像上表现为高信号。在慢性期，可以检测到脑干的萎缩性改变。

（四）特殊检查

20G（1 号）皮下注射针刺入前臂皮肤可引起皮肤针刺反应。第 2 天（48h）针刺部位出现持续性红斑丘疹或脓疱被认为是阳性结果（图 34-4）。这种反应在 Sweet 综合征和坏疽性脓皮病患者中很少观察到。因此，当在其他临床表现的背景下进行评估时，阳性结果对诊断非常有帮助。近年来，针刺试验阳性反应有减少的趋势。在非流行地区，针刺试验检查似乎帮助不大。

四、诊断与鉴别诊断

BD 没有特异性的组织病理学发现。即使在活检标本上存在血管炎性改变，如果没有仔细地与完整的临床表现相关联，也不足以确诊 BD。

到目前为止，已使用不同的标准对 BD 患者进行诊断 / 分类（表 34-3）。然而，它们在临床诊断方面都有局限性。一些临床表现，如口腔溃疡、毛囊炎和红斑结节样病变很常见，也可见于其他疾病（表 34-3）。根据其中一个标准，患有口腔 - 生殖溃疡的患者可能被错误地归类为 BD，应在鉴别诊断中涵盖特发性复杂性口疮和其他几种导致口腔生殖器溃疡的疾病。在儿童期发病的患者中，若有类似 BD 的周期性发热表现，应考虑到单基因自身炎症性疾病，如甲羟戊酸激酶缺乏或 A20 单倍体不足。

BD 的眼部、血管和实质神经表现具有更多的特征，可将其与类似情况区分开来。因此，它们的

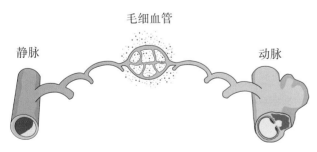

▲ 图 34-3　白塞综合征的血管受累范围涉及所有类型和大小的血管，并有血栓形成的倾向

与某些其他形式的血管炎（如巨细胞动脉炎、多发性大动脉炎和结节性多动脉炎）相比，白塞综合征更倾向于累及血管系统的静脉系统

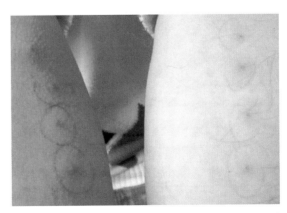

▲ 图 34-4　针刺反应表现为针刺部位第 2 天出现丘疹脓疱样皮肤反应，周围有红斑

表 34–3 白塞综合征的常用分类 / 诊断标准
国际研究组诊断标准

排除其他疾病，患者必须有复发性口腔溃疡加上至少两个其他标准（95% 的敏感性和 98% 的特异性）

1. 复发性口腔溃疡

医生观察到或患者可靠描述的轻微口疮性、严重口疮性或疱疹样溃疡，在 12 个月内至少复发 3 次

加上以下标准中的两项：

2. 复发性生殖器溃疡

医生观察到的或患者可靠描述的生殖器溃疡或瘢痕

3. 眼部病变

裂隙灯检查发现前或后葡萄膜炎或玻璃体混浊；或者眼科医生发现的视网膜血管炎

4. 皮肤损伤

结节性红斑、假性毛囊炎、丘疹 – 脓疱性损害或与糖皮质激素治疗或青春期无关的痤疮样皮疹

5. 针刺试验阳性

24～48h 后的针刺反应为阳性

白塞综合征诊断和分类的国际标准（ICBD）	
体征 / 症状	**得 分**
眼部病变	2
生殖器溃疡	2
口腔溃疡	2
皮肤损害	1
神经系统表现	1
血管表现	1
针刺试验阳性 [a]	1

评分≥4 表示诊断（灵敏度 94.8%，特异度 90.5%）

a. 针刺试验是非必需的，最初的评分系统未包含该项。但如果进行了针刺试验且结果为阳性，则额外加 1 分

详细描述是至关重要的。鉴别诊断包括其他原因引起的非肉芽肿、非感染性葡萄膜炎的眼部受累患者，以及有脑实质受累的炎性、感染性或脱髓鞘性中枢神经系统疾病。

与共同的遗传特征相似，BD 与克罗恩病的临床表现重叠。克罗恩病患者还可出现复发性口腔溃疡、结节性红斑、外周关节炎，甚至生殖器病变。除了在脊柱关节炎患者中观察到的急性前葡萄膜炎外，

克罗恩病的眼部受累可能影响双眼的后节。因此，缺乏 BD 葡萄膜炎的典型特征（如复发性浅表性视网膜浸润）或存在肉芽肿性胃肠道炎性病变、节段性或弥漫性累及模式的纵向溃疡可能更支持克罗恩病的诊断。

五、治疗

BD 的治疗是经验性的。由于其复发和缓解的病程，治疗的目的既要控制明显的炎症表现，又要防止复发。治疗应根据所累及的器官和严重程度进行调整。

糖皮质激素经常通过局部、口服、胃肠外或病变内途径用于治疗炎症发作，减少组织损伤。秋水仙碱已被证明对皮肤黏膜病变有效，尤其是生殖器溃疡、结节性红斑样病变和关节炎。最近发现阿普斯特可有效治疗 BD 的口腔溃疡，并且具有良好的安全性。沙利度胺和氨苯砜是难治性皮肤黏膜病变的替代疗法。外周性关节炎发作可用秋水仙碱控制，必要时加用小剂量糖皮质激素和硫唑嘌呤。患有影响视力或难治性葡萄膜炎的患者应考虑使用 IFN-α 和单克隆 TNF 抑制药。

大剂量糖皮质激素和免疫抑制药是血管和神经系统受累患者的首选治疗方法。对于深静脉血栓形成的治疗，大多数情况下，在免疫抑制方案的基础上增加抗凝治疗并不能进一步提高疗效。使用免疫抑制药后仍有反复发作的血栓性静脉炎和血栓后综合征的难治性 BD 患者，在排除动脉瘤后可谨慎使用抗凝血药。对于动脉瘤，手术和血管内支架的并发症发生率很高，只能在特定病例中考虑。栓塞治疗可能是控制危及生命的出血并发症的首选方法。

环孢素可能会增加神经系统表现的风险。因此，有神经系统病变的患者应避免使用。单克隆 TNF 抑制药是重症或难治性患者的首选。然而，必要时也可以尝试其他靶向 IL-1、IL-6 受体、IL-12/IL-23 p40 亚基的生物制剂。

六、病程和预后

大多数 BD 患者以皮肤黏膜表现为主，病程相对良性。血管和神经系统受累的 BD 患者预后较差。男性和发病年龄小是已知的预后不良因素。

参 考 文 献

Gül A. Pathogenesis of Behçt's disease: autoinflammatory features and beyond. *Semin Immunopathol.* 2015;37:413–418. [PMID: 26068404].

Hatemi G, Christensen R, Bang D, et al. 2018 update of the EULAR recommendations for the management of Behçt's syndrome. *Ann Rheum Dis.* 2018;77:808–818. [PMID: 29625968].

Kalra S, Silman A, Akman-Demir G, et al. Diagnosis and management of neuro-Behçt's disease: international consensus recommendations. *J Neurol.* 2014;261:1662–1676. [PMID: 24366648].

Ombrello MJ, Kirino Y, de Bakker PI, Gül A, Kastner DL, Remmers EF. Behçt disease-associated MHC class I residues implicate antigen binding and regulation of cell-mediated cytotoxicity. *Proc Natl Acad Sci USA.* 2014;111:8867–8872. [PMID: 24821759].

Takeuchi M, Ombrello MJ, Kirino Y, et al. A single endoplasmic reticulum aminopeptidase-1 protein allotype is a strong risk factor for Behçt's disease in HLA-B*51 carriers. *Ann Rheum Dis.* 2016;75:2208–2211. [PMID: 27217550].

Takeuchi M, Mizuki N, Meguro A, et al. Dense genotyping of immune-related loci implicates host responses to microbial exposure in Behçt's disease susceptibility. *Nat Genet.* 2017;49:438–443. [PMID: 28166214].

Valenti S, Gallizzi R, De Vivo D, Romano C. Intestinal Behçt and Crohn's disease: two sides of the same coin. *Pediatr Rheumatol Online J.* 2017;15:33. [PMID: 28427473].

Yazici H, Seyahi E, Hatemi G, Yazici Y. Behçt syndrome: a contemporary view. *Nat Rev Rheumatol.* 2018;14:107–119. [PMID: 29296024].

第 35 章　IgA 血管炎（过敏性紫癜）
IgA Vasculitis (Henoch-Schönlein Purpura)

Geetha Duvuru　　John H. Stone　著

诊断要点

- IgA 血管炎（旧称过敏性紫癜）的必要条件是由真皮浅层血管炎症引起的非血小板减少性紫癜。

- IgA 血管炎的病理特征是白细胞碎裂性血管炎和 IgA 在受累血管壁沉积。

- 常见的四联征是紫癜、关节炎、肾小球肾炎和腹痛，但诊断不需要四种表现都有。

- 儿童病例占 90% 以上。这种疾病大多数是自限性的，症状会在数周内消失。成人的病例有时更难以处理。

- 不到 5% 的 IgA 血管炎患者会出现肾功能不全。肾脏的长期预后主要取决于肾的初始损害程度。

- IgA 血管炎可被其他形式的系统性血管炎模拟，后者更常危及生命。例如，抗中性粒细胞胞质抗体相关血管炎（肉芽肿性多血管炎和显微镜下多血管炎）也常表现为紫癜、关节炎和肾炎。这两种疾病都有可能严重累及其他器官（如肺和周围神经），并导致更严重的肾脏损害。

IgA 血管炎（旧称过敏性紫癜）是儿童最常见的系统性血管炎，年发病率为 1400/10 万。发病高峰在 20 岁前（90% 的患者年龄 <10 岁），男女比例为 2∶1。成人的发病率明显较低，平均发病年龄为 50 岁。发病率在性别方面没有明显差异。尽管不同人种中都会发生 IgA 血管炎，但据报道在黑种人中发病率更低。一些流行病学研究表明，IgA 血管炎在冬季更为流行。

IgA 血管炎常被误诊为另一种形式的血管炎，最常见的是过敏血管炎（见第 33 章），主要原因是未常规对皮肤活检标本进行直接免疫荧光检测。2/3 的

IgA 血管炎继发于上呼吸道感染，平均在出现呼吸道症状后 10 天发病。尽管存在这种关联，但目前没有特定的微生物或环境暴露被证实是 IgA 血管炎的重要病因。IgA 血管炎也可由药物诱发，尤其是抗生素类。ACR 于 1990 年 IgA 血管炎诊断标准见表 35-1。关于血管炎命名的第一次 Chapel Hill 共识会议将 IgA 血管炎定义为有以下特征的血管炎：① IgA 为主的免疫复合物在血管壁内沉积；②小血管受累（即毛细血管、小静脉或小动脉）；③有皮肤、肠道、肾和关节表现。

IgA 血管炎的皮肤组织病理学表现为真皮浅层小血管的白细胞破碎性血管炎。常有坏死性炎症，但无肉芽肿性炎症的特征。活检标本的免疫荧光染色显示小血管内及周围有粗大颗粒状 IgA 染色。IgA 血管炎相关肾炎症常常与 IgA 肾病难以区分。IgA 肾病中 IgA 易在肾小球系膜区沉积。然而，在与 IgA 血管炎相关肾炎中，IgA 沉积在毛细血管壁中更常见，甚至可能比系膜上的 IgA 沉积更明显。大多数患者中血清 IgA 水平和含有 IgA 的循环免疫复合物的水平都会升高，同时炎症血管中 IgA 沉积也增加。

表 35-1　ACR1990 年 IgA 血管炎诊断标准 [a]

- 可触及的紫癜
- 发病年龄 <20 岁
- 肠绞痛
- 活检提示血管壁粒细胞浸润

a. 在有系统性血管炎的患者中，存在任意上述两条标准，诊断 IgA 血管炎的敏感性为 87%，特异性为 88%

一、临床表现

（一）症状与体征

IgA 血管炎的典型表现包括急性发热、下肢（图

35-1）和臀部可触及的紫癜、腹痛、关节炎和血尿。然而，诊断并不需要符合所有表现。相反，即使是临床表现非常典型也不能贸然诊断这种疾病。在成人中，大多数情况下应通过活检（直接免疫荧光及传统的 HE 染色）来确诊。儿科医生更有可能依赖经典临床表现来诊断，因为与成人相比，儿童 IgA 血管炎的发病率相对较高。

1. 皮肤

IgA 血管炎的皮肤表现包括紫癜（通常可触及，但有时不可触及）、荨麻疹样丘疹和斑块。在成人中，60% 的患者有大疱性或坏死性病变（图 35-2），但这在儿童中并不常见。病变集中在臀部和下肢，并倾向于累及真皮浅层的小血管。IgA 血管炎很少累及中等大小的血管，除了罕见的与 IgA 副蛋白血症相关的 IgA 血管炎。经常观察到下肢皮下组织局部水肿，与蛋白尿的有无或严重程度无关。持续 1 个月以上的皮疹是儿童 IgA 血管炎疾病复发和肾脏不良预后的重要预测因素。

2. 关节

80% 以上的 IgA 血管炎患者患有关节疾病，表现为大关节的关节痛或关节炎，尤其是膝关节和踝关节，以及程度较轻的腕关节和肘关节。关节受累的迁移模式很常见。在 IgA 血管炎和关节炎患者中，下肢受累较普遍；高达 1/3 的患者合并上肢受累。与 IgA 血管炎相关的疼痛可能会导致患者生活工作能力下降，但关节炎症不会导致关节变形。

3. 消化道

约 60% 的 IgA 血管炎患者有腹痛，33% 有胃肠道出血的证据。腹部症状由肠壁水肿及肠系膜血管炎相关的出血引起。腹痛症状可能在紫癜出现前 2 周，常导致误诊，偶尔需要进行侵入性检查甚至剖腹探查。腹痛是典型的绞痛，进食后可能会加重（肠绞痛）。部分患者会出现恶心、呕吐和上消化道或下消化道出血。IgA 血管炎的肠系膜缺血很少导致肠穿孔。仅有 2% 左右的患者会发生消化道大出血。内镜检查可见紫癜性病变，常见于十二指肠降部、胃和结肠。

IgA 血管炎患儿胃肠道受累可引起肠套叠，这是成人罕见的并发症。与特发性肠套叠（通常为回结肠型）相比，IgA 血管炎相关的肠套叠通常为回肠型。其他罕见的并发症包括胰腺炎、胆囊炎和蛋白丢失性肠病。

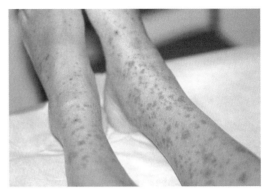

▲ 图 35-1　IgA 血管炎患者出现可触及的紫癜，伴有一些浅表溃疡。同时注意关节炎引起的右踝肿胀

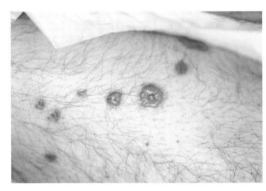

▲ 图 35-2　IgA 血管炎患者的紫癜伴大疱性病变

4. 肾

肾受累是 IgA 血管炎最可能产生严重影响的并发症。40% 的 IgA 血管炎患者有肾受累。一般来说，肾受累在成人中更常见，而且往往是持续性的，与儿童相比，成人发展为终末期肾病的风险更高。在一项对 134 例 IgA 血管炎患儿的回顾性研究中，年龄 >4 岁、持续紫癜和严重腹部症状增加了肾受累的可能性。

与胃肠道病变和关节炎不同的是，这两种病变偶尔出现在紫癜发作之前，而肾小球肾炎几乎总是在皮肤表现之后出现。IgA 血管炎相关性肾炎的临床特征是血尿，可表现为肉眼血尿，但更典型的是镜下血尿。血尿可以是短暂的、持续的或反复发作的。在急性情况下，如果没有血尿，就不会出现蛋白尿。即使在肾病自行缓解的病例中，许多患者仍有持续的尿异常（如蛋白尿）。在所有出现这种并发症的患者中，高达 25% 的患者可延迟数周出现肾小球肾炎。因此，即使在皮肤、关节和胃肠道症状缓解后，也应在数周内通过尿检筛查 IgA 血管炎是否发展为肾炎。

最常见的肾脏病变（60% 的病例）是局灶性、增殖性毛细血管内肾炎。新月体出现在高达 40% 的活检患者中。直接免疫荧光研究特征性地显示了系膜中的 IgA 沉积。无论年龄大小，蛋白尿的程度、出现肾功能不全的情况，活检中的新月体数量和间质纤维化的程度都与预后相关。在接受肾移植的患者中，50% 的患者会在移植肾中发生 IgA 血管炎相关性肾炎的组织学复发。在 20% 的病例中，同种异体移植复发与临床显著的疾病相关，12% 的病例中，同种异体移植失败，9% 病例中的同种异体移植物失功。

5. 其他脏器

IgA 血管炎的肺和中枢神经系统并发症已有报道，但非常罕见。当出现这种情况时，通常的肺部表现是肺泡出血。癫痫发作是 IgA 血管炎常见的中枢神经系统表现，确切的机制尚不清楚。在患有这种疾病的男孩中，睾丸受累的发生率高达 10%，并可能与睾丸扭转症状相似。

（二）实验室检查

IgA 血管炎的常规实验室检查和特殊检测结果如表 35-2 所示。在对可能患有 IgA 血管炎的患者进行初步评估时，应完善这些检查，排查其他表现类似的血管炎是必要的。60% 的患者血清 IgA 升高。虽然 IgA 有两个亚类，但 IgA 血管炎仅与血清 IgA1 升高和组织沉积有关。IgA1 优先升高的原因尚不清楚。

（三）影像学检查

应进行胸部 X 线检查以排除肺部病变。肺部受累在 IgA 血管炎中不常见，增加了其他诊断的可能性，可能需要其他治疗方法。

（四）特殊检查

皮肤活检的直接免疫荧光研究只能在新鲜标本上进行，因此必须在活检前计划好。通常的流程是对一个皮肤活检标本进行 HE 染色，另一个用于免疫荧光。或者，将单个活检标本分成两份分别检查。

二、鉴别诊断

IgA 血管炎的鉴别诊断见表 35-3。IgA 血管炎必须与其他小血管炎、与关节疾病和皮疹相关的自身免疫性炎症及感染相区别。其他疾病可能偶尔与血

表 35-2　IgA 血管炎的实验室评估	
检 查	典型结果
全血细胞计数、分类	轻度至中度白细胞增多常见，但除此之外，全血细胞计数通常正常
电解质	晚期肾功能不全患者易合并高钾血症
肝功能检查	肾病蛋白尿时可出现低白蛋白血症。通常肝功能检查正常
显微镜下尿液分析	• 血尿（范围从轻微到数量太多以至于无法计数红细胞） • 红细胞管型 • 蛋白尿（少数患者蛋白尿）
ESR/C 反应蛋白	可以观察到适度升高的急性期反应物。约 1/3 的患者有 ESR 异常
血清 IgA 水平	60% 的患者血清 IgA 升高。虽然 IgA 有两个亚类，但过敏性紫癜仅与 IgA1 的增加有关
ANA	阴性
类风湿因子	阴性
C3、C4	尽管含有 IgA 的免疫复合物是病理生理学所必需的，在过敏性紫癜中，血清补体水平通常正常
ANCA	阴性（IgG、IgA 型均阴性）
冷球蛋白	阴性

ANA. 抗核抗体；ANCA. 抗中性粒细胞胞质抗体；ESR. 红细胞沉降率

管中的轻度 IgA 沉积有关，但该过程很少像 IgA 血管炎那样明显。IgA 肾病在病理学上与 IgA 血管炎相关的肾病（包括 IgA1 的优先沉积）难以区分，但它具有典型的慢性病程，并且与其他器官系统的疾病无关。

IgA 血管炎的一个重要鉴别诊断是 ANCA 相关血管炎（主要是肉芽肿性多血管炎和显微镜下多血管炎）。ANCA 相关血管炎常表现为紫癜、游走性关节炎和肾脏炎症，但与 IgA 血管炎相比，通常没有自限性病程。出现 IgA 血管炎不典型的器官表现，如肺部受累、血管炎性神经病变或炎症性眼病，应扩大鉴别诊断范围。由于未能对皮肤活检进行直接免疫荧光检测和对血清进行 ANCA 检测误诊为 IgA 血管炎可能导致不良预后。

表 35-3　IgA 血管炎的鉴别诊断

其他血管炎
- 过敏性血管炎
- 显微镜下多血管炎
- 嗜酸性肉芽肿性多血管炎
- 肉芽肿性多血管炎
- 混合性冷球蛋白血症
- 结节性多动脉炎

系统性自身免疫性疾病
- 系统性红斑狼疮
- 类风湿关节炎

肾病
- IgA 肾病

感染
- 急性病毒或细菌感染

恶性肿瘤
- 儿童白血病

其他
- 婴儿急性出血性水肿

三、治疗

非甾体抗炎药可缓解关节痛，但可加重胃肠道症状，应避免用于任何肾脏疾病患者。氨苯砜（100mg/d）可能对 IgA 血管炎有效，可能通过干扰 IgA 和中性粒细胞的相互作用起效。虽然糖皮质激素在 IgA 血管炎中尚未得到严格评估，但似乎可以改善关节和胃肠道症状。然而，糖皮质激素似乎并不能改善皮疹，其在肾脏疾病中的有效性是有争议的。非对照试验表明，大剂量甲泼尼龙后序贯口服泼尼松或大剂量泼尼松联合霉酚酸酯可能有助于治疗严重肾炎患者（即肾病综合征和超过 50% 新月体）。

四、并发症

在大多数情况下，IgA 血管炎病程呈自限性，可逐渐消退且不复发，绝大多数病例在 6～8 周内缓解。33% 的患者出现复发，通常在第一次缓解后的最初几个月内发生。即使伴有小溃疡，皮肤损害通常也很浅，愈合后不会留下瘢痕。一小部分患者有进行性肾受累，需要对所有发病时有严重肾症状的患者进行长期随访。

参 考 文 献

Chan H, et al. Risk factors associated with renal involvement in childhood Henoch-Schönlein purpura: a meta-analysis. *PloS One.* 2016;11(11):e0167346. [PMID: 27902749].

Hackl A, et al. Mycophenolate mofetil following glucocorticoid treatment in Henoch-Schönlein purpura nephritis: the role of early initiation and therapeutic drug monitoring. *Pediatr Nephrol.* 2018;33(4):619–629. [PMID: 29177628].

Ozen S, et al. European consensus-based recommendations for diagnosis and treatment of immunoglobulin A vasculitis— the SHARE initiative. *Rheumatology.* 2019; 58(9):1607–1616. [PMID: 30879080].

Selewski DT, et al. Clinical characteristics and treatment patterns of children and adults with IgA nephropathy or IgA vasculitis: findings from the CureGN study. *Kidney Int Rep.* 2018;3(6):1373– 1384. [PMID: 30450464].

第36章 原发性中枢神经系统血管炎
Primary Angiitis of the Central Nervous System

Naomi Serling-Boyd　John H. Stone　著

中枢神经系统（CNS）血管炎包括许多不同的潜在疾病，可引起大脑和脊髓血管的炎症性损伤。约一半的病例没有已知的病因，也没有其他系统表现，因此被归类为原发性 CNS 血管炎。另一半病例出现在潜在疾病的背景下，通常是系统性风湿疾病或少见的感染。这些病例被归类为继发性 CNS 血管炎。本章的重点是 CNS 的原发性血管炎，它有很多名称，因而有时会令人混淆。在本章中，我们将使用"CNS 原发性血管炎"（primary angiitis of the CNS，PACNS）这一术语。

认识和治疗由 PACNS 引起的脑卒中和其他神经功损害的罕见病例是很重要的。然而，对于临床医生来说，避免 PACNS 的过度诊断也很重要，因为感染、非炎症性血管病变、恶性肿瘤和其他情况可以高度模拟由血管造影和 MRI 观察到的异常。

诊断要点

- 常见表现包括头痛、脑病和多灶性脑卒中。
- PACNS 的鉴别诊断包括全身性炎症、感染和恶性疾病，以及可逆性脑血管收缩综合征（reversible cerebral vasoconstriction syndrome，RCVS）。
- 血管造影异常可能与 PACNS 高度一致，但其本身无法诊断，可以在一个（或多个）潜在的模拟疾病中出现。同样，高分辨 MRI 血管壁成像可以帮助区分血管炎与动脉粥样硬化，但特异性仍然有缺陷，需要结合临床。
- 明确诊断需要脑活检证实组织病理血管炎。然而，即使有活检结果，也需要临床病理相关性来确认 PACNS 的诊断。

PACNS 是一种病因不明的疾病，其特征是局限于脑和脊髓的血管炎。PACNS 是一种罕见的疾病。在大型医疗中心，PACNS 仅占系统性血管炎病例的1% 左右。发病率为每年 2.4/100 万。

一、临床表现

（一）症状与体征

平均发病年龄在 50 岁左右，但任何年龄均可发病，包括儿童。最初的表现通常包括头痛、认知改变、局灶性神经系统改变（如偏瘫）或其他持续性神经系统损害。癫痫发作或视力改变可以是较少见的表现。临床症状与体征总结见表 36-1。

尽管至少有一半的 PACNS 患者表现为头痛，但头痛通常为亚急性甚至慢性，可在诊断炎性脑血管病之前数周或数月出现。急性发作的"霹雳"型头痛与 PACNS 的特征显著不同。相反，这种快速发作的头痛在数分钟内达到最大强度强烈提示有其他疾病可能（如 RCVS 或蛛网膜下腔出血）。

PACNS 常发生由脑梗死或其他白质病变引起的局灶性神经功能缺损，最终可追溯到脑小血管炎，通常累及当前影像分辨率以下的血管。多发性梗死是 PACNS 的常见情况，其中一些是亚临床的。这种病变会产生各种神经功能缺损，具体取决于所影响的特定血管区域。约 15% 的 PACNS 病例会出现癫痫表现。

全身症状，如发热、体重减轻或盗汗，在 PACNS 中不常见，应仔细评估其他全身性原因。CNS 的血管炎可发生在多种风湿病中，包括白塞综合征、系统性红斑狼疮、结节性多动脉炎和 ANCA 相关小血管炎，但这些疾病的全身性特征通常与 PACNS 无关，属继发性 CNS 血管炎。当然，诊断出 CNS 以外的血管炎或其他器官功能障碍，就可以排除 PACNS 的

表 36-1　中枢神经系统原发性血管炎的临床和实验室特征

临床特点	有阳性发现的患者百分比（*n*=101）
头疼	63%
认知改变	50%
轻偏瘫	44%
任何类型的视觉症状	42%
持续性神经功能缺损或脑卒中	40%
失语症	28%
短暂性脑缺血发作	28%
恶心或呕吐	25%
视野缺损	21%
共济失调	19%
癫痫发作	16%
复视	16%
构音障碍	15%
单侧麻木	13%
视物模糊或视力下降	11%
显著的全身症状	9%
发热	9%
眩晕或头晕	9%
遗忘综合征	9%
颅内出血	8%
肢体麻痹或四肢瘫痪	7%
视盘水肿	5%
帕金森症或锥体外系征	1%
单眼视觉症状或一时性黑矇	1%

引自 Salvarani C, Brown RD, Calamia KT, Christianson TJH, et al. Primary Central Nervous System Vasculitis: Analysis of 101 Patients. *Ann Neurol*. 2007;62:442–451.

诊断。

（二）实验室检查

PACNS 患者常规实验室结果和急性相反应物通常正常。因此，正常的血清炎症标志物并不能排除 PACNS 的诊断。实验室检查结果，如类风湿因子、抗核抗体、ANCA、抗磷脂抗体、补体水平等，在 PACNS 中也一般无异常。总之，在 PACNS 中缺乏任何具有特征性异常的血清学检测，也缺乏任何涉及 CNS 血管内炎症的特定血液化验，这是 PACNS 中最大的诊断难点之一。

另外，腰椎穿刺和 CNS 成像通常能提供关键信息。这两项检查对于评估一个可能的 PACNS 病例是至关重要的。近 90% 的 PACNS 患者脑脊液异常。最常见的异常是脑脊液白细胞计数轻度升高和脑脊液蛋白水平升高；与基于血管造影诊断的患者相比，活检证实的 PACNS 患者的这些水平往往更高。在一项涉及 101 例 PACNS 患者的研究中，白细胞计数中位数为 5/µl（范围为 0～535/µl）。总蛋白浓度中位数为 72mg/dl（范围为 15～1034mg/dl）。脑脊液白细胞计数通常仅轻度升高，通常低于 10/µl，但即使是这些潜在的普通数字也可能对 PACNS 的存在具有重要意义。脑脊液细胞数显著增多应重点排除感染或其他病因。

（三）影像学检查

MRI 是发现 PACNS 最灵敏的成像方法。完全正常的脑 MRI 在 PACNS 基本不可能出现。尽管高达 97% 的 PACNS 患者在 MRI 上有异常，但这种异常并不是血管炎所特有的。典型的 MRI 表现为脑梗死区，其中很多可能是亚临床的。约 53% 的 PACNS 患者在诊断时表现出脑卒中的临床证据。梗死可出现在多个血管区域，并常与脑室周围分布的非特异性白质病变相关（图 36-1）。软脑膜强化在 PACNS 中也常见，可能提示活检的靶点。另外一小部分患者表现为类似恶性肿瘤的肿块样病变。在这类患者中，PACNS 的诊断通常是偶然发现的。在病程和治疗期间，可进行 MRI 复查，以评估新发的实质病变或强化区域。

近年来，高分辨 MRI 在评估可能患有 CNS 血管炎的患者中发挥着越来越大的作用，能够评估血管壁本身的详细特征，而不仅仅是血管腔（血管造影的强度，稍后讨论）。患有 PACNS 的患者通常有光滑、同心的血管壁增厚及强化。在一项研究中，强化的中位长度为 6.1mm，范围为 3～14mm。最常见的强化段是大脑前动脉（anterior cerebral artery，ACA）、大脑中动脉（middle cerebral artery，MCA）、颈内动脉上段、颈内动脉末梢。后循环受累较少。相反，

313

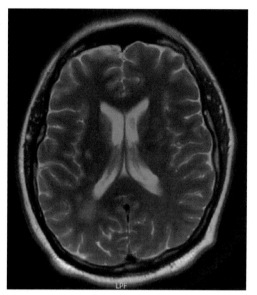

▲ 图 36–1　中枢神经系统血管炎患者的 MRI 病变。MRI 显示脑室周围分布多灶性不规则线性及结节性强化，伴 T$_2$ 高信号

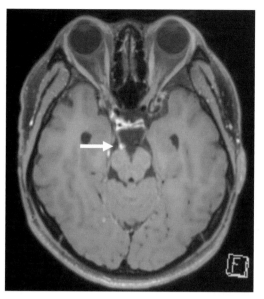

▲ 图 36–2　高分辨 MRI 评估血管壁，显示局灶性血管强化累及右侧大脑后动脉并伴局灶性狭窄

314

在 RCVS 中，可能存在血管壁增厚，但血管壁的增强可忽略不计。在 PACNS 中，影像学发现的中位消退时间为 7 个月，而 RCVS 则为数周至数月。图 36–2 显示了高分辨 MRI 上局灶性血管强化的一个病例。

当怀疑 PACNS 时，通常会进行间接或常规血管造影，但其实用性被高估了。PACNS 倾向于累及血管造影分辨率以下的小血管，这意味着其灵敏度较差。此外，即使是最经典的"串珠状"发现（狭窄和扩张的交替区域）特异度也很差，尤其可能出现在那些与血管痉挛相关的 PACNS 模拟疾病中。图 36–3 显示了活检证实的 PACNS 患者颅内多根血管严重狭窄的区域。

脑部 CT 对 PACNS 的灵敏度要低得多，仅在约 2/3 的病例发现异常。然而，CT 在发现出血性病变方面比 MRI 更灵敏。

（四）脑活检

脑活检是明确诊断 PACNS 所必需的，其严重发病率风险为 0%～2%，仅在 50%～70% 的病例中具有诊断价值。PACNS 主要影响大脑和脊髓的中小型动脉。阳性率最高的是针对成像异常的活检，包括软脑膜。对于复发性脑卒中和神经影像学上有较大血管异常的患者，活检阳性可能更低，这可能是由更近端的血管病变引起的，而不建议进行活检。活检组织也应送去培养，并进行细菌、真菌和病毒染

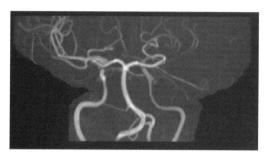

▲ 图 36–3　MRA 显示了涉及多根血管狭窄的关键区域，包括大脑前动脉和大脑中动脉，该循环内的多个远端血管段的可视化较差

色。血液病理学家和神经病理学家应评估活检以排除恶性肿瘤的可能性。

组织病理学的阳性活检结果是多种多样的，几乎可以明确反映了 PACNS 的多种病因。PACNS 中最常见的两种组织病理学表现包括肉芽肿性炎症和淋巴细胞性血管炎。急性坏死性血管炎通常较少。一些标本也可能有 β- 淀粉样肽沉积。图 36–4 为一例淋巴细胞性 CNS 血管炎。血栓和破裂可导致周围组织的梗死和出血。

（五）评估

大多数怀疑 CNS 血管炎的患者需要进行全面的评估，以排除神经功能障碍的全身性原因。临床表现可以帮助指导评估其他系统性血管炎、风湿性疾病、感染或以类似 PACNS 的方式出现的恶性肿瘤。

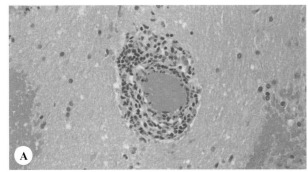

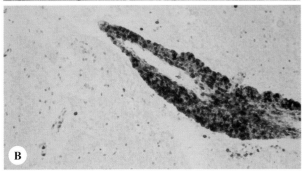

▲ 图 36-4　中枢神经系统血管炎的组织病理学表现（此图彩色版本见书末）

A. 淋巴细胞性血管炎伴反应性胶质细胞增生；B. CD3 染色阳性 T 淋巴细胞，显示中等大小血管壁内浸润，脑实质内散在 T 淋巴细胞

临床病史的重要性在后续评估时很重要：患者的表现是否是亚急性的，在某种程度上是否与 PACNS 相符？病史是否有特征提示系统性过程导致 CNS 症状的可能性？

一旦评估确认该过程局限于 CNS，MRI 是最灵敏的非侵入性成像方法，优于 CT，尽管大多数患者在评估早期为了排除硬膜下血肿等进行了 CT。MRA 可以帮助识别血管腔的异常，潜在地避免了导管引导的血管造影的需要。腰椎穿刺脑脊液分析有助于支持 CNS 血管炎的诊断，并排除类似 PACNS 的感染性和恶性疾病。这是一项必要的检查，应在评估中尽早进行，当然也应在治疗开始前进行。

是否所有怀疑患有 PACNS 的患者都应该进行脑活检存在争议，并且始终需要根据患者的病情做出决定。对于诊断存在很大不确定性的患者，应强烈考虑进行活检。如果对免疫抑制治疗无反应，活检也可能是必要的。

二、诊断标准

目前尚无有效的 PACNS 诊断或分类标准。然而，

PACNS 的有效诊断，足以证明免疫抑制治疗的合理，需要以下条件。

- 与 PACNS 诊断一致的获得性神经功能缺损的症状与体征（如头痛、精神错乱和多次脑卒中）。
- 脑或脊髓活检显示无感染的血管炎可以明确诊断，或者经典的 CNS 血管炎血管造影证据作为可能诊断。
- 排除感染、系统性血管炎或其他可以解释临床表现和发现的疾病。

三、鉴别诊断

许多怀疑 PACNS 的患者最终被发现有另一种模拟疾病，因此应仔细进行鉴别诊断（表 36-2）。在风湿病中，系统性红斑狼疮、结节性多动脉炎、肉芽肿性多血管炎是最常引起继发性 CNS 血管炎的疾病。然而，这些疾病很少与 PACNS 相混淆，因为它们的全身症状、血清学检查和影像学表现通常涉及 CNS 以外的疾病。

感染更难与 PACNS 区分，因为它们也会导致 CNS 血管炎综合征，在许多临床和影像学方面与 PACNS 难以区分。HIV、带状疱疹病毒、梅毒和组织胞浆菌病都是可以与 PACNS 高度相似的。许多发生模拟 PACNS 的 CNS 感染的患者都有一定程度的免疫功能低下状态，直到发生 CNS 血管炎时才会被意识到。许多致病性感染，尤其是真菌感染，首先影响大脑的底部。在进行脑活检的情况下，组织应常规地送检培养，并进行感染相关染色。

对于免疫抑制或最近在 V1 分布暴发过带状疱疹的人，应考虑带状疱疹病毒相关血管炎的可能性。感染所见的血管造影甚至组织病理学异常与 PACNS 相似，特别是因为感染可局限于 CNS，导致很少有全身感染的证据。除了对活检标本进行培养和染色外，怀疑患有 PACNS 的患者还应常规评估是否感染 HIV 和梅毒。如果患者有免疫抑制或脑脊液中白细胞计数显著升高，则可能需要对其他感染进行特殊检测。

可卡因、苯丙胺和麻黄碱衍生物是最常引起 CNS 血管病变或血管痉挛的药物。有证据表明，这些药物本身可产生血管炎，这一点在年轻患者中尤其应引起怀疑。应进行详细的合法和非法药物用药史及尿液毒理学检查。

动脉粥样硬化是一种很常见的疾病，特别是当患者年龄超过 50 岁，并且有吸烟、高血压、高胆

表 36-2 原发性中枢神经系统血管炎的鉴别诊断	
系统性血管炎综合征	• 肉芽肿性多血管炎 • 白塞综合征 • 结节性多动脉炎 • 冷球蛋白血症性血管炎 • 巨细胞动脉炎
其他风湿病	• 系统性红斑狼疮 • 结节病 • 干燥综合征 • Cogan 综合征 • 复发性多软骨炎
感染性病因	• 细菌（心内膜炎、细菌性脑膜炎、肺结核、梅毒、莱姆病、巴尔通体、支原体） • 真菌（组织胞浆菌、曲霉菌） • 病毒（带状疱疹、HIV、水痘 - 带状疱疹病毒、西尼罗病毒、巨细胞病毒、丙型肝炎） • 其他（原虫病、阿米巴原虫、囊虫病）
多灶性脑卒中的原因	• 胆固醇性动脉粥样硬化栓塞 • 细菌性心内膜炎或非细菌性血栓性心内膜炎 • 左心房黏液瘤 • 抗磷脂综合征和其他高凝状态
血管疾病	• 动脉粥样硬化 • 抗磷脂综合征 • 烟雾病 • 可逆性脑血管收缩综合征 • 药物引起的血管收缩 • 脑常染色体显性遗传病合并皮质下梗死和脑白质病（cerebral autosomal dominant arteriopathy with subcortical infarcts and leukoencephalopathy, CADASIL） • 放射性血管病
其他	• 血管内淋巴瘤或副肿瘤 • 淀粉样变 • Susac 综合征

316

引自 Hajj-Ali RA, Singhal AB, Molloy E, et al. Primary angiitis of the CNS. Lancet Neurol. 2011;10:561; Byram K, Hajj-Ali RA, Calabrese L. CNS Vasculitis: an Approach to Differential Diagnosis and Management. *Current Rheumatology Reports.* 2018;20(7):37.

固醇血症或糖尿病等危险因素时。如果存在明显的动脉粥样硬化，应非常谨慎地解释血管造影检查结果，即使动脉粥样硬化的存在并不排除其他炎症性血管疾病。动脉粥样硬化斑块倾向于沿血管壁偏心分布，往往与血管炎的同心性壁增厚形成鲜明对比。如果患者年龄超过 65 岁，有脑出血，则应考虑脑淀粉样变。表 36-2 列出了其他可能类似 PACNS 的情况。

四、治疗

PACNS 患者应使用糖皮质激素治疗，单药或与其他激素助减药联合治疗。病情严重或临床迅速恶化的患者，应给予甲泼尼龙 1000mg/d 静脉注射，持续 3 天，随后给予泼尼松（或同等药物）1mg/（kg·d）（或泼尼松 60mg/d）。进展不迅速的患者可开始单用泼尼松治疗，但必须仔细考虑糖皮质激素不良反应的可能性。对于存在糖皮质激素不良反应显著风险的患者，应考虑采用减少糖皮质激素不良反应的治疗。

目前还没有大型随机对照试验来指导除糖皮质激素外的药物选择或泼尼松减量的速度。一般来说，在炎症症状明显改善、炎症过程得到控制之前，不应开始泼尼松减量。虽然我们评估这些措施的能力往往不够理想，但糖皮质激素的减量通常可以在泼尼松 1mg/（kg·d）治疗 1 个月后开始，并且可以在 6～12 个月的疗程中逐渐减少至停用。如果患者有严重损伤，或者尽管使用糖皮质激素治疗，疾病仍在进展，则应考虑使用环磷酰胺或其他免疫抑制药物。环磷酰胺是除糖皮质激素外最常用的免疫抑制药，一般使用 3～6 个月。尽管数据支持极其有限，其他药物（如霉酚酸酯、硫唑嘌呤、利妥昔单抗和托珠单抗）已用于维持治疗。

PACNS 患者应避免使用引起血管收缩或易形成血栓的药物（如避孕药、麻黄碱、尼古丁和可卡因）。服用泼尼松的患者应接受耶氏肺孢子菌肺炎的预防治疗，并应注意采取骨保护措施，降低糖皮质激素继发骨质疏松的风险。

五、预后

在缺乏治疗的情况下，几乎所有的 PACNS 患者都会死于进行性神经功能损伤。治疗将第 1 年的死亡率降低到 5%。在一项病例队列研究中，约 25% 的患者疾病复发导致治疗方案的调整，17% 的患者在中位随访期 13 个月期间死亡。大血管受累、局灶性神经功能缺损、认知障碍和脑梗死具有较高的死亡风险。死亡原因包括脑梗死、心肌梗死、脑卒中和呼吸系统并发症。相反，有明显钆增强病变或脑膜炎的患者预后较好。

参 考 文 献

Byram K, Hajj-Ali RA, Calbrese L. CNS vasculitis: an approach to differential diagnosis and management. *Curr Rheumatol Rep.* 2018;20(7):37. [PMID: 29846828].

Hajj-Ali RA, Singhal AB, Benseler S, et al. Primary angiitis of the CNS. *Lancet Neurol.* 2011;10:561. [PMID: 21601163].

Obusez EC, Hui F, Hajj-Ali RA, et al. High-resolution MRI vessel wall imaging: spatial and temporal patterns of reversible cerebral vasoconstriction syndrome and central nervous system vasculitis. *Am J Neuroradiol.* 2014;35(8):1527–1532. [PMID: 24722305].

Salvarani C, Brown RD Jr, Calamia KT, et al. Primary central nervous system vasculitis: analysis of 101 patients. *Ann Neurol.* 2007;62:442–451. [PMID: 17924545].

Schuster S, Bachmann H, Thom V, et al. Subtypes of primary angiitis of the CNS identified by MRI patterns reflect the size of affected vessels. *J Neurol Neurosurg Psychiatry.* 2017;88:749–755. [PMID: 28705900].

第 37 章　血栓闭塞性脉管炎（Buerger 病）
Thromboangiitis Obliterans (Buerger Disease)

John H. Stone　著

血栓闭塞性脉管炎（thromboangiitis obliterans，TAO），又称 Buerger 病。多见于年轻男性吸烟者，平均发病年龄约为 40 岁，但也可发生在青少年和老年人中。虽然多见于男性，但也可影响女性，可能与特定社会女性吸烟人数成正比。TAO 与吸烟之间关系的确切机制尚不清楚，推测烟草成分可能会诱发自身免疫反应。症状可能在开始吸烟几年后出现，但在没有持续接触吸烟的情况下通常不会发生 TAO。

TAO 的诊断有四个关键：①识别与该病相符的临床表现，即指 / 趾缺血，一般无内脏受累；②通过血管造影明确血管受累的典型特征；③排除可能模拟 TAO 的疾病（表 37-1）；④确认存在主要的危险因素，即持续吸烟。

由于难以获取中型血管进行活检，故很少通过活检来确诊。例外情况见于浅表血栓性静脉炎以及截肢标本，前者容易被忽略，后者明确诊断时为时已晚。在可以进行活检的情况下，急性 TAO 的特征是高度炎性的血栓，由多种细胞类型组成：淋巴细胞、中性粒细胞、巨细胞，偶尔还有微脓肿形成。血栓内部的炎症通常比受累的血管壁炎症更显著。纤维素样坏死是大多数系统性血管炎的标志，但在

TAO 中不存在。

一、临床表现

（一）症状与体征

1. 四肢

TAO 的一个主要特征是局限于四肢。初发表现可能是小腿、足或足趾的非特异性疼痛。血栓形成和血管炎的进展可导致手指和四肢剧烈疼痛，最终引起坏疽和组织坏死，可导致截肢。然而，其他内脏血管（如心脏、肺、肾和肠系膜血管）在 TAO 中几乎不受累。

虽然 TAO 好发于足和足趾，但手和手指也可显著受累。超过 60% 的患者 Allen 试验异常，提示手部循环障碍；许多患者在体检时表现为桡动脉或尺动脉搏动消失。与动脉粥样硬化（肢体近端血管疾病）不同，TAO 的特征是中等大小的远端血管（动脉和静脉）炎症和血栓形成，在足踝和腕的水平最为严重。这种疾病的血管分布的影响在指 / 趾最为明显。

2. 皮肤

最早的病变可能是浅表血栓性静脉炎。这种主诉常被忽视或误诊为深层静脉曲张。这些病变的组织学检查显示有明显的血管周围炎细胞浸润的急性血栓性静脉炎。这种先兆病变随后是较深静脉和动脉的进行性闭塞，从而促使患者就医。TAO 患者可能有碎裂性出血，引起怀疑感染性心内膜炎（图 37-1）。本病的一般皮肤特征仅累及中型血管，而不出现小血管病的表现，如紫癜。

坏疽首先发生在肢体末梢的组织，即足趾和手指（图 37-2）。如果这一过程仍未确诊，或者患者在确诊后仍继续吸烟，则四肢会出现更大范围的损害。在晚期病例中，手和足的主要动脉阻塞，导致远端

318

表 37-1　血栓闭塞性脉管炎的鉴别诊断

心血管疾病
- 动脉粥样硬化
- 心源性栓塞（如感染性心内膜炎）

与自身免疫相关的系统性疾病
- 系统性红斑狼疮
- 抗磷脂抗体综合征
- 系统性硬化症（特别是局限性硬皮病或 CREST 综合征）
- 混合性结缔组织病

系统性血管炎
- 类风湿性血管炎
- 结节性多动脉炎
- 肉芽肿性多血管炎
- 显微镜下多血管炎
- 嗜酸性肉芽肿性多血管炎
- 冷球蛋白血症

其他
- 副蛋白血症
- 麦角中毒

CREST. 钙质沉着、雷诺现象、食管运动障碍、指端硬化和毛细血管扩张

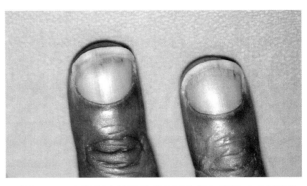

▲ 图 37-1　血栓闭塞性脉管炎及亚急性细菌性心内膜炎和原发性全身性脉管炎均可发生碎裂性出血。图示为 29 岁男性的手指，拍摄于因病情恶化需要截肢前

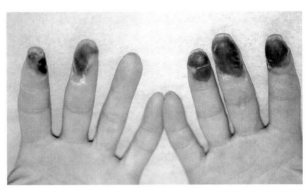

▲ 图 37-2　血栓闭塞性脉管炎的手指缺血伴坏疽

肢体发凉和疼痛，甚至需要膝盖以下截肢或其他破坏性的组织坏死（图 37-3）。

3. 外周神经

疾病早期，小腿、足部或足趾的非特异性疼痛可能是原发性神经病变。这些感觉症状可能是由静脉和动脉周围的组织增厚，导致与其紧密相连的神经束周围结缔组织增生。然而，真正的血管性神经病变并不发生在 TAO 身上。

4. 胃肠道和其他器官

累及胃肠道和中枢神经系统的 TAO 病例极为罕见。

（二）实验室检查

目前没有诊断 TAO 的特异性实验室检查。血管造影中"螺旋形侧枝"（图 37-4A）具有高度特征性，但不能确诊。结节性多动脉炎和其他形式的中等血管炎也可观察到这种血管改变。实验室和放射学检查对于可能的 TAO 患者很重要，既可以识别典型的血管病变，也可以排除需要其他治疗方法的情况。表 37-2 列出了为排除类似 TAO 的疾病而进行的常

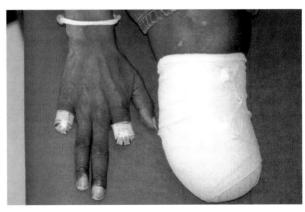

▲ 图 37-3　由于戒烟失败，这位血栓闭塞性脉管炎患者需要多次截肢，包括双手手指和双侧膝盖以下截肢

规实验室检查和化验结果。

红细胞沉降率和 C 反应蛋白水平通常低于许多其他类型的弥漫性系统性血管炎，但大多数患者的这些急性期反应物至少中度升高。常规血液学、生化和尿液分析在 TAO 中正常，而这些检查结果的异常提示其他诊断。高凝状态标志物（如抗磷脂抗体）可能与广泛的动脉血栓有关，应进行检测。

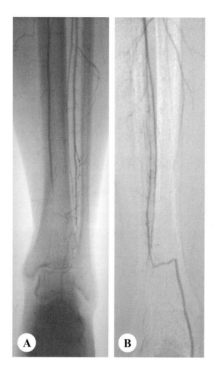

▲ 图 37-4　血栓闭塞性脉管炎的血管造影表现

A. 小腿中部胫前动脉衰减，这条动脉与腓动脉在闭塞部位形成侧枝，胫后动脉在上方闭塞；B. 足踝上方几厘米处动脉突然断路，断路远端血流量极少

320

（三）影像学检查

超声心动图（包括经食管检查）应检查心脏瓣膜和主动脉根部。应考虑血管造影检查进行全面的血管评估，包括四肢、近端主动脉、胃肠道和肾动脉等。这些检查对于确定 TAO 典型的血管受累和排除动脉粥样硬化、血栓栓塞来源及其他血管炎（如微动脉瘤）的典型表现至关重要。吸烟的患者还可能罹患其他导致指 / 趾缺血的疾病，包括各种全身性血管炎。

TAO 的动脉受累是高度节段性的，血管造影显示血管节段性闭塞穿插在正常血管区域（图 37-4B）。在晚期病例中，手腕和足踝远端血管的细线状外观类似于无序的蜘蛛网（图 37-5）。最常见的受累血管是指趾动脉、掌动脉、足底动脉、胫动脉、腓动脉、桡动脉和尺动脉。

二、鉴别诊断

TAO 鉴别的主要疾病是心血管疾病、自身免疫

表 37-2　实验室和放射学检查可能为血栓闭塞性脉管炎	
检　测	典型结果
全血细胞计数	• 正常。白细胞和血小板轻度升高
肝肾功能	• 正常
尿检	• 正常
ESR/C 反应蛋白	• 严重的指缺血者轻至中度升高 • 急性期反应物显著升高（如 ESR >100mm/h）不常见
ANA	• 阴性
类风湿因子	• 阴性
C3，C4	• 正常
ANCA	• 阴性
乙型和丙型肝炎	• 阴性
抗磷脂抗体	• 快速血浆反应素试验和抗心磷脂抗体测定阴性 RVVT 正常
血培养	• 阴性
超声心动图（或 TEE）	• 无心脏瓣膜赘生物。正常的主动脉根
血管造影术	• 螺旋形侧枝（图 37-5）。足踝和手腕水平中等动脉血流中断。节段性受累，伴病变区域穿插在正常显示的动脉区

ANA. 抗核抗体；ANCA. 抗中性粒细胞胞质抗体；ESR. 红细胞沉降率；TEE. 经食管超声心动图；RVVT. 印度蝰蛇毒液时间

性疾病和系统性血管炎（表 37-1）。心血管疾病、动脉粥样硬化和心源性栓塞需重点排查。超声心动图（包括经食管超声心动图）和血管造影可能有助于将 TAO 与心血管疾病区分开来。细致的近端主动脉影像学检查是必要的。与 TAO 相反，动脉粥样硬化性疾病的特征是影响近端血管。心源性栓塞的来源必须通过超声心动图和血培养来排除。

在自身免疫性疾病中，系统性红斑狼疮、抗磷脂综合征、系统性硬化症、混合性结缔组织病等均可出现指 / 趾缺血。局限性硬皮病（CREST 综合征）可能较难鉴别，因为它倾向于导致指端受累，特别抗着丝点抗体阳性时。仔细检查甲床血管，系统性

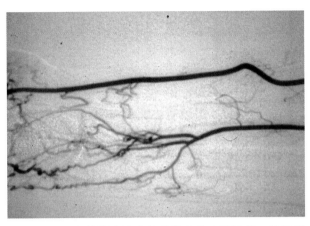

▲ 图 37-5　血栓闭塞性脉管炎的上肢血管造影，显示患者手腕水平的典型病变，即"螺旋形侧枝"

硬化症和其他结缔组织疾病中毛细血管襻扩张，可能有助于与 TAO 区分开来。与结缔组织疾病相比，TAO 与高滴度的自身抗体无关。

通常与远端缺血和坏疽相关的系统性血管炎有类风湿性血管炎、结节性多动脉炎、肉芽肿性多血管炎、显微镜下多血管炎、嗜酸性肉芽肿性多血管炎（Churg-Strauss 综合征）和冷球蛋白血症。总的来说，TAO 缺乏内脏受累有助于将 Buerger 病与其他血管炎区分开来。例如，胫骨、小腿和踝部的溃疡是TAO 的非典型表现，但在前面列出的其他形式的血管炎中很常见。血管炎性神经病通常在其他形式的全身性血管炎中突出，但在 TAO 中不发生。

三、治疗

TAO 唯一有效的干预措施是完全戒烟。尽管 TAO 与影响中型血管的系统性血管炎和高凝状态存在一些相似之处，但在这种情况下，免疫抑制干预或抗凝都无效。此外，由于血管炎症和血栓形成过程的闭塞性，病变远端血管通常不提供足够长的血管来提供旁路移植。溶栓尚未在大量患者中进行研究，考虑到 TAO 中存在的血栓长度，溶栓风险较大，并且成功的可能性很低。在指缺血引起剧烈疼痛时，有效的止痛治疗非常重要（否则患者可能会吸烟更多）。

目前已经使用了各种试验性疗法，报道疗效参差。

四、并发症

如果不戒烟，TAO 会因为血管闭塞使病情加重，出现手指、手和足冰冷、感觉异常，间歇性跛行，手指、足趾皮肤溃烂及四肢坏疽性梗死。一旦发病，即使是少量吸烟也可能继续进展。不戒烟与截肢风险急剧增加相关。二手烟和低尼古丁吸烟也有相关报道，但未得到证实。即使血管严重闭塞，几乎不可能保肢，并且血管造影看起来比患者的临床症状严重得多，但完全戒烟后仍能显著提高保肢的成功率。

321

参考文献

Buerger L. Landmark publication from the *American Journal of the Medical Sciences*, "Thromboangiitis obliterans: a study of the vascular lesions leading to presenile spontaneous gangrene." 1908. *Am J Med Sci.* 2009;337:274. [PMID: 19365174].

Le Joncour A, Soudet S, Dupont A, et al; French Buerger's Network. Long-term outcome and prognostic factors of complications in thromboangiitis obliterans (Buerger's disease): a multicenter study of 224 patients. *J Am Heart Assoc.* 2018;7(23):e010677. [PMID: 30571594].

Olin JW. Thromboangiitis obliterans: 110 years old and little progress made. *J Am Heart Assoc.* 2018;7(23):e011214. [PMID: 30571606].

第38章 其他类型血管炎
Miscellaneous Forms of Vasculitis

Naomi Serling-Boyd John H. Stone 著

诊断要点

- 类风湿性血管炎通常发生在患有严重、长期、结节性、破坏性类风湿关节炎的患者身上，即使关节炎并不总是活跃的。
- 常见表现为可触及的紫癜、皮肤溃疡（特别是踝部）、手指梗死和周围感觉神经病变。
- 组织活检有助于确诊类风湿性血管炎，尽管临床诊断通常很明确。神经传导检查有助于识别受累神经进行活检。肌肉活检应与神经活检同时进行，以提高手术的诊断率。

一、类风湿性血管炎

类风湿性血管炎（rheumatoid vasculitis，RV）是一种变异性血管炎，常发生于长期类风湿关节炎患者。RA 的基本特征是类风湿结节、破坏性关节病和高滴度的类风湿因子。关节炎通常在血管炎发作时"耗尽"，而 RV 通常在 RA 诊断后 10～14 年发作。特定的人类白细胞抗原倍型［对应于"共享表位"（见第 13 章）］、男性和吸烟构成了 RV 的危险因素。如果 RA 患者出现新的全身症状、皮肤溃疡、浆膜炎、手指缺血或感觉或运动神经功能障碍症状，则应考虑 RV。RV 与结节性多动脉炎相似，因为它导致皮肤、周围神经、胃肠道和其他多器官功能障碍。微动脉瘤不是 RV 的典型表现，但皮肤溃疡、手指缺血、多发性单神经炎和肠系膜血管炎是常见的。

（一）发病机制

免疫复合物沉积和抗体介导的内皮细胞破坏有助于 RV 形成。某些使患者易患严重 RA 的 *HLA-DR4* 等位基因也可能增加患者对 RV 的易感性。吸烟可增加 RV 的风险，并在这方面与抗环瓜氨酸肽抗体（ACPA）具有协同作用。然而，在先前患有破坏性关节炎的患者中，导致 RV 发展的激发事件尚不清楚。除血管炎以外的因素（如糖尿病、动脉粥样硬化和高血压）可能在促进血管闭塞中发挥重要的促进作用。外周血管疾病被认为是 RV 的潜在危险因素，但 RV 的中心问题是血管的坏死性炎症。

（二）临床表现

1. 症状与体征

（1）皮肤：皮肤病学表现是 RV 最常见的表现，包括可触及的紫癜、皮肤溃疡（特别是踝部）和手指梗死（图 38-1）。

（2）神经系统：外周感觉神经病变是 RV 的常见表现。混合性运动 - 感觉神经病或多发性单神经炎也可见。中枢神经系统表现（如脑卒中、癫痫发作和脑神经麻痹）相当少见。

（3）眼睛：视网膜血管炎也是 RV 的一种常见表现，经常为无症状性。坏死性巩膜炎和周围性溃疡性角膜炎（图 38-2）对视力构成威胁，需要积极的免疫抑制治疗。

（4）浆膜炎：心包炎和胸膜炎可能与 RV 有关。RV 的其他心肺表现，如心脏缺血不常见。

2. 实验室检查

大多数 RV 的实验室检查异常，如红细胞沉降率升高、贫血和血小板增多是非特异性的，仅反映炎症状态。低补体血症、抗核抗体、抗中性粒细胞胞质抗体（通过免疫荧光检测，而不是酶联免疫反应）和抗内皮细胞抗体在 RV 患者中的检测频率均高于单独 RA 患者。然而，所有这些检测都是非特异性的。冷球蛋白也很少见。类风湿因子和 ACPA 通常高滴度。

3. 影像学检查

骨侵蚀是发生 RV 的风险因素，但普通 X 线和其他影像学检查在评估这种疾病时一致性较差。血管造影的价值也相对较小,因为受 RV 影响的血管通常低于血管造影技术的分辨率,无论是传统的血管造影还是 MRI 或 CT 有关的血管造影。

4. 特殊检查

由于 RV 的治疗影响非常严重,如果临床情况不明确,必须通过组织活检来确诊。取自溃疡边缘的深层皮肤活检(包括一些皮下脂肪的全层活检)对于检测中层血管炎的存在非常重要。神经传导研究有助于确定受累的神经以进行活检。肌肉活检(如腓肠肌)应与神经活检同时进行。活检通常显示影响中小血管,血管壁有单核细胞或中性粒细胞浸润,也可以看到坏死、白细胞碎裂和弹力层的破坏。

(三)鉴别诊断

侵蚀性 RA 患者感染的风险增加。当 RA 患者因新发的非特异性全身不适而就医时,必须首先考虑感染的可能性(HIV、水痘 – 带状疱疹病毒、结核病

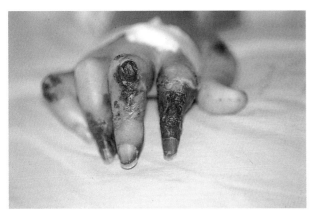

▲ 图 38-1 严重类风湿性血管炎患者的广泛手指坏死

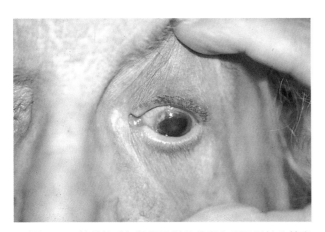

▲ 图 38-2 结节性破坏性类风湿关节炎和类风湿性血管炎患者的周围性溃疡性角膜炎

或心内膜炎等)。胆固醇栓子可能引起手指缺血和一系列类似血管炎的其他体征和症状。糖尿病是多发性单神经炎的一个主要原因,但短时间内发生多发性单神经病变并不常见。RV 的许多临床特征与结节性多动脉炎和其他类型的坏死性血管炎相似。

(四)治疗

治疗必须基于器官受累的严重程度。一些结节型 RA 患者在甲床周围出现小的、相对无痛的梗死(图 38-3)。这种病变被称为 Bywaters 病变,并不预示着坏死性血管炎的存在,也不需要调整治疗方案。然而,对于其他疾病表现,如皮肤溃疡、血管炎性神经病和炎症性眼病,可能需要使用糖皮质激素。糖皮质激素仍然是 RV 治疗的基石,但严重的疾病通常需要使用免疫抑制药,以提高控制血管炎的疗效,并避免大剂量糖皮质激素的潜在不良反应。环磷酰胺可用于治疗 RV 病例,需兼顾感染和器官损伤的风险,适当谨慎使用。鉴于 RV 的罕见性,目前缺乏数据来指导疾病的治疗决策,即改善病情抗风湿药或生物制剂。对于常规治疗疗效欠佳的患者,在使用环磷酰胺之前也可以考虑利妥昔单抗和托珠单抗治疗。TNF 抑制药的使用有一些成功的报道。

(五)预后

RV 是一种可治疗的疾病,但在已有明显损伤的患者中,这种并发症的发展提示预后不良。过去,约 40% 的患者在发病后 5 年内死亡。尽管有所改善,但即使在生物制剂时代,死亡率仍保持在 26% 左右。

二、Cogan 综合征

诊断要点

- Cogan 综合征的特征是存在眼部炎症和听觉前庭功能障碍。这些表现也可见于系统性血管炎。
- 常见的眼部受累表现是间质性角膜炎。
- 听觉前庭功能障碍可导致眩晕、耳鸣、恶心、呕吐和听力受损的急性发作,应与梅尼埃病鉴别。
- Cogan 综合征中的血管炎可能表现为主动脉炎、肾动脉狭窄或大血管闭塞。

Cogan 综合征（Cogan syndrome，CS）是一种主要影响年轻人的免疫介导疾病，与眼部炎症（通常是间质性角膜炎）和听觉前庭功能障碍有关。该综合征可伴有大中型动脉的系统性血管炎，在某些方面与大动脉炎相似。典型的 CS 包括间质性角膜炎和感音神经性听力损失，两者之间的间隔<2 年。"非典型" CS 与巩膜炎、脉络膜炎等表现有关，通常有更明显的全身性炎症证据，并且眼科和听觉并发症的发作间隔时间超过 2 年。

（一）发病机制

CS 发病前常有上呼吸道感染。尽管认为是由血管炎引起相关临床表现，但对其发病机制仍知之甚少。已在 CS 患者鉴定出针对人类角膜和内耳组织的自身抗体，但检测此类抗体的临床效用尚不清楚。梅毒螺旋体（Treponema pallidum）和伯氏疏螺旋体（Borrelia burgdorferi）等感染可导致类似特发性 CS 的临床特征，通过适当的检测排除此类感染至关重要。特发性 CS 对长期免疫抑制治疗有反应，这降低了因不明病原体感染影响眼睛、耳朵和血管的可能性。然而，CS 仍被视作病原体等其他因素触发免疫系统的间接后果，诱发免疫反应，在病原体或触发因素被消除后很长时间内继续攻击宿主。

（二）临床表现

1. 症状与体征

(1) 眼部：CS 最常见的眼部表现是间质性角膜炎，其特征是突然出现畏光、流泪和眼痛。CS 也可能与眼睛其他部位的炎症有关。其他少见眼部表现包括巩膜炎（图 38-4）、周围性溃疡性角膜炎、巩膜外层炎、前葡萄膜炎、结膜炎、视盘炎、血管性视神经病变和视网膜血管炎。

(2) 耳部：CS 患者经常出现急性发作的眩晕、耳鸣、恶心和呕吐。这些症状可能会造成极大的残疾。听觉前庭症状可发生在眼部疾病发作之前或之后，发作通常间隔数周或数月。如果不及时积极治疗，经常会出现永久性听力障碍。反复发作是很常见的，可能会导致听力的下降。最终，多达 60% 的患者会出现完全的听力丧失。

(3) 大血管：CS 患者最常见的血管炎表现是主动脉炎。主动脉炎可导致主动脉扩张和随后的主动脉瓣关闭不全。动脉瘤或夹层常是主动脉炎的并发症（图 38-5）。主动脉分支受累（图 38-6）可能导致上肢或下肢跛行。也可发生肾动脉狭窄或大血管闭塞。这些表现可伴有非特异性全身症状，如乏力、发热或体重减轻，以及关节痛和明显的关节炎。

(4) 其他：多达一半的患者合并全身症状，包括头痛（多达 40%）、关节痛（在一个病例系列中为 35%）、发热（约 25%）、关节炎、肌痛、胃肠道表现（腹痛、黑便）和神经系统事件（罕见，可由缺血性脑卒中引起）。

2. 实验室检查

实验室检查结果是非诊断性的，通常反映炎症的存在。少数患者可见贫血、白细胞增多和血小板增多，炎症指标并没有明显升高。梅毒螺旋体和非梅毒螺旋体检测排除梅毒是必要的。肉芽肿病合并多血管炎也必须通过检测 ANCA 和监测其他器官（如肾和肺）的血管炎体征来排除。

3. 影像学研究

钆增强的 T_1 加权 MRI 检查可显示继发于血管炎症的膜迷路高信号。这种增强在非活动性 CS 患者

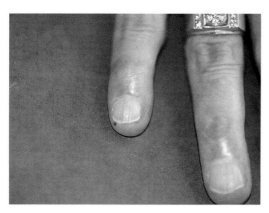

▲ 图 38-3　类风湿关节炎患者的甲床梗死
此类病变并不一定预示着类风湿血管炎的发病

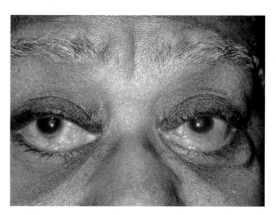

▲ 图 38-4　Cogan 综合征患者的双侧巩膜炎，他的双耳迅速出现了感音神经性聋

中是看不到的，可能有助于确定疾病的活动性。脑干 MRI 检查对于排除脑桥小脑三角肿瘤也是必要的，因为脑桥小脑三角的肿瘤可能会模仿 CS 的听觉前庭特征。血管造影可能有助于确定大血管的受累情况，但现在很少需要传统的血管造影，因为该技术已被 CT 成像方法所取代。MRA 或 CTA 可用于评估大动脉炎的表现，如血管壁厚度和水肿及管腔狭窄程度。

4. 特殊检查

在早期评估中，正式的听力测试对于区分传导性听力损失和感音神经性听力障碍非常重要。在 CS 中，测听显示优先影响低频和高频的感音神经性听力损失。连续测听可能是一种记录治疗反应的有用方法，尽管随后的听力损失并不总是由疾病活动引起的。

（三）鉴别诊断

免疫介导的内耳疾病（即感音神经性聋伴或不伴前庭功能障碍）的鉴别诊断如表 38-1 所示。由于听力损失和耳鸣通常是最初出现的症状，因此区分 CS 和梅尼埃病非常重要。梅尼埃病的症状包括眩晕、听力波动、饱胀和耳鸣，通常是单侧的，仅持续数分钟至数小时，而 CS 的症状通常是双侧的，持续数天，有时是无限期的。炎症性眼病可由多种病原体引起，包括细菌（如衣原体、奈瑟菌）、螺旋体（如伯氏疏螺旋体）、病毒（如单纯疱疹、水痘-带状疱疹病毒）和分枝杆菌（如结核分枝杆菌、麻风菌）。

（四）治疗

CS 中的一些临床表现对对症治疗反应良好。一般来说，眼部症状比听觉并发症疗效更好。间质性角膜炎可用局部阿托品或局部糖皮质激素治疗，而累及后眼则需要全身治疗。CS 中的感音神经性聋类似于其他形式的系统性血管炎中的急进性肾小球肾炎：需要立即使用免疫抑制药进行治疗。除了糖皮质激素［通常使用泼尼松，起始剂量为 1mg/（kg·d）］外，环磷酰胺、硫唑嘌呤、甲氨蝶呤和霉酚酸酯均可使用。没有随机对照试验的循证依据，选择这些药物的依据主要是经验性的。尽管已有使用 TNF 抑制药和利妥昔单抗成功治疗的病例，但生物制剂的作用还不是很清楚。对于晚期、不可逆性听力损失患者，助听器和人工耳蜗植入可能会有所帮助。对于一些耳蜗严重受损的患者，可能需要进行前庭再训练。

（五）并发症

并发症的预防取决于快速诊断，以及快速治疗。在免疫介导的内耳疾病的早期可能会造成永久性损害，延迟治疗，听力障碍将无法治愈。因此，在评估有类似主诉的患者时，必须高度警惕本病。

325

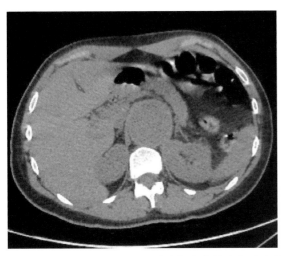

▲ 图 38-5 CT 显示 Cogan 综合征患者的胸主动脉瘤，经组织学评估发现其患有主动脉炎

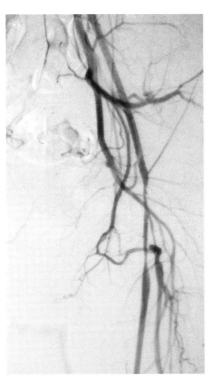

▲ 图 38-6 Cogan 综合征中的大血管炎，股动脉病变导致下肢跛行

表 38-1	Cogan 综合征听前庭并发症的鉴别诊断
其他诊断	**注　释**
免疫介导的内耳病	无眼部炎症的感音神经性听力损失和前庭功能障碍
梅毒	晚期表现，快速血浆反应素和 FTA-ABS 对于排除梅毒至关重要
其他感染	莱姆病，腮腺炎
听神经瘤	脑干 MRI 的表现对于排除这种肿瘤至关重要
梅尼埃综合征	Ménière 综合征的内耳障碍通常是间歇性的，具有明显的起伏特征，持续数分钟至数小时，并且通常是单侧的
系统性血管炎	肉芽肿性多血管炎（韦格纳肉芽肿病），巨细胞动脉炎
胶原血管病	干燥综合征
其他炎症状况	结节病，Susac 综合征
气压伤	外淋巴瘘形成的其他病因
药物治疗	氨基糖苷类，袢利尿药，抗疟药

FTA-ABS. 荧光法密螺旋体抗体吸附试验

（六）预后

即使尽早诊断并对治疗有反应，反复发作的感音神经性聋也可能导致听力逐渐丧失。约 50% 的患者最终会完全丧失听力。相反，永久性的视力丧失是非常罕见的，大多数患者在发作时仍能保持相对正常的视力。

三、荨麻疹性血管炎

诊断要点

- 荨麻疹性血管炎的皮损通常伴有烧灼感、疼痛和瘀斑，而不是瘙痒，并且需要 24h 以上才能缓解。
- 皮肤活检样本的免疫荧光染色是关键检测。免疫分子（即 IgG、IgM、C3、C4、C1q）的强烈染色不仅在小血管壁及其周围，而且在沿真皮/表皮交界处呈带状分布，这是低补体血症性荨麻疹性血管炎的特征性病理表现。
- 应继续评估是否有药物或毒品、感染或恶性肿瘤作为潜在的诱因。

荨麻疹性血管炎（urticarial vasculitis，UV）是一种白细胞破碎性血管炎，表现为持续 24h 以上的荨麻疹（通常伴有疼痛或不适）。虽然 UV 偶尔单独出现，但它与结缔组织疾病（如血清病、冷球蛋白血症和系统性红斑狼疮）有关。这是一种罕见的疾病，年发病率为 0.5/10 万，在女性中更为常见，最常见于 40 岁左右。

UV 以皮肤中的毛细血管和毛细血管后小静脉为目标，导致出现类似荨麻疹的病变。在评估有这种问题的患者时，关键是要区分与低补体相关的病例和血清补体水平正常的病例。

低补体血症性荨麻疹血管炎（hypocomplementemic UV，HUV）与血清 C3 和 C4 水平降低有关，并且通常与针对补体的 C1q 成分的抗体有关。这类病例常与已知的结缔组织疾病，特别是 SLE 重叠。在这种疾病的谱系中，最严重的是一种特殊类型，被称为低补体血症性荨麻疹血管炎综合征（hypocomplementemic urticarial vasculiteis syndrome，HUVS）。

正常补体血症性荨麻疹性血管炎（normocomplementemic urticarial vasculiteis，NUV）是皮肤白细胞碎裂性血管炎的一个亚型（见第 33 章），其中白细胞碎裂性血管炎在临床上表现为荨麻疹。一般来说，这些病例继发于"超敏"反应（通常由药物引起），并对停用致病药物有反应。本章不进一步讨论这种形式的 UV。

（一）发病机制

HUV 至少部分由免疫复合物沉积（Ⅲ型超敏反应）介导。在未知的激发事件之后，免疫复合物被激活并激活补体，随后 C3a 和 C5a 进一步激活肥大细胞和嗜酸性粒细胞。这就导致了典型的荨麻疹风团的形成。嗜酸性粒细胞逐渐被中性粒细胞取代，导致毛细血管壁的白细胞碎裂。针对 C1q 的抗体是 HUV 的标志物，并且可能对低补体血症的发现有重要贡献，因为它们是靶向补体激活的经典途径的早期成分。抗 C1q 抗体的触发因素尚不清楚，其在疾病发病机制中的全部作用仍有待阐明。抗 C1q 抗体不完全是 HUV 的特异性抗体，在 SLE 中也可发现。

（二）临床表现

1. 症状与体征

UV 的皮损直径通常在 0.5～2.0cm（图 38-7），

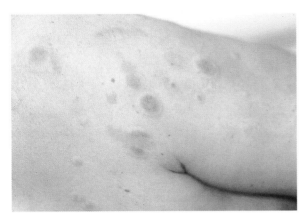

▲ 图 38-7 低补体血症性荨麻疹血管炎的皮损

通常伴有烧灼感或疼痛，而不是瘙痒。与普通荨麻疹相比，UV 皮损通常需要超过 24h 才能消退，并且通常会在皮肤上留下少量的瘀斑和色素沉着，这是由红细胞外渗引起的。

HUVS 也可能与乏力、关节痛、发热和肾小球肾炎有关，并可影响任何器官系统。与 SLE 相反，HUVS 的特征不仅是复发性或慢性 UV，还有血管性水肿。此外，严重的慢性阻塞性肺疾病（chronic obstructive pulmonary disease，COPD）和葡萄膜炎常使 HUV 复杂化。Jaccoud 关节病已在一些 HUVS 患者中发现，可能与心脏瓣膜病变相关。

2. 实验室检查

HUV 中血清 C3、C4 和 CH50 水平降低，并且可出现抗 C1q 自身抗体阳性。这些抗体不是特异性的，也可见于没有 UV 的 SLE 患者。HUV 患者可出现抗核抗体，以及可提取 ANA 阳性，尽管后者强烈提示 SLE。

3. 特殊检查

当怀疑 HUV 时，患者应接受 2 次 3~4mm 穿刺活检，其中一次应采用直接免疫荧光法进行评估。皮肤活检标本的 HE 染色显示真皮浅层的白细胞破碎性血管炎。陈旧的病变可能以淋巴细胞浸润为主。关键的检查是在皮肤活检标本上进行免疫荧光检测，结果显示免疫分子（即 IgG、IgM、C3、C4、C1q）不仅在小血管壁中和周围，而且在沿着真皮 / 表皮交界处的带状区域中都有强烈的染色。这些发现是 HUV 的特征性表现。纤维蛋白沉积、血管周围浸润、红细胞外渗、内皮细胞损伤和肿胀也可以看到。

（三）鉴别诊断

HUV 的皮肤损害必须与普通荨麻疹（其特征是

瘙痒性皮损在 2~8h 内完全消退，不会留下原始皮损的痕迹，并且通常补体水平正常）（表 38-2）、嗜中性荨麻疹（一种与血管炎无关的持续性、难治性荨麻疹）、NUV 区分。鉴别还包括急性和慢性荨麻疹、获得性血管性水肿、轻微多形性红斑、嗜中性皮肤病、"关节炎、荨麻疹和血管性水肿"综合征和自身炎症性疾病的其他病因。

（四）治疗

在约 80% 的病例中，UV 仅对糖皮质激素有反应。其他可能需要的治疗包括羟氯喹、氨苯砜、霉酚酸酯、秋水仙碱、环孢素或奥马珠单抗。可以使用抗组胺药，但仅对约 30% 的患者有效，并且在没有同时使用免疫抑制药的情况下，通常单药疗效欠佳。

HUVS 在治疗方面具有挑战性。严重的病例，特别是那些表现为肾小球肾炎或其他器官受累的病例，可能需要使用大剂量糖皮质激素、环磷酰胺或其他免疫抑制药进行治疗。血管性水肿、慢性阻塞性肺疾病和心脏瓣膜异常可能都需要其他特定的干预措施。

（五）预后

HUV 经常反映潜在疾病的存在，这可能对预后有很大影响。除了与恶性肿瘤相关的病例外，它几乎不会致命。HUVS 可能与多种并发症（如重度 COPD）相关，对预后产生不利影响。

四、持久性隆起红斑

诊断要点

- 新的皮损以柔软丘疹的形式出现，伴有瘙痒或烧灼感。
- 皮损会发展为红色、红褐色或紫色的丘疹或结节。
- 病变可能融合形成大斑块，通常在关节的伸面，该位置可以帮助它与其他形式的皮肤血管炎相鉴别。

持久性隆起性红斑（eryhema elevatum diutinum，EED）是一种慢性、复发性皮肤血管炎，患者四肢伸面出现触痛性丘疹。皮损可以是无症状的，尽管常继发瘙痒或刺痛，并发展为触痛丘疹或结节，与

327

	表38-2　典型荨麻疹与低补体血症性荨麻疹性血管炎	
	典型荨麻疹	**低补体血症性荨麻疹性血管炎**
病变外观	红斑性斑块，通常持续2～8h	红斑，有时伴有瘀斑或色素沉着过度，持续时间>24h
皮肤症状	瘙痒	灼热和疼痛>瘙痒
全身症状	少见；血管性水肿很少出现	可能出现血管性水肿、全身症状及其他器官受累（肌肉骨骼、肾、肺、胃肠道、眼、心血管或神经系统）
实验室检查	无特异性检查	低补体血症（低总补体、C3、C4、C1q），抗C1q抗体
活检结果	真皮水肿，血管周围浸润	白细胞破碎性血管炎［直接免疫荧光染色阳性，显示在真皮上部和（或）真皮-表皮交界处的血管中有Ig和补体沉积］及真皮水肿
治疗反应	通常对抗组胺药有反应	只有30%的人对抗组胺药有反应。需要糖皮质激素和其他免疫抑制药（羟氯喹、霉酚酸酯、秋水仙碱、氨苯砜、奥马珠单抗、环磷酰胺）

其他丘疹或结节融合形成斑块。皮肤表现通常位于关节附近，如手和手指的伸面。EED没有种族偏好，可以出现在任何年龄，在40—60岁最常见。

（一）发病机制

EED的发病机制尚不清楚，可能涉及复发性免疫复合物沉积（因为直接免疫荧光通常提示免疫球蛋白和补体沉积），随后出现不完全愈合。抗原的持续存在，以及随后树突细胞活性的增加，也可能在其发病机制中发挥作用。EED与多重感染（包括HIV、乙型肝炎和丙型肝炎、结核病和链球菌感染）、自身免疫性疾病（如RA、复发性多软骨炎和1型糖尿病）和副蛋白血症（如多发性骨髓瘤）之间存在关联。

（二）临床表现

1. 症状与体征

皮肤瘙痒或烧灼感预示着新的皮损，然后导致红色、红褐色或紫色丘疹或结节的发展。这些病变可融合形成大斑块，通常位于关节的伸面。随着愈合，皮损通常呈现黄色或棕色，类似黄色瘤。皮损也可以保持无症状。

2. 实验室检查

怀疑EED的患者应筛查可能的病因，包括HIV感染、病毒性肝炎、梅毒、冷球蛋白血症和单克隆丙种球蛋白病。在适当的情况下，患者也可以从自身免疫性疾病的筛查中获益。

3. 特殊检查

皮肤活检样本通常显示非特异性白细胞性血管炎，伴有C3沉积，对排除非血管炎很重要。由中性粒细胞、巨噬细胞、组织细胞和嗜酸性粒细胞组成的混合性炎症可包围血管。在陈旧的病变中，中性粒细胞被组织细胞取代，并有明显的肉芽组织和纤维化。

（三）鉴别诊断

对不同发展阶段的病变进行活检，其结果可能与多种诊断一致，包括Sweet综合征、坏疽性脓皮病、药物反应、多形性红斑、纤维组织细胞瘤、卡波西肉瘤、黄色瘤、细菌性血管瘤和坏死性黄色肉芽肿。只有通过临床判断，辅以病理的支持性发现，才能确立诊断。

（四）治疗

当病因（无论是感染性、血液性还是风湿病性）可以确定时，EED可能对潜在疾病的治疗有反应。例如，众所周知，HIV感染导致的EED患者在接受高效抗反转录病毒治疗后，皮损会消退。非特异性治疗不佳。氨苯砜可抑制皮损，对约80%的病例有效，但停药后易复发。病变也可能对四环素、秋水仙碱、氯喹、甲氨蝶呤和糖皮质激素（局部、病变内或全身）有反应。

（五）并发症

虽然EED反复发作，并且经常对治疗无反应，但仅限于皮肤，不会显著致病。

（六）预后

与 EED 本身相关的预后，即使对治疗无反应，通常也是相当好的。病变可在数年内自发演变。然而，患者的总体预后在很大程度上取决于潜在的疾病过程。

五、药物引起的 ANCA 相关血管炎

药物诱导的 ANCA 相关血管炎（ANCA-associated vasculitis，AAV）是一种可由合理药物和滥用药物诱导的血管炎。大多数病例与抗髓过氧化物酶的 ANCA 有关，通常滴度非常高。药物引起的 AAV 有时会在停用致病药物后消失。然而，其他病例与特发性 AAV 难以区分，需要使用糖皮质激素、生物制剂（如抗 CD20 治疗）和免疫抑制药进行强化治疗。

许多药物诱导的 AAV 病例伴有相对轻微的症状（如全身症状、关节痛或关节炎、紫癜）。丙硫氧嘧啶是药物诱导 AAV 的一个明确的诱因。到目前为止，涉及的其他药物包括肼屈嗪、柳氮磺吡啶、米诺环素、D- 青霉胺、环丙沙星、苯妥英、氯氮平、别嘌醇、泮托拉唑、左旋咪唑，以及最近的 TNF 抑制药。

左旋咪唑在 21 世纪初被用于减少可卡因时，也是诱导药物 AAV 的一个原因。它通常会导致严重的系统性血管炎。最近，免疫检查点抑制药（抗 PD-1、抗 PD-L1 和抗 CTLA-4）的使用已被证明可引起多种自身免疫和炎症表现。虽然 AAV 不太常见，但已有报道。

（一）发病机制

药物诱导 AAV 的发病机制仍未明确。已知丙硫氧嘧啶在中性粒细胞颗粒内积聚并改变髓过氧化物酶，这一事件可能触发抗髓过氧化物酶 ANCA 的产生。这种 ANCA 相关疾病的人类模型的存在，成为 ANCA 对其他人类疾病的病理机制有直接贡献的最有力的论据之一。小鼠模型也有力地支持 ANCA 可能对人类有致病作用的观点。

（二）临床表现

1. 症状与体征

皮疹是药物引起的 AAV 最常见的表现。这些通常表现为可触及的紫癜（图 38-8）或局限于下肢的斑丘疹。与其他 AAV 不同，药物诱导形式的皮肤损伤经常同时出现。关节痛和肌痛很常见。肾和上呼吸道也可能受累，与典型的 AAV 形式一样，尽管在药物诱导的 AAV 中肾受累往往不太严重。

2. 实验室检查

在药物诱导的 AAV 中，极高滴度的抗髓过氧化物酶抗体是特征性表现。与抗蛋白酶 3 抗体相关的病例报道很少。左旋咪唑诱导的 AAV 可能与髓过氧化物酶和蛋白酶 3 抗体双阳性 ANCA 相关。在某些病例中，特别是与肼屈嗪或米诺环素相关的病例中，也可见到抗核抗体、抗 dsDNA 抗体和抗组蛋白抗体阳性。即使停用致病因子并开始免疫抑制治疗后血管炎消退，ANCA 滴度通常仍会升高。所有患者均应接受可卡因的尿液毒理学评估。

3. 特殊检查

组织活检通常是必要的，以提供血管炎的明确诊断。

（三）鉴别诊断

药物诱导的 AAV 在停用致病药物后通常消退缓慢，并且可能难以与原发性 ANCA 相关血管炎区分。一般来说，药物诱导的 AAV 的表现是轻微的，并且对短期的免疫抑制有反应，尽管情况并非总是如此。大多数左旋咪唑诱导的血管炎病例需要免疫抑制，但关键的治疗是停止使用致病药物。

329

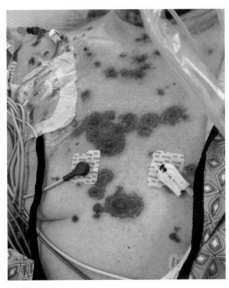

▲ 图 38-8 接受度伐利尤单抗（抗 PD-L1 单抗）治疗的患者出现皮肤血管炎病变，该患者同时具有髓过氧化物酶和蛋白酶 3 抗体，活检显示小血管和中血管均出现急性坏死性血管炎

（四）治疗

治疗的第一步是识别潜在的致病因素。临床医生应考虑症状出现前 6 个月内的所有暴露，包括非处方药、草药和膳食补充剂及非法药物（如毒品）。尽管可能需要几个月的时间，并且可能需要同时停用多种药物，但停用刺激性药物可能会使症状消失。患者将来不应再次使用相同的药物。

严重器官受累的患者可能需要使用糖皮质激素和其他药物进行积极的免疫抑制治疗。药物诱导 AAV 所需的治疗时间可能比原发性 AAV 推荐的治疗时间短。

（五）预后

总体而言，药物诱导 AAV 的预后相当好。器官受累通常仅限于皮肤，甚至全身受累也经常对较低剂量的免疫抑制药有反应，其给药时间比原发性 AAV 所需的时间短。

参考文献

Davis MDP, van der Hilst JCH. Mimickers of urticaria: urticarial vasculitis and autoinflammatory diseases. *J Allergy Clin Immunol Pract.* 2018;6(4):1162–1170. [PMID: 29871797].

Grau RG. Drug-induced vasculitis: new insights and a changing lineup of suspects. *Curr Rheumatol Rep.* 2015;17:71. [PMID: 26503355].

Gluth MB, Baratz K, Driscoll E, et al. Cogan syndrome: a retrospective review of 60 patients throughout a half century. *Mayo Clin Proc.* 2006;81(4). [PMID: 16610568].

Kessel A, Vadasz Z, Toubi E. Cogan syndrome—pathogenesis, clinical variants and treatment approaches. *Autoimmun Rev.* 2014;13:351–354. [PMID: 24418297].

Kolkhir P, Grakhova M, Bonnekoh H, et al. Treatment of urticarial vasculitis: a systematic review. *J Allergy Clin Immunol.* 2019;143(2):458–466. [PMID: 30268388].

Pendergraft WF, Niles JL. Trojan horses: drug culprits associated with antineutrophil cytoplasmic autoantibody (ANCA) vasculitis. *Curr Opin Rheumatol.* 2014;26:42. [PMID: 24276086].

第五篇 退行性关节炎和晶体诱导性关节炎
Degenerative Joint Disease & Crystal-Induced Arthritis

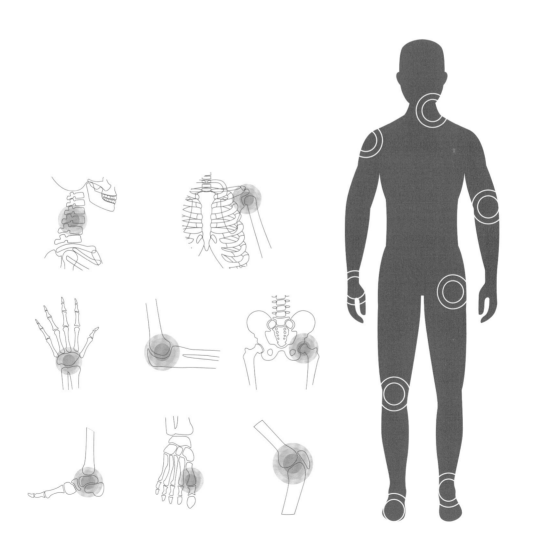

第 39 章　骨关节炎
Osteoarthritis

Allan C. Gelber　著

美国约有 5400 万的成人关节炎、痛风、狼疮、类风湿关节炎或纤维肌痛患者。其中骨关节炎（OA）是关节炎的主要原因。关节疼痛是一种常促使 OA 患者就医的最常见症状。因此，在关节痛的鉴别诊断中，OA 是主要的考虑因素。而临床医生面临的挑战是正确识别患者疼痛的原因，并开始适当的治疗，包括药物和非药物治疗。

退行性骨关节病又称骨关节炎，其特征是与活动相关的关节痛，自限性晨僵，触诊时的骨摩擦音，受累关节线上出现压痛，以及受累部位的活动受限。

OA 患者外周骨骼受累的特征部位包括手（远端指间（DIP）关节、近端指间（PIP）关节和第一腕掌关节）（图 39-1）、膝关节（图 39-2）和髋关节（图 39-3）。手指关节受累十分典型，受累的 DIP 和 PIP 关节分别被命名为 Heberden 结节和 Bouchard 结节。OA 患者没有全身症状，因此，除了受累关节的局部症状外，患者总体感觉良好。仅根据病史和检查，通常可以很容易和有把握地做出 OA 的诊断。必要时，可通过 X 线进一步支持 OA 的临床诊断。

一、流行病学

在老年人群中，OA 有高发病率和高致残率。在美国，OA 是关节成形术的主要指征；2010 年，有数百万人接受了髋关节置换术，470 万人接受了膝关节置换术。人们在对 OA 的流行病学研究方面投入了大量的努力，包括识别易使人患 OA 的危险因素，尤其是那些可逆或可改变的因素。

增加 OA 发病风险的因素包括年龄、性别、关节损伤和肥胖。虽然 OA 的临床表现在 40—50 岁出现，但是其发病率随着年龄的增长而持续上升。此外，50—80 岁的女性手和膝 OA 的患病率比男性高。黑种人患 OA 比白种人更严重，致残率也更高。遗传显著影响疾病的发生，并且通常是有关节特异性的。

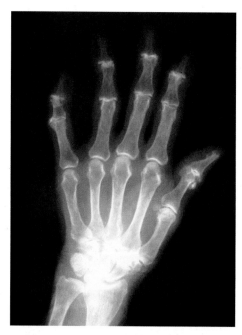

▲ 图 39-1　手部 X 线显示远端指间（DIP）关节、近端指间（PIP）关节和第一腕掌关节的骨关节炎

注意与掌指关节相比，DIP 和 PIP 关节间隙变窄，以及骨关节炎所累及的所有关节的骨硬化（骨质象牙化）

332

例如，髋关节 OA 有家族遗传，但其他关节部位罹患 OA 的风险并没有增加。

原发关节损伤，如前交叉韧带断裂或半月板撕裂，会增加该关节继发 OA 的风险。偶发和通常无症状的半月板撕裂在中老年男性和女性中很常见，这增加了膝 OA 的发病风险。肥胖人群患膝 OA 的风险较高，患髋关节 OA 的风险也略有增加。这种风险的增加主要是由于肥胖给承重关节带来的额外负荷，至少对于女性而言，这种风险与超重程度成正比。因此，中年患者减重可能会降低患膝 OA 的风险。然而有趣的是，尽管指间关节不是人体的承重部位，超重或肥胖与手 OA 的发生率也有关。

二、发病机制

OA 是一种大多数或所有关节结构均受到病理损伤的疾病。OA 的经典病理改变定位于关节和骨结

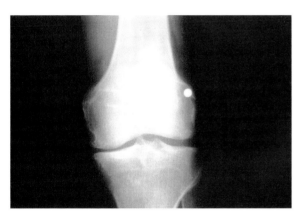

▲ 图 39-2　膝骨关节炎伴内侧关节间隙狭窄和骨赘

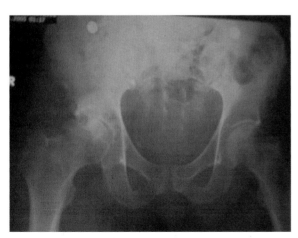

▲ 图 39-3　右髋骨关节炎

注意与对侧关节的相同部位相比，受累关节上部的关节间隙变窄

构之间的透明关节软骨（如股骨髁和胫骨平台）。这种无血管的关节软骨容易磨损，尤其是在易损区域。半月板等纤维软骨结构退变，软骨下骨硬化，关节边缘骨赘形成，关节周围肌无力和萎缩，韧带松弛和断裂，在许多关节中还会出现滑膜炎。随着关节一侧软骨局灶性脱落和继发骨重建，可能会导致关节结构紊乱，增加局灶性跨关节负荷，并对软骨和软骨下骨造成进一步损伤。轻微的慢性损伤和明显的急性损伤都可能引发 OA 的发展。关节的日常负荷刺激软骨基质更新，但由于遗传异常、年龄和其他代谢因素，软骨特别容易受到负荷的影响。

三、预防

目前，还没有行之有效的策略来预防 OA 的发展。在参与弗雷明汉（Framingham）OA 研究的女性中，那些在 10 年内体重减轻 5kg 及以上的女性患症状性膝 OA 的风险减少了一半。这些数据支持减轻体重可以降低 OA 发病风险。因此，减轻体重也可能延缓疾病进展。

因为关节损伤在普通人群中引起膝 OA 的比例较高，所以通过避免重大损伤可以预防此类疾病的发生。年轻运动员发生前交叉韧带撕裂风险高，因为前交叉韧带撕裂与后续患膝 OA 的高风险性密切相关。膝关节（也可能是其他相关部位）遭受过严重损伤的人发生后续损伤及 OA 的风险很高，因此应考虑避免再进行损伤风险高的运动。

四、临床发现

（一）症状与体征

外周关节（如手、膝或髋）受累的 OA 患者最初可能在关节活动时感到轻微的疼痛或不适（表 39-1）。晨起，受累关节出现典型的短暂、自限性僵硬（<30min）。例如，在病情早期，髋关节 OA 患者跷二郎腿、穿鞋或裤子时会感到困难；而穿好衣服站直后，他们通常可以很好地承重和行走。但随着病情进展，患者的关节不适逐渐加重，日常活动也会越来越困难。

随着疾病的进一步发展，患者的日常活动变得越来越困难。例如，握笔或用笔书写，插入车钥匙并转动开关，从冰箱里拿出一加仑牛奶，或者从炉子中取出一壶水都变得越来越难。在疾病后期是显

表 39-1　骨关节炎的体征、症状和诊断特征

- 随活动加剧的关节痛
- 相对短暂的自限性晨僵
- 骨摩擦音（运动时的摩擦音）
- 关节边缘的骨质增生
- 关节触诊有压痛
- 非炎症性滑液（WBC＜2000/ml）
- 红细胞沉降率正常（与年龄匹配）
- 骨关节炎的影像学证据［不均匀关节间隙狭窄、骨赘（骨刺）形成、软骨下囊肿和骨质象牙化（骨硬化）］
- 抗核抗体和类风湿因子阴性

WBC. 白细胞

著的活动障碍。当晚期 OA 影响髋关节或膝关节时，仅仅是在家中从一个房间走到另一个房间，都可能出现难以忍受的疼痛。对于下肢关节受累的 OA 患者，上下楼梯可能会变得特别困难。

在膝 OA 患者中，关节不稳定或"打软"是常见现象，有时会导致患者走路不稳甚至跌倒。这种由退行性关节结构损伤引起的不稳定性对老年人的健康构成了巨大威胁，并可能会引起老年人的恐惧、脆弱和孤独感。

（二）实验室检查

在临床实践中，没有特异性的实验室检查（或滑液测定）来确诊 OA。相反，如果正在考虑炎症性关节病，如类风湿关节炎和系统性红斑狼疮，则应进行常规血液检查，包括全血细胞计数、生化指标、急性相反应物（红细胞沉降率和 C 反应蛋白）和筛查自身抗体（类风湿因子和抗核抗体）。如果受累关节（如 DIP 关节、PIP 关节、手部第一腕掌关节）具备典型的 OA 症状与体征，并且有与活动相关的关节疼痛病史，则可能没有必要进行血清学评估。然而，如果临床表现与类风湿关节炎一致（例如，如果手腕受累或存在持续 60min 或更长时间的晨僵），血液检查可能具有诊断价值。与大多数 OA 患者不同，炎症性关节炎（包括类风湿关节炎和狼疮）患者急性相反应物水平升高，并且可能出现贫血和高球蛋白血症。

（三）影像学检查

影像学检查可确诊 OA。50 多年前，Kellgren 和 Lawrence 确立了 OA 的影像学特征，包括关节间隙狭窄、骨赘（骨刺）、软骨下囊肿和骨硬化（骨质象牙化）（图 39-1）。虽然 MRI 可以揭示 OA 的典型特征，但这种现象在老年人中普遍存在，因此 MRI 对 OA 的鉴别诊断能力较差。同样，对于检查时有骨质增生和活动相关关节痛的老年患者，X 线（灵敏度不佳，可能出现假阴性）可能不适用。

（四）特殊检查

当遇到疑似 OA 患者时，关节穿刺术是一种有价值的诊断手段。在 OA 中，滑液白细胞计数低于 2000/ml。计数＞2000/ml 则提示可能是炎症性关节病。在 OA 关节液中，不存在光镜下可见的晶体。如果确定有痛风或假性痛风结晶，则为痛风或假性痛风的鉴别诊断提供了依据。

五、鉴别诊断

通过采集病史和体格检查，有时还需要少量的额外诊断测试，来得出正确的诊断。活动引起的关节疼痛，休息后缓解，提示 OA 诊断。全身症状的缺失和关节边缘的骨质增生及压痛增加了 OA 的可能。最后，关节受累的模式也有鉴别诊断意义，因为 OA 倾向于影响膝关节、髋关节、DIP 关节、PIP 关节和第一腕掌关节。这种关节受累的分布将 OA 与关节受累不同的类风湿关节炎、银屑病关节炎和痛风等炎症性关节炎区分开来。

同样值得注意的是，各种继发性疾病有助于 OA 的识别。表 39-2 列出了几种这样的疾病，包括由先天性代谢缺陷和代谢紊乱引起的疾病。识别其独特的临床特征可以确定关节疼痛的潜在原因，如累及第二和第三掌指关节的血色素沉着相关关节病。最后，由于 OA 非常常见，它的存在并不能排除导致关节疼痛的其他病因，如隐匿性恶性肿瘤或之前已诊断为 OA 但合并脓毒性关节炎的间歇发作。当关节疼痛模式发生有特征性的变化时，应该考虑以上诊断。同样，即使在检查中存在明显的 OA 特征，显著的全身症状的间歇性进展也是鉴别诊断的重要线索。

如果膝关节打软（屈曲）或僵硬固定，这可能表明膝关节内部结构紊乱，如前交叉韧带或半月板撕裂。其痛感强烈，令人印象深刻。

六、治疗

药物治疗的目标是缓解疼痛，改善功能，减少

表 39-2 导致 OA 的因素

- 先天性疾病（髋关节）
  - Legg-Calvé-Perthes 病（Legg-Calvé-Perthes disease, LCPD）
  - 髋臼发育不良
  - 股骨头-骨骺滑脱
- 先天性结缔组织错位性股骨头-骨骺滑脱
  - Ehlers-Danlos 综合征
  - 马方综合征
- 创伤后（膝关节）
  - 前交叉韧带撕裂
  - 半月板撕裂伴或不伴半月板切除术后关节紊乱
- 代谢紊乱
  - 血色素沉着病
  - 肝豆状核变性
  - 褐黄病（尿黑酸尿症）
  - 脓毒性关节炎病史
- 炎症后阶段
  - 潜在的类风湿关节炎
- 全身性骨关节炎
  - 好发于第一 CMC 关节、DIP 关节、PIP 关节、膝关节和髋关节

CMC. 腕掌；DIP. 远端指间；PIP. 近端指间

残疾，改善健康相关生活质量。进一步治疗重点是尽量降低药物相关毒性风险，特别是非甾体抗炎药（NSAID）相关毒性。

（一）非药物治疗

在 OA 患者中，非药物治疗利用不足。但是有证据表明它们有助于缓解疼痛和改善功能，如辅助设备，正确使用拐杖或助行器可以减轻受累膝关节或髋关节的负荷，减少行走时伴发的疼痛。同样，股四头肌强化和有氧运动也有助于治疗膝 OA。物理治疗师指导下的运动疗法通常效果显著，因为治疗师可以评估关节功能，并为患者设计正确的运动组合。运动锻炼往往很难坚持，因此在每次就诊时需要加强运动方案。一项随机试验表明，氯丁橡胶套筒可减轻膝 OA 导致的内翻畸形给患者带来的疼痛。如果上述方案无效，可采用合适的外翻支架减少膝盖内翻错位，从而减少疼痛。在鞋子里装楔形鞋垫同样有助于矫正膝盖，但这种鞋垫的临床试验大多显示对膝盖疼痛无效。应该鼓励所有膝关节 OA 和髋关节 OA 患者减轻体重。

（二）药物治疗

OA 药物治疗的一线方法包括对乙酰氨基酚。这种药物可缓解疼痛和改善功能，与其他 NSAID 相比，具有更好的胃肠道安全性。多年来，NSAID 已被广泛用于 OA 的治疗，并通过抑制关节损伤部位的环氧化酶（cyclooxygenase, COX），特别是抑制诱导型同工型环氧化酶（COX-2）来改善症状。近期研究表明，在缓解 OA 患者关节痛方面，NSAID 比对乙酰氨基酚更有效。

NSAID 的胃肠道不良反应仍然是一个主要问题，可以通过使用局部 NSAID 制剂作为一线方法来避免，特别是对于手和膝关节等浅表关节。以下因素会增加口服 NSAID 胃肠道不良反应风险。

- 有消化性溃疡病史。
- 年龄＞65 岁。
- 有吸烟史和饮酒史。
- 联合使用糖皮质激素或抗凝治疗。
- 伴随幽门螺杆菌感染。
  降低 NSAID 不良反应的方法如下。
- 护胃药物：对 NSAID 使用者有效的两类药物是质子泵抑制药和米索前列醇，尽管后者经常引起腹胀和腹泻。
- COX-2 抑制药。虽然选择性 COX-2 抑制药会增加心脏病和脑卒中的风险，但塞来昔布诱发心血管疾病风险较小，特别是在剂量低于 400mg/d 时。

氨基葡萄糖在 OA 中的疗效存在争议。氨基葡萄糖是通过口服给药的人类关节软骨成分。美国 NIH 的一项多中心试验发现氨基葡萄糖无效。硫酸软骨素（也可从市场上买到）也有类似的争议。同样的 NIH 试验未能说明单独使用硫酸软骨素或联合使用葡萄糖胺和硫酸软骨素的疗效。关节内注射透明质酸是一种有争议的 FDA 批准的治疗膝关节 OA 的方法。评估安慰剂对照试验结果的 Meta 分析报道适当的疗效，也同时说明了研究存在的发表偏倚，已发表的研究可能夸大了治疗的有效性。

七、并发症

在确诊 OA 后，随后症状或病程的改变不一定直接归因于这种疾病。如果出现以下改变，临床医生应寻找表 39-3 所列的其他诊断。例如，已知既往病情稳定的 OA 患者膝关节突然发热、发红和肿胀可能

335

预示着出现合并晶体性关节病或腘窝囊肿破裂。还需要考虑关节感染（如脓毒性关节炎）。另外一种情况是，新发关节绞锁或塌陷可能表明存在游离体或半月板撕裂，需要进行骨科评估和关节镜干预。此外，关节周围症状可能归因于邻近非关节组织的活动性炎症，包括局部肌腱和滑囊。

表 39-3　骨关节炎的急性并发症

- 晶体性关节病（膝关节和手关节）
  - 痛风（单钠尿酸盐）
  - 假性痛风（焦磷酸钙二水合物）
- 膝关节自发性骨坏死
- 腘窝囊肿破裂（假性血栓性静脉炎综合征）
- 滑囊炎
  - 鹅足囊滑囊炎（膝关节）
  - 转子滑囊炎（髋关节）
- 症状性半月板撕裂（膝关节）
- 感染（脓毒性关节炎）

参考文献

Allen MM, Rosenfeld SB. Treatment for post-slipped capital femoral epiphysis deformity. *Orthop Clin North Am.* 2020;51(1):37–53. [PMID: 31739878].

Deveza LA, Nelson AE, Loeser RF. Phenotypes of osteoarthritis: current state and future implications. *Clin Exp Rheumatol.* 2019;37 Suppl 120(5):64–72. [PMID: 31621574].

Ghouri A, Conaghan PG. Treating osteoarthritis pain: recent approaches using pharmacological therapies. *Clin Exp Rheumatol.* 2019;37 Suppl 120(5):124–129. [PMID: 31621576].

Hootman JM, Barbour KE, Theis KA, Boring MA. Updated projected prevalence of self-reported doctor-diagnosed arthritis and arthritis-attributable activity limitation among US adults, 2015–2040. *Arthritis Rheum.* 2016;68:1582–1587. [PMID: 27015600].

Rice D, McNair P, Huysmans E, Letzen J, Finan P. Best evidence rehabilitation for chronic pain part 5: osteoarthritis. *J Clin Med.* 2019;8(11). pii: E1769. [PMID: 31652929].

第 40 章 痛 风
Gout

Chio Yokose　Hyon K. Choi　著

诊断要点

- 由长期高尿酸血症引起的单钠尿酸盐结晶沉积引起。
- 通常开始于间歇性、急性的单关节炎或少关节炎，尤其是第一跖趾关节。
- 在缺乏治疗的情况下，随着时间的推移，痛风发作通常会变得更加频繁，并累及更多的关节。
- 通过使用偏振光显微镜评估关节液中的单钠尿酸盐结晶进行诊断。
- 关节外表现包括皮下痛风石和肾结石。
- 关节炎发作对非甾体抗炎药、秋水仙碱或糖皮质激素等抗炎药有反应。

痛风影响了约 4%（920 万）的美国普通人群。高尿酸血症在美国普通人群中所占比例更大，约为 20%（4600 万）。近几十年来，在美国和其他西方国家，痛风和高尿酸血症的患病率和发病率都有所增加，反映了肥胖和代谢综合征增加的趋势。痛风的患病率随着年龄的增长而增加，男性高于女性。由于雌激素的促尿酸排泄作用，绝经前女性的痛风特别罕见。

慢性高尿酸血症是痛风发生的先决条件。持续高于 6.8mg/dl 的血清尿酸盐浓度有利于单钠尿酸结晶在关节内和关节周围沉淀，从而导致痛风。发生症状性痛风的可能性和发病年龄与高尿酸血症的持续时间和程度相关。在一项研究中，血清尿酸盐水平在 7.0～8.0ml/dl 的患者 5 年痛风性关节炎的累积发病率为 3%，而血清尿酸水平>9.0ml/dl 的患者的发病率为 22%。然而，仅有高尿酸血症不足以发展为痛风。在任何时候，高尿酸血症患者中发生临床痛风的比例都不到 1/4。

高尿酸血症可由尿酸盐生成增加、尿酸盐排泄减少或两种机制共同导致（表 40-1）。尿酸盐是嘌呤降解途径的副产物，但通过这种机制产生的过量尿酸盐通常是血清尿酸盐浓度升高的次要因素。不到 5% 的痛风患者因尿酸盐过多而导致高尿酸血症。这些人可以被识别出来，因为他们在 24h 内从尿液中排出超过 800mg 的尿酸盐。对于大多数患者来说，尿酸盐排泄不足是高尿酸血症的主要原因。约 2/3 的尿酸盐通过肾排泄，其余的通过肠道排泄。那些排泄少于 800mg 尿酸盐的人，由于肾排泄功能受损而导致高尿酸血症。将个体定义为"过度生成者"或"排泄不足者"有助于预测高尿酸血症是否与各种获得性或遗传性疾病有关（表 40-1），并且在某些情况下可能有助于确定最合适的治疗方法。

一、发病机制

高尿酸血症是痛风发展的必要前提。当存在个体患有高尿酸血症这样的条件时，单钠尿酸盐晶体可以在关节组织内和周围沉积。NLRP3 炎症小体是单钠尿酸盐晶体引发痛风发作中观察到的深层炎症反应的主要途径。NLRP3 炎症小体在激活前必须被激发。这种激发是由 NF-κB 激活途径介导的，如由 toll 样受体激活的途径。该信号诱导功能性炎症小体成分的表达，包括 NLRP3。当单尿酸钠晶体被巨噬细胞吞噬时提供第二信号，从而促进 NLRP3 炎症小体的组装和活化。caspase-1 被募集并介导促炎细胞因子 IL-1β 和 IL-18 的激活。在痛风中，这种炎症小体介导的 IL-1β 释放是炎症反应的关键步骤，导致血管舒张和中性粒细胞快速募集到晶体沉积部位。这一步也是抗炎治疗的关键治疗靶点，如阿那白滞素（IL-1 受体拮抗药）和秋水仙碱。

表 40-1 高尿酸血症的分类

尿酸盐生成增多
- 原发性高尿酸血症
- HGPRT 完全或部分缺乏
- PRPP 合成酶活性增强
- 继发性高尿酸血症
- 嘌呤消耗过多
- 骨髓增生性或淋巴组织增生性疾病
- 溶血性疾病
- 银屑病
- 糖原贮积病：1、3、5 和 7 型

尿酸排泄减少
- 原发性高尿酸血症
- 特发性高尿酸血症
- 继发性高尿酸血症
- 肾功能减退
- 代谢性酸中毒（酮症酸中毒或乳酸性酸中毒）
- 脱水
- 利尿药
- 高血压
- 甲状旁腺功能亢进
- 药物包括环孢素、吡嗪酰胺、乙胺丁醇和低剂量水杨酸盐
- 铅性肾病

生成增多和排泄减少
- 饮酒
- 葡萄糖 -6- 磷酸酶缺乏症
- 果糖 -1- 磷酸 - 醛缩酶缺乏症

HGPRT. 次黄嘌呤鸟嘌呤磷酸核糖转移酶；PRPP. 磷酸核糖焦磷酸盐

与痛风发作相关的急性炎症反应在 10～14 天内自行消退。当单核细胞成熟为巨噬细胞时，它们从产生促炎细胞因子转变为产生抗炎细胞因子，如 TGF-β。此外，由于急性炎症反应的血管扩张和血管通透性增加，正常情况下无法进入滑膜液的大分子量蛋白（如载脂蛋白 B）可进入关节间隙。这些蛋白质包被在晶体上，具有消炎作用。中性粒细胞通过形成中性粒细胞胞外诱捕网（neutrophil extracellular trap，NET），可以帮助降解促炎细胞因子，可能在痛风炎症反应的缓解中发挥重要作用。

痛风石是单钠尿酸盐晶体的聚集体，周围包绕着可释放细胞因子和酶的巨噬细胞。痛风石存在于滑膜内及滑膜外组织如皮肤中。在痛风发作期间，痛风石继续形成和扩大。这种慢性炎症反应位于关节内，持续侵蚀骨和软骨，导致继发性退行性关节疾病。随着软骨的退化，一种伴有骨侵蚀和畸形的慢性关节炎就会接踵而至。

二、临床表现

（一）症状与体征

痛风的自然史可分为三个不同的阶段（图 40-1）：①无症状高尿酸血症。②急性痛风发作和发作间期。③慢性痛风关节炎。

不同患者的临床病程差异很大。尽管一些患者一生中只经历 1 次或 2 次急性痛风性关节炎发作，但超过 80% 的患者在第一次发作后的 2 年内会有第二次发作。没有急性痛风发作病史的患者偶尔也会出现皮下痛风石。

急性痛风的首次发作通常发生在无症状高尿酸血症 10～30 年之后。高尿酸血症与肾和心血管疾病独立相关，但高尿酸血症是否会导致这些疾病并需要药物治疗尚不清楚。痛风首次发作的确切原因和时间在易感人群中仍然是一个谜。虽然有些患者会出现轻微不适的前驱症状，但痛风发作通常意味着受影响关节红、肿、热、痛的迅速发生（图 40-2）。疼痛在 24h 内从最轻微的阵痛升级到最剧烈的程度。

痛风发作起初通常只影响一个关节。半数患者首次发作累及第一跖趾关节。痛风早期常累及的其他关节有足中部、踝关节、足跟和膝关节。腕部、手指和肘部也可能受累，但上肢关节受累通常发生在患者下肢多次痛风发作之后（绝经后女性是例外，她们在没有任何急性痛风病史的情况下，也可能在远端指间关节出现痛风，并通常伴有 Heberden 结节）。痛风急性发作时的疼痛强度是致残性的，患者的受影响部位甚至不能承受床单的重量。当下肢急性发作时，大多数患者会感到行走困难或无法行走。急性发作可伴有发热、寒战和不适。皮肤红、肿可延伸到受累关节以外，类似蜂窝织炎。皮肤脱屑通常发生在痛风发作缓解时。

通过适当的治疗，症状会迅速缓解，但即使不治疗，急性发作也会在 1～2 周内自行缓解。随着痛风发作的缓解，患者进入一个称为"间歇期痛风"的时期，此时他们再次完全无症状。在间歇期的早期，痛风发作并不频繁，这一时期持续几个月到几年不

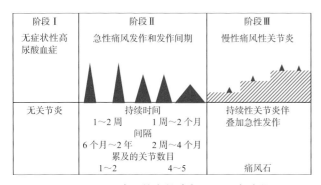

阶段 I	阶段 II	阶段 III
无症状性高尿酸血症	急性痛风发作和发作间期	慢性痛风性关节炎
无关节炎	持续时间 1～2 周　　1 周～2 个月 间隔 6 个月～2 年　　2 周～4 个月 累及的关节数目 1～2　　　4～5	持续性关节炎伴叠加急性发作 痛风石

▲ 图 40-1　痛风的自然病程经历三个阶段

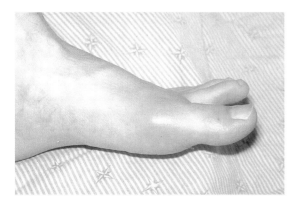

▲ 图 40-2　第一跖趾关节急性痛风发作

等。随着时间的推移，痛风发作变得更加频繁，发作程度相对减轻，持续时间更长，并且往往累及更多的关节。

在痛风间歇期，先前受累的关节几乎没有症状。尽管如此，单钠尿酸盐晶体沉积仍在继续，痛风石体积仍在增大。尽管没有症状，但通常可以在滑膜液中发现尿酸盐结晶。在 X 线上开始出现痛风石侵蚀骨关节的改变。

痛风发作往往与血清尿酸盐浓度的快速增加相关，但更多是和滑膜液中尿酸盐浓度减少有关。这些浓度反映了血清尿酸水平的波动。然而，在痛风急性发作时，由于参与痛风发作的细胞因子（如 IL-6）的促尿酸排泄作用，血清尿酸盐可能会有欺骗性的降低。众所周知，创伤、酒精摄入和使用某些药物也会引发痛风发作。当一个人从醉酒中恢复过来时，痛风发作的情况并不少见。

已知的加速痛风发作的药物是通过快速升高或降低血清尿酸盐水平来实现的。已知具有升尿酸或降尿酸作用的药物包括利尿药、水杨酸盐、放射对比剂和特异性降尿酸药物（丙磺舒、别嘌醇、非布司他和聚乙二醇重组尿酸酶）。水杨酸盐既可升尿酸

（低剂量），也可降尿酸（高剂量）。这些尿酸盐水平的波动使滑膜中的痛风石处于不稳定状态。尿酸盐的突然增加可能使其不稳定，尿酸盐浓度突然降低也可能导致痛风石部分溶解和不稳定（痛风石移动）。当小的痛风石破裂时，晶体脱落到滑液中，导致痛风发作。

随着痛风的不断进展，患者逐渐进入慢性痛风性关节炎阶段。这是由痛风石周围的巨噬细胞引起的慢性炎症反应的结果，通常在急性间歇性痛风发作 10 年或更长时间后发生。慢性痛风性关节炎是指间歇期仍有疼痛。受影响的关节表现为持续不舒服，也可能会肿胀。患者也有僵硬或胶凝的感觉。在痛风的这一阶段，体检时可能会发现可见或可触及的皮下痛风石，在进入这一阶段之前，这些痛风石在 X 线上是可见的（图 40-3）。每个患者发生痛风石沉积的倾向各不相同。然而，一般来说，痛风石是长时间和较严重的持续高尿酸血症的结果，在未接受降尿酸药物治疗的患者中，痛风石平均在痛风首次发作后 12 年出现。

（二）实验室检查

当患者停止任何降尿酸治疗时，应尽可能在最后一次痛风发作后至少 4 周检测血清尿酸盐（如在间歇期）。非常低的血清尿酸盐降低了痛风发作的可能性，但当血清尿酸盐浓度升高到 6mg/dl 以上时，痛风的可能性增加。虽然大多数痛风患者的血尿酸水平升高（>6.8mg/dl），但有时血尿酸水平在正常范围内；事实上，由于上述原因，在急性发作期间，尿酸盐浓度在正常范围内并不少见。此外，在急性发作期间，全血细胞计数可显示白细胞增多，多形核白细胞增多，ESR 和 CRP 升高。

并不是所有痛风患者都需要进行 24h 尿液尿酸盐排泄测量，但这对于确定高尿酸血症的潜在原因及确定促尿酸排泄治疗是否有效是有用的，因后者在尿酸生成过多者中是禁忌的。

在急性发作期间，滑液检查结果符合中度至重度炎症（见第 2 章）。白细胞计数通常在 5000～80 000/ml，平均在 15 000～20 000/ml。这些细胞主要是多形核白细胞。

痛风的明确诊断是通过偏振光显微镜检查滑液或痛风石物质，并在滑液或痛风石沉积物的抽吸物中识别特征性的单钠尿酸盐结晶（图 40-4）。当平行

于一阶偏振光显微镜上的慢振动轴时，这些负双折射晶体呈现为明亮的黄色针状物体。当这些晶体垂直于该轴时，它们是蓝色的。在急性发作期间，晶体通常是细胞内的和针状的，但在发作消退时或在间歇期内，晶体可能是小的、钝的和细胞外的。

（三）影像学检查

在病程早期通常不会出现X线异常。在急性痛风发作时，唯一的所见可能是受累关节的软组织肿胀。单钠尿酸盐结晶沉积的骨质异常在患病多年后才会出现。这些异常通常是不对称的，并且局限于以前有症状的关节。痛风性骨侵蚀被定义为具有硬化边缘和突出边缘的皮质断裂。关节间隙可能保留或显示骨关节炎性狭窄（图40-3）。超声检查也可用于诊断，其特征性表现是"双轨征"，即关节软骨表面的浅表高回声带（图40-5）。

MRI和CT也是检测痛风石和骨质侵蚀的敏感方法。双能源CT是另一种成像模式，其通过用于获取图像的高能量和低能量辐射束之间的材料特异性衰减差异，可以无创地识别关节和关节周围组织中的单钠尿酸盐晶体。单钠尿酸盐晶体通常以绿色突出显示（图40-6）。

（四）附加检测

痛风患者常伴有高脂血症、葡萄糖耐受不良、高血压、冠状动脉疾病、充血性心力衰竭和肥胖等合并症。因此，监测痛风患者的血脂和空腹血糖是

必要的。由于许多高血压和痛风患者会出现肾功能不全，因此监测血清肌酐水平也是必要的。

三、鉴别诊断

结合急性痛风发作期间的临床特征及实验室和影像学检查结果，可以做出痛风的诊断。如前所述，

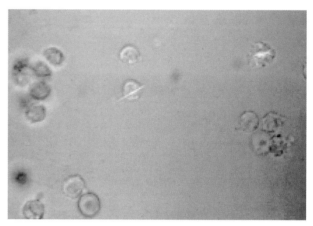

▲ 图40-4　滑液中的多形核白细胞摄取尿酸盐晶体，这是急性痛风性关节炎的特征性表现

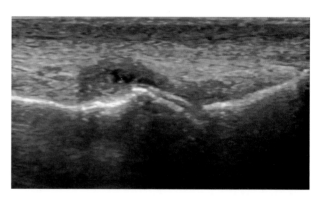

▲ 图40-5　超声下痛风的特征性表现"双轨征"，表现为关节软骨表面的浅表高回声带

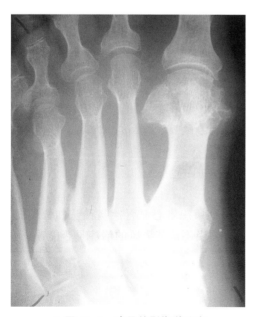

▲ 图40-3　痛风的影像学改变

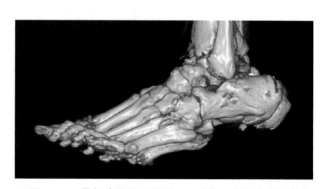

▲ 图40-6　足部痛风的双能源CT成像，利用高能量和低能量辐射束之间的材料特异性衰减差异，突出显示足趾和足中部的单钠尿酸盐晶体沉积物

最好是在间歇期测量血清尿酸盐水平，而不是在疼痛或近期可能的痛风发作后。

有提示意义的临床特征包括第一跖趾关节、中足或踝关节的受累，作为单关节或少关节关节炎的一部分。这种关节受累的痛风患者通常会出现皮肤红斑，并且不能承重。关节炎症的时间进程（达到最大疼痛的时间<24h）、在≤14天内症状消失、在间歇期关节疼痛症状完全消失也是病史中有用的项目。临床医生也可以使用 ACR/EULAR 提出的标准来诊断痛风（表 40-2）。

表 40-2　急性痛风性关节炎的诊断标准

- 关节液中出现特征性尿酸盐结晶，或
- 通过化学方法或偏振光显微镜证实痛风石含有尿酸盐结晶，或
- 存在下列 12 种临床、实验室和放射学表现中的 6 种：
  - 急性关节炎发作不止一次
  - 炎症在一天内达高峰
  - 单关节炎发作
  - 可观察到关节发红
  - 第一跖趾关节疼痛或肿胀
  - 单侧发作累及第一跖趾关节
  - 单侧发作累及跗关节
  - 可疑的痛风石
  - 高尿酸血症
  - 关节内的症状性肿胀（放射学）
  - 皮质下囊肿不伴骨侵蚀（放射学）
  - 关节炎发作期间的关节液中微生物培养阴性

由于痛风通常与其他疾病同时发生，因此任何痛风患者都应考虑表 40-1 中的情况。多种情况可能与痛风相似或混淆。这些包括其他晶体诱导的疾病，如与二水焦磷酸钙（假性痛风）或碱性磷酸钙晶体沉积有关的疾病。后者可引起钙化性肌腱炎，其表现与痛风相似。第一跖趾关节的骨关节炎非常常见，可能会与足痛风混淆。脓毒性关节炎也可以模仿痛风，尽管痛风发作可能与感染的关节共存。脓毒性关节炎更常见的原因是淋球菌、葡萄球菌或链球菌感染。然而，也可见到真菌或分枝杆菌感染。关节线上的关节积血或骨折可能与痛风发作相混淆。最后，一些通常被认为是少关节或多关节的疾病在病程早期可能只涉及一个关节，并与痛风混淆。强直性脊柱炎相关的外周关节炎、反应性关节炎、银屑病关节炎和炎症性肠病关节炎尤其如此。很少情况下，回纹型风湿病可能预示着类风湿关节炎的发作，并以单关节炎起病。

偶尔，慢性痛风性关节炎和痛风石被误诊为 RA。慢性症状为多关节和对称性，痛风石沉积类似类风湿结节。高达 25% 的痛风患者的类风湿因子检测呈阳性，尽管这些检测结果通常是低滴度的，这一事实使这一问题变得更加复杂。

四、并发症

如前所述，未经治疗和严重的痛风导致可见和可触及的皮下痛风石和破坏性关节病。然而，通过准确的诊断和适当的治疗，这些并发症是可以预防的。

10%～25% 的痛风患者在病程中的某个时间会发生肾结石。在 40% 的患者中，肾绞痛的首次发作先于急性痛风性关节炎的首次发作。这些结石大多由尿酸组成。然而，含钙结石在痛风患者中的发病率是普通人群的 10 倍。肾结石的发病率与血清尿酸盐水平有关，但与尿中尿酸盐排泄量的关系更为密切。血清尿酸水平高于 13.0mg/dl 或 24h 尿中尿酸排泄量超过 1100mg 时，发生结石的可能性达到 50%。

痛风患者更可能患有慢性肾病，包括进展为终末期肾病。高血压、糖尿病和动脉粥样硬化是导致这类并发症的最重要因素。事实上，积极控制危险因素可能会降低痛风患者发生慢性肾衰竭的风险。

高尿酸血症和痛风常伴有肥胖、酒精中毒、胰岛素抵抗有关的葡萄糖耐受不良和高脂血症。此外，很高比例的痛风患者患有高血压。此外，在痛风患者中发现的高患病率疾病的数量持续增加，包括勃起功能障碍、阻塞性睡眠呼吸暂停和房颤。这些相关情况应该进行筛查并积极管理。

痛风与冠状动脉疾病的发生及过早死亡独立相关，主要归因于动脉粥样硬化性心血管事件。此外，尽管已有广泛有效的痛风及其合并症的治疗方法，但痛风患者的过早死亡率仍然存在，这反映出需要改进痛风患者心血管疾病预防和管理的策略。然而，目前尚不清楚痛风的治疗是否能改善心血管预后。

五、治疗

痛风的管理包括以下内容。

341

- 为痛风发作提供快速安全的疼痛缓解。
- 预防痛风进一步发作。
- 预防痛风石和破坏性关节炎的形成。
- 提高相关的医疗条件。

（一）急性痛风发作的治疗

治疗急性痛风发作的目标是尽快消除由剧烈炎症引起的疼痛和其他症状。这种情况下的选择包括非甾体抗炎药（NSAID）、秋水仙碱和糖皮质激素。急性发作的有效管理并不是由使用哪种药物决定的，而是由发作后该药启动的速度决定的。如果在发作的最初数分钟内给予单次剂量的药物（这对于手头有适当药物的痛风患者来说是可能的），它可能会根除症状并终止痛风发作。然而，如果治疗延迟48h，则可能至少需要48h来控制症状。一旦症状完全消失，用于治疗痛风的药剂应以较低剂量继续使用48～72h。典型的痛风急性发作需要约2周的治疗，以确保消除炎症。

NSAID 是治疗痛风的常用药物，因为它们很普遍且通常耐受性良好。吲哚美辛历来是治疗急性痛风的 NSAID，但其他 NSAID 也同样有效。选择的 NSAID 应从其推荐的最大剂量开始。随着症状的缓解，剂量可能会降低。患有活动性或近期消化性溃疡的患者及慢性肾病或活动性心血管疾病的患者应避免使用 NSAID。

如果在痛风发作的早期服用秋水仙碱，对痛风发作也有效。秋水仙碱有多种给药方案，但常用的剂量是开始时口服 1.2mg，1h 后口服 0.6mg。秋水仙碱应每天服用 1 次或 2 次，直到痛风发作消失。其最常见和最令人烦恼的不良反应是胃肠道反应，包括胀气、恶心、呕吐、腹泻和严重的腹部绞痛。慢性肾病患者最好避免使用秋水仙碱，因为可能会引起秋水仙碱神经肌病。秋水仙碱神经肌病将在后文进一步讨论。

糖皮质激素通常用于秋水仙碱或 NSAID 禁用或无效的患者。糖皮质激素的起效时间与 NSAID 和秋水仙碱相当。泼尼松的剂量为 20～40mg/d。例如，治疗可以从 20mg 泼尼松开始，每天服用 2 次，持续1 周，随着发作得到控制，在第 2 周逐渐停用泼尼松，并在痛风发作的最后症状出现后 48～72h 完全停用泼尼松。鉴于痛风患者中糖尿病和胰岛素抵抗的高患病率，应建议已知葡萄糖耐受不良的患者在使用高剂量泼尼松时更密切地监测血糖。肌内注射或静脉注射糖皮质激素为不能口服任何药物的住院患者提供了选择。最后，也可以在关节内注射 20～80mg 醋酸甲泼尼龙或 10～40mg 曲安奈德。当痛风发作仅限于单个关节时，关节内注射药物特别有效。

大多数情况下，使用这些药物中的一种可以缓解痛风发作。然而，当这种情况没有发生或在痛风极其严重的情况下，这些药物可以联合使用。阿那白滞素（Anakinra）是一种 IL-1 受体拮抗药，可有效终止痛风发作，尤其是顽固性痛风。强效镇痛药，包括阿片类药物，可用于严重难治性痛风患者，尽管这些患者已联合使用抗炎药物治疗。

（二）间歇期管理

1. 秋水仙碱预防性使用

一旦患者出现急性痛风发作，每天使用低剂量秋水仙碱进行预防性治疗可以降低进一步发作的可能性。然而，秋水仙碱的预防性治疗不应单独使用。治疗方案中还应加入降尿酸药物，如别嘌醇。在不控制高尿酸血症的情况下预防性使用秋水仙碱，会使痛风石继续生长，并使破坏性痛风性关节病继续发展，而不会出现急性痛风复发的常见警告信号。因此，预防性治疗与降尿酸治疗联合使用至关重要。

每天 1 次或 2 次地预防性使用 0.6mg 秋水仙碱，可减少 75%～85% 的痛风发作频率。这些小剂量的秋水仙碱很少引起胃肠道不良反应，在没有明显肾功能障碍的患者中是安全的。秋水仙碱由肾脏排泄，在慢性肾病患者体内可累积至中毒水平，秋水仙碱不是禁止使用，但建议仔细监测和调整秋水仙碱剂量。肾功能不全患者长期使用秋水仙碱可引起神经肌肉并发症，即秋水仙碱神经肌病。这种毒性表现为近端肌无力、疼痛性感觉异常、肌酸激酶水平升高和肌电图异常。这种轴索性神经肌病通常在停用秋水仙碱后数周内完全消失，但部分患者的慢性症状持续存在。对于血清肌酐>1.5mg/dl 的患者，应谨慎避免使用超过 0.6mg/d 的秋水仙碱。对于严重肾功能不全的患者，应使用更少的秋水仙碱（例如，对于肌酐清除率<30ml/min（译者注：原著此处有误）的患者，应使用隔天 0.6mg，并密切监测）。

2. 降尿酸治疗：别嘌醇

别嘌醇。特定的降尿酸药物对于消除急性痛风发作、防止痛风石形成和导致痛风石消退至关重要。尽管饮食控制对于控制痛风常见的并发症至关重要，但仅靠饮食限制很少能降低血清尿酸盐水平到足以影响痛风整个病程的程度。

治疗的目标是将血清尿酸盐水平维持在 6.0mg/dl 或更低。对于已有皮下痛风石或影像证实有关节内痛风石的患者，该目标应为 5.0mg/dl 或更低。将血清水平维持在该目标水平可使沉淀的晶体溶解并被清除。这种达标治疗方法与痛风发作频率降低、痛风石体积减小和生活质量改善相关。如果尿酸盐水平保持在 6.8mg/dl 以上，则过饱和状态将持续，尿酸盐也将持续沉积。换而言之，将血清尿酸盐从 10.0mg/dl 降至 8.0mg/dl 不会逆转疾病，只会让疾病继续以较慢的速度进展。

黄嘌呤氧化酶抑制药别嘌醇是大多数痛风患者的首选降尿酸药物。所有痛风患者都是黄嘌呤氧化酶抑制药的候选者，包括有痛风石、肾结石病史及不能耐受或对尿酸排泄治疗有禁忌的患者。肾功能不全时可使用别嘌醇，但必须减少其剂量以防止毒性。对于肾功能正常者，通常建议别嘌醇的起始剂量为 100mg/d，对于肾功能不全者，则为 50mg/d。别嘌醇的最佳剂量由血清尿酸盐水平反应决定。血清尿酸盐水平检测应每 2～4 周重复一次，对于肾功能正常的患者，别嘌醇的剂量应以 100mg 的增量增加；对于肾功能不全的患者，别嘌醇的剂量应以 50mg 的增量增加，直到达到目标血清尿酸盐浓度。

未能将别嘌醇剂量滴定至适当的高剂量是痛风治疗中的常见错误。大多数肾功能正常的患者需要服用超过 300～400mg/d 的别嘌醇才能达到目标血尿酸水平。一旦目标血清尿酸盐达到，应长期维持一定剂量的别嘌醇，以防止形成新的单钠尿酸盐沉积物，并可以使现有的沉积物溶解。通常将别嘌醇滴定至适当剂量的同时，建议患者接受预防性抗感染治疗（如秋水仙碱）。这是因为血清尿酸盐的任何波动（上升或下降）都会使患者易患痛风。应告知患者，在开始使用别嘌醇（或任何其他降尿酸药物）降低尿酸的策略后，他们在未来 1 年内疾病发作的风险将会增加。这强调了同时进行降尿酸治疗和使用秋水仙碱进行预防性治疗的重要性。

单独的高尿酸血症很少使用特定降尿酸药物治疗。因此，在治疗无症状性高尿酸血症时，不推荐使用黄嘌呤氧化酶抑制药或促尿酸排泄药。另外，识别无症状高尿酸血症也不容忽视。首先，应确定病因（表 40-1），并严格处理任何相关问题，如高血压、肥胖、酗酒、糖尿病、高脂血症、冠心病和充血性心力衰竭。

别嘌醇的不良反应和毒性包括发热、头痛、腹泻、消化不良、胸膜炎、皮疹、肉芽肿性肝炎、Stevens-Johnson 综合征和中毒性表皮坏死松解症。当患者同时服用硫唑嘌呤或 6- 巯基嘌呤时，必须谨慎使用别嘌醇。别嘌醇可减少这些药物的分解代谢，从而大大增加其有效剂量。别嘌醇超敏反应综合征罕见但严重，死亡率为 20%～30%。别嘌醇超敏反应的危险因素包括高龄、女性、肾功能不全、较高的别嘌醇初始剂量和 HLA-B*5801 等位基因阳性。

鉴于 HLA-B*5801 在亚洲人（尤其是汉族）、黑种人和夏威夷原住民 / 太平洋岛民中的流行率较高，建议这些患者在开始服用别嘌醇之前进行 HLA-B*5801 筛查。如果患者为 HLA-B*5801 阳性，应考虑使用其他降尿酸药物，如非布司他和丙磺舒。应建议患者立即报告他们在服用别嘌醇期间出现的任何皮疹，以防止别嘌醇的这种潜在致命不良反应。

3. 降尿酸治疗：非布司他

非布司他是一种有效的黄嘌呤氧化酶抑制药，与别嘌醇相比似乎有一些益处。首先，它通过肝代谢，因此非布司他可用于轻至中度肾功能不全（肌酐清除率为 30ml/min 及以上）患者，并且无须调整剂量。其次，在有别嘌醇过敏史的患者中使用非布司他是安全、有效且耐受性良好的。在临床试验中，40mg 非布司他的有效性与 300mg 别嘌醇相似。非布司他也有 80mg 的剂量。

根据 CARES 试验的结果，与别嘌醇相比，非布司他可能会增加心脏病相关死亡和全因死亡，因此美国 FDA 发布了非布司他的黑框警告。CARES 试验有几个明显的局限性，包括研究的退出率非常高，停药后发生了许多事件，以及缺乏安慰剂组。尽管如此，建议与患者讨论这些发现，以便在患者（尤其是已患有心血管疾病的患者）开始使用非布司他时参与共同决策。

4. 降尿酸治疗：丙磺舒和苯澳马隆

促尿酸排泄药物，如丙磺舒和苯溴马隆，也能有效降低血清尿酸水平。最有效是那些肾功能良好（肾小球滤过率高于 60ml/min）、没有肾结石病史、可以避免低剂量水杨酸盐摄入、年龄 <65 岁的

患者。摄入超过 81mg/d 的水杨酸盐会干扰促尿酸排泄药的有效性。有肾结石病史的患者应避免使用促尿酸排泄药物，因为结石的形成更可能是由于尿液中尿酸的泛滥。丙磺舒的起始剂量为 500mg，每天 2 次，然后缓慢增加到 2.5g/d 的最大剂量，或者直到达到目标尿酸盐水平。这种药物最常见的不良反应是皮疹和胃肠道不适。苯溴马隆是一种在欧洲上市的药物，比丙磺舒更有效，可能对中度肾功能不全有效。

5. 降尿酸治疗：尿酸酶

最近批准的特异性降尿酸药物是聚乙二醇化酶，一种聚乙二醇化哺乳动物（猪样）重组尿酸酶。剂量为每 2 周静脉注射 8mg，该药物对血清尿酸盐水平的影响是显著的。这种药物推荐给那些有大量痛风石沉积的严重痛风患者，其使用可能受到超敏反应和封闭抗体发展的限制。

六、预后

对于接受适当的降尿酸治疗并维持其血清尿酸水平低于 6.8mg/dl（最好低于 6.0mg/dl）的患者，在消除痛风发作方面预后极好。痛风石可以完全消失，除非已经钙化。不幸的是，痛风慢性炎症反应导致的关节损伤将持续存在。

七、患者教育

痛风的治疗因依从性差而复杂化。这背后的原因是多方面的，包括医生和患者。部分医生只专注于治疗痛风发作，而没有认真解决慢性高尿酸血症的潜在问题。患者通常对痛风的性质、抗炎和降尿酸治疗的不同适应证缺乏了解。一个比喻可以帮助

患者理解并更好地记住如何服药（框 40-1）。

框 40-1　痛风就像火柴

下面一段是一个比喻，可以用来向患者解释痛风

痛风是由血清尿酸盐慢性升高引起的。每个人的血液中都含有尿酸盐，但有些人的尿酸盐含量过高，其中一些人会患上痛风。在痛风患者中，尿酸盐以单钠尿酸盐晶体的形式沉积在关节周围，其作用类似于火柴。当你痛风发作时，其中一根火柴会点燃关节。当这种情况发生时，你应该服用消炎药（如非甾体抗炎药，如吲哚美辛、秋水仙碱或糖皮质激素）。重要的是要马上服用，否则，更多的火柴会着火，痛风发作会恶化。服用消炎药并不能治愈痛风，因为它只能灭火。火柴还在那里，可以再次点燃。降尿酸药物将通过降低血清尿酸水平使其低于饱和阈值来去除火柴。然而，这些药物反而会在短期内增加痛风发作的风险（痛风动员）。为了防止这种情况，秋水仙碱或其他抗炎药物应长期使用，直到你的血清尿酸水平已经稳定。你可以把这些消炎药想象成让火柴变得潮湿，更难点燃东西。通过保持你的血清尿酸盐水平长期低于其饱和阈值，我们可以消除所有的火柴，从而"治愈"痛风

引自 Wortmann RL. Effective management of gout: an analogy. *Am J Med.* 1998;105:513.

参考文献

Dalbeth N, Merriman TR, Stamp LK. Gout. *Lancet.* 2016; 388(10055):2039. [PMID: 27112094].

Neogi T, Jansen TL, Dalbeth N, et al. 2015 Gout Classification Criteria: an American College of Rheumatology/European League Against Rheumatism collaborative initiative. *Arthritis Rheum.* 2015;67(10):2557. [PMID: 26352873].

So AK, Martinon F. Inflammation in gout: mechanisms and therapeutic targets. *Nat Rev Rheumatol.* 2017;13(11):639. [PMID: 28959043].

第 41 章　焦磷酸钙沉积病
Calcium Pyrophosphate Deposition Disease

Jill C. Costello　Ann K. Rosenthal　著

诊断要点

- 焦磷酸钙沉积（calcium pyrophosphate deposition，CPPD）病包括从无症状的影像学改变到严重的慢性关节炎等一系列表现。
- 急性焦磷酸钙晶体性关节炎，曾被称为假性痛风，与急性痛风的临床特征和治疗策略相似。
- 在关节滑液中观察到焦磷酸钙结晶是明确CPPD诊断的必要条件。
- 影像学上的软骨钙质沉积症有助于CPPD的诊断。
- 早期发病的CPPD可能与甲状旁腺功能亢进症、血色病、低镁血症、低磷酸酯酶症及家族性CPPD疾病相关。

焦磷酸钙沉积（CPPD）病是一组异质性的炎症性关节病，与焦磷酸钙（calcium pyrophosphate，CPP）晶体有关。CPPD好发于老年患者，大多数患者在60岁以后发病，而家族性CPPD和代谢紊乱可以导致早期发病。CPPD最显著的临床表现是急性CPP晶体性关节炎，可表现为关节或周围组织的突发性肿胀和疼痛，其他一系列表现包括无症状的影像学改变到严重的关节破坏。临床表现的多样性及与其他风湿病（如痛风和类风湿关节炎）的相似性给CPPD的诊断和治疗带来挑战。EULAR命名了CPPD的各种亚型（表41-1）。

CPPD的真实发病率和患病率尚不清楚，但并不罕见，并且可能随着人口老龄化而增加。大多数患病率的研究是基于影像学有软骨钙化（软骨钙质沉积症）作为诊断依据。然而，仅采用影像学标准作为疾病标志物有显著的局限性。高达20%确诊的急性CPP晶体性关节炎患者没有影像学软骨钙质沉积症的表现。此外，一旦关节损伤程度加剧，由于软骨丢失，软骨钙质沉积症可能难以识别。因此，在美国和欧洲，已报道的4%～7%的成人发病率可能低估了其真实发病率。影像学研究结果显示，软骨钙化的发生率随着年龄的增长而增加。一项研究表明，84岁以上的患者中近50%有软骨钙质沉积，而65—74岁的患者中仅有15%。

自20世纪初软骨钙化被首次描述以来，对CPPD的发病机制已有较多了解。针对CPP晶体形成和引起炎症的多种机制的研究在积极进行中。CPP晶体可以通过固有免疫途径启动强烈的炎症反应，类似于由尿酸钠结晶诱发的炎症过程。焦磷酸盐代谢异常、细胞外基质改变和软骨细胞表型改变等均在CPPD的发病机制中起作用。此外，对家族性CPPD病的研究已经确定了可能的治疗靶点，其中之一是被称为ANKH的多通道膜蛋白，它是小鼠进行性强直基因蛋白产物的人类同源物。另外，更深入地了解CPPD病中焦磷酸钙代谢紊乱的特征，可以促进该病预防和治疗策略的改善。

一、临床表现

（一）症状与体征

CPPD最常见的形式是急性CPP晶体性关节炎，

表 41-1　EULAR 2011 年制订的 CPPD 亚型分类

- 无症状性CPPD病（有影像学表现而无临床症状）
- 急性CPP晶体关节炎（假性痛风）
- 慢性CPP晶体关节炎（假性RA）
- OA合并CPPD，伴或不伴有急性发作（假性OA）
- 严重关节退行性改变（假性神经性关节病）
- 脊柱受累型

CPP.焦磷酸钙；CPPD.焦磷酸钙沉积；EULAR.欧洲抗风湿病联盟；OA.骨关节炎；RA.类风湿关节炎

受累关节和周围软组织的红肿、皮温升高伴活动受限是其临床特征，由于其临床表现与急性痛风性关节炎相似，曾被称为假性痛风。两种类型的晶体关节炎可急性或亚急性起病，通常都是自限性的，但尽管进行了治疗，急性 CPPD 往往病程更长，症状可持续数周至数月，而急性痛风通常持续数天至 1 周，两者均可出现低热和炎症标志物升高。膝关节是急性 CPP 晶体性关节炎中最常受累的关节，而在急性痛风性关节炎中，第一跖趾关节通常首先受累。CPPD 还可累及其他关节，包括腕、肩、踝、足及肘关节。

外伤、手术和严重的内科疾病均可诱发 CPPD 急性发作，10% 的急性 CPP 晶体性关节炎患者会在外科手术（如关节置换术）后出现复发。膝关节手术（如半月板修复）极大地增加了手术后软骨钙质沉积症的风险。甲状旁腺切除术也与急性 CPPD 发作相关，可能与血清钙离子水平的变化有关。某些药物也被认为是诱发因素，如袢利尿药、粒细胞 – 巨噬细胞刺激因子和帕米膦酸盐。

慢性 CPP 晶体性关节炎（假性 RA）较急性关节炎少见。它是一种非侵蚀性的多关节炎，大小关节均可受累，亚急性发作，持续 1 个月到数月。通常关节受累的对称性与 RA 相似，但炎症的发作可能不如 RA 那样对称。此外，两种疾病均可出现滑膜增厚、晨僵、疲劳和活动受限。老年慢性 CPP 关节炎是一种罕见的亚型，起病较急，可表现为多关节炎伴白细胞增多、发热和精神障碍，在这种情况下必须排除全身性感染。在鉴别老年慢性 CPP 关节炎、RA 和风湿性多肌痛患者时存在挑战，而且这些疾病可能同时存在。

合并骨关节炎的 CPPD（假性 OA）是常见的症状性 CPPD 亚型，几乎占所有病例的一半。体格检查可见非对称性的骨膨大、压痛、渗出、骨擦音及活动范围受限。最常见的受累关节包括膝、腕、掌指、髋、肩、肘关节及脊柱。这种亚型的关节损伤是相当广泛的，可能累及原发性 OA 不常涉及的关节，如 MCP 或肘关节。

罕见的 CPPD 表现包括严重的关节退变（假性神经性关节病）和脊柱受累。病例报道证实了与严重 OA 相关的 CPP 晶体存在，类似于夏科关节。"齿状突加冠综合征"是脊柱型 CPPD 最常见的表现，齿状突因周围 CPP 晶体沉积而发生炎症反应。患者可

出现严重的颈部和枕部疼痛、颈椎活动受限、炎症标志物升高及发热，这些症状类似于细菌性脑膜炎或其他重症感染。

大多数 CPPD 在老年患者中呈散在发病，但 CPPD 也与机体代谢情况相关，因此也可呈现家族聚集性发病。Ryan 和 McCarty 首次概括了 CPPD 的病因学分型（表 41-2）。与散发型 CPPD 相比，遗传型和代谢紊乱型 CPPD 多早期发病。针对＜60 岁的 CPPD 患者应详细采集家族史以评估其遗传形式，并推荐进行代谢相关检查（表 41-3）。

表 41-2　Ryan 和 McCarty 制订的 CPPD 病因学分类

Ⅰ. 遗传型
Ⅱ. 散发型
Ⅲ. 代谢紊乱型
Ⅳ. 外伤或外科手术相关型

甲状旁腺功能亢进症与 CPPD 相关，最初被认为是由于钙离子水平的升高，但在甲状旁腺切除术后，即使血清钙离子水平被纠正也并不能阻止 CPPD 的进展。20%～30% 甲状旁腺功能亢进症的患者有软骨钙质沉积症，但有关节炎表现的患者比例尚不清楚。

血色病也与 CPPD 有明确关联。与血色病相关的退行性关节炎最常累及第二和第三 MCP 关节或双侧踝关节。影像学显示 MCP 关节的骨端呈方形伴有钩状骨质增生，并且踝关节有严重的退行性改变，另外软骨钙质沉积症也可能存在。不幸的是，纠正血清铁浓度似乎并不能阻止关节炎的进展。

低镁血症和低磷酸酯酶症也与 CPPD 密切相关。短肠综合征、Bartter 综合征变异型 Gitelman 综合征及利尿药使用情况下出现的低镁血症都与 CPPD 有关。导致 CPPD 发病的镁缺乏程度和持续时间仍不明确。低磷酸酯酶症是一种由碱性磷酸酶活性不足引起的罕见的先天性代谢障碍，通常在儿童时期发病，而有些患者则在青年期出现影像学软骨钙质沉积症表现。

（二）实验室检查

关节滑液分析是诊断 CPPD 的金标准。在急性 CPP 晶体性关节炎中，关节液通常显示为炎性改变。白细胞（white blood cell，WBC）计数通常在

15 000～30 000/ml，其中中性粒细胞占比约 90%，然而 WBC 计数也可超过 100 000/ml。当高度怀疑化脓性关节炎时应进行革兰染色和培养，然而，CPPD 病和化脓性关节炎也可同时存在。

补偿偏振光显微镜分析可见弱阳性、双折射菱形晶体被多形核细胞吞噬（图 41-1）。由于部分 CPP 晶体不具双折射性，形状多变而且往往较小而稀少，通常难以检测，所以由有经验的检验人员进行仔细的检查是必要的。此外，CPP 晶体可以与痛风的尿酸钠结晶同时存在而呈现出混合晶体图像。

CPPD 相关的其他实验室检查结果包括全血细胞计数中 WBC 升高伴左移，红细胞沉降率和 C 反应蛋白水平升高。这些检查结果是非特异性的，在任何炎症反应过程中均可出现。

（三）影像学检查

影像学上的软骨钙质沉积症支持 CPPD 的诊断。在透明软骨和纤维软骨组织中可出现典型的点状和线状密度影，常见于膝、腕、髋、肘和肩关节。晶体沉积的特征部位包括膝关节半月板中的纤维软骨（图 41-2）、耻骨联合（图 41-3）、腕关节三角纤维软骨（图 41-4）。这些异常改变可能较细微，如果高度怀疑该病但关节抽液显示晶体阴性，肌骨影像学相关的专业知识对阅片就有很大帮助。软骨钙质沉积症可能是 X 线上唯一的影像学表现，但也可与 OA 的表现共存，包括软骨下囊肿、骨赘形成、骨和软骨损伤。当 OA 和 CPPD 并存时，所累及的关节往往与原发性 OA 不同，MCP 关节、桡腕关节、肘和肩部发现的 OA 影像学改变可能与 CPPD 相关，而在原发性 OA 中较少见。

超声作为辅助诊断 CPPD 的一种方法正被广泛研究，虽然很有前景，但仍需进一步的研究来确定检测结果的标准化和有效性。此外，当评估超声的诊断价值时应考虑关节穿刺与超声引导下关节穿刺的成本效益。

（四）特殊检查

关节滑液的晶体分析是诊断 CPPD 最准确的方法，影像学检查进一步支持诊断。然而，如前所述，如果患者发病过早或影像学偶然发现软骨钙质沉积，则有必要对 CPPD 相关的疾病进行额外的检查（表 41-3）。

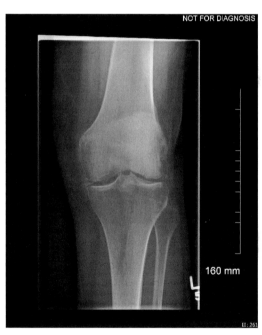

▲ 图 41-2　膝关节半月板软骨中的软骨钙质沉积症

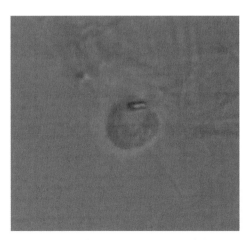

▲ 图 41-1　细胞内典型的菱形的焦磷酸钙晶体

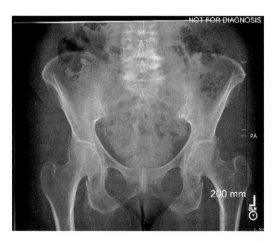

▲ 图 41-3　耻骨联合和髋关节的软骨钙质沉积症

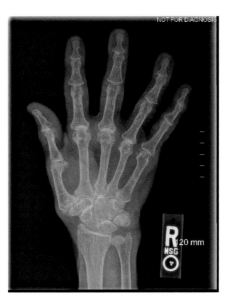

▲ 图 41-4　腕关节纤维三角软骨的软骨钙质沉积症

表 41-3　CPPD 相关性疾病及推荐的实验室检查

疾　病	实验室检查
甲状旁腺功能亢进症	钙、甲状旁腺激素
血色病	铁、TIBC、铁蛋白、C282Y 基因
低磷酸酯酶症	碱性磷酸酶
低镁血症	镁

CPPD. 焦磷酸钙沉积；TIBC. 总铁结合力

二、诊断与鉴别诊断

McCarty 及其同事提出了 CPPD 诊断标准，具体分类包括肯定诊断、可能诊断和疑似诊断。肯定诊断的 CPPD 需要同时满足在滑液分析中检出 CPP 晶体和影像学检查发现软骨钙质沉积。此外，通过确切的方法，如 X 线衍射或光谱学分析，证明组织或关节滑液中有 CPP 晶体也可以支持肯定的诊断。后者要在研究中心进行，因此，关节滑液晶体阳性结合软骨钙质沉积是临床上明确诊断的方法。可能诊断的 CPPD 是在任何受累关节的滑液分析中发现 CPP 晶体或在影像学上显示软骨钙质沉积。而疑似诊断提示 CPPD 的潜在可能，大关节（如膝关节）的急性关节炎或不典型部位的慢性严重 OA 应怀疑 CPPD 可能。

由于 CPPD 的临床表现多样，因此鉴别诊断广泛。急性单关节炎必须与化脓性关节炎相鉴别，其

他晶体性关节炎（如痛风和碱性磷酸钙晶体性关节炎）也应被鉴别。另外患者也可能表现为混合性晶体性关节炎，研究发现，2%～8% 的关节滑液样本中可同时检测到单钠尿酸盐和 CPP 晶体。对于慢性 CPPD 病，必须与 RA、风湿性多肌痛、原发性 OA 鉴别，而齿状突加冠综合征需鉴别脑膜炎。

三、治疗

目前针对急性和慢性 CPPD 有效的治疗方法非常有限。由于缺乏对其发病机制的充分了解及循证医学的证据，导致治疗和预防的药物不足。急性 CPP 关节炎的治疗在很大程度上是由急性痛风性关节炎的治疗策略推断而来的。

急性期治疗的主要目的是为了减轻炎症反应，常用治疗方法包括关节腔内糖皮质激素注射，以及口服秋水仙碱、非甾体抗炎药或糖皮质激素（如泼尼松）等。与痛风相比，这些药物对大多数急性 CPP 关节炎疗效中等，典型急性 CPP 关节炎患者对抗炎药物的反应一般，需要较长时间的治疗，尽可能在发病早期就开始治疗效果最好。

由于大多数急性 CPP 关节炎患者的年龄都在 60 岁以上，因此治疗必须考虑到合并症和药物的不良反应。对于确诊的晶体性关节炎，在排除化脓性关节炎风险的情况下，关节内注射糖皮质激素往往作为一线治疗。对于无肝或肾损害的患者，可以考虑使用秋水仙碱，剂量为 0.6mg/d 或 1.2mg/d。非甾体抗炎药推荐使用，但在合并肾功能不全、胃肠道出血风险和具有心血管危险因素的老年患者中使用受限。对于有合并症的不适宜使用秋水仙碱及非甾体抗炎药的患者，可以选择中等剂量的糖皮质激素，如 0.5～1mg/（kg·d）的泼尼松，连续使用数天后随着症状的缓解逐渐减量。有病例报道发现，IL-β1 拮抗药阿那白滞素对传统药物无反应的患者有效。

在治疗急性痛风性关节炎方面取得的巨大成功，部分原因是降尿酸药物的研发，减少了尿酸盐晶体的负荷，从而预防疾病进展。目前还没有类似的药物来降低 CPP 晶体负荷以预防 CPPD 病，因此该疾病目前只限于对症治疗。

难治性和慢性 CPPD 病难以控制。反复发作的患者可能对每天口服秋水仙碱或小剂量的泼尼松有效，可减少急性发作次数。羟氯喹、甲氨蝶呤和 TNF-α 抑制药也已被用于此类患者的长期治疗，但相关对

照试验很少。一项小型的非对照试验结果表明，甲氨蝶呤可能有较好的前景，但随后进行的一项小型随机病例对照试验发现与安慰剂相比，没有证据表明甲氨蝶呤有效。

除了抗炎药物和免疫抑制药外，针对 OA 的治疗策略，如对乙酰氨基酚、度洛西汀及外用辣椒素或双氯芬酸凝胶可用于 CPPD 病的非炎症性疼痛的管理。

四、何时就诊

由于 CPPD 的临床表现多样，并且在滑液中识别 CPP 晶体需要专业技术，其诊断具有挑战性。此外，与急性痛风性关节炎相比，CPPD 对抗炎药物的反应欠佳。对于任何没有明确诊断的患者，建议进行风湿病学相关评估；而对抗炎治疗反应不佳的患者，需要与风湿病学专家合作。风湿病学家还可以协助确定何时检测 CPPD 相关的代谢性疾病，以及何时转诊至骨科进行关节置换。

致谢：作者对 Keith Baynes 博士为本章提供影像学资料表示感谢。

参考文献

Finckh A, McCarthy GM, Madigan A, et al. Methotrexate in chronic-recurrent calcium pyrophosphate deposition disease: no significant effect in a randomized crossover trial. *Arthritis Res Ther.* 2014;16(5):458. [PMID: 25315665].

Kleiber Balderrama C, Rosenthal AK, Lans D, et al. Calcium pyrophosphate deposition disease and associated medical comorbidities: a national cross-sectional study of US veterans. *Arthritis Care Res.* 2017;69(9):1400. [PMID: 27898996].

McCarthy GM, Dunne A. Calcium crystal deposition diseases— beyond gout. *Nat Rev Rheumatol.* 2018;14(10):592. [PMID: 30190520].

Molto A, Ea HK, Richette P, et al. Efficacy of anakinra for refractory acute calcium pyrophosphate crystal arthritis. *Joint Bone Spine.* 2012;79:621. [PMID: 22658375].

Neame RL, Carr AJ, Muir K, et al. UK community prevalence of knee chondrocalcinosis: evidence that correlation with osteoarthritis is through a shared association with osteophyte. *Ann Rheum Dis.* 2003;62:513. [PMID: 12759286].

Roddy E, Muller S, Paskins Z, Hider SL, Blagojevic-Bucknall M, Mallen CD. Incident acute pseudogout and prior bisphosphonate use: matched case-control in the UK-Clinical Practice Research Datalink. *Medicine (Baltimore).* 2017;96(12):e6177. [PMID: 28328803].

Rosenthal AK, Gohr CM, Mitton-Fitzgerald E, Lutz MK, Dubyak GR, Ryan LM. The progressive ankylosis gene product ANK regulates extracellular ATP levels in primary articular chondrocytes. *Arthritis Res Ther.* 2013;15:R154. [PMID: 24286344].

Rosenthal AK, Ryan LM. Calcium pyrophosphate deposition disease. *N Engl J Med.* 2016;374(26)2575. [PMID:27355536].

Wendling D, Tisserand G, Griffond V, et al. Acute pseudogout after pamidronate infusion. *Clin Rheumatol.* 2008;27:1205. [PMID: 18500436].

Zhang W, Doherty M, Bardin T, et al. EULAR recommendations for calcium pyrophosphate deposition. Part I: terminology and diagnosis. *Ann Rheum Dis.* 2011;70(4)563. [PMID:212161817].

第六篇　感染性关节炎

Infectious Arthritis

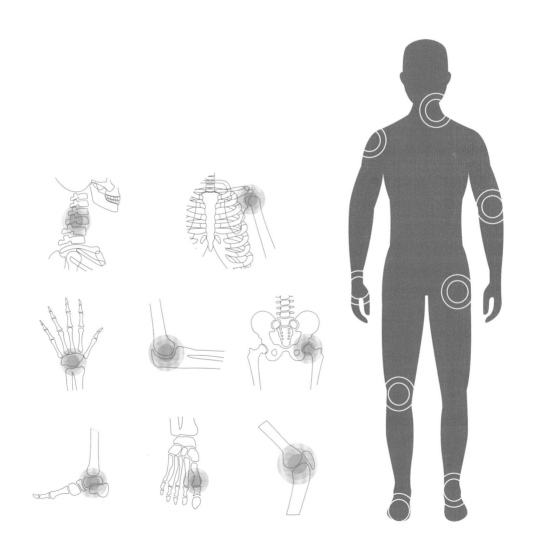

第 42 章　化脓性关节炎
Septic Arthritis

Sandra B. Nelson　著

诊断要点

- 化脓性关节炎的特征是病原微生物侵入滑膜和滑液,最常见的病原体是细菌。对于表现为急性单关节炎的患者,尤其是伴有发热或实验室检查提示急性炎症时,应考虑该诊断。
- 化脓性关节炎是一种风湿急症,如果延误诊断和治疗会导致发病率和死亡率显著升高。当考虑该诊断时,及时进行关节穿刺是至关重要的。建议在关节滑液细胞计数超过 50 000/ml 时进行经验性治疗,然而滑液细胞计数偏低并不能排除诊断,特别是对于免疫功能低下的患者。
- 治疗方法包括抗生素治疗和有效的关节穿刺引流及清创。手术引流(通过关节镜或开放式滑膜切除术)最常用,也可考虑连续经皮引流。通常建议针对病原菌使用抗生素治疗 2～6 周。

化脓性关节炎的发病是由病原微生物侵入滑膜并在滑膜和滑液中复制所致,虽然仍较罕见(英国最近的一项基于人群的报道显示为每年 7.8/10 万),其发病率呈上升趋势。发病率的上升可能与潜在的危险因素增多有关,包括人口老龄化、免疫功能缺陷、静脉注射药物滥用以及血管导管使用增加。另外,病原微生物毒力的改变,如耐甲氧西林金黄色葡萄球菌(methicillin-resistant Staphylococcus aureus,MRSA)毒株的日益流行,也可能导致化脓性关节炎的发病率增高。

一、发病机制

化脓性关节炎主要有两个发病机制:病原体的血源性传播和邻近扩散。血源性感染更常见,约占化脓性关节炎患者的 75%。在血源性感染中,病原体通过血流进入滑膜,由于滑膜本身没有基底膜,因此病原体更容易从滑膜毛细血管侵入关节腔内并播散。一旦进入关节腔,细菌的黏附因子就会附着于宿主的细胞外基质蛋白,在低剪切力及关节液中营养物质的支持下,细菌增殖并引发感染。在细菌毒素和酶、宿主炎症反应和相关组织缺血的介导下,关节损伤随之发生。

在血源性感染中,菌血症本身具有隐匿性,只有在关节疼痛发作时才会显现。而在其他疾病中,菌血症的表现更为明显,通常伴有发热等脓毒症相关症状。血源性化脓性关节炎可能合并其他部位感染,如感染性心内膜炎等。细菌侵入的部位通常难以确定,可能由其他感染灶转移而来。皮肤感染来源最常见,其他途径包括泌尿道、胃肠道和牙源性感染的血源性播散。

病原体直接侵入关节腔较少见,如通过经皮接种、穿透性损伤、关节镜手术或邻近感染的直接蔓延(包括骨髓炎或骨科固定装置相关感染)而引起,动物和人咬伤也会导致化脓性关节炎,最常见于手部。化脓性关节炎也可能是关节手术的并发症,膝关节镜手术后化脓性关节炎的发生率大多低于 1%。关节注射术后并发化脓性关节炎更少见,在 2000 次注射中少于 1 次。关节注射术后并发感染主要是由表皮菌群引起,提示皮肤消毒不充分,而注射材料的细菌或真菌污染和(或)多次剂量瓶的污染也有报道。

二、危险因素

化脓性关节炎最重要的危险因素是既往关节疾病史。多种类型的关节病都会增加化脓性关节炎的发病风险,包括骨关节炎、关节积血和晶体性关节炎,其中在炎症性关节病中风险最高。发病风险增加可能有以下原因。首先，在活动性滑膜炎中，滑膜血管增生增加了细菌定植和病原体移植到关节腔内的可能；其次，宿主炎症蛋白的过表达也可能通过黏附细菌蛋白促进细菌附着；最后，由于自身免疫性疾病和（或）免疫调节治疗导致局部免疫环境改变也可能导致感染。

除了关节破坏外，化脓性关节炎的其他已知危险因素包括年龄增长和合并症，如糖尿病、酗酒、肝病、恶性肿瘤和终末期肾病。使用免疫抑制药物，包括糖皮质激素和 TNF 抑制药也会增加风险。皮肤完整性受损，如湿疹、银屑病和注射药物的使用，可能促进病原体的血行播散。注射药物可能将细菌直接引入血液中，在使用注射药物时细菌可能会污染药物或注射用水，也可能来自注射设备或消毒不充分的皮肤。

三、病原微生物

大多数化脓性关节炎是由细菌引起的，金黄色葡萄球菌是其中最常见的病原体，占所有病例的 45%～70%。凝固酶阴性葡萄球菌较少见，常见于免疫功能低下的宿主，通常通过直接种植感染，如注射、骨科手术的并发症及骨科设备相关感染。链球菌感染占化脓性关节炎的 10%～20%，见于老年人和有合并症的患者，包括化脓性链球菌如酿脓链球菌（A 组链球菌）和停乳链球菌（C 组和 G 组链球菌）、草绿色链球菌（通常与牙源性疾病或手术有关）、无乳链球菌（B 组链球菌）和肺炎链球菌（肺炎球菌）。革兰阴性菌感染并不常见，见于尿路感染和胃肠道疾病。

在当前流行病学背景下，需要关注几种不常见的病原体（表 42-1）。淋病奈瑟菌在所有化脓性关节炎病例中占比不到 5%。淋球菌性化脓性关节炎常由黏膜淋病未得到及时治疗所致，尤其常见于黏膜病变阶段未及时诊断时。与男性泌尿道疾病相比，宫颈淋病及直肠和口咽部淋病更有可能被忽视。除了播散性淋球菌感染（disseminated gonococcal infection，DGI）的典型特征外，淋球菌性化脓性关节炎还可表现为皮炎、伸肌腱鞘炎和游走性关节炎。淋球菌难以培养，在所有性活跃的患者中，尤其是当滑液革兰染色为阴性和（或）其他病原学培养为阴性时，应考虑淋球菌培养。与其他类型的细菌性关节炎相比，淋球菌性化脓性关节炎通常细胞数较低，而且更有可能是多关节炎。

真菌性化脓性关节炎更为少见，占比不到 1%～2%，其中白念珠菌是最常见的病原体。念珠菌化脓性关节炎主要见于免疫力低下的宿主，此外，在使用注射药物时，细菌可能会污染药物、注射的设备或针头导致感染。环境霉菌（如曲霉菌）是引起化脓性关节炎的罕见原因，通常是由直接种植引起，可见于穿透性损伤或直接注射。美国曾暴发一次大规模的真菌性化脓性关节炎，是用于注射用糖皮质激素的生产被真菌污染所致。在某些地理区域存在环境双态真菌感染，包括粗球孢子菌（美国西南部）、皮炎芽生菌（美国中南部和东南部）和荚膜组织胞浆菌（美国中西部、俄亥俄和密西西比河谷）。双态真菌可播散至关节，在免疫功能低下的患者中更为常见。

分枝杆菌性化脓性关节炎也较为罕见。在发展中国家，结核分枝杆菌（mycobacterium tuberculosis，MTb）属于地方病，是化脓性关节炎的常见病因。在美国，结核性化脓性关节炎最多见于来自结核病流行地区的移民人口。在初次感染时，MTb 可能通过血流播散至关节，但结核性化脓性关节炎往往是潜伏期结核再激活后出现的。非结核分枝杆菌（nontuberculous mycobacteria，NTM）性化脓性关节炎可能是由血源性播散所致，见于免疫功能低下的宿主，也可由于直接种植引起。NTM 在环境中无处不在，特别是在土壤和水中，可能在穿透性损伤的情况下种植到关节中。与真菌感染类似，由 NTM 引起的医源性关节炎也可能是由于使用注射药物和注射物污染造成的。其他病原体及其临床和流行病学特征见表 42-1。

四、预防

及时识别和治疗原发感染（包括菌血症、心内膜炎和牙源性感染）可以防止细菌在关节内播散。遭受动物和人咬伤的患者可以从预防性抗感染治疗中获益，尤其是对于手咬伤、人类和猫咬伤、有合并症和（或）免疫抑制状态的宿主。使用注射药物导致的化脓性关节炎也可通过伤害减少策略来预防，具体包括使用无菌设备（清洁针头）、避免共用注射用品、使用酒精或其他消毒剂进行皮肤准备等。虽然减少注射药品使用仍然是一个长期目标，但有注射药物使用史的所有患者均应接受有关如何减少注射相关感染风险的宣教。

表 42–1　引起化脓性关节炎的重要病原体		
病原体	临床特点	流行病学特征
金黄色葡萄球菌	最常见，通常是暴发性的，发病迅速，革兰染色阳性球菌	皮肤疾病（湿疹、银屑病），注射药物使用
凝固酶阴性葡萄球菌	表现更为惰性	糖皮质激素注射、骨科操作相关
链球菌属	发病迅速，革兰染色阳性球菌	—
肠杆菌科（如大肠埃希菌）	革兰染色阴性杆菌	老年患者，既往有泌尿道或胃肠道疾病
淋病奈瑟菌	皮肤病，伸肌滑膜炎，游走性关节痛，革兰染色阴性双球菌	性活跃人群
沙门菌属	革兰染色阴性杆菌	镰状细胞病、糖尿病、免疫功能低下，可能与前驱腹泻或发展中国家旅居史有关
布鲁菌属	骶髂关节易患，伴前驱症状如发热、寒颤和（或）体重减轻	流行地区（地中海盆地）旅居史，食用未经巴氏消毒的乳制品
HACEK 菌群（特别是嗜血杆菌、侵蚀艾肯菌、金式菌属）	常见于幼儿，培养常阴性	人类咬伤
巴斯德菌属	革兰阴性杆菌	猫和狗咬伤
支原体属	亚急性至慢性发病，难以培养	免疫力低下的宿主，特别是体液免疫缺陷、产后女性
莱姆病（伯氏疏螺旋体）	亚急性疾病，以大量关节积液为特征，通常累及膝关节	在美国流行于东北部、中西部上游，蜱虫暴露史
念珠菌属	亚急性发病	免疫功能低下的宿主，注射药物使用，血管导管置入史

五、临床表现

（一）症状与体征

大多数细菌性化脓性关节炎表现为急性单关节炎，症状持续数天至 1 周或 2 周，疼痛在受累关节活动时加重。少部分患者症状的发生和发展并不剧烈，在数周至数月内发病，最常见于惰性病原菌，包括真菌和分枝杆菌。膝关节是化脓性关节炎最常受累的关节，约占所有病例的一半，其他大关节也可被累及。小关节的化脓性关节炎尤其是手部关节，可见于经皮外伤或咬伤。化脓性骶髂关节炎较罕见，可发生在使用注射药物的患者中，这种情况下应考虑布鲁菌，该病原体易侵犯骶髂关节。大多数化脓性关节炎是单关节发病，而 10%～20% 可能是多关节炎。多关节炎见于高载量菌血症（最常见的是金黄色葡萄球菌和链球菌）及免疫功能低下的患者。淋球菌性化脓性关节炎也可能是多关节炎，症状包括发热、寒战和盗汗。大多数患者主诉至少会有低热，但有近一半的化脓性关

节炎患者没有发热，因此不应将其作为排除诊断的依据。体格检查时可能发现皮温升高、渗出和活动受限，关节无红斑也不能排除化脓性关节炎的诊断。

（二）实验室检查

化脓性关节炎患者实验室检查提示炎症，包括血白细胞计数和中性粒细胞百分比升高。更特异性的炎症标志物，如红细胞沉降率和 C 反应蛋白升高支持诊断。但在没有其他检查的情况下，两者的敏感性和特异性都不足以确诊化脓性关节炎。所有疑似化脓性关节炎的患者在使用任何抗生素前都应进行血培养。约 1/3 的化脓性关节炎患者的血培养呈阳性，包括在某些滑液培养为阴性的患者中。

化脓性关节炎可通过关节穿刺术明确诊断。在病情稳定的患者中，滑液抽吸应在抗菌治疗前进行，因为抗生素会降低滑液培养的阳性率。当疑诊化脓性关节炎时，应进行滑液的细胞计数、分离鉴定、革兰染色、培养及晶体分析。当滑液革兰染

色和（或）培养呈阳性时，可确诊化脓性关节炎。30%～50% 的患者滑液革兰染色是阳性的，而滑液培养的阳性率是 60%～80%。滑液培养阴性可见于既往使用抗生素的情况下，也可出现在感染艰难菌类（如 HACEK 菌群、淋球菌、支原体和莱姆菌）的患者中。将滑液直接种植到血培养瓶中，培养的阳性率可能会增加。虽然常规的细菌培养对大多数疑诊化脓性关节炎的患者来说是足够的，但如果根据临床和流行病学因素怀疑分枝杆菌和真菌性关节炎时，则应进行相关病原学培养。若疑诊淋球菌性化脓性关节炎，应通知微生物实验室使用培养淋球菌需要的特殊培养基。虽然滑液培养仍然是诊断的金标准，但应注意 20%～40% 的化脓性关节炎患者培养结果是阴性的，因此培养阴性并不能排除诊断，特别是在临床高度怀疑该诊断时。

革兰染色法仅需数分钟即可完成，但在所有化脓性关节炎的患者中阳性率不到 50%，而滑液培养可能需要数天时间。由于往往在获得培养结果之前就需要做出治疗决策，如是否需要经验性使用抗生素和（或）手术清创，因此滑液细胞计数和分离是最有参考价值的实时检测数据。大多数化脓性关节炎患者的滑液细胞计数都超过 25 000/ml，滑液白细胞计数越多，化脓性关节炎的可能性就越大。临床上通常使用滑膜白细胞超过 50 000/ml 作为化脓性关节炎的依据，但并无低阈值可以排除诊断。事实上，约 1/3 的化脓性关节炎患者的滑液细胞计数低于 50 000/ml。较低的细胞数多见于感染淋球菌和惰性病原体的免疫力低下的宿主。除了滑液白细胞外，中性粒细胞百分比也可以作为重要的诊断工具。在化脓性关节炎中，滑膜白细胞以中性粒细胞为主，通常超过 80%～90%。

偏振显微镜下观察到滑液晶体的存在可能会使临床医生对化脓性关节炎的诊断存疑，当强烈怀疑是晶体性关节炎时可以使用，如对于累及第一跖趾关节或有多关节痛风病史的患者。然而，化脓性关节炎可以与晶体性关节病并存，而且既往存在关节疾病的患者发生化脓性关节炎的风险会增加。因此，晶体的存在并不能排除化脓性关节炎的诊断。

（三）影像学检查

影像学检查对于诊断化脓性关节炎是非必要的，影像学检查本身既不够灵敏以确诊感染，也不够特异来排除诊断，然而，在评估疑似化脓性关节炎患者的影像学研究中可能有一定的价值。当患者有外伤史时，建议拍 X 线以排除异物和（或）骨折。虽然膝关节的积液可以通过临床检查来确定，若要明确髋关节是否有积液则比较困难。因此，出现急性髋关节疼痛的患者，在进行髋关节穿刺检查之前，可以通过影像学检查确认有无积液，具体检查包括超声、CT 及 MRI。对于难以经皮定位的关节，如髋关节和骶髂关节，可能需要 CT 或 X 线透视检查以确认关节穿刺点。影像学检查也可能有助于评估慢性化脓性关节炎相关骨髓炎的情况。

（四）特殊检查

当考虑特殊病原体感染时，需要进行额外检测。对于疑似淋球菌性化脓性关节炎的患者，因为淋球菌的滑液革兰染色和培养阳性率很低，应进行黏膜拭子如宫颈、尿道、尿液、直肠和（或）口咽的核酸扩增检测；对疑似莱姆病和布氏杆菌病的患者需进行血清学检测；而在怀疑结核病时，应进行结核菌素皮肤试验和（或）IFN-γ 释放试验。

六、鉴别诊断

急性单关节炎的鉴别诊断很广泛（表 42-2）。更有挑战性的是，败血症性关节炎容易由其他类型的关节炎引起，因此，感染性关节炎可以与其他关节炎并存。关于这些鉴别诊断的进一步讨论见本书的其他章节。

表 42-2　单关节炎的鉴别诊断

- 晶体性关节炎，如痛风、焦磷酸钙沉积病
- 反应性关节炎
- 系统性红斑狼疮
- 类风湿关节炎
- 骨关节炎
- 神经病性关节病
- 关节积血
- 外伤，如半月板损伤，关节内骨折
- 镰状细胞病
- 股骨头坏死
- 儿童髋关节一过性滑膜炎
- 异物滑膜炎
- 色素沉着绒毛结节性滑膜炎
- 恶性肿瘤（原发性或转移性）

七、治疗

化脓性关节炎的治疗主要包括两个方面：抗感染治疗和引流。为了提高培养阳性率，应在关节穿刺留取标本后再进行抗生素治疗，而对于出现脓毒症相关症状（如低血压、心动过速、精神状态改变、器官功能障碍）的患者，应尽早开始抗生素治疗。所有疑似脓毒性化脓性关节炎（包括脓毒症）的患者，在使用抗生素前应进行血培养。

当根据临床症状和（或）初步的实验室检查结果怀疑有化脓性关节炎时，在明确病原体之前，通常会开始经验性的抗感染治疗。如果滑液或血培养显示革兰染色阳性，即应进行相应的经验性治疗。而在革兰染色呈阴性或无法获取的情况下，经验性抗感染治疗要考虑可能的病原体，一般使用广谱抗生素。对于有耐甲氧西林病原体危险因素的患者（如既往有 MRSA 定植或感染史、注射用药史、近期住院史）和（或）MRSA 流行率较高时，经验性治疗应包含对 MRSA 有效的药物如万古霉素。由于万古霉素达到杀菌水平的速度较慢，而且对革兰阴性病原菌无效，通常会联用头孢曲松或第三、四代头孢菌素，以更快速地杀灭易感病原菌并扩大对革兰阴性菌的覆盖范围。当存在革兰阴性菌感染的特殊危险因素，如老年患者、免疫力低下、有败血症或注射用药史时，应联用抗铜绿假单胞菌抗生素，如哌拉西林 - 他唑巴坦、头孢吡肟或碳青霉烯类药物。当存在淋球菌感染的危险因素和（或）革兰染色显示为阴性球菌时，应使用头孢曲松和阿奇霉素治疗。经验性抗感染治疗方案见表 42-3。

一旦通过血液或滑液培养明确了病原菌，应根据培养结果缩小抗生素治疗范围，此时抗生素的选择就取决于病原体的种类及其敏感性、抗生素的生物利用度和组织渗透性、合并症如肾病和肝病、与抗生素有相互作用的其他药物、过敏和不耐受的情况。感染科会诊可以帮助确定最佳的抗生素治疗方案。虽然既往建议推荐静脉注射治疗重要的骨关节感染，但这种治疗策略正在改变。许多口服抗生素可以在滑液中达到足够的组织浓度，因此对部分患者来说，早期降阶梯至口服治疗或许更为合适。

化脓性关节炎抗生素治疗的最佳疗程还未得到很好的研究。当伴有心内膜炎或高级别菌血症（如金黄色葡萄球菌）时，抗感染治疗的途径和疗程通常参考全身性感染的治疗。在没有菌血症和（或）心内膜炎的情况下，化脓性关节炎患者的静脉注射治疗至少需数周，并且通常要接受 4~6 周的全身性抗感染治疗。鉴于金黄色葡萄球菌感染的并发症发生率较高，建议采用疗程更长的治疗方案（如 6 周）。对于无菌血症或败血症的患者，最近有研究支持缩短化脓性关节炎的治疗时间（如 2 周），然而能够缩短疗程的临床特征尚不清楚。无骨髓炎的淋球菌性关节炎通常需要治疗 7~14 天。如无淋球菌易感因素，建议使用头孢曲松治疗。如果已知有易感性，并且病原体对氟喹诺酮类药物敏感，可以口服左氧氟沙星治疗。对于真菌和分枝杆菌引起的感染，疗程更长，通常为 3~12 个月。

除了抗感染治疗，部分化脓性关节炎的患者需

表 42-3 化脓性关节炎的经验性抗生素治疗

临床特征和革兰染色结果	抗生素治疗方案 [a]
革兰阳性球菌	• 对于大多数患者（包括 MRSA 感染风险的患者）：万古霉素 15%~20mg/kg IV q8~12h • 可考虑加用 β- 内酰胺类药物治疗（如萘夫西林 1~2g IV q4h；头孢唑啉 2g IV q8h；或者头孢曲松 1~2g IV q24h） • 如果 MRSA 风险低：头孢唑啉 2g IV q8h
革兰阴性球菌和（或）播散性淋球菌感染	• 头孢曲松 1g IV q24h • 阿奇霉素 1g 口服（单次剂量）
革兰阴性杆菌	• 头孢吡肟 1~2g IV q8~12h 或哌拉西林 • 他唑巴坦 3.375~4.5g IV q6h 或美罗培南 1g IV q8h
革兰染色阴性	• 万古霉素 15~20mg/kg IV q8~12h 和头孢曲松 1~2g IV q24h 或头孢吡肟 1~2g IV q8~12h

a. 所列的抗生素给药方案是针对体重和肾功能正常的成年人，具体剂量可能根据年龄、体重和肾功能有所不同

MRSA. 耐甲氧西林金黄色葡萄球菌；IV. 静脉注射；q4h. 每 4 小时；q6h. 每 6 小时；q8h. 每 8 小时；q12h. 每 12 小时；q24h. 每 24 小时

要关节引流，引流可以为关节减压、改善舒适度、减少疼痛及减轻细菌负荷，并清除导致关节破坏的毒素、酶和炎症细胞因子。引流方式有多种选择，包括连续经皮吸引术，关节镜下清创和关节切开引流。然而，比较各种引流方式的随机前瞻性研究有限。引流策略的选择取决于病情紧迫性（如存在脓毒症）、受累的关节、手术风险、骨科手术团队的条件和经验。大多数患者仍然需要接受手术清创，无论是关节镜手术还是开放式手术。关节镜手术的创伤性较小，通常用于病情稳定的化脓性关节炎尤其是膝关节受累的患者。开放式手术更适用于髋关节，因为该部位关节镜手术更具有挑战性。当伴有骨髓炎、软组织感染、既往关节损伤及脓毒症的情况下，开放式手术也是首选。连续关节穿刺可能对部分患者有效，特别是对于感染较轻、特定关节（如骶髂关节）受累的患者，手术可能会破坏关节稳定性，存在医疗风险。关节穿刺应每天进行，直至积液消除，滑液不再呈脓性且滑液培养呈阴性。

鉴于化脓性关节炎的关节破坏大多是由宿主的炎症反应介导的，糖皮质激素的辅助治疗被认为是综合治疗的一部分。在儿童化脓性关节炎患者中进行的几项小型随机对照试验支持使用糖皮质激素，但是在成人患者中没有类似研究，不推荐在成人化脓性关节炎患者中常规使用糖皮质激素。

八、并发症

感染性关节炎是一种高炎症反应，不可逆的关节破坏在症状出现的数小时至数天内迅速开始。关节破坏是由病原菌和宿主的免疫反应介导的，炎症反应激增可以导致软骨明显溶解。虽然绝大多数的脓毒性关节炎在病原学上是可以治愈的，但仍有许多患者会发展成感染后关节炎，并且出现其他并发症。毒性更强的病原体，如金黄色葡萄球菌，更有可能导致并发症发生，尤其是在有全身性脓毒症、抗感染治疗和（或）引流延迟、既往有关节损伤（如 RA 患者）、老年人和有合并症的患者中。早期活动和物理治疗可能有助于减轻感染后并发症的负担。

非感染性并发症包括关节病、感染后关节炎和功能限制。化脓性关节炎发作后关节功能障碍的患病率各不相同，但至少有 30% 的患者受到影响。少部分患者需要另行外科手术来处理并发症，包括关节置换术、骨融合术和截肢术。

九、预后

据估计，化脓性关节炎的死亡率为 5%～15%。化脓性关节炎的死亡率并不总是直接归因于关节感染，而是由相关并发症（如菌血症和脓毒症）所致，特别是在老年患者和有合并症的患者中。死亡的预测因素包括年龄增长、菌血症的存在、脓毒症评分、合并症指数较高。由金黄色葡萄球菌引起的化脓性关节炎的死亡率更高，通常是在合并脓毒症的情况下。

5%～10% 的初发化脓性关节炎患者会出现复发性化脓性关节炎，同一关节的复发可能是由于初始治疗未能根除病原体，或者由于关节损伤持续存在，通常发生在有合并症的菌血症高危患者中。

十、何时转诊 / 住院

化脓性关节炎是一种具有显著死亡风险的风湿病急症，绝大多数患者需要住院治疗。住院治疗有助于及时启动有效的经验性的静脉抗感染治疗，迅速进行手术评估、清创及支持性护理。在诊断考虑慢性化脓性关节炎时，患者起初可以在门诊接受评估，但如果有手术治疗指征，往往需要住院。

化脓性关节炎患者应该由骨科医生协助诊治以实现最有效的关节引流，而感染科医生可以协助明确病原学诊断，以及制订最佳治疗方案。化脓性关节炎患者的活动能力往往受到影响，这种情况下可以从物理治疗或康复治疗中受益，以防止关节挛缩并改善长期的功能结局。

参考文献

Bovonratwet P, Nelson SJ, Bellamkonda K, et al. Similar 30-day complications for septic knee arthritis treated with arthrotomy or arthroscopy: an American College of Surgeons National Surgical. *Arthrosc J Arthrosc Relat Surg*. 2018;34(1):213–219. [PMID: 28866341].

Kauffman CA, Pappas PG, Patterson TF. Fungal infections associated with contaminated methylprednisolone injections. *N Engl J Med*. 2013;368(26):2495–2500. [PMID: 23083312].

Margaretten ME, Kohlwes J, Moore D, Bent S. Does this adult patient have septic arthritis? *JAMA*. 2007;297(13):1478–1488. [PMID: 17405973].

Papanicolas LE, Hakendorf P, Llewellyn D, Papanicolas LE, Hakendorf P, Gordon DL. Concomitant septic arthritis in crystal monoarthritis. *J Rheumatol*. 2012;39(1):157–160. [PMID: 22133623].

Rutherford AI, Subesinghe S, Bharucha T, Ibrahim F, Kleymann A, Galloway JB. Concise report: a population study of the reported incidence of native joint septic arthritis in the United Kingdom between 1998 and 2013. *Rheumatology (Oxford)*. 2016;55(12):2176–2180. [PMID: 27638811].

Thabit AK, Fatani DF, Bamakhrama MS, Barnawi OA, Basudan LO, Alhejaili SF. Antibiotic penetration into bone and joints: an updated review. *Int J Infect Dis*. 2019;81:128–136. [PMID: 30772469].

第 43 章　莱姆病
Lyme Disease

Linda K. Bockenstedt　　Alexia A. Belperron　　著

诊断要点

- 若患者有携带伯氏疏螺旋体的蜱虫接触史，并有相应的临床表现，则应怀疑莱姆病。
- 典型的临床特征如下。
  - 早期局部感染（蜱虫叮咬后 3～30 天）：单发的特征性皮损为游走性红斑（erythema migrans，EM）。少部分患者伴有发热、头痛、关节痛、肌痛等不适。极少部分患者无 EM，但存在发热、头痛、关节痛、肌痛等不适。
  - 早期播散感染（蜱虫叮咬后数周至数月）：体征包括多处 EM，通常伴发热、游走性关节痛、肌痛；心脏的主要表现为房室传导阻滞；神经系统表现包括脑神经麻痹（尤其是面神经）、淋巴细胞性脑膜炎、神经根病。
  - 晚期感染（蜱虫叮咬后数月至数年）：关节炎，包括单关节和游走性寡关节炎。在极少数情况下，晚期莱姆病也可表现出神经系统异常，如周围神经病或慢性轻度脑病。
  - 大多数病例存在伯氏疏螺旋体感染的血清学阳性证据，但在早期感染时可能阴性。

莱姆病是一种由伯氏疏螺旋体（*Borrelia burgdorferi sensu lato*，*B burgdorferi sl*）属感染引起的多系统疾病，最常见的种群是狭义上的伯氏疏螺旋体（*B burgdorferi sensu stricto*，*B burgdorferi ss*）、伽氏疏螺旋体（*B garinii*）和阿氏疏螺旋体（*B afzelii*）。硬蜱科（*Ixodidae*）家族的硬壳蜱是螺旋体感染的载体，如美国的肩突硬蜱（*Ixodes scapularis*）和太平洋硬蜱（*I pacificus*）、欧洲的蓖籽硬蜱（*I ricinus*）和亚洲的全沟硬蜱（*I persulcatus*）。

在欧洲和亚洲，*B garinii* 和 *B afzelii* 是莱姆疏螺旋体病（简称莱姆病）的主要致病病原体。在美国，绝大部分病例是由 *B burgdorferi ss* 引起，少部分由最近在美国中西部上游（明尼苏达州、威斯康星州和北达科他州）发现的新种群梅氏疏螺旋体（*B mayonii*）引起。不同的 *B burgdorferi sl* 种群会引起不同的疾病表现，如神经系统疾病在 *B garinii* 感染中更常见，晚期皮肤病在 *B afzelii* 感染中更常见，关节炎在 *B burgdorferi ss* 感染中更常见，*B mayonii* 感染可能出现非典型临床表现。

1975 年，通过对康涅狄格州莱姆周边地区的儿童关节炎进行调研，莱姆病首次在美国引起关注，最初被称为莱姆病性关节炎。后来很快发现关节炎是伯氏疏螺旋体全身感染的一种临床表现。人类感染最早期的体征是蜱叮咬部位的游走性红斑（erythema migrans，EM）。在 20 世纪初的欧洲，EM 已经被认为与蓖籽硬蜱（*I ricinus*）叮咬有关，20 世纪 00 年代中期，人们在皮肤活检标本中观察到了螺旋体，并且用青霉素成功地治疗了皮肤病灶。莱姆病偶尔会累及其他系统，尤其是神经系统，如 Bannwarth 综合征；心脏和关节受累这些更广泛的临床表现，直到美国出现相关病例才得到充分认识。

自莱姆病被发现以来，它的地域分布逐渐扩大，现在认为莱姆病是北美最常见的虫媒传染病。根据大型商业实验室检测和医保索赔信息，莱姆病的年发病数约为 300 000 例。大多数莱姆病病例见于美国东北部、大西洋中部各州和中西部上游地区。根据 2016 年的数据，美国 96% 的确诊病例来自 14 个州：康涅狄格州、特拉华州、缅因州、马里兰州、马萨诸塞州、明尼苏达州、新罕布什尔州、新泽西州、纽约州、宾夕法尼亚州、罗德岛州、佛蒙特州、弗吉尼亚州和威斯康星州。

人是伯氏疏螺旋体感染蜱虫的宿主。硬蜱（*Ixodes* ticks）有三个发育阶段：幼虫、若虫和成虫。只有若虫和成虫携带伯氏疏螺旋体。因为若虫的混杂进食模式和小体型，它是最常见的传染源。莱姆病的发病率与若虫的季节性摄食模式（春末、夏季和初秋）密切相关，但在秋末或早春成虫进食时也会发生散发病例。发病高峰期在 6 月和 7 月。若虫入体 3～8 天，在此期间螺旋体从若虫的中肠迁移到唾液腺，并通过唾液分泌物沉积到皮肤。成功传播感染通常需要蜱虫叮咬 24～48h，因此在莱姆病流行地区，蜱虫监测和早期清除入体的蜱虫是主要预防措施。

螺旋体首先感染皮肤，局部免疫应答引起特征性的皮肤病变 EM（图 43-1）。80% 的患者存在 EM，通常在蜱虫叮咬后的 1 个月内出现。螺旋体通过血液和淋巴管播散，出现皮肤多发 EM，或者心脏、关节、神经系统并发症。

莱姆病的确诊依赖于伯氏疏螺旋体感染的蜱虫的暴露史和特征性临床表现。美国 CDC 建议进行伯氏疏螺旋体抗体的血清学检测以帮助诊断，但是早期感染患者可能表现为阴性。对于大多数患者，口服抗生素 2～4 周是合适的初始治疗。那些累及神经系统（排除 Bell 麻痹或严重心脏受累）的患者，可以选择静脉使用抗生素。

大多数莱姆病患者对抗生素有效，很少出现长期后遗症。少数患者（不到 10%）会出现莱姆病后遗症，如疲劳、肌肉骨骼疼痛和认知功能障碍。莱姆病患者对常规治疗无效的最常见原因可能是误诊为其他疾病。治疗后出现慢性残留症状与体征的患者，可能存在不可逆的组织损伤，或者由感染诱导的自身免疫反应。对于持续性症状的患者，延长口服和（或）静脉注射抗生素的疗程缺乏有效证据。因此除非存在明确的活动性感染客观证据，否则应避免延长疗程。

一、发病机制

伯氏疏螺旋体通过蜱虫和储存宿主（包括哺乳动物和鸟类）之间的交替感染在自然界中存活。蜱虫的寿命为 2 年，每个发育阶段需要吃一顿血餐。幼虫首先通过叮咬感染的储存宿主而携带伯氏疏螺旋体，并且在成熟为若虫和成虫的过程中持续携带。在哺乳动物中，螺旋体在宿主体内感染和传播时会引起疾病，但即使在感染未被清除时炎症也会消退。

在人类中，除 EM 外，伯氏疏螺旋体很难从感染组织中分离培养，罕见情况下，在疾病的所有阶段，从血液、脑脊液、心脏活检和关节液中可以培养出

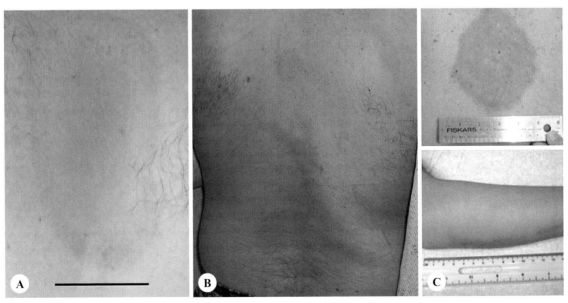

▲ 图 43-1　**A.** 游走性红斑（EM）表现为单发病变（黑色线段长 2cm）；**B.** 多发性 EM 病变；**C.** 南方蜱相关性皮疹疾病的皮肤病变，外观与 EM 相似

经许可转载，引自 Bockenstedt, L.K. and Wormser, G.P. (2014), Review: Unraveling Lyme Disease. *Arthritis & Rheumatology*. 66: 2313-2323.

伯氏疏螺旋体。在动物模型中，感染的组织内几乎看不到螺旋体，但会出现强烈的炎症反应，即使没有抗生素治疗，炎症也会自行消退；螺旋体持续存在于组织中的情况较为罕见。尽管在细胞内短暂地发现了螺旋体，但是并没有伯氏疏螺旋体感染的细胞内阶段的报道。伯氏疏螺旋体可能采用几种细胞外病原体常见的免疫逃避机制来感染。

螺旋体脂蛋白在病原体内部和膜表面表达，通过 toll 样受体模式识别受体，激活先天免疫细胞，从而引发急性炎症。当螺旋体在宿主中持续存在时，脂蛋白表达下调，可能会阻碍其被先天免疫细胞和脂蛋白特异性抗体所清除。在哺乳动物中持续存在的必需抗原变异，尤其是 VlsE 脂蛋白的变异，可能是螺旋体逃避保护性抗体的机制。伯氏疏螺旋体还拥有脂蛋白家族，可以结合宿主 H 因子以阻止补体裂解。

抗生素治疗可能使死亡的螺旋体释放内部螯合脂蛋白和其他炎症产物，从而导致发热和症状的短暂恶化，称为赫氏反应（Jarisch-Herxheimerreaction），见于约 15% 的患者。抗生素治疗后症状持续存在是由于炎症产物的延迟清除。

二、预防

预防莱姆病的最佳方法是通过个人预防和环境改善来降低人类接触伯氏疏螺旋体感染的蜱虫的风险。从地理上看，若虫感染率高（≥20% 的蜱虫）的地区感染风险更高。当地卫生部门和 CDC 可以提供有关莱姆病发病高风险地区的最新信息。避免接触常见蜱虫栖息地，如树木繁茂的地区、石栅栏、柴堆、高草和灌木丛，有助于减少暴露风险。环境改善，如除去高草和灌木、清除木桩、使用杀虫剂，可以降低人类接触受感染蜱虫的风险。如果计划进入蜱虫栖息地，应穿上保护性的浅色衣服，如长袖衬衫和塞进袜子里的长裤，以便于尽早发现蜱虫，减少它们接触裸露皮肤的机会。将含有二乙基甲苯酰胺（diethyltoluamide，DEET）的驱虫剂涂在衣服和裸露的皮肤表面上可提供额外的保护。其他驱虫剂，如派卡瑞丁（Picaridin）、IR-3535 和柠檬桉树油，按照说明书使用也是有效的。可将氯菊酯（Permethrin）喷洒在衣服上直接杀死蜱虫，或者购买含有氯菊酯的衣物和户外装备来杀死蜱虫。用热水洗衣服或户外活动后直接在高温下烘干衣服也可以杀死蜱虫。

每天检查蜱虫对于有蜱虫暴露风险的人来说必不可少。户外暴露后立即洗澡可以增加发现蜱虫的可能性，及时清除嵌入皮肤的蜱虫可以有效降低地方性社区莱姆病的发病率。清除附着的蜱虫可用镊子尽可能靠近皮肤，抓住蜱虫口器并稳定地向上拉。热敷、使用酒精或血管闭塞药物并不能使蜱虫脱落。在蜱叮咬后 72h 内给予单剂 200mg 的多西环素可预防莱姆病。然而，被感染蜱虫传播伯氏疏螺旋体的风险很低（<4%），因此没有必要预防性使用抗生素。无论是否给予多西环素预防，应该持续观察蜱叮咬部位 30 天，是否出现皮疹或其他症状（如不明原因的发热），如出现相应症状，需要考虑莱姆病或其他硬蜱传播的疾病。

预防莱姆病的一种有效方法是接种疫苗。基于螺旋体脂蛋白 OspA（LYMErix）的莱姆病疫苗已获得美国 FDA 的批准，但由于需求有限，以及公众对潜在的疫苗相关后遗症的担忧，现已停产。先前认为由自然感染诱导的对 OspA 的免疫反应会导致莱姆病性关节炎，但研究发现接受 OspA 疫苗接种的患者与安慰剂组相比关节炎发病率没有显著性差异。VLA15 是一种新型基于 OspA 的疫苗，包含六种 OspA 血清型中的五种，已被证实对欧洲和北美的 *B burgdorferi sl* 有效。FDA 已授予该疫苗快速通道以促进其临床开发，并且最近在美国两地和欧洲一地已完成对该疫苗的 I 期研究注册。

三、临床表现

莱姆病通常发生在螺旋体生物学反应阶段。螺旋体感染蜱虫叮咬部位的皮肤后，逃脱初始免疫，通过血液和淋巴管播散，感染其他器官系统。根据患者的临床表现，分为早期局部感染、早期播散感染和晚期感染。

（一）症状与体征

1. 早期局部感染

莱姆病最常见的早期表现是 EM，约 80% 的患者会在 1 个月内（中位天数为 7~10 天）出现 EM，首次出现在蜱叮咬部位。蜱虫可能最初附着在衣物或暴露的皮肤上，但通常会先爬到皮褶和衣服皱褶（如靠近橡皮筋处）区域。在成人中，EM 最常见的部位是腘窝、臀沟、躯干和腋窝；在儿童中，EM 通常出现在发际线附近。

EM的形态具有特征性（图43-1A）：扁平的黄斑、红斑病灶、迅速扩大（2~3cm/d），直径最大可以超过70cm。根据诊断标准，病灶直径需>5cm。EM常表现为均匀的红斑，尤其是皮疹较大时，40%的患者表现为中央清亮的靶样或牛眼样皮疹，偶尔中央颜色更深或出现水疱，甚至坏死。EM除了皮疹、刺痛外几乎没有局部症状，极少数情况下会伴剧烈瘙痒或疼痛。可能会出现全身症状，如低热、全身不适、颈部疼痛或僵硬、关节痛和肌痛；当存在另一种蜱传病原体混合感染时，症状尤为严重。约18%的莱姆病患者可能出现这些病毒感染样全身症状，但没有特征性的EM表现。

2. 早期播散感染

在感染的数周到数月内，螺旋体从蜱叮咬部位传播到其他器官，产生相应临床症状与体征，通常累及远离蜱叮咬部位的皮肤、心脏、肌肉骨骼、神经系统。患者常表现为虚弱、疲劳和不适。早期播散性莱姆病的常见特征为持续疲劳，局部症状与体征不断反复。

（1）皮肤：多发性EM病变是播散的体征之一，见于约50%的未经治疗患者（图43-1B）。继发性病变呈随机分布，比原发性EM小，坏死或水疱较少见，中央较为干净。

在欧洲，莱姆病的一个罕见早期皮肤病变是与 *B afzelii* 感染相关的伯氏螺旋体淋巴细胞瘤（*Borrelia lymphocytoma*）。病变表现为蓝红色斑块或结节，最常见于儿童耳垂和成人乳晕。病理表现为致密的多核淋巴细胞浸润。皮肤的其他部位偶尔也有EM。

（2）黏膜：早期局部感染阶段可能出现肌肉、关节和关节周围结构（尤其是肌腱和韧带）的游走性疼痛，当出现播散性感染的其他体征时，这种疼痛更为常见。明显的关节炎通常发生在蜱叮咬后至少4~6个月，被认为是感染的晚期表现。

（3）神经系统：15%的急性播散性感染的患者会出现中枢和（或）外周神经系统疾病（神经疏螺旋体病）。可能存在脑膜炎、脑神经病变（尤其是累及第Ⅶ对脑神经）和痛性周围神经病三联征的全部或部分表现。细微的认知缺陷被认为继发于全身性炎症，而非颅内感染的表现。在美国，中枢神经系统受累最常表现为无菌性脑膜炎，脑脊液检查显示淋巴细胞增多，而在欧洲，疼痛性淋巴细胞性脑膜神经根炎更为常见。与其他传染性脑膜炎相比，患者的头痛症状反复，颈部僵硬通常较轻，比较难与其他疾病相鉴别。在儿童中，莱姆神经疏螺旋体病会导致颅内压升高、视盘水肿、视力丧失等并发症。约50%的患者会出现脑神经病变，最常累及面神经。大部分第Ⅶ对脑神经受累患者中会发生单侧面神经麻痹，近30%会发生双侧面神经麻痹。第Ⅷ对脑神经也可能受累，第Ⅲ、Ⅴ、Ⅵ对脑神经受累不太常见。既往报道过少见的伴有眩晕的突发性听力损失。脑神经麻痹的患者可能存在CSF异常，提示无症状的中枢神经系统受累。

周围神经系统受累通常表现为运动和感觉神经混合受累引起的周围神经根病（多发性单神经炎）。患者表现为受累神经分布处的尖锐刺痛，随后出现反射减退。通常非对称性，涉及多个神经和神经根。在欧洲发现的 *B garinii*，嗜神经性更强，它引起的早期莱姆神经疏螺旋体病通常表现为Bannwarth综合征。这是一种引起疼痛的神经根炎和脑膜炎，晚期可导致脑神经受累，外周神经麻痹较少出现。由于得以早期诊断与治疗，Bannwarth综合征的晚期表现越来越少见。在莱姆病中很少出现大脑或脊髓的局灶性炎症（节段性脊髓炎）或脱髓鞘疾病。

（4）心脏：临床明显的莱姆心脏炎相对罕见，见于1%~2%的播散性感染患者。伴有不同程度房室传导阻滞的传导系统异常是最常见的心脏表现，约50%会出现有临床症状的三度房室传导阻滞。偶尔会出现伴心肌功能障碍的心肌炎或心包炎，但通常不会出现瓣膜病。与感染相关的其他症状与体征相比，播散性莱姆病的心脏受累很容易被忽视，尤其是处于亚临床时期。然而，猝死相关的病例也有报道。因此，临床医生尤其要关注与心律失常或心包炎相关的详细病史采集及体格检查，并进行相应的辅助检查。

（5）其他器官或系统受累：据既往报道，播散性伯氏疏螺旋体感染可以涉及多个器官或系统，包括眼（结膜炎、角膜炎）、耳（感音神经性听力损失）、肝（肝炎）、脾（坏死）、骨骼肌（肌炎）和皮下组织（脂膜炎）。一般来说，其他更典型的临床表现会同时存在或先后出现。

3. 晚期感染

未经治疗的莱姆病的晚期表现发生在感染数月后，最常累及皮肤、神经系统和关节。欧洲将慢性心肌病纳入莱姆病的晚期表现，但在美国尚未如此。

在欧洲，*B afzelii* 和少见的 *B garinii* 感染可以导致晚期皮肤病变，即慢性萎缩性肢端皮炎（acrodermatitis chronica atrophicans，ACA），这种疾病通常累及手背或下肢远端皮肤。首先表现为红斑、色素过度沉着，逐渐演变为色素沉着减退和萎缩、玻璃纸样皮肤。在 ACA 病变的炎症期可以使用抗生素治疗。

由于早期诊断和治疗，晚期神经系统表现越来越少见。美国曾报道有轻微的认知功能障碍、轻度感觉性多发性神经病。欧洲曾报道有慢性脑脊髓炎、多灶性多发性神经病。多灶性多发性神经病表现为痉挛性下肢轻瘫、脑神经病变和（或）认知障碍。脑脊髓炎是持续数周至数月的进行性疾病，CSF 检查显示明显的炎症，伴有细胞增多、蛋白质升高，可见强阳性 *B burgdorferi sl* 鞘内抗体。神经疏螺旋体病引起的脑卒中样表现很少见，在欧洲比美国相对常见。据报道，长期 ACA 的患者的患肢会出现周围感觉神经病变。

莱姆病性关节炎在感染发作后数月至数年出现（美国平均 6 个月，欧洲稍早），表现为单关节或寡关节炎，膝关节最常累及。膝关节积液量通常很大（> 50～100ml），通常伴有僵硬和轻微疼痛。儿童可能出现发热、受累关节更明显的疼痛和肿胀，与由常见细菌病原体引起的化脓性关节炎相似。其他最常涉及的关节包括肩关节、踝关节、肘关节、颞下颌关节和腕关节。莱姆病性关节炎很少会累及五个以上的关节。急性莱姆病性关节炎通常是发作性的，单关节或寡关节炎的发作仅持续数周，并且随着时间的推移，频率逐渐降低。

4. *B mayonii* 所致的莱姆螺旋体病

2013 年，发现了新的伯氏疏螺旋体种群 *B mayonii*，被认为是美国中西部上游莱姆病的病原体。迄今为止，关于 *B mayonii* 引起的莱姆病的临床病程和谱系信息仍有限。最初的 6 例患者在暴露后几天内出现发热、头痛、颈部疼痛、皮疹等临床症状，数周内出现关节炎。皮疹最初是累及面部、躯干和四肢的弥漫性黄斑病变，逐渐演变为更典型的 EM，如单个红斑或蜱叮咬部位的环形病变。6 例患者中有 4 例出现恶心和呕吐，3 例患者有神经系统症状，如嗜睡、言语和视力障碍。血液样本分析提示高水平的螺旋体血症，其他 *B burgdorferi sl* 种群内尚未发现此类表现。

（二）辅助检查

1. 常规检查（表 43-1）

莱姆病患者的实验室结果取决于感染的阶段和涉及的器官系统。常规实验室检查是非特异性的。一些患者表现出白细胞（中性粒细胞）计数、红细胞沉降率轻度升高和肝功能轻度异常。如出现不明原因的血小板减少、白细胞减少、中性粒细胞减少、贫血、胆红素水平升高，应怀疑感染了其他蜱虫传播的病原体 [莱姆病流行地区的微小巴贝虫（*Babesia microti*，*B microti*），或者嗜吞噬细胞无形体（*Anaplasma phagocytophilum*，*A phagocytophilum*），或者美国中西部的鼠埃立克体样病原体（*Ehrlichia muris eauclarensis*）]。血涂片有助于识别 *B microti* 感染的红细胞、内含无形体和埃立克体的桑葚胚的白细胞，但敏感性较低。急性期鉴定病原体首选聚合酶链式反应（polymerase chain reaction，PCR）检测。目前，除了在血液中水平较高的 *B mayonii*，其他 *B burgdorferi sl* 在血涂片中尚未被观察到。

莱姆病性关节炎患者的滑液具有炎症性，细胞数为 2000～100 000，以中性粒细胞为主；蛋白和葡萄糖水平通常是正常的；血清抗核抗体和类风湿因子为阴性。神经系统受累的患者，包括孤立性面神经麻痹，可能存在 CSF 异常，如 CSF 淋巴细胞异常增多、蛋白中度升高、葡萄糖正常，但特异性不高。孤立性面神经麻痹患者对口服抗生素反应良好。目前对孤立性面神经麻痹患者是否都应进行腰椎穿刺以排除中枢神经系统受累尚存争议。

表 43-1 莱姆病的实验室检查

全血细胞计数	白细胞计数正常或轻度升高（以中性粒细胞为主）
红细胞沉降率	在 50% 的病例中升高
肝功能检查	GGT 和 ALT 轻度升高
ANA、类风湿因子	阴性
滑液	• 炎症性，细胞计数范围为 2000～100 000（以中性粒细胞为主） • 蛋白质正常或升高 • 葡萄糖正常
脑脊液	淋巴细胞增多，蛋白升高，葡萄糖正常

ALT. 谷丙转氨酶；ANA. 抗核抗体；GGT. 谷氨酰转肽酶

2. 伯氏疏螺旋体特异性检查

(1) 病原体培养：虽然其他传染病可以通过分离致病微生物以诊断，但是除 EM 皮肤病变外，很少从莱姆病患者的组织和体液中培养到 *B burgdorferisl*。然而，EM 的形态学特征特异，足以用于诊断莱姆病，因此很少需要进行活检和培养。螺旋体培养基种类繁多，常规进行血培养或其他组织培养不现实，除非用于研究目的。

(2) 抗体检测：伯氏疏螺旋体抗体是莱姆病确诊的主要标准。使用酶联免疫吸附试验，检测伯氏疏螺旋体抗原的 IgM 和 IgG 型抗体。IgM 型抗体出现在感染的前 2～3 周，IgG 型抗体通常可以在 1 个月后检测到。病程≤4 周的患者可以用 IgM 型抗体来支持诊断；对于具有较长病程的患者，应选择 IgG 型抗体。持续数月的 IgM 型抗体阳性而 IgG 型抗体阴性提示假阳性。免疫印迹法将伯氏疏螺旋体内的单个蛋白质按分子量分开，可用于检测所有 ELISA 阳性或可疑阳性的样本，但对 ELISA 阴性的样本不进行常规检测。IgM 型抗体和 IgG 型抗体的免疫印迹阳性标准在表 43-2 中列出。最常检测到的抗原是 41kDa 蛋白鞭毛蛋白，它并不是伯氏疏螺旋体所独有的，如果患者曾经接触过具有含有同源蛋白的其他细菌，则有可能会检测到相应抗体。早期莱姆病患者可能呈血清阴性，但大多数患者即使使用了抗生素，也会在 1 个月后发生血清转化。在莱姆病患病概率较低患者中，假阳性概率高于假阴性。不鼓励专业实验室使用非 FDA 批准的检测方法或未经验证的阳性替代标准。应避免在急性期和恢复期血清阴性时进行重复检测，因为这会增加假阳性风险。

表 43-2　莱姆病血清学确诊中的蛋白质印迹解读标准	
同型测试	阳性检测标准
IgM	存在以下 3 个条带中的 2 个：23kDa（OspC），39kDa（BmpA），41kDa（Fla）
IgG	存在以下 10 个条带中的 5 个：18kDA，21kDa，28kDa，39kDa，41kDa，45kDa，58kDa（非 GroEL），66kDa，93kDa

引自 Centers for Disease Control and Prevention. Recommendations for test performance and interpretation from the second national conference on serologic diagnosis of Lyme disease. *MMWR.* 1995;44:590-591.

使用重组伯氏疏螺旋体蛋白或合成肽的二代免疫测序法提高了检测感染的特异性，其中许多靶向 VlsE 蛋白或其多肽。与全细胞裂解物 ELISA 相比，基于 C6 肽的 VlsE 蛋白保守区 C6 抗体的 ELISA 具有更高的特异性（98.9% vs. 95.2%），并且敏感性更高（急性期 74%，晚期 100%）。重组 VlsE C6 肽 ELISA 检测作为独立试验的特异性低于全细胞超声处理的双层方法，所以检测到的阳性或可疑结果应进一步通过免疫印迹试验确认。

一般不建议对血清以外的体液进行抗体检测。莱姆病性关节炎患者大都两步检测法血清学高度阳性。大多数莱姆神经疏螺旋体病患者不需要检测 CSF 中的伯氏疏螺旋体抗体。确诊需要满足：典型的神经系统症状，CSF 淋巴细胞异常增多，两步检测法发现血清学阳性。如果对疑似早期神经疏螺旋体病患者的 CSF 进行特异性抗体检测，并且将血清和 CSF 样本标准化为各自的总 IgG 浓度，通过差值，可以明确有无鞘内抗体产生，如有，则高度提示莱姆病累及中枢神经系统。不推荐在不进行 CSF 血清抗体指数的情况下检测特异性抗体。

伯氏疏螺旋体抗体在体内永久存在，包括在 CSF 中。抗体滴度和免疫印迹反应不用于评估抗生素治疗的疗效。血清学阳性表明既往感染伯氏疏螺旋体，不能表明现症感染。

(3) DNA 检测：PCR 广泛用于许多传染病的诊断，特别是对于难以培养的病原体或需要快速诊断以便于管理的病原体。PCR 已被用于检测患者滑液和 CSF 标本中的伯氏疏螺旋体 DNA，高达 80% 的滑液样本检测呈阳性，而莱姆脑膜炎患者 CSF 样本的检出率较低（在一项针对早期神经系统莱姆病儿童的研究中检出率约为 5%）。伯氏疏螺旋体 DNA 在体内持续存在，因此 DNA 检测不能用于评估活动性感染。

(4) 影像学检查：影像学检查在确诊莱姆病方面作用有限，主要用于排除其他诊断。莱姆病中炎症关节在 X 线中可能表现正常，或者只显示软组织肿胀和积液。与由其他细菌病原体引起的化脓性关节炎相比，在莱姆病性关节炎中出现感染的放射学证据通常较晚，明显的改变包括邻近骨质疏松、软骨丧失和骨侵蚀。关节的 MRI 检查和超声检查可以看到滑膜增厚和肌肉炎症表现，但这些检查无法区分莱姆病性关节炎与其他炎性关节炎。

莱姆神经疏螺旋体病患者颅脑 MRI 检查通常是正常的。少数 CNS 疾病患者，尤其是脑脊髓炎晚期的患者，可以在 FLAIR 成像上看到脑白质强化。其他影像学，如 SPECT，在一些轻微认知功能障碍的患者中表现出异常，这些认知功能障碍可通过治疗部分逆转。但 SPECT 特异度不高，在缺乏临床病史和血清学支持的情况下，单独的 SPECT 检查异常不应用作莱姆病的证据。

(5) 其他特殊检查：莱姆病的特殊检查主要用于评估心脏和神经系统受累的程度。心电图用于评估传导系统疾病，尤其是不同程度的房室传导阻滞和逸搏心律；或者弥漫性心肌受累，如心肌功能障碍和心包炎。电生理检查显示传导系统异常在任何部位都可能发生，房室结多发。

有神经根症状的患者应进行神经传导检查和肌电图检查，以记录与轴索性多发性神经根病相符的变化。对有认知障碍的患者，神经心理测试有助于评估抑郁症，并为记忆丧失提供客观证据。

四、鉴别诊断

虽然莱姆病可累及多个器官系统，但具有典型的临床表现和病程特点。确诊需要结合病史，并且患者存在暴露于伯氏疏螺旋体感染蜱虫的风险。标志性皮肤病变 EM 是早期莱姆病的诊断标准，但其他皮肤病变也可能被误诊为 EM（表 43-3）。EM 的季节性发生（春末和夏季）、病变的大小和数量、缺乏相关皮肤症状（如瘙痒或疼痛）有助于鉴别诊断。

美洲钝眼蜱（*Amblyomma americanum*）是一种在美国东南部和中南部普遍存在的软壳蜱，叮咬可引起 EM 样皮疹（图 43-1C）。南方蜱相关皮疹疾病（southern tick-associated rash illness，STARI）病因尚不清楚，病变局限于皮肤。在美洲钝眼蜱中发现了一种名为 *Borrelia lonestari* 的无法培养的螺旋体。但 STARI 患者不会像伯氏疏螺旋体感染时那样出现莱姆病血清学阳性。接受抗生素治疗的 STARI 患者比莱姆病更快获得缓解，并且无慢性后遗症的相关报道。

尽管少见情况下早期莱姆病可表现为夏季流感样疾病，但头痛、肌痛、关节痛等非特异性症状也可继发于多种病毒感染。上呼吸道症状或明显的胃肠道不适在莱姆病中较罕见。纤维肌痛和慢性疲劳综合征患者常主诉有疲劳、肌肉骨骼酸痛，但缺乏辅助检查的佐证。与莱姆病相比，这些综合征起病更隐匿，患者确诊前病程可常达数月或数年。纤维肌痛患者多有睡眠障碍病史，并且查体发现触发点。ACR 建议，在缺乏相关暴露史和阳性查体结果的情况下，不应将莱姆病作为肌肉骨骼症状的筛查目标。

莱姆病性关节炎常表现为单关节炎或寡关节炎，反应性关节炎、血清阴性脊柱关节病、幼年型关节炎和类风湿关节炎也可引起相应关节炎，因此需要进一步鉴别。腰痛和脊柱受累常见于血清阴性脊柱关节病，但在莱姆病患者中罕见。莱姆病性关节炎患者通常对伯氏疏螺旋体有强烈的抗体反应，类风湿因子、抗环瓜氨酸肽抗体和抗核抗体检测呈阴性。高滴度 RF 和 ANA 的存在可能与莱姆病的假阳性 ELISA 检测有关，因此需要通过免疫印迹来确认 ELISA 结果。其他可引起急性单关节炎的病因，如化脓性关节炎、晶体性关节炎，通常可以通过疼痛的严重程度、关节液中的病原体或晶体检测来鉴别。

即使在莱姆病流行地区，孤立性面瘫也更常被认为是特发性的，而不是伯氏疏螺旋体感染引起的。仅少数疾病是引起双侧面瘫的常见病因，包括吉兰-巴雷综合征、人类免疫缺陷病毒感染、结节病和慢性脑膜炎，较易与莱姆病鉴别。伯氏疏螺旋体感染引起的急性脑膜炎与病毒性脑膜炎相似，但是多数患者莱姆病相关血清学检测阳性。莱姆病的多发性周围神经根病需与椎间盘疾病、糖尿病、其他感染如带状疱疹相关的神经病变相鉴别。晚期神经系统疾病，如欧洲的慢性脑脊髓炎，易与其他疾病混淆，如多发性硬化、年龄相关的缺血性改变，尤其是当颅脑 MRI 显示白质病变时。多发性硬化患者的莱姆病血清学检测呈阴性。慢性疲劳综合征、纤维肌痛或衰老引起的细微神经认知功能缺陷通常被错误地归因于慢性莱姆病性脑脊髓炎。诊疗过程中需注意排除中毒、代谢等原因引起的脑病。

莱姆病的心脏表现类似于急性风湿热，但无瓣膜病变。冠状动脉粥样硬化性心脏病、心脏内结构异常和某些药物（尤其是 β 受体拮抗药和钙通道阻滞药）也可引起传导系统异常。如果存在心肌功能障碍，需要与其他感染鉴别，如柯萨奇病毒 A/B 组、埃可病毒、小肠结肠炎耶尔森菌（*Yersinia enterocolitica*）、立氏立克次体（*Rickettsia rickettsii*）、落基山斑点热感染。

						表 43-3　游走性红斑的鉴别诊断
鉴别诊断	季节性	相关症状	位　置	大　小	进　展	形态学
EM	是	• 轻微全身症状 • 无疼痛或瘙痒	皮肤褶皱处、中央	大	2～3cm/d	见正文
体癣	否	瘙痒	多变	多变	缓慢	环形，可能有卫星灶，可能伴剥脱
蜂窝织炎	否	• 全身症状 • 疼痛	肢端多见	多变，腿以外的部位很少出现大的皮损	通常增长较多	均匀的红斑，质软
因昆虫或蜱虫叮咬所致的过敏	是	无	多变	小	因人或虫而异	均匀的红斑，通常附着蜱虫
接触性皮炎	否	瘙痒	多变	多变	缓慢	通常呈线状（漆树）或位于接触部位
蜘蛛叮咬	是	疼痛	肢端	多变	可进展为依赖性水肿，离心扩散	经常坏死并伴有焦痂
荨麻疹	否	瘙痒	多变	因人而异	个别病变在数小时内消退	凸起、多发，边缘呈蛇形
玫瑰糠疹	春秋	轻至中度瘙痒	扩散，面部少见	早期斑块易与EM混淆	一旦产生多无变化	椭圆形，皮屑，长轴方向可见皮肤裂纹
固定性药疹	否	症状多变，常伴烧灼感，近期药物使用史	通常位于生殖器、手、足、面部	多变	多无变化	深紫色，边界清晰
环状肉芽肿	否	否	肢端	数厘米	数周至数月内无变化	周边扩散，中央清亮
多形性红斑	否	多变，可能与病毒感染或药物相关	多为弥漫性，常出现在手掌、足底、黏膜	大多数较小	数天内缓慢扩大或无变化	通常比 EM 小，伴明显沉淀

EM. 游走性红斑

经许可转载，引自 Edlow JA.Erythema migrans.*Med Clin North Am*.2002; 86: 252.

五、治疗

　　美国传染病学会制订了治疗莱姆病的实践指南（表 43-4 和表 43-5）。莱姆病的许多临床表现无须治疗即可消退，抗生素治疗的目的是加快症状与体征的好转，预防因持续感染而导致的晚期表现，尤其是对面部麻痹或心脏受累患者，研究表明治疗组与未治疗组患者恢复率相似。处于早期局限或早期播散感染阶段，并且没有严重心脏受累，或者除 Bell 麻痹以外无其他神经系统疾病的患者可以选择口服抗生素治疗。在孤立性 Bell 麻痹以外的神经系统受累、口服抗生素治疗后关节炎复发、三度心脏传导阻滞的情况下，可选择静脉抗生素。目前抗生素的理想疗程尚未确定，普遍认为口服多西环素或阿莫西林 14～28 天是治疗 EM、孤立性面神经麻痹、一度或二度心脏传导阻滞和关节炎的有效方法。对于孤立的 EM，普遍选择 10～21 天的多西环素疗程，可以有效对抗转运蜱虫的吞噬细胞。

表 43-4　莱姆病患者治疗的推荐抗菌方案

药　物	成人剂量	儿童剂量
首选口服方案		
阿莫西林	500mg，每天 3 次[a]	50mg/（kg·d），分 3 次（每次至多 500mg）[a]，不建议 8 岁以下儿童使用
多西环素	100mg，每天 2 次[b]	对于 8 岁及以上的儿童，4mg/（kg·d），分 2 次（每次至多 100mg）
头孢呋辛酯	500mg，每天 2 次	30mg/（kg·d），分 2 次（每次至多 500mg）
替代口服方案		
大环内酯类[c]	推荐给药方案见表 43-5 注 d	推荐给药方案见表 43-5 注 d
首选静脉给药方案		
头孢曲松钠	2g，每天 1 次，IV	50～75mg/（kg·d），每天 1 次，IV（至多 2g）
替代静脉给药方案		
头孢噻肟钠	2g，q8h，IV[d]	150～200mg/（kg·d），IV，分 3～4 次（至多 6g/d）[d]
青霉素 G	每天 18～24 百万单位，q4h，IV[d]	200 000～400 000U/（kg·d），IV，分成 q4h 给药[d]（每天不超过 18～24 百万单位）

a. 虽然每天 2 次给药可能同样有效，但由于缺乏相关研究数据，不推荐每天给药 2 次

b. 四环素类药物的相对禁忌证是孕妇、哺乳期女性及 8 岁以下儿童

c. 由于大环内酯类药物的疗效较低，仅用于四环素类药物、青霉素类和头孢菌素类药物不耐受或无法服用的患者

d. 肾功能受损患者应减少剂量

IV. 静脉注射；q8h. 每 8 小时一次；q4h. 每 4 小时一次

经许可转载，改编自 Wormser GP, et al. The clinical assessment treatment and prevention of Lyme disease, human granulocytic anaplasmosis, and babesiosis: clinical practice guidelines by the Infectious Diseases Society of America. *Clin Infect Dis.* 2006;43:1089–1134.

在出现特发性 Bell 麻痹 72h 内给予糖皮质激素治疗可有效改善预后，但目前尚无数据表明它们对莱姆病引起的 Bell 麻痹有益。对于在发病 72h 内出现的单侧 Bell 麻痹、尚未确诊莱姆病的患者，目前指南建议与特发性 Bell 麻痹一样给予口服糖皮质激素治疗。

心肌心包炎患者可能会出现心力衰竭和心律失常，PR 间期超过 300ms 患者发生高度心脏传导阻滞的风险增加。这些患者应住院治疗，进行心电监护、支持治疗，并评估是否需要临时起搏器置入，同时予静脉抗生素治疗，以预防强烈或长期的炎症可能导致的不可逆心脏损伤。然而，目前没有研究证明静脉给药比口服给药更有效，也尚未明确其他抑制炎症的方法能否使患者获益。对于抗生素治疗反应较慢的重症患者，可以考虑使用糖皮质激素来抑制心脏炎症。

孕妇和 8 岁以下儿童的治疗方案与成人患者相似，但一般避免使用四环素类药物。研究表明，短疗程的多西环素（10 天）对 8 岁以下的儿童安全性相对较好，在对其他抗生素过敏的情况下可以考虑使用。

莱姆病的一个令人费解的特征是患者在接受抗生素治疗后可能会出现症状延迟消退，伴有神经系统异常或关节炎时尤其如此，可能需要数月才能完全消退。对于持续性关节炎患者，可以选择延长口服抗生素的疗程，通常持续 4 周，或者选择 2～4 周的静脉抗生素治疗。除非存在复发的客观证据，否则不建议对慢性神经系统异常进行重复治疗。

六、并发症

（一）合并其他硬蜱传播的病原体感染

硬蜱可以同时携带多种病原体，其中一些病原体对人类也具有传染性，如感染红细胞的原生生物微小巴贝虫（*B microti*）、嗜吞噬细胞无形体

疾病发展阶段	治　疗	疗程，天（范围）
美国蜱虫叮咬	多西环素 200mg 单剂治疗[a]（8 岁及以上儿童 4mg/kg）和（或）观察	—
EM	口服方案[b, c]	14（14～21）[d]
早期神经系统疾病		
脑膜炎或神经根病	静脉给药方案[b, e]	14（10～28）
脑神经麻痹[f]	口服方案[b]	14（10～21）
心脏疾病	口服方案[b, g] 或静脉给药方案[b, h]	14（14～21）
疏螺旋体淋巴细胞瘤	口服方案[b, c]	14（12～21）
晚期疾病		
无神经系统疾病的关节炎	口服方案[b]	28
口服方案后复发的关节炎	口服方案[b] 或 静脉给药方案[b]	28 14（14～28）
抗生素难治性关节炎[h]	对症治疗[i]	—
中枢或外周神经系统疾病	静脉给药方案[b]	14（14～28）
ACA	口服方案[b]	21（14～28）
后莱姆病综合征	考虑和评估引起症状的其他潜在病因，如果未发现，则进行对症治疗	—

注：无论莱姆病的临床表现如何，部分患者可能在治疗后才显现出治疗反应。任何一种治疗方案都可能会复发，有客观复发证据的患者需要进行第二个疗程的治疗

a. 当满足以下所有情况时，可以向成年患者和 8 岁以上的儿童提供单剂量多西环素：①附着的蜱虫可以可靠地识别为成年或若虫肩胛硬蜱，根据蜱吸血的程度或暴露于蜱的确切时间明确被附着时间≥36h；②在蜱被移除后 72h 内；③既往生态学资料表明，当地的伯氏疏螺旋体的感染率≥20%；④无多西环素禁忌证。对于不符合这些标准的患者，建议观察

b. 见表 43-4

c. 对于不能耐受阿莫西林、多西环素和头孢呋辛酯的成人，可以选择阿奇霉素（500mg，每天 1 次，口服 7～10 天）、克拉霉素（500mg，每天 2 次，连续 14～21 天，非妊娠期）或红霉素（500mg，隔天 1 次，持续 14～21 天）。这些药物的儿童推荐剂量如下：阿奇霉素，10mg/（kg·d），至多 500mg/d；克拉霉素，7.5mg/（kg·d），每天 2 次（每次至多 500mg）；红霉素，12.5mg/（kg·d），隔天 1 次（每次至多 500mg）。接受大环内酯类药物治疗的患者应密切观察，以确保得到临床缓解

d. 多西环素治疗 10 天有效，其他一线药物的 10 天方案的疗效尚不清楚

e. 对于不耐受 β- 内酰胺类药物的非妊娠成年患者，多西环素剂量为 200～400mg/d，口服，不能口服则选择静脉注射，分 2 次。对于≥8 岁的儿童，多西环素剂量为 4～8mg/（kg·d），分 2 次（至多 200～400mg/d）

f. 没有脑膜炎临床证据的患者可以口服治疗。对于同时存在脑膜炎的临床和实验室证据的患者，建议使用静脉抗生素治疗。目前多数关于使用口服抗生素治疗的经验是针对第Ⅶ对脑神经麻痹的患者。口服治疗是否对其他脑神经病病变的患者同样有效尚不清楚。对于患有其他脑神经病变的患者，应根据个体情况选择口服和静脉抗菌药物治疗

g. 对于住院进行心脏监测的患者，建议在开始治疗时使用静脉抗生素方案；对门诊患者，建议选择替代口服方案。高度心脏传导阻滞患者可能需要安装临时起搏器

h. 抗生素难治性莱姆病性关节炎定义为在完成静脉注射头孢曲松疗程后至少 2 个月的持续性滑膜炎（或对于不能耐受头孢菌素的患者，则为完成两个为期 4 周的口服抗生素疗程后）。此外，滑液标本（或滑膜组织标本）的伯氏疏螺旋体 PCR 检测呈阴性

i. 对症治疗可能包括非甾体抗炎药、关节内注射糖皮质激素或其他药物，建议咨询风湿科医生。如果持续性滑膜炎伴有显著疼痛或功能受限，则可选择关节镜下滑膜切除术

ACA. 慢性萎缩性肢端皮炎；EM. 游走性红斑

经许可转载，改编自 Wormser GP, et al. The clinical assessment treatment and prevention of Lyme disease, human granulocytic anaplasmosis, and babesiosis: clinical practice guidelines by the Infectious Diseases Society of America. *Clin Infect Dis.* 2006;43:1089–1134.

（*Anaplasma phagocytophila*）、在美国中西部上游发现的鼠埃立克体样（*E muris*-like，Eml）病原体、新发现的回归热螺旋体（*Borrelia miyamotoi*）、可引起脑炎的病毒等。*B microti* 感染可以表现为轻微的病毒样综合征，也可出现疟疾样表现，如发热、出汗、严重的全身症状、肌痛、溶血性贫血。外周血涂片找到红细胞内特征性环状生物可以帮助确诊。

A phagocytophila 和 Eml 都感染粒细胞并表现出相似的症状，如发热、畏寒、肌痛、恶心。此类革兰染色阴性的胞内菌感染可出现以下实验室检查结果：白细胞减少、血小板减少、肝功能异常（谷丙转氨酶、天冬氨酸转氨酶、碱性磷酸酶升高）。找到白细胞内桑葚胚可以帮助诊断，但 *A phagocytophila*、Eml DNA 的外周血 PCR 检测或抗体检测敏感性更高。在流行区，如果患者有严重的全身症状和血液学异常，应考虑这些病原体的原发感染或伯氏疏螺旋体的合并感染。在一项针对 *B microti* 感染者的研究中，20% 的患者在暴露于伯氏疏螺旋体后被感染。合并感染会增加莱姆病的发病率。既往报道过 1 例合并巴贝虫病的患者因莱姆心脏炎死亡。

B miyamotoi 是一种最近在俄罗斯、欧洲、美国新发现的致病的硬蜱传播回归热螺旋体，可以引起发热、畏寒、头痛、关节痛等，免疫功能低下患者易并发脑膜脑炎。在欧洲曾报道了 1 例老年慢性脑膜脑炎病例。在美国东北部进行的血清学相关调查表明，发病率为 1%～3%，可能发生与伯氏疏螺旋体的混合感染。与 *B miyamotoi* 感染相关的疾病谱目前尚不明确。

蜱传脑炎病毒，在欧洲报道过与莱姆疏螺旋体混合感染的病例，在美国报道过 Powassan 脑炎病毒（鹿蜱病毒）单一感染的散发病例。嗜神经病毒感染引起脑炎，并引起发热、头痛、癫痫发作和进行性精神状态下降等症状。感染这些病毒的老年人或免疫功能低下的患者会出现严重并发症，并可能导致死亡。

（二）妊娠

伯氏疏螺旋体的母婴传播已有报道，但目前没有莱姆病可导致先天性异常的证据。几项前瞻性研究未能证明在接受莱姆病标准疗法治疗的孕妇中胎儿不良结局（自然流产、早产或先天性异常）增加。

抗生素使用引起的不良反应发生率与在其他传染病中相当。目前已报道有静脉注射头孢曲松引起胆汁淤积，因此只有播散性感染的患者方可使用。15% 的莱姆病患者可能会在抗生素治疗的 24～48h 内出现赫氏反应，通常是自限性的，但如果是 *B mayonii* 感染引起的高水平菌血症，可能会加重病情。使用安慰剂和非甾体抗炎药等支持治疗也有助于缓解症状。

七、就医指导

基层医生在了解该疾病并遵循诊疗指南的情况下，可以治疗大多数早期莱姆病患者。当诊断不确定、合并其他蜱传播病原体感染、合并妊娠、患者对标准抗生素疗程无效时，建议转诊至专科医生。对于因播散性感染而出现并发症的患者，应由相关专科医生联合随访，以排除与莱姆病具有共同特征的其他疾病，并获得最佳治疗。尤其对于抗生素治疗后几个月内发生炎性关节炎的患者，后期可能出现自身免疫性疾病，如类风湿关节炎、银屑病关节炎等。

八、预后

总体而言，大多数莱姆病患者在感染的所有阶段都对抗生素治疗有反应，临床症状与体征得到改善。但是临床症状与体征的完全消退可能需要几个月的时间，尤其是累及关节或神经系统的患者。一些永久性损伤可能会导致后遗症，如无法解决的 Bell 麻痹，这些后遗症无法通过抗生素治疗得到改善。10% 的莱姆病性关节炎患者在口服和静脉注射抗生素治疗后，关节炎症仍无法消退。尚未找到持续感染的证据。感染后抗生素难治性莱姆病性关节炎患者多数拥有 HLA-DRB1*0401、HLA-DRB1*0101 和 HLA-DRB1*0404 等位基因。最初认为炎症通过分子模拟持续存在，特别是在螺旋体脂蛋白 OspA 和人蛋白 LFA-1 之间，但动物研究不支持 LFA-1 作为相关的自身抗原。已经发现自身免疫性 B 细胞和 T 细胞对其他自身蛋白（内皮细胞生长因子、基质金属蛋白酶 -10、膜联蛋白 A2 和载脂蛋白 B-100）的反应与分子模拟驱动无关。抗生素难治性莱姆病性关节炎可能是炎症反应失调、炎症碎片清除效率低下或由感染引起的自身免疫反应导致的。抑制炎症反应的疗法可能是有效的，包括羟氯喹、甲氨蝶呤等 DMARD 药物，以及 TNF-α 抑制药等生物制剂。

对于有反应的患者，可在 6 个月～1 年内停用药物。80% 的患者通过关节镜下滑膜切除术达到临床缓解。长期炎症性莱姆病性关节炎可导致关节退行性变。

接受莱姆病规范治疗的患者可能仍有疲劳、记忆力减退、肌痛、关节痛等不适症状，通常在数月后消退，但在少数情况下可持续数年，后者被称为治疗后莱姆病综合征（post-treatment Lyme disease syndrome，PTLDS）。其发病机制尚不清楚，由于持续感染未得到证实，可能涉及疼痛反应的中枢敏化、代谢变化或某些免疫反应。5 项随机、双盲、安慰剂对照试验对 PTLDS 患者的延长抗生素疗程进行评估，均未能显示出药物优于安慰剂的持续益处。应考虑其他治疗方法，如用于纤维肌痛（表现出类似衰弱症状）的药物。需要进一步研究，以更好地理解 PTLDS 的发病机制，提高这些患者的生活质量。

参 考 文 献

Aguero-Rosenfeld ME, Wormser GP. Lyme disease: diagnostic issues and controversies. *Expert Rev Mol Diagn.* 2015;15:1. [PMID: 25482091].

Berende A, ter Hofstede HJ, Vos FJ, et al. Randomized trial of longer-term therapy for symptoms attributed to Lyme disease. *N Engl J Med.* 2016;374:1209. [PMID: 27028911].

Dittmer M, Willis M, Selby J, et al. Septolobular panniculitis in disseminated Lyme borreliosis. *J Cutan Pathol.* 2018;45(4): 274–277. [PMID: 29293267].

Koedel U, Fingerle V, Pfister HW. Lyme neuroborreliosis-epidemiology, diagnosis and management. *Nat Rev Neurol.* 2015;11:446. [PMID: 26215621].

Nadelman RB. Erythema migrans. *Infect Dis Clin North Am.* 2015;29:211. [PMID: 25999220].

Steere AC, Strle F, Wormser GP, et al. Lyme borreliosis. *Nat Rev Dis Primers.* 2016;2:16090. [PMID: 5539539].

第 44 章 急慢性感染的风湿病表现
The Rheumatic Manifestations of Acute & Chronic Viral Infections

Tochi Adizie　A. O. Adebajo　著

一、人类免疫缺陷病毒

诊断要点

- 人类免疫缺陷病毒（HIV）的诊断是通过联合抗原 / 抗体的免疫测定和 HIV 病毒载量测定来确认的。
- 病毒学测试阳性表明感染了 HIV。在病毒血症存在的情况下，免疫测定阴性提示早期感染。
- HIV 感染与多种风湿综合征有关。这些表现可以发生在疾病的任何阶段。
- 与 HIV 相关的风湿病表现包括 HIV 相关关节炎、血清阴性脊柱关节病、结缔组织病、血管炎、化脓性关节炎和化脓性肌炎。

人类免疫缺陷病毒（HIV）全球流行初期，HIV 相关的肌肉骨骼表现就有报道。在 HIV 被发现 3 年后，Winchester 等首次报道了一例晚期获得性免疫缺陷综合征（advanced acquired immunodeficiency syndrome，AIDS）患者的反应性关节炎。与无风湿症状的患者相比，肌肉骨骼受累的 HIV 阳性患者生活质量下降。

HIV 的流行也改变了某些疾病的流行病学。例如，HIV 与脊柱关节病、银屑病关节炎发病率的增加和疾病严重程度增加有关。此外，HIV 的感染和治疗也导致了新的问题，如 HIV 相关关节炎和抗病毒药相关肌病。最后，HIV 对常见风湿病（如类风湿关节炎和系统性红斑狼疮）的治疗提出了挑战。

（一）发病机制

HIV 感染导致免疫缺陷、免疫过度活化、细胞因子（如 TNF-α、IL-6、IL-12、IFN-γ）的产生或活性失调和分子模拟等多个机制联合作用。强效抗逆转录病毒（antiretrovial therapy，ART）疗法改变了 HIV 感染的进程，可能改善某些表现，但也可能导致其他症状。

1. 症状与体征

HIV 相关关节炎可以发生在 HIV 疾病的任何阶段。它可以以几种方式出现：不对称的寡关节炎、对称性多关节炎或单关节炎。不对称的寡关节炎是最常见的类型，以男性为主，主要累及膝和踝关节。对称性多关节炎型与 RA 非常相似，包括尺侧偏斜的畸形。HIV 的多关节炎往往急性发病，但通常是非侵蚀性的。可也出现 Jaccoud 关节病样表现。HIV 相关关节炎往往是短期的，在 1～6 周达峰。然而，一些患者发展为慢性破坏性关节病，并伴有明显的功能障碍。皮肤黏膜受累或肌腱端病变少见。

HIV 也可能与疼痛关节综合征有关。这种疼痛关节综合征与关节炎无关，尽管疼痛剧烈但通常是自限性的。据报道，持续不到 24h 的关节疼痛综合征在非洲 HIV 血清阳性患者中的发生率高达 10%，并且在晚期感染患者中更为常见。骨关节疼痛好发于下肢，并且呈不对称性。疼痛通常是难以忍受的，与检查结果不平行，超过一半的患者需要住院治疗。最常累及的关节是膝、肩和肘关节。

HIV 感染与脊柱关节病的患病率和临床严重程度增加有关。HIV 阳性的反应性关节炎、银屑病关节炎和未分化脊柱关节病患者皮肤受累更严重、更广泛。尤其银屑病关节炎的患者往往遭受更严重的变形的侵蚀性关节病，并且常规治疗易复发。晚期 HIV 感染患者的临床表现更重。这些患者的典型临床表现是下肢不对称的寡关节炎或多关节炎。对称性多关节炎多为毁损性关节炎，但远端指间关节和中轴型脊柱关节受累少见。发病可能是爆发式的，数周内出现骨侵蚀和残疾。此外，受累关节数往往随着时间推移而增加。

2. 实验室检查

HIV 阳性患者血清学中有多种自身抗体，包括抗 CCP、RF、抗核抗体、冷球蛋白、抗心磷脂抗体和抗中性粒细胞质抗体。然而，这些抗体通常为低滴度，并且很少有临床意义。一旦患者开始 ART 治疗，抗体往往会消失。患有 HIV 的自身免疫疾病（如 RA 或 SLE）患者在 CD4 计数较低时，其风湿病病情会有所缓解。然而，一旦开始 ART 治疗，这些患者的病情可能复发。

监测罹患 HIV 的 RA、SLE 或其他风湿病患者的疾病活动度是一项挑战。例如，在没有活动性关节炎的 HIV 感染患者中可以发现 ESR 水平的持续升高。在 HIV 感染合并 RA 的患者中，与 DAS-28 CRP 相比，DAS-28 ESR 评估的疾病活动度会高出 30%。

（二）鉴别诊断

HIV 相关关节病的对称性关节炎型与 RA 非常相似，患者偶尔会表现出与 RA 患者相似的畸形，包括尺侧偏斜。如前所述，HIV 患者可出现自身抗体假阳性，包括 RF 和 CCP 抗体。此外，偶尔也出现与 RA 相似的放射学改变，表现为关节间隙狭窄、侵蚀和关节周围骨质减少。HIV 和 SLE 在临床上也很难区分。例如，活动性狼疮和 HIV 感染都可以表现为发热、蛋白尿和血小板减少。此外，HIV 相关免疫复合物肾炎在组织学上与狼疮肾炎难以区分。

（三）治疗

在 HIV 阳性患者中使用改善病情抗风湿药治疗已有相关阐述。在 CD4$^+$T 细胞计数高的患者中可谨慎使用甲氨蝶呤。柳氮磺吡啶、羟氯喹、来氟米特和泼尼松也可用于 HIV 阳性患者，不会对 HIV 疾病产生有害影响。生物制剂，包括英夫利西单抗、依那西普、阿达木单抗、利妥昔单抗和托珠单抗，也成功应用于这类患者。在使用免疫抑制药时，监测 HIV 患者的 CD4$^+$T 细胞计数和病毒载量至关重要。

（四）预后

HIV 相关的关节炎持续时间短，很少需要糖皮质激素、传统或生物 DMARD 药物治疗。伴有风湿病的 HIV 患者，如 HIV 控制良好，可积极治疗风湿疾病。

二、基孔肯亚热

诊断要点

- 疑似病例：疑似病例涉及出现急性发热的患者，通常伴有寒战，持续 3～5 天，伴有多个关节疼痛 / 四肢肿胀，可持续数周至数月。

- 可能病例：可能病例的定义是在疑似病例的前提下，同时符合以下条件之一。
  - 暴发地区的旅行史或居住史。
  - 排除疟疾、登革热和其他已知的发热伴关节痛的原因。

- 确诊病例：无论临床表现如何，基孔肯亚热确诊病例要求患者符合以下一项或多项检查结果。
  - 细胞培养或动物接种法在急性期血清中分离出病毒。
  - 用逆转录聚合酶链反应（reverse transcriptase polymerase chain reaction，RT-PCR）测定急性期血清中病毒 RNA 的存在。
  - 在急性期的单个血清样本中存在病毒特异性 IgM 抗体，或者在间隔至少 3 周收集的样本中病毒特异性 IgG 抗体滴度增加 4 倍。

基孔肯亚热由伊蚊传播，特别是埃及伊蚊和白纹伊蚊。在非洲流行地区，基孔肯亚病毒的传播是一个循环，涉及人类和栖息在森林和村庄的几种伊蚊，并感染动物（非人类灵长类动物，可能还有其他动物）。然而，在亚洲和其他地区，主要疫情是由易感人群中的蚊媒传播造成的。发展中国家使用塑料容器作为雨水容器与蚊子的传播有关。在暴露于阳光下后，这些容器成为蚊卵的完美孵化器。蚊媒传播的方式包括通过集装箱船和空中交通运输旧轮胎中的蚊子幼虫和卵，随后在具有合适环境和气候条件的新地区定居。部分观点认为，气候变化和全球变暖将是未来基孔肯亚病毒传播到新地区的一个重要因素。基孔肯亚热的潜伏期为 2～12 天。许多感染基孔肯亚热的人始终无症状。尽管伴随的临床疾病及其相关的关节炎在相当一部分患者中是严重的，但很少是致命的。

（一）症状与体征

临床疾病的表现通常包括发热、关节痛、背痛和头痛。其他症状包括皮疹、疲劳、恶心、呕吐和肌痛。基孔肯亚热的关节症状很严重，持续数周至数月。手和足是最常受累的部位，但下肢和背部也可能受累。据报道，在感染基孔肯亚病毒的患者中，有 10%～20% 的患者患有持续性多关节痛和关节炎。也有报道在一些病例中，关节炎在感染后持续长达 36 个月。

持续性基孔肯亚热感染可以模拟 RA，一些患者实际上符合 ACR 的 RA 标准。MRI 显示关节积液、骨髓水肿和骨侵蚀（Chaaithanya 等，2014）。一项针对斯里兰卡基孔肯亚热感染后慢性关节炎残疾患者的研究显示，6.1% 的患者在 3 年随访结束时仍存在残疾（Chaaithanya 等，2014）。与症状慢性化相关的因素包括年龄增加、较高的病毒载量和急性期的 C 反应蛋白。

（二）实验室诊断

基孔肯亚热的实验室诊断可以通过病毒培养来实现：PCR 检测到病毒 RNA，在疾病的急性期存在病毒特异性 IgM，或者在间隔 3 周采集的样本中 IgG 抗体滴度增加 4 倍。血清学是临床诊断的主要依据。通过直接酶联免疫吸附试验检测到的抗基孔肯亚病毒 IgM 抗体在症状出现后约 5 天（范围 1～12 天）出现。这些抗体可以持续长达 3 个月。如果最初结果为阴性，但仍怀疑为基孔肯亚热，则应在发病后 7 天采集恢复期血清，并重新检测 IgM 抗体。IgG 抗体在症状出现后约 2 周开始出现，并持续数年。

（三）治疗

目前尚无治疗基孔肯亚病毒感染的特效药。一般建议使用镇痛药、解热药和非甾体抗炎药进行支持治疗。最近的一项随机对照试验未能证明氯喹相对于美洛昔康有任何优势。糖皮质激素、甲氨蝶呤，甚至生物制剂可以用于慢性关节炎患者，但到目前为止，基孔肯亚热患者还没有大规模使用这些药物的经验。

（四）预后

尽管基孔肯亚热是一种可自行缓解的疾病，但在有合并症（心血管、呼吸系统和神经系统）的患者、新生儿、老年患者和免疫功能低下的患者中，在大规模暴发期间报道了罕见的并发症病例。持续的严重关节痛可导致长期残疾和工作缺勤。因此，估计生产力和收入损失对经济造成的负担很大。

三、登革热

诊断要点

- 配对血清样本中一种或多种登革病毒抗原的 IgG 或 IgM 抗体滴度升高 4 倍或 4 倍以上。
- 急性期样本应在发病 3 天后采集。IgM 抗体测定（MAC-ELISA 或等效方法）是快速确诊的首选方法。

登革热是由伊蚊属蚊媒传播的最流行的蚊媒病毒性疾病。据估计，全世界每年有超过 3.9 亿人感染登革热病毒。全世界约 112 个热带和亚热带国家的人口面临感染登革热的风险。唯一没有经历登革热传播的大陆是欧洲和南极洲。

（一）症状与体征

典型登革热的特征是急性起病的高热、头痛、眼眶后疼痛、弥漫性身体疼痛（肌肉和骨骼）、虚弱、呕吐、喉咙痛、味觉改变和离心性斑丘疹。登革热感染后出血是最严重的临床表现。尽管大多数病例症状相对较轻，表现为瘀点、牙龈出血、鼻出血、月经过多和血尿，但部分患者会出现危及生命的出血。登革热的肌痛可能很严重，往往发生在下背部、手臂和腿部。可伴有血清肌酸激酶水平升高，并可进展为明显的肌炎，也可合并横纹肌溶解。关节痛通常局限于膝关节和肩关节。常合并外周关节痛，但可能被剧烈的背痛和长骨疼痛所掩盖。滑膜炎并不常见。有病例报道登革热可作为血管炎的触发因素。急性登革热与狼疮急性发作相似，并与狼疮性肾炎有关。

基孔肯亚和登革病毒感染有一些共同的临床症状和地理分布区域。在急性发热性疾病伴有皮疹的情况下，两者可能很难区分。然而，对称性多关节炎在基孔肯亚热中更为常见。相反，严重腹痛、呕吐、血小板减少和出血在登革热中更为常见。这两种病毒都会导致慢性致残性关节炎。基孔肯亚热很少致命，而登革热在未能及时诊断的情况下可能会致命。因此，在排除登革热诊断之前，应将疑似患有登革热或基孔肯亚热的患者视为患有登革热。

（二）实验室诊断

登革热的实验室诊断是在配对的血清样品中，对一种或多种登革病毒抗原的 IgG 或 IgM 抗体滴度进行检测，滴度变化为 4 倍或更高。急性期样本应在发病 3 天后采集，IgM 抗体测定（MAC-ELISA 或等效方法）是快速确诊的首选方法。

（三）治疗

需要住院治疗的患者应通过合理使用等渗静脉输液来维持其血流动力学状态。疑似登革热患者的疼痛和发热应使用对乙酰氨基酚治疗。如果这些药物效果不佳，可以考虑使用阿片类药物进行疼痛管理。非甾体抗炎药（NSAID）不应在初期用于这类患者，因为在严重登革热的情况下，出血风险增加。一旦疑似病例已退热至少 48h，并且没有严重登革热表现时，则可考虑使用 NSAID 治疗持续关节疼痛。物理治疗也可能有效。

（四）预后

登革热是一种典型的自限性疾病，死亡率低于 1%。治疗后登革出血热的死亡率为 2%～5%。未治疗患者死亡率明显升高。幸存者通常会康复，不会留下后遗症，并对感染产生免疫力。

四、罗斯河病毒

诊断要点

- 罗斯河病毒感染的早期产生针对病毒抗原的 IgM 抗体。在急性期症状出现 7 天内收集的样本中检测到 IgM 抗体提示近期感染。
- 与其他病原微生物（如 Barmah 森林病毒）有交叉反应，可能观察到假阳性结果。
- 罗斯河病毒诊断的确认需要在 10～14 天后的恢复期样本中验证 IgG 血清转换。
- 通过 IgG 抗体滴度增加 4 倍来确定诊断。

罗斯河病毒（Ross River virus，RRV）也由蚊媒传播，它引起一种以多关节炎和皮疹为特征的疾病。这种疾病于 1928 年在澳大利亚北部首次被报道，在整个澳大利亚和南太平洋西部的许多岛屿都有观察到。该病毒在干旱环境中的蚊卵中存活，并可由多种蚊媒传播。

（一）症状与体征

RRV 感染最显著的临床特征是严重的关节痛和肌痛。95% 以上的患者会出现关节疼痛，约 40% 的患者会出现关节炎。四肢关节，特别是腕、膝、踝和手指的掌指关节和指间关节最常受累。关节积液和肌腱端病也有报道。其他常见症状包括嗜睡、发热、皮疹、头痛和抑郁。急性期往往有明显的功能障碍，约一半的患者需要请假休息。

RRV 的慢性肌肉骨骼症状存在争议。早期的研究报道，少数患者在初步诊断后数年内主诉关节痛、疲劳和抑郁。然而，近期研究发现，这些最初的报道并没有排除合并基础肌肉骨骼疾病。最近的前瞻性研究表明，绝大多数感染 RRV 的患者在 6 个月后症状消失。

（二）实验室诊断

通过血清学检查确诊。IgM 抗体在感染早期产生，在症状出现后 7 天内采集的急性期样本中检测到 IgM 抗体提示近期感染。然而，与其他病原体（如 Barmah 森林病毒）的交叉反应可能导致假阳性结果。因此确诊需要证明 IgG 抗体血清转换。应在 10～14 天后采集恢复期血清样本，并由同一实验室进行平行检测。IgG 抗体滴度升高 4 倍可确诊。RRV 可以通过 PCR 检测，但考虑到病毒血症通常是短暂的，该检测的实用性值得商榷。

（三）治疗

没有治疗显示可以缩短 RRV 感染的持续时间或改变其病程。据报道，在大多数病例中，非甾体抗炎药是最有效的治疗方法。物理疗法和水疗也被发现对部分患者有效。糖皮质激素已在少数病例中试用，但目前不推荐常规使用。最重要的预防措施是避免蚊虫叮咬，如使用蚊香、驱蚊剂和穿着浅色衣物。

（四）预后

相当一部分 RRV 患者会经历数月的疼痛，后逐步恢复正常。

五、寨卡病毒

诊断要点

- 通过 RT-PCR 检测从血清中分离寨卡病毒 RNA 来诊断。
- 在患病 1 周后，使用 ELISA 对病毒特异性 IgM 和寨卡病毒中和抗体进行血清学检测。

寨卡病毒（zika virus，ZIKV）属于黄病毒科，主要通过伊蚊传播给人类。2016 年，美洲和加勒比海岛屿暴发了 ZIKV 感染。潜伏期可能为 3～12 天。由于该疾病较温和，大多数 ZIKV 感染病例可能为隐性感染。

（一）症状与体征

在大多数情况下，ZIKV 感染引起轻微的自限性疾病。典型的皮疹主要是弥漫性分布的细小斑丘疹，可累及面部、躯干、手掌和足底，偶有瘙痒。通常在前往 ZIKV 感染区域后 2 周内出现皮疹和其他症状。ZIKV 感染的其他常见症状包括发热、关节痛（累及手足的小关节）、眶后头痛和结膜炎。症状持续 2～7 天。在极少数情况下，ZIKV 感染会并发吉兰 – 巴雷综合征。

由于 ZIKV 经胎盘传播可引起先天畸形，特别是小头畸形，从而引起了极大的关注。最近还报道了一例使用依那西普和甲氨蝶呤治疗的 RA 患者 ZIKV 感染病例。在这种情况下，疾病是双相的，关节痛在缓解后 2 周复发。此外，ZIKV 在第一次出现时在血液和滑液中发现，但在第二次出现时仅在滑液中发现。这表明，从循环血液中清除后的滑液中的 ZIKV 可能与长期关节痛有关，也可能为病毒复制提供了一个储存库。ZIKV 是否会对使用免疫抑制的风湿病患者造成额外的风险需要进一步研究。

（二）实验室诊断

通过 RT-PCR 检测从血清中分离的 ZIKV RNA 来诊断 ZIKV 感染。在患病的最初 1 周表现出高病毒血症的特征，PCR 检测的灵敏度最高。在发病最初 1 周后，可通过 ELISA 进行病毒特异性 IgM 抗体和抗 ZIKV 中和抗体的血清学检测。针对 ZIKV 的 ELISA 检测的潜在缺点是与针对其他黄病毒（如登革热和黄热病）的 ELISA 具有相当程度的交叉反应性。症状发作后 2 周内采集的尿液样本也可通过实时 RT-PCR 检测。如果在症状出现后 1 周内获得标本，则应同时检测尿液和血清。无论何时采集标本，如果实时 RT-PCR 结果为阴性，应进行血清 IgM 抗体检测。

（三）治疗

治疗主要是卧床休息和对症支持治疗。建议补充足够的水分。发热和疼痛等症状可以用对乙酰氨基酚控制。非甾体抗炎药应谨慎用于疑似 ZIKV 感染，直到排除登革热病毒感染的可能性（这是因为与登革热相关的出血风险）。建议流行地区的居民和旅行者避免蚊虫叮咬。针对 ZIKV 的最佳预防措施包括室内纱窗、空调和清除提供蚊子滋生场所的容器。在疾病流行病最严重的地方，这些措施对拥挤的城市地区的贫困居民来说往往是难以实现的。

（四）预后

大多数 ZIKV 感染是轻度和自限性的。由于该疾病较为温和，绝大多数 ZIKV 感染病例可能表现隐匿。然而，在极少数病例中报道了严重的并发症，特别是吉兰 – 巴雷综合征。

六、埃博拉病毒

诊断要点

- 使用 RT-PCR 检测出现症状后 3 天内的血样。
- 检测埃博拉病毒抗原的快速色谱免疫分析（rapid chromatographic immunoassay，REEBOV）可在 15min 内提供结果。

肌肉骨骼疾病在埃博拉病毒病（Ebola virus disease，EVD）感染后的幸存者中很常见，并可在康复后 2 年后产生临床影响。事实上，最近在几内亚进行的一项大型队列研究中，EVD 幸存者最常见的症状是肌肉骨骼疼痛（38%）、头痛（35%）、腹痛（22%）、眼部疾病（18%）和抑郁（17%）。EVD 幸存者肌肉骨骼症状的最显著特征是附着点炎高发。此外还可能发生滑膜炎和骶髂关节炎，但并不常见。

（一）症状与体征

EVD 的典型急性表现包括发热、严重头痛、虚弱、肌肉疼痛、呕吐、腹泻、腹痛和不明原因出血。然而，现在越来越多的人认识到 EVD 后综合征。这种疾病似乎会引起严重的后遗症，其中最常见的是肌肉骨骼疾病。通常合并对称的多关节痛，最常影响膝关节、背部、臀部、手部小关节、腕关节、颈部、肩关节、踝关节和肘关节。EVD 后综合征出现的时间难以确定。部分患者出现晨僵，但也有活动时关节疼痛加重的报道。体格检查很少显示关节肿胀、发红或发热，但有时会出现压痛。通常不合并关节功能受限，相应的 X 线检查正常。文献中很少有活动性滑膜炎的病例。

EVD 后的长期肌肉骨骼并发症多种多样，包括肌痛肌无力、关节炎、肌腱端炎和肌腱断裂。这些症状可在急性感染消退后 2 年内出现。据推测，在一些 EVD 幸存者中出现的急性关节痛是由于抗原 – 抗体复合物的形成。另一个可能与肌肉骨骼疾病高发相关的因素是疾病带来的巨大心理负担及其对身体健康的影响。EVD 后综合征与抑郁和广泛性焦虑有关，该综合征的这一方面可能会导致幸存者的疼痛问题。

（二）实验室诊断

EVD 患者通常会出现白细胞减少、血小板减少和血清转氨酶升高，以及肾和凝血功能异常。其他实验室检查结果包括人血白蛋白显著降低、低血糖和淀粉酶水平升高。通过 RT-PCR 检测血液和尿液中特定的 RNA 序列可诊断 EVD。也可以使用免疫测定法检测病毒抗原。EVD 病毒通常在出现症状后 3 天内通过 RT-PCR 在血液样本中检测到。对于症状持续时间少于 3 天的患者，可能需要重复测试。在症状出现 72h 或更长时间后的阴性 RT-PCR 检测结果可排除 EVD。检测 EVD 病毒抗原的 REEBOV 可以在 15min 内提供结果。该检测可支持基于临床检查和暴露史的临时诊断。在 EVD 疫情暴发的情况下，应采取保守的方法来识别所有潜在病例，以进行隔离。

（三）治疗

缺乏专门针对 EVD 肌肉骨骼表现的治疗指南。在大多数情况下，常用对乙酰氨基酚。偶尔需要使用阿片类药物镇痛。由于存在出血并发症的风险，应避免使用非甾体抗炎药。

（四）预后

尽管缺乏长期数据，但持续性或破坏性关节炎目前似乎不是 EVD 的特征。

七、乙型肝炎病毒

诊断要点

- 在急性乙型肝炎病毒感染的黄疸前期可出现对称性、自限性多关节炎伴有继发性荨麻疹样皮疹。
- 经乙型肝炎病毒表面抗原和 IgM 型抗乙型肝炎病毒核心抗原确诊。

感染乙型肝炎病毒（HBV）的个体可以是无症状或有症状的。无症状感染者较多见，尤其是儿童。大多数成人的原发性感染是自限性的，病毒从血液和肝中清除，并对再感染产生持久的免疫力。然而，健康成人中的一些原发性感染（通常低于 5%）不会消退，而是发展为持续性感染。原发性感染的血清学证据，即出现 HBV 表面抗原（HBsAg），随后不久出现抗 HBV 核心抗原的 IgM 抗体（抗 HBc 抗体）。循环中的 HBeAg（活动性感染的指征）最后出现。

（一）症状与体征

10%～25% 的 HBV 患者可出现关节症状和关节炎。这些通常是对称、游走性的关节炎。关节炎是疾病前驱期的特征，发生在没有其他肝炎临床表现的时候。手和膝关节最常受到影响，但腕、踝、肘、肩和其他大关节也会受到影响。晨僵很常见。关节症状往往持续数天至数周，通常随着黄疸发作而消退，与由 HBV、免疫球蛋白和补体成分组成的循环免疫复合物的消退相一致。皮肤受累通常与 HBV 相关关节炎伴发。下肢的荨麻疹和斑丘疹是最典型的。

（二）实验室检查

持续的原发性乙型肝炎感染在血清学上的特征是出现乙型肝炎表面抗原（HBsAg），随后很快出现抗 HBV 核心抗原的 IgM 抗体（抗 HBc 抗体），然后出现循环 HBeAg。

（三）治疗

治疗仅限于对症支持治疗。关节疾病总是自限性的，没有进展为慢性关节炎的报道或关节损伤的循证依据。没有证据表明，急性乙型肝炎病毒感染早期用 IFN-α 或抗病毒药物治疗可降低慢化率或加速恢复。大多数急性黄疸型 HBV 感染的患者在没有残留损伤或慢性肝炎的情况下恢复。急性 HBV 感染的管理应侧重于避免进一步的肝损伤和疾病预防。

（四）预后

关节疾病总是自限性的，没有进展为慢性关节炎的报道或关节损伤的证据。

375

八、丙型肝炎病毒

诊断要点

- 通过敏感的丙型肝炎病毒（HCV）定性检测和抗 HCV RNA 抗体阳性进行诊断。
- 关节痛和罕见的非侵蚀性关节炎见于慢性 HCV 感染患者，伴有或不伴有冷球蛋白血症。
- 同时存在 RA 和 HCV 感染可能会造成诊断困难和治疗挑战。

丙型肝炎病毒（HCV）是急性和慢性肝炎的主要病因。它常见于转氨酶水平升高的无症状个体。许多感染患者有肝外症状，包括关节痛和肌痛。相当数量的 HCV 感染患者表现出对病毒产物的抗体应答，导致循环免疫复合物的形成。然后，这些免疫复合物可能沉积在组织中，产生包括关节炎、肾小球肾炎和血管炎在内的混合原发性冷球蛋白血症的临床表现。

（一）发病机制

HCV 进入循环后主要在肝细胞中复制。急性感染后 1 周内血清中可检测到 HCV RNA。丙氨酸氨基转移酶升高发生在 2~3 个月后。抗 HCV 抗体可在急性感染后 1~2 个月发现。急性 HCV 感染与风湿病症状无关（与急性乙型肝炎相反），许多患者不知道自己已被感染。HCV 易侵袭肝细胞、B 淋巴细胞、唾液腺和泪腺上皮细胞。在慢性感染患者的肝和骨髓中发现了单克隆和多克隆 B 细胞扩增。在约一半的慢性 HCV 感染患者中，可以检测到循环冷球蛋白。然而，这些患者中仅有少数（<5%）发展为混合性冷球蛋白血症综合征。含有冷球蛋白的免疫复合物在不同器官中的沉积被认为是混合性冷球蛋白血症的疾病机制，其特征为紫癜、关节痛、肾小球肾炎和多发性神经病。

1. 症状与体征

2%~20% 的 HCV 患者出现关节炎。在 2/3 的病例中，关节炎具有短暂的 RA 样临床表现，在其余的病例中，关节炎表现为寡关节炎。它通常是快速进展和急性关节炎，手关节、腕关节、肩关节、膝关节和臀部受累最严重。肌痛很常见。原发性混合性冷球蛋白血症综合征常与丙型肝炎感染有关，最严重的表现为雷诺现象、紫癜、网状青斑、远端溃疡、坏疽和周围神经病变。

2. 实验室诊断

通过 PCR 检测 HCV RNA，在初始未检测到抗 HCV 抗体的情况下，随后在 12 周内检测出是急性 HCV 感染的决定性证据。或者新检测到的 HCV RNA 和抗 HCV 抗体及在前 6 个月内的阴性试验记录也提示急性 HCV 感染。慢性 HCV 感染的诊断通常是在患者进行反应性 HCV 抗体试验和检测到 HCV RNA 存在的阳性分子试验时做出的。如果抗体检测无反应，则不太可能发生慢性 HCV 感染，可以停止检测。接受透析的患者、严重免疫功能低下的患者或怀疑有急性 HCV 感染的患者，尽管存在感染，但可能检测不到抗 HCV 抗体。在这类患者中，尽管抗体检测无反应，但 HCV RNA 检测对于排除感染很重要。胆红素和转氨酶水平通常也会升高，但如果正常，这并不能完全排除 HCV 感染。

（二）鉴别诊断

由于慢性 HCV 感染在普通人群中很常见（约 2%），任何风湿病都可能与 HCV 感染共存。区分与 HCV 相关的关节炎和在 RA 合并 HCV 感染可能特别困难，因为关节受累的模式相似，并且两者的血清类风湿因子检测均为阳性。然而，抗 CCP 抗体阳性（存在于 70% 的 RA 患者中）或手/足部 X 线上的侵蚀性改变提示同时存在 RA。如果存在抗核抗体，应注意鉴别系统性红斑狼疮。区分 HCV 相关冷球蛋白血症和狼疮性肾炎表现具有挑战性。

（三）治疗

非甾体抗炎药和羟氯喹可能有帮助，但在病毒性肝炎关节病的情况下，关节炎的常规 DMARD 治疗可能存在问题。更有效的抗病毒治疗的出现及与生物制剂的联合可能在治疗与慢性 HCV 感染相关的关节炎中有效。患有严重 HCV 相关混合性冷球蛋白血症的患者可联合使用抗病毒药物、利妥昔单抗、糖皮质激素和血浆置换进行治疗。

（四）预后

HCV 相关关节炎的预后良好。根据最近对大量 HCV 相关冷球蛋白血症患者的研究，半数患者出现轻度疾病活动，而 1/3 的患者出现中度或重度病程。部分患者可合并非霍奇金淋巴瘤。

九、细小病毒 B19

细小病毒 B19 是唯一已知的感染人类的细小病毒。它是传染性红斑（又称第五病）的病因，这是一种自限性发热性疾病，与儿童时期的典型皮疹（面颊部红肿性红斑）有关。这种感染可引起关节痛或关节炎。在儿童和成人中，细小病毒 B19 感染也可表现为伴有结缔组织病样综合征的非特异性发热性疾病。

（一）症状与体征

该综合征表现为皮疹、关节痛 / 关节炎、实验室检查异常和其他结缔组织疾病样症状。在成人和儿童中，细小病毒感染有时与 SLE 相似。约 8% 的儿童和 60% 的成人患者出现关节症状。关节痛或关节炎可伴随皮疹或在皮疹后出现。关节病在女性（59%）中比在男性（30%）中更常见，许多成年人仅有关节炎而没有其他前驱或并发的症状。成人的典型类型是急性发作的对称性多关节炎，最常受累的是近端指间关节和掌指关节。因此，它可以很好地模拟 RA。它也可能与严重的再生障碍性贫血有关。

（二）实验室诊断

细小病毒 B19 的潜伏期为 7～18 天，病毒血症状态持续 5～6 天。急性细小病毒感染的诊断是通过发现循环中的细小病毒 IgM 抗体来进行的。IgG 抗体是既往感染的证据，并且可以在相当大比例的正常人群中发现。在其他方面，大多数患者的实验室检查结果正常。红细胞沉降率和 CRP 偶有升高。白细胞计数保持正常，但在某些病例的急性期可能存在类风湿因子和抗核抗体阳性，尽管可能是一过性的。

（三）鉴别诊断

其他可表现为累及小关节的急性对称性多关节炎（伴或不伴皮疹）的疾病应包括在鉴别诊断中。这些疾病包括 RA、SLE、其他病毒相关关节炎（HCV、HBV、HIV 和风疹）和血清病。

（四）治疗

伴有关节痛 / 关节炎的急性细小病毒感染的治疗主要是对症支持治疗，使用非甾体抗炎药，如萘普生，儿童剂量为 10～20mg/kg，成人剂量为 500mg，每天 2 次，通常可有效缓解症状。

（五）并发症

红病毒（细小病毒 B19）相关性关节炎是一种非侵蚀性关节病。不会出现长期并发症。

（六）预后

对于红病毒（细小病毒 B19）相关关节病的病例，预后良好，无长期后遗症。

十、人类嗜 T 淋巴细胞病毒 I 型

人类嗜 T 淋巴细胞病毒 I 型（human T-lymphotropic virus type I，HTLV-1）是一种反转录病毒，据血清流行率研究估计，全世界感染了 1000 万～2000 万人。然而，HTLV-1 仅在约 5% 的感染个体中与疾病相关。两种最常见的疾病关联是成人 T 细胞白血病淋巴瘤（adult T-cell leukaemia lymphoma，ATL）和 HTLV-1 相关脊髓病（HTLV-I-associated myelopathy，HAM），也称为热带痉挛性下肢轻瘫（tropical spastic paraparesis，TSP）。

（一）症状与体征

HTLV-1 相关关节炎的临床表现与 RA 难以区分。最常累及的部位是手关节和膝关节。双侧对称性外周多关节炎是主要类型。事实上，有人认为 HTLV-1 感染可以作为 RA 的触发因素。发热、肌痛和皮损也很常见。

（二）实验室诊断

HTLV-1 阳性关节炎患者的滑液和组织中含有非典型 T 淋巴细胞、高滴度的抗 HTLV-1 IgM 抗体和整合的 HTLV-1 病毒 DNA。在这些患者中还观察到类风湿因子和抗核抗体阳性。

（三）治疗

目前对 HTLV-1 相关关节炎的理想治疗方法知之甚少。常使用糖皮质激素。如果使用免疫抑制药，如抗 TNF 治疗，成人 T 细胞白血病 / 淋巴瘤（adult T-cell leukemia/lymphoma，ATLL）的疾病发展令人担忧。病例报道研究提示在这些患者中使用利妥昔单抗和依那西普效果良好，但需要进一步在临床试验中验证。

（四）预后

HTLV-1 或 HTLV-2 的感染是终身的，但绝大多数感染个体持续无症状，没有进展为任何疾病。HTLV 感染导致的死亡率和发病率主要与 HTLV-1 引起的疾病（即 ATL 或 HAM/TSP）有关。ATL 的预后特别差，中位生存期为 2 年。

参考文献

Aboulafia DM, Bundow D, Wilske K, Ochs UI. Etanercept for the treatment of human immunodeficiency virus associated arthritis. *Mayo Clin Proc*. 2000;75:1093–1098. [PMID: 11040859].

Adizie T, Adebajo AO. Travel- and immigration-related problems in rheumatology. *Best Pract Res Clin Rheumatol*. 2014;28(6):973–985. [PMID: 26096097].

Amissah-Arthur MB, Poller B, Tunbridge A, Adebajo A. Musculoskeletal manifestations of Ebola virus. *Rheumatology (Oxford)*. 2018;57(1):28–31. [PMID: 28379487].

Barber B, Denholm JT, Spelman D. Ross river virus. *Aust Fam Physician*. 2009;38(8):586–589. [PMID: 19893779].

Bonnet F, Pineau JJ, Taupin JL, et al. Prevalence of cryoglobulinemia and serological markers of autoimmunity in human immunodeficiency virus infected individuals: a cross-sectional study of 97 patients. *J Rheumatol*. 2003;30(9):2005–2010. [PMID: 12966606].

Caglioti C. Chikungunya virus infection: an overview. *New Microbiol*. 2013;36(3):211–227. [PMID: 23912863].

Cepeda EJ, Williams FM, Ishimori ML, Weisman MH, Reveille JD. The use of anti-tumour necrosis factor therapy in HIV-positive individuals with rheumatic disease. *Ann Rheum Dis*. 2008;67:710–712. [PMID: 18079191].

Chaaithanya IK, Muruganandam N, Raghuraj U, et al. Chronic inflammatory arthritis with persisting bony erosions in patients following chikungunya infection. *Indian J Med Res*. 2014;140(1):142–145. [PMID: 25222790].

Chopra A, Saluja M, Venugopalan A. Effectiveness of chloroquine and inflammatory cytokine response in patients with early persistent musculoskeletal pain and arthritis following chikungunya virus infection. *Arthritis Rheum*. 2014;66(2): 319–326. [PMID: 24504804].

Cleghorn FR, Manns A, Falk R, et al. Effect of human T-lymphotropic virus type I infection on non-Hodgkin's lymphoma incidence. *J Natl Cancer Inst*. 1995;87(13):1009. [PMID: 7629870].

Dammacco F, Sansonno D. Therapy for hepatitis C virus-related cryoglobulinemic vasculitis. *N Engl J Med*. 2013;369(11):1035– 1045. [PMID: 24024840].

Etard J, Sow M, Leroy S, et al. Multidisciplinary assessment of post- Ebola sequelae in Guinea (Postebogui): an observational cohort study. *Lancet Infect Dis*. 2017;17(5):545–552. [PMID: 28094208].

Fauci AS, Morens DM. Zika virus in the Americas—yet another arbovirus threat. *N Engl J Med*. 2016;374(7):601. [PMID: 26761185].

Ferri C, Sebastiani M, Giuggioli D, et al. Mixed cryoglobulinemia: demographic, clinical, and serologic features and survival in 231 patients. *Semin Arthritis Rheum*. 2004;33(6):355. [PMID: 15190522].

Frenzel L, Moura B, Marcais A, et al. HTLV-1–associated arthropathy treated with anti-TNF-alpha agent. *Joint Bone Spine*. 2014;81(4):360–361. [PMID: 24289962].

Ganem D, Prince AM. Hepatitis B virus infection—natural history and clinical consequences. *N Engl J Med*. 2004;350(11):1118. [PMID: 15014185].

Hsu HH, Feinstone SM, Houfnagle JH. Acute viral hepatitis. In: Mandell GL, Bennett JE, Dolin R, eds. *Mandell, Douglas, and Bennett's Principles and Practices of Infectious Diseases*. 4th ed. New York: Churchill Livingstone; 1995:1100..

Kole AK, Roy R, Kole D. Musculoskeletal and rheumatological disorders in HIV infection: experience in a tertiary referral center. *Indian J Sex Transm Dis AIDS*. 2013;34(2):107–112. [PMID: 24339461].

Lawson E, Walker-Bone K. The changing spectrum of rheumatic disease in HIV infection. *Br Med Bull*. 2012;103(1):203–221. [PMID: 22879627].

Lunel F, Musset L, Cacoub P, et al. Cryoglobulinemia in chronic liver diseases: role of hepatitis C virus and liver damage. *Gastroenterology*. 1994;106(5):1291. [PMID: 7513667].

Mody G, Parke F. Articular manifestations of human immunodeficiency virus infection. *Best Pract Res Clin Rheumatol*. 2003;17(2):265–287. [PMID: 12787525].

Moore TL. Parvovirus-associated arthritis. *Curr Opin Rheumatol*. 2000;12(4):289. [PMID: 10910181].

Mylonas A, Harley D, Purdie D, et al. Corticosteroid therapy in an alphaviral arthritis. *J Clin Rheumatol*. 2004;10:326–330. [PMID: 17043541].

Nesher G, Osborn TG, Moore TL, et al. Parvovirus infection mimicking systemic lupus erythematosus. *Semin Arthritis Rheum*. 1995;24(5):297. [PMID: 7604297].

Nguyen BY, Reveille JD. Rheumatic manifestations associated with HIV in the highly active antiretroviral therapy era. *Curr Opin Rheumatol*. 2009;21(4):404. [PMID: 19444116].

Plate A-M, Boyle B. Musculoskeletal Manifestations of HIV. *AIDS Read*. 2003;13(2):62. [PMID: 12645490].

Pawlotsky JM, Roudot-Thoraval F, Simmonds P, et al. Extrahepatic immunologic manifestations in chronic hepatitis C and hepatitis C virus serotypes. *Ann Intern Med*. 1995;122(3):169. [PMID: 7810933].

Pereira BJ, Levey AS. Hepatitis C virus infection in dialysis and renal transplantation. *Kidney Int*. 1997;51(4):981. [PMID: 9083262].

Reveille JD. The changing spectrum of rheumatic disease in human immunodeficiency virus infection. *Semin Arthritis Rheum*. 2000;30(3):147. [PMID: 11224280].

Rivera J, García-Monforte A, Pineda A, et al. Arthritis in patients with chronic hepatitis C virus infection. *J Rheumatol*. 1999;26(2):420. [PMID: 9972979].

Roimicher L, Ferreira OC Jr, Arruda MB, Tanuri A. Zika virus in the joint of a patient with rheumatoid arthritis. *J Rheumatol*. 2017;44(4):535. [PMID: 28604348].

Sharp T. Differentiating chikungunya from dengue: a clinical challenge. Centers for Disease Control and Prevention (CDC) Expert commentary. *Medscape*. Sep 15, 2014. http://www .medscape.com/viewarticle/831523..

Sunderalingam V. Dengue viral myositis complicated with rhabdomyolysis and superinfection of methicillin-resistant *Staphylococcus aureus*. *Case Rep Infect Dis*. 2013;2013:194–205. [PMID: 23476836]

Talib S. Dengue fever triggering systemic lupus erythematosus and lupus nephritis: a case report. *Int Med Case Rep J*. 2013;6:71–75. [PMID: 24204176].

Tan CSH, Teoh SC, Chan DP, Wong IB, Lim TH. Dengue retinopathy manifesting with bilateral vasculitis and macular oedema. *Eye (Lond)*. 2007;21(6):875–877. [PMID: 17332768].

Tarr G, Makda M, Musenge E, Tikly M. Effect of human immunodeficiency virus infection on disease activity in rheumatoid arthritis: a retrospective study in South Africans. *J Rheumatol*. 2014;41(8):1645–1649. [PMID: 25028384].

Terada Y, Kamoi K, Ohno-Matsui K, et al. Treatment of rheumatoid arthritis with biologics may exacerbate HTLV- 1–associated conditions: a case report. *Medicine (Baltimore)*. 2017;96(6):e6021. [PMID: 28178142].

Weeratunge NC, Roldan J, Anstead GM. Jaccoud arthropathy: a rarityin the spectrum of HIV-associated arthropathy. *Am J Med*. 2004;328:351–353. [PMID: 15599332].

Winchester R, Bernstein D, Fischer H, Enlow R, Solomon G. The co-occurrence of Reiter's syndrome and acquired immunodeficiency. *Ann Intern Med*. 1987;106:19–26. [PMID: 3789575].

第七篇　其他单器官或多器官炎症性疾病
Other Single- or Multi-Organ Inflammatory Diseases

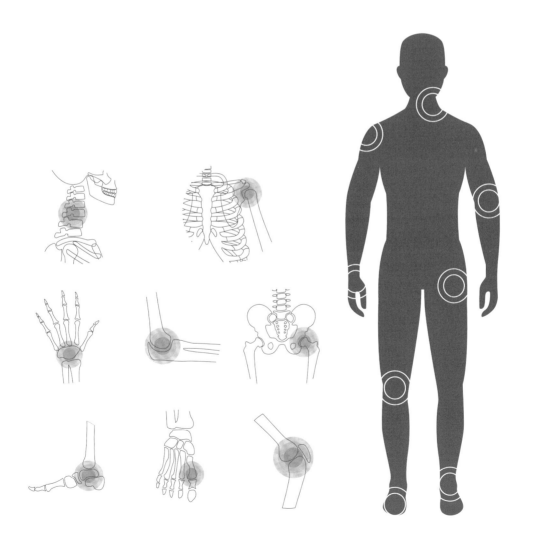

第 45 章　Whipple 病

Whipple Disease

Gaye Cunnane　著

380

诊断要点

- 由 Whipple 养障体引起的罕见疾病（1/100 万）。
- 主要累及中年 / 老年男性。
- 大关节炎是最常见的表现，比全身症状提前多年出现。
- 四个主要症状是关节炎、体重减轻、腹痛和腹泻。
- 眼肌痉挛是一种特征性的晚期表现。
- 特征性高碘酸 – 希夫阳性的细胞内包涵体和相关组织或体液的聚合酶链反应（PCR）鉴定出 Whipple 养障体可进行诊断。
- 所有确诊为 Whipple 病的患者，即使没有神经症状，也应在脑脊液中进行 Whipple 养障体的 PCR 检测。
- 需要长期抗生素治疗（＞1 年）。

1907 年，George H.Whipple 首次描述了 Whipple 病，这是一种由 Whipple 养障体（Tropheryma whipplei，TW）感染引起的慢性多系统疾病，他在尸检中发现一名 36 岁男性患者的肠道中泡沫巨噬细胞的空泡内存在杆状生物体。40 多年后，这些细胞被发现过碘酸 – 希夫（periodic acid Schiff，PAS）染色呈阳性。1961 年，电镜显示这些组织中存在细菌成分。1992 年，借助聚合酶链反应（PCR）根据扩增的特定基因片段，鉴定为芽孢杆菌。2000 年，体外成功培养了微生物 T whipplei，从而促进了这种潜在致命性疾病的发病机制、诊断和治疗的研究。

Whipple 病很罕见，估计发病率为 1/100 万。它最常发生在职业性接触土壤、动物或污水的中年白种人男性身上。通常认为 Whipple 病有两个阶段。在初期阶段，症状与体征是非特异性的，以疲劳和关节疼痛为特征，伴或不伴滑膜炎。随后，腹痛、腹泻、体重减轻和神经或精神症状可能占主导地位。尽管这些阶段之间的平均间隔为 6～8 年，但对疑诊的炎症性关节炎开始免疫抑制治疗可能会使病原增殖，导致更多的急性症状，从而加快明确诊断。

T Whipplei 是普遍存在的病原体，在广泛的环境中均可找到。它也从健康个体的唾液、牙菌斑、血液、粪便和十二指肠样本中分离出来，尽管尚不清楚这是否意味着环境污染、临床前感染或无关紧要的共生微生物的存在。在高达 70% 的健康人群中可检测到抗 T whipplei 的 IgG 抗体。因此，并不是每个受到感染的人都会出现临床症状。虽然宿主因素似乎在疾病表现中起作用，但特异性的基因关联目前尚未被发现。

在受 T whipplei 感染的组织中几乎没有炎症反应。即使大量杆菌在受累组织中积聚，该病原体并不会引起局部细胞毒性反应。这些观察结果表明，宿主免疫反应的异常可能会导致疾病的临床表现。

Whipple 病的诊断需要有 T Whipple 感染的证据。建议对十二指肠和空肠的多个部位进行活检，以避免取样误差；组织应进行 PAS 染色，PAS 染色在未经治疗的 Whipple 病患者中阳性率约为 78%。PCR 分析可用以确认结果。如果活检阴性，则应检查其他有症状的区域，如滑液、胸腔积液或淋巴结。对所有确诊病例，即使没有神经系统症状，也应进行脑脊液检查，因为检查结果将可能改变治疗方案和预后。

一、临床表现

由于 Whipple 病的系统性、临床表现多样性和疾病的慢性化，临床医生应该高度警惕，早期诊断，以避免永久性或危及生命的后遗症。约 15% 的 Whipple 病患者具有非典型体征。然而，在不寻常的血清阴性关节病的背景下，出现伴或不伴神经学特征的胃肠道症状时，应进行适当的检查。理想情况下，应在出现不明原因的间歇性大关节少关节炎或多关节炎的前驱期明确诊断，但非常困难，因为很少有临床医生在此时考虑到 Whipple 病。

（一）症状与体征

1. 关节表现

高达 90% 的 Whipple 病患者出现关节症状，并且可能是首发症状。关节受累的特征是间歇性、游走性少关节炎，主要影响大关节，如膝、腕和踝关节。髋、肘和肩关节较少出现症状，很少有小关节症状。发作通常持续数小时至数天，并在 2 次发作之间可自行缓解。在被诊断为 Whipple 病之前，关节不适通常会持续 6～8 年。

慢性多关节炎不太常见，但也有报道与 Whipple 病相关。它往往表现出关节炎的特征，伴有长时间的晨僵。关节损害罕见，但有报道出现腕关节、踝关节和脊柱强直。此外，在 Whipple 病患者中可观察到骶髂关节炎和肥大性骨关节病的放射学改变。

2. 胃肠道表现

这些表现往往在病程后期出现，伴有严重的体重减轻、腹部绞痛和腹泻。在晚期病例中，存在慢性吸收不良的表现，伴有水肿、腹水和肌肉萎缩。然而，10%～15% 的患者在诊断时没有胃肠道症状。在上消化道内镜检查过程中，可观察到伴有浅黄色黏膜的糜烂性改变。

3. 皮肤表现

多种皮肤异常被认为与 Whipple 病有关。其中最常见的是色素沉着过度（黑皮病），超过 40% 的患者在疾病的后期阶段出现该症状。其他特征性皮肤表现包括皮下结节、结节性红斑样损害和炎症性皮疹，可能与皮肤狼疮、皮肌炎、银屑病或湿疹相似。荨麻疹和血管炎皮疹也有报道。严重营养不良的后果还可能影响皮肤，导致瘀点、紫癜和水肿。

4. 中枢神经系统和眼部表现

神经系统受累是常见的，特别是在病程长的患者中，高达 90% 者出现相关症状。Whipple 病引起广泛的症状，包括认知障碍、抑郁、头痛、癫痫发作、局灶性神经功能缺损和共济失调。Whipple 病的特征性体征是眼肌痉挛（oculomasticatory myorhythmia，OMM），即患者在说话或进食时出现不自主眨眼。

几乎所有的 OMM 病例都伴有核上性眼肌麻痹、面部无力和认知缺陷。1/3 的患者出现下丘脑受累症状，如失眠、多饮和食欲亢进。眼部体征是非特异性的，包括葡萄膜炎、视神经炎和视网膜炎。

5. 心脏表现

超过 50% 的 Whipple 病患者有心脏受累。心包炎是最常见的表现，约累及 50% 的患者。心肌炎可表现为不明原因的心力衰竭或猝死。血培养阴性的心内膜炎也被报道，通常发生于有关节疼痛病史的中年男性。无发热和既往心脏瓣膜病史导致诊断延迟。

6. 其他表现

淀粉样变性引起的肾病、肝脾大、腹腔内淋巴结病、胸腔积液、肺浸润和附睾炎均有报道。

（二）实验室检查结果

1. 常规实验室检查

Whipple 病患者常表现出白细胞增多，以中性粒细胞升高为主，偶见嗜酸性粒细胞增多。可出现慢性病性或营养不良性贫血，表现为正色素性或大细胞性贫血。铁蛋白水平可能因炎症而升高。急性期反应物通常明显升高，红细胞沉降率通常 > 100mm/h。吸收不良的表现可能包括低白蛋白血症、凝血异常、维生素 B_{12} 和叶酸水平低。类风湿因子和抗核抗体的血清学检测通常阴性。皮质醇、生长激素、褪黑素和促甲状腺激素（thyroid-stimulating hormone，TSH）正常昼夜节律的丧失提示可能存在下丘脑功能障碍。

2. 体液和组织检查

建议进行液体抽吸或组织活检，以确诊 Whipple 病。如果初步检测结果为阴性，则进一步进行其他部位活检。即使没有神经系统症状的患者也应进行脑脊液检查，因为 PCR 阳性结果会影响治疗和预后。

在组织学检查中，除了偶见的非干酪性肉芽肿外，还可以见到轻度的炎性浸润。Whipple 病的特征性组织学特征是 PAS 阳性巨噬细胞的存在。分枝杆菌、组织胞浆菌和放线菌感染的组织中可能出现假阳性结果。使用针对 *T whipplei* 的特异性抗体的免疫组织化学比 PAS 染色更敏感，可用于帮助识别感染。可以使用 PCR 进行额外的确认。*T whipplei* 也可以从受累组织中培养出来。

目前的诊断建议要求组织 PAS 染色、抗 *T Whipplei* 免疫组织化学染色或 PCR 检测 *T Whipplei* 的三个结果中有两个阳性。

（三）影像学表现

有症状的关节在 X 线上通常是正常的。然而，有报道观察到明显的关节损伤，伴有软骨下囊变和关节强直。在 HLA-B27 阴性的 Whipple 病患者中，有报道出现骶髂关节炎和脊柱韧带骨赘。Whipple 病中罕见合并肥大性骨关节病。

慢性炎症和吸收不良常导致骨量减少和骨质疏松。诊断为 Whipple 病的患者应进行双能 X 线扫描。

胸部和骨盆 CT 可显示淋巴结病，尤其是肠系膜区域。纵隔淋巴结病也有报道。在中枢神经系统受累的患者中，在 CT 或 MRI 上可观察到脑或脊髓中的单个或多个增强病变。

二、鉴别诊断

诊断大关节炎性关节炎的鉴别包括血清阴性脊柱关节病、结节病、晶体性关节炎和莱姆病等，每一种关节炎都有其独有的特征。当这些疾病的临床表现不典型时，Whipple 病应作为鉴别诊断的一部分。

胃肠道症状和体重减轻通常需鉴别恶性肿瘤、乳糜泻和炎症性肠病。几种内分泌疾病也可能模拟 Whipple 病的表现，包括艾迪生病和甲状腺功能亢进。神经系统受累需鉴别中枢神经系统肿瘤、血管炎、多发性硬化、动脉粥样硬化性疾病和痴呆。精神疾病（如抑郁症）很常见。OMM 是 Whipple 病的特征性表现。

在鉴别诊断 Whipple 病时应考虑几种感染性疾病。结核病可导致体重减轻和淋巴结病，即使没有明显肺部受累。虽然鸟分枝杆菌在组织学检查中表现为 PAS 阳性染色，但针对 T Whipplei 的 PCR 结果是阴性的。除了神经和心脏症状外，莱姆病可出现下肢滑膜炎。不明原因的多系统疾病患者应考虑 HIV 感染。

三、治疗

（一）抗生素

为了根除感染，需要长疗程的抗生素治疗。对于确诊或疑似神经系统受累的患者，建议静脉使用头孢曲松 2g/d 或美罗培南 1g，每天 3 次，治疗 2 周，以达到较高的脑脊液药物浓度。此后，应口服复方新诺明（甲氧苄啶 160mg 和磺胺甲噁唑 800mg），每天 2 次治疗至少 1 年。除此以外，多西环素 100mg 每天 2 次和羟氯喹 600mg/d 也可作为维持治疗。在没有神经系统疾病的情况下，可以不行静脉治疗，但考虑到与神经系统感染相关的不良预后，通常提倡完整疗程。

（二）糖皮质激素

糖皮质激素可用于减少中枢神经系统受累的损害，并有助于减少在存在大量细菌负荷的情况下治疗后出现的持续发热，即免疫重建综合征。

四、预后

在抗生素发现之前，Whipple 病是致命的疾病。早期识别和治疗可大大改善预后。对于没有中枢神经系统受累的患者，治疗开始后症状可迅速改善。腹泻通常在 1 周内缓解，而关节症状可能在 1 个月内缓解。神经系统受累患者的预后较难预测，长期的神经功能损害可能是不可逆的。有 25% 中枢神经系统受累患者在诊断后前 4 年内死亡，另有 25% 的患者留有神经系统后遗症。

单独使用四环素的旧治疗方案下有高达 30% 的复发率。以复方新诺明为基础的治疗方案的复发率低得多，仅为 2%。

参考文献

Dolmans RA, Boel CH, Lacle MM, Kusters JG. Clinical manifestations, treatment, and diagnosis of *Tropheryma whipplei* infections. *Clin Microbiol Rev.* 2017;30(2):529. [PMID: 28298472].

El-Abassi R, Soliman MY, Williams F, England JD. Whipple's disease. *J Neurol Sci.* 2017;377:197. [PMID: 28477696].

Glaser C, Rieg S, Wiech T, et al. Whipple's disease mimicking rheumatoid arthritis can cause misdiagnosis and treatment failure. *Orphanet J Rare Dis.* 2017;12(1):99. [PMID: 28545554].

Hujoel IA, Johnson DH, Lebwohl B, et al. *Tropheryma whipplei* infection (Whipple disease) in the USA. *Dig Dis Sci.* 2019;64(1):213. [PMID: 29572616].

第 46 章　结节病
Sarcoidosis

Edward S. Chen　David R. Moller　著

一、概述

（一）流行病学

结节病是一种全球性疾病，在北美和欧洲的患病率为 10/10 万～80/10 万。据报道，斯堪的纳维亚半岛和美国东南沿海地区患病率更高。一项美国中西部城市的研究估计，结节病在黑种人女性的患病率为 2.7%，黑种人男性为 2.1%，白种人女性为 1%，白种人男性为 0.8%。在世界范围内，结节病的发病在女性略占优势，最近的研究表明，较高的体重指数、种族（非裔美国人）与女性发生结节病的风险之间存在关联。虽然所有年龄都可能受到影响，但大多数病例发生在 20—40 岁，第二个发病高峰是 60 岁以上的女性。

（二）遗传学

结节病具有遗传易感性，在 5%～10% 的病例中观察到家族聚集性。美国最近一项关于结节病病因学的多中心研究（A Case-Control Etiologic study of sarcoidosis，ACCESS）表明，一级亲属患病的风险增加了 5 倍。

基因型和结节病风险之间最强的关联是在 6 号染色体上的主要组织相容性复合体位点。最近的两项全基因组连锁分析发现，白种人和黑种人结节病的患病风险均与位于 MHC 内的 *BTNL2* 基因相关。

（三）病因

结节病的病因尚不明确。遗传模式研究表明，结节病的易感性与多基因相关，与环境因素也有重要的相互作用。疾病流行的地理差异和病例的时空聚类分析报道也表明，结节病可能与环境（可能是微生物）暴露有关。大型多中心研究发现，没有证据表明单一主要环境或职业暴露因素与结节病发病风险增加相关。多元回归分析发现，在工作中接触霉菌、霉变物或杀虫剂与结节病的发病呈正相关，OR 约为 1.5。ACCESS 数据显示，在结节病患者中，结节病的发病与吸烟或二手烟呈负相关。

自从第一次描述结节病以来，许多专家推测了潜在的微生物致病因素。最近的研究使用聚合酶链反应将分枝杆菌和丙酸细菌生物与结节病病因学中的潜在作用联系起来。一项 Meta 分析得出结论，26% 的结节病组织含有分枝杆菌核酸，与对照组织相比，结节病中发现分枝杆菌核酸的概率高出 9～19 倍。最近，一种有限的蛋白质组学方法发现分枝杆菌过氧化氢酶 – 过氧化物酶蛋白（mycobacterial catalase-peroxidase protein，mKatG）是一种候选致病性抗原。本研究及美国和欧洲的其他研究表明，结节病患者的一个亚组对 mKatG 和其他分枝杆菌蛋白产生了免疫应答，这个结果支持分枝杆菌作为结节病的病因。在日本，一组结节病患者亚群对痤疮丙酸杆菌有免疫应答。然而，没有研究证明在结节病组织中存在活生物体。这些微生物可能引发结节病的机制尚不清楚。

（四）病理生理学

不论潜在的疾病触发因素如何，结节病都有一定的免疫学特征。在肉芽肿性炎症部位通常有 CD4$^+$T 细胞浸润，而肉芽肿周围通常有较少的 CD8$^+$T 细胞。这些 CD4$^+$T 细胞具有特异性 T 细胞受体基因的表达，这与抗原特异性 T 细胞的寡克隆扩增一致。抗原特异性 T 细胞高度极化为 1 型辅助 T 细胞（T helper 1，Th1），表达 IFN-γ 和 Th1 免疫调节因子、IL-12 和 IL-18。促炎因子如 TNF，IL-1、IL-6 和 Th1 相关趋化因子引起局部肉芽肿反应。虽然在结节病中从未明确发现过 Th2 细胞，但其他 T 细胞可能在发病机制中发挥作用，包括表达 IFN-γ 的 T 细胞（Th17.1）和调节性 T 细胞。Th1 免疫调节细胞因子的表达失调是结节病肉芽肿性炎症发展的核心机制。

二、临床表现

结节病具有巨大的临床异质性。90% 以上的患者有肺部受累，但许多有或无肺部受累的患者均有肺外表现（表 46-1）。

初步诊断评估应包括肺部受累的存在和程度的检查，并筛查常见的胸外表现（表 46-2）。当症状或体征提示肺外受累时，需要进行专门的检查。

（一）症状与体征

1. 急性结节病（Löfgren 综合征）

这种急性结节病综合征的特征是结节性红斑、双侧肺门淋巴结病，常伴多关节炎和葡萄膜炎（图 46-1）。Löfgren 综合征常见于斯堪的纳维亚和爱尔兰女性，但在患有结节病的黑种人患者中发生率不到 5%。急性结节病可不合并结节性红斑，通常伴有剧烈疼痛，暂时致残性关节炎或关节周围炎。

2. 肺结节病

最常见的症状是进行性呼吸短促、干咳和胸部不适（表 46-1）。慢性咳痰和咯血在晚期纤维囊性肺病中更为常见（胸部 X 线Ⅳ期）（图 46-1）。肺结节病通常很少有阳性体征，只有不到 10% 的患者能听到 Velcro 啰音。杵状指罕见。通常在 30%～50% 的患者中观察到对支气管扩张药无反应的气道阻塞。5%～30% 的患者可发现支气管高反应性伴偶有明显喘息。

80% 以上的晚期纤维囊性结节病伴肺纤维化患者可出现肺动脉高压或肺心病。活检中偶尔能发现

表 46-1 结节病的临床特征	
临床上明显的器官系统受累（%）	主要临床表现
肺（70%～90%）	双侧肺门淋巴结病，限制性和阻塞性肺疾病，网状结节浸润，纤维囊性肺病，支气管扩张，足分枝菌病
眼（20%～30%）	前、后葡萄膜炎，视神经炎，脉络膜视网膜炎，结膜结节，青光眼，角结膜炎，泪腺肿大
皮肤（20%～30%）	结节性红斑，冻疮样皮损，皮肤和皮下结节，斑块，脱发，指炎
血液（20%～30%）	外周淋巴结病，脾大，脾功能亢进，贫血，淋巴细胞减少，血小板减少，高丙种球蛋白血症
肌肉骨骼 / 关节（10%～20%）	关节痛，骨囊肿，肌病，足跟痛，跟腱炎，骶髂关节炎
肝（10%～20%）	肝大，瘙痒，黄疸，肝硬化
唾液腺和腮腺（10%）	干燥综合征、Heerfordt 综合征
神经系统（5%～15%）	脑神经病，无菌性脑膜炎，占位性脑病变，脑积水，脊髓病，多发性神经病，多发性单神经炎
鼻窦和上呼吸道（5%～10%）	慢性鼻窦炎，鼻塞，鞍鼻畸形，声音嘶哑，喉或气管阻塞
心脏（5%～10%）	心律失常，心脏传导阻滞，心肌病，猝死
胃肠道（<10%）	腹痛，胃肠道动力异常，胰腺炎
内分泌（<10%）	高钙血症，垂体功能低下，尿崩症，附睾炎，睾丸肿块
肾（<10%）	间质性肾炎，肾小球肾炎，肾结石，高钙尿症，肾钙盐沉着症

肺动脉和肺静脉的肉芽肿性血管炎症，很少有肺间质性病变的表现。与肺功能检查结果不相符的呼吸困难提示肺动脉高压的可能。引起肺动脉高压的其他原因还包括睡眠呼吸障碍、慢性低氧血症或慢性血栓栓塞性疾病。晚期肺病患者的严重肺动脉高压与等待肺移植期间较高的死亡率相关。

3. 眼部表现

葡萄膜炎是结节病最常见的眼部病变，可能是

表 46–2 结节病初步评估的推荐检查

- 胸部 X 线或 CT
- 肺功能测试
  - 肺活量测定（如果怀疑上气道阻塞，可使用呼吸气流量曲线）
  - 弥散能力
  - 肺容量
- 眼科检查
- 血液检查
  - 综合代谢组（肝功能、肾功能、血清钙水平）
  - 全血细胞分类及计数
- 心电图
- 通过纯化蛋白衍生物皮肤试验或 γ 干扰素释放试验（IGRA）筛查结核病对于有特定肺外症状的患者中可能需要额外的器官特异性检查
  - 心脏：超声心动图、动态心电图、心脏 MRI、心脏 PET
  - 神经：增强 MRI、神经传导检查、腰椎穿刺

本病最初的表现。葡萄膜炎常累及前房。血清阴性脊柱关节病相关的葡萄膜炎常为单侧，而结节病常发生双侧病变。结节病是少数可引起全葡萄膜炎的疾病之一，白塞综合征也是；同时存在前、中、后葡萄膜炎。后葡萄膜炎可能是无症状的，因此所有结节病患者在诊断时都应筛查该疾病的并发症，并且应定期进行眼科随访。在结节病患者中慢性葡萄膜炎发生率高达 20%，在黑种人中更为常见。

肉芽肿性结膜炎的表现是结膜呈颗粒状或鹅卵石样外观。结膜结节也是一种常见的表现。视神经炎或视网膜炎比较突出的表现是失明，如果早期治疗，通常对糖皮质激素有良好的反应。结节病患者常见的眼部表现将在第 49 章中进一步讨论。

4.慢性皮肤结节病

结节病通常累及皮肤（20%～30%），可能很严重，尤其是黑种人患者。结节病累计皮肤的表现为皮肤结节、斑块和皮下结节，通常位于发际线、眼睑、耳、鼻、口，以及手臂和腿的伸肌面。在面部皮肤结节病的表现中，冻疮样皮损很可能会导致毁容，与覆盖鼻部（图 46-2）、鼻翼、颧部和眶周的紫色斑块和结节有关。比较奇怪的是，结节病更容易

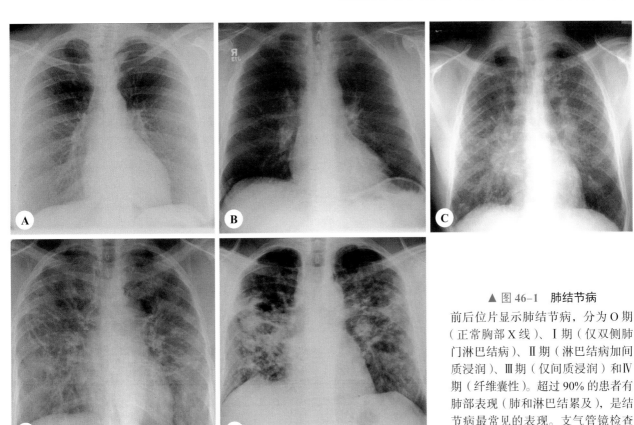

▲ 图 46-1 肺结节病

前后位片显示肺结节病，分为 O 期（正常胸部 X 线）、I 期（仅双侧肺门淋巴结病）、II 期（淋巴结病加间质浸润）、III 期（仅间质浸润）和 IV 期（纤维囊性）。超过 90% 的患者有肺部表现（肺和淋巴结累及），是结节病最常见的表现。支气管镜检查仍然是确诊结节病最常用的方法

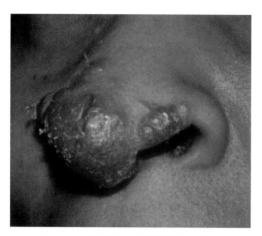

▲ 图 46-2　冻疮样（此图彩色版本见书末）

在结节病中的皮疹，其典型特征是紫色斑块和结节，可累及鼻部、鼻翼、颧部、鼻唇沟、眼周、头皮和发际（引自 © Bernard Cohen, MD, Dermatlas; http://www.dermatlas.org.）

发生在纹身处。

5. 血液学表现

20%～30% 的患者中周围淋巴结肿大是结节病的早期表现，但随后通常会自发缓解。持续肿大的淋巴结病发生率低于 10%。脾偶见肿大，发生率低于 5%，常伴肝大和高钙血症。25% 及以上的患者存在多克隆性高丙球蛋白血症。贫血和外周血淋巴细胞减少较为常见，白细胞减少和血小板减少较为罕见。结节病与常见性变异型免疫缺陷症（common variable immunodeficiency，CVID）之间存在临床相关性。如果结节病患者频发感染或低丙球蛋白血症，应怀疑有 CVID。

6. 肌肉骨骼表现

超过 20% 的患者出现全身症状，如发热、乏力和体重减轻，并可能致残。关节痛常见于活动期多系统受累的结节病，但关节 X 线表现通常正常。急性多关节炎常累及踝关节、足部、膝关节和手腕，常见于 Löfgren 综合征患者。虽然这种多关节炎发病时症状严重，但无论是否治疗，这些症状通常在几周到几个月内消失。在慢性结节病患者中，只有不到 5% 的患者会出现持续性关节疾病。最常见的是手和足部的指 / 趾骨（腊肠指）疼痛、肿胀和压痛。

虽然在尸检系列中随机肌肉活检常提示肌肉肉芽肿，伴有乏力和压痛的症状性肌病并不常见。结节病很少有类似炎症性肌病的表现，如严重乏力、血清肌酸激酶和醛缩酶水平升高。

在所有患者中能观察到影像学上的骨骼改变的患者不到 10%，通常是偶然发现的。典型表现为大小不一的囊性和溶骨性病变，并可能伴有骨边缘硬化（图 46-3）。最常见的受累部位包括颅骨、椎骨、手和足。其他影像学检查（CT、钆增强 MRI、骨扫描）对于评估此类病变的活动性或区分其与感染或恶性肿瘤意义不大。

纤维肌痛常发生在结节病患者中，部分原因可能是治疗原发疾病经常需要糖皮质激素。糖皮质激素导致睡眠紊乱，这可能是导致纤维肌痛的生理学依据。纤维肌痛在结节病患者中有相当高的发病率，从结节病患者中识别和区分出纤维肌痛很重要，因为它对免疫抑制治疗没有反应。

7. 胃肠道结节病

仅有 10%～20% 的结节病患者有显著的肝脏受累，而且一般不是该疾病的唯一表现。活动性肝炎可伴有发热、肝大触痛和瘙痒。血清碱性磷酸酶和 γ- 谷氨酰转移酶与转氨酶或胆红素的升高不成比例。结节病肉芽肿性肝炎通常是影响肝、脾和骨髓的一系列器官表现的一部分，常与高钙血症有关，有时被称为"腹部结节病"。血清肝功能检查指标升高常自行恢复或在糖皮质激素治疗后恢复正常。如果严重的持续性肉芽肿性肝炎没有得到治疗，则可能进展为肝硬化。

结节病的症状性胃肠道受累较罕见，需首先排除其他原因，如克罗恩病或溃疡性结肠炎。

8. 神经结节病

5%～10% 的结节病患者合并神经结节病。最常见的表现是单侧或双侧第Ⅶ对神经麻痹的脑神经病变，也称为 Bell 麻痹。舌咽神经、听神经、动眼神经或三叉神经受累较少。麻痹可自行缓解或使用糖皮质激素治疗后缓解，但可在数年后复发。视神经炎可导致视物模糊、视野缺损和失明。其他表现包括实质性肿块、无菌性脑膜炎、梗阻性脑积水和下丘脑垂体功能障碍。癫痫发作、头痛、精神状态改变、精神错乱、尿崩症也可作为结节病的初始表现。脊髓受累罕见，但可发生麻痹、偏瘫和腰腿痛。周围神经病变约占神经结节病病例的 15%，常表现为多发性单神经炎或原发性感觉神经病变。最近，小纤维神经病与结节病的疼痛综合征和自主神经功能障碍有关。在所有病例中，免疫抑制疗法的试验都

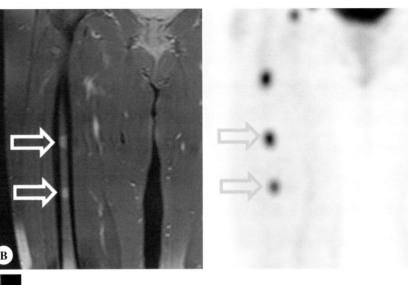

▲ 图 46-3　**A.** 结节病骨受累，手部 **X** 线显示多发"打孔样"病损（箭）；**B 和 C.** 与结节病骨骼表现相符的 **MRI、PET** 及脊柱 **MRI** 表现

经许可转载，引自 William Herring, MD; http://www.learningradiology.com.

将识别出由于活动性炎症引起的可逆性神经功能缺损患者。持续性神经功能缺损患者应慎重考虑进行长期免疫抑制治疗，并转诊到专门的神经康复计划以促进神经功能的恢复。

9. 上呼吸道结节病

这种表现见于 5%～10% 的患者，通常发生于长期患病的患者。严重鼻塞和慢性鼻窦炎通常对减充血剂和局部（鼻内）糖皮质激素无反应。慢性疾病或手术干预可能导致鼻中隔破坏和"马鞍鼻"畸形，但这一发现作为肉芽肿合并多血管炎的并发症更为常见。喉结节病可表现为严重声嘶、喘鸣和继发于上呼吸道阻塞的急性呼吸衰竭。上呼吸道结节病（sarcoidosis of the upper respiratory tract，SURT）常伴发慢性皮肤病变，特别是冻疮样皮损（图 46-2）。

10. 心脏结节病

在美国和欧洲，不到 10% 的患者发生心脏结节病，但尸检系列表明，心脏结节病可能存在多达

25%。在日本，近 50% 的患者会发生心脏结节病。其临床表现可为心律失常、心脏传导阻滞、扩张型心肌病或猝死。心脏内膜活检在 80% 的病例中未能显示肉芽肿性炎症可能是由于采样误差，即炎症受累可能是分布不匀的，通常不累及右心室（活检的典型部位）。通过其他器官活检证实结节病和相容心肌成像检查（如铊或镓扫描、含钆心脏 MRI 或心脏 PET），可以得出心脏结节病的诊断（图 46-4）。

11. 涎腺、腮腺和泪腺结节病

腮腺或泪腺肿大或灼口综合征也可能是结节病的主要临床表现。Heerfordt 综合征，或者称葡萄膜腮腺热，是一种罕见的结节病急性表现，表现为发热，腮腺和泪腺肿大，葡萄膜炎，双侧肺门淋巴结病，经常合并脑神经病变。

12. 结节病的内分泌异常

在神经结节病患者中，下丘脑－垂体轴的紊乱可能导致尿崩症和垂体功能减退的表现。与对照人

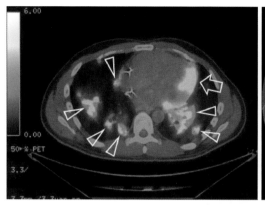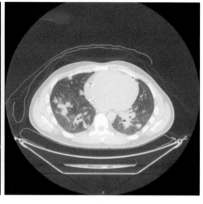

◀ 图 46-4　心脏结节病（此图彩色版本见书末）

心脏 PET/CT 显示患者左心室外侧壁（箭头）FDG 摄取，患者同时合并活动性肺结节病（箭）

群相比，自身免疫性甲状腺疾病和结节病的相关性更高。以肿块为表现的胰腺结节病是一种罕见的表现，必须与癌症和 IgG4 相关疾病区分。

13. 结节病的肾受累

结节病可伴有高钙血症，更常见的是高钙尿症。这些异常是由于组织肉芽肿内的上皮样巨噬细胞将无活性 25-OH 维生素 D_3 转化为活性 1, 25(OH)$_2$ 维生素 D_3 引起的。低血清 25-OH 维生素 D 水平（标准血清维生素 D 检测）通常不代表结节病患者缺乏维生素 D。相反，这一发现是由于 25-OH 维生素 D 向活性 1, 25(OH)$_2$ 维生素 D 的转化增加。补充维生素 D 可能导致未经治疗的结节病患者出现高钙危象。维生素 D 的补充只能基于结节病患者血清中活性 1, 25(OH)$_2$ 维生素 D 的水平。肾钙质沉积可引起结节病患者肾衰竭。肉芽肿很少直接累及肾导致慢性间质性肾炎或膜性肾小球肾炎。

14. 心理社会异常

多达 30%～60% 的结节病患者报告有抑郁症状。一项研究发现，这与女性、较低的社会经济地位、没有医保、疾病严重程度增加有关，但与种族无关。

（二）实验室检查

对所有推测或活检证实结节病的患者，推荐的初步检查包括以下内容。

- 全面的代谢检查可评估肾功能、钙水平和肝功能异常。
- 全血细胞计数通常正常或显示外周血淋巴细胞减少。全血细胞减少虽然罕见，但可能是由脾功能亢进或伴有肉芽肿骨髓浸润引起的。

（三）影像学检查

90% 及以上的结节病患者胸部 X 线异常。这些可根据国际惯例按分期或类型进行分类（图 46-1）。0 期表示胸部 X 线正常，如胸外结节病。Ⅰ 期为双侧肺门淋巴病。Ⅱ 期为双侧肺门淋巴结病加间质浸润。Ⅲ 期仅为间质浸润。Ⅳ 期为纤维囊性肺病。

与肺结节病相关的不常见表现包括大的、边界清晰的结节性浸润、粟粒样病变、散在的斑片状实变伴支气管充气征（称为"肺泡结节病"）或存在足分支菌病。鉴别诊断包括分枝杆菌或真菌感染、恶性肿瘤或肉芽肿合并多血管炎。胸膜积液和气胸在结节病中不常见。

胸部 CT 典型表现为沿着支气管血管分布的网状结节性浸润。偶尔可见磨玻璃样浸润、边界清晰的结节、肿块样浸润、肺泡实变或蜂窝状改变。胸膜积液很少见。

核医学检查（如 ^{67}Ga 扫描和使用 ^{18}F-FDG-PET）已用于检测结节病的活动性炎症部位，可能有助于选择活检部位。FDG-PET 已经在很大程度上取代了镓扫描，因为它辐射暴露较少，并且分辨率更高。使用镓或 PET 扫描的经典发现是在肺门区和右侧气管旁淋巴结（Lambda 征），以及腮腺或泪腺和唾液腺（Panda 征）的摄取。这些征象的组合（Lambda-Panda）提示结节病。

关节 X 线可显示"穿孔"病变，伴囊性改变和明显骨小梁缺失，但无侵蚀性软骨炎的证据。长骨、骨盆、胸骨、颅骨和椎骨的囊性病变很少发生（图 46-3）。

钆增强 MRI 对神经结节病的评估有重要作用，特别是在疑似脑、脑神经或脊髓受累的病例中。

（四）肺功能检测

结节病的肺功能检查可显示多种结果，包括限制性、阻塞性或合并缺陷，并伴有一氧化碳弥散能力降低。在出现广泛的纤维囊性改变之前，静息状态下气体交换通常是正常的，但尽管病情不重，运动仍可能引起氧饱和度降低。

（五）其他检查

结节病的一个公认特征是无反应性，即皮肤对常见抗原的反应受损，引发迟发性超敏反应。这方面的例子是未能建立对纯化蛋白衍生物（purified protein derivative，PPD）测试产生应答。在 30%～70% 的患者中观察到无反应性。对于 PPD 检测结果呈阳性的结节病患者，必须要考虑活动性结核病。

所有新诊断的患者都应进行心电图和有针对性的复查，以确定他们是否有不明原因的心悸、头晕或意识丧失，这可能是心脏结节病的早期征象。当根据症状或心电图异常怀疑心脏结节病时，应同时进行动态心电图监测和心脏影像学检查。二维超声心动图是一种有用的筛查工具，但轻度心脏异常不敏感。与使用镓、铊或氚的传统放射性核素扫描相比，心脏 MRI 或心脏 PET/CT 成像在检测结节病相关心肌异常方面更灵敏（图 46-4）。电生理检查可用于排除常规检查未发现的心律失常。

对于疑似神经结节病的患者，需要进行脑部或脊柱的钆增强 MRI 检查。通过对比 MRI 表现，特征性炎性病变更多发生在脑室周围和软脑膜区。这些表现是非特异性的，可由感染性（结核、真菌）或恶性（淋巴瘤、癌变）疾病引起。正常的扫描结果不能排除神经结节病，特别是脑神经病变、周围神经病变，或已使用糖皮质激素的治疗。

在神经结节病中，脑脊液可表现为淋巴细胞增多或蛋白水平升高，提供中枢神经系统或脊髓炎症的支持证据。神经结节病的疑似诊断通常由非中枢神经系统部位的活检证实，一般为支气管镜或淋巴结活检。很少进行脑或脊髓活检，但对排除感染性或恶性疾病是必不可少的。在疑似周围神经病变或肌病的病例中，通常需要进行肌电图或神经传导检查。

（六）诊断检查

在活检证实肉芽肿性炎症的情况下，确定特定器官受累的程度需要仔细回顾定位症状。对最容易接触到的异常组织部位进行活检，用于确认诊断，排除感染、恶性肿瘤或其他具有相似临床表现的疾病。纤维支气管镜活检因其相对安全、检出率高，

常被用于诊断肺结节病。特别是在支气管超声的引导下，支气管内或经支气管针吸活检可进一步提高检出率。结节病的支气管肺泡灌洗液的典型特征是活化的 $CD4^+$ 肺泡淋巴细胞的比例和数量增加。这反映了肉芽肿形成部位细胞介导免疫反应的增强。然而，这些发现不是结节病特有的，也不能预测临床结局。

在没有组织活检的情况下，如不能完全排除淋巴瘤或其他胸内恶性肿瘤，则应考虑纵隔镜检查或手术肺活检（无论是开放手术还是胸腔镜）。皮肤结节、浅表淋巴结、鼻黏膜、结膜或唾液腺（唇腺活检）的活检有时可以确诊。肝或骨髓活检是非特异性的，只有在排除恶性肿瘤、感染性肉芽肿性或其他器官特异性诊断后，才支持结节病的诊断（例如，即使发现肉芽肿性肝炎，也不能诊断结节病）。在极少数情况下，可能需要对关键器官进行活检以排除恶性肿瘤，如当结节病表现为脑内的肿块病变时。除了在组织胞浆菌病或球孢子菌病流行的地区，Löfgren 综合征通常不需要活检确认结节病。在这种情况下，在开始糖皮质激素治疗前需排除真菌感染。

389

三、诊断

结节病的诊断是基于相符的临床表现，非干酪性肉芽肿的组织学证据，并排除这种病理表现的其他已知原因，如结核病、真菌疾病和慢性铍病。

四、治疗

对以下治疗指征有共识（表 46-3）。
- 持续性、有症状的或进行性的肺部疾病。
- 器官衰竭的先兆，如严重的眼部、中枢神经系统或心脏疾病。
- 持续性高钙血症或肾功能或肝功能障碍。
- 后葡萄膜炎或前葡萄膜炎。
- 肌病。
- 明显脾大或有血小板减少等脾功能亢进的证据。
- 严重乏力，体重减轻。
- 毁容性皮肤病或有症状性的淋巴结肿大。

罹患结节病但无终末器官损害证据（如肺功能检查正常，有或无胸部 X 线异常），呼吸道症状轻微的患者不应治疗。有局限性皮肤疾病但未毁容的患者，可考虑局部病灶内注射糖皮质激素。

表 46-3　基于循证依据，总结了英国 / 澳大利亚 / 新西兰 / 爱尔兰胸科学会的共识指南

- 由于在最初的 2~3 年内缓解率较高，因此对于仅有淋巴结病的无症状患者（Ⅰ期）或有肺浸润的无症状病例（Ⅱ期或Ⅲ期）和病情稳定但轻度肺功能异常的患者，不建议进行治疗
- 口服糖皮质激素是有显著症状，肺外结节病和肺功能异常的患者的一线治疗
- 考虑到糖皮质激素治疗结节病的疗程较长，应使用双膦酸盐来预防骨质疏松
- 吸入糖皮质激素对治疗进行性肺结节病无效；然而，吸入性糖皮质激素可用于控制患者的咳嗽或气道高反应性
- 非糖皮质激素类免疫抑制药在结节病的治疗中作用有限，但当合理剂量的单用糖皮质激素（泼尼松≤10~15mg/d）不能控制疾病或糖皮质激素不良反应无法耐受时，在应考虑使用免疫抑制药
- 甲氨蝶呤是疾病进展患者首选的免疫抑制药。当甲氨蝶呤有禁忌或不耐受时，常使用硫唑嘌呤
- 晚期肺结节病应考虑肺移植

（一）药物

短期内糖皮质激素仍然是结节病治疗的主要药物，因为它能有效逆转非纤维化器官损伤。

1. 糖皮质激素

这类药物是治疗严重进行性肺疾病或肺外结节病的基础用药（表 46-3）。在没有进行前瞻性随机对照试验的情况下，根据临床经验制订了何时开始糖皮质激素治疗和适当给药剂量的指南。关于糖皮质激素改变疾病长期进程的总体有效性存在争议，但临床经验表明，糖皮质激素在几乎所有活动性炎症患者中都能迅速缓解症状并逆转器官功能障碍。糖皮质激素治疗的最佳剂量和持续时间尚未通过严格的临床研究。除了眼部结节病的特殊情况外，局部使用糖皮质激素通常无效。大多数研究发现，吸入糖皮质激素治疗肺结节病无效，只有少数气道阻塞患者对支气管扩张剂有效。

除 Löfgren 综合征外，初始糖皮质激素治疗周期为 6~12 个月。英国胸科学会的一项研究表明，在活动性肺结节病和间质浸润患者中，稳定的低剂量糖皮质激素维持方案比对症性使用糖皮质激素后重复减量方案更能有效地保护肺功能。

对于慢性结节病需要维持治疗的患者，糖皮质

激素治疗往往会导致显著的不良反应，如体重增加、糖尿病和骨质疏松症。因此，当这些不良反应变得无法耐受时，往往会考虑使用糖皮质激素助减药。然而，所有激素助减药都表现出不同的有效性和不良反应，在缺乏循证依据的情况下，需要谨慎给药和监测。

2. 糖皮质激素助减药

（1）羟氯喹：这种药物用于显性皮肤病、鼻黏膜病和窦结节病，但对肺部或全身性疾病不一定有效。据报道，羟氯喹对高钙血症、喉部、骨关节受累有效。在羟氯喹治疗期间，应每 6 个月进行眼科评估。氯喹可能疗效更好，但由于眼毒性的风险较高而很少使用。氯喹用于治疗顽固性黏膜疾病或皮肤病时，给药 6 个月，之后有 6 个月的间歇期，每 3 个月去眼科随访。

（2）米诺环素和多西环素（合成四环素衍生物）：这些药物具有抗炎特性，是无严重表现的结节病（如皮肤结节病）的合理选择，不良反应较小，但临床经验表明，这些药物通常对肺部或非皮肤多器官结节病无效。

（3）细胞毒药物：甲氨蝶呤是一种有效的激素助减药，是细胞毒治疗的首选。研究表明，反应率约为 60%，但观察效果所需的时间可能需要 4~6 个月。硫唑嘌呤和霉酚酸酯是可选的免疫抑制药，已在小部分患者中用于治疗严重肺外结节病和肺结节病。病例系列研究支持若其他激素助减药对患者无效，应考虑使用来氟米特。所有这些药物可能需要 2~3 个月或更长时间的治疗来证明临床有效性。治疗过程中应常规监测肾、肝和骨髓毒性。

（4）生物制剂：实验室研究证实 TNF 在肉芽肿形成中起重要作用。有证据支持某些 TNF 抑制药治疗结节病的有效性。一项大型随机多中心前瞻性研究发现，24 周的英夫利西单抗治疗可改善肺功能。另一项单独研究也显示，英夫利西单抗与非肺部结节病的适度改善有关。人源化 TNF 抑制药阿达木单抗尚未通过对照临床试验的研究，但小规模病例系列研究提示，该疗法对一些皮肤结节病和周围神经病变患者也有益。在小型临床试验中 TNF 受体拮抗药依那西普（Etanercept）未显示出作用，因此不建议用于结节病。所有 TNF 抑制药均与严重感染、潜伏性结核再复发和药物诱导的免疫异常（如药物诱导的狼疮）显著相关。因此，在 TNF 抑制药治疗之前和治疗期间监测相关指标很重要。筛查潜伏性结核病

和病毒性肝炎尤为重要。使用其他生物制剂治疗靶向 B 细胞的结节病(利妥昔单抗)和其他细胞因子[如 IL-12/23(乌司奴单抗)]正在研究中。

(二)手术

在少数晚期器官功能不全的患者中进行过成功的肺移植、心肺移植和肝移植。在一些肺和心脏移植患者的移植器官中可能会出现非干酪性肉芽肿,但似乎对总生存率没有显著影响。

五、预后

虽然结节病可累及身体的任何部位,但重要器官系统累及的程度通常出现在诊断后的前 2 年内。ACCESS 研究发现,在 2 年的随访中,只有不到 25% 的患者出现了新的器官系统受累。

50%~70% 的患者通常在诊断后的前 2~3 年内实现缓解。急性结节病(Löfgren 综合征)的缓解率 >70%。建议在判断缓解后对患者进行数年监测,以确保器官功能的稳定。肺纤维囊性结节病、冻疮样皮损或鼻腔或鼻窦结节病、神经结节病、心脏结节病,或者多系统疾病超过 2~3 年的患者,如果不接受适当的治疗,通常会出现持续的进展性疾病。除了眼部、神经系统、周围淋巴结或皮肤受累的患者外,结节病的病情很少波动。

目前还没有已知的生物标记物可以有助于治疗决策和预测疾病预后。临床上活动性疾病患者的血清血管紧张素转换酶水平升高 30%~80%。该检测的阳性和阴性预测值均 <70%~80%,血清血管紧张素转换酶水平不能预测临床病程。大多数临床医生认为,这项检测在结节病的诊断和治疗中实用性有限。

结节病死亡的主要原因包括呼吸衰竭和肺心病、大咯血、心脏结节病、神经结节病或慢性肾衰竭引起的尿毒症。美国和英国的几个研究中心认为种族是一个重要的预后指标。美国黑种人和加勒比黑种人患者更有可能患有慢性持续性疾病,发病率和死亡率也有增加。医院的统计数据表明,结节病患者死亡率为 1%~5%。

六、何时转诊

在以下情况下,应考虑将患者转诊给结节病专科。

- 不确定诊断或临床过程。
- 不确定是否需要治疗。
- 对治疗反应不佳。
- 严重的肺外受累,如心脏、神经、皮肤或鼻窦受累。
- 不确定是否使用糖皮质激素或免疫抑制药。

参考文献

Adler BL, Wang CJ, Bui TL, Schilperoort HM, Armstrong AW. Anti-tumor necrosis factor agents in sarcoidosis: a systematic review of efficacy and safety. *Semin Arthritis Rheum.* 2019;48(6): 1093–1104. doi: 10.1016/j.semarthrit.2018.10.005. [Epub Oct 6, 2018] [PMID: 30446173].

Brandão Guimarães J, Nico MA, Omond AG, et al. Radiologic manifestations of musculoskeletal sarcoidosis. *Curr Rheumatol Rep.* 2019;21(3):7. [PMID: 30762131].

Stern BJ, Royal W 3rd, Gelfand JM, et al. Definition and Consensus Diagnostic Criteria for Neurosarcoidosis: From the Neurosarcoidosis Consortium Consensus Group. *JAMA Neurol.* 2018;75(12):1546–1553. [PMID: 30167654].

Kumar M, Herrera JL. Sarcoidosis and the liver. *Clin Liver Dis.* 2019;23(2):331–343. [PMID: 30947880].

Moller DR, Rybicki BA, Hamzeh NY, et al. Genetic, immunologic, and environmental basis of sarcoidosis. *Ann Am Thorac Soc.* 2017;14:S429–S436. [PMID: 29073364].

Okasha O, Kazmirczak F, Chen KA, Farzaneh-Far A, Shenoy C. Myocardial involvement in patients with histologically diagnosed cardiac sarcoidosis: a systematic review and meta-analysis of gross pathological images from autopsy or cardiac transplantation cases. *J Am Heart Assoc.* 2019;8(10):e011253. [PMID: 31070111].

Patterson KC, Chen ES. The pathogenesis of pulmonary sarcoidosis and implications for treatment. *Chest.* 2018;153(6):1432–1442. [PMID: 29224832].

Sauer WH, Stern BJ, Baughman RP, Culver DA, Royal W. High-risk sarcoidosis. Current concepts and research imperatives. *Ann Am Thorac Soc.* 2017;14:S437–S444. [PMID: 29073361].

Shlobin OA, Baughman RP. Sarcoidosis-associated pulmonary hypertension. *Semin Respir Crit Care Med.* 2017;38:450–462. [PMID: 28750460].

Tavee JO, Karwa K, Ahmed Z, Thompson N, Parambil J, Culver DA. Sarcoidosis-associated small fiber neuropathy in a large cohort: clinical aspects and response to IVIG and anti-TNF alpha treatment. *Respir Med.* 2017;126:135–138. [PMID: 28318820].

Voortman M, Drent M, Baughman RP. Management of neurosarcoidosis: a clinical challenge. *Curr Opin Neurol.* 2019;32(3):475–483. [PMID: 30865007].

第47章 复发性多软骨炎
Relapsing Polychondritis

Naomi Serling-Boyd　John H. Stone　著

- 耳软骨炎（不累及耳垂）。
- 其他软骨部位（鼻、关节、气管、胸廓和气道）和富含蛋白聚糖的组织（如眼和心脏瓣膜）的炎症。
- 通常与系统性血管炎、结缔组织病或骨髓增生异常综合征等潜在疾病有关。

复发性多软骨炎（relapsing polychondritis，RP）是一种免疫介导的疾病，与耳、鼻、关节、喉和气管等软骨结构的炎症有关。全身的非软骨结缔组织也会受到影响，如眼睛、心脏、主动脉、内耳和皮肤。据估计，RP的患病率约为4.5/100万。该病的发病年龄通常在30—60岁，平均为50岁，但也有儿科病例和老年病例。RP无性别差异。30%的RP病例与其他疾病有关，通常是某种形式的系统性血管炎（特别是肉芽肿性多血管炎）、结缔组织病（如类风湿关节炎或系统性红斑狼疮）或骨髓增生异常综合征。通常认为RP是自身免疫性疾病，但尚有争议。据报道，部分患者的抗Ⅱ型胶原抗体阳性，但这些检测方法并不广泛，并且其敏感性和特异性较差，不适合临床使用。一般来说，诊断时不需要进行软骨活检。而识别典型部位（耳廓软骨、鼻梁、肋软骨关节）的软骨炎症并排除其他可能的原因就足够了。

RP临床病程异质性大。一部分患者表现为对治疗反应迅速的间歇性耳廓软骨炎，另一部分患者表现为广泛的侵袭性软骨炎并导致严重的终末器官并发症。最大的临床挑战是识别软骨炎症的存在，并在相关器官发生不可修复的损伤之前制订有效的治疗方法。

一、临床发现

表47-1列出了RP的主要临床表现。

（一）症状与体征

1. 耳

单侧或双侧耳廓软骨炎通常是首发症状（图47-1）。耳廓炎症通常是突发的，并且起病隐匿。这种炎症可能会与耳部蜂窝织炎相混淆，甚至在更轻微的情况下会与晒伤相混淆。诊断RP的一个主要线索是其炎症限制在耳部软骨部分，不累及耳垂。耳朵的软骨部分会出现红斑，并且有触痛感。外耳道肿胀可能会导致传导性耳聋。RP还可能与单侧或双侧感觉神经性耳聋和前庭功能障碍有关，常表现为眩晕或头晕，其机制尚不清楚（常涉及血管炎，但是缺乏证据）。

2. 鼻

约40%的患者患有鼻软骨炎，导致鼻梁压痛，并经常导致鼻出血。在严重的情况下，鼻梁塌陷会引起"鞍鼻"畸形。这通常是鼻中隔穿孔的先兆。

3. 气管

声门下狭窄是由气管炎症和声带下方的瘢痕引起的。早期声门下受累通常症状很轻，可能仅表现为声音的细微变化。CT可见气管管壁增厚。然而，随着时间的推移，可能会出现大量的气道瘢痕，引起可能危及生命的气管狭窄。除了声门下区，气管壁的其他部分也可能因软骨炎而软化，导致急性气管塌陷。气管炎可伴有颈前气管、甲状软骨和喉部压痛。

4. 支气管和气道

软骨炎可延伸至下呼吸道，累及支气管。与气管疾病不同，这种表现可能有很长的亚临床阶段，但通常可以通过肺功能测试或CT等检查发现。RP可能与支气管哮喘类似。下呼吸道疾病及其相关的黏液纤毛功能障碍可能增加患者对感染的易感性。

5. 眼

RP几乎会累及眼睛的任何部位。巩膜炎可引起畏光和疼痛，常伴巩膜红斑。如果不加以控制，坏

表 47-1 复发性多软骨炎的主要临床表现

特征数据	数 据
诊断时的平均年龄	47 岁
耳廓软骨炎	90%
听力下降	37%
鼻软骨炎	60%
鞍鼻畸形	25%
喉气管受累	52%
眼部炎症	54%
关节炎	69%
皮肤受累	25%
主动脉瓣或二尖瓣反流	8%
血管炎	12%

引自 Molina JF, Espinoza LR. Relapsing polychondritis. *Baillieres Best Pract Res Clin Rheumatol.* 2000;14:97.

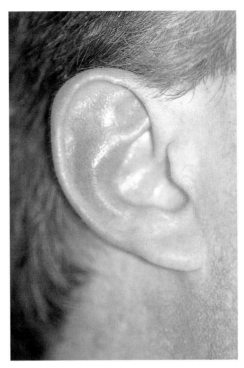

▲ 图 47-1 复发性多软骨炎患者的耳软骨炎。注意不累及耳垂（耳朵的非软骨部分）

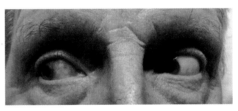

▲ 图 47-2 复发性多软骨炎患者的右眼巩膜外层炎。用去氧肾上腺素漂白浅表血管有助于诊断巩膜外层炎，而不是巩膜炎

死性巩膜炎可能会导致巩膜变薄、穿孔性巩膜软化和视力下降。周围性角膜炎可引起角膜边缘溃疡，导致"角膜融化"综合征。巩膜外层炎（图 47-2）和结膜炎在 RP 中非常常见。眼外受累包括眶周水肿、结膜水肿和眼球突出。

6. 心脏

心脏瓣膜环内软骨炎可导致瓣膜功能障碍。主动脉瓣疾病最常见，常表现为主动脉瓣反流，可与升胸主动脉同时发生。也可伴二尖瓣反流。瓣膜环的炎症可导致心脏传导异常。RP 中也有心包炎和罕见的冠状动脉炎报道。

7. 关节

关节病变常是 RP 的非特异性表现，约 40% 的患者有不同程度的关节痛。典型的关节受累表现为间歇性、游走性少关节炎，但也可见对称性多关节表现。一般来说，与 RP 相关的关节炎是非破坏性的，除非有潜在的类风湿关节炎。关节症状往往与其他部位的疾病活动密切相关。

8. 皮肤

RP 患者可能有很多种皮肤损害，但非疾病特异性的。皮肤表现在与脊髓发育不良相关的 RP 病例中尤为常见，但在其他病例中也经常出现。在

原发性 RP 患者中，最常见的皮肤表现为阿弗他溃疡、结节（结节性红斑样病变）、紫癜、丘疹和无菌性脓疱。RP 的皮肤损害可能与白塞综合征相似。还有一种重叠（mouth and genital ulcers with inflamed cartilage，MAGIC）综合征，其特征在于口腔和生殖器溃疡以及软骨炎。

9. 肾

RP 的肾脏病变从寡免疫复合物肾小球肾炎到轻度系膜增生性和细胞增殖性肾小球肾炎。在寡免疫复合物肾小球肾炎中，很难将 RP 与肉芽肿性多血管炎区分开来。

（二）实验室检查

RP 无特异的实验室检查。可有轻度正细胞正色

素性贫血和轻度血小板增多。若出现严重的血细胞减少应怀疑骨髓发育不良。急性期反应物轻至中度升高，但也有10%的患者即使是在疾病发作期，其炎症标志物也处于正常水平。抗核抗体和类风湿因子通常为阴性，补体水平正常。在抗中性粒细胞胞质抗体阳性的情况下，特别是抗蛋白酶3抗体或抗髓过氧化物酶抗体阳性时，应怀疑肉芽肿性多血管炎。在一些RP患者中可发现抗软骨和抗胶原的自身抗体，它们不是RP的特有指标，并且只在部分患者中发现，因此没有应用在常规临床实践中。

（三）影像学检查

CT有助于评估气道疾病。RP的CT表现包括水肿、管壁增厚、肉芽组织形成和纤维化。气管的薄层CT是评估声门下狭窄的敏感手段。然而，在某些声门下狭窄的病例中，需要用纤维喉镜直接观察才能做出诊断（图47-3）。

（四）特殊检验

1. 活体组织检查

考虑到特有的临床症状与体征，很少需要组织活检来明确RP的诊断。然而，在排除RP的相似病变时，活检可能起着很重要的作用。与肉芽肿性多血管炎相反，RP与肉芽肿性炎无关。RP中的炎性浸润主要由淋巴细胞组成，也包括巨噬细胞、中性粒细胞和浆细胞。气管或喉的组织活检必须非常谨慎，因为对已经受损的组织造成额外损伤可能会引起急性气道狭窄。

2. 肺功能检查

包括吸气和呼气流量-容量环在内的全套肺功

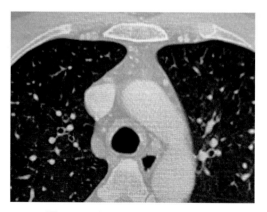

▲ 图 47-3 复发性多软骨炎的气管受累
CT显示60岁的复发性多软骨炎男性患者气管周围的环状软组织增厚

能检查有助于诊断RP。RP可有符合胸外和（或）胸内阻塞的典型表现。肺功能检查（流量-容积环）是量化和跟踪胸外气道阻塞程度的有效的非侵入性方法。

二、诊断

RP有多种诊断标准。McAdam标准需要满足六个临床标准中的三个，其中包括不需要组织学证实的软骨炎。除其他临床标准外，McAdam标准要求在两个部位确诊软骨炎，或者在一个部位证实软骨炎。表47-2中列出了这些不同的诊断标准。为监测疾病而开发出了一个共识评分系统来测量RP中的疾病活动。RP疾病活动指数（relapsing polychondritis disease activity index，RPDAI）包含27个项目，其中一些项目的权重不同于其他项目，最高可达265分，评估指标从关节痛、发热、肋软骨炎到脑炎等。

三、鉴别诊断

耳软骨炎最初常与感染相混淆，尤其是耳蜂窝织炎。其他需要与RP鉴别诊断的感染性疾病还包括结核性喉炎，在发达国家较少见。鼻部炎症（常伴有鞍鼻畸形）的鉴别诊断非常简短，包括肉芽肿性多血管炎、IgG4相关疾病、克罗恩病、梅毒、麻风病、淋巴瘤和利什曼病。

原发性RP必须与合并潜在疾病的RP区分开来，因为潜在疾病的并发症可能会极大地影响患者的预后。主要的潜在疾病是系统性血管炎、结缔组织病和骨髓增生异常综合征。

四、治疗

非甾体抗炎药有时可用作轻度关节疾病、巩膜外层炎或巩膜炎的一线治疗。然而，糖皮质激素是减轻软骨炎症的首选治疗方法，即使在病情较轻的患者，NSAID治疗效果仍欠佳。氨苯砜也可以首先用于治疗轻微的耳或鼻软骨炎。对于持续使用糖皮质激素的患者，甲氨蝶呤是最常用的激素助减药。其他改善病情抗风湿药包括硫唑嘌呤、霉酚酸酯和环孢素。糖皮质激素助减药的选择通常是经验性的。最近，有一系列病例报道表明了生物制剂的作用，如TNF-α抑制药（在一个病例系列中报道的有效率为85.7%）、阿那白滞素、阿巴西普和托珠单抗。病例报道表明利妥昔单抗无效。在危及生命或器官严

表 47-2 诊断标准		
作者和年份	标 准	诊断的必要条件
McAdam 等，1976	• 双耳复发性软骨炎 • 侵蚀性炎性多关节炎 • 鼻软骨炎 • 眼炎（结膜炎／角膜炎／巩膜炎／葡萄膜炎） • 呼吸道软骨炎（喉／气管软骨） • 耳蜗和（或）前庭损伤（感觉神经性耳聋／耳鸣／眩晕）	六项标准中的三项
Michet 等，1986	• 耳、鼻或喉气管软骨中的两种被证实有炎症 • 满足以上一个症状和以下两个症状：眼部炎症，听力丧失，前庭功能障碍，血清阴性关节炎	两项标准中的任何一项

引自 McAdam LP, O'Hanlan MA, Bluestone R, et al. Relapsing polychondritis: prospective study of 23 patients and a review of the literature. *Medicine*. 1976;5:192–215. Michet CJ, McKenne CH, Luthra HS, et al. Relapsing polychondritis: survival and predictive role of early disease manifestations. *Ann Intern Med*. 1986;194:74–78.

重受累的情况下，如坏死性巩膜炎、严重喉气管受累和主动脉炎，可能需要环磷酰胺。

在气道疾病存在的情况下，为了避免不必要的免疫抑制治疗，有必要将继发于活动性软骨炎的功能障碍与由先前活动性疾病损伤引起的功能障碍区分开来。

除了免疫抑制药之外，处理 RP 的上呼吸道问题需要与有经验的耳鼻喉科医生或呼吸科医生合作。一些上气道疾病表现（如声门下狭窄）对机械干预和糖皮质激素注射的反应优于全身治疗。倘若气管或支气管管壁因软化而失去完整性，但损伤范围不大时，可以考虑支架治疗。持续气道正压通气可能有助于提高部分患者的睡眠质量。

五、并发症

长期或反复发作的耳软骨炎可能导致耳软骨变形和"菜花耳"，以及耳聋和平衡障碍。同样，鼻软骨炎可能导致鼻中隔穿孔和"鞍鼻"畸形。

气管软化可能导致胸外气道阻塞，有时需要气管切开术。RP 患者出现心脏瓣膜反流时可能需要瓣膜置换。死亡原因包括气道塌陷或阻塞、感染、主动脉疾病、系统性血管炎和恶性肿瘤（当 RP 伴有骨髓增生异常综合征）。RP 的诊断与死亡风险的增加相关，其标化死亡率约是健康对照组的 2 倍。伴有骨髓增生异常综合征的 RP 患者的预后更差。

395

参考文献

Arnaud L, Devilliers H, Peng SL, et al. The Relapsing Polychondritis Disease Activity Index: development of a disease activity score for relapsing polychondritis. *Autoimmun Rev*. 2012;12:204. [PMID: 22771427].

Marie I, Proux A, Duhaut P, et al. Long-term follow-up of aortic involvement in giant cell arteritis: a series of 48 patients. *Medicine (Baltimore)*. 2009;88(3):182. [PMID: 19440121].

Mathian A, Miyara M, Cohen-Aubart F, et al. Relapsing polychondritis: a 2016 update on clinical features, diagnostic tools, treatment and biologic drug use. *Best Pract Res Clin Rheumatol*. 2016;30:316. [PMID: 27886803].

Moulis G, Sailler L, Pugnet G, et al. Biologics in relapsing polychondritis: a case series. *Clin Exp Rheumatol*. 2013;31(6):937. [PMID: 24021708].

第48章 IgG4 相关性疾病
IgG4-Related Disease

John H. Stone 著

诊断要点

- IgG4 相关性疾病是一种多器官疾病，在受累组织中具有高度特征性的病理表现和免疫染色特征。

- 器官系统受累可能局限于单个器官，但在许多病例中，经过数月至数年的演变，先后或同时累及多个器官。

- 常见受累器官包括唾液腺（颌下腺、腮腺），眼眶和泪腺，甲状腺，淋巴结，胸腹主动脉，纵隔、腹膜后、肠系膜，以及肺、胆道、胰腺、肾脏。

- IgG4 相关性疾病在硬脑膜、皮肤和前列腺中也有报道。

- 大多数患者（约 70%）血清 IgG4 水平升高。对于血清 IgG4 水平异常高的患者（通常是患有多器官疾病的患者），前带现象可导致假阴性。可以通过充分稀释测试样本来避免。

- 诊断时血清 IgG4 水平升高通常是一个很好的生物标志物。其他有用的生物标志物包括 IgG1、IgE 和补体水平（C3 和 C4）。

- 组织病理学特征：淋巴浆细胞浸润，席纹状纤维化，闭塞性静脉炎，生发中心形成，轻度至中度组织中嗜酸性粒细胞增多。

- 免疫染色特征：高比例 IgG4 阳性浆细胞。

IgG4 相关性疾病（IgG4-related disease，IgG4-RD）是 21 世纪前十年发现的一种全身性纤维炎性疾病，在越来越多的器官系统中被发现。该疾病的特征是倾向于形成占位性病变，富含 IgG4 阳性浆细胞的密集淋巴浆细胞浸润，席纹状纤维化，以及（通常但不总是）血清 IgG4 水平升高。在 IgG4-RD 谱系中，第一个与血清 IgG4 水平升高有关的器官是胰腺。

IgG4-RD 累及胰腺现在被称为 I 型 IgG4 相关自身免疫性胰腺炎。2003 年，在这种胰腺疾病的患者中发现了胰腺外表现，现在已知 IgG4-RD 几乎发生在每个器官：胆道、唾液腺、眶周组织、肾、肺、淋巴结、脑膜、主动脉、乳房、前列腺、甲状腺、心包和皮肤。各器官的组织病理学特征相似，一些器官或组织区域（如腹膜后）在诊断时表现出更高程度的纤维化。

许多曾经被视为孤立于单个器官的独立疾病，现在被认为是 IgG4-RD 谱的一部分。这方面的例子包括 "Mikulicz 综合征"、"Küttner 肿瘤" 和 Riedel 甲状腺炎，它们曾经被认为是局限于大唾液腺和泪腺，或者仅局限于颌下腺，或者局限于甲状腺。此外，IgG4-RD 在炎性假瘤或以前病因不明的纤维化病变为特征的疾病中也占了相当大的比例。IgG4-RD 在眼眶炎性假瘤、腹膜后纤维化和硬化性肠系膜炎中占很大比例。

IgG4-RD 病因尚不清楚，但越来越多的证据表明与自身免疫有关。约 50% 患者伴有过敏性疾病，如哮喘和过敏性鼻炎。一些基于人群的 IgG4-RD 研究已经进行，疾病流行病学的调查仍不足，但某些人口学特征是显著的。儿童病例很少，但现在文献中报道的病例趋多。儿童的疾病表型似乎与成人非常相似。60%～80% 的患者是 50 岁以上的男性，在 IgG4-RD 累及头颈部，女性与男性相似。关于 IgG4 在体内的表现还有很多未知之处。

一、临床表现

（一）症状与体征

各器官病变的主要症状及鉴别诊断如表 48-1 所示。IgG4-RD 通常表现为亚急性，大多数患者没有器质性疾病。发热在 IgG4-RD 中罕见，强烈提示其他诊断。然而，体重明显降低常见，因为许多患者继发于自身免疫性胰腺炎和胰腺萎缩而出现胰腺外分泌功能不全。IgG4-RD 通常是放射科医生或病理学家意外观察发现的。

表 48-1　IgG4 相关性疾病的鉴别诊断

系统性自身免疫性疾病和血管炎
- 干燥综合征
- 肉芽肿性多血管炎（原韦格纳肉芽肿病）
- 嗜酸性肉芽肿性多血管炎（Churg-Strauss 综合征）
- 巨细胞动脉炎 / 巨细胞主动脉炎
- 肉芽肿性疾病

结节病
- 真菌感染（组织胞浆菌病、芽生菌病、球孢子菌病）
- 恶性肿瘤

淋巴瘤，特别是黏膜相关淋巴组织淋巴瘤
- 多中心 Castleman 病
- 胰腺癌
- 肾细胞癌
- 支气管肺泡癌
- 嗜酸粒细胞增多综合征
- Erdheim-Chester 病

IgG4-RD 有时会数年局限于单一器官，如唾液腺或泪腺。然而，一些患者主要表现为单一器官症状，但其他器官亦有受累，只是临床表现不太明显或处于亚临床阶段。例如，虽然自身免疫性胰腺炎患者以胰腺功能障碍为主要临床表现，但通过体格检查、常规实验室评估、横断面成像、PET 或其他检查，可发现肺、肾、淋巴结或其他器官的病变。

多器官病变在诊断时可能是明显的，但也可以在数月到数年的时间内逐渐演变。可自发改善，导致某些器官系统的临床症状暂时缓解。一开始不明原因的、看似无害的颌下腺肿大，多年后可能演变为损害器官的 IgG4 相关肾小管间质性肾炎、间质性肺病或胰胆管受累。

IgG4-RD 的常见表现为占位性病变和过敏性疾病。IgG4-RD 在眼眶、唾液腺和泪腺、肺、肾等器官的肿块所占比例不等。例如，一些系列研究表明，25%～50% 的眼眶炎性假瘤都属于 IgG4-RD 的范围。过敏样表现，如特应性皮炎、湿疹、哮喘和轻度外周嗜酸性粒细胞增多症，常伴 IgG4-RD，有时是最

突出的症状。

常见受累器官的临床表现，稍后再做讨论。

1. 唾液腺

颌下腺和腮腺都有 IgG4-RD 的累及。该疾病特别倾向于累及双侧和孤立的颌下腺（图 48-1），这一点经常有助于将其与干燥综合征区分开来。常见症状为腺体肿胀，有不同程度的不适和压痛，通常为轻度，罕见重度。口干症常由慢性硬化性涎腺炎引起，但发生率低于干燥综合征。这种疾病曾被称为"Mikulicz 病"（颌下腺、腮腺和泪腺肿胀），目前已知在几乎大多数情况下由 IgG4-RD 引起。

2. 泪腺和眼眶疾病

过去很多"特发性"眼眶假瘤，包括累及泪腺的病例（图 48-2），均未进行活检。即使活检，也很少行 IgG4 染色。因此，IgG4-RD 影响眼眶的情况并没有得到充分的认识。严重的眼球突出通常是由眼外肌受累引起的，可由 IgG4-RD 眼眶受累引起（图 48-3）。这种突眼是 IgG4-RD 模拟肉芽肿性多血管炎的表现之一。眼眶假瘤也可发生在 IgG4-RD 中。与 IgG4-RD 相关的眼眶疾病偶尔会延伸到鼻窦或海绵

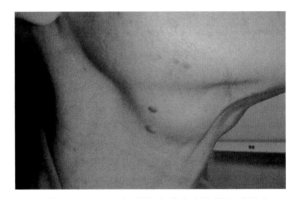

▲ 图 48-1　**IgG4 相关性疾病患者的颌下腺肿大**

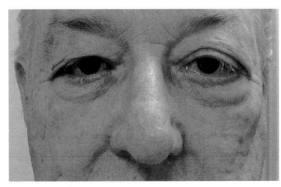

▲ 图 48-2　**IgG4 相关性疾病累及泪腺**
该患者双侧泪腺活检阳性，但左眼突出特别明显

窦，起源于这些部位的疾病也会影响眼眶。如果视神经的血供因肿块而中断，可导致视力丧失。

3. 甲状腺

木样甲状腺炎（Riedel thyroiditis），即一种与甲状腺纤维化和木质样肿大相关的疾病，病因不明，直到这种疾病与 IgG4-RD 之间的联系被确定。几十年来，人们已经知道木样甲状腺炎与其他器官的纤维化病变有关，如泪腺、腹膜后和纵隔，这是一种称为"多灶性纤维硬化"的疾病。木样甲状腺炎可导致甲状腺显著肿大，纤维化过程向周围组织侵袭性扩展，有时导致气道损害（图 48-4），需要进行手术治疗。

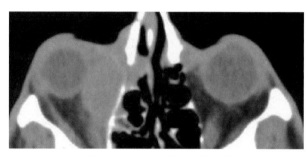

▲ 图 48-3　IgG4 相关的眼眶炎症

78 岁男性，患有数年对糖皮质激素治疗有反应的"特发性眼眶炎症"，未经组织活检充分评估。CT 显示右侧内直肌增厚，这是患者眼外肌功能障碍和极度侧方凝视时复视的原因。活检显示大量淋巴浆细胞浸润，80 个 IgG4$^+$ 浆细胞 / 高倍视野，IgG4/IgG 比率为 45%，席纹状纤维化。血清 IgG4 水平为 > 1100mg/dl（正常 < 86mg/dl）

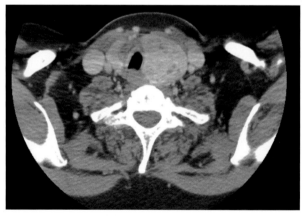

▲ 图 48-4　木样甲状腺炎

72 岁女性，木样甲状腺炎（IgG4 相关甲状腺疾病）患者颈部 CT。增大的、不对称性甲状腺已超出其包膜，侵犯患者的气道，导致明显的气管狭窄、声音嘶哑和呼吸困难。图中可见气管移位。患者接受甲状腺切除术和利妥昔单抗治疗后，一些甲状腺残余组织再生，但最终实现了良好的疾病控制（经许可转载，引自 The Lancet）

4. 淋巴结

IgG4-RD 可伴有压痛或非压痛淋巴结病，伴或不伴其他器官病变。仅根据淋巴结活检很难做出 IgG4-RD 的诊断，因为淋巴结很少出现其他器官中观察到的"席纹样纤维化"。淋巴结活检通常仅用于排除其他疾病。

5. 胸主动脉

IgG4-RD 似乎引起了约 10% 的"特发性"升主动脉炎病例，并且已知会导致动脉瘤和夹层等并发症。与其他原因引起的大血管炎（如大动脉炎或巨细胞动脉炎）相比，胸主动脉一级分支受累较少。

6. 腹主动脉和腹膜后纤维化

"炎症性腹主动脉瘤"综合征也可累及腹主动脉，在慢性主动脉周围炎的背景下，该综合征在很大程度上与腹膜后纤维化和动脉瘤周围纤维化重叠。主动脉周围炎 / 腹膜后纤维化通常累及肾下主动脉区域，向下延伸至髂部。主动脉分叉附近的炎症常使一侧或双侧输尿管阻塞，导致肾积水（图 48-5）。

7. 纤维性纵隔炎和硬化性肠系膜炎

较为罕见，也有其他病因（如纤维性纵隔炎中的组织胞浆菌病）。然而，小样本病例报道提示，这些患者的活检多呈现典型的 IgG4-RD 组织病理学和免疫组化染色。

8. 肺

IgG4-RD 的肺部病变在临床和放射学上具有显著的多样性。IgG4-RD 模拟许多疾病的肺部特征。由 IgG4 相关肺部疾病引起的肺部病变可以是无症状的，仅在排除其他器官病变的过程中被检查诊断。也可

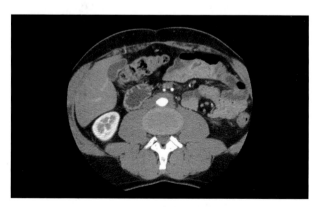

▲ 图 48-5　腹膜后纤维化

63 岁男性，腹部 CT，显示 IgG4 相关腹膜后纤维化伴主动脉周围炎。炎症通常累及肾下主动脉区域，向下延伸至髂动脉。本图显示肾下主动脉的环形炎症。炎症有时压迫主动脉分叉旁单侧或双侧输尿管，导致肾积水

出现咳嗽、呼吸困难等症状。IgG4-RD 在肺部的不同放射学表现稍后介绍。

9. 胆道树

"原发性硬化性胆管炎"的一个亚型，长期以来被认为对糖皮质激素有反应。将这些患者的肝活检组织病理学评估，现在依据 IgG4-RD 进行研究，揭示了 IgG4 相关的胆管炎。这种疾病表现为胆管周围的淋巴浆细胞浸润，病变浆细胞中 IgG4 / 总 IgG 比率高，席纹状纤维化，闭塞性静脉炎和组织嗜酸性粒细胞增多，这些都是 IgG4-RD 的特征。由于 IgG4 相关的硬化性胆管炎与原发性硬化性胆管炎对治疗反应不同，两者的鉴别至关重要。IgG4 相关硬化性胆管炎通常与自身免疫性胰腺炎有关，但也可单独发生。在这种情况下，IgG4 相关的硬化性胆管炎最初常被误诊为胆管癌。

10. 胰腺

Ⅰ 型自身免疫性胰腺炎是 IgG4-RD 累及器官的典型病变。胰腺肿块常导致无痛性黄疸。因此，许多假定为胰腺癌的患者而行了 Whipple 手术。这类患者的典型特征（中老年男性）在这种情况下容易误诊，因为这也是胰腺癌的典型特征。除了黄疸，患者还可有非特异性腹痛、厌食、体重减轻，以及可能被忽视的胰腺外器官的 IgG4-RD 特征。Ⅰ 型自身免疫性胰腺炎的放射学特征后面讨论。Ⅰ 型自身免疫性胰腺炎必须与 Ⅱ 型自身免疫性胰腺炎区分，后者有一些共同的临床特征，但也有重要的病理区别。

11. 肾

IgG4-RD 患者的肾病通常表现为类似肾细胞癌的肿块样病变，或者更常见的是由肾小管间质性肾炎引起的亚急性肾功能减退（与良性尿沉渣相关）。在这两种情况下，活检通常显示典型的 IgG4-RD 组织病理学特征，并伴有电镜下的肾小管内免疫复合物沉积。IgG4 相关肾病的肿块病变可以是多发和双侧的。在 CT 表现为低密度病灶。

IgG4 相关肾小管间质性肾炎的实验室表现为亚肾病蛋白尿和明显的低补体血症。在这种情况下，C4 的水平通常很低，以至于无法检测到，偶尔可见于狼疮性肾炎或混合性冷球蛋白血症。低补体血症者可通过免疫荧光和电镜检测到肾脏免疫复合物沉积。少数患者可发生氮质血症，并有终末期肾病的报道。

迄今为止，少数病例也被证实患有膜性肾小球肾炎（与肾小管间质性疾病同时发生）。IgG4 相关膜性肾小球肾炎的抗体特异性不同于特发性膜增生性肾小球肾炎。

12. 其他

IgG4-RD 在硬脑膜、皮肤、前列腺、心包和中耳也有描述。据报道，在一些患者的中耳或颅骨的其他骨骼中出现骨破坏性病变，类似肉芽肿性多血管炎、慢性感染和恶性肿瘤。

（二）实验室检查

1. 血清 IgG4 水平

大多数 IgG4-RD 患者血清 IgG4 水平升高，但范围差异很大。尽管有典型的 IgG4-RD 病理表现，约 30% 的患者血清 IgG4 水平正常。在部分患者中，一种解释是前带效应，即一种实验室误差（假阴性），这是由于实验室未能在存在大量分析物的情况下对样本充分稀释而引起的。然而，尽管在组织中存在经典的病理学结果，有相当一部分患者，尤其是那些单一器官累及的患者，但他们的血清 IgG4 水平却正常。与 IgG4 相关的腹膜后纤维化和其他与晚期纤维化相关的疾病表现（如木样甲状腺炎、硬化性肠系膜炎、纤维性纵隔炎）的患者通常血清 IgG4 水平正常。

治疗可降低血清 IgG4 水平（通常在血清 IgG4 水平基线正常的患者中也是如此）。然而，即使在临床缓解的患者中，血清 IgG4 水平也可能无法完全恢复正常。这是因为长寿命的浆细胞继续产生 IgG4，这些细胞已经循环回骨髓，在骨髓中它们继续产生 IgG4，并且不受目前大多数可用药物的影响。目前关于 IgG4 的病理生理学作用的最新思考是，在这种疾病中，IgG4 在刺激或维持组织损伤方面并没有发挥主要作用。相反，IgG4 实际上可能在试图发挥一种反调节作用，以某种方式抑制初级免疫反应。患者可在血清 IgG4 水平未恢复正常的情况下实现临床缓解，并且尽管具有正常血清 IgG4 值，疾病但仍可能复发。

2. 炎症标志物

在 IgG4-RD 中可观察到几种急性期反应物。只有 10% 患者红细胞沉降率和 C 反应蛋白升高。更多地表现为这两项正常。由于 ESR 常受高丙种球蛋白血症的影响，另一种常见的情况是 CRP 正常而 ESR

升高。ESR 和 CRP 似乎都不是 IgG4-RD 疾病活动的可靠生物标志物。

3. 嗜酸性粒细胞增多症

轻度至中度外周嗜酸性粒细胞增多是 IgG4-RD 患者血液中常见的表现。嗜酸性粒细胞也常出现在受累器官的组织内。外周血嗜酸性粒细胞可达血白细胞总数的 20%，IgG4-RD 常与嗜酸性肉芽肿性多血管炎或嗜酸性粒细胞增多综合征相混淆。

4. 补体水平

补体 C3 和 C4 降低在 IgG4-RD 中很常见，特别是在有肾病的患者。推测是免疫复合物在肾和其他器官中沉积。在 IgG4-RD 中特异性补体通路需要进一步研究。

5. 尿液分析

蛋白尿是 IgG4-RD 肾小管间质性疾病的典型表现。患者没有血尿或红细胞管型，使存在进行性肾功能障碍的情况下，尿液试纸和尿液显微镜检查的结果也往往阴性。

（三）影像学检查

1. X 线

胸部 X 线常用于肺部疾病的筛查。其他影像学技术在描述 IgG4-RD 肺部受累的性质和程度方面更有用。

2. CT

CT 可用在多种 IgG4-RD 重要器官受累，包括眼眶疾病、肺部疾病、胰腺疾病和肾病。

（1）眼眶疾病：IgG4-RD 患者有多种眼部表现，只能通过横断面成像精确检查。IgG4 相关的眼眶肌炎、眼眶假瘤和海绵窦病变很容易通过 CT 成像发现。

（2）肺部疾病：CT 发现了许多具有 IgG4-RD 特征的胸膜肺病变。包括结节、磨玻璃影和间质病变，有时可导致蜂窝状变、支气管血管束增厚和胸膜增厚（图 48-6）。这些放射学病变可与许多风湿、肿瘤或感染性疾病相似（表 48-1）。

（3）胰腺疾病：腹部 CT 可显示"腊肠状"胰腺，有时伴有周围水肿的晕征。胰腺常弥漫性肿大（图 48-7）。结合临床指标，典型的影像学表现强烈提示 I 型（IgG4 相关）自身免疫性胰腺炎，但在非典型表现中，活检对于排除胰腺癌是必不可少的。

（4）肾脏疾病：I 型（IgG4 相关）自身免疫性胰

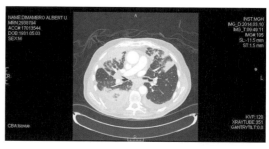

▲ 图 48-6 **IgG4 相关肺、胸膜疾病的多重特征**

76 岁男性，呼吸困难，出现 IgG4 相关性疾病的其他几个特征：颌下腺和腮腺肿大，自身免疫性胰腺炎导致 2 型糖尿病，以及 IgG4 相关肾病。CT 显示胸膜增厚，间质性肺病和气道增厚

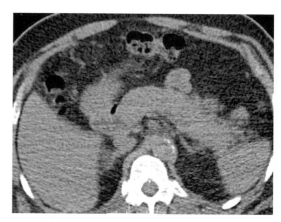

▲ 图 48-7 **自身免疫性胰腺炎**

56 岁男性，IgG4 相关性疾病多器官累及，CT 显示肿大的腊肠状胰腺

腺炎患者中也有很高比例的 IgG4 相关肾脏疾病。可见弥漫性肿大的肾，假瘤可能类似于肾细胞癌。IgG4 相关的假瘤在 CT 上通常表现为低衰减。IgG4 相关肾脏疾病的 MRI 表现也很独特（图 48-8）。

3. PET

全身 PET 成像似乎是一种确定 IgG4-RD 疾病范围的敏感方法。然而，PET 对于多器官疾病的纵向随访用处不大，因为对残留 ^{18}F-PET 的恰当解读暂不清楚。

4. MRI

MRI 在评估 IgG4-RD 最常见的两种神经学表现，即肥厚性硬脑膜炎和垂体炎的时候最有用。MRI 还可以识别 IgG4 相关炎症引起的神经周围包绕，这些包绕可能是有症状的或无症状的。

（四）特殊检查

IgG4-RD 诊断的关键是临床表现与受累器官活检

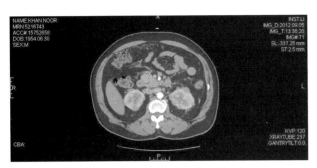

▲ 图 48-8　IgG4 相关肾病

69 岁男性，IgG4 相关 Mikulicz 病（泪腺、腮腺和颌下腺肿大），血清肌酐水平升高。严重低补体，血清 C3 为 60mg/dl（正常 86～120mg/dl），血清 C4 为 4mg/dl（正常 12～39mg/dl）。CT 示双侧肾外周散在低密度病灶，与 IgG4 相关小管间质性肾炎一致

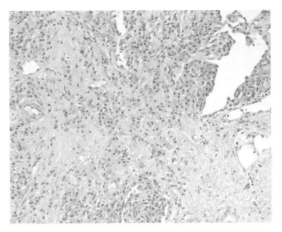

▲ 图 48-9　IgG4 相关性疾病受累组织的病理学和免疫染色特征

肺活检显示淋巴浆细胞浸润伴席纹状纤维化（无细胞组织束贯穿样本）

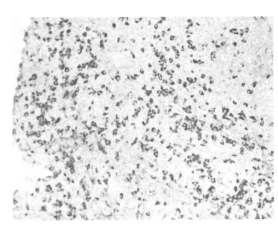

▲ 图 48-10　IgG4 相关性疾病累及组织的病理学和免疫染色特征

肺活检显示组织内弥漫性 IgG4 染色浆细胞。所有深染的细胞都是 IgG4 阳性的浆细胞

的组织病理学结果之间的相关性。虽然 IgG4-RD 在几乎每个器官中都有描述，但是表 48-2 中所示的是典型的 IgG4-RD。在其中一个器官中，特征性的组织病理学结果为 IgG4-RD 的诊断提供了强大支持，尽管排除模拟仍然很重要。如果过度强调血清中 IgG4 水平中度升高或过度依赖组织中 IgG4 阳性浆细胞的发现，就会导致 IgG4-RD 疾病的误诊。IgG4-RD 病理的关键形态学特征之一是密集的淋巴浆细胞浸润，呈席纹状（图 48-9 和图 48-10）。"Storiform" 指的是一种缠结的、不规则的轮状纤维化（Storea 在拉丁语中是"编织垫"的意思）。其他组织病理学特征是闭塞性静脉炎，轻度至中度嗜酸性粒细胞浸润和生发中心存在。炎性病变常形成与组织破坏相关的肿块。

表 48-2　IgG4 相关性疾病常见受累器官
• 硬脑膜
• 眼眶（眼外肌，球后肿块）
• 泪腺
• 大唾液腺
• 甲状腺（木样）
• 胰腺
• 胆管
• 肺
• 肾
• 大动脉
• 腹膜后

坏死、肉芽肿性炎和大量中性粒细胞性炎的组织病理学表现在 IgG4-RD 罕见，应考虑其他潜在的疾病。IgG4-RD 的组织学表现是高度特征性的，对诊断至关重要，但需要免疫组化。组织内 IgG4 阳性浆细胞与浆细胞总数的比值（即 IgG4/总 IgG 比值）通常较高（0.4～0.8 或更高）。考虑到正常人体内 IgG4 约占循环免疫球蛋白库的 4% 时，这种高比率特别显著。在晚期纤维化阶段进行组织活检的 IgG4-RD 患者中，与许多腹膜后纤维化患者一样，由于浆细胞总数较少，诊断 IgG4-RD 更难。然而，在这种情况下，IgG4/总 IgG 比值仍然很高。

401

临床医生和病理学家都必须注意，在各种炎症浸润中发现了 IgG4 阳性细胞，检测到大量的 IgG4 阳性浆细胞并不能诊断 IgG4-RD。仅靠任何数量的 IgG4 阳性浆细胞/HPF 都不可以诊断 IgG4-RD。然而，弥漫性 IgG4 阳性浆细胞浸润，IgG4 阳性细胞/HPF 超过 40 个，IgG4/IgG 比值＞50%，是诊断 IgG4-RD 的有力证据，特别是结合特征性组织病理学表现。

炎症浸润由 T 和 B 淋巴细胞混合组成。B 细胞通常在生发中心，而 T 细胞则弥漫性分布。所有免疫球蛋白亚类在受累组织内均可见，但以 IgG4 为主。需要进行克隆性研究以排除这些恶性肿瘤。

二、鉴别诊断

IgG4-RD 的鉴别诊断见表 48-1。

三、治疗

IgG4-RD 可导致严重的器官功能障碍和衰竭。因此，重要器官受累，如影响眼眶、胆道、肾、主动脉或腹膜后，必须迅速识别并积极治疗。另外，并不是所有的疾病表现都需要立即治疗。例如，IgG4 相关的淋巴结病往往是无痛且无症状的。因此，在某些情况下，需谨慎观察等待。

糖皮质激素通常是一线治疗。日本首创的一种治疗 I 型（IgG4 相关）自身免疫性胰腺炎的方法包括使用泼尼松 0.6mg/(kg·d)，持续 2～4 周，然后在 3～6 个月逐渐减少到 5mg/d，然后以 2.5～5.0mg/d 的剂量持续 3 年。然而，尽管使用维持剂量糖皮质激素，疾病复发仍很常见。另一种疗法是在 3 个月内完全停止使用糖皮质激素。糖皮质激素对大多数 IgG4-RD 患者有效（至少最初有效），但疾病发作很常见。潜在的糖皮质激素助减药（如硫唑嘌呤、霉酚酸酯和甲氨蝶呤）可能有效，但具体仍然不清楚。它们的疗效从未在临床试验中得到验证，观察性研究表明，疗效有限。对于复发或难治性疾病患者，利妥昔单抗消耗 B 细胞是有效的。临床反应快速，血清 IgG4 指标及临床表现在数周内改善。

四、并发症

IgG4-RD 通常会导致严重的组织损伤，并可能导

致器官衰竭，但通常是亚急性的。然而，部分患者似乎有更多的暴发性倾向，在数周内发展为严重的器官损伤。特别容易发生永久性损伤的器官是胰腺。胰腺的内分泌和外分泌衰竭都可能随之发生。糖尿病是由内分泌功能衰竭引起的，可能是这一常见问题未被充分认识的次要原因。作为 IgG4-RD 的并发症，胰腺外分泌衰竭可能比葡萄糖耐受不良更常见，这通常会导致体重急剧下降 9～23kg，因患者胰腺酶的缺乏，无法从食物中吸收营养和热量。在粪便样本中发现低水平的粪便弹性蛋白酶，需怀疑胰腺分泌衰竭。患有胰腺外分泌衰竭的患者在餐前口服胰酶补充剂可显著获益。

在其他器官中，未经治疗的 IgG4 相关胆管炎可几个月内导致肝衰竭，IgG4 相关主动脉炎可导致动脉瘤和夹层。IgG4 相关的肾小管间质疾病可导致严重肾功能障碍，甚至肾衰竭。少数患者可在鼻窦、头部和中耳腔可出现的类似肉芽肿性多血管炎的破坏性骨病变，但大多数患者的病变侵袭性较低。目前，识别快速进展并造成组织破坏的病变较为困难。早期诊断、全面评估和密切随访对于确保这种高度可治疗性疾病的良好预后至关重要。

五、何时转诊

越来越多专家致力于诊治这一新出现的疾病，但仍不能满足实际需求。重要的是，需要由有经验的医生对患者进行全面而细致地评估。由有经验的病理学家对组织活检进行评估，对于明确诊断也至关重要。

参考文献

Carruthers MN, Topazian MD, Khosroshahi A, et al. RTX for IgG4–related disease: a prospective, open-label trial. *Ann Rheum Dis.* 2015;74(6):1171–1177. [PMID: 25667206].

Perugino CA, Mattoo H, Mahajan VS, et al. IgG4–related disease: insights into immunology and targeted treatment strategies. *Arthritis Rheum.* 2017;69(9):1722–1732. [PMID: 28575535].

Wallace ZS, Naden RP, Chari S, et al. The 2019 American College of Rheumatology/European League Against Rheumatism Classification Criteria for IgG4–Related Disease. *Arthritis Rheum.* 2020;72(1):7–19. [PMID: 31793250].

Zhang W, Stone JH. Management of IgG4–related disease. *Lancet Rheumatol.* 2019;1:e55–e65.

第 49 章　风湿科相关眼部炎症
Ocular Inflammatory Diseases for Rheumatologists

George N. Papaliodis　James T. Rosenbaum　著

从眼睛表面到视神经的距离只有约 2.5cm，但在这么短的距离内，存在着令人难以置信的组织多样性，几乎组织的任何部分都可能出现炎症。一名风湿病专家应该具备葡萄膜炎、角膜炎、巩膜炎、巩膜外层炎、结膜炎、视神经炎、前部缺血性视神经病变、干眼症和眼眶炎症的临床知识，因为风湿病可能与这些部位的炎症有关。此外，对于这些问题的治疗可能需要全身免疫抑制，这种治疗策略超出了绝大多数眼科医生的专业知识。眼部炎症性疾病是全球第三大致盲原因，占美国失明病例的 10%。适当的治疗可以避免这个不耐受炎症的器官发生视力丧失。

一、葡萄膜炎

诊断要点

- 葡萄膜炎分为前葡萄膜炎、中葡萄膜炎和后葡萄膜炎，与不同的系统性疾病相关。
- 全葡萄膜炎，即同一患者发生前、中、后葡萄膜炎，是白塞综合征和结节病的特征性病变。
- 治疗策略根据葡萄膜炎的类型而有所不同。

葡萄膜（眼睛的中间层）包括虹膜、睫状体和脉络膜。葡萄膜炎的解剖学亚型可以定义为：前葡萄膜炎（或虹膜炎），虹膜睫状体炎为睫状体和虹膜一起发炎，中葡萄膜炎（玻璃体内炎症），后葡萄膜炎（累及脉络膜或视网膜），以及全葡萄膜炎，即虹膜、玻璃体和视网膜都有炎症表现。葡萄膜炎也可以根据病因进行分类（表 49-1 和表 49-2）。风湿病专家的专科诊治对于治疗单纯葡萄膜炎或全身性疾病继发的葡萄膜炎通常是非常重要的。

表 49-1　葡萄膜炎的原因

- 感染性疾病，如单纯疱疹、带状疱疹或弓形虫病等
- 局限于眼部的综合征，如睫状体扁平部炎、交感性眼炎或鸟枪弹样视网膜脉络膜病
- 假面综合征，如淋巴瘤、白血病或视网膜变性
- 表 49-2 所列的系统性免疫疾病

表 49-2　全身免疫性疾病通常与葡萄膜炎有关

- 强直性脊柱炎
- 白塞综合征
- 药物反应（如利福布汀）
- 家族性肉芽肿性滑膜炎伴葡萄膜炎
- 炎症性肠病
- 间质性肾炎
- 幼年特发性关节炎
- 多发性硬化症
- 新生儿发病多系统炎症性疾病
- 银屑病性关节炎
- 反应性关节炎
- 复发性多软骨炎
- 结节病
- 系统性红斑狼疮
- 血管炎，尤其是川崎病和 Cogan 综合征
- 福格特 - 小柳 - 原田综合征

（一）临床表现

前葡萄膜炎通常表现为眼痛、光敏感、眼红和（或）视物模糊。临床检查可发现前房细胞（淋巴细胞和中性粒细胞）和耀斑（房水中的蛋白质）（图 49-1）。相反，中间和后部葡萄膜炎表现为视光、飞蚊和视物模糊。中间和后葡萄膜炎患者在临床检查中可发现玻璃体中有细胞，并有其他潜在的表现，包括玻璃体混浊、视网膜血管鞘、视网膜下和视网

膜渗出、黄斑水肿和视神经肿胀。

葡萄膜炎有多种并发症，包括白内障、青光眼、后粘连、黄斑水肿和视网膜血管炎。在一项未发表的研究中，每 7 例葡萄膜炎患者中就有 1 例视网膜血管炎（图 49-2），但视网膜血管炎的治疗意义与系统性血管炎不同，而且视网膜血管炎患者很少出现全身性疾病。

（二）治疗

许多葡萄膜炎患者可以局部用药或眼周或眼内注射糖皮质激素治疗。眼科医生常开具短期口服糖皮质激素治疗。如果不是感染性或恶性疾病，对局部眼科治疗缺乏疗效或缺乏耐受性，并干扰日常生活时通常需要激素助减剂治疗。

常用的激素助减药包括甲氨蝶呤、硫唑嘌呤、霉酚酸酯、环孢素和 TNF 抑制药，如阿达木单抗，

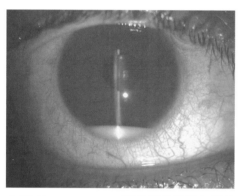

▲ 图 49-1　HLA-B27 相关葡萄膜炎和相关的前房积脓（眼前段的白细胞分层）患者（此图彩色版本见书末）

已被批准用于治疗葡萄膜炎。钙调磷酸酶拮抗药，如环孢素或他克莫司，可以与抗代谢药联合使用，比单药疗效更好，但也会带来更大的风险。尽管部分专家主张使用烷化剂，如环磷酰胺或苯丁酸氮芥，但自生物制剂问世以来，风湿病学家和葡萄膜炎专家的治疗趋势是避免使用这类药物来治疗葡萄膜炎。

在选择治疗方法时，潜在的基础疾病诊断往往作用不大。例如，在转诊的葡萄膜炎患者中，有30%～50% 被定义为特发性，这意味着尽管无法确定具体的病因，但可以推定为免疫介导的疾病。特发性葡萄膜炎患者的治疗方法与结节病相关葡萄膜炎或鸟枪弹样脉络膜视网膜病变患者相同（图 49-3）。

基于治疗经验，对幼年特发性关节炎的患儿首选甲氨蝶呤治疗。福格特 - 小柳 - 原田综合征是以双侧前、后葡萄膜炎伴有浆液性视网膜脱离为特征，通常伴有第Ⅷ对脑神经疾病和无菌性脑膜炎，与其他葡萄膜炎相比，通常需使用更持久、相对更大剂量的泼尼松治疗。白塞综合征对 TNF 抑制药（如阿达木单抗和英夫利西单抗）特别敏感。在白塞综合征中，这些药物应尽早使用，以避免长期、大剂量糖皮质激素治疗的并发症。

虽然目前葡萄膜炎的几种口服和肠外治疗正在进行临床试验，但美国 FDA 唯一批准的治疗葡萄膜炎的药物是阿达木单抗。基于嵌合或人源化单克隆抗体（如英夫利西单抗或阿达木单抗）的 TNF 抑制药治疗眼病比可溶性融合蛋白依那西普更有效。一项使用英夫利西单抗治疗各种葡萄膜炎的前瞻性研究发现，早期缓解率为 77%，但不良反应发生率也

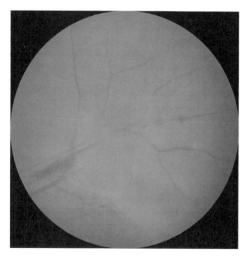

▲ 图 49-2　视网膜眼底照片，提示视网膜血管炎，表现为视网膜出血和血管狭窄、闭塞和扩张

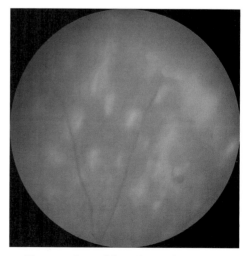

▲ 图 49-3　视网膜多发脉络膜病变。这些病变是典型的鸟枪弹样脉络膜视网膜病变

异常高。例如，近 10% 的受试者出现了药物性狼疮。尽管有效，但 52% 的初始受试者未能持续英夫利西单抗治疗超过 1 年。

英夫利西单抗和阿达木单抗都适用于伴有幼年特发性关节炎和甲氨蝶呤反应不充分的葡萄膜炎患者，其中阿达木单抗更加持续有效。

葡萄膜炎常见于强直性脊柱炎患者，通常表现为复发性单侧前部病变（急性前葡萄膜炎）。还有一些 TNF 抑制药及柳氮磺胺嘧啶可以减少急性前葡萄膜炎的发作频率，非甾体抗炎药可能也有此作用。矛盾的是，TNF 抑制治疗（尤其是依那西普的使用）有时似乎会引发葡萄膜炎。

二、巩膜炎

诊断要点

- 巩膜红斑或深紫色和剧烈疼痛是巩膜炎的标志。
- 巩膜炎有不同的严重程度，严重者可威胁视力，特别是在类风湿关节炎和肉芽肿性多血管炎中。

临床表现及治疗

大多数巩膜炎患者眼睛疼痛强烈，持续发红。巩膜炎可能隐藏在眼睑下而不明显，除非固定下眼睑并让患者向上看，或者固定上眼睑并让患者向下看。后巩膜炎在体格检查中可能根本不明显，这种患者仅表现为深钻的头痛。巩膜炎可影响视力或可导致葡萄膜炎或青光眼等并发症。

多达 2/3 的巩膜炎患者有系统性疾病（表 49-3）。最常见的两种全身性疾病是类风湿关节炎和肉芽肿性多血管炎（GPA）。患有巩膜炎的 GPA 患者的病变通常局限于锁骨以上区域，发生肺部或肾病的风险较低。然而，眼病本身往往是疾病严重、需要治疗的重要依据。不同形式的巩膜炎可能有不同的发病途径，但大多数形式的巩膜炎被认为是局部血管炎。

部分巩膜炎患者对口服非甾体抗炎药有效。然而，几乎所有与巩膜炎相关的全身性疾病患者，如 RA 或 GPA，都需要强化免疫抑制治疗来控制其巩膜炎。大剂量糖皮质激素是治疗的基石，但应尽快加用激素助减药以减少激素相关不良反应并更有效地控制巩膜炎。对于伴有 RA 或 GPA 的巩膜炎患者，单独使用大剂量激素通常是无效的，如果不及早使

表 49-3　与巩膜炎相关的全身疾病
• 肉芽肿性多血管炎（原韦格纳肉芽肿病），尤其是局限型
• 类风湿关节炎
• 炎症性肠病
• 复发性多软骨炎
• 结节性多动脉炎、Cogan 综合征、巨细胞动脉炎和其他形式的血管炎
• 白塞综合征
• 结节病
• 系统性红斑狼疮
• 脊柱关节炎

用其他药物，患者将会出现激素相关不良反应。

甲氨蝶呤通常能有效辅助糖皮质激素治疗相对较轻的巩膜炎。然而，对于坏死性巩膜炎患者，应立即开始利妥昔单抗治疗。环磷酰胺对治疗坏死性巩膜炎也非常有效，但利妥昔单抗因其较小的不良反应通常是首选的一线药物。如果患者在数周后对糖皮质激素和利妥昔单抗的联合治疗反应不充分，可以加用口服环磷酰胺片治疗。

坏死性巩膜炎（图 49-4）往往发生在长病程、伴有类风湿结节、关节侵蚀和关节外疾病的 RA 患者。使用生物制剂治疗潜在的关节疾病一般有助于控制巩膜疾病。同样，与系统性疾病相关的巩膜炎，如炎症性肠病或复发性多软骨炎，可能对潜在疾病的治疗有效。

RA 合并巩膜炎可能是巩膜中类风湿结节的表现。这导致了穿孔性巩膜软化（图 49-5）。

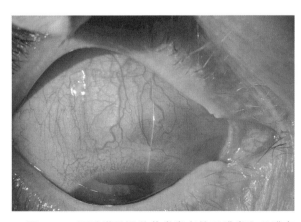

▲ 图 49-4　严重类风湿关节炎患者的巩膜炎和巩膜变薄，暴露出底层的脉络膜

405

三、角膜炎

诊断要点

- 周围性溃疡性角膜炎（眼科医生称之为"PUK"）是这种疾病最严重的形式，可在几天内通过一种称为"角膜溶解"的综合征导致视力丧失。RA 和 GPA 是最可能与 PUK 相关的风湿病。
- "非梅毒性间质性角膜炎"是 Cogan 综合征最常见的眼部表现。

临床表现与治疗

角膜炎症以周围性溃疡性角膜炎的形式出现，是系统性血管炎的典型表现。这种情况的同义词包括角膜溶解或边缘角膜溶解。PUK 通常与角膜边缘的巩膜炎有关，角膜边缘与巩膜相邻。角膜变薄可导致眼睛穿孔，失明风险增大。局部治疗和手术应在眼科医生的密切监督下进行，而免疫抑制治疗则由风湿病医生主导。RA 中的角膜疾病通常对针对严重滑膜炎的积极治疗有效。当系统性疾病得到充分治疗时，作为系统性血管炎表现之一的角膜溶解患者通常眼病会得到改善，但对眼睛的损害可能是永久性的。

四、眼部瘢痕性类天疱疮

诊断要点

瘢痕性类天疱疮是一种自身免疫性起疱性疾病，除了累及眼睛外，还可与口腔黏膜和呼吸道病变有关。

（一）临床表现

这种老年的罕见疾病被认为是一种自身免疫性疾病，炎症是针对眼黏膜基底膜抗原，如 β4 整合素。大疱性病变可发生在其他部位，尤其是口腔。眼部瘢痕性类天疱疮（ocular cicatricial pemphigoid，OCP）的眼部症状包括红肿和刺激。眼睑内翻（睑内翻）使睫毛刮擦角膜表面，这些必须物理去除。下眼睑黏膜表面与眼球本身之间形成粘连，称为睑球粘连（图 49-6）。

这种疾病进展缓慢，但经常因为角膜混浊并形成新生血管导致双侧失明。局部药物的不良反应很少会引起类似症状，但免疫组织学显示沿结膜基底

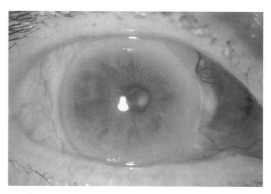

▲ 图 49-5 类风湿关节炎合并鼻侧巩膜炎合并巩膜融解（此图彩色版本见书末）

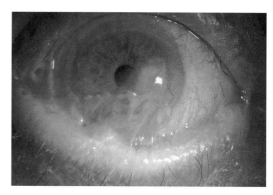

▲ 图 49-6 晚期眼部瘢痕性类天疱疮伴睑球粘连（眼睑结膜与球结膜粘连）及下角膜混浊和新生血管形成

膜的免疫球蛋白沉积是特异且具有诊断 OCP 价值的。

（二）治疗

大多数医生最初用氨苯砜治疗 OCP。霉酚酸酯已成为那些对氨苯砜无效患者的常用抗代谢药。最近的非对照临床试验表明，静脉注射免疫球蛋白或利妥昔单抗或两者兼用有成功治疗的潜力。传统的治疗金标准是口服环磷酰胺，但现在这只适用于对其他治疗方法有耐药性的患者。

五、功能失调泪膜综合征

诊断要点

一种可由多种疾病相关机制引起的临床疾病，可导致睑板腺疾病或杯状细胞功能障碍。

临床表现及治疗

功能失调泪膜综合征患者表现为眼异物感、结

膜注射、视物模糊、光敏感。在临床检查中，他们可能表现出 Schirmer 值降低，泪膜破裂时间加快，角膜和结膜染色（荧光素、孟加拉红或丽丝胺绿）。

泪膜是复杂的，包括主要由睑板腺产生的油层，由泪腺产生的水层，以及主要来自杯状细胞和上皮细胞的黏蛋白。在原发性干燥综合征中，泪腺是自身免疫反应的主要靶标。然而，眼泪功能障碍可能是睑板腺疾病引起的，如睑缘炎或杯状细胞功能障碍。因此，由脂溢性皮炎引起的睑缘炎患者可能会出现眼部发红和瘙痒的症状，这与泪腺功能障碍的症状相似。此外，泪腺功能障碍有许多原因，包括衰老、绝经后状态、酗酒、糖尿病、干燥综合征、结节病、IgG4 相关疾病和人类免疫缺陷病毒感染。各种药物都可能导致眼干涩，环境因素也可能起重要作用（在干燥的环境中更严重）。因此，功能失调泪膜综合征有时是原发或继发干燥综合征的结果，但并不总是如此。

以下原则在功能失调泪膜综合征的管理是有用的。

- 尽量使用人工泪液。应避免使用含有防腐剂的人工泪液，因为这些防腐剂可能对角膜上皮有害。任何声称可以"祛红血丝"的人工泪液都含有药物，会加剧眼睛干涩的趋势，并可能进一步刺激眼表。
- 尽量减少口服抗胆碱能药物的使用。
- 鼓励患者休息眼睛或频繁眨眼，特别是在阅读、驾驶或使用电脑等期间。眨眼有助于润滑眼表，在使用电脑等活动时眨眼次数会减少。
- 确保室内和工作环境保持湿润。眼泪在干燥的环境中蒸发更快。
- 考虑使用点状封堵以减少泪液流出。

六、眼眶炎性疾病

> **诊断要点**
>
> - 眼眶炎性疾病实际上是一种由几种不同的疾病组成的综合征，其特征是不同的组织病理学，通常导致眼球突出，经常引起疼痛，偶尔由于视神经或其血供受压而导致视力丧失。
> - 可累及多个球后或眼附件结构，包括眼外肌（眶周肌炎）、泪腺和球后间隙。

（一）临床表现

眼眶内的许多结构，包括眼外肌、脂肪和泪腺，可能会发炎。眼眶炎症的症状包括疼痛、眼球突出和复视。视神经受压会导致视力下降。

眼球突出可由甲状腺眼病、与多种病因相关的眶周肌炎（包括 IgG4 相关疾病和 GPA）、泪腺炎症、感染、转移性疾病和其他肿瘤、淋巴瘤、组织细胞增多症及有时被称为非特异性眼眶炎症（以前称为眼眶假瘤）的疾病引起。体检结果、MRI 或 CT 和实验室检测（抗甲状腺抗体、抗中性粒细胞胞质抗体、IgG 亚类）通常能有效地区分眼眶炎性疾病的各种原因，但如果没有强有力的证据支持某一种病因，则应放宽活检指征。当患者在没有明确诊断的情况下使用大剂量糖皮质激素治疗时，是治疗中的一个重大失误。

（二）治疗

眼眶炎性疾病通常使用大剂量口服糖皮质激素治疗，这仍然是治疗的基石，特别是在早期阶段。然而，临床医生应该迅速寻找激素助减药，包括甲氨蝶呤或霉酚酸酯，但如果疾病控制较慢，应在尽早考虑利妥昔单抗等治疗。眼眶炎性疾病患者中有相当一部分患者有 IgG4 相关疾病（见第 54 章）。

七、肿瘤相关性视网膜病变

> **诊断要点**
>
> 一种"自身免疫性视网膜病变"，与恶性肿瘤有关，目前对该疾病了解甚少。

（一）临床表现

视力丧失是一种罕见的副肿瘤综合征。免疫反应可以针对各种不同的抗原，但恢复蛋白和烯醇化酶是最明确两个靶点。类似的自身免疫性视网膜病变在没有恶性肿瘤的情况下也可发生。

诊断通常通过三方面：①彻底的、全面的眼科检查，未能显示视力丧失的其他原因；②视网膜电图特征性表现；③抗视网膜抗体阳性。不幸的是，抗视网膜抗体检测的特异性仍然不够理想。这些结果与其他数据的相关性对明确诊断必不可少。

（二）治疗

自身免疫性视网膜病变通常采用免疫抑制治疗。利妥昔单抗或静脉注射免疫球蛋白被用于疾病治疗，但没有专家共识，也没有循证依据。

八、糖皮质激素反应性视神经病变

诊断要点

与脱髓鞘无关的一种视神经疾病，不同于多发性硬化症和视神经炎，对糖皮质激素治疗敏感。

临床表现与治疗

视神经疾病最常见的免疫介导原因是多发性硬化症，由脱髓鞘引起。而糖皮质激素反应性视神经病变是一个潜在灾难性视神经疾病，较为少见，继发于免疫介导性疾病，包括系统性红斑狼疮和结节病。

通常由神经眼科学专家排除了脱髓鞘疾病的视神经炎患者而做出诊断。这些患者在 MRI 上未见提示多发性硬化的脑部病变。与多发性硬化相关的视神经病变不同，糖皮质激素反应性视神经病变的发病通常是双侧的。糖皮质激素反应性视神经病变的诊断需要结合以下方面：临床特征、血清学、放射学或已知与特征性眼部病理表现。与多发性硬化症的视神经病变相反，糖皮质激素反应性视神经病变（顾名思义）通过口服糖皮质激素得到改善。在这一点上，激素以外的治疗方法的选择仍然是经验性的，例如，对于疑似结节病的患者，可以考虑 TNF 抑制药治疗。

九、视神经脊髓炎（Devic 综合征）

诊断要点

视神经脊髓炎，曾被称为 Devic 综合征，指同时存在视神经炎和横贯性脊髓炎。

临床表现与治疗

视神经脊髓炎（NMO）是指同时存在视神经炎和横贯性脊髓炎。这种疾病与水通道蛋白 4 的抗体有关。横贯性脊髓炎通常累及两个以上椎体的脊髓，因此也被称为"纵向脊髓炎"。患有免疫介导疾病（如系统性红斑狼疮）的患者发生 NMO 的风险增加。

NMO 可以迅速导致毁灭性的神经和眼科疾病，须积极治疗。据报道，利妥昔单抗和托珠单抗均有效。在 NMO 治疗的早期，可以与糖皮质激素联合使用，但单药也可能有助于维持缓解。缓解期建议持续治疗。

十、由抗风湿药物引起的眼病

部分风湿病患者的眼病与治疗药物有关，例如，抗疟药继发的视网膜病变，后囊下白内障、中枢性浆液性视网膜病变或糖皮质激素引起的青光眼，静脉注射双膦酸盐治疗引起的虹膜炎或巩膜炎，免疫抑制治疗继发的感染。

参考文献

Kunchok A, Malpas C, Nytrova P, et al. Clinical and therapeutic predictors of disease outcomes in AQP4–IgG+ neuromyelitis optica spectrum disorder. *Mult Scler Relat Disord*. 2019;38:101868. [Epub ahead of print] [PMID: 31877445].

Ong HS, Setterfield JF, Minassian DC, Dart JK; Mucous Membrane Pemphigoid Study Group 2009–2014. Mucous membrane pemphigoid with ocular involvement: the clinical phenotype and its relationship to direct immunofluorescence findings. *Ophthalmology*. 2018;125(4):496. [PMID: 29217149].

Ogra S, Sims JL, McGhee CNJ, Niederer RL. Ocular complications and mortality in peripheral ulcerative keratitis and necrotising scleritis: the role of systemic immunosuppression. *Clin Exp Ophthalmol*. 2019 Dec 24. doi: 10.1111/ceo.13709. [PMID: 31872475].

Ungprasert P, Crowson CS, Cartin-Ceba R, et al. Clinical characteristics of inflammatory ocular disease in anti-neutrophil cytoplasmic antibody associated vasculitis: a retrospective cohort study. *Rheumatology (Oxford)*. 2017;56(10):1763. [PMID: 28957561].

第 50 章　感音神经性听力丧失（免疫介导性内耳病）

Sensorineural Hearing Loss (Immune-Mediated Inner Ear Disease)

John H. Stone　Howard W. Francis　著

诊断要点

- 炎症相关感音神经性听力丧失，被称为免疫介导性内耳病。

- 内耳调节前庭功能和听力，因此该病可出现平衡和听力异常。

- 可能为原发性内耳病，也可作为其他已知炎症性疾病（如 Cogan 综合征、肉芽肿性多血管炎、Susac 综合征、巨细胞动脉炎、干燥综合征等）的并发症出现。

- 症状包括耳鸣、眩晕、恶心，以及和听力相关功能障碍：听觉敏锐度下降和语音辨别困难。

感音神经性听力丧失（sensorineural hearing loss，SNHL）是一种特发性炎症性疾病。它是局限于耳部的原发性疾病或继发于其他免疫介导的炎性疾病。内耳的解剖结构如图 50-1 所示。SNHL 是某些原发性血管炎［如 Cogan 综合征、肉芽肿性多血管炎（原称为韦格纳肉芽肿病）、巨细胞动脉炎］的共同特征。SNHL 偶尔也出现在系统性自身免疫疾病中，如系统性红斑狼疮和干燥综合征。

因听力丧失往往不是这种综合征的唯一特征（眩晕、耳鸣和耳朵闷胀感等也较常见），而且这些症状通常对免疫抑制药反应快速，所以当症状与体征完全局限于耳朵时，免疫介导性内耳病（immune-mediated inner ear disease，IMIED）是这种疾病的首选术语。IMIED 潜在的后遗症是残疾，包括严重的听力下降，重度前庭功能障碍。但只要能够及时正确地诊断，通常较易治疗的。遗憾地是，严重持续的 SNHL 患者听力很难有显著恢复。

因耳蜗活检会造成不可逆损伤，故目前人们对各种情况下发生 SHNL 的内耳损伤机制知之甚少。

对原发性免疫介导性内耳病患者（患者在死亡前通常接受过大剂量免疫抑制药的治疗）进行尸检，发现抗体介导的血管损伤和血管闭塞会损害听觉传导。系统性血管炎（如肉芽肿性多血管炎）背景下的 IMIED 患者，其组织损伤的基础是小血管的炎症。

以下几个特征可以区分 IMIED 患者和其他耳功能障碍综合征。首先，IMIED 进展非常迅速，与急性快速进展型肾小球性肾炎的进展速度相似；在发病的 3 个月内（通常更快），内耳炎症就可以快速进展为严重的不可逆损伤；实际上，在症状出现的 1~2 周内，IMIED 患者出现听力完全丧失的情况并不少见。其次，IMIED 的发病通常是双侧的，但是不对称、不同步；虽然双耳发病的时间通常为数周至数月不等，但是发作间期可达 1 年甚至更久。最后，尽管有部分 IMIED 病例出现了突发的、不可逆内耳道功能障碍，也有部分患者症状在一段时间内或数个月内症状是波动的。SNHL 的反复发作通常会导致听力持续下降，随着时间推移，许多患者会出现严重的听力缺陷。

尽管 IMIED 通常发生在中年人中，但该疾病在幼儿及老年人中也有发生。2/3 的 IMIED 的患者为女性。

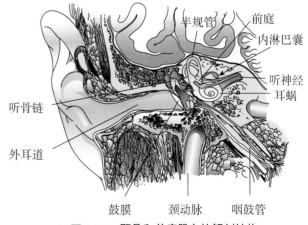

▲ 图 50-1　颞骨和前庭器官的解剖结构

409

一、临床表现

（一）症状与体征

1. 听力

听力丧失在 IMIED 中有两种表现形式。第一种，患者主诉为听觉敏锐度（感觉到声音的能力）的下降。粗略评估听力敏感度的措施（如用手表的机械声、手机的拨号声或手指摩擦声）并不足以发现这种微弱但有临床意义的听觉敏锐度的改变，需要对患者进行正式的听力测试才能充分评估听力障碍的程度。第二种是语言辨别能力（辨别单字的能力）的下降，此时患者的主诉通常是由语言辨别能力下降引起的交流障碍。严重语音辨别能力缺陷的患者能够听到手机里的声音，但不能理解其中的含义。他们参与噪音背景下的谈话也存在困难，在拥挤的房间和餐厅里的谈话尤其困难。

即使是患有严重的 SNHL，IMIED 患者的耳镜检查通常是正常的。对于继发于肉芽肿性多血管炎的 SNHL 患者，耳镜检查可以发现中耳腔内的鼓膜混浊甚至破裂，与肉芽肿性炎症引起的中耳炎一致。在肉芽性多血管炎中，由中耳疾病引起的传导性听力丧失比 SNHL 更为常见，但由于并非所有患者都进行了听力测试，所以 SNHL 发生的频率可能未充分认识。

这两种简单的体格检查，Weber 测试和 Rinne 测试可以有效地辨别传导性听力丧失和 SNHL。在 Weber 试验中，振动 512Hz 的音叉，将其置于患者的前额中部或上中切牙。如果患者存在 SNHL，健侧耳听到的声音更响（相反，如果患者存在传导性听力损失，则患侧耳听到的声音更响）。该测试可以用更高频率的音叉进行重复。

在 Rinne 测试中，振动 512Hz 的音叉，首先将其放置在外耳口 3cm 处，后将其放置在同侧乳突处，然后要求患者比较音叉在空气中产生的声音和直接与乳突接触所产生的声音的强弱。如果单侧耳的 Rinner 测试正常，但 Weber 测试时该耳听到的声音更响，表明该侧耳存在 SNHL。

2. 平衡觉

如果怀疑 SNHL，参与诊疗的耳鼻喉专家和神经病学专家应当评估患者的前庭 – 眼反射（vestibulo-ocular reflexes，VOR）。其他如听力测试、眼震电图也是重要的检查。

VOR 的评估包括重复摇头时眼球震颤的评估和头部快速侧向旋转时凝视稳定性的评估。通过检测到头部移动，内耳为 VOR 提供传入信息，中枢神经系统则依靠 VOR 使眼睛能够进行准确的补偿性移动（扫视）。内耳具有保持视网膜成像稳定的功能，该功能被扰乱后可导致头晕，运动时加重、休息时缓解。与 IMIED 有关的中枢神经系统的传入信息的快速改变可以导致 VOR 的失代偿，使内耳不能保持视网膜成像的稳定性，以及持续的运动错觉（也被称为振动幻视）。

通过中枢代偿性调节，在数天或数周后，眩晕的急性期过渡为运动诱导的头晕。在前庭失代偿的急性期，当视觉注视被抑制时（如在黑暗中或在菲涅尔透镜后）可以观察到患者自发性的眼球震颤。要求患者将视线固定在检查者的鼻子，而检查者则快速地将患者的头部向患耳横向旋转 30°，可以通过这样的检查方法在床边对患者的每一侧耳分别进行 VOR 测试。正常的 VOR 可以产生平滑且精确的补偿性眼睛扫视。相反，异常的 VOR 与眼球的过高或过低运动有关，随后出现矫正性扫视。

振动幻视是双侧 VOR 损失的致残性后果。当用 Snellen 表比较头部摇动时和静止时的视力时，可以检查到振动幻视及双侧前庭的功能障碍。当 Snellen 表提示存在 3 行以上的视力差异时，表明患者存在外周前庭功能障碍。如果累及双侧耳时，则测量结果存在更大的差异。

眼震电图可以客观地测量并比较双耳地外周前庭功能，更确切地来说，眼震电图可以比较外侧半规管的功能。通过在胸锁乳突肌中测量低频声对球囊刺激引起的前庭肌电图电位，来评估外周前庭的另一组成部分。

3. 眼睛

在第 20 章中已详细讲述，Cogan 综合征几乎与各种类型的眼炎相关，包括眼眶炎性假瘤、巩膜炎、葡萄膜炎等。然而，Cogan 综合征最具特征性的眼部症状是间质性角膜炎。肉芽肿性多血管炎也潜在多种的眼部并发症（见第 20 章）。巨细胞动脉炎的眼部症状则常表现为复视，黑矇和前缺血性视神经病变。除了继发性干燥综合征外，SLE 最常见的眼部疾病为视网膜疾病，通常与视网膜血管炎或凝血素质（如抗磷酸化抗体）有关。干燥综合征的特征性表现则为干燥性角结膜炎（见第 20 章）。

（二）实验室检查

原发性 IMIED 的常规实验室检查结果通常正常。例如，患者通常没有典型的系统性炎症反应的表现，急性期反应物往往正常。实际上，急性期反应物的升高应当快速寻找 IMIED 的原发病因，以及排除内耳以外的其他器官的炎症。

在寻找 SNHL 潜在病因时，可测量多种类型的自身抗体。与 SNHL 患者病情评估有关的自身抗体见表 50-1。

表 50-1 适合评估感音性听力损失的自身抗体及化验
• 抗核抗体
• 抗 Ro 抗体
• 抗 La 抗体
• 抗 dsDNA 抗体
• 血清补体 C3 和 C4
• ANCA
• FTA-ABS
• 莱姆病血清学
• 常规血液和尿液的检查用以排除系统性疾病：全血细胞计数、血生化、尿液镜检

ANCA. 抗中性粒细胞胞质抗体；dsDNA. 双链 DNA；FTA-ABS. 荧光螺旋体抗体吸收试验

（三）影像学检查

MRI 对排除脑桥小脑三角肿瘤非常重要。

（四）特殊检查

1. 听力图和眼震电图

主诉为听力丧失的患者均应进行正式的听力检测。听力图（图 50-2A）是在 250～8000Hz 的音调范围内，人体可以辨别的最低音量的图示。而典型 SNHL 患者的听力如图 50-2B 所示。接收阈值测量的是人体可以听到的最低音量。辨别力分数测量的是人体辨别单词的能力。眼震电图测量在各种刺激（包括对耳的冷热刺激）下的眼球运动。这项检查可以评估 VOR 对双耳传入信息的反应强度和对称性。听力测试和眼震电图检查可以确认内耳功能障碍的临床表现，以及量化受累器官的病变程度。

2. 血清学检查

遗憾的是，目前没有可靠的血清学标志物可以协助 IMIED 的诊断或评估预后。

二、鉴别诊断

内耳疾病的病因不同，治疗方案也不尽相同，所以明确病因对治疗方案的制订至关重要。表 50-2 列出了 IMIED 患者的诊疗过程中需要排除主要疾病类型。不同病因引起的内耳功能障碍有以下几种区别：①病情进展的速度不同；②对称性不同；③对听觉和平衡觉的影响程度不同。IMIED 的病因有六大类：衰老、创伤、肿瘤、感染、耳毒性药物的使用，以及可能与免疫因素有关的病例。

不伴前庭功能异常的、慢性对称性的高频听力的损失，可以将衰老和长期噪音暴露导致的听力衰退与 IMIED 相区分。此外，仔细询问病史可以排除耳毒性药物、突发创伤、气压性创伤导致的快速进展性听力损失和平衡功能异常。梅尼埃综合征是一种渐进性波动性听力丧失的复杂症状，并伴有眩晕、耳鸣和耳胀，是包括 IMIED 在内的各种原因所致的内耳炎症性疾病的常见后遗症。在不能明确病因的情况下，这些症状被命名为梅尼埃综合征。

病程持续时间是鉴别梅尼埃和 IMIED 的主要标准。梅尼埃病的病程长达数年，而 IMIED 则持续数周到数月不等。梅尼埃病通常局限于一侧耳朵，但有 1/3 的病例会出现对侧耳朵的延迟受累。IMIED 对早期积极使用免疫抑制药有反应，在鉴别这两种疾病时非常重要。

IMIED 和其他原因导致的听觉和平衡功能的急性改变很难仅靠询问病史来区分。例如，肿瘤（如小脑脑桥角神经鞘瘤）压迫第Ⅷ对脑神经导致的非对称性听力损失，这种听力损失的进展速度从数日到数年不等。钆 MRI 在排除这些肿瘤中起到非常重要的作用。颅内或中耳压力的快速增加会导致内耳骨囊破裂。这种情况下会导致外淋巴瘘，使得单侧耳快速的听力损失，并伴有眩晕。外淋巴瘘的患者需要及时进行手术修补。

包括脑膜炎在内的细菌和病毒导致的内耳功能障碍会导致快速且不可逆的听力损失，病原体培养和血清学检查有助于快速地排除诊断。部分与内耳疾病有关感染见表 50-2。考虑到耳梅毒和 IMIED 相似点较多，这里特别强调注意鉴别梅毒。梅毒的并发症包括全部的内耳疾病，涵盖范围从与继发性梅毒有关的突发的听力损失和眩晕，到与潜伏期和三期梅毒有关的慢性听力损失（有时伴有梅尼埃病）。原因不明的听力损失患者均应进行特异性梅毒螺旋

411

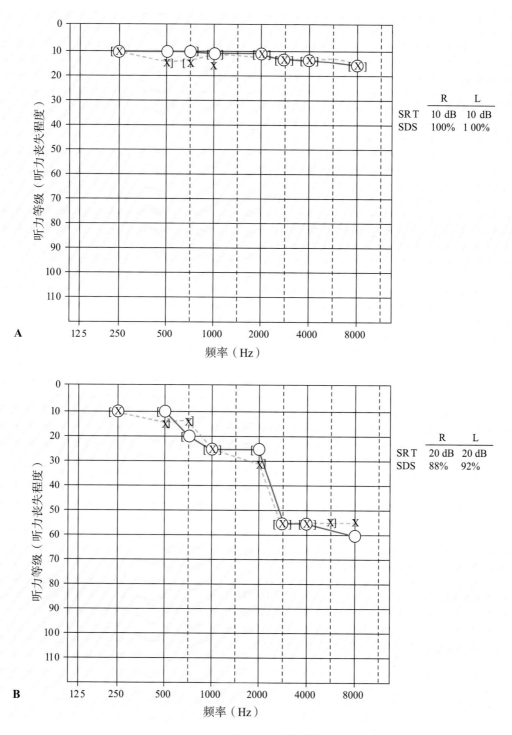

▲ 图 50-2　听力图

A. 正常的双侧听力；B. 免疫介导性内耳病患者高频听力丧失。骨传导阈值［R=（和 L=）］测量的是耳蜗和近端神经通路的功能，而气导阈值（R= 圈，L=X）测量的是整个听觉系统的功能。SRT. 言语接受阈；SDS. 言语识别率

体检查，如梅毒螺旋体荧光抗体吸收试验（fluorescent treponemal antibody absorption，FTA-ABS）。在潜伏期梅毒和三期梅毒患者中，非特异性梅毒检测（如快速血浆反应素）试验假阳性率极高。

肉芽肿性多血管炎在 SNHL 中十分关键，不应漏诊。肉芽肿性多血管炎患者的传导性听力丧失存在多种的发病机制，包括由坏死性肉芽肿性炎症引起的中耳间隙液体浑浊和听骨链断裂，以及血管炎

表 50-2　感音性听力损失的鉴别诊断

病　程	相关疾病和药物	前庭症状	特征区别
慢性病程（>3 个月至数年）	梅尼埃病	+	阵发性眩晕，单侧听力损失，耳鸣，耳胀
	阿尔茨海默病	−	对称性高频听力损失
	潜伏期或 3 期梅毒	±	+FTA-ABS，±RPR
	听力神经瘤	±	单侧听力下降，耳鸣；MRI 增强病灶
	IMIED	±	
	原发性		见正文
	继发性（血管炎、结缔组织疾病）		全身炎症性疾病的症状与体征
	药物性	+	慢性平衡失调；双侧前庭功能减退的迹象（如振动幻视）
中间病程（数天至 3 个月）	氨基糖苷类药物		
	抗疟药		
	循环利尿药		
	非甾体抗炎药		
	莱姆病	±	• 暴露风险 • 伯氏疏螺旋体血清学阳性
	潜伏期或三期梅毒	±	+FTA-ABS，±RPR
	听力神经瘤	±	单侧听力下降，耳鸣；MRI 增强病灶
	声学创伤	−	近期强烈噪音暴露
	气压伤	±	近期最近深海潜水，气压伤
突发（数小时至数天）	淋巴周围瘘管	+	耳鼻喉科学评价
	病毒性 / 细菌性耳道炎	+	急性眩晕和（或）听力丧失
	早期或继发性梅毒	+	+FTA-ABS，±RPR
	听力神经瘤	±	单侧听力下降，耳鸣；MRI 增强病灶

FTA-ABS. 螺旋体荧光抗体吸收试验；IMIED. 免疫介导性内耳病；MRI. 磁共振成像；RPR. 快速血浆反应素

的缺血性后遗症。无论是由神经滋养血管的血管炎或是肉芽肿性炎症累及中耳，压迫第Ⅶ对脑神经引起外周性面神经麻痹，都是肉芽肿性多血管炎的重要诊断依据。

Susac 综合征（又称视网膜耳蜗脑血管病变）是一种不明原因的罕见病，以脑病、视网膜动脉闭塞和 SNHL 为特征。

三、治疗

由于缺乏严格的对照研究，IMIED 的治疗方案

的制订主要依赖于经验总结、病例报道和参考相关疾病的治疗。由于 IMIED 毁灭性的听觉和前庭功能的损害，应予以充分重视。在这种情况下，积极的免疫抑制治疗（如大剂量的糖皮质激素联合免疫抑制药、细胞毒性药物或生物制剂）可以中止炎症反应并防止永久的器官损害。相反，如不及时治疗，短时间内就会导致不可逆的器官功能障碍。大量的个案报道及小型病例系列证实 IMIED 对早期使用免疫抑制药反应良好，包括有助于前庭功能的恢复。

如果 IMIED 的治疗是有效的（如内耳功能可以

显著恢复），那就需积极治疗。因此，对急性发病期的 SNHL，可以采用泼尼松 1mg/(kg·d) 治疗，总剂量不超过 80mg/d。如上述方案治疗 2 周后患者听觉和前庭功能显著改善，则应继续使用相同剂量的泼尼松 1 月，并在随后的 2 个月内逐渐撤减药物剂量。对于复发的患者，可以谨慎使用 5～10mg/d 维持剂量的泼尼松。

为了维持最初的糖皮质激素治疗的反应，可以连续进行鼓室内糖皮质激素给药，但证据较弱。可向患侧中耳内注射 12mg/ml（尽管目前对药物的使用浓度仍有争议）的缓释地塞米松，患者仰卧 30min 后再进行抽吸。部分临床医生采用鼓室内注射激素的方法作为原发性 IMIED 的一线治疗，只有在鼓室内药物治疗失败时才会转为全身用药。目前为止，上述治疗方法均未经严格临床研究验证。

使用激素后，如果听觉和平衡觉仍在恶化或在治疗 2 周内没有明显改善，应考虑采取其他药物治疗。可以经验性使用生物制剂如利妥昔单抗，但是缺乏更多证据支持。

同样，大多数其他药物在原发性 IMIED 的治疗中证据有限。甲氨蝶呤（最多每周 25mg）、硫唑嘌呤 [2mg/(kg·d)] 和霉酚酸酯（最多 1500mg，每天 2 次）都已被用于 IMIED 的治疗。生物制剂的选择通常根据医生的经验和患者个人合并症。也可以尝试使用环磷酰胺 [2mg/(kg·d)，根据肾功能障碍的情况调整药物剂量]，但是因为该药物存在毒性，使用时间不建议超过 4～6 个月。除非有明确证据表明环磷酰胺可有效改善症状，否则不建议延长疗程。大部分情况下建议优先使用安全性更高的生物制剂，如利妥昔单抗。

一旦发生器官不可逆损害（如严重的听力损失），除非其他器官存在疾病活动，否则不建议免疫抑制药的维持治疗，以免患者面临更多治疗相关并发症，并且收效甚微。对于积极使用免疫抑制药，但仍有严重听力损失患者，帮助其恢复听力的最适合方案是行人工耳蜗治疗。因此，如果患者在治疗 3 个月后没有明显治疗效果，应该停用当前药物。

肉芽肿性多血管炎、Cogan 综合征及其他原发性疾病相关的 SNHL 的治疗在相应的章节中进行讨论。

四、预后

对免疫抑制药治疗反应不佳的患者会有长期听力不良的风险。也有许多患者听觉有一定的损害，但仍能维持听力和内耳功能且不复发。这些患者的治疗通常可逐渐减停。

五、听力和前庭功能的康复

所有严重双侧听力功能损害的患者应该配有适当的助听器。在最大药物剂量或使用强效助听器后，如患者的语音辨别能力仍较差，可以考虑人工耳蜗植入。人工耳蜗可以加工声音，以编码电信号的形式传递给听神经，提高听觉敏锐度和语音辨别能力。严重的外周前庭功能损害导致的眩晕，通过前庭功能康复可以有效地提高中枢神经系统的代偿。由专业的物理治疗师管理的前庭功能康复，提供了多种维持机体平衡的措施，使跌倒风险最小化。在治疗眩晕时，由于前庭抑制类药物会损害中枢代偿机制，应该避免长期使用。

参考文献

Das S, Bakshi SS, Seepana R. Demystifying autoimmune inner ear disease. *Eur Arch Otorhinolaryngol*. 2019;276(12):3267–3274. [Epub 2019 Oct 11] [PMID: 31605190].

Rahne T, Plontke S, Keyßer G. Vasculitis and the ear: a literature review. *Curr Opin Rheumatol*. 2020;32(1):47–52. [PMID: 31599796].

Riera JL, Maliandi MDR, Musuruana JL, Cavallasca JA. Sudden sensorineural hearing loss in systemic lupus erythematosus and antiphospholipid syndrome. An update. *Curr Rheumatol Rev*. 2019 Oct 15. [Epub ahead of print] [PMID: 31804161].

第八篇　骨　病

Disorders of Bone

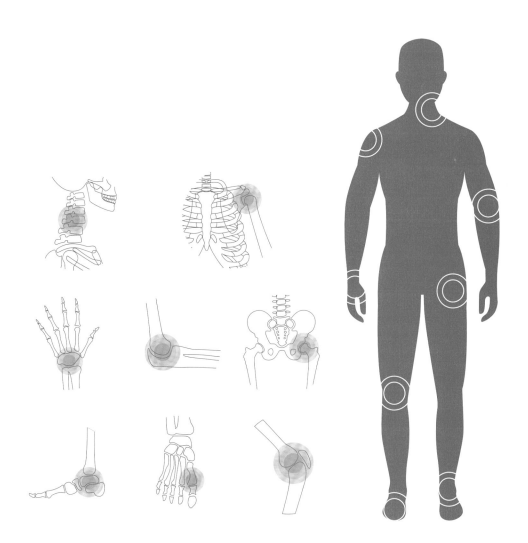

第51章　骨质疏松症和糖皮质激素性骨质疏松症
Osteoporosis & Glucocorticoid-Induced Osteoporosis

Kavitha Mattaparthi　Muhammad Zaheer　Mary Beth Humphrey　著

诊断要点

- 骨质疏松症是指因骨骼矿物质密度（骨密度）降低或骨小梁微结构丧失导致的骨脆弱。

- 脆性骨折的常发部位包括腕部、前臂、脊柱和臀部。

- 骨质疏松症的发病率会随着年龄的增长而增加，男女患病率无明显差异，但这种疾病在绝经后的女性群体中最为流行。

- 长期糖皮质激素治疗（即使剂量低至 2.5mg/d 泼尼松）也会增加脊柱骨折的风险。

- 泼尼松剂量＞7.5mg/d 会使脊柱骨折的风险增加 5 倍，髋部骨折的风险增加 1 倍。

- 骨质疏松症的发生风险不仅与糖皮质激素治疗有关，也与其他药物治疗有关，包括长期服用质子泵抑制药、抗惊厥药、选择性 5- 羟色胺再摄取抑制药和华法林。

- 相应的预防措施和治疗方案可有效地减少骨折的发生。

在整个生命过程中，骨重建会持续发生，每 10 年就会转换一次。骨重建单元包括三种主要的细胞，即具有骨吸收功能的破骨细胞（osteoclast，OC）、形成新骨的成骨细胞（osteoblast，OB）、嵌入骨骼内的骨细胞（osteocyte，OCY），通过局部产生旁分泌因子来调节破骨细胞和成骨细胞的活动。骨细胞还能分泌核因子 κB 受体活化因子配体（receptor activator of nuclear factor κB ligand，RANKL），募集破骨细胞前体并刺激骨吸收。骨骼的分解代谢和合成代谢通常会保持平衡，以维持骨骼的完整性。然而，在许多疾病状态下，骨形成与骨吸收失衡，如甲状旁腺功能亢进症、激素变化（如更年期发生的激素变化

等）及药物治疗［如糖皮质激素等（glucocorticoid，GC）］，这一过程最终会导致骨质疏松症。过去 20 年的研究揭示了免疫系统对骨细胞的调控作用。现已表明，许多内分泌和自身免疫疾病都与骨质疏松症有关，这可以归因于免疫系统和骨细胞之间的相互作用发生紊乱。

男女个体在峰值骨量和骨质流失率方面存在明显差异（图 51-1）。男性的峰值骨量比女性高，而且只有在中老年期才会有较为缓慢的骨质流失。因此，男性直到晚年都可以保持较高的骨密度。女性在绝经后的骨质流失明显加快，之后会减慢并维持一定的骨质流失速率直到死亡。由于女性的峰值骨量较低，再加上绝经后的骨质流失开始加快的影响，所以女性的骨密度通常比同龄男性低。因此，与男性相比，女性发生典型的骨质疏松性骨折［髋部、脊柱和前臂远端（Colles 骨折）］的年龄更早（图 51-2）。男性骨质疏松性骨折的发病年龄平均比女性晚 10 年。年龄较大会对髋部骨折造成影响，男性髋部骨折的发病率和死亡率明显高于女性。这可能是因为男性在发生骨折时更有可能处于衰弱状态，导致这些患者在身体上应对骨折修复手术风险及在情感上应对失去独立性的能力更弱。

骨质疏松症是一种全身性疾病，特征为低骨量、骨微结构破坏和骨强度受损。由于骨质疏松症无症状表现，通常在发生脆性骨折后才会确诊。在美国＞65 岁的群体中，每 4 名女性和每 20 名男性中就有 1 例骨质疏松症患者。骨质疏松症可以通过低骨密度或脆性骨折进行诊断。骨质疏松症的诊断可以通过测量骨折常见部位的骨密度进行确定：腕部（桡骨远端）、脊柱和髋关节近端。双能 X 线吸收测定法（dual-energy X-ray absorptiometry，DXA）在骨质疏松症的诊断中的应用最为广泛，诊断效果也已得到

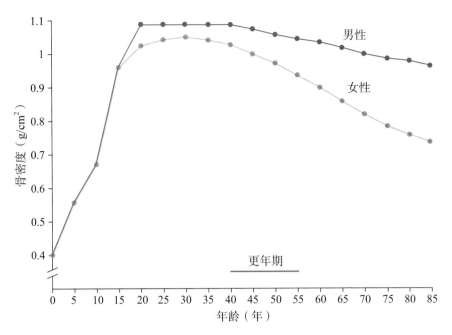

◀ 图 51-1　**5—85 岁男性及女性骨密度平均值的比较**

结果表明，与男性相比，女性峰值骨密度较低，女性围绝经期的骨质流失速度较快，而骨质流失一直缓慢持续直到 80 岁

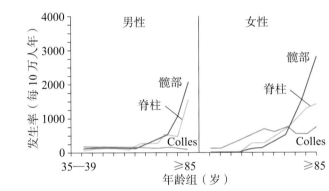

▲ 图 51-2　**不同年龄组男性和女性三种常见骨质疏松性骨折的发病率**

注意：女性脊柱、Colles（腕部 / 前臂）和髋部骨折发病率上升较早

表 51-1	WHO 根据 DXA 测量对骨质疏松症的定义
	定　义
T 值	根据人种或民族，高于或低于峰值骨量（年轻正常）的 SD 数量
Z 值	根据性别和人种或民族，高于或低于相同年龄骨量的 SD 数量
正常	骨密度 T 值≥-1
低骨量（骨量减少）	-2.5＜骨密度 T 值＜-1
骨质疏松症	骨密度 T 值≤2.5
严重的骨质疏松症	骨密度 T 值≤2.5，有一处或多处脆性骨折

DXA. 双能 X 线吸收测定法；SD. 标准差；WHO. 世界卫生组织

证实。世界卫生组织将骨质疏松定义为骨密度（bone mineral density，BMD）T 值≤-2.5，骨量减少定义为 T 值介于 -1～-2.5（表 51-1）。前瞻性研究表明，骨折风险会随着骨密度的下降而增加，也会随着年龄的增长而进一步增加。例如，T 值为 3 的 55 岁女性 10 年骨折风险约为 17%，但对于同样 T 值的 75 岁女性，骨折风险约为 30%（图 51-3）。在＜40 岁较年轻的患者中，将其骨密度与相同性别和年龄患者的平均值进行比较，可以得到 Z 值。这些较年轻患者的骨折风险很低，因此 Z 值不包括骨折风险，这与 T 值相反。一般来说，与其他相同年龄和性别的个体相比，Z 值在平均值之上 2 个标准差表明骨密度较低，提示应进行进一步的评估。

除了年龄和骨密度外，还有其他可变和不可变风险因素与骨质疏松性骨折的发生率增加有关（表 51-2）。使用有效的骨折风险评估工具（fracture risk assessment tool，FRAX）（www.sheffield.ac.uk/FRAX），也可以在测量或未测量骨密度的情况下评估骨折风险。FRAX 工具包含的临床参数包括性别、民族、身高和体重、年龄、骨折史、父母髋部骨折史、吸烟状况、糖皮质激素长期用药（任何剂量用药时间＞3 个月）、类风湿关节炎和过量饮酒（每天超

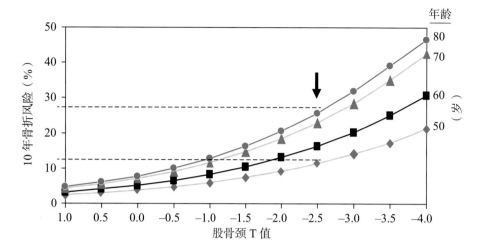

◀ 图 51-3　在所有 T 值下，骨折风险会随年龄的增长而增加

如果 T 值为 -2.5，1 例 80 岁女性（箭）10 年骨折风险接近 30%，而 1 例 50 岁 T 值相同的女性 10 年骨折风险为 12%

表 51-2　骨质疏松性骨折的风险因素（不含骨密度）
不可变
• 女性
• 成年后骨折史
• 一级亲属中有骨折（尤其是髋部骨折）史
• 白种人或亚洲人种
• 高龄
• 痴呆和衰弱
• 卧床
可变
• 酗酒
• 吸烟
• 低 BMI（<21kg/m²）
• 过早绝经
• 闭经史
• 饮食中的钙摄入量低
• 经常跌倒和视力不佳
• 体育活动少
• 糖皮质激素用药史
• 维生素 D 缺乏症
• 性腺功能减退症（手术或化学治疗）

过 3 杯）。这些因素单独作用或与股骨颈或全髋关节骨密度联合作用可能会导致两种绝对风险：① 10 年髋部骨折的绝对风险；② 10 年主要骨质疏松性骨折（髋部、脊柱、腕部和肱骨）的绝对风险。FRAX 工具的有效性已在全球许多国家的 40—90 岁人群中得到验证。

许多常见的处方药会增加骨质疏松症和骨折的风险（表 51-3）。长期使用糖皮质激素进行治疗

非常普遍。除非接受骨质疏松症的预防治疗，否则约 50% 接受糖皮质激素治疗的患者将会发生骨质疏松性骨折，好发部位是脊柱和髋部。长期使用质子泵抑制药、抗惊厥药、选择性 5- 羟色胺再摄取抑制药和华法林等药物也会增加骨折风险。然而，许多医生没有意识到这些药物会增加骨折风险，没有对这些高风险患者进行骨质疏松症的筛查或治疗。由于骨质疏松症具有高发病率和可变风险因素，所以需要通过早期诊断、预防和治疗策略来预防骨折。

一、临床表现

（一）症状与体征

骨质疏松症主要会导致骨折，常发部位包括胸椎、腰椎、髋关节近端、骨盆、肱骨近端和桡骨远端（表 51-4）。仅在美国每年就有 150 万例因骨质疏松症导致的骨折发生。在 >50 岁（典型的绝经年龄）的白种人女性中，有 40% 的个体会发生骨质疏松性骨折。许多临床并发症与骨质疏松性骨折有关（表 51-5）。成年后有骨折史会使骨折风险增加 1 倍，这在一定程度上与骨密度无关。髋部骨折的发病率和死亡率最高，由此产生的直接治疗费用也最高。髋部骨折的发生率随着年龄呈指数级增加。目前，在美国每年有 30 万髋部骨折住院患者。95% 的髋部骨折患者因侧摔导致骨折，1 年内死亡率高达 36%，在男性患者中尤为明显。另有 50% 的髋部骨折患者将无法居家独立生活。骨质疏松性骨折还会减少胸部扩张，导致腹腔受压，加重过早饱腹感、体重减轻和便秘。

表 51-3 增加骨折风险的药物

药品类	作用机制	停药后的可逆性	筛选建议	管理建议	替代药物
糖皮质激素	骨形成减少，骨吸收增加	2 年内骨折风险降至基线	• 使用 DXA 或 FRAX 分析骨折发生风险 • 监测维生素 D 和钙的水平	• 根据骨折风险选用双膦酸盐、甲状旁腺激素（parathyroid hormone，PTH）类似物和地舒单抗 • 每 2 年进行一次 DXA 扫描	• 限制糖皮质激素的用量和疗程 • 使用免疫抑制药物
质子泵抑制药	可能由肠道 Ca^{2+} 吸收减少所致	骨折风险在停药后 1 年内发生逆转	无	如果可能，避免使用质子泵抑制药或避免其与双膦酸盐一起使用	H_2 受体拮抗药
抗癫痫药（antiepileptics，AED）	可能由维生素 D 缺乏所致	不详	• 使用 DXA 或 FRAX 分析骨折发生风险 • 每 6~12 个月监测维生素 D 和钙的水平	• 对于非酶诱导抗癫痫药，每天给予 1000~1200U 维生素 D • 对于酶诱导抗癫痫药，每天给予 2000~4000U 维生素 D • 绝经后的女性和 >50 岁的男性使用双膦酸盐	新药物（如左乙拉西坦）
醋酸甲羟孕酮（medroxy-progestrone acetate，MPA）	雌激素水平降低，导致骨吸收增加	脊柱和髋部骨质流失出现部分到完全恢复	• DXA 扫描在绝经前人群中的有效性尚存争议 • 监测维生素 D 和钙的水平	• 限制治疗时间为 2~3 年 • 无双膦酸盐相关预防性治疗数据，目前不建议使用	• 口服激素类避孕药，用醋酸甲羟孕酮代替低剂量 • 雌激素，其他避孕方法
芳香酶抑制药	雌激素分泌减少，导致骨吸收增加	不详	• 使用 DXA 或 FRAX 分析骨折发生风险 • 监测维生素 D 和钙的水平	• 中高风险患者使用双膦酸盐类药物 • 换用地舒单抗 • 在治疗期间，每 2 年进行一次 DXA 扫描	不适用
促性腺激素释放激素（gonadotro-pinreleasing hormone，GnRH）激动药	阻止分泌黄体生成素（luteinizing hormone，LH）和卵泡刺激素（follicle-stimulating hormone，FSH），可以减少睾酮和雌二醇，进而增加骨吸收	根据剂量和疗程，可能在 2 年内逆转	• 使用 DXA 或 FRAX 分析骨折发生风险 • 监测维生素 D 和钙的水平	• 中高风险患者可以使用双膦酸盐、地舒单抗、选择性雌激素受体调节药 • 在治疗期间，每 2 年进行一次 DXA 扫描	• 二线：雄激素受体拮抗药 • 在未发生骨转移的男性中
选择性 5- 羟色胺再摄取抑制药	通过提高大脑中血清素的水平增加交感神经输出，抑制骨形成，增加吸收	可能	• 使用 DXA 或 FRAX 对有其他骨质疏松症风险因素的患者进行骨折风险分析 • 监测维生素 D 和钙的水平	• 补充钙和维生素 D • 考虑使用普萘洛尔减轻交感紧张	其他抗抑郁药

（续表）

药品类	作用机制	停药后的可逆性	筛选建议	管理建议	替代药物
噻唑烷二酮	骨形成减少	不详	• 使用 DXA 或 FRAX 对有其他骨质疏松症风险因素的患者进行骨折风险分析 • 监测维生素 D 和钙的水平	• 骨质疏松症患者应避免使用 • 无预防治疗的相关数据	• 二甲双胍 • 磺酰脲类药物 • 胰岛素
钙调磷酸酶抑制药	在糖皮质激素作用下破骨细胞和骨吸收过多	不详	• 肾移植前使用 DXA/FRAX 分析骨折发生风险 • 监测维生素 D 和钙的水平	• 在器官移植前和移植后每 2 年进行一次 DXA 检查 • T 值<-2.0 的患者使用双膦酸盐	其他免疫抑制药
肝素	成骨细胞受到抑制，骨形成减少；骨吸收增加	骨密度几乎完全逆转	无可靠建议	无可靠建议	使用低分子肝素或直接口服抗凝血药
华法林	通过改变维生素 K 依赖性 γ- 羧基谷氨酸降低骨矿化程度	不详	无可靠建议	无可靠建议	如有临床指征，直接口服抗凝血药

DXA. 双能 X 线吸收测定法；FRAX. 骨折风险评估工具

1. 绝经后骨质疏松症

骨质流失在女性 30—40 岁就已开始出现，但在绝经前后的 5～10 年（围绝经期）内会加速。在绝经后，雌激素缺乏会引起骨形成和骨吸收出现失衡（如骨吸收快于骨形成），进而导致骨质疏松症。过去 20 年的许多研究已经阐明了 T 细胞活化和促炎细胞因子在驱动绝经后骨质流失中的作用，这些促炎细胞因子包括 IL-1、IL-4、IL-6、IL-17、TNF-α、IFN-γ、RANKL 和 TGF-β。在绝经期早期骨质流失率增加后，骨质流失下降稳定后可持续到患者 80—90 岁（图 51-1）。与衰老有关的因素在高龄患者的骨质流失中发挥了作用，包括骨祖细胞数量减少、营养缺乏和吸收不良。至少有 10%～20% 的绝经后女性除了绝经期的雌激素减少外还有其他导致骨质流失的继发性因素（表 51-6）。

2. 男性骨质疏松症

只有 10%～20% 骨密度较低的男性罹患原发性骨质疏松症。骨折或身高下降是评估男性骨质疏松症的典型指征。与女性雌激素分泌相对突然减少相比，男性睾酮分泌会随着年龄的增长而逐渐减少。关于年龄相关性睾酮下降导致与年龄相关性骨密度损失的作用机制尚未明确。然而，即使在性腺功能减退的男性中，睾酮替代治疗也不能使骨密度恢复到"正常水平"。有前列腺癌病史的男性可使用长效促性腺激素释放激素激动药和雄激素阻滞药进行治疗。使用这些药物进行治疗会加速骨质流失，但适当的治疗可以抑制骨转换，阻止骨质流失，并减少未来的骨折。

至少 80% 的男性骨质疏松症患者会有一个或多个骨质流失继发性因素（表 51-6）。男性骨密度低的其他风险因素包括慢性肺部疾病史、抗癫痫药、消化性溃疡病、咖啡因摄入、无法趾踵步行及在过去 1 年中跌倒。一些其他因素也会明显增加男性髋部骨折的风险，包括年龄>75 岁、饮食中蛋白质摄入量低、离婚、身材高大、降血糖药、帕金森病、在不借助上肢的条件下无法从椅子坐位站起及认知功能下降。例如，在骨密度相同的条件下，一位 80 岁吸烟、低蛋白饮食且有糖尿病的个体髋部骨折风险

表 51-4　骨质疏松症相关的脆性骨折

脆性骨折是由低能量损伤引起，例如在站立情况下跌倒。这类骨折主要表现为慢性疼痛、残疾及降低的生活质量和数量。主要的受累骨骼部位包括

脊柱
- 脊柱是最常见的骨质疏松性骨折部位，在男性和女性中都有发生，发病率随年龄增长而增加（例如，在 75 岁时新发椎体骨折的风险比 65 岁时高约 2 倍）
- 临床表现为剧烈疼痛（需要住院治疗）或无症状（约 2/3 的患者在影像学检查时偶然确诊）。脊柱活动能力丧失、身高降低及残疾
- 胸椎中部骨折可导致轻度肺功能下降和脊柱后凸，枕 - 墙距增加
- 胸腰椎骨折可导致肋骨与骨盆之间的体积减小，引起内脏器官的拥挤，进而表现为过早饱腹感、食欲下降、腹痛、便秘和腹胀
- 出现一些心理疾病，包括自卑、社交孤立和抑郁症
- 椎体骨折的发生概率是 5 倍，而其他部位骨折的发生概率是 2～3 倍

股骨近端
- 骨质疏松症较为严重的后果，随着年龄的增长，男女股骨近端骨折的发病率都在成倍增加
- 1 年内死亡率增加 15%～30%，对男性患者的影响更大
- 很多髋部骨折患者会发生第二次髋部骨折，死亡率也会升高
- 2 个主要决定因素：低骨密度和跌倒风险增加

桡骨远端
- 女性最常见的骨质疏松性骨折，也是骨质疏松症最早的表现之一（男性发病率明显较低）
- 发病率在绝经后早期增加，然后逐渐稳定
- 复杂性局部疼痛障碍是这类骨折的常见并发症

肱骨近端
- 50 岁以后发病率增加（女性>男性）

- 脆性骨折的其他好发部位包括肋骨、骨盆、锁骨和胫骨
- 在这些骨折类型中，如果任何一种在 50 岁之前发生（无论是否有外伤），有必要通过评估确定是否存在骨质疏松症

表 51-5　骨质疏松症的临床并发症

- 椎体骨折导致身高下降
- 椎体骨折导致脊柱后凸
- 椎体骨折导致慢性背痛
- 胸椎骨折导致肺活量受限
- 发生髋部骨折后，未来骨折的风险增加 2.5 倍
- 髋部骨折与 1 年后死亡率增加 14%～36% 有关
- 50% 的髋部骨折患者未能恢复到骨折前的功能状态
- 20%～50% 的髋部骨折患者需要长期护理
- 骨折导致社交孤立、自卑和抑郁症

年人使用糖皮质激素治疗。糖皮质激素对肌肉骨骼系统有多种不利影响。这些药物导致 RANKL 驱动的破骨细胞产生增加，在前 6 个月的治疗中骨质流失迅速。这些药物还导致骨细胞加速凋亡，进而导致骨质溶解，甚至在骨密度下降前就增加了早期骨折的发生风险。此外，它们还抑制了成骨细胞的功能，阻止了骨生成。总的来说，骨吸收与骨形成出现失衡，导致骨小梁和骨密度丢失。一旦停用糖皮质激素，成骨细胞就会取代一些但通常不是全部在糖皮质激素治疗期间丢失的骨组织。重建骨微结构较为困难；因此，防止骨质流失应该是成年个体防止骨质疏松症的主要策略。幸运的是，在较年轻的患者及儿童中，当糖皮质激素停药后，糖皮质激素诱发骨折的风险也迅速下降。

约 50% 长期使用糖皮质激素进行治疗的患者会发生骨折。脊柱对糖皮质激素特别敏感，低至 2.5mg/d 的剂量都会增加骨折风险（图 51-4）。服用>7.5mg/d 的泼尼松会使脊柱骨折的风险增加 5 倍，使髋部骨折的风险翻倍。糖皮质激素性骨质疏松症最好发于绝经后女性（服用超过 7.5mg/d 糖皮质激素或每年累计服用糖皮质激素的剂量超过 5g）。许多需要长期使用糖皮质激素进行治疗的疾病，如类风湿关节炎或炎症性肠病等，本身就对骨质有损害。

（二）临床评价

一般在临床骨折风险评估时会对骨质疏松症进行评估（表 51-2）。在了解病史时，应对药物治疗（尤其是糖皮质激素）（表 51-3）、吸烟、酗酒（每天>3 个单位）、饮食中的钙摄入、骨折史、绝经年龄、骨质疏松症和骨折家族史及类风湿关节炎病史进行仔细评估。体检应重点关注身高（任何下降）、

是另一位 80 岁不吸烟、饮食均衡且无糖尿病个体的 5 倍。

3.糖皮质激素性骨质疏松症

过敏性和炎症性疾病通常需要长期使用糖皮质激素进行治疗。在美国，有 1% 的成年人和 3% 的老

		表 51-6	骨质疏松症继发性因素		
饮食 / 生活方式	内分泌	胃肠道	血液	药物治疗	其他
维生素 D 缺乏症	性腺功能减退症	乳糜泻	多发性骨髓瘤	糖皮质激素类药物治疗	类风湿关节炎
低体重指数	甲状腺毒症	胃旁路手术	镰状细胞病	肝素	强直性脊柱炎
钙摄入量低	库欣综合征	慢性胰腺炎	白血病 / 淋巴瘤	质子泵抑制药	系统性红斑狼疮
卧床	甲状旁腺功能亢进症	炎症性肠病	地中海贫血	抗惊厥药	高胱胺酸尿症
维生素 A 过量	1 型糖尿病	原发性胆汁性胆管炎	系统性肥大细胞增多症	选择性 5- 羟色胺再摄取抑制药	晚期肾病
药物成瘾	肢端肥大症	肠道吸收不良	血色素沉着症	华法林	肾小管酸中毒

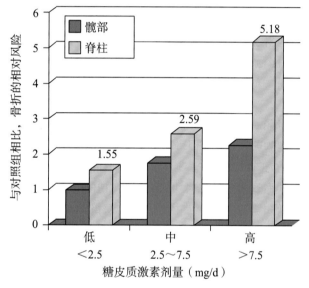

▲ 图 51-4　在 ≥ 18 岁患者中糖皮质激素治疗和骨折风险
根据糖皮质激素剂量（mg/d）对 24.4 万例糖皮质激素治疗患者和对照者进行分层，并对髋部（深色）或椎体（浅色）骨折的相对风险进行了比较。即使是低剂量的糖皮质激素治疗（＜ 2.5mg/d），在治疗超过 90 天后也会增加椎体骨折的风险。较高剂量糖皮质激素治疗能明显增加髋部和椎体骨折的风险

体重、是否存在骨痛或畸形（如脊柱后凸），以及贫血、甲状腺功能亢进症、皮质醇过多症、营养不良和其他导致继发性骨质疏松症的迹象（表 51-6）。

应在骨质疏松症评估早期使用 FRAX 工具，甚至早于骨密度测定。对于所有未使用糖皮质激素治疗的患者而言，除了询问生活方式的改变外，需要进行 FRAX 评估，10 年内主要骨质疏松性骨折风险 ≥ 20% 或 10 年内髋部骨折风险 ≥ 3% 的患者还应

接受骨质疏松症相关治疗。在 FRAX 评估时，也应进行糖皮质激素性骨质疏松症风险评估，考虑糖皮质激素剂量＜ 7.5mg/d 的因素。然而，FRAX 低估了较高剂量糖皮质激素治疗下骨质疏松性骨折的发生风险。对于服用糖皮质激素 ≥ 7.5mg/d 的患者而言，FRAX 主要骨质疏松风险会增加 15%（乘以 1.15），髋部骨折风险会增加 20%（乘以 1.2）。糖皮质激素性骨质疏松症的治疗建议因不同的年龄、糖皮质激素剂量和风险分层存在差异，本章后文将对此进行详细讨论。

（三）实验室检查

需要对骨质疏松症的实验室检查和继发性因素进行评估（表 51-7）。维生素 D 缺乏症是指维生素 D 血液水平低于 30ng/ml，存在于美国近 40% 的人口。维生素 D 缺乏症在老年患者中极为常见，可导致骨质流失，原因是这种病症会影响钙和磷的吸收，进而阻碍新骨基质发生矿化。维生素 D 水平低于 15ng/ml 与骨软化症和骨密度极低有关。较低的维生素 D、钙和磷水平及升高的甲状旁腺激素和碱性磷酸酶水平提醒医生需要对骨软化症进行诊断。

在美国，原发性甲状旁腺功能亢进症也很常见，发病率随着年龄的增长而增加，平均每 10 万名女性就有 66 人患病，而平均每 10 万名男性就有 25 人罹患此症。可以根据血清钙、白蛋白和 25- 羟维生素 D 的水平对这类疾病进行筛查。多发性骨髓瘤是导致骨质疏松性骨折的另一重要原因，常表现为骨痛、病理性骨折或贫血。如果骨密度明显低于同龄正常水平（即 Z 值偏低）或低骨密度伴发病因未明的贫

表 51-7　评估骨质疏松症继发性因素的临床实验室检查

基础检查

- CBC
- CMP（包括肌酐、肝功检查和碱性磷酸酶）
- 镁
- 磷
- TSH 和游离 T_4
- 25- 羟维生素 D
- PTH
- 睾酮总量

对一些患者要考虑做进一步的检查

- 收集 24h 尿液，检测钙、钠和肌酐排泄量（钙吸收不良）
- 红细胞沉降率（多发性骨髓瘤）
- 组织转谷氨酰胺酶（乳糜泻）
- SPEP 和游离 κ 和 λ 型轻链（多发性骨髓瘤）
- 尿液中的游离皮质醇（肾上腺分泌亢进）
- 血清胰蛋白酶 / 尿液 N- 甲基组氨酸（肥大细胞增多症）
- 骨髓穿刺和活检（骨髓病）
- 基因检测（罕见代谢性骨病）
- 生化骨转换标志物
- 骨吸收标志物：s-CTX 和 NTX
- 骨形成标志物：s-PINP

CBC. 全血细胞计数；CMP. 综合代谢功能检测组合；NTX. Ⅰ 型胶原蛋白 N 端肽；PTH. 甲状旁腺激素；s-CTX. 血清 Ⅰ 型胶原蛋白 C 端肽；s-PINP. 血清 Ⅰ 型前胶原氨基端前肽；T_4. 甲状腺素；TSH. 促甲状腺激素

血或红细胞沉降率升高，应进行血清和尿液蛋白电泳检查，以排除多发性骨髓瘤。

由于受生理节律、月经周期、季节、空腹、食物摄入及运动的影响，通常不会在骨质疏松症的一线评估中使用骨转换标志物。然而，这些骨转换标志物有助于监测骨质疏松的治疗效果，包括评估用药依从性和确定药物吸收的充分性。骨转换标志物包括尿液中的胶原蛋白分解产物［Ⅰ 型胶原蛋白 N 端肽（N-terminal telopeptide of type 1 collagen，NTX）、Ⅰ 型胶原蛋白 C 端肽（C-terminal telopeptide of type 1 collagen，CTX）和吡啶啉交联］，以及 NTX、CTX 和抗酒石酸酸性磷酸酶 5 型（tartrate resistant acid phosphatase 5，TRACP5b）血清标志物。血清中的骨形成产物包括骨钙素、骨特异性碱性磷

酸酶（bone-specific alkaline phosphatase，BSAP）和 Ⅰ 型胶原氨基端前肽（N-terminal propeptide of type 1 collagen，PINP）。建议在清晨空腹时收集血清标志物，在当天第二次空腹时收集尿液标志物。在绝经后骨质疏松症、甲状腺功能亢进症、甲状旁腺功能亢进症和 Paget 骨病中，骨转换标志物水平通常升高。需要使用抗骨吸收药物使骨吸收标志物水平下降约 50%。相反，甲状旁腺激素类似物可同时增加骨形成和骨吸收标志物。

（四）影像学评估

有几种影像学方法可以诊断骨质疏松症并监测治疗效果（表 51-8）。DXA 是最常用的影像学检查方法，也是评估腰椎和髋部骨密度的首选方法。DXA 报告通常包括 T 值和 Z 值（图 51-1）。T 值可以把患者的骨密度与人种和性别的峰值骨量联系起来（即 20 岁）。Z 值是将患者的骨密度与相同年龄、性别和人种的个体进行比较，用于儿童、青少年和 <40 岁年轻男性和女性。由于 T 值可以提供骨折风险的相关数据，所以它的临床效用更好。为便于操作，通常选取 2 个 T 值（脊柱或髋关节）中较低的一个用于诊断骨量减少或骨质疏松症。这两个部位的 T 值通常会保持一致。然而，由于退行性关节炎、椎间盘疾病或主动脉钙化都会提高骨密度，这两个部位的 T 值可能会出现不一致。在这种情况下，应该只测量髋关节和股骨颈。

根据骨密度测量结果，临床医生不仅可以对骨质疏松症的严重程度进行分级，还可以评估骨折风险，对椎体压缩性骨折进行评估。一些研究已经证实，患者每低于峰值骨密度 1 个标准差（即 T 值为负），骨折相对风险就会增加 1 倍。骨密度测量与患者年龄相结合可以更加有效地预测骨折风险因素。有几类骨质疏松性骨折的 10 年风险与年龄和骨密度 T 值密切相关，在 FRAX 绝对骨折风险计算器中，年龄是强有力的风险因素（图 51-3）。高龄（>70 岁）会显著增加椎体和髋部骨折的发生风险（图 51-2 和图 51-3）。

DXA 也被用来监测骨质疏松症的治疗反应，但复查频率尚无共识。建议每 1~3 年检查 1 次。许多研究小组建议在启动治疗 2 年后进行 DXA 复查，但对于接受糖皮质激素治疗的患者或依从性不高患者，需要提高复查频率。骨密度稳定或改善表明治疗效

表 51-8 骨质疏松症诊断及治疗效果监测的影像学评估

DXA

- 建议检查：根据骨折风险分析，年龄≥65 岁的女性和较年轻绝经后女性有较高的骨质流失和骨折风险
- 不建议在儿童、青少年、健康男性或绝经前女性中使用，除非有明显的骨折史或有特定的骨质流失风险因素（即长期糖皮质激素治疗）
- 部位：在腰椎和股骨近端可以准确和重复测量骨密度。如果不能评估其他首选部位（即髋关节置换术），也可以在桡骨远端 1/3 处进行测量
- 结果以每平方厘米投影骨面积的矿物质克数报告。换算成 T 值和 Z 值
- 建议在治疗后随访时进行 DXA 检查；但是，最佳的监测频率尚无共识

qCT

- 测量脊柱和髋部的体积骨密度
- 可以分别对骨皮质和骨小梁进行分析
- 临床研究效用高（监测治疗效果，可以观察到明显变化）
- 不建议用于筛查（使用 T 值预测骨折风险尚未得到验证）
- 缺点：花费较大，与 DXA 相比有更多辐射暴露

超声检查

- 跟骨是在骨质疏松症治疗中唯一有效用于临床的超声波骨检测的部位。与临床风险因素一样，跟骨定量超声可有效预测骨质疏松症高风险患者的骨折发生风险
- 无须测量骨密度，通过测量超声波通过肢体骨骼的透射率或超声波在骨表面的反射率
- 优点：费用较低，便于携带，没有辐射暴露
- 缺点：不能用于诊断分类（世界卫生组织根据 DXA 骨密度测量结果确定了分类标准）或治疗效果监测（变化太慢，没有临床意义）

果适当。即使在骨密度没有明显增加的情况下，骨折风险也会降低。

二、脆性骨折的鉴别诊断

脆性骨折的鉴别诊断包括与任何继发性因素或药物治疗有关的骨质疏松症、营养性或遗传性维生素 D 缺乏症或低磷血症引起的骨软化症、多发性骨髓瘤或其他与癌症有关的病理性骨折、纤维发育不良或骨硬纤维瘤。在未发生脆性骨折的情况下，低

骨密度的鉴别诊断应用有限，仅可以将骨质疏松症和骨软化症相鉴别。由于新骨基质存在矿化缺陷（类骨质），骨软化症也会导致骨密度降低。骨软化症有多种致病因素，包括严重的维生素 D 缺乏症、X 连锁低磷血症或常染色体显性低磷佝偻病。在骨软化症中，DXA 检查通常显示为骨量减少，T 值在 -2.5～-1。骨软化症患者还可能出现夜间骨痛，发生骨折不愈合，伴发肌无力和行走困难，出现蹒跚步态。这些患者会表现出较高的碱性磷酸酶和甲状旁腺激素水平，但 25- 羟维生素 D 的浓度很低（＜15ng/ml）。

三、骨质疏松症的治疗

（一）改变生活方式

所有希望防止骨质流失或减少骨折的患者都应改变生活方式。鼓励患者戒烟戒酒。此外，需要为患者制订负重锻炼计划。然而，改善骨密度、降低骨折风险和减少跌倒风险所需的运动类型、性质、频率和长度尚存争议。系统综述表明，每周 3 次负重和渐进式阻力训练等综合锻炼对预防骨密度下降有好处。研究证实，太极拳可以减少跌倒的发生风险。锻炼可以提高幸福感和神经肌肉的协调性，有助于调节反射并减少跌倒损伤。髋关节保护器可减少护理院或社区中的体弱老年患者的髋部骨折发生率，但患者的接受度和依从性较差。

（二）营养治疗：补充钙和维生素 D 及蛋白质摄入

每天摄入足够的钙、维生素 D、蛋白质及良好的光照对维持骨骼和肌肉功能十分重要。补充钙和维生素 D 对预防老年骨折有一定的作用。一般而言，在开始使用骨质疏松症治疗药物前，25- 羟维生素 D 血清水平应≥30ng/ml。对于 50 岁以上的人而言，钙和维生素 D 的推荐日摄入量应至少为 1000mg 和 800U。钙和维生素 D 含量丰富的食品（如酸奶、奶酪、牛奶和橙汁）比使用相关补充剂更受欢迎。对于绝经后的女性、有骨折风险的老年男性及糖皮质激素性骨质疏松症患者而言，建议摄入 1200mg/d 钙，同时摄入≥800U/d 维生素 D（表 51-9）。蛋白质摄入对于维持肌肉和骨骼功能也很重要；然而，蛋白质的摄入往往随着年龄的增长而减少。蛋白质摄入与骨密度呈正相关，较高的蛋白质摄入量可以减少骨吸收标志物。提高蛋白质摄入量与阻力

训练运动相结合，可以提高肌肉质量，也能提高骨强度。

表 51-9　国家骨质疏松症基金会骨质疏松症诊疗和预防建议

- 了解病史，包括相关临床风险因素及骨折和跌倒史
- 进行体检并获得诊断性检查结果，借此诊断或排除骨质疏松症的继发性因素
- 调整饮食、钙 / 维生素 D 补充剂及生活方式（避免吸烟和酗酒），增加锻炼
- 使用 FRAX 评估确定髋部和主要骨质疏松性骨折的 10 年风险
- 对髋部或椎体（临床或形态学）骨折的患者进行治疗
- 对经 DXA 检查股骨颈或椎体骨密度 T 值≤2.5 的患者进行治疗
- 对骨量减少（-2.5<T 值<-1.0）的绝经后女性及≥50 岁男性（根据 FRAX 模型确定 10 年髋部骨折概率≥3% 或 10 年主要骨质疏松症相关骨折概率≥20%）进行治疗
- 对步态训练、行走辅助工具、平衡训练和负重运动进行物理和职业治疗评估
- 在医学条件允许的情况下，每 2～3 年对未达到治疗阈值的患者进行重新评估
- 在开始治疗后 2 年内使用 DXA 监测骨密度，或在医学条件允许的情况下提高骨密度监测频率
- 如果患者出现身高下降、新发背痛、体位改变、胸部 X 线检查可疑结果或在停药期间，可以通过椎体影像学检查对新发椎体骨折进行评估，以便确定无症状骨折的发生

DXA. 双能 X 线吸收测定法；FRAX. 骨折风险评估工具

（三）药物治疗

国家骨质疏松症基金会已经发布了骨质疏松症诊疗和预防建议（表 51-9）。可有效用于骨质疏松症治疗并在美国获得批准的药物包括抗骨吸收药物（如双膦酸盐、地舒单抗和选择性雌激素受体调节药）及合成代谢药物（包括特立帕肽、阿巴洛肽和罗莫单抗）（表 51-10）。这些药物可以针对不同的部位在不同程度上提高骨密度并减少骨折发生风险（表 51-11）。此外，这些药物都能改善脊柱骨密度并预防椎体骨折，但特立帕肽和雷洛昔芬在减少髋部骨折方面的效果尚未证实。

女性健康倡议（Women's Health Initiative，WHI）试验表明，激素治疗（含或不含孕激素的共轭雌激

素）可以减少骨折的发生，但在该试验中接受激素治疗的女性出现更多的心血管事件，并且乳腺癌患病风险增加，从而限制了激素治疗在骨质疏松症的应用。每种骨质疏松症治疗方法都有潜在的不良反应，在选择骨质疏松症治疗方法时，应考虑每位患者的个人风险因素（表 51-12）。

由于药物会影响胎儿骨骼及发育，骨质疏松症育龄女性患者的预防和治疗具有挑战性。除了糖皮质激素性骨质疏松症外，大多数骨质疏松症治疗药物均未获批用于绝经前女性患者的治疗。即使在糖皮质激素性骨质疏松症的治疗中，考虑到这些药物对胎儿发育的风险，也应鼓励患者采取有效的避孕措施。两种口服双膦酸盐（阿仑膦酸钠和利塞膦酸钠）和特立帕肽已获批用于使用糖皮质激素治疗的绝经前女性。双膦酸盐会在胎儿骨骼中积累，理论上会改变胎儿的骨骼发育；然而，大多数针对接受双膦酸盐治疗妊娠期女性的病例报道和研究均未发现不良胎儿或母体结局。使用糖皮质激素治疗的女性患者（<25 岁）需要使用骨质疏松症治疗药物，但在使用特立帕肽之前，应该通过 X 线检查证实其骨骺线已经闭合。然而，尚未明确在绝经前女性停用特立帕肽治疗后，是否需要接受其他骨质疏松症治疗药物来维持骨骼改善。

由于地舒单抗不会在胎儿骨骼中蓄积，而且用药频率不高，所以可以作为一种治疗方案；但是，动物实验表明，地舒单抗与胎儿发育异常有关，因此在妊娠期严禁使用这种药物。在动物实验中，罗莫单抗能够穿过胎盘，引起胎儿发育不良，所以这种药物也未获批用于绝经前女性的治疗。这些药物均未获批用于妊娠期或哺乳期女性。

1. 抗骨吸收药物

双膦酸盐：双膦酸盐是无机磷酸盐的类似物，可在新骨中沉积，通过阻断破骨细胞的活性来抑制骨吸收。目前，阿仑膦酸钠、利塞膦酸钠、伊班膦酸钠和唑来膦酸在美国获批用于预防和治疗骨质疏松症。鉴于其较好的疗效、较低的成本及良好的安全性，双膦酸盐是治疗骨质疏松症最常用的处方药物。Meta 分析显示，口服（阿仑膦酸钠和利塞膦酸钠）和静脉注射（唑来膦酸）双膦酸盐可增加骨密度并减少椎体、髋部和非椎体骨质疏松性骨折（表 51-11）。这四种药物均获批用于绝经后女性、男性和糖皮质激素性骨质疏松症患者的治疗。这些药物的剂量和

表 51-10 绝经后女性、男性和糖皮质激素性骨质疏松症患者的诊疗

诊疗策略	建 议
调整生活方式	• 戒烟 • 戒酒 • 佩戴髋关节保护器 • 定期锻炼
营养治疗	• 增加饮食中的钙摄入量（1000mg/d 元素钙）可以预防绝经前女性和男性发生骨质疏松症 • 绝经后女性、老年男性和长期使用糖皮质激素治疗的患者应增加饮食中的钙摄入量，达到 1200mg/d 元素钙 • 维生素 D 摄入：老年男性和绝经后女性及长期使用糖皮质激素治疗的患者，维生素 D 摄入量需≥800U/d • 确保 25– 羟基维生素 D 血清水平≥30ng/ml • 确保摄入足够的蛋白质（每天 1.0～1.2g/kg）
药物治疗	• 双膦酸盐：在治疗 3～5 年后考虑停药，高风险患者继续 　– 口服阿仑膦酸钠（5～10mg/d 或每周 35～70mg）进行治疗。低剂量双膦酸盐主要用于预防骨质疏松症；高剂量主要用于绝经后女性、男性和糖皮质激素性骨质疏松症患者的治疗 　– 在口服利塞膦酸钠治疗应用中，绝经后骨质疏松症女性患者的预防和治疗剂量为 5mg/d、35mg 每周或 150mg 每月；男性骨质疏松症患者为 35mg 每周；糖皮质激素性骨质疏松症患者为 5mg/d 　– 伊班膦酸钠口服每月 1 次 150mg 用于预防和治疗，或者每 3 个月静脉注射 3mg 用于治疗绝经后骨质疏松症女性患者和糖皮质激素性骨质疏松症患者 　– 每年静脉注射 5mg 唑来膦酸可用于绝经后骨质疏松症的预防和治疗，以及男性和糖皮质激素性骨质疏松症患者的治疗 • PTH 类似物：治疗时间不要超过 2 年 　– 皮下注射 20μg/d 特立帕肽（PTH 1～34）可用于治疗绝经后女性、男性和糖皮质激素性骨质疏松症患者，尤其是骨折高风险患者，治疗时间不要超过 2 年（在停药时，开始使用抗骨吸收药物治疗以防止骨质流失和骨折） 　– 皮下注射 80μg/d 阿巴洛肽（PTHrP 1～34）可用于治疗绝经后骨质疏松症伴骨折高风险或有既往骨折史的患者（在停药时，开始使用抗骨吸收药物治疗以防止骨质流失和骨折） • 选择性雌激素受体调节剂：治疗时间不要超过 5 年 　– 口服 60mg/d 雷洛昔芬可用于治疗绝经后女性患者和糖皮质激素性骨质疏松症患者（由于深静脉血栓形成和脑卒中死亡风险增加，需要对患者进行评估） • RANKL 抑制药：治疗时间长达 10 年，不建议停药 　– 皮下注射 60mg 地舒单抗（每 6 个月 1 次）可用于治疗绝经后女性、男性和糖皮质激素性骨质疏松症、男性雄激素剥夺引起的骨质流失及芳香酶抑制药引起的骨质流失女性患者（在停用地舒单抗时，考虑采用其他抗骨质疏松症治疗，以防因快速骨质流失而发生椎体骨折） • 骨硬化蛋白抑制药：由于疗效持续时间较短，治疗时间不要超过 12 个月 　– 每月连续 2 次皮下注射罗莫单抗（每次 105mg）可用于治疗有骨折史的绝经后骨质疏松症女性患者，也能用于治疗对其他治疗方法无反应或不耐受的患者（CVS 事件患者使用这种药物治疗方法会增加心肌梗死、脑卒中或心血管死亡的风险）

CVS. 心血管系统；PTH. 甲状旁腺激素；PTHrP. 甲状旁腺激素相关肽；RANKL. 核因子 κB 受体活化因子配体

获批适应证见表 51-10。双膦酸盐治疗骨质疏松症的疗程一般为 2～3 年，但对于骨折高风险患者而言，由于需要持续减少骨折的发生风险，治疗时间可能会长达 10 年。然而，罕见的不良反应下颌骨坏死和非典型股骨骨折在治疗 5 年后变得更加普遍。在对双膦酸盐 2～5 年治疗有良好反应且骨折风险较低的患者中，建议进行长达 5 年的"停药期"。在停药期间，每 1～2 年进行 1 次 DXA 复查以测量骨密度，如果骨密度快速下降（1 年内＞4%）或达到治疗前的基线，可以重新开始使用双膦酸盐进行治疗。

表 51-11　骨质疏松症治疗药物对绝经后骨质疏松症的增加骨密度和减少骨折作用

药物治疗 vs. 安慰剂	脊柱骨密度增加率（%）	椎体骨折 RR（95%CI）	髋关节骨折 RR（95%CI）	非椎体骨折 RR（95%CI）
阿仑膦酸钠	5%～7%	0.56（0.46～0.69）	0.47（0.26～0.79）	0.85（0.75～0.97）
伊班膦酸钠	4%～6%	0.51（0.34～0.74）	NAE	NS
利塞膦酸钠	5%～7%	0.62（0.50～0.77）	0.74（0.59～0.94）	0.81（0.71～0.92）
唑来膦酸	6%～9%	0.30（0.24～0.38）	0.59（0.42～0.83）	0.75（0.65～0.87）
地诺单抗	3%～6%	0.33（0.26～0.41）	0.61（0.37～0.98）	0.81（0.69～0.96）
雷洛昔芬	1%～3%	0.65（0.54～0.78）	NS	NAE
特立帕肽	10%～15%	0.35（0.22～0.55）	NS	0.47（0.25～0.88）
阿巴洛肽	6%～11%	0.14（0.05～0.39）	NAE	0.50（0.28～0.85）
罗莫单抗	9%～11%	0.27（0.16～0.47）	NAE	NS

CI. 置信区间；NAE. 未充分评估；NS. 不显著；RR. 相对风险

双膦酸盐用于骨质疏松症治疗剂量的不良反应包括食管刺激、食管炎和肌肉骨骼疼痛（表 51-12）。最近，一些（但不是全部）流行病学分析表明，双膦酸盐治疗与食管癌之间存在关联，但关联性并不明显，而且在开始用药后不久出现癌症，这使研究人员对这种关联提出质疑。同样，部分研究发现，使用双膦酸盐会增加心房颤动的发生风险，而这种风险的发生与治疗途径无关。约 10% 的患者也会发生以发热、肌痛、关节痛和疲劳为特征的急性期反应，在首次静脉注射双膦酸盐后尤为明显。在每次静脉注射双膦酸盐前应检查肾功能，并在药物的口服治疗期间进行定期检查，原因是不建议在肾小球滤过率＜30ml/min 或 35ml/min（取决于具体药物）的患者中使用双膦酸盐进行治疗。

2. 抗 RANK 配体治疗

细胞因子 RANKL 与其在成熟破骨细胞及前体上的受体 RANK 结合可以触发破骨细胞的分化和激活。地舒单抗是一种中和人类单克隆抗体，可以阻止 RANKL 刺激 RANK，从而在每次皮下注射后 6 个月内阻止破骨细胞的分化和存活。皮下注射 60mg 地舒单抗后，可以迅速抑制骨转换标志物，经过 1～2 年的治疗可明显降低椎体、髋部和非椎体骨折风险，同时改善骨密度（表 51-11）。地舒单抗的剂量和获批适应证见表 51-10。地舒单抗持续治疗（长达 10 年）的安全性较高，可以不断改善骨密度，这与双

膦酸盐治疗 3～5 年后进入治疗平台期不同。然而，地舒单抗治疗带来的骨密度改善在停药后会迅速丧失，还可能在地舒单抗停药后 3～18 个月内导致椎体骨折，既往椎体骨折是最大的风险因素。现在推荐在停用地舒单抗后 1～2 年内使用双膦酸盐或其他骨质疏松症治疗，以保持地舒单抗治疗带来的骨密度改善效果，还能防止地舒单抗停用后出现椎体骨折。在临床实践中，地舒单抗与双膦酸盐相比存在优势，当肾功能受损时，地舒单抗没有禁忌证，而且每年仅需注射 2 次，可以确保充分吸收有效的药物成分，治疗应用十分方便。地舒单抗已成功用于接受糖皮质激素或其他免疫抑制药治疗的风湿病患者，未增加严重感染的风险。

地舒单抗的不良反应一般较轻，但与安慰剂相比，湿疹和蜂窝织炎的发生率更高（表 51-12）。低钙血症将在注射后 10 日内达到最低值，在有肾病的患者中较为严重。与双膦酸盐类似，地舒单抗可能会引发严重的肌肉骨骼疼痛及过敏症。妊娠期患者禁用地舒单抗，绝经前女性患者慎用这种药物，需要采取有效的避孕措施。在末次使用地舒单抗治疗后，至少在 5 个月后才能开始妊娠。

选择性雌激素受体调节药：雷洛昔芬是一种选择性雌激素受体调节药（selective estrogen response modulator，SERM），根据靶组织的不同，可用作雌激素激动药或拮抗药。雷洛昔芬促进了雌激素对骨

	表 51–12　骨质疏松症治疗药物并发症
双膦酸盐	• 口服：食管反流、食管炎和溃疡（避免在食管疾病或减肥手术后使用这种治疗方法） • 静脉注射：首次注射后可能会出现类似流感的症状（输液后 72h 内出现低热、肌痛和关节痛等症状） • 口服：食管癌；研究结果不一致 • 眼部炎症（结膜炎、葡萄膜炎、巩膜炎和视物模糊）罕见 • 一过性低钙血症（静脉注射给药后更常见）；高风险患者可能会出现甲状旁腺功能减退症、维生素 D 缺乏症或钙摄入不足 • 非典型股骨骨折；与疗程有关，中位数为 7 年；治疗时间<5 年的患者很少发生，治疗时间>7 年的患者发病率为每年每 10 万人 3～50 例 • 下颌骨坏死；风险因素包括静脉注射药物治疗、侵入性牙科手术、口腔卫生较差、癌症、糖皮质激素治疗、吸烟、糖尿病和免疫抑制药物治疗。口服药物治疗的风险较低，为每年每 10 万人有 1～10 例 • 使用静脉注射药物治疗会造成肾功能损害；风险因素包括肌酐清除率≤35ml/min，以及同时使用利尿药 • 心房颤动；研究结果不一致
选择性雌激素受体调节药	• 增加 VTE 的发生风险；有 VTE 病史的患者应避免使用 * • 对于有冠心病或冠脉事件风险的女性，增加其脑卒中死亡风险 * • 潮热
PTH 类似物	• 骨肉瘤风险 *；避免在 Paget 骨病、骨转移和既往骨骼辐射暴露的患者中使用 • 避免在甲状旁腺功能亢进症、高钙血症引起的肉芽肿性疾病的患者中使用 • 避免在儿童和年轻成人中使用，可能会导致骨骺线过早闭合 • 注射后 4h 内出现一过性高钙血症，比正常值高 10 倍 • 肌肉痛性痉挛 • 高钙尿症；避免用于肾结石或高钙尿症持续存在的患者 • 血清尿酸增高（可能诱发痛风发作） • 直立性低血压，通常在注射后 4h 内出现 • 心动过速（在阿巴洛肽治疗中尤为明显） • 孕妇和绝经前女性避免使用
RANKL 抑制药	• 低钙血症，风险包括 CrCl<30ml/min 及未补钙 • 皮疹 / 皮炎 • 过敏症和过敏反应 • 较为严重的肌肉骨骼疼痛 • 停药后 3～18 个月内发生椎体骨折；在停用 RANKL 抑制药后开始服用双膦酸盐，有椎体骨折史的患者尤需采用这种治疗 • 非典型股骨骨折；同时使用糖皮质激素治疗会增加风险 • 下颌骨坏死；风险因素包括疗程和剂量（癌症患者需要较高的剂量） • 妊娠禁忌；末次用药后 5 个月内避免妊娠
骨硬化蛋白抑制药	• 心血管不良事件（心肌缺血、脑卒中和心血管死亡）；治疗前一年内有心肌梗死或脑卒中史的患者禁用 * • 下颌骨坏死 • 非典型股骨骨折 • 低钙血症；确保摄入足量的钙和维生素 D；CrCl<30ml/min 时风险增加 • 过敏症

*. 美国的警告建议

CrCl. 肌酐清除率；RANKL. 核因子 κB 受体活化因子配体；VTE. 静脉血栓栓塞事件；PTH. 甲状旁腺激素

428

髂的有益作用，同时有效地削弱了雌激素对心血管和乳腺癌风险的影响。绝经后女性持续 3 年使用雷洛昔芬进行治疗，腰椎骨密度有中等程度的增加，而股骨颈骨密度明显增加，椎体骨折减少（表 51-11）。然而，与安慰剂相比，非椎体骨折的总体发生率没有变化，对髋部骨折也没有明显影响。雷洛昔芬可以为乳腺癌高风险患者提供保护（RR=0.3，95%CI 0.2～0.6）。

接受雷洛昔芬治疗的女性患者发生的轻度不良反应包括潮热、腿痉挛、水肿和流感样综合征。不幸的是，雷洛昔芬会导致危及生命的不良反应。与安慰剂相比，由雷洛昔芬诱发的静脉血栓栓塞事件明显增加（RR=3.1，95%CI 1.5～6.2），尤其是既往有凝血事件的患者。此外，对于有冠心病史或冠心病主要风险因素的女性患者而言，雷洛昔芬与脑卒中死亡风险增加有关，尽管脑卒中的发生率并未增加。美国 FDA 已在产品标签上通过黑框对这些并发症提出了警告。在临床实践中，雷洛昔芬适用于骨质疏松症不太严重且髋部骨折风险相对较低较年轻的绝经后女性患者或有明显乳腺癌风险的绝经后女性患者。

3. 抗骨吸收药物的不良事件

抗骨吸收药物治疗可能会导致两种罕见但较严重的不良反应，包括下颌骨坏死和非典型股骨骨折。在骨质疏松症治疗中，口服双膦酸盐导致下颌骨坏死（疼痛或无痛性骨暴露）非常罕见，发病率为 1/（1 万～10 万）。然而，随着强效双膦酸盐（唑来膦酸＞伊班膦酸钠＞利塞膦酸钠＞阿仑膦酸钠）的治疗应用，以及治疗时间的延长（＞5 年），这些并发症的发生率更高。在接受大剂量且每月使用抗骨吸收药物治疗恶性疾病（如骨转移）患者中，下颌骨坏死的发生风险最高；此时下颌骨坏死的发生风险要高 10 倍，人数接近接受此类治疗患者的 1%。通常在拔牙后或假牙不合适的情况下可能会发生下颌骨坏死，愈合缓慢，严重时可发展为感染和瘘管形成，进而丧失口腔功能。下颌骨坏死的风险因素包括糖尿病伴发神经病变、需要同时使用糖皮质激素或免疫抑制药进行治疗及吸烟。在接受地舒单抗和罗莫单抗治疗的患者中也有可能发生下颌骨坏死。为了防止下颌骨坏死，接受双膦酸盐、地舒单抗或罗莫单抗治疗的患者应每 3 个月定期进行牙科检查，及时消除口腔感染，并进行根管治疗以避免拔牙。

在双膦酸盐治疗骨质疏松症中，非典型股骨骨折的发生率很低。这些骨折发生在股骨粗隆下区域（股骨小转子远端 5cm 处）或股骨干。这类骨折通常为双侧非粉碎性骨折，在骨折表现出临床症状之前，经常出现大腿疼痛的前驱症状，持续数周至数月。非典型股骨骨折较为罕见，但抗骨吸收药物治疗时间超过 5 年会增加此类风险。使用抗骨吸收药物治疗 2 年，非典型股骨骨折的发生率约为 1.78/10 万，如果治疗 6～8 年，则为 38.9/10 万，治疗＞10 年则为 100/10 万。在使用地舒单抗和罗莫单抗治疗骨质疏松症的患者中，也有非典型股骨骨折的报道。

（四）合成代谢药物

1. 甲状旁腺激素类似物

有两种甲状旁腺激素类似物获得了美国 FDA 批准用于治疗绝经后女性、男性和糖皮质激素性骨质疏松症患者。当每天小剂量给药时，甲状旁腺激素通过刺激骨形成超过骨吸收而对骨骼产生合成代谢作用。特立帕肽（PTH 1～34）和阿巴洛肽（PTHrP 1～34）目前已在美国上市。剂量和适应证见表 51-10。临床前动物研究显示，这两种药物治疗有诱发骨肉瘤的风险，所以治疗时间不得超过 2 年。多项研究表明，皮下注射 20μg/d 特立帕肽可有效增加脊柱和髋部骨密度并减少椎体和非椎体骨折的发生，但令人惊讶的是，这种治疗方法减少髋部骨折的效果有限（表 51-11）。皮下注射 80μg/d 阿巴洛肽也能改善骨密度，减少椎体和非椎体骨折；然而，现有数据仍无法确定，它能减少绝经后骨折高风险女性患者髋部骨折的发生。特立帕肽与阿仑膦酸钠（口服 10mg/d）的比较研究表明，特立帕肽对糖皮质激素性骨质疏松症的治疗也有积极的作用。在这一研究中，将使用≥5mg/d 泼尼松超过 3 个月的患者随机分配到阿仑膦酸钠组或特立帕肽组。经过 18 个月的治疗，与双膦酸盐相比，特立帕肽对脊柱和髋部骨密度的改善作用更加明显，椎体骨折明显减少。然而，在两个治疗组中，非椎体骨折的发生没有明显差异。考虑到每天皮下注射的治疗花费和操作不便，特立帕肽和阿巴洛肽适用于 T 值≤-3 或有骨折史的严重骨质疏松症患者，用于治疗骨质流失。在临床实践中，特立帕肽通常用于对其他骨质疏松症疗法不耐受、对其他骨质疏松症药物无反应或使用糖皮质激素的高风险患者。

甲状旁腺激素类似物引起的不良反应一般较轻，

包括直立性低血压引起的头晕、肌肉痉挛、尿酸增加引起的尿酸盐沉淀及一过性高钙血症（血清钙＞10.6mg/dl）（表 51-12）。大鼠动物研究表明，使用大剂量药物治疗 17 个月会导致很高的骨肉瘤发生风险；因此，美国 FDA 要求在包装上添加黑框警示，以告知医护人员和患者相关风险。骨骺线未闭合的生长发育期儿童、骨转移患者、既往骨骼辐射暴露患者、Paget 骨病或病因未明的碱性磷酸酶升高患者禁用甲状旁腺激素类似物。

2. 骨硬化蛋白抑制药

罗莫单抗是一种靶向骨硬化蛋白的人源化单克隆抗体，骨硬化蛋白是一种由骨细胞分泌的 Wnt 信号抑制药，可抑制成骨细胞的活性及骨形成。罗莫单抗通过抑制 RANKL 诱导的破骨细胞分化，增加骨形成，进而减少骨吸收。剂量和适应证见表 51-10。重要的是，与甲状旁腺激素类似物和地舒单抗类似，罗莫单抗对骨密度的改善作用会在治疗后 12 个月内消失，所以需要在罗莫单抗治疗结束时继续使用其他骨质疏松症治疗药物。因此，在临床研究中，绝经后女性患者在使用罗莫单抗治疗 12 个月后，会继续使用地舒单抗治疗 1 年，或者继续使用阿仑膦酸钠治疗 1 年。在罗莫单抗治疗后继续使用地舒单抗治疗可明显改善脊柱骨密度，减少椎体骨折的发生，但在非椎体骨折的预防方面没有明显差异（表 51-11）。在使用罗莫单抗治疗后继续使用阿仑膦酸钠治疗也能改善骨密度，减少椎体、非椎体和髋部骨折的发生。

罗莫单抗增加了主要不良心血管事件（major adverse cardiac event，MACE）的发生风险，包括心肌梗死和脑卒中，所以美国 FDA 也要求通过黑框警示（表 51-12）。在治疗前一年有过心肌梗死或脑卒中的患者应避免使用这种药物。罗莫单抗的其他不良反应与抗骨吸收药物相似，包括低钙血症、过敏症、下颌骨坏死和非典型股骨骨折。

四、联合治疗与序贯治疗

骨质疏松症治疗的一般原则是对每位患者的风险和益处进行仔细评估。轻度骨质疏松症或伴有骨量减少和多种风险因素的患者需慎用抗骨吸收药物。对于有骨折史或 T 值＜-3 的严重骨质疏松症患者而言，可以先使用合成代谢药物，然后继续使用抗骨吸收药物进行治疗。在临床实践中，许多医生都遵循以下治疗原则：①从最安全且能减少骨折发生的药物开始治疗（口服双膦酸盐）；②从口服治疗转为静脉注射治疗；③从强效抗骨吸收药物转用合成代谢药物进行治疗。在以下情况下可以从口服双膦酸盐药物转为静脉注射双膦酸盐药物或地舒单抗：①在骨转换标志物增加或低骨密度的情况下新发脆性骨折；②骨转换标志物没有明显下降或 DXA 检查显示骨密度减少；③≥2 次脆性骨折。在双膦酸盐治疗后序贯使用同化剂的疗效已经得到证实。然而，联合治疗却不能提供协同改善作用，例如，在某些情况下，阿仑膦酸钠与特立帕肽的联合治疗甚至可能会削弱合成代谢作用。

许多试验对序贯疗法的作用进行了评估，包括先用抗骨吸收药物再用其他抗骨吸收药物进行治疗；先用合成代谢药物再用抗骨吸收药物进行治疗；先用抗骨吸收药物再用合成代谢药物进行治疗。在甲状旁腺激素类似物和罗莫单抗治疗后序贯使用阿仑膦酸钠可以有效地预防停止合成代谢药物治疗后发生椎体骨折。在停止合成代谢药物治疗后，唑来膦酸在维持骨密度和防止骨折方面的有效性尚未确定。在特立帕肽治疗后序贯使用地舒单抗，在地舒单抗治疗后序贯使用特立帕肽及联用地舒单抗和特立帕肽都能有效地增加骨密度。然而，目前还不清楚这些患者是否在治疗后需要服用双膦酸盐来维持骨密度的改善效果。目前也不清楚特立帕肽和地舒单抗的联合治疗是否能更加有效地减少骨折发生。有骨折史的严重骨质疏松症患者适合接受这些联合治疗方法。

五、糖皮质激素性骨质疏松的治疗

风险评估

ACR 专家小组在 2017 年发布了糖皮质激素性骨质疏松症最新预防和治疗建议。与以往的建议不同，这些建议纳入了＜40 岁或＞40 岁的成年个体、有生育力的女性、儿童、器官移植受者、肾功能不全患者及服用大剂量的或间歇性服用糖皮质激素的患者。这些建议更接近临床情况，将骨折临床风险分为三类：高、中和低风险（表 51-13 和表 51-14）。骨折风险分层采用经糖皮质激素校正的 FRAX 评估（有或无骨密度）。指南制订的专家小组包括患者及来自学术界、非学术界、内分泌学、风湿病学、肺和肾亚专业的医务人员，对每项建议的理想效果（减

表 51-13　根据年龄划分的糖皮质激素性骨折风险评估

成年人 ≥ 40 岁	成年人 < 40 岁
高风险 (≥1 个)	**高风险**
• 有脆性骨折史	• 有骨质疏松性骨折史
• 髋部或脊柱骨密度 T 值≤-2.5	**中风险**
• FRAX MOF 风险≥20%，在 GC 调整后[a]	• 持续 GC≥7.5mg/d (治疗时间≥6 个月) 和
• FRAX HP 风险≥3%，在 GC 调整后[a]	• 骨密度 Z 值≤-3 或
中风险	• 1 年内骨密度损失≥10% 或
• FRAX MOF 风险 10%～19%，在 GC 调整后[a]	• 其他风险因素 (吸烟和饮酒)
• FRAX HF 风险>1% 和<3%，在 GC 调整后[a]	**低风险**
低风险	• 以上都不是
• FRAX MOF 风险<10%	**低风险**
• FRAX HF 风险≤1%	• 钙和维生素 D
低风险	• 调整生活方式
• 有条件地推荐：补充钙和维生素 D 优于口服双膦酸盐治疗	• 每年监测临床骨折风险
• 调整生活方式：锻炼、限制饮酒、戒烟、多吃水果和蔬菜	• 考虑在 1 年内复查骨密度
• 每年监测临床骨折风险	**中高风险 (男性和非育龄女性)**
• 每 1～3 年进行一次骨密度测试、VFA 或脊柱影像学检查	• 钙和维生素 D
中风险	• 调整生活方式
• 钙和维生素 D	• 有条件地推荐
• 有条件地推荐	– 一线：口服双膦酸盐
– 一线：口服双膦酸盐	– 二线：PTH 类似物，地舒单抗和静脉注射双膦酸盐
– 二线：静脉注射双膦酸盐	• 每年监测临床骨折风险
– 三线：PTH 类似物[b]	**中高风险 (育龄女性)**
– 四线：地舒单抗[b]	• 钙和维生素 D
– 五线：雷洛昔芬	• 调整生活方式
• 每年监测临床骨折风险	• 有条件地推荐
高风险	– 一线：口服双膦酸盐
• 钙和维生素 D	– 二线：PTH 类似物
• 强烈推荐	– 高风险三线：静脉注射双膦酸盐
– 一线：口服双膦酸盐	– 高风险四线：地舒单抗
– 二线：静脉注射双膦酸盐	• 每年监测临床骨折风险
– 三线：PTH 类似物[b]	
– 四线：地舒单抗[b]	
– 五线：雷洛昔芬	
• 每年监测临床骨折风险	

a. 如果糖皮质激素剂量≥7.5mg/d，FRAX MOF 风险增加 1.15，HF 风险增加 1.2 (例如，如果髋部骨折为 2.6%，增加到 3.12%)

b. 在使用 PTH 类似物或地舒单抗治疗后序贯使用抗骨吸收药物

注意：有条件的推荐表明，理想效果可能多于不理想效果

强烈推荐表明，理想效果很可能会多于不理想效果

对于静脉注射双膦酸盐、地舒单抗、雷洛昔芬和特立帕肽这些具有较大危害或治疗负担的药物，ACR 指南小组考虑到这些药物的治疗门槛较高，将其列为非一线治疗药物

FRAX. 骨折风险评估工具；GC. 糖皮质激素；HF. 髋部骨折；MOF. 主要骨质疏松性骨折，包括脊柱、髋部、腕部和肱骨；PTH. 甲状旁腺激素；VFA. 椎体骨折评估

表 51-14 特殊人群糖皮质激素性骨质疏松症的预防建议	
无妊娠计划并采取有效避孕措施的中高风险的育龄女性患者 • 钙和维生素 D • 调整生活方式 • 有条件地推荐 　– 一线：口服双膦酸盐 　– 二线：PTH 类似物 　– 高风险 ª 三线：静脉注射双膦酸盐 　– 高风险 ª 四线：地舒单抗 • 每年监测临床骨折风险	**使用大剂量糖皮质激素（≥30mg/d）且 1 年内累计>5g 的成年患者（≥30 岁）** • 钙和维生素 D • 调整生活方式 • 有条件地推荐 　– 一线：口服双膦酸盐 　– 二线：静脉注射双膦酸盐、PTH 类似物和地诺单抗 • 每年监测临床骨折风险
接受器官移植的成年患者，肾小球滤过率≥30ml/min，并且无代谢性骨病证据 • 钙和维生素 D • 调整生活方式 • 由代谢性骨病专家进行评估 • 由于多种免疫抑制药存在感染相关的安全性问题，不建议使用地舒单抗 • 有条件地推荐 　– 一线：口服双膦酸盐 　– 二线：静脉注射双膦酸盐 　– 三线：PTH 类似物 • 每年监测临床骨折风险	**有骨质疏松性骨折的 4—17 岁儿童，使用糖皮质激素〔≥0.1mg/(kg·d)〕治疗≥3 个月** • 钙和维生素 D • 调整生活方式 • 有条件地推荐 　– 一线：口服双膦酸盐 　– 二线：静脉注射双膦酸盐 • 每年监测临床骨折风险 **接受糖皮质激素治疗≥3 个月的 4—17 岁儿童** • 钙和维生素 D • 调整生活方式 • 每年监测临床骨折风险

a. 高风险是指在使用这些药物的育龄女性中，这些药物有可能会对胎儿造成伤害
注意：有条件的推荐表明，理想效果可能多于不理想效果
强烈推荐表明，理想效果很可能会多于不理想效果
对于静脉注射双膦酸盐、地舒单抗、雷洛昔芬和特立帕肽这些具有较大危害或治疗负担的药物，ACR 指南小组考虑到这些药物的治疗门槛较高，将其列为非一线治疗药物
PTH. 甲状旁腺激素

少骨折或增加骨密度的效果）和不良反应〔成本、治疗负担（如每天皮下注射）、不良反应和危害情况〕进行综合考量。这些建议强烈推荐共同决策，在针对个体选择治疗方案时仔细审查风险和益处。由于证据的间接性或低质量证据，大多数建议均受条件限制，这表明理想效果可能会超过不良反应。纳入 2017 年 ACR 指南的药物包括那些在 2015 年之前获得美国 FDA 批准的药物，不包括罗莫单抗和阿巴洛肽，原因是这两种药物尚未获批上市。

六、治疗失败

任何骨质疏松症药物都不能完全（100%）避免骨折，大多数药物在某些部位能减少 50% 的骨折发生。所以，在骨质疏松症药物治疗有效的患者中，仍会发生临床骨折。因此，在接受治疗的患者中出现新发骨折并不表示治疗失败。在治疗 1~2 年后，如果治疗期间骨密度的丢失超过了 DXA 测量的精确误差（通常为 2%），就应该考虑是否存在治疗依从性较差或治疗失败。口服双膦酸盐或皮下注射治疗（甲状旁腺激素类似物和罗莫单抗）依从性差是导致治疗失败最常见的原因。如果确定患者的治疗依从性差，临床医生需要在这些患者中确定是否能预测骨折发生。此外，还需要考虑治疗时间（<12 个月）、骨折史（增加后续骨折的风险）、导致患者骨质流失的潜在风险因素、基线骨密度值（T 值越低，骨折风险越高）、创伤（如果有）的严重程度及其他加剧骨折风险或骨质流失的潜在药物和条件。如果之前未对骨质疏松症的继发性因素进行评估，在这种情

下也要谨慎地对此进行评估。如果临床医生缺乏经验，无法准确评估继发性骨质疏松症或依据骨密度测量结果对治疗效果进行判断，在这种情况下可以将骨折或接受治疗时存在持续骨质流失的患者转诊至骨质疏松症诊疗经验丰富的专家（风湿病专家或内分泌专家）。

参考文献

Adami G, Saag KG. Osteoporosis pathophysiology, epidemiology, and screening in rheumatoid arthritis. *Curr Rheumatol Rep*. 2019;21:34. [PMID: 31123839].

Adler RA. Update on osteoporosis in men. *Best Pract Res Clin Endocrinol Metab*. 2018;32:759–772. [PMID: 30449553].

Black DM, Rosen CJ. Clinical practice. Postmenopausal osteoporosis. *New Engl J Med*. 2016;374:254–262. [PMID: 26789873].

Buckley L, Guyatt G, Fink HA, et al. 2017 American College of Rheumatology guideline for the prevention and treatment of glucocorticoid-induced osteoporosis. *Arthritis Rheum*. 2017;69:1521–1537. [PMID: 28585373].

Buckley L, Humphrey MB. Glucocorticoid-induced osteoporosis. *New Engl J Med*. 2018;379:2547–2556. [PMID: 30586507].

Compston JE, McClung MR, Leslie WD. Osteoporosis. *Lancet*. 2019;393:364–376. [PMID: 30696576].

Panday K, Gona A, Humphrey MB. Medication-induced osteoporosis: screening and treatment strategies. *Ther Adv Musculoskelet Dis*. 2014;6:185–202. [PMID: 25342997].

Weitzmann MN. Bone and the immune system. *Toxicol Pathol*. 2017;45:911–924. [PMID: 29046115].

第 52 章　Paget 骨病
Paget Disease of Bone

Sarah F. Keller　Marcy B. Bolster　著

Paget 骨病（Paget disease of bone，PDB）是一种值得注意的退行性骨疾病，由 James Paget 教授在 1876 年发表的文章《关于一种慢性骨骼炎症的形式（畸形性骨炎）》[*On a Form of Chronic Inflammation of Bones（Osteitis Deformans*）] 中首次描述。在这一开创性文章中，Paget 编录了一位进行性骨骼畸形持续 26 年的男性，详细描述了患者出现头部增大、颅骨向脊柱沉降、脊柱逐渐僵硬、双下肢弯曲度增加等改变，"患者的外形和姿势逐渐因此变得怪异"（The shape and habitual posture of the patient were thus made strange and peculia）（Paget，1876）。Paget 认为这种改变是由病变骨骼的慢性炎症引起的，命名该疾病为"畸形性骨炎"，并在文章中写道：随着人们了解加深，会给予该疾病更恰当的名称（Paget，1876）。

诊断要点

- Paget 骨病通常无明显临床症状，常见并发症包括疼痛、早期近端关节关节炎及骨折。
- 骨重建的加速导致了骨异常膨大、畸形。
- 通常在 55 岁以上人群中发病。
- 少数患者会出现骨肉瘤。

PDB 是一种局灶性骨重建性疾病，往往在中老年人群中发病。PDB 发病时往往无症状，但可能会随疾病发展出现进行性骨骼畸形和骨折。PDB 是可以有效治疗的，治疗旨在改善病变骨骼引起的疼痛，减缓疾病进展，预防并发症。

一、流行病学

一般认为，PBD 的骨定位和晚发性是遗传和环境因素共同作用的结果。PDB 好发于 55 岁以上人群，男性多于女性，儿童不发病（Galson 和 Roodman，2014）。骨盆是常见受累部位，据报道骨盆 PDB 在美国普通人群中的流行率为 1%～2%；在 65—74 岁人群中，该疾病的流行率超过 2%，而在高加索人群中这一比例更高（Altman 等，2000）。值得注意的是，疾病具有地区聚集性（Gennari 等，2019；Michou 和 Orcel，2016）。实际上，在英国兰开夏州的 3 个城镇中，PDB 的流行率为 6%～8%。部分证据表明 PDB 在全球范围内的流行率有所下降，但原因尚不明确（Singer，2015）。

二、遗传与环境诱因

PDB 既可呈散发，也可呈外显率多变的常染色体显性遗传。一项新英格兰注册 PDB 患者的流行病学研究表明，20% 患者存在家族史，甚至有部分研究报道 40% 的 PDB 患者有阳性家族史（Gennari 等，2019；Seton 等，2003）。家族史阳性的 PDB 患者，畸形程度更重。

2002 年在加拿大队列研究中发现，50% 家族遗传性 PDB 患者存在 *SQSTM1* 基因（位于 5 号染色体上，编码序列体 –1/ 泛素结合蛋白 p62）突变，在散发性 PDB 患者中这一比例为 16%（Laurin 等，2002）。这种突变通常出现在共享单倍型中，并已在英国、部分欧洲国家、美国的个体基因研究得到证实，表明了奠基者效应。存在 *SQSTM1* 突变可能不发病，而无 *SQSTM1* 突变的个体也可能发病；但携带突变的患者往往会出现更严重的临床症状（Singer，2015；Viscorti 等，2010）。在全基因组关联研究中已经确定了几个候选基因易感位点，目前正在进一步研究（Singer，2015）。

部分环境候选因素也被认为与 PDB 发病有关。在 PDB 高发的城市进行的环境关联研究，发现了 PDB 与大量暴露于毒素（砷和铅）及暴露于狗之间有关联（Singer，2015）。也有部分证据支持病毒感染和 PDB 之间的关系。1974 年，在 PDB 患者的破骨细胞中发现了与副黏液病毒相似的核衣壳（Singer，2015）。然而，在后续研究中，PDB 与麻疹病毒的关联存在矛盾结果，感染麻疹病毒的破骨细胞也与 PDB 发病之间未能建立明确的关联（Singer，2015）。目前尚不明确基因和环境是如何相互作用并影响老化骨骼的，也不明确病毒是否参与了 PDB 的发生。

三、发病机制

PDB 的发病过程共有 3 个阶段。第一阶段表现为骨骼血管增生、骨吸收增加、溶骨性病灶形成（Gennari 等，2019）。PDB 被认为是破骨细胞异常引起的疾病，该疾病的第一阶段由破骨细胞主导。与正常骨的破骨细胞相比，PDB 的破骨细胞数量多、体积大且形态异常（Ralston 和 Layfield，2012）。破骨细胞明显活跃，高度异常，骨髓环境加速疾病中的骨转换。在 PDB 的第二阶段，也被称为混合期，破骨细胞和成骨细胞的活动度都增加（Smith 等，2002）。在这一阶段，异常骨形成增加，新骨快速而无序沉积（Gennari 等，2019）。最后一个阶段，也称为硬化期，以血管减少和骨转换减少为特征（Gennari 等，2019；Ralston 和 Layfield，2012）。

四、临床表现

（一）症状与体征

PDB 通常没有明显的临床表现，由 X 线检查偶然发现，或者在评估血清碱性磷酸酶升高的病因时被发现。PDB 可以是单发的（累及单块骨），也可以是多发的（累及多块骨），常累及骨盆，其他受累位点包括中轴骨（如头骨、肋骨等）、上肢骨（如锁骨、肱骨）及下肢骨（如股骨、胫骨）（Greenspan，2000）。骨重建的加速导致骨膨大、畸形，使骨骼失去完整性。PDB 引起受累骨骼血液循环增加，体格检查时可以发现病变骨骼处皮温升高。

如患者在就诊时存在症状，一般是继发性骨关节炎或骨折引起的疼痛。骨骼畸形通常累及承重肢体。畸形骨可以发生继发性骨关节炎，髋部和膝部多见。

骨折是 PDB 常见的严重并发症，通常也是患者的就诊原因。骨折往往出现在 PDB 的溶骨期（或早期），可以是不完全性骨折（如应力性骨折或假性骨折），也可以是完全性骨折（即所谓的"粉笔样"骨折）

（Smith 等，2002）。不像其他的骨骼畸形（如上肢或下肢骨的弯曲、骨骼体积增大、脊柱后凸或骨关节炎）导致的骨折，PDB 导致的骨折有正常愈合能力，大多数骨折在适当治疗后可以愈合，严重的骨折则需要骨科干预。

除了骨变形外，PDB 患者还可以出现其他临床表现。PDB 累及头骨时，过度生长的头骨压迫并损害脑神经，如造成听力损失（Ralston，2012）。其他神经系统并发症包括颅底内陷（脊柱垂直进入枕骨大孔）导致的头痛。脊柱骨质膨胀伴椎管侵犯时会导致疼痛、神经压迫，罕见情况下会造成马尾综合征（Ralston，2012）。心血管并发症，如高输出量性心力衰竭等少有报道。随着骨骼膨大，可能会出现盗血。

尽管很罕见，骨肉瘤仍是 PDB 最可怕的并发症。PDB 发生骨肉瘤的概率＜1%。虽然 PDB 是公认的骨肉瘤危险因素，但是由于骨肉瘤中为成骨细胞异常而非破骨细胞异常，所以骨肉瘤和 PDB 的病理生理联系尚不明确。

（二）实验室检查

当存在血清碱性磷酸酶升高，就需警惕 PDB 的可能。当骨是碱性磷酸酶的来源时，碱性磷酸酶的升高就是过度骨转换的标志，也是 PDB 的特征。骨转换的标记物，如血清总 I 型前胶原氨基端延长肽、I 型胶原羧基端肽 β 特殊序列，在 PDB 患者中也会升高，但它们既不能可靠地预测骨骼受累的程度，也不能很好地反映治疗效果。尽管 PDB 中骨骼钙流入和丢失量增加，但血清钙水平仍在正常范围内，而尿钙水平则会出现较大差异。长期不活动的患者（如骨折期间）会出现高钙血症。PDB 的患者可能会出现原发性或继发性的甲状旁腺功能亢进，这可能与血钙水平波动有关（Siris 等，1989）。PDB 患者患含钙肾结石的概率也会增加。

（三）影像检查

PDB 的诊断通常根据典型的影像改变（如皮质增厚、骨小梁粗大、溶骨性病变）。影像学检查可以观察到多种骨骼畸形。在颅骨中，补丁状分布的溶骨性病变被称为"棉花球"样改变（Smith 等，2002）；由于锥体皮质的增厚，脊柱呈"画框"样改变（Theodorou，2011）；上肢或下肢长骨的后天获得性弯曲，在 X 线上呈弓形。

前文讨论过 PDB 骨破坏和骨重建的 3 个阶段，

是以特征性 X 线检查表现而区分的。一张 X 线可以呈现疾病的多个阶段。在疾病的第一阶段观察到皮质骨和松质骨的破坏导致的骨溶解，这种影像表现被称为"草叶征"（Hansen 等，2006；Smith 等，2002）。在长骨中，这种骨溶解特征性地从骨骺端向骨干进展（Hansen 等，2006）。第二阶段的新骨无序地沉积在影像上，表现为皮质增厚、骨小梁粗大和新骨形成（Hansen 等，2006；Smith 等，2002）。图 52-1 显示骨盆骨皮质增厚和骨小梁粗大，图 52-2 至图 52-4 显示下肢长骨增厚和小梁粗化。最后，骨密度增加、骨增宽和骨皮质增厚是 PDB 第三阶段（硬化期）的影像学特征，这个阶段也被称为硬化期（Hansen 等，2006；Smith 等，2002）。图 52-1 显示左半骨盆的增宽。

尽管 X 线是 PDB 的首选检查，并且可以满足诊断需要，但其他影像检查可用于进一步描述病变的特征。核医学核素显像（骨扫描）、CT 及 MRI 在这一方面都非常有用。骨扫描可以记录全身骨骼的病变程度和病灶分布范围，从而协助明确疾病所处阶段，并与多发性增生性骨病相鉴别（Hansen 等，2006；Winn 等，2017）。骨扫描对 PDB 中强烈的成骨细胞活动非常敏感，在部分病例中，骨扫描可以发现 X 线不能发现的病灶（Hansen 等，2006；Ralston，2012）。在需要提供更微小的病灶细节时，CT 能够清楚地显示骨的细节结构，也能显示在 X 线上发现的并发症（Ralston，2012）。例如，CT 能更好地显示在 X 线上不易察觉的病变或骨折。CT 在三维空间上能更好地显示骨骼结构特征，而脊柱的病变在二维成像中可能会被掩盖，所以 CT 能更好地显示病变骨骼的结构（Siris 等，1989）。MRI 不仅能揭示与 PDB 有关的骨病变，也能观察到邻近软组织是否受累，以及骨髓的典型改变（Ralston，2012；Smith 等，2002）。CT 和 MRI 都可以协助鉴别肿瘤转移病灶和 PDB（Ralston，2012）。

（四）骨活检

如前所述，大部分 PDB 可以根据典型的影像表现而诊断。然而，如存在以下几种情况之一则有必要进行骨活检：① X 线上出现了"象牙脊"征象（包括骨肉瘤在内的几种恶性肿瘤都能观察到锥体的不透明度非特异性增加）；②怀疑骨肉瘤；③考虑转移性疾病（如骨盆转移的前列腺癌患者）；④年轻患者怀疑 PDB 或被认为是不典型的临床表现。

五、治疗

出现临床症状及存在并发症风险的 PDB 患者均需进行治疗。如表 52-1 所示（Merlotti 等，2009），某些特定情况下的无症状 PDB 患者也需进行治疗。

治疗前必须对肾功能进行评估，以及检测血清钙、磷、镁、甲状旁腺激素和 25- 羟维生素 D 浓度，以确保无并发代谢异常的情况。在 PDB 患者的临床管理中，检测骨形成和骨吸收标志物的水平是不必须的，但部分专家组仍建议在治疗前后检测这些标志物，用以评估治疗反应（Singer，2015）。

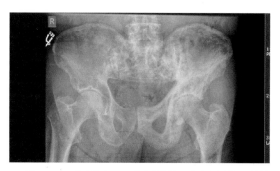

▲ 图 52-1　左侧耻骨、左侧髂骨、左侧坐骨、骶骨和部分右侧髂骨的骨皮质和骨小梁增厚与扩张，符合 **Paget** 骨病表现

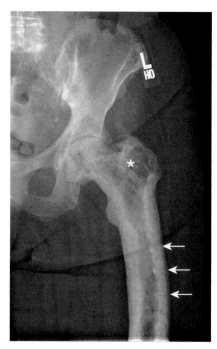

▲ 图 52-2　**Paget** 骨病患者股骨的骨皮质增厚，畸形，骨凸面的假性骨折（箭）。注意小梁纹理的突出，用星（*）表示

最初使用降钙素治疗 PDB，但目前含氮双膦酸盐已成为 PDB 治疗的基石。这类药物能够预防 PDB 长期骨骼并发症，并能使病情持续缓解。治疗也能减轻许多神经系统症状（有个别报道表明可以改善患者的听力丧失）、减轻疼痛、延缓甚至阻止疾病进

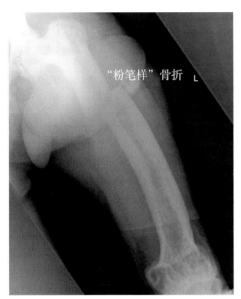

▲ 图 52-3　"粉笔样"骨折

该骨折发生在拍摄图 52-4 所示弯曲股骨邻近 X 线 2 周后

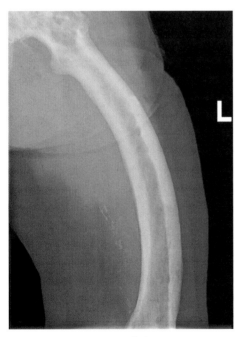

▲ 图 52-4　**Paget** 骨病患者的弓形股骨

在这张图中，整个左股骨都受到骨重建的影响。拍摄这张 X 线的 2 周后该骨发生骨折

展（Theodorou，2011）。尽管治疗能有效地减轻疼痛，但不能改善 X 线表现。

PDB 最有效的治疗方案是静脉注射（intravenous，IV）唑来膦酸。口服双膦酸盐、阿仑膦酸盐和利塞膦酸盐，静脉注射双膦酸盐、帕米膦酸盐都被 FDA 批准用于治疗 PDB（Theodorou，2011）。在 2005 年，一项里程碑式的研究发现，相比于每天口服利塞膦酸盐，单次注射唑来膦酸能缩短达到临床缓解的中位时间（唑来膦酸组 64 天，利塞膦酸盐组 89 天）（Reid，2005）。此外，多个参数表明，唑来膦酸组有更高的反应率及更持久的反应（Winn 等，2017）。另外，与利塞膦酸相比，唑来膦酸治疗后，能更好地保持骨转换（Hosking 等，2007）。此外，唑来膦酸效应持久。对患者进行长达 6.5 年的长期随访发现，与利塞膦酸盐组相比，唑来膦酸组骨转换标志物、复发率、药物失效的概率更低（Reid 等，2011）。在双膦酸盐治疗前，补充足够的血清钙和维生素 D 是至关重要的，可以避免明显的、有症状的低钙血症的发生。

必要时，如高钙血症患者或接受临终关怀的患者，每隔 1 晚皮下注射 50～100U 的降钙素能快速有效地缓解疼痛。

尽管双膦酸盐是 PDB 的主要治疗药物，在存在部分情况下建议外科干预。当 PDB 患者发生局部疼痛，并且疼痛与 X 线上发现的承重骨凸面的假骨折有关（图 52-2）时，表明患者将要发生骨折，需要紧急骨科手术处理。在手术前，患者的承重骨不应该继续承重，应按前述规范使用双膦酸盐，减少骨血管和减少预期出血。"粉笔样"骨折的患者进行（图 52-3）急诊手术时容易失血过多，造成较高的死

表 52-1　无症状 PDB 患者治疗适应证

- 管理高钙血症
- 预防高钙血症（如制动的患者）
- 累及颅骨、脊柱、承重骨或与大关节相邻的骨
- 在计划进行手术的部位有骨质受累（以减少血管，限制手术中的失血量）
- 存在神经系统并发症
- 存在假性骨折或骨折

改编自 Merlotti D, Gennari L, Martini G, Nuti R. Current options for the treatment of Paget's disease of the bone. *Open Access Rheumatol.* 2009;1:107–120.

亡率。上、下肢长骨骨折可导致严重疼痛，这种疼痛可以通过截骨术缓解。

PDB 的治疗可显著减轻疼痛、神经系统症状、病变骨皮温升高和红斑。溶骨性病灶是可以被治愈的，骨扫描显示骨摄取增加，达到正常水平。治疗数周或数月后，骨转换及骨吸收的标志物可以降至正常，随后骨形成的标志物水平也恢复正常。PDB 再次治疗的指征包括症状复发或骨转换标志物升高。有趣的是，Paget 病强化与对症管理随机试验（Paget's disease randomized trial of intensive versus symptomatic management，PRISM）发现，在根据症状接受治疗的患者和接受治疗以维持正常血清碱性磷酸酶水平的患者（无论症状如何）之间，研究终点（生活质量、骨痛、听力阈值、骨折或需要整形外科手术）不存在差异（Langston 等，2010）。根据患者的年龄、骨病变的位置及相关的临床症状和生化参数，可以

给予一次或定期重复治疗。应根据具体情况决定再次治疗，如果症状复发或骨转换标志物增加，包括先前已恢复正常的碱性磷酸酶升高，应考虑再次治疗。例如，内分泌学会建议定期监测骨转换标志物，如果这些实验室检查指标再次升高，则需要再次治疗，而不是仅根据疼痛情况进行治疗（Singer 等，2014）。

PDB 的许多症状在治疗后能有效改善。然而，仍会有部分骨损伤不能完全愈合，部分 PDB 的并发症也不能解决。主治医生应该尽力明确患者的并发症，并适当调整预期。在规范的治疗和随访下，PDB 可以得到有效的管理。

致谢：感谢上一版该章的作者 Margaret Seton 医学博士的宝贵贡献。

参考文献

Altman RD, Bloch DA, Hochberg MC, et al. Prevalence of pelvic Paget's disease of bone in the United States. *J Bone Miner Res.* 2000;15:461. [PMID: 10750560].

Galson DL, Roodman DG. Pathobiology of Paget's disease of bone. *J Bone Metab.* 2014;21:85. [PMID: 25025000].

Gennari L, Rendina D, Falchetti A, et al. Paget's disease of bone. *Calcif Tissue Int.* 2019;104:483. [PMID: 30671590].

Greenspan A. Paget disease. In: Greenspan A, ed. *Orthopedic Radiology: A Practical Approach.* 3rd ed. Philadelphia, PA: Lippincott Williams & Wilkins, 2000:805–818..

Hansen MF, Seton M, Merchant A. Osteosarcoma in Paget's disease of bone. *J Bone Miner Res.* 2006;21:58. [PMID: 17229010].

Hosking D, Lyles K, Brown JP, et al. Long-term control of bone turnover in Paget's disease with zoledronic acid and risedronate. *J Bone Miner Res.* 2007;22:142. [PMID: 17032148].

Langston AL, Campbell MK, Fraser WD, et al. Randomized trial of intensive bisphosphonate treatment versus symptomatic management in Paget's disease of bone. *J Bone Miner Res.* 2010;25:20. [PMID: 19580457].

Laurin N, Brown JP, Morissette J, et al. Recurrent mutation of the gene encoding sequestosome 1 (*SQSTM1/p62*) in Paget disease of bone. *Am J Hum Genet.* 2002;70:1582. [PMID: 11992264].

Merlotti D, Gennari L, Martini G, et al. Current options for the treatment of Paget's disease of the bone. *Open Access Rheumatol.* 2009;1:107. [PMID: 27789985].

Michou L, Orcel P. The changing countenance of Paget's disease of the bone. *Joint Bone Spine.* 2016;83:650. [PMID: 27068613].

Paget SJ. On a form of chronic inflammation of bones (osteitis deformans). *Med Chir Trans.* 1876;60:37–64. [PMID: 20896492].

Ralston SH, Layfield R. Pathogenesis of Paget disease of bone. *Calcif Tissue Int.* 2012;91:97. [PMID: 22543925].

Reid IR, Lyles K, Su G, et al. A single infusion of zoledronic acid produces sustained remissions in Paget disease: data to 6.5 years. *J Bone Miner Res.* 2011;26:2261. [PMID: 21638319].

Reid IR, Miller P, Lyles K, et al. Comparison of a single infusion of zoledronic acid with risedronate for Paget's disease. *N Engl J Med.* 2005;353:898. [PMID: 16135834].

Seton M, Choi HK, Hansen MF, et al. Analysis of environmental factors in familial versus sporadic Paget's disease of bone—The New England Registry for Paget's Disease of Bone. *J Bone Miner Res.* 2003;18:1519. [PMID: 12929942].

Singer FR. Paget's disese of bone—genetic and environmental factors. *Nat Rev Endocrinol.* 2015;11:662. [PMID: 26284446].

Singer FR, Bone HG 3rd, Hosking DJ, et al. Paget's disease of bone: an endocrine society clinical practice guideline. *J Clin Endocrinol Metab.* 2014;99:4408. [PMID: 25406796].

Siris ES, Clemens TP, McMahon D, et al. Parathyroid function in Paget's disease of bone. *J Bone Miner Res.* 1989;4:75. [PMID: 2718781].

Smith SE, Murphey MD, Motamedi K, et al. Radiologic Spectrum of Paget disease of bone and its complications with pathologic correlation. *Radiographics.* 2002;22:1191. [PMID: 12235348]

Theodorou D, Theodorou SJ, Yousuke K. Imaging of Paget disease of bone and its musculoskeletal complications: review. *AJR Am J Roentgenol.* 2011;196:S64. [PMID: 21606236].

Viscorti MJ, Langston AL, Alonso N, et al. Mutations of SQSTM1 are associated with severity and clinical outcome in Paget disease of bone. *J Bone Miner Res.* 2010;25:2368–2373. [PMID: 20499339].

Winn N, Lalam R, Cassar-Pullicino V. Imaging of Paget's disease of bone. *Wien Med Wochenschr.* 2017;167:169. [PMID: 27761746].

第九篇 影像检查与遗传学
Imaging & Genetics

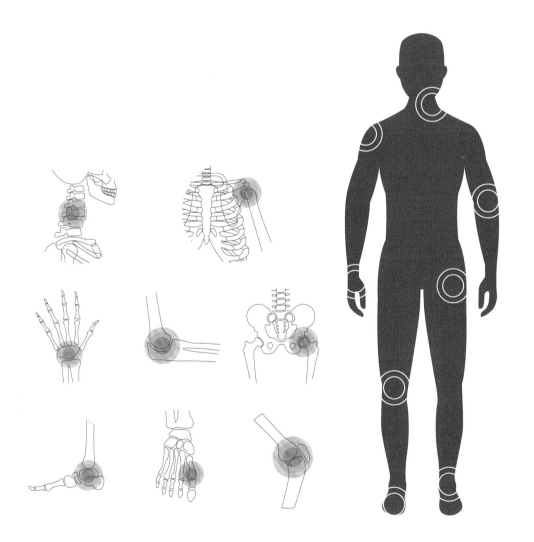

第 53 章　肌肉骨骼 MRI
Musculoskeletal Magnetic Resonance Imaging

Ravi S. Kamath　Ambrose J. Huang　著

MRI 依赖于质子的固有自旋。当质子被置于磁场中时，它们的磁极倾向于沿着磁场的轴线排列，还可以吸收并以射频信号的形式重新发射电磁辐射。细胞核从射频脉冲中吸收能量，随后产生共振，并使磁场定向，所需的脉冲频率由磁场强度和该目标的化学性质决定。

当射频信号被移除时，所吸收的能量被释放，该能量可以被检测到，并且可以用于创建图像。发射的强度与给定区域的信号强度相对应，取决于质子的浓度、纵向和横向弛豫时间，是给定组织的固有性质，与组织内水分子的性质有关。

两个弛豫时间对于 MRI 很重要。T_1（纵向）弛豫时间指的是终止射频脉冲后，质子返回到平衡状态所用的时间。T_2（横向）弛豫时间指的是紧接在脉冲之后，各个质子之间的相位相干性的损失时间。可以使用不同的脉冲序列来增强 T_1 和 T_2 之间的差异，从而产生图像对比度。T_1 加权序列指的是具有短重复时间（repetition time，TR）（<800ms）和短回波时间（echo time，TE）（<30ms）的序列。T_1 加权图像可提供良好的解剖细节。T_2 加权序列指的是具有长 TR（>2000ms）和长 TE（>60ms）的序列。T_2 加权序列可用于病理评估。质子密度序列指的是具有中间 TR（>1000ms）和短 TE（<30ms）的序列。这些序列可提供良好的解剖细节和最大的信噪比，缺点是组织对比度不佳。

在肌肉骨骼成像中，抑制脂肪信号常可用于病理评估。使用 STIR 技术，T_1 和 T_2 弛豫时间不断延长，从而抑制脂肪信号（脂肪饱和）。脂肪抑制也可以使用提高空间分辨率的频率选择性（化学）技术来实现。

更快的成像技术，如梯度回波（gradient-recalled echo，GRE），缩短了成像时间，更受欢迎。低翻转角射频脉冲在每个脉冲周期仅破坏纵向磁化的一部分，使用<90° 的可变翻转角来执行脉冲序列可缩短成像时间。在肌肉骨骼成像中，该技术可用于韧带、肌腱和软骨成像。

由于不同组织在 T_1 和 T_2 加权图像上具有不同的信号强度，肌肉骨骼系统非常适合 MRI 评估。例如，脂肪在 T_1 加权图像上显示高信号强度，而在 T_2 加权图像上显示中等信号强度。空气、骨皮质、韧带、肌腱和纤维软骨在 T_1 和 T_2 加权图像上均为低信号强度。液体在 T_1 加权图像上显示低信号强度，在 T_2 加权图像上显示高信号强度。因为创伤性、炎性和感染性疾病通常会导致水肿，在 T_2 加权图像上呈高信号强度，因此 MRI 可以有效地评估上述疾病。图 53-1 至图 53-30 展示了各种风湿病的 MRI 表现。

通过静脉注射钆喷酸二葡甲胺（Gd-DTPA）的方式，MR 图像也可以被增强。Gd-DTPA 是一种顺磁性化合物，可以缩短其所在组织的 T_1 和 T_2 弛豫时间，从而增强 T_1 加权图像上的信号强度。因此，血管渗透性增加的病灶，如肿瘤或炎症或感染区域，在静脉内给 Gd-DTPA 后表现出信号强度增加（增强）。在关节内注射钆进行关节造影也可用于评估关节内紊乱。

尽管 MRI 在评估肌肉骨骼系统方面比其他成像技术具有许多优势，但在某些情况下其应用受到限制。例如，使用心脏起搏器、神经刺激器和其他一些植入金属装置的患者禁用 MRI。幽闭恐惧症患者往往因无法忍受密闭的环境，而无法使用众多 MRI 机器。某些患者因各种原因无法保持静止易产生运动伪影，会使 MRI 数据无法读取；这个问题在需要长时间扫描（30～60min）的某些研究中尤为突出。最后，一些对 MRI 来说安全的金属物体仍然会产生信号空洞区域，模糊相邻结构；而铁磁物体会导致磁场失真。我们必须了解 MRI 的潜在限制，以优化该技术的使用。

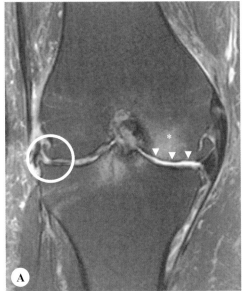
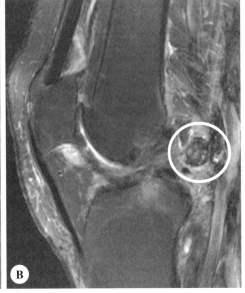

◀ 图 53-1 膝骨关节炎

膝关节冠状位 T₂ 加权脂肪抑制 MR 图像（A）显示边缘骨赘（圆圈）和全层软骨丢失（箭头），并伴有骨髓水肿（*）。膝关节矢状位 T₂ 加权脂肪抑制 MR 图像（B）显示在关节的后部低信号强度的游离体被中等信号强度的滑膜炎包围（圆圈）

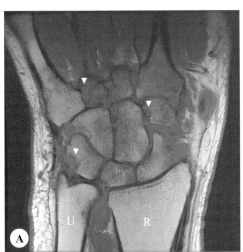
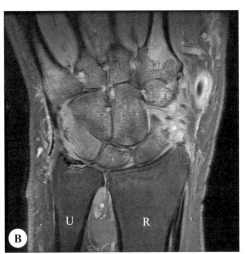

◀ 图 53-2 类风湿关节炎腕部受累

腕部冠状位 T₁ 加权（A）和 T₂ 加权脂肪抑制（B）MR 图像显示整个腕部弥漫性软骨丢失，伴有关节间隙狭窄、骨侵蚀（箭头）和广泛的骨髓水肿。桡腕关节和桡尺远端关节积液伴滑膜炎（*）。R. 桡骨；U. 尺骨

441

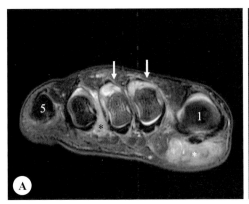
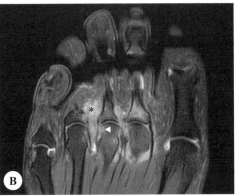

◀ 图 53-3 类风湿关节炎足部受累

前足短轴（A）和长轴（B）T₂ 加权脂肪抑制 MR 图像显示跖趾关节积液伴滑膜炎（箭）、邻近骨髓水肿、骨侵蚀（箭头）和跖骨间滑囊炎（黑*）。第一跖趾关节的皮下软组织肿块，呈中高 T₂ 信号强度，提示类风湿结节可能（白*）。1. 第一跖骨头；5. 第五跖骨头

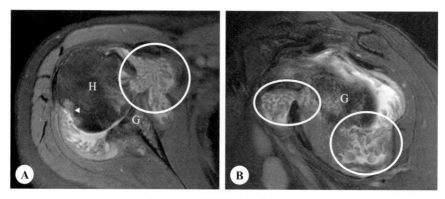

▲ 图 53-4　类风湿关节炎颈椎受累

矢状位 T₁ 加权（A）、T₂ 加权（B）和 T₁ 加权脂肪抑制后增强（C）MR 图像显示寰枢关节血管翳被增强（箭），呈现中等 T₁ 和 T₂ 信号强度。齿状突（*）也相对于颅底向上移位，并突入枕骨大孔，与颅底凹陷一致

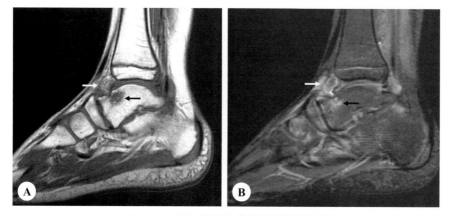

▲ 图 53-5　类风湿关节炎肩部受累

盂肱关节轴位（A）和矢状位（B）T₂ 加权脂肪抑制 MR 图像显示弥漫性软骨损失、邻近骨髓水肿、骨质侵蚀（箭头）和大量盂肱关节积液伴广泛滑膜炎和米粒样游离体（圆圈）。G. 肩胛盂；H. 肱骨头

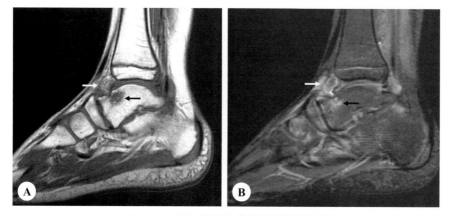

▲ 图 53-6　幼年特发性关节炎的踝关节受累

儿童患者踝关节矢状位 T₁ 加权（A）和 STIR（B）MR 图像显示整个踝关节弥漫性骨髓水肿，伴有胫距关节积液和滑膜炎（白箭）。距骨可见骨质侵蚀，邻近骨髓水肿（黑箭）。值得注意的是，这位青春期前患儿的胫骨远端骨骺未闭

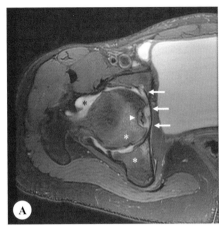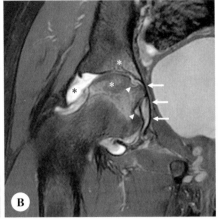

◀ 图 53-7 **图 53-7　幼年特发性关节炎的髋关节受累**

髋关节轴位（A）和冠状位（B）T₂加权脂肪抑制 MR 图像显示股骨头和髋臼弥漫性软骨损失、邻近骨髓水肿（白＊）、骨侵蚀（箭头）和关节积液伴滑膜炎（黑＊）。髋臼内侧壁变薄（箭），股骨头向内侧移位，与髋臼前突一致

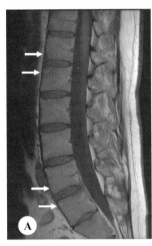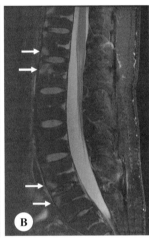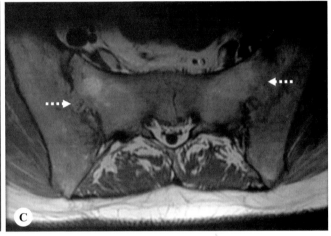

▲ 图 53-8　强直性脊柱炎的脊柱受累

腰椎矢状位 T₁加权（A）和 STIR（B）MR 图像显示沿几个椎体的前上角和前下角的局灶性骨髓水肿，为炎症性脊柱关节病的早期表现，称为"亮角征"或 Romanus 病灶（实箭）。骶骨的轴位 T₁加权（C）MR 图像显示两侧骶髂关节部分强直（虚箭）

443

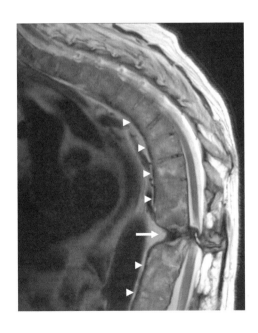

◀ 图 53-9　强直性脊柱炎伴 Andersson 病变

胸椎矢状位 T₂加权 MR 图像显示强直性脊柱炎相关的胸椎融合伴韧带骨赘形成（箭头）。一横向骨折贯穿融合的下胸椎（箭）的前部和后部，称为"Andersson 病变"，导致中央椎管受损和脊髓压迫

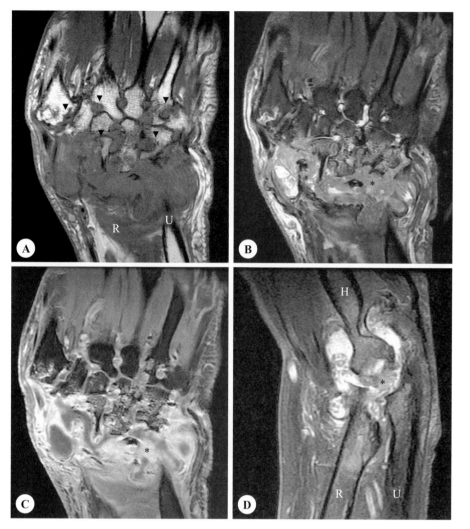

◀ 图 53-10 **银屑病关节炎腕部和肘部受累**

一位银屑病患者腕部冠状位 T_1 加权（A）、T_2 加权脂肪抑制（B）和 T_1 加权脂肪抑制后增强（C）的 MR 图像显示腕部广泛骨质破坏，伴有大量骨侵蚀（箭头）和信号广泛增强的滑膜炎（*）。另一位银屑病关节炎患者肘部的矢状位 T_2 加权脂肪抑制 MR 图像也显示了广泛的骨质破坏，伴有邻近的骨髓水肿和滑膜炎（*）（D）。H. 肱骨；R. 桡骨；U. 尺骨

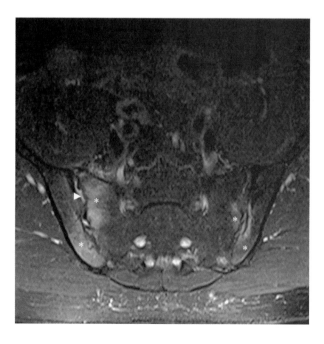

◀ 图 53-11 **银屑病关节炎骶髂关节病变**

骶髂关节的轴位 T_2 加权脂肪抑制 MR 图像显示骨质侵蚀（箭头）和周围骨髓水肿（*），右侧较左侧严重，符合骶髂关节炎表现

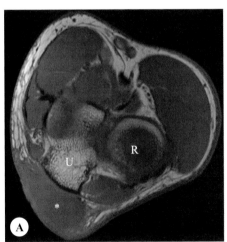

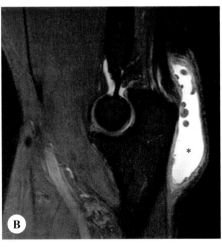

◀ 图 53-12　足部痛风

A. 足部斜位 X 线显示第四跖骨底部的骨质侵蚀（箭头）；B 至 D. 足部的长轴 T_1 加权（B）、短轴 T_2 加权脂肪抑制（C）和短轴 T_1 加权脂肪抑制后增强（D）MR 图像显示第四跖骨基底部边缘侵蚀明显伴边缘突出（箭头），邻近存在增强的软组织肿块，呈现低 T_1 信号强度，中等 T_2 信号强度，符合痛风石表现(*)。5. 第五跖骨基底部

◀ 图 53-13　痛风伴鹰嘴滑囊炎

痛风患者肘部轴位 T_1 加权（A）和矢状位 T_2 加权脂肪抑制（B）MR 图像显示鹰嘴后方有大量液体聚集(*)，呈现低 T_1 信号强度、高 T_2 信号强度，伴有厚而不规则的壁和内部呈现低 T_2 信号强度的碎片，符合鹰嘴滑囊炎表现。R. 桡骨；U. 尺骨

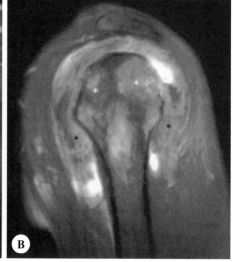

◀ 图 53-14　淀粉样变肩关节受累

肩部冠状位 T_1 加权（A）和矢状位 T_2 加权脂肪抑制（B）的 MR 图像显示盂肱关节扩张，关节间隙中存在软组织肿块（黑 *），呈现中等 T_1 和 T_2 信号强度；肱骨头巨大侵蚀（白 *）。全层肩袖撕裂到肩峰下 - 三角肌下间隙（箭）。这位多发性骨髓瘤患者不仅患有淀粉样关节病，也患有淀粉样心肌病

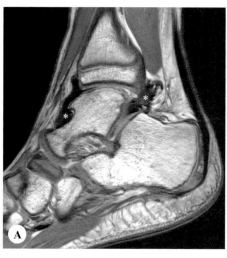

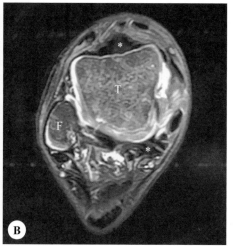

◀ 图 53-15　血友病踝部受累

血友病患者踝关节矢状位 T_1 加权（A）和轴位 T_2 加权脂肪抑制（B）MR 图像显示胫距关节和距下关节内存在低 T_1 和 T_2 信号强度的物质（*），为复发性关节内出血引起的含铁血黄素沉积。值得注意的是，这位青春期前患者的胫骨远端骨骺未闭。F. 腓骨；T. 胫骨

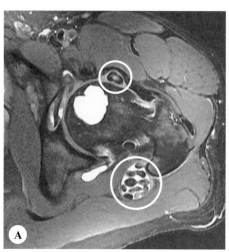

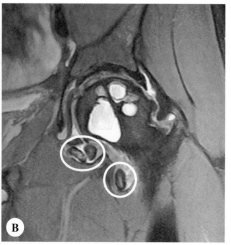

◀ 图 53-16　髋关节滑膜骨软骨瘤病

髋关节轴位（A）和冠状位（B） T_2 加权脂肪抑制 MR 图像显示髋关节内许多大小和形状相似的低信号结构（圆圈），为滑膜骨软骨瘤病中的多发性骨化游离体

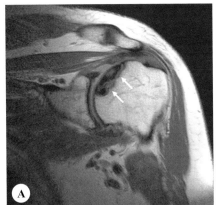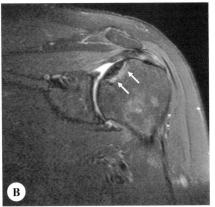

◀ 图 53-17 肩关节骨坏死

长期服用糖皮质激素的患者的肩部冠状位 T_1 加权（A）和 T_2 加权脂肪抑制（B）MR 图像显示，肱骨头软骨下新月形区域呈现较低 T_1 和 T_2 信号强度，曲线边缘呈现高 T_2 信号强度（箭），符合骨坏死表现

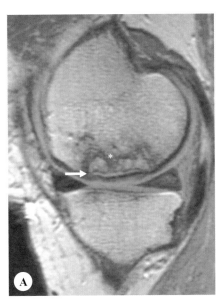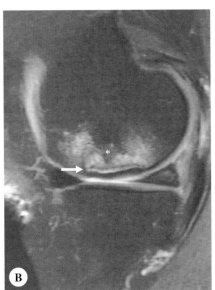

◀ 图 53-18 自发性膝关节骨坏死

膝关节矢状位质子密度（A）和 T_2 加权脂肪抑制（B）MR 图像显示沿股骨内侧髁承重部分的软骨下骨折（箭），伴有不规则皮质，积液中的骨折碎片，以及邻近的硬化和骨髓水肿（*），符合自发性膝关节骨坏死。虽然以前认为是静脉阻塞所致，但现在普遍认为这是软骨下不全骨折后出现塌陷导致

447

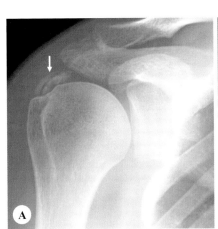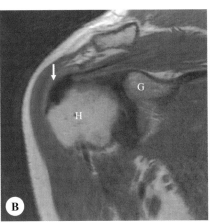

◀ 图 53-19 钙化性肌腱病

A 至 C. 肩部正位 X 线（A）显示肩袖肌腱区域无定形钙化，提示钙化性肌腱病（箭）。肩部冠状位 T_1 加权（B）、冠状位 T_2 加权脂肪抑制（C）和轴位梯度回波（GRE）。D.MR 图像显示远端冈上肌腱内存在低信号强度病灶（箭），符合羟基磷灰石钙沉积表现。在 GRE 图像上，在顺磁性钙化周围可以看到"开花"磁化假影（暗信号）。G. 关节盂；H. 肱骨头

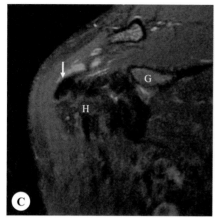
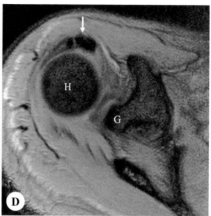

◀ 图 53-19（续） 钙化性肌腱病

A 至 C. 肩部正位 X 线（A）显示肩袖肌腱区域无定形钙化，提示钙化性肌腱病（箭）。肩部冠状位 T$_1$ 加权（B）、冠状位 T$_2$ 加权脂肪抑制（C）和轴位梯度回波（GRE）。D.MR 图像显示远端冈上肌腱内存在低信号强度病灶（箭），符合羟基磷灰石钙沉积表现。在 GRE 图像上，在顺磁性钙化周围可以看到"开花"磁化假影（暗信号）。G. 关节盂；H. 肱骨头

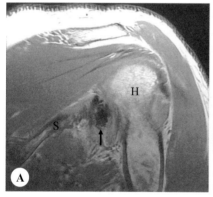
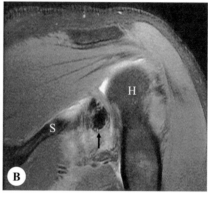
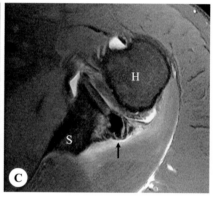

▲ 图 53-20 钙化性肩周炎

肩部冠状位 T$_1$ 加权（A）、冠状位 T$_2$ 加权脂肪抑制（B）和轴位 T$_2$ 加权脂肪抑制（C）的 MR 图像显示沿关节窝后部存在低信号物质（箭），伴有广泛的邻近骨髓和软组织水肿，符合羟基磷灰石沉积和钙化性肩周炎。H. 肱骨；S. 肩胛骨

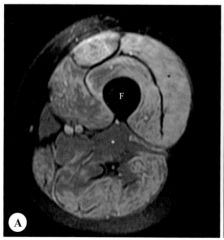
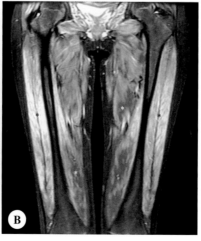

◀ 图 53-21 幼年皮肌炎大腿病变

左大腿的轴位 STIR（A）和双侧大腿的冠状位 STIR（B）MR 图像显示双侧大腿弥漫性肌肉水肿（黑 *），伴散在斑片状区域（白 *），符合肌炎。F. 股骨

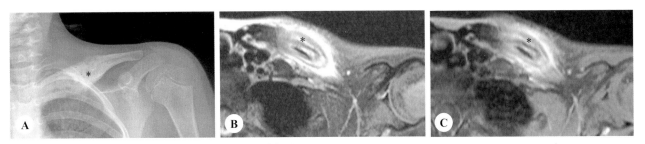

▲ 图 53-22　慢性复发性多灶性骨髓炎（Chronic recurrent multifocal osteomyelitis，CRMO）

锁骨正位片（A）显示锁骨异常硬化和增厚，伴有广泛的骨膜增生（*）。锁骨轴位 STIR（B）和 T_1 加权脂肪抑制增强后（C）MR 图像显示锁骨异常骨髓水肿和强化，增厚的骨膜形成，周围广泛软组织水肿和强化（*）。该患者表现为严重的非创伤性左锁骨疼痛和炎症指标升高。经皮穿刺活检显示反应性骨且培养阴性，从而诊断为 CRMO

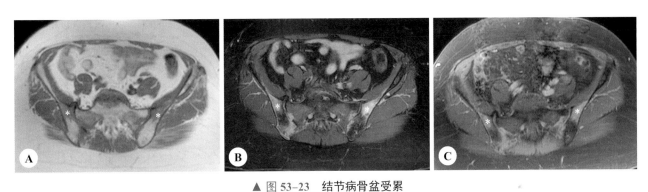

449

▲ 图 53-23　结节病骨盆受累

结节病患者骨盆轴位 T_1 加权（A）、T_2 加权脂肪抑制（B）和 T_1 加权脂肪抑制后增强（C）MR 图像显示双侧髂骨强化的区域（*）呈现低 T_1 信号强度和高 T_2 信号强度，符合骨结节病

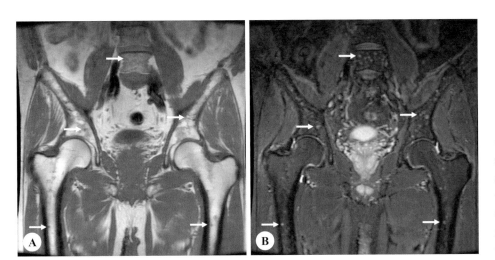

◀ 图 53-24　结节病骨盆受累

结节病患者骨盆冠状位 T_1 加权（A）和 STIR（B）MR 图像显示无数散布于腰椎、骨盆和股骨近端的点状病灶（箭），呈低 T_1 和高 T_2 信号强度，符合骨结节病

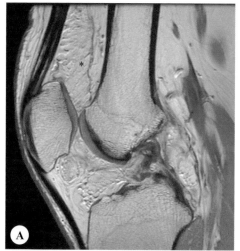

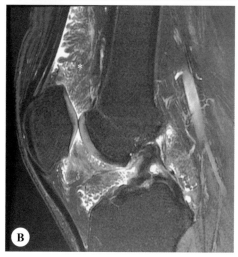

▲ 图 53-25 膝关节滑膜脂肪增多症

膝关节矢状位 T$_1$ 加权（A）和 T$_2$ 加权脂肪抑制（B）MR 图像显示叶状增生物质，该物质在所有脉冲序列上与脂肪的信号强度相同（＊），符合滑膜脂肪增多症 / 树状脂肪瘤

450

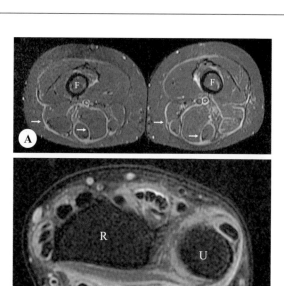

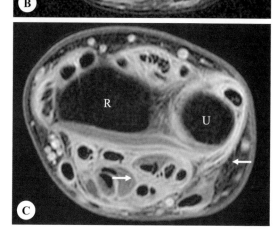

▲ 图 53-27 嗜酸性筋膜炎大腿和手腕部受累

A. 双侧大腿轴位 STIR MR 图像显示双侧大腿筋膜异常增厚，呈现高 T$_2$ 信号强度（箭），符合筋膜炎；B 和 C. 另一患者腕部轴位 T$_2$ 加权脂肪抑制（B）和轴位 T$_1$ 加权脂肪抑制后增强（C）MR 图像也显示筋膜广泛增厚，呈现高 T$_2$ 信号强度（箭）。两例患者均经活检证实为嗜酸性筋膜炎。F. 股骨；R. 桡骨；U. 尺骨

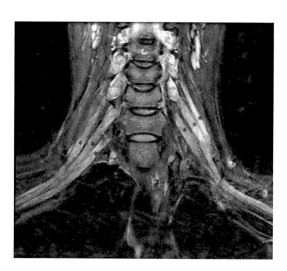

◀ 图 53-26 慢性炎症性脱髓鞘性多发性神经病的臂丛病变

慢性炎性脱髓鞘性多发性神经病患者的颈部和上胸部冠状位 T$_2$ 加权脂肪抑制 MR 图像显示双侧颈神经根和臂丛广泛增厚（＊），呈现高 T$_2$ 信号强度

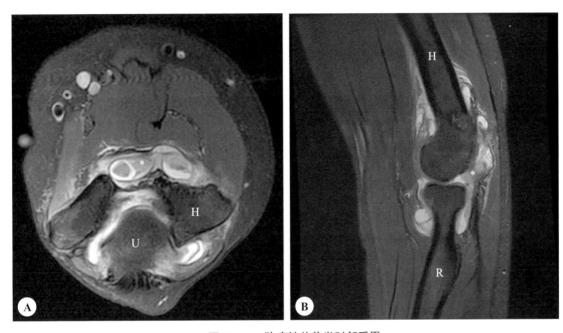

▲ 图 53-28　狼疮性关节炎肘部受累

系统性红斑狼疮患者的肘部轴位（A）和矢状位（B）T₂ 加权脂肪抑制 MR 图像显示大量关节积液伴广泛滑膜炎（*）。H. 肱骨；R. 桡骨；U. 尺骨

451

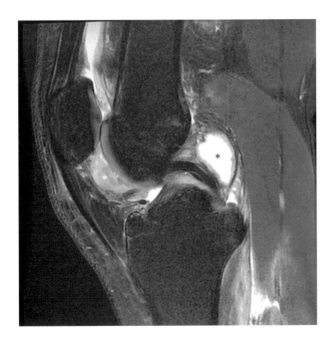

◀ 图 53-29　莱姆关节炎膝关节受累

膝关节矢状位 T₂ 加权脂肪抑制 MR 图像显示大量关节积液（黑 *）伴广泛滑膜炎（白 *）。实验室检查证实了莱姆病的诊断

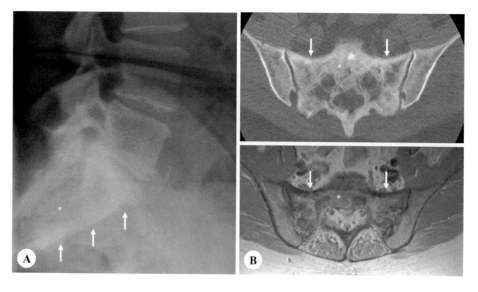

◀ 图 53-30 **Paget 病骶骨受累**

腰骶交界处侧位 X 线（A）显示骶骨增大，皮质增厚（箭），骨小梁变粗（＊）。骶骨的轴位 CT 图像（B）和轴位 T_1 加权 MR 图像（C）也显示皮质增厚（箭）和增粗的骨小梁（＊），证实了 Paget 病的诊断

第 54 章　肌骨超声在风湿病学中的应用
Musculoskeletal Ultrasound in Rheumatology

Minna J. Kohler　著

自 20 世纪 90 年代中期以来，肌肉骨骼超声（musculoskeletal ultrasound，MSKUS）检查在风湿免疫学领域日渐盛行，已成为风湿病专家评估患者病情的一种重要工具。MSKUS 在辅助炎性关节炎、肌肉骨骼疾病、大血管炎、风湿性多肌痛、干燥综合征及其他风湿病诊断方面有着很高的价值。在 ACR 和 EULAR 指南中明确推荐使用肌肉骨骼超声（McAlindon 等，2012；Möller 等，2017）。现如今，世界各地的风湿病培训项目也都为学员开设了超声培训课程（ACR，2020；Brown 等，2004；Kissin 等，2013；Naredo 等，2010；Torralba 等，2015；Torralba 等，2017）。

随着超声波技术的不断发展，超声仪器设备逐渐变得更便携、更智能。高频传感器提供的灰阶成像（声波产生的黑白图像）能用于评估关节、肌腱和软组织结构。能量多普勒超声图像可评估充血或活动期的炎症。与其他先进成像方式相比，超声的优势在于其便携性、非侵入性、成本低和无辐射。此外，MSKUS 还能对关节和肌腱结构进行动态评估，相比于静态的 X 线、MRI 和 CT 技术存在显著优势。

超声检测技术最常被风湿病专家用于检测积液及评估滑膜炎、腱鞘炎和骨质侵蚀。MSKUS 对引导介入操作也有很大价值。超声具有比普通 X 线甚至 MRI 更好的空间分辨率，能够更早地发现骨面异常或侵蚀。高分辨率的超声能检测到 X 线或 MRI 无法检测到的小结晶，即使疾病还处于临界期，这使得晶性沉积性相关疾病的诊断能力得到了提高。重复检查，并将影像发现与病史和临床检验相结合，有助于超声评估在疗效监测中起到更有效的作用（Backhaus 等，2001；Brown，2009；Canella 等，2014；Karim 等，2001）。对儿童患者进行超声检查无须镇静，而 MRI 和其他断层影像学检查则可能需要镇静处理（Roth，2017）。关于超声引导下操作（如穿刺、注射、活检等）的准确性也已有大量文献报道（D'Agostino，2013；Epis，2014；Gilliland，2011；Raza，2003；Robotti，2013）。

尽管超声在评估肌肉骨骼系统方面有着诸多优势，但仍存在一定的局限性，如超声不能穿透骨骼。MSKUS 成像仅限于浅表结构或骨表面，因此，超声检查无法评估骨髓水肿。对操作者的专业性要求常被认为是超声检查的限制之一，然而通过适当的超声扫描技术及图像辨认训练，超声能够用于鉴别关节疾病，描述精细结构（Torralba，2009）。

一、回声

回声是声波反射系数的一种估量，即组织反射声波的能力。回声高的结构在超声上呈现白色；反之，无回声结构（振幅较低）呈黑色（图 54-1）。

二、风湿病学中超声病理学的定义

2005 年，风湿病测量结果（the Outcomes in Measures of Rheumatology，OMERACT）超声工作组为风湿病超声病理制订了共识基础上的标准化定义。这些定义已经成为报告 MSKUS 检测评估的金标准（Wakefield，2005）。

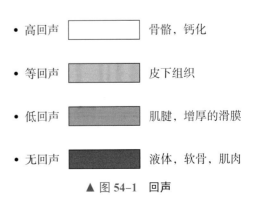

- 高回声　　　　　　骨骼，钙化
- 等回声　　　　　　皮下组织
- 低回声　　　　　　肌腱，增厚的滑膜
- 无回声　　　　　　液体，软骨，肌肉

▲ 图 54-1　回声

- 骨质侵蚀：在两个垂直平面上可见关节内骨表面不连续（图 54-2）。
- 滑膜积液：关节内可见异常低回声或无回声（相对于皮下脂肪，有时也可呈现等回声或低回声）的关节内成分，可移动、可压缩，无多普勒血流信号（图 54-3）。
- 滑膜增生：关节内异常低回声（相对于皮下脂肪，有时也可为等回声或高回声）的关节内组织，不能移动，几乎不能压缩，可显示多普勒血流信号（图 54-4）。
- 腱鞘炎：肌腱鞘内无回声或低回声的增厚组织，可伴或不伴积液，见于两个垂直平面，可显示多普勒血流信号（图 54-5）。
- 肌腱端病：肌腱骨附着处出现异常低回声（正常纤维结构丧失）和（或）其骨附着处的肌腱或韧带增厚（偶尔可能包含类似钙化的高回声病灶），见于两个垂直平面，可显示多普勒血流信号和（或）骨改变，包括骨赘形成、骨侵蚀或骨边缘不规则（图 54-6）。

三、类风湿关节炎

超声检测对类风湿关节炎的滑膜炎高度敏感（Brown，2006；Szkudlarek 等，2003；Wakefield，2004）。滑膜炎是 RA 的一个关键特征。灰阶图像可以评估滑膜增厚的程度，通常按半定量滑膜炎分级标准进行描述（Hammer 等，2011；Szkudlarek 等，2003；Terslev 等，2012）。然而，灰阶图像不能准确区分滑膜的慢性炎症和急性炎症。

彩色多普勒或能量多普勒可用于观察活动期炎症的血流程度。能量多普勒评估移动红细胞的能量，不受血流方向干扰，因此能检测肢端的慢血流状态，比彩色血流多普勒更灵敏。而彩色多普勒与血

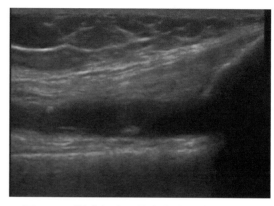

▲ 图 54-3 滑膜积液：伴有中度积液的膝关节前纵切面视图

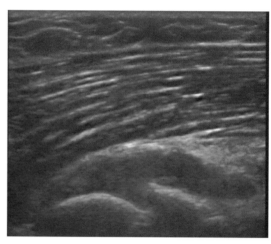

▲ 图 54-4 滑膜增厚：强直性脊柱炎患者肘关节肱骨前滑膜增厚

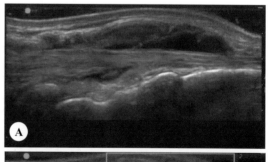

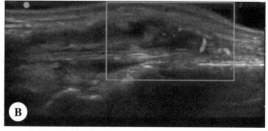

▲ 图 54-5 腱鞘炎（此图彩色版本见书末）
A. 类风湿关节炎患者腕关节腱鞘炎的背侧纵切面视图；B. 腕关节腱鞘炎背侧横切面视图，可见能量多普勒血流信号，与炎症活动程度一致

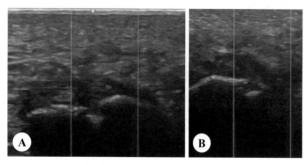

▲ 图 54-2 两个垂直平面上的骨质侵蚀，如跟骨，多普勒血流信号阴性

管超声相结合，检测红细胞沿某一方向流动的平均速度。彩色能量多普勒对疾病的早期诊断比单独的灰阶超声更灵敏，能更准确地区分疾病的急、慢性，从而有助于评估治疗反应（Torp-Pedersen 等，2008；Torp-Pedersen 等，2015）。

　　超声检查能直接鉴别积液和滑膜增厚。积液可见于多种疾病，包括 RA、银屑病关节炎、骨关节炎及晶性相关性关节炎等。超声引导技术能够实现积液定位，从而协助诊断和治疗性关节穿刺术（图 54-7 和图 54-8）。

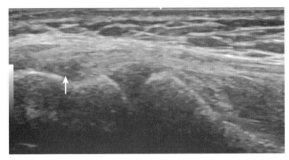

▲ 图 54-6　肌腱端病：伸肌总腱呈低回声插入外上髁的外侧面纵视图

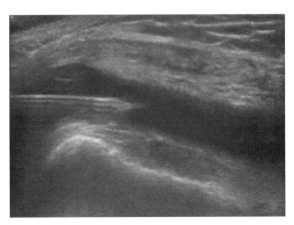

▲ 图 54-7　超声引导下的膝关节积液的关节穿刺术

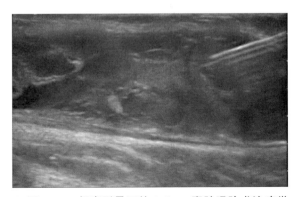

▲ 图 54-8　超声引导下的 Bakers 囊肿吸除术治疗类风湿关节炎。后侧纵向视图。注意囊肿内滑膜增厚

相比于常规 X 线，超声可以更早地识别骨质侵蚀（Funck-Brentano 等，2009；Scheel，2006；Wakefield 等，2000）。检测 RA 骨侵蚀的最佳位置是尺骨茎突、第二掌指关节的桡侧和第五掌指关节的尺侧（Boutry 等，2007）。一项早期 RA 患者的队列研究中，超声识别骨质侵蚀的能力比 X 线高 6.5 倍。同样，以 MRI 评估结果作为金标准（Wakefield 等，2000）的晚期 RA 中，超声显像能检测出比 X 线多 3.4 倍的骨质侵蚀。研究表明，超声在识别浅表骨质侵蚀方面的能力几乎和 MRI 相当（Boutry 等，2007；Dohn 等，2006；Ostergaard 等，2003；Scheel，2006；Szkudlarek 等，2006；Wakefield 等，2000）。

　　现如今，已有许多针对 RA 滑膜炎评估制订的半定量分级标准（Hammer 等，2011；Szkudlarek 等，2003 年；Terslev 等，2012）。滑膜炎半定量分级采用 0～3 的半定量评分，以此反映滑膜增厚的程度（0=正常，1=轻度，2=中度，3=重度），此评分具有良好的一致性（图 54-9）。

四、银屑病关节炎

　　超声在滑膜炎、附着点炎、指炎和指甲病变的诊断和监测中的应用，增进了我们对银屑病关节炎中可能起重要作用的超微结构变化的认识。附着点传统意义上被定义为肌腱或韧带通过纤维软骨或纤维在骨骼上的附着处（Benjamin，2009；McGonagle，2015）。与脊椎关节病有关的附着点炎发生在纤维软骨附着物上；与此相反，如糖尿病和肥胖等代谢紊乱往往会累及滑膜附着点。附着点或滑膜附着点的概念已作为一个特定的"器官"被提出。以跟腱骨附着点炎为例，其不仅包括肌腱与骨的连接，还包含跟骨后部的纤维软骨和跟腱的连接。跟腱周围的关节滑囊和脂肪垫在跟腱的剪切应力中起着重要作用，同时，与 Kager 脂肪垫相邻的一小层滑膜细胞被认为与附着点炎的病理改变密切相关。该模型表明，纤维软骨变性等机械因素可能在附着点炎中扮演着重要作用（Benjamin，2009）。一些学者还提出，肌腱的低回声改变、肌腱增厚、肌腱周围积液和邻近关节囊炎可能是附着点炎的急性改变，而钙化、骨质侵蚀、肌腱撕裂和变薄则更多地被认为是一种慢性改变（Balint，2018；Kaeley，2018）（图 54-10）。

　　超声检查结果须与临床表现相关联，因为急性机械性跟腱炎和肌腱撕裂也可在能量多普勒检测中表现为炎症反应（图 54-11A 和 B）。

早期 PsA 可通过超声检测发现亚临床滑膜炎，特别是在腕关节、膝关节、跖趾关节和掌指关节，

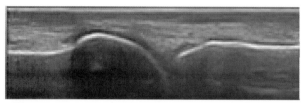

0 级

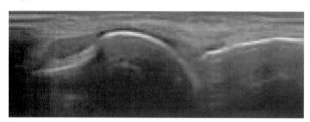

1 级

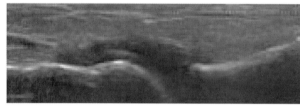

2 级

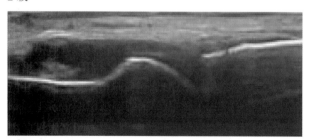

3 级

▲ 图 54-9　滑膜炎半定量分级

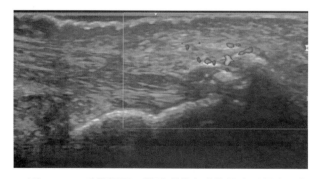

▲ 图 54-10　后纵视图：跟腱附着点炎伴骨皮质侵蚀，有能量多普勒血流信号（此图彩色版本见书末）

导致受累关节数目和对称性的评估结果改变，特别是近 20% 的寡关节炎患者被重新归类为多关节炎（Bandinelli，2013）。PsA 隐匿性附着点炎，使用 Glasgow 超声附着点炎评分系统（Glasgow Ultrasound Enthesitis Scoring System，GUESS）进行评估，与银屑病的临床特征和严重程度无关。40% 的 PsA 患者能够在肌腱附着点检测到能量多普勒血流信号，而仅有 29% 的患者存在触痛，可见其比临床检查更加敏感。在 15%～20% 的 PsA 病例中，关节炎先于银屑病出现，但在部分病例中，关节炎可能在 10 年或很长时间内均表现不明显（Gladman，1987）。

目前已开发了许多肌腱端超声评估系统，包括 Madrid 超声附着点炎指数（Madrid Sonographic

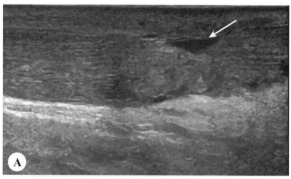

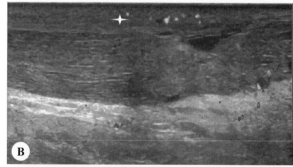

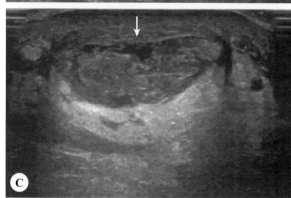

▲ 图 54-11　A. 后纵视图：跟腱炎和部分肌腱撕裂（箭）；B. 肌腱和肌腱旁的能量多普勒信号（此图彩色版本见书末）；C. 后横切面：跟腱炎和部分肌腱撕裂（箭）

Enthesitis Index，MASEI）（Eder，2014）和 Leeds 附着点炎指数（Leeds Enthesitis Index）（Ibrahim，2011）（表 54-1）。

表 54-1　银屑病关节炎的炎症和解剖部位的超声变化
附着点炎的超声变化（MASEI 和 Leeds 系统）

- 肌腱止点增厚和结构改变
- 肌腱止点处钙化
- 骨质侵蚀
- 边缘骨刺形成
- 周围软组织水肿
- 附着点增厚
- 黏液囊炎
- 肌腱附着点能量多普勒改变

MASEI（Madrid 超声附着点炎指数）- 解剖部位	Leeds 附着点炎指数 - 解剖部位
位于股四头肌和髌腱止点的髌骨	股骨内侧髁
跟腱和足底筋膜止于跟骨	跟腱止点处
肱三头肌腱止于鹰嘴	肱骨外上髁

指炎，通常被称为"腊肠指"，包括与多个组织隔室相关的炎症（Kane，1999；Olivieri，1995；Olivieri 等，2008）。许多有关超声和 MRI 的研究显示，除了屈肌腱腱鞘炎，还有包括累及掌板和副韧带的小关节软组织水肿（Olivieri，1995；Olivieri 等，2008）。Bakewell 等（2013）对这些文献进行了很好的综述（图 54-12）。

超声已被用于银屑病指甲病变的评估。指甲被认为是附着点的延伸（Aydin，2012；Gutierrez，2009）。Wortsman 建立了一种分类方法，该方法注意到腹侧板与远节指骨骨缘之间的平均距离有显著差异。在大量 PsA 患者的远侧指间关节和甲床中能检测到能量多普勒血流信号（Wortsman，2010）。远侧指间关节肌腱附着点的病变，可能与银屑病、临床表现明显的和亚临床 PsA 患者的甲病有关（Klauser，2008）（图 54-13）。

五、晶体相关性关节炎：痛风和假性痛风

超声和 DECT 在晶体相关性关节炎的诊断中起着越来越重要的作用。2015 年 ACR/EULAR 痛风分级诊断标准在传统的痛风骨侵蚀影像学表现基础上，

纳入了痛风超声双轨征和 DECT 单钠尿酸盐晶体阳性（Neogi 等，2015）（图 54-14）。

晶体的高反射率和超声检测的高灵敏度，为超声扫描方法和评分系统的开发及进一步验证风湿病的超声成像带来了很大的希望（Filippuci 等，2014）。Ogdie 等发表的系统文献综述表明，超声对痛风结晶的灵敏度和特异度分别为 0.65 和 0.80，而双轨征的特异度分别为 0.80 和 0.76（Ogdie 等，2015）。

超声发现在膝关节软骨上的单钠尿酸盐结晶和焦磷酸钙沉积方面特异度高，但灵敏度低（Filippuci 等，2012）（图 54-15 和图 54-16）。

痛风的超声特征见表 54-2（Gutierrez 等，2015）。

焦磷酸钙化合物沉积（calcium pyrophosphate

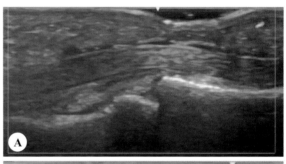

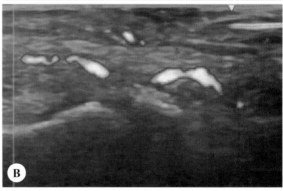

▲ 图 54-12　**A.** 指炎，软组织、屈肌腱及近侧第二指间关节滑膜肿胀；**B.** 指炎，可及能量多普勒信号（此图彩色版本见书末）

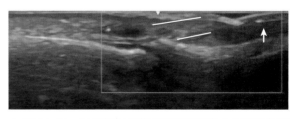

▲ 图 54-13　远侧指间关节和指甲肌腱炎（此图彩色版本见书末）

伸肌腱周围肿胀，伴有能量多普勒血流信号。伸肌腱接近指甲时的增厚（箭）

dihydrate deposition，CPPD）的超声特征见表 54-3（Fillipou 等，2017）。

六、系统性硬化症

系统性硬化症（SSC）是一种慢性结缔组织病，因其具有特征性的血管和纤维化改变而存在多种临床表现（Abouac 等，2012；Randone 等，2008）。器官、血管和软组织受累的方式决定了疾病的亚型、病情的严重程度及预后。查体可见 SSc 的外周表现，

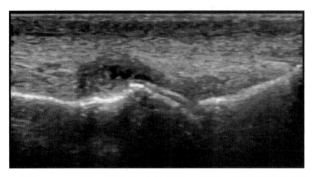

▲ 图 54-14 第一跖趾关节背侧纵向视图，双轨征及高回声聚集代表单钠尿酸盐晶体

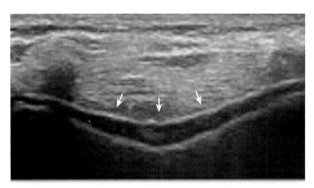

▲ 图 54-15 膝关节最大屈曲位视图：股骨透明软骨上方痛风双轨征（箭）

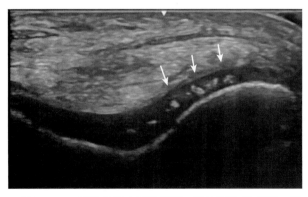

▲ 图 54-16 膝关节最大屈位视图：软骨钙化症（箭）。股骨透明软骨内有假双轨征

如皮肤增厚、指端凹陷和溃疡、甲襞毛细血管改变、雷诺现象、钙质沉着、关节挛缩、滑膜炎、毛细血管扩张。皮肤紧张、手指肿胀和手指挛缩都可掩盖其异常表现。超声对滑膜炎、糜烂和骨赘等关节疾病的诊断、肌腱病和钙质沉着病等关节周围或软组织病变的鉴别有潜在价值（Baron，1982）。

据报道，在 SSc 中炎性关节炎的发病率较低。然而，在 SSc 的多项超声研究中发现，滑膜炎的发病率高于预期。在一般 SSc 人群中，炎性关节炎的发生率为 22%～58%，超声检测到的 SSc 滑膜炎的患病率约为 RA 的一半（Cuomo 等，2009；Elhai 等，2012；Gohar 等，2015）。滑膜炎主要见于掌指关节和近侧指间关节，而一项研究指出，滑膜炎发病率在手指和手腕关节的分布较为均匀。虽然与类风湿关节炎相比，SSc 的骨质侵蚀相对少见，但这些研究同样注意到了骨质侵蚀和骨赘的存在（Cuomo 等，2009；Fairchild 等，2019）。

超声还能识别肌腱的炎症和硬化病变。存在有肌腱摩擦的 SSc 患者，超声检查可显示韧带厚度增加，但硬化病变相关的超声诊断研究仍比较缺乏（Abdel-Magied 等，2013；Chitale 等，2010；Elhai 等，2012；Gohar 等，2015）（图 54-17）。

超声还能将血管病变相关疾病可视化，包括对手指溃疡、钙质沉着和肢端骨质溶解的评估。

超声能将皮肤厚度作可视化评估。SSc 患者的皮肤评估对疾病的分类、监测和预后非常重要（Clements 等，1990）。改良 Rodnan 皮肤评分存在观察者差异，表现为对变化的灵敏度较低，不能区分皮肤厚度和皮肤紧度（Claman 等，2006；Kissin 等，2006）。随着科技进步，用于皮肤评估的高频探头已经可以测量表皮和真皮的厚度。研究表明，该探头具有良好的灵敏度和特异度，并且观察者差异较小。超声还可检测出弥漫性和局限性 SSc 的临床未受累区中有统计学意义的皮肤增厚（Ihn 等，1995；Kaloudi 等，2010；Moore，2003；Sulli 等，2017）。

间质性肺病是 SSc 发病和死亡的主要原因，约可见于近一半的 SSc 患者中（Hoffmann-Vold 等，2019；Walker 等，2007；Walker 等，2009）。目前，HRCT 是 SSc-ILD 诊断的金标准。然而，由于筛查和病情进展监测中对 HRCT 的依赖性，SSc 患者将暴露于大量辐射，并且增加了医疗费用。肺部超声检查（lung ultrasonography，LUS）可鉴别 B 线、胸膜不

规则、胸膜增厚和积液（Gutierrez，2011；Gutierrez，2019；Pinal-Fernandez，2015；Wang 等，2017）（图54–18）。SSc-ILD 的类型通常为非特异性间质性肺炎和普通型间质性肺炎，由于其主要分布于外周和基底部，适于采用超声诊断。B 线是一种超声伪影，其存在和数量依赖于机器设置和阅片者。B 线并非 ILD 特有，但 B 线定量一直是大多数 SSc-ILD 超声研究的重点，其对 SSc-ILD 检测的诊断准确性与

表 54-2　痛风基本病变的 OMERACT 定义

病变类型	定　义
双轨征	关节透明软骨浅缘连续或间断的异常高回声带，与声波的角度无关，声波的角度不规则 / 规则，可与软骨界面征象鉴别
痛风石	与位置无关（如关节外 / 关节内 / 腱内）：局限、不均匀、高回声和（或）低回声聚集（有 / 无声影），可见无回声边缘
聚集物	与位置无关（关节内 / 腱内）：即使增益设置最小化或改变声呐角，仍保持高反射率的非均匀高回声病灶；偶见声影
骨质侵蚀	关节内和（或）关节外骨表面的不连续（可见于两个相互垂直的平面）

OMEACT. 风湿病测量结果

引自 Gutierrez M, Schmidt WA, Thiele RG, et al. International consensus for ultrasound lesions in gout: results of Delphi process and web-reliability exercise. *Rheumatology*. 2015;54(10):1797–1805.

表 54-3　CPPD 疾病超声表现的 OMERACT 定义

结　构	形　状	回　声	定　位	动态扫描表现
纤维软骨	形状不定的沉积物	高回声（类似于骨皮质）	局限在纤维软骨内	在动态评估时保持固定，关节运动和探头压迫时随纤维软骨运动
透明软骨	大小和形状不定的沉积物	高回声（类似于骨皮质），无声影	局限在透明软骨内	保持固定，关节运动和探头压迫时随透明软骨运动
肌腱	多条平行于肌腱纤维，与骨面不连续的线状高回声沉积物（与肌腱回声强度有关）；通常无声影	高回声（类似于肌腱），通常无声影；即使在很低的增益水平上也能保持其高回声，并且不像周围肌腱那样受各向异性的影响	局限在肌腱内	保持固定，关节运动和探头压迫时随肌腱运动
滑膜液	从点状到片状大小不等的沉积物	高回声（类似于骨皮质），通常无声影	局限在滑液中	可因关节运动和探头压迫而移动

OMEACT. 风湿病测量结果；CPPD. 焦磷酸钙沉积

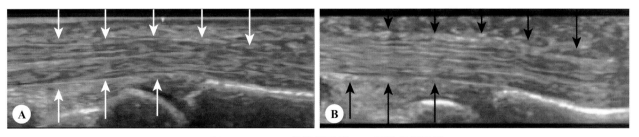

▲ 图 54-17　**A.** 正常的屈肌腱；**B.** 硬化的屈肌腱
经许可转载，引自 Robert Fairchild, MD, PhD.

459

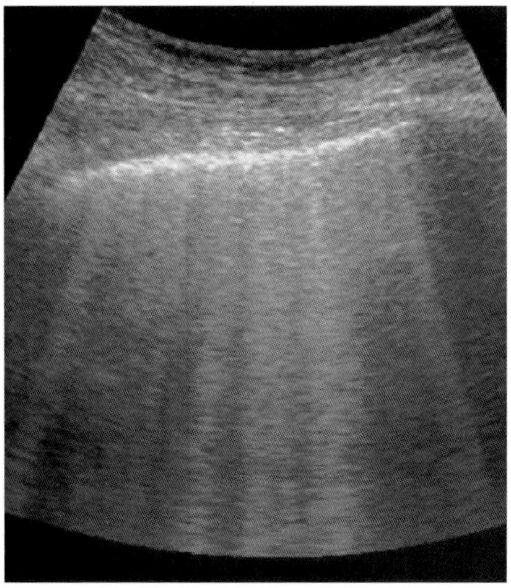

▲ 图 54-18　肺部超声 B 线

HRCT 类似（Gutierrez，2011；Gutierrez，2019；Pinal-Fernandez，2015；Wang 等，2017）。LUS 扫描技术可选用不同的采集技术及检查区域数量。如何制订可靠的风湿性肺病超声诊断标准，以及 LUS 在区分 ILD 亚型、严重程度、活动性、监测治疗反应中的作用，仍需进一步的研究。

七、系统性红斑狼疮

系统性红斑狼疮（SLE）关节病传统上被分为不同的类型。由非致畸性非侵蚀性关节炎构成的关节受累占 SLE 相关关节炎的大多数，但 5%～15% 的 SLE 患者会发展为致畸性关节炎。致畸性关节炎可进一步细分为侵蚀性和非侵蚀性，其中侵蚀性通常被认为是与 RA 重叠或 Rhupus 综合征；相反，非侵蚀性的 Jaccoud 关节病则被认为是累及韧带和肌腱所致（DiMatteo 等，2019；van Vugt 等，1998）。超声能够识别程度更高的骨质侵蚀、滑膜炎和各种其他关节和关节周围病变（DiMatteo 等，2019；van Vugt 等，1998；Zayat 等，2016）。

与 Rhupus 患者和 Jaccoud 关节病患者相比，非致畸性非侵蚀性关节炎 SLE 患者在超声中显示的炎性改变较少（Gabba 等，2012）。超声检查结果不能预测疾病的转归和进展，但在非致畸非侵蚀性关节炎患者中，通过能量多普勒超声评估发现的严重滑膜病变与 2 年内的关节炎复发相关（Piga 等，2016）。

SLE 患者似乎比 RA 患者更可能出现肌腱疾病。腱鞘炎常见于 Jaccoud 关节病，可造成明显的临床症状。肌腱受累可发生于手和手腕的伸肌腱和屈肌腱，以及下肢踝关节的胫骨肌腱（Gabba 等，2012；Han 和 Tian，2019；Lins 等，2018；Ribeiro 等，2018）。

超声研究表明，肌腱附着点病变在 SLE 中比以前更为常见，可见于 20%～60% 的 SLE 患者，最常累及远端髌腱，也可见于股四头肌止点、近端髌腱、跟腱和足底筋膜（Di Matteo 等，2016；Di Matteo 等，2018）。关于超声在 SLE 患者应用中的研究有限，但其在识别 SLE 患者潜在的未被识别的关节和肌腱病变中仍有应用前景。

八、骨关节炎

骨关节炎是最常见的关节炎，一般被认为是一种退行性或"磨损"疾病，主要累及软骨。然而，随着影像技术的进步，我们发现 OA 显然比单纯的磨损更为复杂（Hootman 等，2016；Jafarzadeh 和 Felson，2017）。国际骨关节炎研究学会（Osteoarthritis Research Society International，OARSI）将 OA 定义为一种由微损伤和较大损伤激活的细胞应激和细胞外基质降解的疾病，会引起适应不良的修复反应，包括固有免疫的促炎途径。OA 首先表现为分子紊乱（关节组织代谢异常），随后发生解剖和（或）生理紊乱（以软骨退化、骨重塑、骨赘形成、关节炎症、正常关节功能丧失为特征）（OARSI，2016）。目前在临床和基础领域，X 线评估最常用于评估关节间隙狭窄和骨赘，MRI 最常用于软骨评估。超声在捕获 X 线或 MRI 所示的许多关键特征方面有很大的潜力，并且可能是一种更经济、更易获得的成像方式，但存在对操作者依赖和可靠性偏倚（Emery 等，2019；van Oudenaarde 等，2017）。上述关键特征包括关节软骨、骨皮质、滑膜隐窝、肌腱、韧带、滑囊和半月板周围改变（Berkoff 等，2012；Iagnocco 和 Naredo，2017）。对于 OA 的早期改变，超声比 X 线更灵敏。超声在引导穿刺中也很有价值（Berkoff 等，2012；Iagnocco 和 Naredo，2017）。

手 OA 超声的炎症特征和临床症状相关，特别是在侵蚀性 OA 中（Iagnocco 和 Naredo，2017）。一项对 93 例拇指基底部 OA 患者的研究发现，其中 56% 存在滑膜炎，而 14% 可探及能量多普勒血流信号。与没有多普勒信号的患者相比，有能量多普勒信号的患者疼痛表现更明显，但功能相似（Oo 等，2019）。超声也可检测骨赘。在一项对 127 例手 OA 患者的研究中，超声相较于 X 线或临床体检，在

460

检测骨赘方面更敏感（敏感度分别为 53%、30% 和 37%）（Mathiessen 等，2013）。在一项对 78 例手 OA 患者的纵向研究中，超声检测到的滑膜炎和能量多普勒血流信号与 5 年中整体 X 线进展，以及骨质侵蚀、关节间隙狭窄和骨赘的进展相关（Mathiessen 等，2016）。超声在手侵蚀性 OA 亚群中尤其具有特殊意义。两项小型研究表明，与 MRI 甚至增强 MRI 相比，超声具有更高的灵敏度、特异度和一致性（Vlychou 等，2013；Wittoek 等，2011）。

与 MRI 相比，超声对膝关节积液有较高的特异度和灵敏度，与滑膜炎、积液、滑膜增厚、软骨厚度和腘窝囊肿总体上有中度相关性。膝关节超声检查也可用于评估骨赘情况。超声和 X 线检查结果高度相关（Keen 等，2009；Meenagh 等，2007；Oo 等，2018）。

髋关节超声检查可以识别滑膜炎、积液和滑膜增厚。一项研究发现，超声和 MRI 引导下关节内糖皮质激素注射前第 0 周和注射后第 8 周的股骨颈骨囊距离的评估显著相关，但与关节内注射后的结果无相关性（Oo 等，2018）。

超声在治疗炎性关节炎方面已有标准化方案，但是尚缺乏在 OA 中使用超声的标准化方案。Nelson 等最近开发了适用于风湿病学家的 OA 超声（sonography of osteoarthritis for rheumatologists，SOAR）标准化方案和图谱，其中包括 OA 的超声特征（表 54-4），并证明了这些标准化图像的可行性和解释的可靠性（Alvarez 等，2019；Yerich N. 等，2020）。在制订标准化方案后，我们分析了超声和 X 线特征之间的相关性，其中相关性最强的是超声内侧和外侧骨赘与 Kellgren-Lawrence 分级（Kellgren-Lawrence Grade，KLG）（spearman 相关，r 分别为 0.62 和 0.54），以及超声内侧和外侧骨赘与 X 线骨赘之间（r 分别为 0.58 和 0.57）。超声显示内侧半月板挤压与 X 线（KLG）显示的内侧关节间隙狭窄显著相关（r 分别为 0.42 和 0.36）。此外，与 X 线上的骨赘（r=0.16）相比，超声检测的内侧骨赘与膝关节损伤和 OA 结局评分（knee injury and osteoarthritis outcome score，KOOS）（r=0.34）评估的疼痛之间存在更强的相关性。内侧和外侧骨赘、内侧半月板挤压、内侧软骨损伤和腘窝囊肿均与 X 线症状性膝关节 OA（r 为 0.15～0.43）存在显著相关（Yerich 等，2019）。

在 OA 中，超声是一种有效的、更易获得的、具有成本效益的成像方式，它可以识别 X 线未检测到的早期 OA 特征，并可以描述类似于 MRI 所见的滑膜增厚、积液和骨改变。超声还能引导滑膜炎、积液和 Bakers 囊肿内穿刺，以减轻患者症状。现今仍需进一步研究以制订方案与评分系统，并证明其与临床症状的相关性，以增加其在 OA 中的应用。

九、肌肉骨骼系统以外的超声检查：唾液腺疾病（干燥综合征、IgG4 相关性疾病）和大血管炎（巨细胞动脉炎）

随着超声对于肌肉骨骼的应用价值得以确立，超声在肌肉骨骼系统以外的风湿性疾病中的应用也逐渐增多。

（一）超声在唾液腺疾病中的应用

超声可以检测干燥综合征的腺体结构特征，与其他成像方式（如 MRI 和 MR 涎腺造影）类似，它被认为可有效替代传统侵入性诊断检查的方法（Niemela，2004；Song，2014）。目前已经开发了许多评价干燥综合征的评分系统，其中一种纳入了低回声椭圆形区域的数量、高回声反射区 / 线、除回声外边界的清晰性和实质的不均匀性（Hocevar，2005）；另一种则根据低回声区、边缘不规则性和高回声带的分布程度分为 G_0～G_5 级（Ariji 等，1996；Takagi 等，2014）。还存在一个 0～12 分的评分系统，其中得分≥6 分者与活检和闪烁扫描中的阳性结果相关（Milic 等，2010）。腮腺和（或）下颌腺超声已被用作 2012 年 ACR 所有分类项目的替代方案（Takagi 等，2014），并已被证明可以提高这些标准的诊断能力（Cornec 等，2014）。

虽然腺体内低回声椭圆形区域伴高回声间隔线是干燥综合征的特征，然而并不具有特异性。类似的改变可在其他疾病中发现，如肉瘤和其他肉芽肿性疾病、弥散性淋巴瘤［非霍奇金淋巴瘤（non-Hodgkin lymphom，NHL）］、人类免疫缺陷病毒相关唾液腺疾病、淀粉样变性和 IgG4 相关性疾病（Bialek 等，2006；Bialek 和 Jakubowski，2016）。

IgG4 相关性疾病也可引起 27%～53% 的患者发生双侧唾液腺肿大（Li 等，2016）。在一项对 39 例 IgG4 相关性疾病患者的研究中，90% 的患者在超声

461

超声特征	评分范围	评分说明
表 54-4 SOAR[a] 中超声功能包括视图、评分范围和评分级别的定义		
切面：髌骨上纵向和横向 30° 屈曲		
积液 / 滑膜炎	0～3	0：未见异常 1：JCD 与骨面平行，或在被膜下有一无回声或低回声细线 2：JCD 呈水平或平行于关节线升高 3：JCD 呈突起 / 膨胀
滑膜炎	0～3	0：未见异常 1：由异常的内部低回声或无回声物质引起的最小 JCD 2：JCD 平行升高 / 不高于表面 3：JCD 高出表面的突起 / 膨胀
积液	0～1	0：未见异常 1：关节内异常无回声或低回声
彩色能量多普勒	0～3	0：未见异常 1：不超过 10% 的 IA 区彩色信号 2：10%～50% 的 IA 区彩色信号 3：＞50% 的 IA 区彩色信号
切面：髌上横向最大屈曲（内侧和外侧分别评分）		
软骨损伤（内侧 / 外侧）	0～3	0：正常 1：极轻度变薄 2：轻度或局部变薄 3：软骨完全丧失
切面：在股胫骨内侧或外侧关节的纵向 30° 弯曲		
骨赘（内侧 / 外侧）	0～3	0：未见异常 1：小而清晰 2：中等大小 3：大，膨胀且突出
半月板挤压（内侧 / 外侧）	0～1	0：未见异常 1：明显的部分或完全挤压
切面：后内侧横骨		
腘窝囊肿	0～2	0：没有 1：小 / 可能存在 2：明确存在
切面：所有切面		
钙质沉积	0～1	0：没有 1：每张图均可见软骨、半月板或滑膜液的高回声沉积

a. 适用于风湿病学家的骨关节炎超声检查（Sonography of Osteoarthritis for Rheumatologists）——PI: Amanda Nelson, MD, RhMSUS; Collaborators: Minna Kohler, MD, RhMSUS; Catherine Bakewell, MD, RhMSUS; Janice Lin, MD; Jonathan Samuels, MD, RhMSUS.

IA. 关节内；JCD. 关节囊扩张

462

中显示唾液腺病变表现，其中 90% 为颌下腺浸润，35% 为腮腺浸润（Shimizu 等，2015）。最常见的浸润方式为浅表低回声浸润（60%），而多发低回声网状浸润在干燥综合征中更为典型，在 23% 的病灶中可被检测到。最近一项纳入 9 例患者的研究发现，其中有 8 例患者存在双侧下颌下结节状充血，但在腮腺中却没有发现（Shimizu 等，2009）（图 54-19）。

（二）超声在大血管炎中的应用

早在 20 世纪 80 年代，超声就被用于诊断颅内巨细胞动脉炎，最初采用的是彩色血流多普勒（Menkes 等，1981）。1997 年首次对彩色多普勒超声检查进行前瞻性研究，报道了超声是一种在诊断 GCA 中具有高灵敏度和特异度的成像方式（Schmidt 等，1997）。随后的 Meta 分析显示，与 ACR 的 GCA 分级标准相比，超声在 GCA/ 大血管炎（large vessel vasculitis，LVV）中具有相对较高的灵敏度和特异度。由于使用的设备质量 / 分辨率低、技术失误及超声设备设置错误等多方面的原因，使得超声未能广泛使用于 GCA 诊断。尽管如此，大量的研究表明，超声在监测大血管炎症变化中是有用的（Czihal 等，2010；Czihal 等，2012；Diamantopoulos 等，2014；Ghinoi

等，2012；Schmidt 等，2008）。最近的一项 Meta 分析证实了超声在颅脑 GCA 中的高灵敏度和特异度（Duftner 等，2018），并已被用作 EULAR 关于 LVV 成像指南的主要证据来源。这些指南强烈建议使用颞动脉和腋窝动脉的超声评估作为诊断颅脑 GCA 的首选检查（Dejaco 等，2018）。

对于疑似血管炎的患者，超声检查颞动脉和（或）大血管时发现晕征可以作为病史和临床检查的辅助诊断依据。超声可在纵向和横向图上显示血管壁的炎症，血流周围呈均匀的低回声厚度，也称为晕征，代表内膜 – 中膜增厚（Diamantopoulos 等，2014；Schmidt 等，1997）（图 54-20）。

与其他成像方式相比，超声对颅内动脉炎的扫查有着和 MRA（1.5T 及以上）相当的灵敏度（Bley 等，2008），在 LVV-GCA 中对 PET/CT 具有相当的敏感性（Czihal 等，2010；Forster 等，2011）。与横断面成像相比，超声检查成本更低，与电离辐射或对比度无关，有用于连续随访检查的潜力。通过对超声仪器参数的调整、对操作人员的培训优化图像质量，超声有可能帮助 GCA 的诊断，也可监测疾病活动性。

463

结论

由风湿病专家操作并解读的 MSKUS 已经成为一种公认的检查手段，将病史与超声检查结合，临

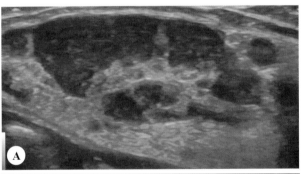
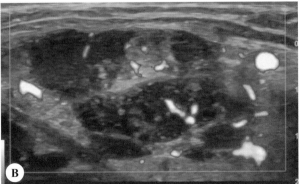

▲ 图 54-19　**A. IgG4 相关性疾病患者颌下腺肿大；B.** 颌下腺肿大伴充血（彩色多普勒血流信号增强）（此图彩色版本见书末）

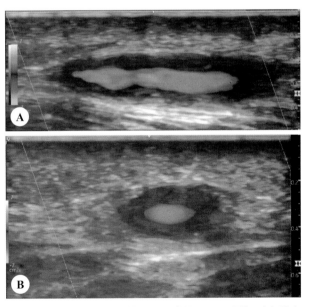

▲ 图 54-20　**A.** 彩色多普勒颞动脉纵切面及晕征（内膜内侧壁增厚）；**B.** 彩色多普勒颞动脉横切面及晕征（内膜内侧壁增厚）（此图彩色版本见书末）

床医生可疑优化风湿病的诊断和管理，并有可能改善临床结局，降低医疗成本。在临床实践中，推行超声检查，并将循证超声标准作为多种风湿病分类的一部分，正在改变风湿病学家诊断和监测疾病的方式。随着图像采集技术和分辨率优化，超声将继续帮助识别病理特点、定义疾病模式、确认疾病活动状态，为风湿病患者的治疗提供了全程指导。

参考文献

Abdel-Magied RA, Lotfi A, Abdelgawad EA. Magnetic resonance imaging versus musculoskeletal ultrasonography in detecting inflammatory arthropathy in systemic sclerosis patients with hand arthralgia. *Rheumatol Int.* 2013;33:1961–1966. [PMID: 23354165].

Abouac J, Walker U, Tyndall A, et al. Characteristics of joint involvement and relationships with systemic inflammation in systemic sclerosis: results from the EULAR Scleroderma Trial and Research Group (EUSTAR) database. *J Rheumatol.* 2010;37:1488–1501. [PMID: 20551097].

Alvarez C, Schwartz TA, Savage-Guin S, et al. Reliability of knee ultrasound in a community-based cohort. *Osteoarthr Cartilage.* 2019;27(1):S335–S336. Doi:10.1016/j.joca.2019.02.741..

American College of Rheumatology. RhMSUS Certification. URL: https://www.rheumatology.org/Learning-Center/RhMSUS-Certification Accessed 30 March 2020..

Arida A, Kyprianou M, Kanakis M, et al. The diagnostic value of ultrasonography-derived edema of the temporal artery wall in giant cell arteritis: a second meta-analysis. *BMC Musculoskelet Disord.* 2010;11:44. [PMID: 20210989].

Ariji Y, Ohki M, Ecguchi K, et al. Texture analysis of sonographic features of the parotid gland in Sjogren's syndrome. *Am J Roentgenol.* 1996;166:935–941. [PMID: 8610577].

Aydin SB, Castillo-Gallego C, Ash ZR, et al. Ultrasonographic assessment of nail in psoriatic disease shows a link between onychopathy and distal interphalangeal joint extensor tendon enthesopathy. *Dermatology.* 2012;225:231–235. [PMID: 23128597].

Backhaus M, Burmester GR, Gerber T, et al. Guidelines for musculoskeletal ultrasound in rheumatology. *Ann Rheum Dis.* 2001, Jul;60(7):641–649. [PMID: 11406516].

Bakewell CJ, Olivieri I, Aydin SZ, et al. Ultrasound and magnetic resonance imaging in the evaluation of psoriatic dactylitis: status and perspectives. *J Rheumatol.* 2013;40:1951–1957. [PMID: 24187105].

Balint PV, Terslev L, Aegerter P, et al. Reliability of a consensus-based ultrasound definition and scoring for enthesitis in spondyloarthritis and psoriatic arthritis: an OMERACT US initiative. *ARD.* 2018. Dec;77(12):1730–1735. [PMID: 30076154].

Ball EL, Walsh SR, Tang TY, et al. Role of ultrasonography in the diagnosis of temporal arteritis. *Br J Surg.* 2010;97(12): 1765–1771. [PMID: 20799290].

Bandinelli F, Prignanon F, Bonciani D, et al. Ultrasound detects occult entheseal involvement in early psoriatic arthritis independently of clinical features and psoriasis severity. *Clin Exp Rheumatol.* 2013;31(20):219–224. [PMID: 23190740].

Baron M, Lee P, Keystone EC. The articular manifestations of progressive systemic sclerosis (scleroderma). *Ann Rheum Dis.* 1982;41:147–152. [PMID: 7073343].

Benjamin M, McGonagle D. The enthesis organ concept and its relevance to the spondyloarthropathies. *Adv Exp Med Biol.* 2009;649:57–70. [PMID: 19731620].

Berkoff DJ, Miller LE, Block JE. Clinical utility of ultrasound guidance for intra-articular knee injections: a review. *Clin Interv Aging.* 2012;7:89–95. [PMID: 22500117].

Bialek EJ, Jakubowski W. Mistakes in ultrasound examination of salivary glands. *J Ultrasound.* 2016;(16)65:191–203. [PMID: 27446603].

Bialek EJ, Jakubowski W, Zajkowski P, et al. US of the major salivary glands: anatomy and spatial relationships, pathologic conditions, and pitfalls. *Radiographics.* 2006;(26)3:745–763. [PMID: 16702452].

Bley TA, Reinhard M, Hauenstein C, et al. Comparison of duplex sonography and high resolution magnetic resonance imaging in the diagnosis of giant cell (temporal) arteritis. *Arthritis Rheum.* 2008;58(8):2574–2578. [PMID: 29358285].

Boutry N, Morel M, Flipo RM, et al. Early rheumatoid arthritis: a review of MRI and sonographic findings. *AJR Am J Roentgenol.* 2007;189:1502–1509. [PMID: 18029892].

Brown AK. Using ultrasonography to facilitate best practice in diagnosis and management of RA. *Nat Rev Rheumatol.* 2009;5:698–706. [PMID: 19901917].

Brown AK, O'Connor PJ, Wakefield RJ, et al. Practice, training, and assessment among experts performing musculoskeletal ultrasonography: toward the development of an international consensus of educational standards for ultrasonography for rheumatologists. *Arthritis Rheum.* 2004, Dec 15;51(6):1018–1022. [PMID: 15593176].

Brown AK, Quinn MA, Karim Z, et al. Presence of significant synovitis in rheumatoid arthritis patients with disease-modifying antirheumatic drug induced clinical remission: evidence from an imaging study may explain structural progression. *Arthritis Rheum.* 2006;54(12):3761–3773. [PMID: 17133543].

Canella AC, Kissin EY, Torralba KD, Higgs JB. Evolution of musculoskeletal ultrasound in the United States: Implementation and practice in rheumatology. *Arthritis Care Res.* 2014;66:7–13. [PMID: 24115730].

Chitale S, Ciapetti A, Hodgson R, et al. Magnetic resonance imaging and musculoskeletal ultrasonography detect and characterize covert inflammatory arthropathy in systemic sclerosis patients with arthralgia. *Rheumatology.* 2010;49:2357–2361. [PMID: 20719883].

Claman HN, Giorno RC, Seibold JR. Endothelial and fibroblastic activation in scleroderma. The myth of the "uninvolved skin". *Arthritis Rheum.* 2006;55:603–609. [PMID: 1720957].

Clements PJ, Lachenbruch PA, Ng SC, et al. Skin score. A semiquantitative measure of cutaneous involvement that improves prediction of prognosis in systemic sclerosis. *Arthritis Rheum.* 1990;33:1256–1263. [PMID: 2390128].

Cornec D, Jousse-Joulin S, Marhadour T, et al. Salivary gland ultrasonography improves the diagnostic performance of the 2012 American College of Rheumatology classification criteria for Sjogren's syndrome. *Rheumatology (Oxford).* 2014;53(9): 1604–1607. [PMID: 24706989].

Cuomo G, Zappia M, Abignano G, et al. Ultrasonographic features of the hand and wrist in systemic sclerosis. *Rheumatology (Oxford).* 2009;48:1414–1417..

Czihal M, Tato F, Foster S, Rademacher A, et al. Fever of unknown origin as initial manifestation of large vessel giant cell arteritis: diagnosis by colour-coded sonography and 18-FDG PET. *Clin Exp Rheumatol.* 2010;28(4):549–552. [PMID: 20659410].

Czihal M, Tato F, Rademacher A, Kuhlencordt P, et al. Involvement of the femoropopliteal arteries in giant cell arteritis: clinical and color duplex sonography. *J Rheumatol.* 2012;39(2):314–321. [PMID: 22247342].

Czihal M, Zanker S, Rademacher A, et al. Sonographic and clinical pattern of extracranial and cranial giant cell arteritis. *Scand J Rheumatol.* 2012;41(3):231–236. [PMID: 22400812].

D'Agostino MA, Schmidt WA. Ultrasound-guided injections in rheumatology: actual knowledge on efficacy and procedures. *Best Pract Res Clin Rheumatol.* 2013;27:283–294. [PMID: 23731936].

Dejaco C, Ramiro S, Duftner C, et al. EULAR recommendations for the use of imaging in large vessel vasculitis in clinical practice. *Ann Rheum Dis.* 2018;77(5):636–643. [PMID: 29358285].

Diamantopoulos AP, Haugeberg G, Hetland H, et al. The diagnostic value of color Doppler ultrasonography of temporal arteries and large vessels in giant cell arteritis: a consecutive case series. *Arthritis Care Res.* 2014;66(1):113–119. [PMID: 24106211].

Di Matteo A, Filippuci E, Cipolletta E, et al. Entheseal involvement in patients with systemic lupus erythematosus: an ultrasound study. *Rheumatology.* 2018;57:1822–1829. [PMID: 29982722].

DiMatteo A, Isidori M, Corradini D, et al. Ultrasound in the assessment of musculoskeletal involvement in systemic lupus erythematosus: state of the art and perspectives. *Lupus.* 2019;28:583–590. [PMID: 30841789].

Di Matteo A, Satulu, I, DiCarlo M, et al. Entheseal involvement in systemic lupus erythematosus: are we missing something? *Lupus.* 2016;26:320–328. [PMID: 27496900].

Dohn UM, Ejbjerg BJ, Court-Payen M, et al. Are bone erosions detected by magnetic resonance imaging and ultrasonography true erosions? A comparison with computed tomography in rheumatoid arthritis metacarpophalangeal joints. *Arthritis Res Ther.* 2006:8:R110. [PMID: 16848914].

Duftner C, Dejaco C, Sepriano A, Falzon L, Schmidt WA, Ramiro S. Imaging in diagnosis, outcome prediction and monitoring of large vessel vasculitis: a systematic literature review and meta-analysis informing the EULAR recommendations. *RMD Open.* 2018;4(1):e000612. [PMID: 29531788].

Eder L, Jayaker J, Thavaneswaran A, et al. Is the Madrid Sonographic Enthesitis Index useful for differentiating psoriatic arthritis from psoriasis alone and healthy controls? *J Rheumatol.* 2014;41:466–472. [PMID: 24488414].

Elhai M, Guerini H, Bazeli R, et al. Ultrasonographic hand features in systemic sclerosis and correlates with clinical, biological and radiographic findings. *Arthritis Care Res.* 2012;63:1244–1249. [PMID: 22422556].

Emery CA, Whittaker JL, Mahmoudian A, et al. Establishing outcome measures in early knee osteoarthritis. *Nat Rev Rheumatol.* 2019;15(7):438–448. [PMID: 31201386].

Epis O, Bruschi E. Interventional ultrasound: a critical overview on ultrasound-guided injections and biopsies. *Clin Exp Rheumatol.* 2014;32(1 Suppl 80):S78–S84. [PMID: 24529311].

Fairchild R, Sharpless L, Chung M, et al. *Ultrasound Evaluation of the Hands in Patients with Systemic Sclerosis: Osteophytosis Is a Major Contributor to Tender Joints.* Atlanta, GA: ACR; 2019..

Filippuci E, Di Geso L, Girolimetti R, Grassi W. Ultrasound in crystal-related arthritis. *Clin Exp Rheumatol.* 2014;32(1Suppl 80): S42–S47. [PMID: 24528621].

Filippuci E, Gutierrez M, Georgescu D, et al. Diagnosis of gout in patients with asymptomatic hyperuricemia: a pilot ultrasound study. *Ann Rheum Dis.* 2012;71(1):157–158. [PMID: 21953340].

Fillipou G, Scire CA, Damjanov N, et al. Definition and reliability assessment of elementary ultrasonographic findings in calcium pyrophosphate deposition disease: a study by the OMERACT calcium pyrophosphate deposition disease ultrasound subtask force. *J Rheumatol.* 2017;44(11):1744–1749. [PMID: 28250136].

Forster S, Tato F, Weiss M, et al. Patterns of extracranial involvement in newly diagnosed giant cell arteritis assessed by physical examination, colour coded suplex sonography and FDG-PET. *Vasa.* 2011;40(30):219–227. [PMID: 21638250].

Funck-Brentano T, Etchepare F, Joulin SJ, et al. Benefits of ultrasonography in the management of early arthritis: a cross-sectional study of baseline data from the ESPOR cohort. *Rheumatology (Oxford).* 2009;48:1515–1519. [PMID: 19755507].

Gabba A, Piga M, Vacca A, et al. Joint and tendon involvement in systemic lupus erythematosus: an ultrasound study of hands and wrists in 108 patients. *Rheumatology (Oxford).* 20120;51: 2278–2285. [PMID: 22956550].

Ghinoi A, Pipitone N, Nicolini A, et al. Large-vessel involvement in recent onset giant cell arteritis: a case-control colour-Doppler sonography study. *Rheumatology (Oxford)* 2012;51(4):730–734. [PMID: 22179725].

Gilliland CA, Salazar LD, Borchers JR. Ultrasound versus anatomic guidance for intra-articular and periarticular injection: a systematic review. *Phys Sports Med.* 2011;39:121–131. [PMID: 22030948].

Gladman DD, Shuckett R, Russell MI. Psoriatic arthritis (PSA)—an analysis of 220 patients. *Quarterly J Med.* 1987;62(238):127–141. [PMID: 3659255].

Gohar N, Ezzat Y, Naeem N, Shazly El R. A comparative study between ultrasonographic hand features in systemic sclerosis and rheumatoid arthritis patients: relation to disease activity, clinical and radiological findings. *Egypt Rheumatol.* 2015;37:177–184..

Gullo TR, Golightly YM, Cleveland RJ, et al. Defining multiple joint osteoarthritis, its frequency and impact in a community-based cohort. *Semin Arthritis Rheum.* 2019;48(6):950–957. [PMID: 30390991].

Gutierrez M, Salaffi F, Carotti M, et al. Utility of a simplified ultrasound assessment to assess interstitial pulmonary fibrosis in connective tissue disorders—preliminary results. *Arthritis Res Ther.* 2011;13:R134. [PMID: 21851634].

Gutierrez M, Schmidt WA, Thiele RG, et al. International consensus for ultrasound lesions in gout: results of Delphi process and web-reliability exercise. *Rheumatology (Oxford).* 2015;54(10):1797–1805. [PMID: 25972391].

Gutierrez M, Soto-Fajardo C, Pindea C, et al. Ultrasound in the assessment of interstitial lung disease in systemic sclerosis: a systematic literature review by the OMERACT ultrasound group. *J Rheumatol.* 2019;jrheum.180940. [PMID: 31263075].

Gutierrez M, Wortsman X, Fillipucci E, et al. High-frequency sonography in the evaluation of psoriasis: nail and skin involvement. *J Ultrasound Med.* 2009;28(11):1569–1574. [PMID: 19854972].

Hammer HB, Bolton-King P, Bakkeheim V, et al. Examination of intra and interrater reliability with a new ultrasonographic reference atlas for scoring of synovitis in patients with rheumatoid arthritis. *Ann Rheum Dis.* 2011;70:1995–1998. [PMID: 21784724].

Han N, Tian X. Detection of subclinical synovial hypertrophy by musculoskeletal gray-scale/power Doppler ultrasonography in systemic lupus erythematosus patients: a cross-sectional study. *Int J Rheum Dis.* 2019;22:1058–1069. [PMID: 30834675].

Hocevar A, Ambrozic A, Rozman B, et al. Ultrasonographic changes of major salivary gland in primary Sjogren's syndrome. Diagnostic value of a novel scoring system. *Rheumatology (Oxford).* 2005 Jun;44(6):768–772. [PMID: 15741192].

Hoffmann-Vold AM, Fretheim H, Halse AK, et al. Tracking impact of interstitial lung disease in systemic sclerosis in a complete nationwide cohort. *Am J Respir Crit Care Med.* 2019;200(10):1258–1266. [PMID: 31310156].

Hootman JM, Helmick CG, Barbour KE, et al. Updated projected prevalence of self-reported doctor-diagnosed arthritis and arthritis-attributable activity limitation among US adults, 2015–20140. *Arthritis Rheum.* 2016;68(7):1582–1587. [PMID: 27015600].

Hunter DJ, Arden N, Conaghan PG, et al. Definition of osteoarthritis on MRI: results of a Delphi exercise. *Osteoarthritis Cartilage.* 2011;19(8):963–969. [PMID: 21620986].

Iagnocco A, Naredo E. Ultrasound of the osteoarthritis joint. *Clin Exp Rheumatol.* 2017;35(3):527–534. [PMID: 28229810].

Ibrahim G, Froves C, Chandramohan M, et al. Clinical and ultrasound examination of the leeds enthesitis index in psoriatic arthritis and rheumatoid arthritis. *ISRN Rheumatol.* 2011;2011:731917. [PMID: 22389801].

Ihn H, Shimozuma M, Fujimoto M, et al. Ultrasound measurement of skin thickness in systemic sclerosis. *Br J Rheumatol.* 1995;34:535–538 [PMID: 7633795]..

Jafarzadeh SR, Felson DT. Corrected estimates for the prevalence of self-reported doctor-diagnosed arthritis among US adults: comment on the article by Hootman et al. *Arthritis Rheum.* 2017;69(8):1701–1702. [PMID: 28482138].

Kaeley GS, Eder L, Aydin SZ, et al. Enthesitis: a hallmark of psoriatic arthritis. *Semin Arthritis Rheum.* 2018;48(1):35–43. [PMID: 29429762].

Kaloudi O, Bandinelli F, Filppucci E, et al. High frequency ultrasound measurement of digital dermal thickness in systemic sclerosis. *Ann Rheum Dis.* 2010;69:1140–1143. [PMID: 19762365].

Karassa FB, Matsaga MI, Schimdty WA, et al. Meta-analysis: test performance of ultrasonography for giant-cell arteritis. *Ann Intern Med.* 20069. [PMID: 15738455].

Karim Z, Wakefield RJ, Conaghan PG, et al. The impact of ultrasonography on diagnosis and management of patients with musculoskeletal conditions. *Arthritis Rheum.* 2001, Dec; 44(12):2932–2933. [PMID: 11762954].

Kane D, Greaney T, Bresnihan B, et al. Ultrasonography in the diagnosis and management of psoriatic dactylitis. *J Rheumatol.* 1999;26:1746–1751. [PMID: 10451072].

Keen HI, Wakefiekd RJ, Conaghan PG. A systematic review of ultrasonography in osteoarthritis. *Ann Rheum Dis.* 2009;68: 611–619. [PMID: 19366893].

Kissin EY, Niu J, Balint P, et al. Musculoskeletal ultrasound training and competency assessment program for rheumatology fellows. *J Ultrasound Med.* 2013;32:1735–1743. [PMID: 24065254].

Kissin EY, Schiller AM, Gelbard RB, et al. Durometry for the assessment of skin disease in systemic sclerosis. *Arthritis Rheum.* 2006;55:603–609. [PMID: 16874783].

Klauser AS, Wipfler E, Dejaco C, et al. Diagnostic values of history and clinical examination to predict ultrasound signs of chronic and acute enthesitis. *Clin Exp Rheumatol.* 2008;26(4):548–553. [PMID: 18799083].

Li W, Xie XY, Su JZ, et al. Ultrasonographic features of immunoglobulin G4–related sialadenitis. *Ultrasound Med Biol.* 2016;42(1):167–175. [PMID: 26518180].

Lins CF, de Sa Ribeiro DL, Santos WGD, et al. Sonographic findings of hands and wrists in systemic lupus erythematosus patients with Jaccoud arthropathy. *J Clin Rheumatol.* 2018;27:939–946. [PMID: 29200021].

Mathiessen A, Slatkowsky-Christensen B, Boyesen P, et al. Ultrasonographic assessment of osteophytes in 127 patients with hand osteoarthritis: exploring reliability and associations with MRI, radiographs, and clinical joint findings. *Ann Rheum Dis.* 2013;72(1):51–56. [PMID: 22523427].

Mathiessen A, Slatkowsky-Christensen B, Kvien TK, et al. Ultrasound detected inflammation predicts radiographic progression in hand osteoarthritis after 5 years. *Ann Rheum Dis.* 2016;75(5):825–830. [PMID: 25834142].

McAlindon T, Kissin E, Nazarian L et al. American College of Rheumatology report on reasonable use of musculoskeletal ultrasonography in rheumatology clinical practice. *Arthritis Care Res.* 2012;64:1625–1640. [PMID: 23111854].

McGonagle D, Tan Al. The enthesis in psoriatic arthritis. *Clin Exp Rheumatol.* 2015 Sep-Oct;33(5 Suppl 93):S36–S39. [PMID: 26472070].

Meenagh G, Filippucci E, Iagnocco A, et al. Ultrasound imaging for the rheumatologist VIII. Ultrasound imaging in osteoarthritis. *Clin Exp Rheumatol.* 2007;25:172–175. [PMID: 17543138].

Menkes CJ, Branche I, Feldmann JL, et al. Application of the Doppler effect to the detection of Horton's temporal arteritis. *Nouv Presse Med.* 1981;10(28):2371. [PMID: 7267343].

Meyer KC. Diagnosis and management of interstitial lung disease. *Transl Respir Med.* 2014;2:4. [PMID: 25505696].

Milic VD, Petrociv RR, Boricic IV, et al. Major salivary gland sonography in Sjogren's syndrome: diagnostic value of a novel ultrasonography score (0–12) for parenchumal inhomogeneity. *Scan J Rheumatol.* 2010;39(20):160–166. [PMID: 20059370].

Möller I, Janta I, Backhaus M, et al. The 2017 EULAR standardised procedures for ultrasound imaging in rheumatology. *Ann Rheum Dis.* 2017;76:1974–1979. [PMID: 28814430].

Moore TL. Seventeen-point dermal ultrasound scoring system—a reliable measure of skin thickness in patients with systemic sclerosis. *Rheumatology.* 2003;42:1559–1563. [PMID: 12867579].

Naredo E, D'Agostino M-A, Conaghan PG, et al. Current state of musculoskeletal ultrasound training and implementation in Europe: results of a survey of experts and scientific societies. *Rheumatology.* 2010, Dec;49(12):2438–2443. [PMID: 20837495].

Neogi T, Jansen TL, Dalbeth N, et al. 2015 Gout classification criteria: an American College of Rheumatology/European League Against Rheumatism collaborative initiative. *Ann Rheum Dis* 2015;74(10):1789–1798. [PMID: 26359487].

Niemela RK, Takalo R, Paakko E, et al. Ultrasonography of salivary glands in primary Sjogren's syndrome. A comparison with magnetic resonance imaging and magnetic resonance sialography of parotid glands. *Rheumatology.* 2004;43(7): 875–879. [PMID: 15113992].

Ogdie A, Taylor WJ, Weatherall M, et al. Imaging modalities for the classification of gout: systematic literature review and meta-analysis. *Ann Rheum Dis.* 2015;74:1868–1874. [PMID: 24915980].

Olivieri I, Barozzi L, Favaro L, et al. Dactylitis in patients with seronegative spondyloarthropathy. Assessment by ultrasonography and magnetic resonance imaging. *Arthritis Rheum.* 1995;39:1524–1528. [PMID: 8814064].

Olivieri I, Scarano E, Padula A, et al. Fast spin echo T2–weighted sequences with fat saturation in toe dactylitis of spondyloarthritis. *Clin Rheumatol.* 2008;27:1141–1145. [PMID: 18528727].

Oo WM, Deveza LA, Duong V, et al. Musculoskeletal ultrasound in symptomatic thumb-base osteoarthritis: clinical, functional, radiological and muscle strength associations. *BMC Musculoskelet Disord.* 2019;20(1):220. [PMID: 31096953].

Oo WM, Linklater JM, Daniel M, et al. Clinimetrics of ultrasound pathologies in osteoarthritis: systematic literature review and meta-analysis. *Osteoarthr Cartilage.* 2018;26(6):601–611. [PMID: 29426009].

Osteoarthritis Research Society International. Osteoarthritis: a serious disease. 2016:[1–103] https://www.oarsi.org/sites/defaulty/files/ docs/2016/oarsi_white_paper_oa_serious_disease_121416_1.pdf. Accessed March 30, 2020..

Ostergaard M, Szkudlarek M. Imaging in rheumatoid arthritis-why MRI and ultrasonography can no longer be ignored. *Scand J Rheumatol.* 2003;32:63–73. [PMID: 12737323].

Piga M, Saba L, Gabba A, et al. Ultrasonographic assessment of bone erosions in the different subtypes of systemic lupus erythematosus arthritis: comparison with computed tomography. *Arthritis Res Ther.* 2016;18(1):222. [PMID: 27716316].

466

Pinal-Fernandez I, Pallisa-Nunez E, Selva-O'Callaghan A, et al. Pleural irregularity, a new ultrasound sign for the study of interstitial lung disease in systemic sclerosis and antisynthetase syndrome. *Clin Exp Rheumatol.* 2015;33:S136–S141. [PMID: 26315813].

Randone SB, Guiducci S, Cerinic MM. Musculoskeletal involvement in systemic sclerosis. *Best Pract Res Clin Rheumatol.* 2008;22:339–350. [PMID: 18455689].

Raza K, Lee, CY, Pilling D, et al. Ultrasound guidance allows accurate needle placement and aspiration from small joints in patients with early inflammatory arthritis. *Rheumatology (Oxford).* 2003 Aug;42(8):976–979. [PMID: 12730511].

Ribeiro DS, Lins CF, Galvao V, et al. Association of CXCL13 serum level and ultrasonographic findings of joints in patients with systemic lupus erythematosus and Jaccoud's arthropathy. *Lupus.* 2018;27:939–946. [PMID: 29338586].

Robotti G, Canepa MG, Bortolotto C, Draghi F. Interventional musculoskeletal US: an update on materials and methods. *J Ultrasound.* 2013;30(16):45–55. [PMID: 24294343].

Roth J, Ravagnani V, Backhaus M, et al. Preliminary definitions for the sonographic features of synovitis in children. *Arthritis Care Res.* 2017 Aug;69(8):1217–1223. [PMID: 27748074].

Scheel Ak, Hermann KG, Ohrndorf S, et al. Prospective 7 year follow up imaging study comparing radiography, ultrasonography, and magnetic resonane imaging in rheumatoid arthritis finger joints. *Ann Rheum Dis.* 2006;65:595–600. [PMID: 16192290].

Schmidt WA, Kraft HE, Vorpahl K, et al. Color duplex ultrasonography in the diagnosis of temporal arteritis. *N Engl J Med.* 1997;337(19):1336–1342. [PMID: 9358127].

Schmidt WA, Seifert A, Gomnica-Ihle E, et al. Ultrasound of proximal upper extremity arteries to increase the diagnostic yield in large-vessel giant cell arteritis. *Rheumatology (Oxford).* 2008;47(10):96–101. [PMID: 18077499].

Shimizu M, Moriyama M, Okamura K, et al. Sonographic diagnosis for Mikulicz disease. *Oral Surg Oral Med Oral Pathol Oral Radiol Endod.* 2009;108(1):105–113. [PMID: 19451003].

Shimizu M, Okamura K, Kise Y, et al. Effectiveness of imaging modalities for screening IgG4–related dacryoadenitis and sialadenitis (Mikulicz's disease) and for differentiating it from Sjögren's syndrome (SS), with an emphasis on sonography. *Arthritis Res Ther.* 2015;17(1):223. [PMID: 26298875].

Song GG, Lee YH. Diagnostic accuracies of sialography and salivary ultrasonography in Sjogren's syndrome patients: a meta-analysis. *Clin Exp Rheumatol.* 2014;32(4):516–522. [PMID: 15113992].

Steer KJD, Bostick GP, Woodhouse LJ, et al. Can effusion-synovitis measured on ultrasound or MRI predict response to intra-articular steroid injection in hip osteoarthritis? *Skeletal Radiol.* 2019;48(2):227–237. [PMID: 29980827].

Sulli A, Ruaro B, Smith V, et al. Subclinical dermal involvement is detectable by high frequency ultrasound even in patients with limited cutaneous systemic sclerosis. *Arthritis Res Ther.* 2017;19(1):61. [PMID: 28320447].

Szkudlarek M, Court-Layen M, Jacobsen S, et al. Interobserver agreement in ultrasonography of the finger and toe joints in rheumatoid arthritis. *Arthritis Rheum.* 2003;48:955–962. [PMID: 12687537].

Szkudlarek M, Karlund M, Narvestad E, et al. Ultrasonography of the metacarpophalangeal and proximal interphalangeal joints in rheumatoid arthritis: a comparison with magnetic resonance imaging, conventional radiography and clinical examination. *Arthritis Res Ther.* 2006;8(2):R52. [PMID: 16519793].

Takagi Y, Sumi M, Nakamura H, et al. Ultrasonography as an additional item in the American College of Rheumatology classifications of Sjogren's syndrome. *Rheumatology (Oxford).* 2014;53(11):1977–1983. [PMID: 24907148].

Terslev L, Ellegaard K, Christensen R, et al. Head-to-head comparison of quantitative and semi-quantitative ultrasound scoring systems for rheumatoid arthritis: reliability, agreement and construct validity. *Rheumatology (Oxford).* 2012;51(11): 2034–2038. [PMID: 22847682].

Torp-Pedersen S, Christensen R, Szkudlarek M, et al. Power and color Doppler ultrasound settings for inflammatory flow: impact on scoring of disease activity in patients with rheumatoid arthritis. *Arthritis Rheum.* 2015;67(2):386–395. [PMID: 25370843].

Torp-Pedersen ST, Terslev L. Settings and artefacts relevant in colour/pwer Doppler ultrasound in rheumatology. *Ann Rheum Dis.* 2008;67:143–149. [PMID: 18055471].

Torralba K, Cannella A, Kissin EY, et al. Musculoskeletal ultrasound instruction in adult rheumatology fellowship programs. *Arthritis Care Res.* 2017; Aug 4. [Epub ahead of print]. [PMID: 28777891].

Torralba KD, Choi KS, Salto LM, et al. Musculoskeletal ultrasound scanning protocol consensus statements on scanning conventions and documentation in the U.S. *Arthritis Care Res.* 2019 Jun 14. [Epub ahead of print] [PMID: 31199596].

Torralba KD, Villasenor-Ovies P, Evelyn CM, et al. Teaching of clinical anatomy in rheumatology: a review of methodologies. *Clin Rheumatol.* 2015;34:1157–1163. [PMID: 26037454].

van Oudenaarde K, Jobke B, Oostveen AC, et al. Predictive value of MRI features for development of radiographic osteoarthritis in a cohort of participants with pre-radiographic knee osteoarthritis-the CHECK study. *Rheumatology (Oxford).* 2017;56(1):113–120. [PMID: 28028160].

van Vugt RM, Derksen RH, Kater L, Bijlsma JQ. Deforming arthropathy or lupus and rhupus hands in systemic lupus erythematosus. *Ann Rheum Dis.* 1998;57:540–544. [PMID: 9849313].

Vlychou M, Koutroumpas A, Alexiou I, et al. High-resolution ultrasonography and 3.0 T magnetic resonance imaging in erosive and nodal hand osteoarthritis: high frequency of erosions in nodal osteoarthritis. *Clin Rheumatol.* 2013;32(6):755–762. [PMID: 23318706].

Wakefield RJ, Balint PV, Szkudlarek M, et al. Musculoskeletal ultrasound including definitions for ultrasonographic pathology. *J Rheumatol.* 2005;32:2485–487. [PMID: 16331793].

Wakefield RJ, Gibbon WW, Conaghan PG, et al. The value of sonography in the detection of bone erosions in patients with rheumatoid arthritis: a comparison with conventional radiography. *Arthritis Rheum.* 2000;43:2762–2770. [PMID: 11145034].

Wakefield RJ, Green MJ, Marzo-Ortega H, et al. Should oligoarthritis be reclassified? Ultrasound reveals a high prevalence of subclinical disease. *Ann Rheum Dis.* 2004; 63(4):382–385. [PMID: 15020331].

Walker UA, Tyndall A, Czirjak L, et al. Clinical risk assessment of organ manifestations in systemic sclerosis: a report from the EULAR Scleroderma Trial and Research (EUSTAR) group database. *Ann Rheum Dis.* 2007;66:754–763. [PMID: 17234652].

Walker UA, Tyndall A, Czirjak L, et al. Geographical variation of disease manifestations in systemic sclerosis: a report from the EULAR Scleroderma Trial and Research (EUSTAR) group database. *Ann Rheum Dis.* 2009;68:856–862. [PMID: 18625615].

Wang Y, Gargani L, Barskova T, et al. Usefulness of lung ultrasound B-lines in connective tissue disease-associated interstitial lung disease: a literature review. *Arthritis Res Ther.* 2017;19(1):206. [PMID: 28923086].

Wittoek R, Jan L, Lambrecht V, et al. Reliability and construct validity of ultrasonography of soft tissue and destructive changes in erosive osteoarthritis of the interphalangeal finger joints: a comparison with MRI. *Ann Rheum Dis.* 2011;70(2):278–283. [PMID: 21081530].

Wortsman X, Gutierrez M, Saavedra T, Honeyman J. The role of ultrasound in rheumatic skin and nail lesions: a multi-specialist approach. *Clin Rheumatol*. 2011;30(6):739–748. doi:10.1007/ s10067–010–1623–z. [PMID: 21110213].

Yerich N, Alvarez C, Schwartz T, et al. Frequency of ultrasound features of knee osteoarthritis and their association with radiographic features and symptoms in a community-based cohort. *American College of Rheumatology*. Atlanta, GA: ACR; 2019..

Yerich N, Alvarez C, Schwartz T, et al. Standardized, pragmatic approach to knee ultrasound for clinical research in osteoarthritis: the johnston county osteoarthritis project. *ACR Open Rheumatology*. 2020 June..

Zayat AS, Md Yusof My, Wakefiled RJ, et al. The role of ultrasound in assessing musculoskeletal symptoms of systemic lupus erythematosus: a systematic literature review. *Rheumatology*. 2016;55:485–494. [PMID: 26447163].

第55章 遗传学与基因检测在风湿病学中的应用
Genetics & Genetic Testing in Rheumatology

Cristina M. Lanata　Lindsey A. Criswell　Sharon A. Chung　著

诊断要点

大多数经典风湿病都具有复杂的特征。多种基因变异会小幅增加疾病风险。

借助单核苷酸多态性（single nucleotide polymorphism，SNP）分型或二代测序，随着深度解读个人遗传特征的能力获得重大进展，我们得以快速识别风湿病相关遗传变异。然而，大多数经典的自身免疫性疾病，如类风湿关节炎和系统性红斑狼疮，在遗传上是复杂的；也就是说，多种基因变异参与发病，每一种都会小幅增加风险。基于此，基因检测通常不用于诊断"经典的"自身免疫性疾病。然而，在本部分中，我们将讨论公认的遗传相关性，以及基因检测用于诊断或治疗决策的具体实例。

一、基因检测指导药物选择

（一）别嘌醇

别嘌醇是一种黄嘌呤氧化酶抑制药，用于降低痛风患者尿酸水平。别嘌醇在约 2% 的个体中引起严重皮肤不良反应（serious cutaneous adverse reactions，SCARS）。这些反应从轻到重不等，严重表现包括 DRESS 或 Stevens-Johnson 综合征（Stevens-Johnson syndrome，SJS）/ 中毒性表皮坏死松解症（toxic epidermal necrolysis，TEN）。严重反应可伴发热、肝功能损害或间质性肾炎等系统表现。这些反应通常是由于Ⅳ型超敏反应，发生于氧嘌呤醇（别嘌醇的主要代谢物）和人类白细胞抗原受体之间的相互作用。氧嘌呤醇与 HLA 分子的结合能力差异很大，因此个体患 SCARS 的风险取决于他 / 她的免疫遗传学特征。具有 HLA-B*5801 等特定 HLA 等位基因的个体可发生严重的药物超敏反应。药物的结合改变了

这种 HLA 分子的构象，从而导致 HLA– 药物复合物刺激 T 细胞。药物的这种脱靶活性高度依赖于药物浓度。肾功能下降和血氧嘌呤醇水平升高与别嘌醇诱导 SCARS 的不良预后相关。

HLA-B*5801 等位基因显著增加了 SCARS 的风险，在汉族（20%）、韩国和泰国血统的个体中更常见，但在日本人罕见。在发生别嘌醇超敏反应的非亚洲患者中，多数没有 HLA-B*5801 等位基因，因此可能还存在其他相关等位基因或单倍体型。HLA-B*5801 对别嘌醇诱导的 SCARS 的阴性预测值接近 100%，其阳性预测值仅在 2% 左右。中国台湾的一项成本 – 效益研究计算出，需要对 461 例患者进行 HLA-B*5801 检测以预防 1 例 SCARS，该研究基于遗传标记在人群中的发生率（18%），以及 HLA-B*5801 阳性个体中别嘌醇相关 SCARS 的估计发病率（2.2/1000）。尽管如此，对于该风险等位基因阳性患者，建议采用其他形式治疗。ACR 建议在开始别嘌醇治疗前，对患有 3 期及以上慢性肾病的韩国人和所有汉族和泰国血统的人进行 HLA-B*5801 筛查。然而，在其他人群中广泛推行该检查效用不明确，并且检测阴性也不能排除这种不良反应，特别是在欧洲血统的患者中。

参考文献

Khanna D, Fitzgerald JD, Khanna PP, et al. 2012 American College of Rheumatology guidelines for management of gout. Part 1: systematic nonpharmacologic and pharmacologic therapeutic approaches to hyperuricemia. *Arthritis Care Res* (Hoboken). 2012;64(10):1431. [PMID: 23024028].

Ko TM, Tsai CY, Chen SY, et al. Use of HLA-B*58:01 genotyping to prevent allopurinol induced severe cutaneous adverse reactions in Taiwan: national prospective cohort study. *BMJ.* 2015;351:h4848. [PMID: 26399967].

（二）硫唑嘌呤

硫唑嘌呤常用于 SLE 和 ANCA 相关血管炎的治疗。硫唑嘌呤在体内被降解为 6– 巯基嘌呤（6-mercaptopurine，6-MP），随后代谢为抑制 DNA 和 RNA 合成的硫鸟

嘌呤核苷酸。硫鸟嘌呤核苷酸是起免疫抑制作用的活性代谢物。

TPMT 将 6-MP 代谢为甲基巯基嘌呤和甲基巯基嘌呤核苷酸，减少硫鸟嘌呤核苷酸产生。已经发现了导致酶活性降低的 *TPMT* 突变。约 1/11 的欧洲裔携带一种常见突变（通常是 *TPMT*3A* 或 *TPMT*3C*），导致酶活性降低约 50%；约 1/300 携带 2 个突变，基本上没有酶活性。酶活性降低导致硫鸟嘌呤核苷酸生成增加，从而导致白细胞减少、全血细胞减少和死亡风险增加。

检测 TPMT 基因型和功能酶活性是可行且明智的。支持预筛查 *TPMT* 突变的证据在于 *TPMT* 突变和骨髓抑制相关。研究表明，在 *TPMT* 突变个体中，减少硫唑嘌呤剂量可减少不良事件。

最近发现，在急性淋巴细胞白血病和炎症性肠病患者中，NUDT15 功能丧失变异与硫唑嘌呤诱导的骨髓抑制有关。NUDT15 编码一种核苷酸二磷酸酶，可将 6-MP 的细胞毒性代谢物分解为毒性较低的化合物。现已鉴定出 NUDT15 的功能丧失变异，可导致高达 100% 的活性丧失，从而导致更大的药物毒性。在东亚血统的个体中，21% 存在一种功能丧失变异，2% 存在两种功能丧失变异。在欧洲人群中也发现了 NUDT15 变异，但频率较低。检测 NUDT15 变异是可行的，但很少有研究关注 NUDT15 筛查在疾病管理中的作用。

目前，还没有关于硫唑嘌呤使用前进行 TPMT 或 NUDT15 检测的具体指南。美国 FDA 建议在患有严重骨髓抑制的个体中检测 TPMT 和 NUDT15 基因型或酶活性。医疗保健研究和质控机构在 2010 年委托的一份证据报告 / 技术评估中指出，"对于在慢性自身免疫性疾病患者中预检测 TPMT 的有效性，缺乏足够的直接证据"。已经制订了 TPMT 和 NUDT15 变异携带者剂量调整的建议。因此，目前完全由临床医生自主决定是否筛查基因变异或功能酶活性。即使患者的基因变异或酶活性筛查未见异常，也仍然需要检测药物的血液毒性。

参考文献

Booth R, Ansari M, Tricco A, et al. Assessment of thiopurine methyltransferase activity in patients prescribed azathioprine or other thiopurine-based drugs. *Evid Rep Technol Assess* (Full Rep). 2010;(196):1. [PMID: 23126559].

Relling MV, Schwab M, Whirl-Carrillo M, et al. Clinical pharmacogenetics implementation consortium guideline for thiopurine dosing based on TPMT and NUDTg5 Genotypes: 2018 update. *Clin Pharmacol Ther*. 2019;105(5):1095. [PMID: 30447069].

二、人类白细胞抗原遗传相关性检测

人类白细胞抗原（HLA）位点编码主要组织相容性复合体（MHC），包括目前已知最多态的基因。HLA 区域包含了与自身免疫性疾病相关性最强的基因。自身免疫性疾病相关 HLA 既可能是 I 类抗原，也可能是 II 类抗原，并且可能是复杂的。最近的遗传学研究也表明，MHC 位点对不同种族 / 血统群体造成不同程度的疾病风险。此外，许多自身免疫性疾病与多种 HLA 抗原有关。由于这些原因，HLA 检测通常无助于诊断，但 HLA 与类风湿关节炎、血清阴性脊柱关节炎和白塞综合征的相关性早已建立，后文对此进行讨论。

（一）类风湿关节炎 HLA 共享表位

在风湿病的遗传风险中，最明确的是 *MHC* 基因与类风湿关节炎（RA）的相关性。数十年前，Gregersen 及其同事创立了"共享表位假设"，解释了人群中的 RA 风险差异与特定 *HLA-DRB1* 等位基因有关。后续工作表明，疾病风险程度取决于 *HLA-DRB1*、*HLA-B* 和 *HLA-DPB1* 中的特定氨基酸多态性，这些氨基酸均位于肽结合槽内，表明存在功能相关性。然而，最近的研究强调了这些关联的复杂性。例如，相关性的强弱在不同疾病类型中有所差异，特别是疾病的血清学特征（如类风湿因子或抗环瓜氨酸肽抗体阳性），以及吸烟和牙周炎等环境危险因素。除阐明了 RA 环境因素和基因 – 环境因素的潜在机制外，这些结果还强调，暴露于这些因素对发病风险的影响因个体遗传谱而显著不同。因此，虽然戒烟咨询对所有患者都有益处，但戒烟对疾病风险的影响可能因人而异。继续深耕这一领域对进一步加强个性化医疗保健和管理具有重要意义，与个性化或精准医疗的愿景一致。

参考文献

Hedström AK, Rönnelid J, Klareskog L, et al. Complex relationships of smoking, HLA-DRB1 genes, and serologic profiles in patients with early rheumatoid arthritis: update from a Swedish population-based case-control study. *Arthritis Rheum*. 2019;71(9):1504–1511. [PMID: 30742363].

Raychaudhuri S, Sandor C, Stahl EA, et al. Five amino acids in three HLA proteins explain most of the association between MHC and seropositive rheumatoid arthritis. *Nat Genet*. 2012; 44(3):291. [PMID: 22286218].

Schwenzer A, Quirke AM, Marzeda AM, et al. Association of distinct fine specificities of anti-citrullinated peptide antibodies with elevated immune responses to *Prevotella intermedia* in a subgroup of patients with rheumatoid arthritis and periodontitis. *Arthritis Rheum*. 2017;69(12):2303. [PMID: 29084415].

（二）HLA-B27 与血清阴性脊柱关节炎

HLA-B27 与 SpA，特别是强直性脊柱炎的发病密切相关。HLA-B27 阳性 SpA 患者炎症性腰背痛发病较早，确诊所需时间更短，前葡萄膜炎发生率更高（2.6～4 倍）。然而，HLA-B27 阳性 SpA 患者患牛皮癣的概率降低了 22%～58%。

AS 的患病率在不同人群之间有所差异，北欧人群较高，非洲人群较低，与不同人群 HLA-B27 携带率相仿。在英国，超过 90% 的白种人 AS 患者 HLA-B27 阳性，与 AS 的比值比为 171。在 8 个队列（来自 7 个欧洲国家和土耳其）的汇总分析中，HLA-B27 在 SpA 或 AS 患者中的患病率分别为 77% 和 78%。了解该等位基因在不同人群中的频率对于理解其在 SpA 中的作用非常重要。在欧洲血统的人群中，HLA-B27 的频率为 8%～10%。然而，只有 4% 的北非人、2%～9% 的中国人和 0.1%～0.5% 的日本人携带 HLA-B27。在美国，HLA-B27 在非西班牙裔白种人、墨西哥裔美国人和非西班牙裔黑种人中的发生率分别为 7.5%、4.6% 和 1.1%。此外，现已鉴定出 HLA-B27 的 100 多种亚型。编号为 HLA-B*2701 至 HLA-B*27106。这些亚型的频率在不同人群之间有所差异，并且并非所有亚型都与 AS 强相关。

由于 HLA-B27 在欧洲血统的个体中相当常见，单独 HLA-B27 阳性不能诊断 SpA。此外，非中轴型 SpA 中 HLA-B27 的频率可能略低于 AS，因此 HLA-B27 检测阴性并不排除 SpA 的诊断。HLA-B27 检测可用于增加 SpA 诊断的可信度。在 X 线或 MRI 无法确诊的患者中，HLA-B27 检测阳性可支持诊断，特别是当存在提示 SpA 的其他表现时（如足跟结节炎）。在存在 3 种 SpA 典型症状时，患者罹患 SpA 的概率约为 50%。然而，若 HLA-B27 阳性，则 SpA 的概率将增加到 80%～90%。更重要的是，若 HLA-B27 阴性，则大大降低了 SpA 的概率。对于非欧洲血统的人群，在确定 HLA-B27 检测的有效性之前，必须同时考虑 HLA-B27 的频率和 SpA 的患病率。最后，对于不明原因的新发或复发前葡萄膜炎患者，应进行 HLA-B27 检测，因为 25% 的 HLA-B27 阳性前葡萄膜炎患者将发展为 SpA，许多人在葡萄膜炎诊断时已经有未识别的 SpA。

HLA-B27 是 HLA Ⅰ 类分子，在几种病毒感染（包括流感、HIV、EB 病毒和丙型肝炎）中有效结合并向细胞毒性 T 细胞呈递免疫显性表位肽。因此，HLA-B27 可能同时增强抗病毒免疫并使携带者易于发展为 SpA。解释 HLA-B27 和 SpA 之间关系的假说包括分子模拟、错误折叠蛋白反应和内质网应激。然而，HLA-B27 参与 SpA 发病的确切机制尚不清楚。

参考文献

Bowness P. HLA-B27. *Annu Rev Immunol*. 2015;33:29. [PMID: 25861975].

Lim CSE, Sengupta R, Gaffney K. The clinical utility of human leucocyte antigen B27 in axial spondyloarthritis. *Rheumatology* (Oxford). 2018;57(6):959. [PMID: 29029331].

（三）HLA-B*51 与白塞综合征

与白塞综合征相关最强、最受认可的基因是 *HLA-B*51*。早在 20 世纪 70 年代就发现了这种相关性，但截至目前，仍未破解 HLA-B51 在疾病发生中的作用。

一项 Meta 分析纳入了 78 项病例的对照研究（4800 例患者和 16 298 例对照），发现 HLA-B*51 与白塞综合征的总 OR 为 5.78（95%CI 5.0～6.7，$P=0.0001$）。白塞综合征患者中 HLA-B*51 阳性占 57.2%，对照组为 18.1%。然而，*HLA-B*51* 等位基因的频率存在地域差异，中东 / 北非最高（患者中 63.5%，对照组中 21.7%），北欧 / 东欧最低（患者中 39.0%，对照组中 11.2%）。

参考文献

de Menthon M, Lavalley MP, Maldini C, et al. HLA-B51/B5 and the risk of Behçet's disease: a systematic review and meta-analysis of case-control genetic association studies. *Arthritis Rheum*. 2009;61(10):1287. [PMID: 19790126].

Kirino Y, Bertsias G, Ishigatsubo Y, et al. Genome-wide association analysis identifies new susceptibility loci for Behçet disease and epistasis between HLA-B*51 and ERAP1. *Nat Genet*. 2013;45(2):202. [PMID: 23291587].

虽然 HLA-B*51 与白塞综合征风险增加密切相关，但该等位基因在一般人群中也相对常见。因此，HLA-B*51 阳性不能诊断白塞综合征，并且 HLA-B*51 检测没有广泛用于疾病诊断。然而，HLA-B*51 检测很容易通过临床实验室获得。

三、经典自身免疫性疾病的单基因遗传

虽然大多数风湿病在遗传上是复杂的，但越来越多的证据已经确定了单基因遗传的疾病，包括类风湿关节炎、系统性红斑狼疮和白塞综合征等。在许多情况下，这些单基因遗传的疾病有一些特殊表现，可能包括早期发病、家族聚集或明显 / 严重的表型特征。这些发现也为理解疾病发病机制提供了新

的思路，对治疗有重要意义。其中许多疾病是通过二代测序方法确定的。虽然这些单基因疾病的筛查还没有广泛推行，但测序技术的进步可能会使单基因疾病的筛查在未来更加普遍。后文描述了一些最近确定的单基因遗传的经典自身免疫性疾病。

（一）COPA 综合征 /RA

对孟德尔综合征［高滴度自身抗体产生（包括抗CCP 抗体）、炎症性关节炎和间质性肺病］5 个家族的全外显子测序确定了与疾病发展相关的 COPA 基因的 4 个有害突变。功能研究表明，这些突变的 COPA 蛋白导致内质网（endoplasmic reticulum，ER）– 高尔基转运蛋白的结合受损，提示 ER– 高尔基转运功能障碍在自身免疫介导的肺部疾病和关节炎中的作用。后续研究也表明 1 型 IFN 在这种单基因疾病中也起到一定作用，强调了这些发现的治疗意义。还需要进一步的研究来确定在更广泛的炎症性关节炎患者中，特别是那些有肺部病变证据的患者中，这一通路异常的程度。

参考文献

De Jesus AA, Goldbach-Mansky R. Newly recognized Mendelian disorders with rheumatic manifestations. *Curr Opin Rheumatol*. 2015;27(5):511. [PMID: 26196376].

Watkin LB, Jessen B, Wiszniewski W, et al. COPA mutations impair ER-Golgi transport and cause hereditary autoimmune-mediated lung disease and arthritis. *Nat Genet*. 2015;47(6):654. [PMID: 25894502].

（二）系统性红斑狼疮的单基因遗传

在过去的 20 年中，发现超过 100 个基因位点与 SLE 相关。此外，已经确定了数种以孟德尔方式遗传的具有 SLE 样表型的单基因疾病。这些疾病涉及影响核酸修复、降解和感知的基因（TREX1、DNASE1L3），Ⅰ 型 IFN 通路（SAMHD1、RNASEH2ABC、ADAR1、IFIH1、ISG15、ACP5、TMEM173），B 细胞发育检查点（PRKCD、RAG2）。上述所有基因的突变都能促进 Ⅰ 型 IFN 的产生，这是 SLE 的一个标志。虽然这些单基因遗传的 SLE 非常罕见，但了解它们的疾病机制可以深入了解 SLE 的发病机制。

值得注意的是，对于那些在青春期前出现非典型或不完全 SLE 样症状的患者，特别在有孟德尔遗传的证据时，应考虑单基因遗传的 SLE。在这些情况下，彻底评估患者是否符合前述综合征可以指导基因检测，包括全基因组或全外显子组测序。在这

里，我们讨论三种单基因遗传的 SLE。

1. TREX1

TREX1 基因突变是 SLE 最常见的单基因遗传，见于 0.5%～2% 的成年 SLE 患者。这种常染色体显性疾病发病较早，特征为寒冷诱导的肢体皮损、高丙种球蛋白血症和自身抗体。此外，*TREX1* 突变与家族性冻疮狼疮相关，并且 18% 随后发展为 SLE。*TREX1* 突变还可导致 Aicardi-Goutières 综合征，这是一种常染色体隐性疾病，与冻疮、早发性脑病、基底节区和白质钙化、脑脊液淋巴细胞增多症和进行性神经损伤有关。

TREX1 代谢单链和双链 DNA，包括内源性逆转录因子的逆转录 DNA。*TREX1* 缺陷可能通过核酸积累和 Ⅰ 型 IFN 生成引发自身免疫反应。

2. DNASE1L3

DNASE1L3 基因突变会抑制这种核酸酶的功能活性，导致 DNA 降解缺陷，引发完全外显的常染色体隐性 SLE，其特征是抗 dsDNA 抗体阳性，低补体血症和发病年龄早。其他 DNase Ⅰ 突变也与常染色体显性 SLE 有关，不全外显。

3. TMEM173

越来越多的以 Ⅰ 型 IFN 病为特征的遗传疾病见诸报道，包括婴儿期发病的 STING 相关血管病变（STING-associated vasculopathy with onset in infancy，SAVI）。SAVI 是由 *TMEM173* 的功能获得性突变引起的，后者会导致 Ⅰ 型 IFN 的慢性过度生产。最常见的表现包括全身症状（生长受限、发热、乏力和慢性贫血）、间质性肺部疾病和皮肤受累，包括红斑或紫癜性斑块 / 结节、网状青斑和疼痛性溃疡。

STING 是内质网中一种关键的二聚体适配蛋白，对诱导 IFN-β 至关重要。病毒或自身的 dsDNA 在细胞质中被环状 GMP-AMP 合酶或 cGAS 配体感知。与 cGAS 结合后，作为第二信使释放的环单磷酸鸟苷 – 单磷酸腺苷（STING-associated vasculopathy with onset in infancy，cGAMP）与 STING 结合，导致 IRF3 磷酸化；然后 IRF3 易位到细胞核，导致 IFNB1（IFN-β）转录。STING 的致病突变本质上激活了 IFNB1 转录途径，显著升高了血清 IP-10 水平，并促进 T 和 B 淋巴细胞中的 STAT1 磷酸化程度。

参考文献

Costa-Reis P, Sullivan KE. Monogenic lupus: it's all new! *Curr Opin Immunol*. 2017;49:87. [PMID: 29100097].

（三）腺苷脱氨酶缺乏 2 和结节性多动脉炎

腺苷脱氨酶 2 缺乏症（deficiency of adenosine deaminase 2，DADA2）是首个被确认的单基因血管综合征，由腺苷脱氨酶 2（adenosine deaminase 2，*ADA2*）基因突变引起的，呈常染色体隐性遗传。已经确定了 60 多种致病变异，大多数是错义突变，但也存在无义突变、剪接突变以及缺失突变。

在这两个基因副本中都有突变的个体可以发展成一种类似结节性多动脉炎的疾病，其特征是缺血性或出血性脑卒中。当 117 例特发性结节性多动脉炎患者进行 *ADA2* 突变基因筛查时，8 例（6.8%）患者存在罕见的错义变异。4 例患者有双等位变异（因此可能有 DADA2），其余 4 例为单等位基因携带者。值得注意的是，与单等位基因或无等位基因变异的患者相比，双等位基因变异的患者诊断年龄更小（23 岁 vs.42 岁或 47 岁）。

在患者中鉴定出 DADA2 可以影响治疗决策。用于治疗结节性多动脉炎的常规免疫抑制药（如环磷酰胺、甲氨蝶呤、硫唑嘌呤）尚未被证明对 DADA2 有效。然而，回顾性分析表明，TNF 抑制药如依那西普具有长期疗效。因此，建议对结节性多动脉炎患者进行 *ADA2* 突变检测。可通过基因检测实验室进行检测。

参考文献

Caorsi R, Penco F, Grossi A, et al. ADA2 deficiency (DADA2) as an unrecognised cause of early onset polyarteritis nodosa and stroke: a multicentre national study. *Ann Rheum Dis.* 2017;76(10):1648. [PMID: 8522451].

Meyts I, Aksentijevich I. Deficiency of adenosine deaminase 2 (DADA2): updates on the phenotype, genetics, pathogenesis, and treatment. *J Clin Immunol.* 2018;38(5):569. [PMID: 29951947].

Schnappauf O, Stoffels M, Aksentijevich I, et al. Screening of patients with adult-onset idiopathic polyarteritis nodosa for deficiency of adenosine deaminase 2 [abstract]. *Arthritis Rheum.* 2018;70 (suppl 10).

（四）HA20 和白塞综合征

TNFAIP3 编码关键调节性去泛素化酶 A20，有助于调节 NF-κB 通路的激活和对感染的免疫应答。在全基因组关联研究中，*TNFAIP3* 的常见 SNP 外显率一般较低，与许多自身免疫性疾病有关，包括 SLE、RA 和克罗恩病。

相比之下，较不常见的、外显率高的 *TNFAIP3* 种系突变已在早发性系统性炎症家族中被发现。这些功能丧失突变导致功能性 A20 蛋白水平严重降低，促炎细胞因子（包括 TNF、IL-6、IL-17 和 IFN-γ）显著增加。由此产生的疾病，称为 A20 单倍功能不全（haploinsufficiency of A20，HA20），呈常染色体显性遗传。HA20 类似于白塞综合征，其特征是口腔和生殖器溃疡、关节炎和皮肤受累，如结节性红斑。然而，这种疾病不同于"经典"白塞综合征，症状通常首先出现在儿童早期（中位年龄 5.5 岁），常伴随发热，HLA-B*51 阳性不常见，患者对秋水仙碱的反应较弱。*TNFAIP3* 基因的序列分析已经上市。

参考文献

Berteau F, Rouviere B, Delluc A, et al. Autosomic dominant familial Behçet disease and haploinsufficiency A20: a review of the literature. *Autoimmun Rev.* 2018;17(8):809. [PMID: 29890348].

Zhou Q, Wang H, Schwartz DM, et al. Loss-of-function mutations in TNFAIP3 leading to A20 haploinsufficiency cause an early-onset autoinflammatory disease. *Nat Genet.* 2015;48:67. [PMID: 26642243].

四、系统性红斑狼疮的基因检测

补体缺陷

SLE 的发病机制部分依赖于免疫复合物激活补体系统，导致炎症、补体蛋白消耗和组织损伤。SLE 发病机制中的一大难题是补体系统经典通路早期成分（特别是 C1q、C4 和 C2）的某些缺陷，与 SLE 密切相关。

1. C1q 缺陷

C1q 缺陷导致凋亡细胞无效清除，随后增加自身抗原的暴露，促进自身免疫。C1 复合体蛋白的缺陷是由点突变、SNP 和部分基因缺失引起的。超过 90% 的 C1q 纯合缺陷个体患有 SLE 或狼疮样综合征。SLE 的性别偏好在 C1q 缺陷中未被观察到（男性和女性受累程度相同）。患者的 C3 和 C4 水平正常。C1q 缺乏症引起的 SLE 通常出现在早期，症状严重，包括神经表现和显著的皮肤表现。C1q 缺乏的患者也容易出现严重的复发细菌感染。

2. C2 缺陷

C2 纯合缺陷在西欧人群中更为常见，患病率为 1/（10 000～20 000）。虽然这些个体中大多数（>60%）无症状，但有 10%～30% 的 C2 纯合缺陷个体会发展为 SLE。C2 缺乏的 SLE 患者通常表现为关节炎、颧部红疹、盘状红疹和光敏感。

3. C4 缺陷

C4 由两个基因编码，即 *C4A* 和 *C4B*，位于第 6

473

号染色体上的 MHCⅢ中，拷贝数为 2～8。在未受累人群中，*C4A* 和 *C4B* 更常见的拷贝数各为 2。*C4* 完全纯合缺陷很少见，但与 SLE 密切相关。*C4* 基因完全纯合缺陷患者的 75% 以上会发展为 SLE。SLE 还与总 *C4* 拷贝数的减少有关，而拷贝数的增加具有保护作用。超过 70% 的 C4 缺陷型 SLE 患者产生 ANA 和抗 SSA/Ro 自身抗体，约 50% 的患者发生肾小球肾炎。

4. 补体缺陷的筛查和检测

使用 CH50 等测定方法评估总补体活性，是检测经典途径完整组分部分纯合缺陷的可靠筛查方法。对于正常的 CH50 来说，经典途径（C1～9）的所有 9 个成分都是必需的。具有杂合缺陷的个体通常会具有正常的总补体活性，因为当一个组分的水平降低超过 50% 时才会影响测定结果。这一规则的例外是 *C2* 杂合子缺陷。C2 是测定 CH50 的限制性成分，杂合子 C2 缺乏症患者的 CH50 值往往较低。

任何一种完整成分的完全缺乏都无法检测到 CH50 值。如果患者被证实 CH50 值很低或无法检测到，则应测量特定的补体蛋白〔C2、C1q、C4、C3 或膜攻击复合体（依次为 C5、C6、C7、C8 和 C9）〕。如果检测到缺陷，则不需要基因分型。然而，在基因编辑技术和功能研究的时代，识别基因突变可能会增加未来的治疗选择。

参考文献

Macedo AC, Isaac L. Systemic lupus erythematosus and deficiencies of early components of the complement classical pathway. *Front Immunol.* 2016;7:55. [PMID: 26941740].

五、直接面向消费者的检测

在过去 10 年中，基因组学和生物技术公司已经开始提供直接面向消费者（direct-to-consumer, DTC）的基因检测，不需要医疗机构介入。鉴于公众对人类遗传学和精准医疗的兴趣，DTC 基因检测越来越受欢迎，更多的患者向临床医生展示他们的基因检测结果。这些基因组学和生物技术公司提供的 DTC 服务各不相同。有些网站只提供遗传祖源性信息（如 AncestryDNA 和 National Geographic），而另一些则提供更广泛的信息，但必须经过医生批准。23andMe 是最早也是最著名的提供 DTC 基因检测的公司之一，以在没有医生批准或参与的情况下提供遗传健康风险信息而闻名。目前，23andMe 提供 23 种复杂疾病的遗传健康风险信息，包括一种自身免疫性疾病（乳糜泻），通过测试 *HLA-DQA1* 和 *HLA-DQB1* 的变异实现。

这些测试有很多局限性。在没有病史和家族史的情况下分析一些变异可能导致对检测结果的误解和对疾病风险的不准确评估。对于非欧洲血统的人来说，误读的可能性特别高，因为在许多被筛查的疾病中，未纳入非欧洲人群中发现的常见变异。一个有资质的医学遗传学家通常能在个人和家庭病史的背景下帮助解读测试结果。

参考文献

Artin MG, Stiles D, Kiryluk K, Chung WK. Cases in precision medicine: when patients present with direct-to-consumer genetic test results. *Ann Intern Med.* 2019;170(9):643. [PMID: 31035287].

结论

随着近来基因分析技术方面的突破，许多自身免疫性疾病相关的常见遗传变异，以及导致类似经典自身免疫性疾病的单基因疾病的罕见变异得以识别。虽然这些遗传关联的鉴定促进了我们对疾病发病机制的理解，但目前只有少数基因检测被推行用于指导疾病诊断或管理。然而，随着进一步的研究，包括纳入其他形式的基因组变异（如基因表达、DNA 甲基化等），利用基因组信息对自身免疫性疾病进行个性化治疗有望在未来成为现实。

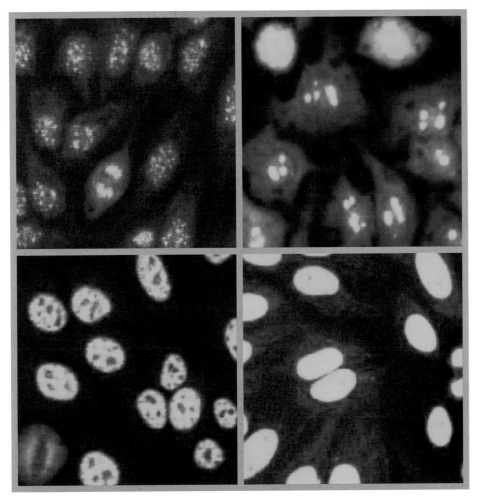

◀ 图 3-5　免疫荧光显微镜下的抗核抗体（ANA）核型

免疫荧光显微镜下 HEp2 细胞 ANA 检查的典型表现。左上角：着丝点型；右上角：核仁型；左下角：斑点型；右下角：均质型（经许可转载，引自 Kathleen Hutchinson）

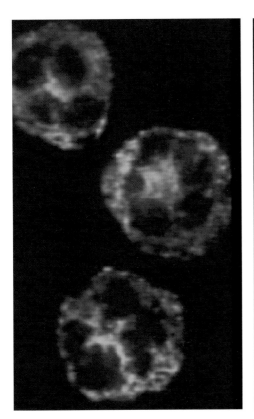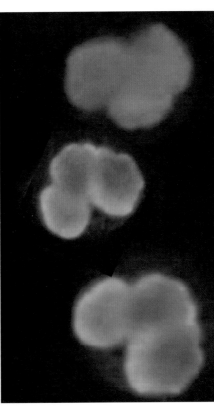

◀ 图 3-7　通过免疫荧光分析显微镜检查抗中性粒细胞胞质抗体（ANCA）

对乙醇固定的中性粒细胞进行 ANCA 检查。左侧的细胞质 C-ANCA 模式显示整个细胞质的颗粒染色，避开了细胞核。右侧的 P-ANCA 模式显示细胞核被染色覆盖。在临床实验室中，这种检查会使用福尔马林固定细胞进行确认，福尔马林固定细胞中 C-ANCA 和 P-ANCA 都呈现弥漫性细胞质染色模式

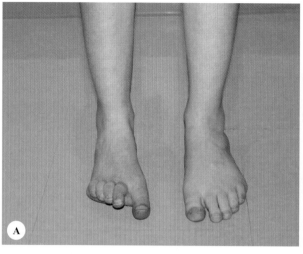
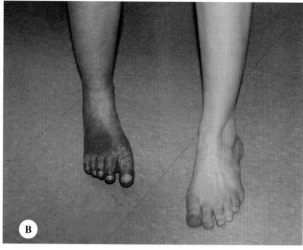

▲ 图 12-1　患者 13 岁时软组织创伤及隐匿性骨折后，开始出现进行性右足和小腿 CRPS Ⅰ。数小时内可出现严重的足部红肿。后来，她的手臂在静脉穿刺后出现了 2 次较轻的 CRPS 发作。随着时间的推移，她的 CRPS 进展而未缓解

A. 显示患者 26 岁时出现双下肢轻度皮肤颜色变化，肌张力异常伴有中度疼痛。B. 显示患者 29 岁时的微循环异常，导致肢体水肿和严重的组织缺血，疼痛加剧且病情恶化。此外，她还出现了"全身 CRPS"和自主神经功能异常（心动过速、低血压、胃肠运动障碍和恶病质），先后为肠内和肠外营养。神经学评估后诊断 Ehlers-Danlor 综合征和小纤维多发性神经病，并经左腿皮肤活检证实诊断。在多种药物、脊髓刺激和鞘内泵等多种治疗无效或耐受性差的情况下，建议使用静脉注射免疫球蛋白

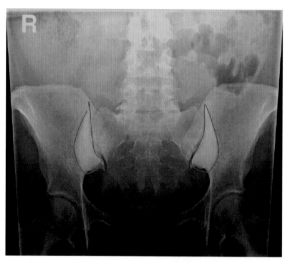

▲ 图 15-6　致密性骨炎的典型表现是髂骨侧的三角形硬化病变

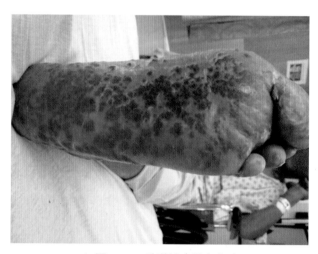

▲ 图 16-2　脓溢性皮肤角化病

经许可转载，引自 Dr. Maureen Dubreuil, MD, MSc, Boston University Schoool of Medicine.

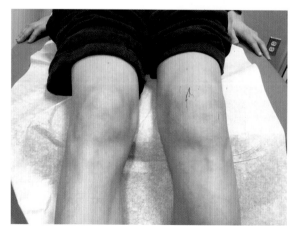

▲ 图 16-1　衣原体相关反应性关节炎患者的单膝关节炎

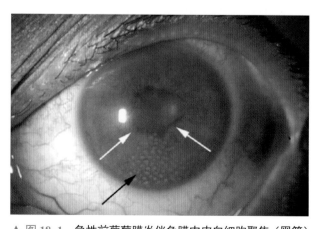

▲ 图 18-1　急性前葡萄膜炎伴角膜内皮白细胞聚集（黑箭）和虹膜后粘连形成（虹膜与晶状体粘连，白箭）

经许可转载，引自 Chapter 18. Uveitis and Iritis. In: Usatine RP, Smith MA, Chumley HS, Mayeaux EJ, Jr. eds. The Color Atlas of Family Medicine, 2e New York, NY: McGraw-Hill; 2013.

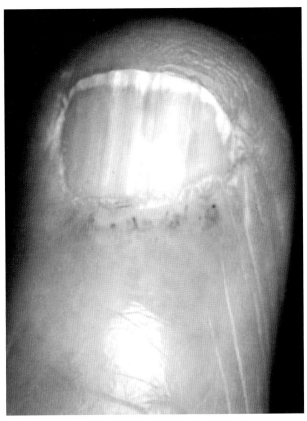

▲ 图 22-3　甲襞毛细血管扭曲、扩张和缺失

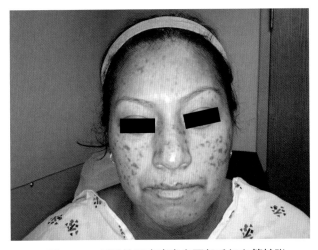

▲ 图 23-3　局限性硬皮病患者面部毛细血管扩张

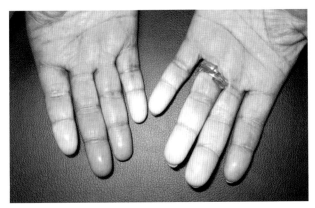

▲ 图 23-5　雷诺现象在血管痉挛发作时表现为不对称的手指苍白

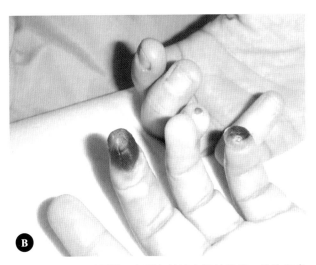

▲ 图 23-6　严重雷诺现象引起的缺血性并发症，导致指尖溃疡疼痛（**A**）或手指坏疽导致手指缺失（**B**）

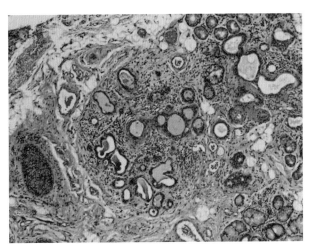

▲ 图 24-7　局灶性淋巴细胞性涎腺炎

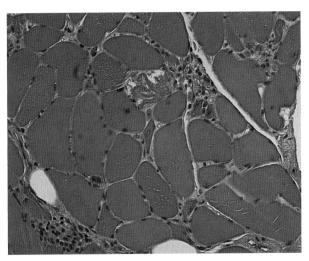

▲ 图 25-6　免疫介导坏死性肌病患者的肌肉活检
肌肉活检中特征性改变是坏死和再生的肌纤维，伴有少量淋巴细胞浸润

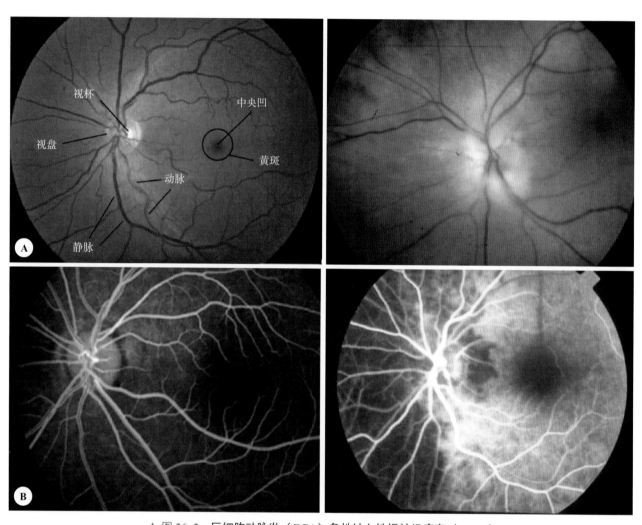

视杯

视盘

动脉

静脉

中央凹

黄斑

▲ 图 26-2　巨细胞动脉炎（GCA）急性缺血性视神经病变（AION）

A. 正常眼底镜检查（左图），GCA 伴 AION 的眼底镜检查（右图）显示边缘弥漫性的视盘肿胀苍白；B. 正常的荧光素血管造影（左图），GCA 伴 AION 患者的荧光血管造影（右图）显示眼底鼻侧斑片状脉络膜低灌注（暗区）（图片由 Dr.Joseph Rizzo Ⅲ，Massachusetts Eye and Ear Infirmary，Boston 提供）

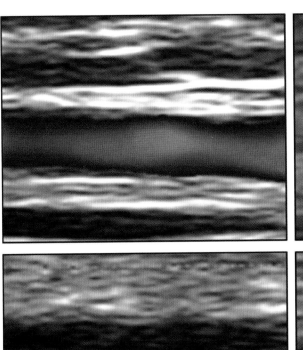

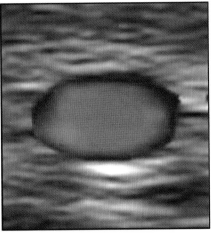

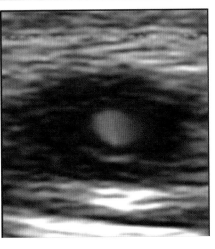

◀ 图 26-4　巨细胞动脉炎（GCA）的超声多普勒检查

无 GCA 患者（上图）和 GCA 患者（下图）的颞动脉纵向及横向彩色多普勒超声，GCA 患者显示特征性晕征（病变血管周围同心低回声增厚）

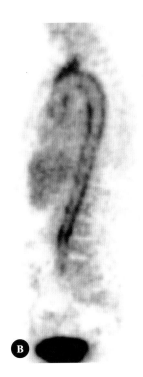

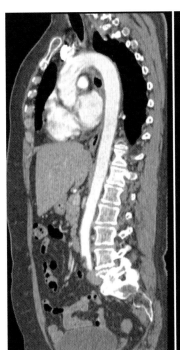

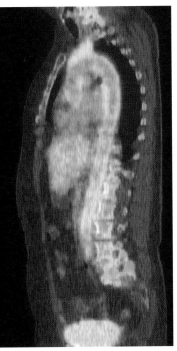

B

◀ 图 26-5　巨细胞动脉炎（GCA）的无创横断面血管成像

B. GCA 患者胸主动脉 PET/CT 显示 ^{18}F-FDG 摄取显著增加，提示动脉炎症（矢状面）。左侧图像为 PET，中间图像为 CT，第三个图像为前两者的重叠（PET/CT）

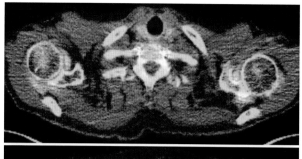

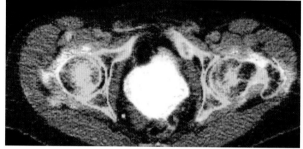

▲ 图 26-6　风湿性多肌痛成像

风湿性多肌痛患者的 PET/CT 显示肩关节周围结构（上图）和髋关节周围结构（下图）及颈椎棘突附近（上图）的 ^{18}F-FDG 增高

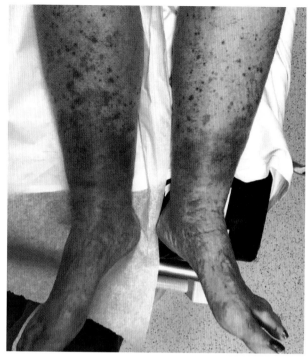

▲ 图 32-1　混合性冷球蛋白血症患者的小血管血管炎。可触性紫癜是小血管血管炎的特点之一，常见于下肢

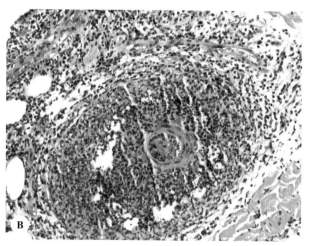

▲ 图 31-4　通过皮肤活检获取皮下脂肪小叶可协助诊断结节性多动脉炎。较网状青斑，结节、丘疹和溃疡边缘活检阳性率更高

B. 深层穿刺活检显示中等肌动脉内透壁炎症和明显单核细胞浸润

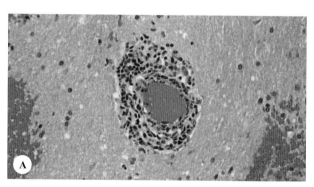

▲ 图 36-4　中枢神经系统血管炎的组织病理学表现
A. 淋巴细胞性血管炎伴反应性胶质细胞增生

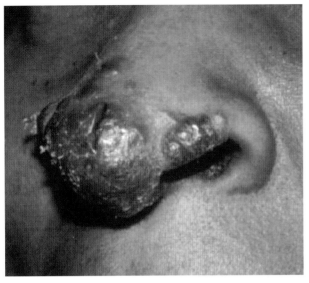

▲ 图 46-2　冻疮样

在结节病中的皮疹，其典型特征是紫色斑块和结节，可累及鼻部、鼻翼、颧部、鼻唇沟、眼周、头皮和发际（引自 © Bernard Cohen, MD, Dermatlas; http://www.dermatlas.org.）

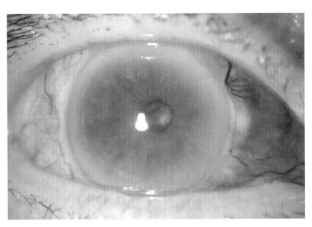

▲ 图 49-5　类风湿关节炎合并鼻侧巩膜炎合并巩膜融解

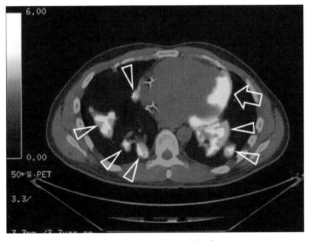

▲ 图 46-4　心脏结节病

心脏 PET/CT 显示患者左心室外侧壁（箭头）FDG 摄取，患者同时合并活动性肺结节病（箭）

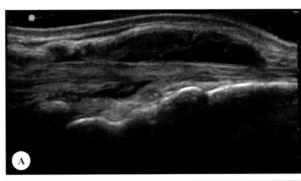

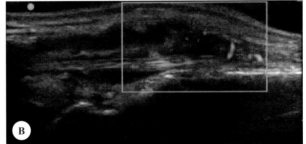

▲ 图 54-5　腱鞘炎

A. 类风湿关节炎患者腕关节腱鞘炎的背侧纵切面视图；B. 腕关节腱鞘炎背侧横切面视图，可见能量多普勒血流信号，与炎症活动程度一致

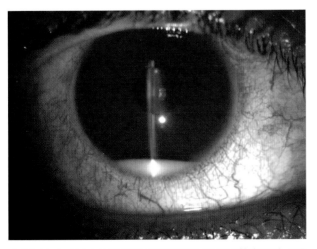

▲ 图 49-1　HLA-B27 相关葡萄膜炎和相关的前房积脓（眼前段的白细胞分层）患者

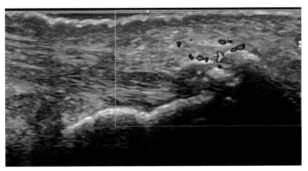

▲ 图 54-10　后纵视图：跟腱附着点炎伴骨皮质侵蚀，有能量多普勒血流信号

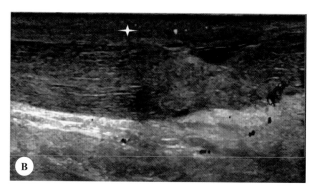

▲ 图 54-11　B. 肌腱和肌腱旁的能量多普勒信号

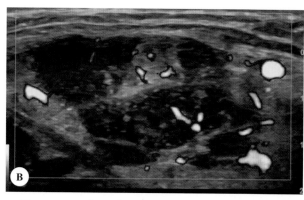

▲ 图 54-19　B. 颌下腺肿大伴充血（彩色多普勒血流信号增强）

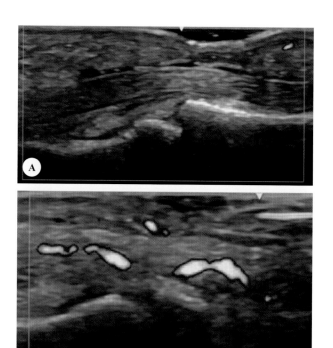

▲ 图 54-12　A. 指炎，软组织、屈肌腱及近侧第二指间关节滑膜肿胀；B. 指炎，可及能量多普勒信号

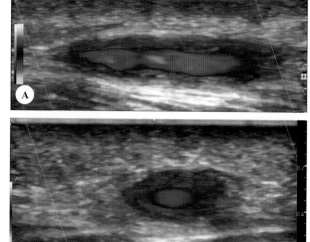

▲ 图 54-20　A. 彩色多普勒颞动脉纵切面及晕征（内膜内侧壁增厚）；B. 彩色多普勒颞动脉横切面及晕征（内膜内侧壁增厚）

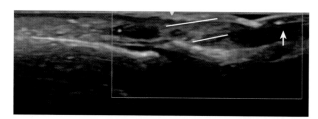

▲ 图 54-13　远侧指间关节和指甲肌腱炎

伸肌腱周围肿胀，伴有能量多普勒血流信号。伸肌腱接近指甲时的增厚（箭）